中医医师处方

（第2版）

主　编　王佃亮

中国协和医科大学出版社

北　京

图书在版编目（CIP）数据

中医医师处方 / 王佃亮主编. -- 2版. -- 北京：中国协和医科大学出版社，2024. 12. -- ISBN 978-7-5679-2475-8

Ⅰ. R289.5

中国国家版本馆CIP数据核字第2024VF0911号

主　　编	王佃亮	
责任编辑	李元君　　聂志扬	
封面设计	邱晓俐	
责任校对	张　麓	
责任印制	黄艳霞	
出版发行	中国协和医科大学出版社	
	（北京市东城区东单三条9号　邮编100730　电话010-65260431）	
网　　址	www.pumcp.com	
印　　刷	三河市龙大印装有限公司	
开　　本	889mm×1194mm　　1/32	
印　　张	28.875	
字　　数	800千字	
版　　次	2024年12月第2版	
印　　次	2024年12月第1次印刷	
定　　价	89.00元	

编委名单

主　编　王佃亮

副主编　陈　粮　张崇耀　童卫杭

编　委　（排名不分先后）

王佃亮　中国人民解放军火箭军特色医学中心

童卫杭　中国人民解放军火箭军特色医学中心

吕秀玮　中国人民解放军火箭军特色医学中心

武晓寒　中国人民解放军火箭军特色医学中心

赵海凤　中国人民解放军火箭军特色医学中心

张崇耀　中国人民解放军联勤保障部队第九二〇医院

彭　静　中国人民解放军联勤保障部队第九二〇医院

刘咏梅　中国中医科学院广安门医院

陈国超　北京中医药大学第三附属医院

王海焱　北京中医药大学

王石峰　北京中医药大学

杨若俊　云南中医药大学

陈　粮　广州医科大学附属妇女儿童医疗中心

廖小玲　广州医科大学附属妇女儿童医疗中心

刘晓青　广州医科大学附属妇女儿童医疗中心

谢蓬蓬　广州医科大学附属妇女儿童医疗中心

钟毅征　广州医科大学附属妇女儿童医疗中心

陈晶晶　广州医科大学附属妇女儿童医疗中心

杜洪煊　广州医科大学附属妇女儿童医疗中心

邓　健　广州医科大学附属妇女儿童医疗中心

杨向娜 广州医科大学附属妇女儿童医疗中心

周静文 广州中医药大学第一附属医院

黄灵钰 广州市从化区妇幼保健院

王建军 利津县中心医院

内容简介

　　本书精编了142种中医临床常见病证的诊疗方法和药物处方，包括中医内科病证、中医外科病证、中医妇产科病证、中医儿科病证和中医肿瘤科病证。本书较为详细地介绍了每种病证的病情概述、诊断与治疗（包括诊断要点、鉴别诊断、治疗原则和一般治疗等）、药物治疗（包括方药组成、加减、煎服法、中成药组成、用法用量与注意事项）等内容。附录分为中医传统疗法（包括艾灸疗法、刮痧疗法、拔罐疗法、三伏贴疗法、常用的肛瘘手术疗法和混合痔手术治疗）和中药分类及各种中药煎制、服用方法与注意事项。撰写者及审稿人均是来自中医临床一线的专家教授和青年学者，他们长期从事中医临床诊疗工作，具有丰富的诊断、治疗和处方经验。

　　临床中医医师们在编写时，查阅了大量中医文献，融合了丰富的临床经验和科研成果。本书内容新颖、全面、专业、简洁，阅读方便，可操作性强，是广大医务工作者（尤其是中医从业者及科研人员）、患者和中医爱好者实用的临床中医参考工具书。

前 言

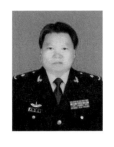

　　《中医医师处方》第2版是在《中医医师处方》第1版基础上，由中国人民解放军火箭军特色医学中心中医科、药剂科及疾控科，中国人民解放军联勤保障部队第九二〇医院中医科，云南中医药大学儿科教研室，广州医科大学附属妇女儿童医疗中心中医科及中医儿科，北京中医药大学针灸学院，北京中医药大学第三附属医院，广州中医药大学第一附属医院及中国中医科学院广安门医院等单位中具有多年丰富临床工作经验的专家教授及长期工作在临床一线的青年骨干学者撰写。在编写过程中，多次组织中医临床专家和中药学专家对写作大纲、方案进行修订完善。初稿完成后，又组织了具有丰富临床工作经验的老中医对处方进行了认真审校。

　　本书包括142种常见病证的病情概述、诊断与治疗（又细分为诊断要点、鉴别诊断、治疗原则、一般治疗等）和药物处方等实用内容，共有约1500种（次）方药和中成药处方。与同类中医药图书相比，本书具有几个显著特点：一是，每种病证的诊断和处方内容翔实丰富，专业性强；二是，内容全面，信息量大，实用性强；三是，章节编排尽可能照顾就医习惯，便于读者查阅；四是，各病证的撰写层次清晰，力求简明扼要；五是，全书各章均由富有临床工作经验的中医药学专家教授参与撰写、指导或审稿；六是，度量单位不用或尽量少用符号，古代计量单位换成现代计量单位，便于普通读者阅读理解；七是，书后附录内容便于读者正确认识中医传统疗法和中药材及其熬制、服用方法和注意事项。

　　需要强调的是，药物特性需要与患者病情匹配，做到因人、因地、因时具体用药。临床上有许多因素可影响药物选择和作用，譬如患者年龄、性别、个体差异、特异体质和机体所处不同生理、病理状态等，因而本书处方仅供广大中医医务工作者、患者及中医爱好者参考，不同患者具体用药应在中医临床医师指导下进行。

第2版比第1版增加了35种病证，介绍了一些传统中医疗法，修订了第1版中的一些纰漏，并使每章中疾病的安排更加科学合理，方便查询。由于自第1版出版至今，参与撰写的很多专家单位名称发生了变更，因此在第2版中进行了修订。

在本书策划、编写过程中，各位编者、编辑付出了艰辛的劳动，特别是得到了中国人民解放军联勤保障部队第九二〇医院潘兴华及广州市妇女儿童医疗中心的段金柱、李庆丰、宋燕燕、何耀娟等专家的积极支持和热情帮助，在此表示由衷的感谢。

由于时间仓促及编者水平所限，书中疏漏不足之处在所难免，诚盼不吝指正。

王佃亮

2024年3月26日于北京

目 录

第一章

中医内科病证

一、感　冒

（一）病情概述

感冒是因感受触冒外界风邪，邪犯卫表而导致的常见外感疾病。临床表现以鼻塞、流涕、喷嚏、咳嗽、头痛、恶寒、发热、全身不适、脉浮为特征。本病四季均可发生，尤以春冬两季及季节更替时高发。病情轻者多为感受当令之气，称为伤风、冒风、冒寒；病情重者多为感受非时之邪，称为重伤风；若在一个时期内广泛流行、病情类似者，称为时行感冒。

中医认为，感冒系六淫（风、寒、暑、湿、燥、火）邪气、时行病毒侵袭人体，六淫之中以风邪最为常见，在四季气候更迭中，又各有特点。如秋冬寒冷之季，风与寒合，多见风寒证；春夏温暖之时，风与热合，多见风热证；夏秋之交，暑多夹湿，多见风暑夹湿证。临床以风寒、风热、暑湿三证常见。若四时六气失常，非其时而有其气，常表现为时行疫毒伤人，病情往往重而多变，且易相互传染，造成广泛流行。

六淫之邪侵袭人体，常致腠理闭塞，皮毛疏泄不畅，邪犯肺卫，卫表不固，肺气失宣。卫表不固，可见头痛、恶寒、发热、全身不适等症候；肺气失宣，可见鼻塞、流涕、喷嚏、咳嗽等症候。若平素体质虚弱，正虚邪扰，可致虚体感冒。若平素肺经有痰热、痰湿，则易内外相引而发病。如感受时行病毒则病情多重，甚或变生他病。在病程中亦可见寒热相互转化或寒热错杂之证。感冒预后大多良好，少数可因感冒诱发其他宿疾而使病情恶化。对老年、婴幼儿、体弱者，以及时行感冒重症者，必须严密防治，防止发生传变。

临证时西医学的上呼吸道多种感染性疾病表现上述症状者，可参照本部分内容进行辨证施治。

（二）诊断与治疗

1. 诊断要点

临证以卫表及鼻咽症状为主，可见鼻塞、流涕、多嚏、咽痒、咽痛、周身酸楚不适、恶风或恶寒，或有发热等。若风邪夹暑、夹湿、夹燥，还可见相关症状。时行感冒多呈流行性，在同一时期发病患者数剧增，且病证相似，多突然起病，恶寒、发热（多为高热）、周身酸痛、疲乏无力，病情一般较普通感冒为重。本病病程一般3～7日，普通感冒少有传变，时行感冒病情较重则可传变入里，变生他病。本病四季皆可发生，以冬、春两季为多。

2. 辨证分型

（1）风热感冒：身热较著，微恶风，汗泄不畅，头胀痛，面赤，咳嗽，痰黏或黄，咽燥，或咽喉乳蛾红肿疼痛，鼻塞，流黄浊涕，口干欲饮，舌苔薄白微黄，舌边尖红，脉浮数。风热上壅者头胀痛较甚；风热兼痰阻于肺者咳嗽痰多，咳痰黄稠属痰热较盛；风热兼气分热盛身热较著，恶风不显，口渴多饮，尿黄；时行感冒热毒较盛，壮热恶寒，头痛身痛，咽喉肿痛，咳嗽气粗；风寒外束入里化热者热为寒遏，烦热恶寒，少汗，咳嗽气急，痰稠，声哑，苔黄白相兼。

（2）风寒感冒：恶寒重，发热轻，无汗，头痛，肢节酸疼，鼻塞声重，或鼻痒喷嚏，时流清涕，咽痒，咳嗽，咳痰稀薄色白，口不渴或渴喜热饮，舌苔薄白而润，脉浮或浮紧。表寒重者头痛身痛，憎寒发热，无汗；风寒兼表湿较重者肢体酸痛，头重头胀，身热不扬；风寒兼湿邪蕴中者脘痞食少，或有便溏，苔白腻。

（3）暑湿感冒：身热，微恶风，汗少，肢体酸重或疼痛，头昏重胀痛，咳嗽痰黏，鼻流浊涕，心烦口渴，或口中黏腻，渴不多饮，胸闷脘痞，泛恶，腹胀，大便或溏，小便短赤，舌苔薄黄而腻，脉濡数。暑湿困卫表者，肢体酸重疼痛较甚；暑湿感冒兼里湿偏盛者，口中黏腻，胸闷脘痞，泛恶，腹胀，便溏。

（4）气（阳）虚感冒：恶寒较甚，发热，无汗，头痛身楚，咳嗽，痰白，咳痰无力，平素反复易感，神疲体弱，气短懒言，甚则畏寒怕冷，舌淡苔白，脉浮而无力。

（5）阴虚感冒：身热，微恶风寒，少汗，头昏，心烦，口干，干咳少痰，舌红少苔，脉细数。若阴伤较重，口渴、咽干明显；兼血虚者，面色无华，唇甲色淡，脉细。

3. **鉴别诊断**

（1）感冒与风温：本病与诸多温病（发热烈性传染病）早期症状相似，尤其是风热感冒与风温初起颇为相似，但风温病势急骤，寒战发热甚至高热，汗出后热虽暂降，但脉数不静，身热旋即复起，咳嗽胸痛，头痛较剧，甚至出现神志昏迷、惊厥、谵妄等传变入里的证候。而感冒发热一般不高或不发热，病势轻，不传变，服解表药后，多能汗出热退，脉静身凉，病程短，预后良好。

（2）普通感冒与时行感冒：普通感冒病情较轻，全身症状不重，少有传变，在气候变化时发病率可能升高，但无明显流行特点。若感冒1周以上不愈，发热不退或反见加重，应考虑感冒继发他病，传变入里。时行感冒病情较重，发病急，全身症状显著，常可发生传变，入里化热，继发或合并他病，具有广泛的传染性、流行性。

4. **治疗原则**

（1）感冒的病位在肺卫，辨证属表、属实，遵《素问·阴阳应象大论》"其在皮者，汗而发之"，治宜因势利导，从表而解，当以"解表达邪"为根本的治疗原则。风寒证治以辛温发汗；风热证治以辛凉清解；暑湿杂感者，又当清暑祛湿解表。治疗时还需注意虚体感冒的特殊性，以及地域气候、饮食习惯、体质等因素。

（2）处方用药时需要详查六淫邪气的轻重及是否兼夹邪气或非时之气，以及邪气入侵部位在卫表或肺系的不同表现。

5. 一般治疗

（1）在感冒流行季节，应尽量少去人口密集的公共场所，防止交叉感染。人口密集区域有条件者可做专业的空气消毒（静电吸附或臭氧消毒），以预防传染。日常可开窗通风换气防止交叉感染。

（2）风寒感冒可用拔罐法，选大椎、身柱、大杼、肺俞拔罐，留罐15分钟，或用闪罐法。风热感冒可用刺络拔罐法，选大椎、风门、身柱、肺俞，消毒后，用三棱针点刺出血，拔火罐于穴位上，留罐10分钟后起罐，再次清洁消毒局部。易患感冒者，可坚持每天按摩迎香穴，并服用调理防治方药。

（3）在本病流行季节须积极防治。生活上应慎起居，适寒温，在冬春之际尤当注意防寒保暖，盛夏亦不可贪凉露宿。注意锻炼，增强体质，以御外邪。发热者须适当休息。饮食宜清淡。对时感重症及老年、婴幼儿、体虚者，须加强观察，注意病情变化，如是否出现高热动风、邪陷心包、合并或继发其他疾病等。

（三）药物处方

1. 风寒感冒

（1）治法：辛温解表。

（2）方药

荆防败毒散（《摄生众妙方》）

组成：荆芥12克、防风12克、羌活12克、独活12克、柴胡12克、枳壳9克、茯苓12克、川芎9克、前胡12克、桔梗10克、苏叶12克、生姜7克、甘草6克。

加减：表寒重者，基础方加麻黄6克、桂枝12克；表湿较重者，加羌活12克、独活12克；头痛甚者，加白芷12克、川芎12克。

煎服法：药物放置砂锅中，用凉开水浸泡药物，加水量为超过药物表面约2厘米，浸泡约30分钟，以药材浸透为度，武火煎煮，解表药煎煮沸腾后再煎8～15分钟（均按沸后计算）即可，每剂药物连续煎煮3次合并药液，分3次温服。服用2～3剂后根据病情变化调整处方。此为成人解表药常规煎煮服用方法。

（3）中成药

风寒感冒颗粒

组成：白芷、陈皮、防风、干姜、甘草、葛根、桂枝、桔梗、苦杏仁、麻黄、紫苏叶。

用法用量：普通成人口服，一次1袋，一日3次。

感冒软胶囊

组成：羌活、麻黄、桂枝、荆芥穗、防风、白芷、川芎、石菖蒲、葛根、薄荷、苦杏仁、当归、黄芩、桔梗。

用法用量：普通成人口服，一次1袋，一日3次。

正柴胡饮颗粒

组成：柴胡、陈皮、甘草、赤芍、生姜。

用法用量：普通成人开水冲服，一次1袋，一日3次。

防风通圣丸

组成：防风、荆芥穗、薄荷、麻黄、大黄、芒硝、栀子、滑石、桔梗、石膏、川芎、当归、白芍、黄芩、连翘、甘草、白术（炒）。

用法用量：普通成人口服，一次6克，一日2次。

注意事项

（1）对于中成药中添加有"西药成分"的复方制剂，使用时注意避免重复使用相同成分的药品。

（2）冬春风寒当令季节，可服贯众汤（贯众、紫苏、荆芥各10克，甘草5克）预防。

（3）服药调理：趁温热服，服后避风覆被取汗，或进热粥、米汤以助药力。得汗、脉静、身凉为病邪外达之象。无汗是邪尚未祛。出汗后尤应避风，以防复感。

（4）感冒服用中药时一定要忌口，风寒感冒服药时忌食鸭肉、螃蟹、黄瓜、苦瓜、菠菜、茄子、海带、香蕉、柿子、雪梨、西瓜等寒性食物。

2. 风热感冒

（1）治法：辛凉解表。

（2）方药

银翘散（《温病条辨》）

组成：银花12克、连翘12克、炒山栀12克、淡豆豉12克、薄荷6克、荆芥12克、竹叶9克、芦根15克、牛蒡子15克、桔梗9克、甘草6克。

加减：风热上壅，加桑叶12克、菊花9克；痰阻于肺，加贝母9克、前胡12克、杏仁9克；痰热较盛，加黄芩9克、知母9克、瓜蒌皮12克；毒壅阻咽喉，加板蓝根15克、玄参15克；风寒外束入里化热，加麻杏石甘汤。

煎服法：成人解表药常规煎煮服用。

（3）中成药

风热感冒颗粒

组成：板蓝根、连翘、薄荷、荆芥穗、桑叶、芦根、牛蒡子、菊花、苦杏仁、桑枝、六神曲。

用法用量：普通成人口服，一次1袋，一日3次。

银翘解毒颗粒

组成：金银花、连翘、薄荷、荆芥、淡豆豉、牛蒡子、炒桔梗、淡竹叶、甘草。

用法用量：普通成人开水冲服。一次1袋，一日3次，重症者加服1次。

复方夏桑菊感冒片

组成：桑叶、菊花、连翘、薄荷素油、苦杏仁、桔梗、甘草、芦根。

用法用量：普通成人口服，一次1袋，一日3次。

复方穿心莲片

组成：穿心莲、路边青。

用法用量：普通成人口服，一次4片，一日3次。

抗病毒胶囊

组成：板蓝根、石膏、生地黄、广藿香、连翘、芦根、郁金、石菖蒲、知母。

用法用量：成人一次4～6粒，3～7岁一次2粒，2岁以下一次1粒，一日3次。

羚羊感冒片

组成：羚羊角、牛蒡子、淡豆豉、金银花、荆芥、连翘、淡竹叶、桔梗、薄荷素油、甘草。

用法用量：普通成人口服，一次4～6片，一日2次。

板蓝根冲剂

组成：板蓝根。

用法用量：普通成人开水冲服，一次1～2袋，一日3～4次。

注意事项

（1）时行感冒选用：抗病毒颗粒、连花清瘟胶囊、抗感颗粒、防风通圣丸等。

（2）夏令暑湿当令季节，可服藿佩汤（藿香、佩兰各5克，薄荷3克，鲜者用量加倍）。

（3）时邪毒盛，流行广泛可用贯众、板蓝根、生甘草煎服。

（4）感冒服用中药应注意忌口。风热感冒、流行性感冒者忌食湿热性食物，如韭菜、香菜、辣椒、姜、葱、酒、牛羊肉、桂圆、荔枝、胡桃、橘子等。

3. 暑湿感冒

（1）治法：清暑祛湿解表。

（2）方药

新加香薷饮（《温病条辨》）

组成：银花12克、连翘12克、鲜荷叶12克、鲜芦根20克、香薷12克、厚朴10克、扁豆15克。

加减：暑热偏盛，加山栀12克、黄芩9克、青蒿9克；湿困卫，加藿香12克、佩兰12克；小便短赤，加六一散：滑石12克、甘草6克、赤茯苓12克。

煎服法：成人解表药常规煎煮服用。

（3）中成药

藿香正气丸

组成：广藿香、紫苏叶、白芷、白术（炒）、陈皮、半夏（制）、厚朴（姜制）、茯苓、桔梗、甘草、大腹皮、大枣。

用法用量：普通成人口服，浓缩丸，一次8丸，一日3次。

六合定中丸

组成：广藿香、紫苏叶、香薷、木香、白扁豆、檀香、茯苓、桔梗、枳壳、木瓜、陈皮、山楂、厚朴、甘草、麦芽、谷芽、六神曲。

用法用量：普通成人口服，一次1丸，一日3次。

祛暑丸

组成：茯苓、广藿香、紫苏叶、甘草、香薷、木瓜、檀香、丁香。

用法用量：普通成人口服，每次1丸，一日2次。

注意事项

（1）暑湿感冒有暑热伤阴、湿邪缠绵的特点，治疗中需要根据辨证驱邪治疗。

（2）暑热易伤人津液，治疗的同时应注意水分的补充。

（3）女性在妊娠、月经期用药应避免过度辛散寒凉、注意用药及配伍禁忌。

4. 气虚感冒

（1）治法：益气解表。

（2）方药

参苏饮（《太平惠民和剂局方》）

组成：党参15克、甘草6克、茯苓12克、紫苏叶12克、葛根15克、前胡12克、半夏12克、陈皮12克、枳壳7克、桔梗9克。

煎服法：成人解表药常规煎煮服用。

（3）中成药

玉屏风颗粒

组成：黄芪、白术（炒）、防风。

用法用量：普通成人开水冲服，一次1袋，一日3次。

参苏理肺丸

组成：党参、紫苏叶、葛根、前胡、茯苓、半夏（制）、陈皮、枳壳（炒）、桔梗、木香、甘草。

用法用量：普通成人口服，一次6～9克，一日2～3次。

注意事项

气虚感冒需要扶正驱邪，避免过度发散解表，耗伤阴液，治疗中需要根据病情攻补兼施。

5. 阳虚感冒

（1）治法：助阳解表。

（2）方药

麻黄附子细辛汤（《伤寒论》）

组成：党参15克、黄芪15克、桂枝12克、附子9克（先煎）、炙甘草6克、细辛3克、防风12克、羌活12克。

煎服法：附子开水先煎1小时，余药混合再煎煮沸腾30分钟（以沸腾后计时）。

注意事项

（1）阳虚感冒需要扶正驱邪，不宜过服发散药物。

（2）使用附子时应注意要开水先煎1～2小时，服药后避风寒，忌生冷水果，以防止中毒。

（3）有条件者使用附片免煎剂，减少毒副作用。

6. 阴虚感冒

（1）治法：滋阴解表。

（2）方药

葳蕤汤（《重订通俗伤寒论》）

组成：玉竹12克、甘草6克、大枣6克、豆豉7克、薄荷6克、葱白5克、桔梗7克、白薇12克。

加减：阴伤较重，加沙参12克、麦冬12克；血虚，加地黄15克、当归12克。

煎服法：成人解表药常规煎煮服用。

注意事项

阴虚感冒需要扶正驱邪，但不宜过用发散药物，以免伤阴。治疗中需要根据病情补泻同施。

（张崇耀）

二、咳　　嗽

（一）病情概述

咳嗽是指肺失宣发肃降，肺气不降，上逆作声，咯吐痰液而言。中医认为，有声无痰为咳，有痰无声为嗽，临床上多为痰声并见，难以截然分开，故以咳嗽并称。《素问·咳论》阐述"五脏六腑，皆令人咳，非独肺也"。

中医认为，咳嗽有外感、内伤之分，《景岳全书·咳嗽》论述："一曰外感，一曰内伤而尽之矣"；外感咳嗽为六淫之邪，从口鼻或皮毛而入侵袭肺系，或当人体正气不足，肺的卫外功能减退或失调，在气候突变的情况下，外邪入侵于肺导致肺气被郁，肺失宣降咳嗽。内伤咳嗽则由五脏六腑功能失调，生痰化湿成瘀变燥等内邪干肺所致，可由他脏传变于肺和肺脏自病两端。外感咳嗽与内伤咳嗽可相互为病，外感咳嗽如迁延失治，反复发作，肺脏受损，逐渐转为内伤咳嗽。内伤咳嗽，肺脏亏虚，卫表不固，易受外邪引发或加重咳嗽，外感内伤咳嗽两者常互为因果。一般而言，外感咳嗽其病尚浅而易治，内伤咳嗽易因反复发作、失治误治逐渐加重，成为劳损。部分患者病情逐渐加重，甚至累及于心，最终演变为肺胀。

咳嗽既是病证，也是肺系疾病的常见症状。西医学中急慢性支气管炎、部分支气管扩张症、慢性咽炎等以咳嗽为主要表现者可参考本部分辨证论治。中医内科疾病如肺痈、肺痿、风温、肺胀、肺痨等兼见咳嗽者，有其证治特点需审证求因，辨证施治，亦可与本论互参。

（二）诊断与治疗

1. 诊断要点

临床以咳嗽、咳痰为主要表现。临证时应根据病史新久、起病缓急、是否兼有表证等判断外感咳嗽和内伤咳嗽。外感咳嗽起病急，病程短，常伴恶寒发热，咽痛不适等肺卫表证；内伤咳嗽常反复发作，病程长，多伴有受损病变脏腑兼证。

2. 辨证分型

（1）外感风寒：发病急，咳嗽声重，气急，咽痒，咳痰稀薄色白，常伴鼻塞，流清涕，头痛，肢体酸楚，或见恶寒发热，无汗等表证，舌苔薄白，脉浮或浮紧。风寒夹痰湿者咳而痰多质黏，胸闷，苔腻；表寒未解而里有郁热者，咳嗽音哑，气急似喘，痰黏稠，口渴，心烦，或有身热。

（2）外感风热：咳嗽频剧，气粗或咳声嘶哑，喉燥咽痛，咳痰不爽，痰黏色黄，咳时汗出，常伴鼻流黄涕，口渴，头痛，身楚，或见恶风，身热等表证，舌苔薄黄，脉浮数或浮滑。肺热内盛者身热较著，恶风不显，口渴喜饮；热邪上壅者咽痛明显、乳蛾红肿；热伤肺津者咽燥口干，舌质红。

（3）风燥伤肺：发病多在秋季、秋冬交替时节，症见喉痒干咳，唇鼻干燥，连声作呛，无痰或痰少而黏，或痰中带有血丝，口干，初起或伴鼻塞，头痛，微寒，身热等表证，舌质红干而少津，苔薄白或薄黄，脉浮数或小数。津伤较甚者可见干咳，咳痰不多，舌干红少苔明显；燥邪伤络者痰中夹血。另有凉燥伤肺者，症见干咳、少痰或无痰，咽干鼻燥，兼有恶寒发热，头痛无汗，舌苔薄白而干。

（4）痰湿蕴肺：咳声重浊，痰多稠厚色白或灰色，每于早晨或食后则咳痰甚多，进甘甜油腻食物加重，胸闷脘痞，呕恶食少，体倦，大便时溏，舌苔白腻，脉象濡滑。寒痰较重者痰黏白如沫，怯寒背冷。痰湿咳嗽多见于脾虚亏虚者。

（5）痰热郁肺：咳嗽气息粗促，痰多质黏厚或稠黄或有热腥味或痰中带血，面赤身热，口干而黏，口渴欲饮水，舌质红，舌苔薄黄腻，脉滑数。咳嗽痰热郁蒸者痰黄如脓或有热腥味；痰热壅盛者腑气不通，便秘，胸满咳逆。

（6）肝火犯肺：咳嗽，痰黏难咯，量少质黏，或如絮条，咳时胸胁引痛，面赤，咽干口苦，每因情绪抑郁不畅咳嗽加重，舌红或舌边红，舌苔薄黄少津，脉弦数。肺气郁滞者可见胸闷气逆；肝火犯肺兼火郁伤津者可见咽燥口干，咳嗽日久不减。

（7）肺阴亏耗：干咳，痰少黏白或痰中带血丝，或见声音逐渐嘶哑，口干咽燥，或午后潮热，颧红，盗汗，日渐消瘦，神疲，舌质红少苔，脉细数。兼肺气不敛者，咳而气促；肺热灼津伤血络者咯吐黄痰、痰中带血。

3. **鉴别诊断**

（1）外感咳嗽与内伤咳嗽：首先辨别外感、内伤，辨清虚实及病变脏腑，外感咳嗽兼有外感肺卫表证；内伤咳嗽有肺脾等脏腑亏虚症状。新病多实，久病多虚。

（2）咳嗽辨"痰"：痰的色、质、量、味对辨别咳嗽的寒热虚实有重要意义。咳而少痰者多属燥热、气火、阴虚；痰多者常属湿痰、痰热、虚寒；痰白而稀薄者属风、属寒；痰黄而稠者属热；痰白质黏者属阴虚、燥热；痰白清稀，透明呈泡沫样的属虚、属寒；咯吐血痰者，多为肺热或阴虚；脓血相兼者，为痰热瘀结成痈之候；咳嗽，咯吐粉红色泡沫痰，咳而气喘，呼吸困难者，多属心肺阳虚，气不主血。

（3）咳嗽与咳喘：咳嗽仅以咳嗽为主要临床表现，不伴有呼吸频率的改变；咳喘则咳而伴喘，常因咳嗽反复发作，由咳致喘，临床以咳喘并作为特点。

4. 治疗原则

咳嗽的治疗应分清邪正虚实。外感咳嗽，多为实证，应祛邪利肺，辨清风寒、风热、风燥论治；内伤咳嗽，多属邪实正虚。标实为主者治以祛邪止咳。本虚为主者治以扶正补虚。"脾为生痰之源，肺为储痰之器"，治疗中不仅需直接调理肺的宣发肃降，更应注重整体调治脾、肝、肾等。

5. 一般治疗

（1）平素易感冒者，配合防感冒保健操，面部迎香穴按摩，夜间足三里艾熏。外感咳嗽，如发热等全身症状明显者，应适当休息。内伤咳嗽多呈慢性反复发作性，尤其应当注意起居饮食的调护。注意劳逸结合，缓解期应坚持"缓则治本"的原则，补虚固本。

（2）针灸治疗。风寒感冒者可毫针泻风门、列缺、合谷、肺俞留针或针后在背部腧穴拔火罐。风热感冒者可毫针泻大椎、列缺、合谷，肺俞可疾刺放血；内伤咳嗽者可毫针平补平泻太渊、三阴交、肺俞。耳针选穴胃、肝、脾、神门、交感、十二指肠，毫针刺用中等强度，或用揿针埋藏或用王不留行籽贴压。

（3）穴位贴敷法选肺俞、膏肓、膻中、定喘穴位中药外敷，可治疗慢性咳嗽。

（4）穴位注射法选中脘、足三里、肝俞、胃俞、脾俞，每次取2穴，诸穴可交替使用。以黄芪、丹参或当归注射液，每穴注入药液1毫升，每日或隔日1次。

（三）药物处方

1. 外感风寒咳嗽

（1）治法：疏风散寒，宣肺止咳。

（2）方药

三拗汤（《太平惠民和剂局方》）合止嗽散（《医学心悟》）

组成：麻黄9克、杏仁9克、桔梗9克、前胡12克、甘草6克、陈皮9克、苏叶9克、生姜9克。

加减：外感风寒，咳嗽夹痰湿，加半夏12克、厚朴9克、茯芩12克；外感风寒，咳嗽，表寒未解，里有郁热，加生石膏12克、桑白皮12克、黄芩9克。

　　煎服法：成人解表药常规煎煮服用。

注意事项

　　（1）外感忌用敛肺、收涩的镇咳药。误用则致肺气郁遇不得宣畅，不能达邪外出，邪恋不去，反而久咳伤正。

　　（2）宜采用宣肃肺气，疏散外邪治法，因势利导，肺气宣畅则咳嗽自止。

　　2．外感风热咳嗽

　　（1）治法：疏风清热，宣肺止咳。

　　（2）方药

　　桑菊饮（《温病条辨》）

　　组成：桑叶12克、菊花9克、薄荷6克、连翘12克、前胡12克、牛蒡子12克、杏仁9克、桔梗9克、浙贝母12克、枇杷叶12克。

　　加减：风热咳嗽，肺热内盛，加麻黄7克、杏仁12克、甘草6克、生石膏15克；风热咳嗽，热邪上壅，加玄参12克、麦冬9克、射干12克、山豆根12克、赤芍9克；风热咳嗽，热伤肺津，加南沙参12克、天花粉12克、芦根15克。

　　煎服法：成人解表药常规煎煮服用。

注意事项

　　（1）咳嗽是人体祛邪外出的一种病理表现，治疗决不能单纯见咳止咳。注意审证求因，必须按照不同的病因分别处理。

　　（2）一般说来，咳嗽的轻重可以反映病邪的微甚，但在某些情况下，因正虚不能祛邪外达，咳虽轻微，但病情却重，应多加警惕。

　　3．风燥伤肺咳嗽

　　（1）治法：疏风清肺，润燥止咳。

（2）方药

桑杏汤（《温病条辨》）

组成：桑叶12克、薄荷9克、豆豉9克、杏仁9克、前胡12克、牛蒡子12克、南沙参12克、浙贝母12克、天花粉12克、梨皮9克、芦根15克。

加减：风燥伤肺，咳嗽津伤较甚，加麦冬12克、北沙参12克；风燥伤肺，咳嗽肺络受损，加白茅根15克。

煎服法：成人解表药常规煎煮服用。

注意事项

（1）凉燥伤肺者用杏苏散加减。

（2）风热化燥者当用润法。

4. 痰湿蕴肺咳嗽

（1）治法：燥湿化痰，理气止咳。

（2）方药

二陈平胃散合三子养亲汤（《韩氏医通》）

组成：法半夏12克、陈皮9克、茯苓12克、苏子9克、莱菔子9克、白芥子9克、苍术9克、川朴9克、枳壳9克、炒白术12克。

加减：纳差，脘腹胀满不适，加炒谷芽、炒麦芽、炒神曲、焦山楂各12克。

小青龙汤（《太平惠民和剂局方》）

组成：麻黄9克、芍药12克、细辛3克、炙甘草6克、干姜9克、桂枝12克、五味子9克、半夏12克。

六君子汤（《医学正传》）合杏苏二陈汤

组成：人参9克（另煎兑服）、白术12克、茯苓12克、炙甘草6克、陈皮9克、半夏12克。

煎服法：药物放置砂锅中，用凉开水浸泡药物，加水量为超过药物表面约2厘米，浸泡约30分钟，以药材浸透为度，武火煎煮，沸腾后再煎15～25分钟（均按沸后计算）即可，每剂药物连续煎煮3次合并药液，分3次温服，服用2～3剂后根据病情变化调整处方。此为成人中药常规煎煮服用方法。

注意事项

（1）二陈平胃散合三子养亲汤重在化痰。

（2）小青龙汤主治外寒内饮之证。

（3）六君子汤合杏苏二陈汤重在健脾解表。

（4）注意外感咳嗽与内伤咳嗽的关系。外感咳嗽反复不愈可成内伤咳嗽，其中，夹湿夹燥者较为缠绵，应彻底治疗，以杜其迁延转化；内伤咳嗽每易感受外邪使发作加重，治疗应权衡标本的主次缓急，或先后分治，或标本兼顾。

5. 痰热郁肺咳嗽

（1）治法：清热肃肺，豁痰止咳。

（2）方药

清金化痰汤（《杂病广要》）

组成：黄芩12克、山栀9克、知母9克、桑白皮12克、杏仁12克、浙贝母12克、瓜蒌9克、海蛤壳12克、竹沥6克、半夏12克、射干6克。

加减：咳嗽，痰热郁蒸，加千金苇茎汤加减（鱼腥草12克、金荞麦12克、芦根15克、浙贝母9克、冬瓜子9克、薏苡仁15克）；痰热郁肺，咳嗽，痰热壅盛，腑气不通，加葶苈子12克、大枣7克、大黄4克（后下）、风化硝3克（冲服）。

煎服法：成人中药常规煎煮服用。

注意事项

（1）内伤忌用宣肺散邪法。误用每致耗损阴液，伤及肺气，正气愈虚。

（2）必须注意调护正气，即使虚实夹杂，亦当标本兼顾。

6. 肝火犯肺证

（1）治法：清肺泻肝，顺气降火。

（2）方药

黛蛤散（《经验方》）合泻白散（《小儿药证直诀》）

组成：桑白皮12克、地骨皮12克、黄芩9克、山栀9克、丹皮12克、青黛9克、海蛤壳12克、粳米12克、甘草6克、苏子9克、竹茹6克、枇杷叶9克。

加减：肺气郁滞，胸闷气逆，加瓜蒌壳9克、桔梗6克、枳壳6克、旋覆花9克；肝火犯肺兼火郁伤津，加北沙参12克、麦冬12克、天花粉12克、诃子9克。

煎服法：成人中药常规煎煮服用。

注意事项

调畅情志，避免情绪过激。

7. 肺阴亏耗证

（1）治法：滋阴润肺，化痰止咳。

（2）方药

沙参麦冬汤（《温病条辨》）

组成：沙参12克、麦冬12克、花粉12克、玉竹12克、百合12克、甘草6克、浙贝母12克、杏仁9克、桑白皮12克、地骨皮12克。

加减：肺阴亏耗，咳嗽兼肺气不敛，加五味子6克、诃子9克；肺阴亏耗，咳嗽兼潮热盗汗，加功劳叶12克、银柴胡12克、青蒿9克、鳖甲12克、胡黄连9克、乌梅9克、浮小麦12克；肺阴亏耗，咳嗽，加海蛤粉12克（冲服）、知母9克、黄芩9克；肺阴亏耗，咳嗽兼热伤血络，加丹皮12克、山栀9克、藕节9克清热止血。

煎服法：成人中药常规煎煮服用。

注意事项

咳嗽病有治上、治中、治下的区分。治上者，指治肺，主要有温宣、清肃两法，是直接针对咳嗽主病之脏施治。治中者，指治脾，即健脾化痰和补脾养肺等法。健脾化痰法适用于痰湿偏盛，咳嗽痰多者；补脾养肺法适用于脾虚肺弱，咳嗽，神疲食少者。治下者，指治肾，咳嗽日久，咳而气短，则可考虑用治肾（益肾）的方法。总之，治脾、治肾是通过治疗他脏以达到治肺的整体疗法。

（张崇耀）

三、哮 喘

（一）病情概述

哮喘是一种发作性的痰鸣气喘疾患。临床表现为发病时喉中有哮鸣声，呼吸气促困难，甚则喘息不能平卧。鉴于"哮必兼喘"，故一般统称"哮喘"，而简名"哮证""哮病"。

汉·张仲景《金匮要略·肺痿肺痈咳嗽上气病脉证并治》篇曰："咳而上气，喉中水鸡声，射干麻黄汤主之"，《痰饮咳嗽病脉证并治》篇中指出："膈上病痰，满喘咳吐，发则寒热，背痛腰疼，目泣自出，其人振振身瞤剧，必有伏饮。"元·朱丹溪首创哮喘病名，在《丹溪心法》一书中作为专篇论述，并认为"哮喘必用薄滋味，专主于痰"，提出"未发以扶正气为主，既发以攻邪气为急"的治疗原则。明·虞抟《医学正传》则进一步对哮与喘作了明确的区别，指出"哮以声响言，喘以气息言"。清·李用粹《证治汇补·卷五》之概括最为精辟："哮即痰喘之久而常发者、因内有壅塞之气、外有非时之感、膈有胶固之痰、三者相合闭拒气道、搏击有声、发为哮病。"哮喘的诱因主要是外邪、饮食、情志、劳倦和气候变化等。哮喘发作的关键是内伏之痰为某种或几种诱因所触发，以致痰随气升，气因痰阻，互相搏击，阻塞气道，肺管因而狭窄，肺气升降不利，以致呼吸困难，气息喘促。

本部分所论哮喘为一种发作性疾病，包括西医学的支气管哮喘、喘息性支气管炎、嗜酸性粒细胞增多症（或其他急性肺部过敏性疾患）引起的哮喘。若因肺系或其他多种疾病引起的痰鸣气喘症状则属于喘证、肺胀等病证范围，可与本部分辨证论治内容联系互参治疗。

（二）诊断与治疗

1. 诊断要点

（1）呈反复发作性、多突然发作。

（2）喉中有明显哮鸣声，呼吸困难，不能平卧，甚至面色苍白，唇甲青紫，约数分钟、数小时后缓解。

（3）发作前常有上呼吸道鼻痒、喷嚏、咳嗽等先兆。

（4）多与先天禀赋有关，家族中可有哮喘史。

（5）常由气候突变，饮食不当，情志失调，劳累等诱发。

（6）平时可一如常人。病程日久，反复发作，常有轻度哮鸣，甚至在大发作时持续难平，出现喘脱。

2. 辨证分型

（1）发作期

1）寒包热哮证：喉中哮鸣有声，胸膈烦闷，呼吸急促，喘咳气逆，咳痰不爽，痰黏色黄，或黄白相兼，烦躁，发热，恶寒，无汗，身痛，口干欲饮，大便干，舌苔白腻稍黄，舌尖边红，脉弦紧。

2）风痰哮证：喉中痰涎壅盛，声如拽锯，或鸣声如吹哨笛，喘急胸满，但坐不得卧，咳痰黏腻难出，或为白色泡沫痰液，无明显寒热倾向，面色青黯，起病多急，发病前自觉鼻、咽、眼、耳发痒，喷嚏，鼻塞，流涕，胸部憋塞，随之迅即发作，舌苔厚浊，脉滑实。

3）冷哮证：喉中哮鸣如水鸡声，呼吸急促，喘憋气逆，胸膈满闷如塞，咳不甚，痰少咯吐不爽，色白，多泡沫，口不渴或渴喜热饮，形寒怕冷，天冷或受寒易发，面色青晦，舌苔白滑，脉弦紧或浮紧。

4）热哮证：喉中痰鸣如吼，喘而气粗息涌，胸高胁胀，咳呛阵作，咳痰色黄或白，黏浊稠厚，排吐不利，口苦，口渴喜饮，汗出，面赤，或有身热，舌苔黄腻，质红，脉滑数或弦滑。

5）虚哮证：喉中哮鸣如鼾，声低，气短息促，动则喘甚，发作频繁，甚则持续喘哮，口唇、爪甲青紫，咳痰无力，痰涎清稀或质黏起沫，面色苍白或颧红唇紫，口不渴或咽干口渴，形寒肢冷或烦热，舌质淡或偏红，或紫黯，脉沉细或细数。

6）喘脱危证：哮病反复久发，喘息鼻扇，张口抬肩，气短息促，烦躁，昏蒙，面青，四肢厥冷，汗出如油，舌质青黯，苔腻或滑，脉细数不清，或浮大无根。

（2）缓解期

1）肺脾气虚证：气短声低，喉中时有轻度哮鸣，痰多质稀色白，自汗，怕风，易感冒，倦怠乏力，食少便溏，舌质淡，苔白，脉细弱。

2）肺肾两虚证：短气息促，动则为甚，吸气不利，咳痰质黏起沫，脑转耳鸣，腰酸腿软，不耐劳累。或五心烦热，颧红，口干，舌质红少苔，脉细数；或畏寒肢冷，面色苍白，舌苔淡白，质胖，脉沉细。

3. 鉴别诊断

（1）哮病与喘证：哮病和喘证都有呼吸急促、困难的表现。哮必兼喘，但喘未必兼哮。哮指声响言，喉中哮鸣有声，是一种反复发作的独立性疾病；喘指气息言，为呼吸气促困难，是多种肺系急慢性疾病的一个症状。

（2）哮病与支饮：支饮亦可表现痰鸣气喘的症状，大多由于慢性咳嗽经久不愈，逐渐加重而成咳喘，病情时轻时重，发作与间歇的界限不清，以咳嗽和气喘为主，与哮病之间歇发作，突然起病，迅速缓解，喉中哮鸣有声，轻度咳嗽或不咳有明显的差别。

4. 治疗原则

临证治疗原则遵循《丹溪心法》"未发以扶正气为主，既发以攻邪气为急"，《景岳全书·喘促门》"扶正气者，须辨阴阳，阴虚者补其阴，阳虚者补其阳。攻邪气者，须分微甚，或散其风，或温其寒，或清其痰火。然发久者，气无不虚，故于消散中宜酌加温补，或于温补中宜量加消散，此等证候，当倦倦以元气为念，必致元气渐充，庶可望其渐愈。若攻之太过，未有不致日甚而危者"。发时攻邪治标，祛痰利气，寒痰宜温化宣肺，热痰当清化肃肺，寒热错杂者，当温清并施，表证明显者兼以解表，属风痰为患者又当祛风涤痰。反复日久，正虚邪实者，又当兼顾，不可单纯拘泥于祛邪。若发生喘脱危候，当急予扶正救脱。平时应扶正治本，阳气虚者应予温补，阴虚者则予滋养，分别采取补肺、健脾、益肾等法，以冀减轻、减少或控制其发作。

5. 一般治疗

（1）注意保暖，防止感冒，避免因寒冷空气的刺激而诱发。劳逸适当，防止过度疲劳。根据身体情况，进行适当的体育锻炼，以逐步增强体质，提高抗病能力。发作期充分休息，缓解期可练习气功、太极拳等增强体质。

（2）饮食宜清淡，忌肥甘油腻，辛辣甘甜，防止生痰生火，避免海膻发物，避免烟尘异味，保持心情舒畅，避免不良情绪的影响。

（3）针灸治疗

1）哮喘实证：取手太阴经穴及相应背俞穴为主。

主穴：列缺、尺泽、膻中、肺俞、定喘；风寒外袭者，加风门；风热者加大椎、曲池；痰阻肺热者加丰隆；喘甚者加天突。

操作方法：针用泻法，风寒者可合用灸法，定喘穴刺络拔罐。

2）哮喘虚证：以相应背俞穴及手太阴、足少阴经穴为主。

主穴：肺俞、膏肓、肾俞、定喘、太渊、太溪、足三里，肺气不足者加气海，肾气不足者加阴谷、关元。

操作方法：定喘用刺络拔罐，余穴用毫针补法。可酌用灸法或拔火罐。

3）哮喘发作期：耳针用法，选平喘、下屏尖、肺、神门、皮质下。每次取2～3穴，捻转法，用中、强刺激。

（4）穴位贴敷法。中药贴敷在穴位，肺俞、膏肓、膻中、定喘上用中药（白芥子、甘遂等粉末）外敷，胶布固定，贴

30～60分钟后取掉。

（5）穴位割治法选取膻中穴，常规消毒后局部浸润麻醉，切开穴位1厘米，割去皮下脂肪，缝合后，外用消毒敷料固定即可。每10～15天做1次，一般做1～2次。

（三）药物处方

1. 哮喘发作期

（1）寒包热哮证

1）治法：解表散寒，清化痰热。

2）方药

小青龙加石膏汤（《金匮要略》）

组成：麻黄9克、石膏20克、桂枝12克、半夏15克、干姜6克、细辛6克、五味子12克、白芍15克、炙甘草9克。

加减：痰鸣气逆，加射干12克、葶苈子15克、大枣6克、苏子12克；痰吐稠黄胶黏，加黄芩12克、前胡15克、瓜蒌壳12克。

煎服法：成人中药常规煎煮服用。

厚朴麻黄汤（《金匮要略》）

组成：厚朴12克、麻黄7克、石膏15克、杏仁12克、半夏15克、干姜3克、细辛3克、小麦12克、五味子12克。

加减：痰黄稠口干，加瓜蒌壳12克、炒黄芩9克、浙贝母12克；头身困重，加羌活9克、独活9克。

煎服法：成人中药常规煎煮服用。

注意事项

（1）小青龙加石膏汤用于外感风寒，饮邪内郁化热，而以表寒为主，喘咳烦躁者。

（2）厚朴麻黄汤方用于饮邪迫肺，夹有郁热，咳逆喘满，烦躁而表寒不显者。

（2）风痰哮证

1）治法：祛风涤痰，降气平喘。

2）方药

三子养亲汤（《韩氏医通》）

组成：白芥子15克、苏子15克、莱菔子15克、麻黄7克、杏仁12克、僵蚕9克、厚朴12克、半夏15克、陈皮12克、茯苓12克。

加减：痰壅喘急，不能平卧，加葶苈子12克、猪牙皂3克、炙南星9克；恶寒发热者，加苏叶12克、防风12克、蝉衣7克、地龙12克。

煎服法：成人中药常规煎煮服用。

注意事项

外用穴位贴敷：用白芥子30克，甘遂15克，细辛15克共为细末，用生姜汁调药粉成糊状制成药饼如蚕豆大敷于背部华佗夹脊穴。

（3）冷哮证

1）治法：宣肺散寒，化痰平喘。

2）方药

射干麻黄汤（《金匮要略》）

组成：麻黄9克、射干12克、干姜5克、细辛3克、半夏15克、紫菀15克、款冬花12克、五味子9克、大枣6克、甘草6克。

加减：表寒明显，寒热身疼，加桂枝12克、生姜6克；痰涌气逆，不得平卧，加葶苈子12克、苏子12克、杏仁12克、白前12克、陈皮12克。

煎服法：成人中药常规煎煮服用。

小青龙汤（《伤寒论》）

组成：麻黄9克、桂枝12克、芍药12克、甘草9克、干姜6克、细辛3克、半夏15克、五味子12克。

加减：痰涌气逆，不得平卧，加葶苈子12克、苏子12克、大枣6克、炙南星9克。

煎服法：成人中药常规煎煮服用。

注意事项

注意保持呼吸道通畅，注意保暖。

（4）热哮证

1）治法：清热宣肺，化痰定喘。

2）方药

定喘汤（《摄生众妙方》）

组成：白果7克、麻黄7克、桑白皮20克、款冬花15克、半夏15克、杏仁12克、苏子12克、黄芩12克、甘草7克。

加减：痰黄稠，口干，便秘，加全瓜蒌12克、浙贝母12克、竹茹9克、枳实6克。

煎服法：成人中药常规煎煮服用。

越婢加半夏汤（《金匮要略》）

组成：麻黄7克、石膏15克、生姜12克、大枣9克、甘草9克、半夏12克。

加减：若表寒外束，肺热内郁，恶寒身痛，痰黄稠，加石膏15克、麻黄9克解表清里；痰鸣息涌，不得平卧，加葶苈子12克、广地龙9克；痰吐稠黄，加海蛤壳15克、瓜蒌壳12克、知母12克、鱼腥草15克；兼有大便秘结者，加全瓜蒌12克、枳实7克通腑以利肺；痰少质黏，口咽干燥，舌红少苔，脉细数，加沙参15克、知母12克、天花粉15克。

煎服法：成人中药常规煎煮服用。

3）中成药

清肺化痰丸

组成：胆南星（砂炒）、苦杏仁、法半夏（砂炒）、枳壳（炒）、黄芩（酒炙）、川贝母、麻黄（炙）、桔梗、白苏子、瓜蒌子、陈皮、莱菔子（炒）、款冬花（炙）、茯苓、甘草。

用法用量：成人口服，一次6克，一日2次。

注意事项

（1）定喘汤长于清化痰热，用于痰热郁肺，表证不著者。

（2）越婢加半夏汤偏于宣肺泄热，用于肺热内郁，外有表证者。

（3）肺与大肠相表里，通腑以利肺有重要临床意义。

（5）虚哮证

1）治法：补肺纳肾，降气化痰。

2）方药

平喘固本汤（经验方）

组成：党参15克、五味子12克、冬虫夏草3克（研末吞服）、胡桃肉12克、沉香5克（后下）、灵磁石15克（先煎）、苏子12克、款冬花12克、法半夏12克、橘红9克。

加减：肾阳虚，四肢畏寒，小便清长，大便溏薄，清虚，加炙附片9克（开水先煎1小时）、鹿角片9克、补骨脂12克、钟乳石12克；肺肾阴虚消瘦、口咽干燥，舌红少苔，加沙参15克、麦冬12克、生地黄15克、当归12克；痰气瘀阻，口唇青紫，加桃仁12克、苏木9克；气逆于上，动则气喘，加紫石英15克（先煎）、磁石15克（先煎）镇纳肾气。

煎服法：制附片（开水先煎1小时），余药再混合煎煮沸腾30分钟（沸腾后计时）。

3）中成药

金匮肾气丸

组成：地黄、山药、酒萸肉、茯苓、牡丹皮、泽泻、桂枝、附子（炙）、牛膝（去头）、盐车前子。

用法用量：成人口服，大蜜丸，一次1丸，一日2次。

注意事项

有附片方剂，服药后避风寒，忌生冷水果。

（6）喘脱危证

1）治法：补肺纳肾，扶正固脱。

2）方药

回阳急救汤合生脉饮

组成：人参12克、附子12克（开水先煎1小时）、甘草9克、山萸肉15克、五味子15克、麦冬12克、龙骨20克、牡蛎20克、冬虫夏草3克（研末吞服）、蛤蚧5克（研末吞服）。

加减：如喘急面青，躁烦不安，汗出肢冷，舌淡紫，脉细，另吞黑锡丹镇纳虚阳，温肾平喘固脱，每次服用3～4.5克，温水送下；阳虚甚气息微弱，汗出肢冷，舌淡，脉沉细，加肉桂6克、干姜3克回阳固脱；气息急促，心烦内热，汗出粘手，口干舌红，脉沉细数，加生地黄15克、玉竹12克养阴救脱，人参改用西洋参9克。

煎服法：制附片（开水先煎1小时），余药混合后再煎煮沸腾30分钟（沸腾后计时）。

3）中成药

参附注射液

组成：红参、附片。

用法用量：静脉滴注，一次20～100毫升（用5%～10%葡萄糖注射液250～500毫升稀释后使用）。静脉推注，一次5～20毫升（用5%～10%葡萄糖注射液20毫升稀释后使用）。

注意事项

（1）有附片方剂，服药后避风寒，忌生冷水果。

（2）回阳急救汤长于回阳救逆。

（3）生脉饮重在益气养阴。

2. 哮喘缓解期

（1）肺脾气虚证

1）治法：健脾益气，补土生金。

2）方药

六君子汤（《校注妇人良方》）

组成：人参12克、炙甘草9克、茯苓15克、白术15克、陈皮12克、制半夏15克、生姜9克、大枣6克、五味子9克、冬虫夏草3克（研末吞服）、蛤蚧5克（研末吞服）。

加减：表虚自汗，加炙黄芪15克、浮小麦12克、大枣6克；怕冷，畏风，易感冒，可加桂枝12克、白芍12克、附子12克（开水先煎1小时）；痰多者，加前胡15克、杏仁12克。

煎服法：制附片（开水先煎1小时），余药混合后再煎煮沸腾30分钟（沸腾后计时），服药避风寒、忌生冷水果。

3）中成药

玉屏风颗粒

组成：黄芪、白术（炒）、防风。

用法用量：成人开水冲服，一次1袋，一日3次。

金匮肾气丸

组成：地黄、山药、山茱萸（酒炙）、茯苓、牡丹皮、泽泻、桂枝、附子（炙）、牛膝、车前子（盐炙）。

用法用量：成人口服，大蜜丸，一次1丸，一日2次。

注意事项

缓解期长期服用中成药可调护正气，提高抗病能力，减少发作频率。

（2）肺肾两虚证

1）治法：补肺益肾。

2）方药

生脉地黄汤（《医宗金鉴》）合金水六君煎（《景岳全书》）

组成：熟地黄15克、山萸肉12克、胡桃肉12克、人参9克（另煎兑服）、麦冬12克、五味子12克、茯苓12克、甘草9克、半夏12克、陈皮12克。

加减：疲倦、乏力、口干渴者，加炙黄芪15克、沙参15克、百合12克；肾阳虚为主者，加补骨脂12克、仙灵脾12克、鹿角片9克、炙附片9克（开水先煎1小时）、肉桂5克；肾阴虚为主者，加生地黄15克、冬虫夏草3克（研末吞服）。

煎服法：制附片（开水先煎1小时），余药混合后再煎煮沸腾30分钟（沸腾后计时），服药后避风寒，忌生冷水果。

3）中成药：可常服紫河车粉，每次3克，每日1～2次，补益肾精。

注意事项

（1）生脉地黄汤益气养阴，适用于肺肾气阴两伤者。

（2）金水六君煎以补肾化痰为主，适用于肾虚阴伤痰多者。

（3）上述各类证候，就同一患者而言，在其多次发作中也可先后交叉出现，故既应辨证，又不能守证，需要动态施治。

（张崇耀）

四、失　　音

（一）病情概述

失音即喑哑，是指因用声过度、外感邪气或脏腑虚损等导致的以声音嘶哑甚至完全不能发出声音为主要表现的病症。也有将其称为"喉瘖"者，主要指由喉部功能性或器质性疾病引起的发声异常。另有"舌瘖"易与之混淆，舌瘖多是指因舌体功能异常导致的发声异常，如脑卒中后导致的舌强不能言等。舌体转运不利，而喉中发声正常，现多称为"言语謇涩"。

失音有急性和慢性之分，急性发病多有实邪，如外感风寒、热之邪气，或痰热之邪客于肺卫，使肺宣降功能失常，导致失音。慢性起病，多为虚症，如阴虚，津液不能上乘于肺，会厌干涩不能发声；或气虚，鼓动无力，亦致失音。

临证时西医学的上呼吸道感染、急慢性喉炎、声带小结、声带息肉、胃食管反流、甲状腺功能异常、重症肌无力等表现为声音嘶哑甚至完全不能发出声音者，可参照本部分内容进行辨证施治。

（二）诊断与治疗

1. **诊断要点**

临证以发声异常甚至不能发声为主要诊断依据，可伴有发热恶寒、咳嗽、鼻塞流涕等外感症状，也可伴有五心烦热、潮热盗汗或倦怠乏力、纳呆等症。

2. **辨证分型**

（1）风寒袭肺：卒然声嘶、语调低微、多伴恶寒重、发热轻、无汗、咳嗽、鼻塞、鼻流清涕等症，舌苔白，脉浮紧。

（2）风热袭肺：声音嘶哑、重浊，可伴发热重、恶寒轻、头痛、咽喉肿痛、鼻塞流浊涕、咳嗽、痰黄黏稠、不易咯出。舌红苔黄，脉数。

（3）寒邪包火：突发声音嘶哑，甚至完全不能发出声音，可兼发热恶寒、周身酸痛、鼻塞、咽干咽痛、口干、呼吸气粗等。

（4）痰热壅肺：声音重浊不扬，咽喉肿痛，咳嗽痰多，痰液黄色黏稠，壮热，口渴，溲黄便干。舌红苔黄腻，脉洪大。兼肝气郁结者，失音多与情绪波动有关，伴两胁胀痛，目赤流泪，头晕头痛或呕恶等症。

（5）肺肾阴虚：声音沙哑，声音不扬，迁延日久，咽干咽涩咽痒，干咳少痰或无痰，甚则五心烦热，失眠盗汗等。舌红少苔，脉虚数。

（6）肺脾气虚：声音嘶哑，语声低弱，伴少气乏力，纳呆等。舌胖大，苔白，脉细弱。

3. **鉴别诊断**

喉瘖与舌瘖：喉瘖指因喉部结构或功能异常导致的声音嘶哑或不能发声，而舌体运转正常。舌瘖指因舌体运转不利导致的发音不清或不能言语，但喉部发声正常，现多称为"言语謇涩"。

4. **治疗原则**

根据失音的证型，大致分为"金实不鸣"或"金破不鸣"，根据发病情况和兼夹症状可明确辨证分型。发病急者多为实证，根据兼夹症状辨明风、寒、热、痰邪气，采用祛风、散寒、除热、化痰等对应治疗药物。发病缓者多为虚症，根据兼夹症状辨明病位，厘清阴虚、气虚。在肺者，多伴有咳嗽、鼻塞等症；在肾者，多伴有潮热盗汗、腰膝酸软等症；在脾者，多伴有纳呆、乏力等症。辨证明确后采用滋阴或补气等对应药物进行治疗。

5. 一般治疗

（1）外治法：热性喉痹肿痛不能言，可采取少商穴刺血法。

（2）噙药法：根据辨证分型选取合适中药制成丸剂，噙化于咽部，徐徐咽下，可使药物直达病所。

（三）药物处方

1. 风寒袭肺

（1）治法：辛温解表，宣肺开音。

（2）方药

三拗汤

组成：麻黄5克、杏仁10克、甘草10克、生姜10克。

煎服法：成人解表药常规煎煮服用。

注意事项

（1）宜清淡饮食，忌食生冷、滋腻之品，如西瓜、螃蟹、肥肉、驴打滚、年糕等。

（2）注意休息，温覆微汗为宜。

（3）可进食热稀粥，以顾护胃气，助药发汗解表。

2. 风热袭肺

（1）治法：辛凉解表，利咽开音。

（2）方药

加味小柴胡汤《咽喉证治要略·杂症治方》

组成：柴胡10克、黄芩10克、生姜10克、姜半夏10克、杏仁15克、桔梗10克、荆芥10克、薄荷10克。

加减：可根据热邪程度配伍石膏10克、竹叶10克等清热解毒药物。

煎服法：成人解表药常规煎煮服用

注意事项

（1）宜清淡饮食，忌食生冷、辛辣、滋腻之品，如香蕉、辣椒、羊肉、糕点、粽子等。

（2）温覆微汗为宜，可进食热稀粥助汗，得汗、脉静、身凉标志表邪已解，中病即止，避免大汗损伤正气。

3. 寒邪包火

（1）治法：解表开闭，兼清里热。

（2）方药

麻杏石甘汤

组成：麻黄5克、杏仁9克、生石膏24克、甘草6克。

煎服法：药物放置砂锅中，用凉开水浸泡药物，加水量为超过药物表面约2厘米，浸泡30分钟，以药材浸透为度，麻黄单独浸泡、先煮，武火煎煮，去掉表面浮沫后，放入其他药物一起煎煮，武火煮沸，文火再煎20分钟即可，每剂药物连续煎煮3次合并药液，分3次温服。服用2～3剂后根据病情变化调整处方。

注意事项

方中麻黄主要成分为麻黄碱，可使神经系统兴奋，服药过程中时刻关注患者心跳情况。既往有心脏病史、心律失常或年龄大者，需予麻黄减量服用。

4. 痰热壅肺

（1）治法：清泄肺热，化痰利咽。

（2）方药

清金化痰汤

组成：黄芩12克、山栀子12克、知母15克、桑白皮15克、瓜蒌15克、贝母9克、麦冬9克、橘红9克、茯苓9克、桔梗9克、甘草3克。

加减：若兼肝气郁结，酌加陈皮10克、杏仁10克、胆南星5克等。

煎服法：成人中药常规煎煮服用。

注意事项

（1）服用药物过程中需忌口生冷、辛辣、油腻之品，如冷饮、海鲜、甜食等。

（2）可以多饮温开水，以稀释痰液，有助于排痰。

5. 肺肾阴虚

（1）治法：滋养肺肾，降火利咽。

（2）方药

百合固金汤

组成：生地黄10克、熟地黄10克、当归15克、芍药10克、甘草10克、百合10克、贝母1克、麦冬10克、桔梗10克、玄参10克。

煎煮法：成人中药常规煎煮服用。

注意事项

（1）日常饮水可小口多次，以滋润咽喉。

（2）教师等特殊行业，日常讲话多者，可予百合、胖大海等泡于保温杯中，小口频饮，润喉利咽。

（3）需节制房事，以节欲保精，顾护肾精。

6. 肺脾气虚

（1）治法：益气健脾。

（2）方药

补中益气汤

组成：黄芪15克、人参15克、白术10克、炙甘草10克、当归10克、陈皮6克、升麻6克、柴胡12克、生姜9片、大枣6枚。

煎煮法：成人中药常规煎煮服用。

注意事项

（1）一日三餐，规律饮食，有助于促进脾胃正常运行。

（2）尽量不吃夜宵，以使脾胃在夜间休养生息。

（3）保持心情愉悦、规律作息，均有助于使脾胃升降功能趋于正常。

（赵海凤）

五、肺 痨

（一）病情概述

肺痨是以咳嗽、咯血、潮热、盗汗及身体逐渐消瘦为主要临床特征的传染性、慢性、虚损性疾病。临床上病情轻重表现不一，轻者可见部分症状，重者诸证兼见。对于本病的名称，历代有不同名称，有以其症状特点而定名的如"瘵瘵骨蒸、劳嗽、肺痿疾、伏连、急痨"，另有以其传染性而定名的如"尸注、虫疰、传尸、鬼疰"等。

肺痨的发病，有内外两因，外因系指痨虫传染，内因系指人体正气虚弱。若肺脏久病虚弱，卫外功能减弱，或因久病体虚耗伤肺气导致肺虚，与痨虫直接接触，致痨虫侵入人体为害，痨虫蚀肺，耗损肺阴，根据五行配五脏关系，如果肺虚及肾可致肺肾两虚伴见骨蒸、潮热、男子遗精、女子月经不调等肾虚症状。若肺虚不能制肝养肾可见性急善怒，胸肋掣痛等症。如肺虚兼水不济火，心火偏亢，还可伴见虚烦不寐、盗汗等症。肺虚久病损脾不能化水谷精微，可见肺阴虚与脾气虚，伴见疲乏、食少、便溏等脾虚症状。肺痨久延而病重者发展到肺、脾、肾三脏交亏，临床可出现气短、喘息、心慌、唇紫、浮肿、肢冷等重症。

肺痨与西医学的肺结核基本相同。若因肺外结核引起的痨损，有肺痨证候表现也可参照本部分辨证论治。

（二）诊断与治疗

1. 诊断要点

（1）主要症状：以咳嗽、咯血、潮热、盗汗及形体明显消瘦为主要临床表现。

（2）发病特点：初期患者可仅感疲劳乏力、干咳、食欲不振，形体逐渐消瘦。追问发病情况多有与肺痨患者的长期密切接触史。西医学肺部X线检查有重要意义。肺部X线表现有浸润、干酪样变和空洞形成，均属于活动性病变。活动性肺结核痰中常可找到结核分枝杆菌，具有传染性。条索状、结节状病变经一定时期观察稳定不变及痰培养结核分枝杆菌阴性者，属于非活动性病灶，病情相对稳定。

2. 辨证分型

（1）肺阴亏损证：干咳或咯少量黏痰，痰中带有色鲜红血丝，胸部隐痛，午后自觉手足心热，或见夜间少量盗汗，口干咽燥，疲倦乏力，纳食不香，苔薄白，边尖红，脉细数。肺失润降者咳嗽频而痰少质黏，肺络受损者痰中带血丝较多，阴虚明显者低热不退、骨蒸潮热。

（2）虚火灼肺证：呛咳气急，吐痰黄稠量多，咯血鲜红，混有泡沫痰涎，午后潮热，五心烦热，颧红骨蒸，盗汗量多，口渴心烦，失眠，急躁易怒，胸胁疼痛，男子可见遗精，女子月经不调，消瘦，舌干红，苔薄黄而剥，脉细数；兼心肝火旺较甚者口渴心烦，失眠，急躁易怒；兼痰热蕴肺者咳嗽痰黏色黄；虚火动血者咯血显著伴有胸胁刺痛。

（3）气阴耗伤证：咳嗽声低无力，咳痰清稀色白，量较多，偶或带血，血色淡红，气短乏力，午后潮热，纳少便溏，面色㿠白，颧红，舌质淡，边有齿印，苔薄，脉细数；气虚不摄者咳嗽带血，血色淡红缠绵；营气不调卫表不固者见劳热、自汗、恶风；兼见脾胃亏虚者纳少腹胀，大便溏薄。

（4）阴阳虚损证：咳逆喘息，少气，咳痰色白有沫或夹血丝，潮热，自汗，盗汗，声嘶或失音，面浮肢肿，心慌，唇紫，肢冷，形寒，或见五更泄泻，口舌生糜，大肉尽脱，男子遗精阳痿，女子经闭，苔黄而剥，舌质光淡隐紫，少津，脉微细而数，或虚大无力。肾虚者气逆喘息明显，脾肾衰败者五更泄泻。

3. 鉴别诊断

（1）肺痨与虚劳：肺痨具有传染性，是一个独立的慢性传染性疾患，肺痨病位主要在肺，肺痨的病机要点是阴虚；虚劳是五脏六腑功能亏损以肾为主，导致气血阴阳的亏虚，病机要点是阴阳并损，是多种慢性疾病虚损证候的总称。

（2）肺痨与肺痿：肺痨与肺痿有一定的联系和区别。两者病位均在肺，但肺痿是肺部多种慢性疾患后期转归而成，肺痨后期可以转成肺痿，若肺痨晚期表现为干咳、咳吐涎沫等症即已转属肺痿之候。在临床上肺痿是以咳吐浊唾涎沫为主症，而肺痨是以咳嗽、咯血、潮热、盗汗为特征。

4. 治疗原则

肺痨的治疗以抗痨杀虫和补虚培元为原则，重视补脾助肺益肾，病位重点在肺，病变中后期脾肾受损，所主功能失司，对兼见症状随证加减治疗。《医学正传·劳极》提出"一则杀其虫，以绝其根本，一则补其虚，以复其真元"。应根据病情轻重、临床表现及患者体质强弱分清治疗主次，但在整个治疗过程中均需重视增强正气，调补气血，提高患者整体抗病能力；此外，还应针对咳嗽、咯血、潮热、盗汗四大主症对症辨证施治。

5. 一般治疗

（1）咳嗽剧烈者，应注意卧床安静休息，避免活动，顺应四时，慎防感冒。咳嗽时服川贝粉2～3克，开水送下，可服用三子养亲汤、秋梨膏或枇杷叶膏等。

（2）潮热显著者，应绝对卧床休息，进食半流质饮食，可适当进食甘蔗汁、苹果、橘子等；病室应经常通风换气，但不可让患者直接受寒冷空气刺激。

（3）多汗者，注意寒温调节，出汗后及时以干毛巾擦身并更换干燥衣服，必要时可用爽身粉扑身止汗。

（4）咯血量多者立即卧床休息，进行精神安慰，防止情绪紧张，减少谈话。临时给服三七粉1～3克、白及粉1～3克，凉开水调服，密切观察病情，警惕气随血脱的危急症候，血止后方可下床活动。

（5）饮食方面，宜适当进食甲鱼、团鱼、雌鸡、老鸭、牛羊乳、蜂乳（蜜）等，或常食猪、羊肺以脏补脏，可选择白木耳、百合、山药、梨、藕、枇杷之类以补肺润燥生津。忌食一切辛辣刺激动火燥液之品，如胡椒、辣椒、生姜、洋葱、韭菜、烟酒之类。

（三）药物处方

1. 肺阴亏损证

（1）治法：滋阴润肺。

（2）方药

月华丸（《医学心悟》）

组成：北沙参12克、麦冬12克、天冬12克、玉竹12克、百合12克、白及12克、百部12克。

加减：肺络受损，痰中带血丝较多，加仙鹤草20克、白茅根15克、生地黄15克；阴虚低热明显，合青蒿鳖甲汤（青蒿6克、鳖甲15克、生地黄15克、知母6克、丹皮9克）加减。

煎服法：成人中药常规煎煮服用。

（3）中成药

琼玉膏

组成：生地黄汁、茯苓、人参、白蜜。

用法用量：成人口服，一次15克，一日2次。

注意事项

肺痨咳嗽具有传染性，需要按传染病防治要求积极做好预防，防止传染病传播，特别是做好痰液的处理。

2. 虚火灼肺证

（1）治法：滋阴降火。

（2）方药

百合固金汤（《慎斋遗书》）合秦艽鳖甲散（《卫生宝鉴》）

组成：南沙参12克、北沙参12克、麦冬12克、玉竹12克、百合12克、百部12克、白及12克、生地黄15克、五味子6克、玄参12克、阿胶6克（烊化）、龟板12克（先煎）。

加减：心肝火旺较甚者，加炒黄芩9克、黄连9克、炒栀子9克；骨蒸劳热较甚者，加秦艽12克、白薇12克、银柴胡12克、炒黄柏6克；痰热蕴肺者，合泻白散（桑白皮15克、地骨皮12克）；虚火动血咯血较著者，合十灰散（大蓟12克、小蓟12克、侧柏叶12克、荷叶9克、炒茜草12克、炒山栀9克、白茅根15克、大黄6克后下、丹皮12克、棕榈炭9克）；胸胁刺痛者，合小陷胸汤（黄连9克、瓜蒌壳12克、半夏12克）。

煎服法：阿胶烊化、龟板先煎，余药成人中药常规煎煮服用。

注意事项

整个病期忌食辛辣煎炸之品，疾病恢复期宜根据患者病情适当选用补益之品，切不可呆补。

3. 气阴耗伤证

（1）治法：益气养阴。

（2）方药

保真汤（《证治准绳》）或参苓白术散（《太平惠民和剂局方》）

组成：西洋参12克（另煎兑服）、黄芪12克、炒白术12克、甘草6克、山药12克、北沙参12克、麦冬12克、地黄15克、阿胶6克（烊化）、五味子6克、冬虫夏草3克（研末吞服）、白及12克、百合12克、紫菀9克、款冬花12克、苏子9克。

加减：气虚不摄者，党参改为人参9克（另煎兑服）；脾胃亏虚者，重用四君子汤。

　　煎服法：成人中药常规煎煮服用。

注意事项

　　（1）确诊后应及时接受西医抗痨治疗，规律、全程治疗，并坚持配合中医药治疗。

　　（2）兼见脾胃亏虚者纳少腹胀，大便溏薄者慎用地黄、麦冬、阿胶等过于滋腻的药物。

　　4．阴阳虚损证

　　（1）治法：滋阴补阳。

　　（2）方药

　　补天大造丸（《奇方类编》）

　　组成：人参 9 克（另煎兑服）、黄芪 12 克、白术 12 克、山药 12 克、麦冬 9 克、生地黄 12 克、五味子 6 克、阿胶 6 克（烊化）、当归 12 克、枸杞 12 克、山茱肉 12 克、龟板 12 克、鹿角胶 6 克（烊化）、紫河车 3 克（研末吞服）、冬虫夏草 3 克（研末吞服）。

　　加减：肾虚气逆喘息者，基本方加蛤蚧 5 克（研末吞服）、诃子 9 克、白果 9 克、冬虫夏草 3 克（研末吞服）、钟乳石 9 克。

　　煎服法：龟板胶、鹿角胶烊化，紫河车研末吞服，余药成人中药常规煎煮服用。

注意事项

　　（1）中草药有不同程度的抗痨杀菌作用，如百部、白及、黄连、大蒜、冬虫夏草、功劳叶、葎草等，均可在辨证的基础上结合辨病，适当选用。

　　（2）脾肾衰败五更泄泻者去地黄、阿胶等滋腻碍脾药物。

　　　　　　　　　　　　　　　　　　　　　　　（张崇耀）

六、咯 血

（一）病情概述

咯血是指血不循经、溢于脉外，经口咯出，临床主要表现为痰中带血，或痰血相兼，或纯血鲜红，间夹泡沫，亦称为嗽血或咳血。

中医病因学认为咯血总由肺络受损所致。肺为娇脏，喜润恶燥不耐寒热，故外感风热燥邪或肝火上逆犯肺、阴虚肺热等损伤肺络致使肺失清肃、肺络血溢脉表现为咯血。咯血可见于多种疾病，许多杂病及温热病都会引起咯血。咯血既是症状也是疾病。内科范围的咯血，主要见于呼吸系统的疾病，西医学的如支气管扩张症、急性气管－支气管炎、慢性支气管炎、肺炎、肺结核、肺癌等可参考本部分论治。其中，由肺结核、肺癌所致者，尚需参阅肺痨及肺癌论治。温热病中的风温、暑温都会导致咯血，多为急性重症，详见《温病学》有关内容。

（二）诊断与治疗

1. 诊断要点

血经咳嗽而出，血色鲜红或暗红，常间夹泡沫或痰血相兼。咯血前有胸闷、喉痒等症。多有慢性咳嗽、痰喘、肺痨等肺系疾病史。实验室检查，如红细胞沉降率、痰培养细菌、痰检查抗酸杆菌及脱落细胞，以及胸部 X 线检查、支气管镜检、造影、胸部 CT 等，有助于进一步明确咯血的病因。

2. 辨证分型

（1）燥热伤肺证：痰中带血，咽干鼻燥，喉痒咳嗽或伴有身热，舌质红少津，苔薄黄，脉数。风热犯肺者兼见发热头痛，咳嗽咽痛；津伤明显者兼见干咳无痰，或痰黏不易咯出，舌红少津者；痰热蕴肺，肺络受损者伴有发热面红，咳血痰黄稠；热势较甚者咯血量多。

（2）肝火犯肺证：痰中带血或纯血鲜红，胸胁胀痛，烦躁易怒，口苦，咳嗽阵作，舌质红，苔薄黄，脉弦数。肝火较甚者兼见头晕目赤，心烦易怒。

（3）阴虚肺热证：痰中带血，血色鲜红，或反复咯血，口干咽燥，颧红，潮热盗汗，咳嗽痰少，舌质红，脉细数。阴虚明显者潮热，颧红、盗汗。

3. 鉴别诊断

咯血需要与吐血及口腔出血鉴别：

（1）咯血者血由肺来，由气道伴咳嗽而出，血色多为鲜红，常混有痰液，咯血之前多有咳嗽、胸闷、喉痒等症状，大便一般不呈黑色。

（2）吐血者血自胃而来，伴随呕吐而出，血色紫暗，常夹有食物残渣，吐血之前多有胃脘不适或胃痛、恶心等症状，大便多呈黑色。

（3）鼻咽部、牙龈及口腔其他部位出血的患者，位置表浅常可见病变出血部位，常为纯血或随唾液而出，血量少，并有口腔、鼻咽部病变的相应症状体征。

4. 治疗原则

中医治疗血证可归纳为"治火、治气、治血"三个原则。《景岳全书·血证》说："凡治血证，须知其要，而血动之由，惟火惟气耳。故察火者但察其有火无火，察气者但察其气虚气实，知此四者而得其所以，则治血之法无余义矣。"

（1）治火：火热熏灼，损伤脉络，是咯血最常见的病理机制，火分虚实，实火清热泻火，虚火滋阴降火。

（2）治气：气血有密切关系，血为气之母，气为血帅，气能统血，故《医贯·血证论》说："血随乎气，治血必先理气"，对实证当清气降气治血，虚证当补气益气止血。

（3）治血：凉血止血、收敛止血或祛瘀止血是中医重要的治血三法，急择之标，故《血证论·吐血》说："存得一分血，便保得一分命。"临证时止血为首要。

在用药上忌用升散燥热之品，以免气火升腾耗液灼津加重咯血。

5. 一般治疗

（1）咳嗽剧烈者，应注意卧床安静休息，避免活动。

（2）咯血量多者立即卧床休息，进行精神安慰，防止情绪紧张，减少谈话。临时给三七粉、白及粉各 1～3 克，凉开水调服，密切观察病情，警惕气随血脱的危急症候。

（3）宜进食清淡、易于消化、富有营养的食物，如新鲜蔬菜、水果、瘦肉、蛋类等，忌食辛辣香燥、油腻炙煿之品，戒除烟酒。

（4）可用针灸取穴：尺泽、孔最、鱼际、足三里、太虚，毫针平补平泻。

（三）药物处方

1. 燥热伤肺证

（1）治法：清热润肺，宁络止血。

（2）方药

桑杏汤（《温病条变》）

组成：桑叶 12 克、栀子 9 克、淡豆豉 9 克、沙参 12 克、梨皮 9 克、浙贝母 9 克、杏仁 6 克、白茅根 12 克、茜草 9 克、藕节 12 克、侧柏叶 12 克。

加减：兼见风热犯肺发热，加银花 12 克、连翘 12 克、牛蒡子 12 克；燥热伤明显者，加麦冬 12 克、玄参 12 克、天冬 12 克、天花粉 12 克、芦根 15 克；兼见痰热蕴肺，加桑白皮 12 克、黄芩 9 克、知母 12 克、炒山栀 12 克、大蓟 9 克、小蓟 9 克；咯血较多者，加连翘 12 克、黄芩 12 克、白茅根 15 克、芦根 15 克、三七粉 2 克（冲服）。

煎服法：成人中药常规煎煮服用。

（3）中成药

云南白药

组成：处方和制法保密。

用法用量：成人口服，一次 0.25～0.5 克，一日 4 次。

紫地宁血散

组成：大叶紫珠、地菍。

用法用量：口服，一次8克，一日3～4次。

注意事项

（1）饮食宜清淡，忌辛辣之品，可食西瓜、梨等清热滋阴类水果和饮用甘蔗汁、梨汁、番茄汁等。

（2）汤药不宜久煎，药宜温服。

（3）注意气候变化，预防感冒。

2. 肝火犯肺证

（1）治法：清肝泻火，凉血止血。

（2）方药

咳血方（《丹溪心法》）

组成：青黛3克（包煎）、瓜蒌仁12克、海蛤壳9克、炒栀子12克、诃子6克。

加减：肝火较甚，加丹皮12克、栀子12克、麦冬12克、玄参12克；气郁化火，咯血量多鲜红，加水牛角15克（先煎）、生地黄15克、赤芍12克、丹皮9克、三七粉2克（冲服）。

煎服法：水牛角先煎。余药成人中药常规煎煮服用。

（3）中成药

黛蛤散

组成：青黛、蛤壳。

用法用量：成人口服，一次6克，一日1次，随处方入煎剂。

注意事项

（1）可服绿豆百合汤（百合20克，水煮，去渣取汁，绿豆60克，水煮，煮熟后加入药汁服用）。

（2）饮食忌辛辣之品。

（3）做好情志疏导，减少或避免对患者的精神刺激。

（4）注意化解患者的郁怒、烦闷情绪。

（5）若见患者胸闷烦躁、神色紧张、面色苍白、冷汗肢冷，为大咯血征象，应做好输血等抢救准备。

3. 阴虚肺热证

（1）治法：滋阴润肺，宁络止血。

（2）方药

百合固金汤（《慎斋遗书》）合十灰散（《十药神书》）

组合：百合12克、麦冬9克、玄参3克、生地黄12克、熟地黄12克、当归12克、白芍12克、浙贝母12克、甘草6克、白及12克、藕节9克、白茅根15克、茜草炭12克。

加减：反复发作，咳血量多，加阿胶3克（烊化）、三七3克（吞服）；潮热汗出者加地骨皮15克、秦艽12克、青蒿12克。

煎服法：成人中药常规煎煮服用。

（3）中成药

百合固金丸

组成：熟地黄、生地黄、当归、白芍、甘草、桔梗、玄参、贝母、麦冬、百合。

用法用量：普通成人口服，一次1袋，一日3次。

注意事项

（1）饮食忌辛辣、油腻之物。

（2）出血量不多者可用鲜墨旱莲30克或用生地黄、麦冬、白及或黄精冰糖煮服煎汤代茶冷服。

（张崇耀）

七、吐　血

（一）病情概述

吐血是指血不循经，血由胃来，经呕吐而出，临床表现为：呕吐出血，血色红或紫黯，常夹有食物残渣，称为呕血或吐血。

古代《医碥·吐血》说："吐血即呕血。旧分无声曰吐，有声曰呕"临床实际治疗上亦无区分的必要。

中医病因认为，平素嗜食辛辣炙烤之品、饮酒过度，热结于胃腑，胃火内炽损伤胃络导致血溢脉外出现吐血；忧思恼怒郁怒伤肝郁久化火，肝火犯胃气逆血升而吐血；病位在食管与胃、肠，与脾、肝等脏有关。吐血的病因病机为火、热、虚、瘀，在疾病过程中虚实往往互为夹杂或相互转化或寒热互呈。吐血主要见于西医学上消化道出血，其中以消化性溃疡出血及肝硬化所致的食管-胃底静脉曲张破裂最多见，其次见于食管炎，急、慢性胃炎，胃黏膜脱垂症等，以及某些全身性疾病（如血液病、尿毒症、应激性溃疡）引起的出血，均可参照本部分内容进行辨证施治。

（二）诊断与治疗

1. 诊断要点

患者多有胃痛、胁痛、黄疸、癥积等病史。发病多急骤，吐血前多有恶心、胃脘不适、头晕等症。血随呕吐而出，常伴有食物残渣等胃内容物，血色多为咖啡色或紫暗色，也可为鲜红色，出血较多者大便色黑如漆，或呈暗红色。

2. 辨证分型

（1）胃热壅盛证：吐血色红或紫黯，常夹有食物残渣，吐血量大，常有柏油样黑便，伴有口臭，便秘，胃脘胀闷嘈杂，兼有胃脘疼痛，舌质红，苔黄腻，脉滑数。

（2）肝火犯胃证：吐血色红或紫黯，情绪不畅，心烦易怒，寐少梦多，口苦胁痛，舌质红绛，脉弦数。肝郁气滞者胁痛甚明显，伴有情绪不畅；肝抑化火迫血妄行者吐血量多。

（3）气虚血溢证：吐血缠绵不止，时轻时重，血色暗淡，面色苍白，神疲乏力，若气损及阳脾胃虚寒可见畏寒肤冷、腹泻便溏，舌质淡，脉细弱。

3. 鉴别诊断

吐血需要与咯血鉴别，需要鉴别吐血的病因，结合纤维胃镜、上消化道钡餐造影、B超、胃液分析等检查可进一步明确引起吐血的病因。其他见"咯血"鉴别。

4. 治疗原则

治疗吐血《先醒斋医学广笔记·吐血》提出了著名的治吐血三要法"行血、补肝、降气",对临证治疗吐血有重要指导意义。《血证论》提出的"止血、消瘀、宁血、补血"的治血四法，为通治中医血证的基本原则；吐血属中医血证范畴，可按上述原则治疗。吐血初期多为火热实证，反复吐血，气血渐亏，则由实转虚。虚证吐血兼血瘀者形成虚实夹杂证候，治疗宜补虚泻实标本兼治。吐血属急危重症，需要结合西医急救手段进行治疗，才能有效治疗疾病挽救生命。吐血的治疗重点为首先明确吐血的病因，西医学上消化道出血，以止血保护修复黏膜治疗为原则，某些全身性疾病（如血液病、尿毒症、应激性溃疡）引起的出血必须在止血治疗的同时积极治疗原发疾病，参考相关疾病论治。

5. 一般治疗

（1）吐血剧烈者，应注意侧卧床安静休息，避免活动。防止误吸导致患者窒息。

（2）吐血量多者立即卧床休息，进行精神安慰，防止情绪紧张，减少谈话。临时给云南白药粉，凉开水调服，密切观察病情，警惕气随血脱的危急症候。

（3）吐血者应饮食清淡，选择易于消化的食物或半流质等，吐血量多必要时禁食；忌食辛辣香燥、油腻炙煿之品，戒除烟酒。

（4）可用针灸，取穴上脘、大陵、鱼际、神门，毫针平补平泻。

（三）药物处方

1. **胃热壅盛证**

（1）治法：清胃泻火，化瘀止血。

（2）方药

泻心汤（《金匮要略》）合十灰散（《十药神书》）

组成：黄芩9克、黄连9克、大黄6克（后下）、丹皮12克、栀子9克、大蓟12克、小蓟12克、侧柏叶12克、茜草12克、白茅根15克、棕榈炭6克。

加减：呕吐激烈者，加竹茹9克、旋覆花9克；口干便秘明显，加麦冬12克、石斛12克、天花粉12克。

煎服法：成人中药常规煎煮服用。

（3）中成药

紫地宁血散

组成：大叶紫珠、地菍。

用法用量：成人口服，一次8克，一日3～4次。

胃血宁口服液

组成：五倍子、诃子、明矾。

用法用量：成人口服，一次20毫升，一日2次。

注意事项

患者的预后与吐血的原因、吐血量及兼见症状三者密切相关。吐血骤然发生且量多者，易致气随血脱危证，预后较差；出血量少，自觉症状轻者，预后较好；吐血伴发热、脉数等症者病情多较急重；身凉肢温，脉和缓者易治。

2. 肝火犯胃证

（1）治法：泻肝清胃，凉血止血。

（2）方药

龙胆泻肝汤（《兰室秘藏》）

组成：龙胆草9克、柴胡9克、黄芩9克、栀子12克、泽泻12克、木通9克、车前子9克（包煎）、生地黄15克、当归12克、白茅根15克、藕节9克、旱莲草12克、茜草9克。

加减：胁肋疼痛者，加丝瓜络12克、白芍15克、甘草7克。

煎服法：成人中药常规煎煮服用。

（3）中成药

龙胆泻肝丸

组成：龙胆草、栀子、黄芩、木通、泽泻、车前子、柴胡、甘草、当归、生地黄。

用法用量：普通成人口服，浓缩丸，一次8丸，一日2次。

注意事项

引起吐血的新病易治，久病难治，溃疡、胃炎等病引起者易治，肝硬化及胃癌等引起者难治。

3. 气虚血溢证

（1）治法：健脾益气摄血。

（2）方药

归脾汤（《济生方》）

组成：党参15克、茯苓12克、白术12克、甘草6克、当归12克、龙眼肉9克、炙黄芪15克、木香3克、阿胶5克（烊化）、仙鹤草20克、炮姜炭3克、白及9克、乌贼骨9克、大枣9克。

加减：出血绵绵不止者，加炒侧柏叶12克、炙艾叶9克、炮姜炭6克。

煎服法：阿胶烊化兑服，余药成人中药常规煎煮服用。

注意事项

应高度重视吐血预后的严重性。上述三种证候的吐血，若出血过多，导致气随血脱，表现为面色苍白、四肢厥冷、汗出、脉微等症者，急用独参汤等以益气固脱，并结合西医方法积极救治。

（张崇耀）

八、尿　　血

（一）病情概述

尿血是指血不循经，从尿道排出的一类病症，表现为小便中夹有血液或混有血丝、血块，但尿道不痛。

中医认为，尿血主要由感受热邪、酒食不节、劳倦过度、热病或久病之后所致，外感热邪，或罹患热病，留滞下焦，损伤尿道，可致尿血；酒食不节，损伤脾胃，脾虚不能统血，可致尿血；劳倦过度或久病后，气血亏虚，气不摄血，可致尿血。此外，出血之后，离经之血，蓄积体内成瘀，瘀血又会妨碍气血的正常运行，使出血反复难止。一般新病易治，久病难治，出血量少者病轻，出血量多者病重。

临证时西医学的泌尿系统疾病和造血系统病变表现尿血者，可参照本部分内容进行辨证施治。

（二）诊断与治疗

1. 诊断要点

小便中夹有血液或混有血丝、血块，但无尿痛，尿常规可辅助诊断。

2. 辨证分型

（1）下焦热盛：小便黄赤灼热，尿血鲜红，心烦，口干口渴，口疮，睡卧不宁。舌红苔黄，脉数。

（2）阴虚火旺：小便短赤带血，头晕目眩，形体消瘦，潮热盗汗，腰膝酸软，耳鸣。舌红少苔，脉细数。

（3）脾不统血：久病脾虚，尿血，色淡红，气短声低，倦怠乏力，面色苍白，纳差，或兼见皮肤紫斑，齿衄。舌淡苔薄白，脉细弱。

（4）肾气不固：病程较久，尿血，色淡红，神疲乏力，语声低微，头晕目眩，腰膝酸软，耳鸣。舌淡苔薄白，脉弱。

3. 鉴别诊断

尿血与血淋、石淋：三者均可表现为血随尿出，但血淋伴尿道涩痛，而尿血不伴尿道疼痛。石淋者可伴有小便时断，排出不畅，腰腹绞痛，砂石随尿排出；尿血无小便艰涩，腰腹疼痛，亦无砂石排出，腹部超声或腹部X线片、CT均有助于鉴别。

4. 治疗原则

该病的治疗原则为治火、治气、治血，实火当清热泻火，虚火当滋阴降火，气虚当补益气血，血瘀当活血化瘀，出血当止血。临证时多有兼夹，辨证施治。

5. 一般治疗

（1）注意饮食有节，起居有常，劳逸结合。

（2）密切观察出血量，注意血压、心率，以防气随血脱，而成危症。

（3）有热邪或瘀血者，可考虑刺络拔罐，根据具体情况，选择合适穴位。

（三）药物处方

1. 下焦热盛

（1）治法：清热泻火，凉血止血。

（2）方药

小蓟饮子（《济生方》）

组成：小蓟、大蓟、生地黄、滑石粉、丹皮、侧柏叶、白茅根、蒲黄、淡竹叶、栀子、藕节各10克。

加减：心烦，睡卧不安者，酌加黄连5克、夜交藤10克；伴口干口渴者，酌加黄芩5克、知母10克、石斛10克、天花粉10克；尿血甚者，可重用白茅根10克、侧柏叶10克，酌加琥珀2克。

煎服法：药物放置砂锅中，用凉开水浸泡药物，加水量超过药物表面约2厘米，浸泡30分钟，以药材浸透为度，武火煎煮，药物煎煮沸腾后再煎20～30分钟（均按沸后计算）即可，每剂药物连续煎煮3次合并药液，分2次温服。服用5～7剂后根据病情变化调整处方。此为成人中药常规煎煮方法。

注意事项

（1）该方中有大量清火泻热药物，需注意不可久服，中病即止。

（2）忌食辛辣香燥之品，以防生热。

2. 阴虚火旺

（1）治法：滋阴降火，凉血止血。

（2）方药

知柏地黄丸（《医宗金鉴》）

组成：知母、黄柏、黄芩、生地黄、牡丹皮、银柴胡、胡黄连、地骨皮、墨旱莲、侧柏叶、茜草根、白茅根、大蓟、小蓟各10克。

加减：两颧潮红者，重用地骨皮10克、胡黄连10克、银柴胡10克；盗汗明显者，酌加五味子、玉米须各10克。

煎服法：成人中药常规煎煮服用。

注意事项

该方性寒凉，需注意顾护脾胃，建议饭后服用。

3. 脾不统血

（1）治法：补脾摄血。

（2）方药

归脾汤（《济生方》）

组成：人参5克、黄芪15克、党参10克、白术10克、茯苓10克、仙鹤草10克、茜草10克、阿胶10克、炮姜炭10克、乌贼骨10克。

加减：小腹坠胀，肛门脱出者，酌加升麻、柴胡各10克，亦可合用补中益气汤（黄芪10克、白术10克、陈皮10克、升麻10克、柴胡10克、人参10克、炙甘草9克、当归10克）。

煎服法：成人中药常规煎煮服用。其中人参另煎，阿胶烊化服用。

注意事项

需注意观察患者有无紫斑、鼻衄等其他出血情况。

4. 肾气不固

（1）治法：补肾益气，固摄止血。

（2）方药

无比山药丸（《备急千金要方》）

组成：熟地黄10克、山药10克、山茱萸10克、怀牛膝10克、菟丝子10克、肉苁蓉10克、巴戟天10克、杜仲10克、煅龙骨20克、煅牡蛎20克、仙鹤草10克、蒲黄炭10克、大蓟10克、小蓟10克。

加减：畏寒甚者酌加肉桂3克、鹿角片9克、狗脊10克。

煎服法：成人中药常规煎煮服用。

注意事项

需密切关注患者出血量，观察血压、心率，必要时予凝血药、输血等治疗。

（赵海凤）

九、便　血

（一）病情概述

便血系胃肠脉络受损，出现血液随大便而下，或大便呈柏油样为主要临床表现的病证。便血均由胃肠之脉络受损所致。

中医认为，便血的主要原因是：劳倦过度、七情内伤损伤脾气，以致气失统摄血无所归而致便血；饮食不节、饮酒过量、嗜食辛辣或膏粱厚味以致湿热下注大肠损伤阴络而为便；外感风热、肺经遗热于大肠或风热淫胃或感受温邪疫毒、热入营血，火热动血而致便血；瘀血阻络血不循常道而外溢、流于肠间则便血；胃肠脉络损伤或异物刺破阴络或手术不当损伤脉络或用力过度阴络破裂或虫蚀肠膜导致血漏肠间而为便血。便血既是症状又是疾病，临床诊治明确便血病因为关键要点。

西医内科杂病的便血主要见于胃肠道的炎症、溃疡、肿瘤、息肉、憩室炎等，根据临床表现及症状可参阅本部分辨证论治。

（二）诊断与治疗

1. 诊断要点

大便色鲜红、暗红或紫暗，甚至黑如柏油样，次数增多。有胃肠或肝病病史。

2. 辨证分型

（1）肠道湿热证：便血色红，大便不畅或稀溏，或有腹痛，口苦，舌质红，苔黄腻，脉濡数。

（2）气虚不摄证：便血色红或紫黯，食少，体倦，面色萎黄，心悸，少寐，舌质淡，脉细。

（3）脾胃虚寒证：便血紫黯，甚则黑色，腹部隐痛，喜热饮，面色不华，神倦懒言，便溏，舌质淡，脉细。

3. 鉴别诊断

便血与痢疾、痔疮鉴别：

（1）便血大便色鲜红、暗红或紫暗，甚至黑如柏油样，次数增多，多有胃肠或肝病病史。无里急后重，无脓血相兼等症。

（2）痢疾初起有发热、恶寒等症，其便血为脓血相兼，且有腹痛、里急后重，肛门灼热等症。

（3）痔疮属外科疾病，其大便下血特点为便时或便后出血，可伴有肛门异物感或疼痛，做肛肠检查时，可发现内痔或外痔。

4. 治疗原则

便血的治疗以治火、治气、治血为原则。实火当清热泻火，虚火当滋阴降火；实证当清气降气，虚证当补气益气；凉血止血、收敛止血、祛瘀止血随证施用。

5. 一般治疗

（1）轻症便血应注意休息，重症者则应卧床。应注意观察便血的颜色，性状及次数。若出现头昏，心慌、烦躁不安，面色苍白，脉细数等症状，常为大出血的征兆，应积极救治，防止气随血脱。

（2）可根据病情进食流质、半流质或无渣饮食。忌食辛辣香燥、油腻炙煿之品，戒除烟酒。可用食疗方（猪肠汤、丝瓜瘦肉汤、猪肠槐米汤）。

（3）可用针灸，取穴上脘、大陵、鱼际、神门，毫针平补平泻。

（三）药物处方

1. 肠道湿热证

（1）治法：清化湿热，凉血止血。

（2）方药

地榆散合槐角丸（《太平惠民和剂局方》）

组成：石榴皮9克、莲蓬6克、炙甘草6克、地榆9克、茜草12克、槐角12克、栀子12克、黄芩9克、黄连9克、茯苓12克、防风9克、枳壳9克、当归12克。

煎服法：成人中药常规煎煮服用。

（3）中成药

香连丸

组成：萸黄连、木香。

用法用量：普通成人口服，一次1袋，一日3次。

注意事项

（1）尽量避免增加腹压的姿态，如下蹲、屏气。

（2）忌久坐、久立、久行和劳累过度。

（3）饮食有节，避免香燥辛辣饮食。

2. 气虚不摄证

（1）治法：益气摄血。

（2）方药

归脾汤（《正体类要》）

组成：党参12克、茯苓12、白术12克、甘草6克、当归12克、炙黄芪15克、酸枣仁9克、远志7克、龙眼肉6克、木香5克、阿胶3克（烊化）、槐花6克、地榆9克、仙鹤草20克。

加减：气虚明显，出血绵绵不止，加炒柴胡9克、炙升麻6克、重用炙黄芪20克。

煎服法：成人中药常规煎煮服用。

（3）中成药

人参归脾丸

组成：人参、白术、茯苓、甘草、黄芪、当归、木香、远志、龙眼肉、酸枣仁。

用法用量：普通成人口服，一次1袋，一日3次。

注意事项

劳逸结合，避免劳累过度。出血较多者宜卧床休息。

3. 脾胃虚寒证

（1）治法：健脾温中，养血止血。

（2）方药

黄土汤（《金匮要略》）

组成：灶心土20克、炮姜9克、白术12克、附子9克（开水先煎1小时）、甘草9克、地黄12克、阿胶6克（烊化）、黄芩9克、白及12克、乌贼骨12克、三七3克（研末吞服）、花蕊石9克。

加减：四肢不温，腹痛，喜温喜按，加鹿角霜12克、炮姜9克、艾叶9克。

煎服法：灶心土布包先煎，其余药物放置砂锅中，成人中药常规煎煮服用。

（3）中成药

附桂理中丸

组成：附子、肉桂、人参、白术、干姜、炙甘草。

用法用量：普通成人口服，一次1袋，一日3次。

注意事项

忌食生冷饮食，药宜温服。

（张崇耀）

十、贫　　血

（一）病情概述

贫血是指血液中血红蛋白浓度和红细胞计数低于正常值。贫血的临床表现为患者口唇、甲床及皮肤苍白、头晕、乏力、心悸、活动后气促、女性月经量少闭经、消化不良、舌质淡，脉细弱为特点的综合性证候。

中医学无贫血病名，根据症状一般将贫血归属在"血虚"或"虚劳出血"中论述。"血虚"是中医病机概念，涉及肝、脾、心、肾等不同的病机变化。"贫血"与"血虚"不是同义语，前者侧重血液的微观分析与研究多在西医疾病中论述，后者重在宏观的概括与论述，为中医学概念范畴。但是，"贫血"与"血虚"之间，确也存在着很大程度的相关性。西医学的慢性贫血患者大都表现为血虚证，而中医的血虚患者中也有一部分为贫血患者。贫血的发生主要与生成不足和消耗过多两大因素有关。生成不足中医学主要责之于脾（胃），脾胃亏虚气血化生不足。另外，肾主骨藏精，精血同源，精可化血，若先天享赋不足，或后天克伐太过，可使肾的生髓藏精功能受损，精不足而成贫血之病；消耗过多是指各种原因引起的内外出血，或妊娠、儿童发育过快造成的需求超过生成；其他诸如理化因素等也可直接破坏和消耗血液，造成贫血。

西医学的许多疾病如缺铁性贫血、各种增生性贫血、再生障碍性贫血、骨髓增生异常综合征等都可以表现出慢性贫血症状，可参阅本部分论治。

（二）诊断与治疗

1. 诊断要点

西医学所称之"贫血"，是指在我国海平面地区外周血液血红蛋白量低于正常值下限，即成人男性低于120克/升，成年女性（非妊娠）低于110克/升，妊娠女性低于100克/升。

临床上贫血的基本表现为头晕、乏力、心悸、气促、消化不良、口唇、甲床及皮肤苍白、舌质淡，脉细弱等。也可表现为其他多个系统的对应症状。

2. 辨证分型

（1）肝脾血虚证：贫血基本临床表现，伴见食欲不振，消化不良，或恶心呕吐，腹胀腹泻，软疲无力等脾虚症状；头晕眼花，手足发麻，肢体拘挛，爪甲干枯，女子月经明显减少等肝血不足症状。舌质淡，苔薄白，脉沉细。此证型常为血虚初期证候，也是最常见的证候。

（2）心脾血虚证：贫血基本临床表现，可兼见脾虚和心血不足所致的各种症状，如食欲不振，腹胀腹泻，神疲懒言，身倦乏力，心悸短气，失眠、健忘、噩梦，女子则月经不调，脉促或结代。重者可因土不制水而出现小便自利的浮肿。舌质淡，苔薄白，脉沉细。此证型是较重的一种血虚证候，其血红蛋白量多低于60克/升。

（3）精亏血虚证：贫血基本临床表现，兼见腰脊软乏，性欲减退，阳痿，女子月经停闭，多尿或夜尿多，尿比重下降，或有蛋白尿等肾精亏虚的各种症状。此证型是血虚的深层次发展，大多表现为全血皆低。偏阴虚者多兼口咽干燥，手足心热，时时烘热，脉细数等症状；偏阳虚者多兼畏寒神怯，四肢不温，脉沉弱等症状。

（4）贫血兼证：贫血导致的长期低热不解，一般多伴有气虚；贫血导致的舌炎，表现为舌体红肿疼痛，口腔黏膜常有溃疡点，遇冷热辛辣更甚，光剥无苔；贫血导致的浮肿，多伴有心悸、气短而小便通利，肤色多萎黄无华。

3. 鉴别诊断

临床鉴别诊断贫血原因，辨病与辨证结合指导临床治疗。贫血常见疾病如下所示。

（1）缺铁性贫血：铁摄入不足常见于妇女儿童。铁吸收不良与胃肠功能紊乱或某些药物作用有关。铁丢失过多是成人缺铁性贫血最常见和最重要的原因。

（2）巨幼细胞贫血：常见于婴幼儿、妊娠及哺乳期妇女、恶性肿瘤患者。多由小肠的炎症性疾病、肿瘤及手术切除后、长期腹泻、血液透析、酗酒等导致叶酸和维生素 B_{12} 缺乏所致。

（3）再生障碍性贫血：药物如氯霉素（最多见）、磺胺类药物、抗癌药等导致骨髓抑制，各种电离辐射如 X 射线、γ 射线等物理因素，及各种肝炎病毒、EB 病毒等病毒感染所致。

4. 治疗原则

（1）治必先其所因。引起贫血的原因，多系失血过多（如胃肠出血、阴道出血等），生化不及，情志内伤，阴血暗耗，或瘀血不去，新血不生等，治疗的第一步即除去这些原因。

（2）治重生化之源。脾胃为生化之源，只有脾胃健运才能受纳水谷化生气血，故血虚患者脾胃虚者，自当以健运脾胃为重点。脾胃健运血虚证也会随之缓解。

（3）补血必当补气。气能生血，所以《温病条辨·治血论》说："善治血者，不求之有形之血，而求之无形之气。"

（4）治疗兼夹病证。血本阴质，阴虚则阳亢，故血虚患者常见低热、口糜、舌炎、水肿等兼夹证需要辨证施治。

5. 一般治疗

（1）充分心理疏导。贫血疗程长、见效慢，易产生思想波动和疑虑情绪，应向患者详细说明病情的轻重、转归、影响疗效的因素等，使每个患者对自己的病情做到心中有数，增强患者同疾病作斗争的信心。

（2）对伴有感染、高热、出血等患者，嘱其戴口罩、漱口、坐浴预防感染；注意做好口腔、皮肤及二阴的护理，保持皮肤干燥，避免汗出当风受凉，应注意不要碰伤，防止皮下血肿。

（3）中医有"药食同源"之论，可通过长期的饮食、药膳达到持久治疗的目的。

（三）药物处方

1. 肝脾血虚证

（1）治法：补脾气，养肝血。

（2）方药

十全大补汤（《太平惠民和剂局方》）

组成：人参9克（另煎兑服）、炒白术12克、茯苓12克、甘草9克、熟地黄15克、炒白芍12克、当归12克、川芎9克、炙黄芪15克、肉桂3克。

煎服法：肉桂后下，余药成人中药常规煎煮服用。

香砂六君子汤（《时方歌括》）

组成：党参15克、红参6克（另煎水兑服）、茯苓12克、炒白术9克、陈皮12克、山药15克、扁豆12克、鸡内金9克、建曲12克、半夏12克、木香5克、砂仁3克（后下）、炒谷芽6克。

煎服法：砂仁后下，余药成人中药常规煎煮服用。

注意事项：

脾胃亏虚纳差者选用香砂六君子汤调脾胃，待脾胃功能改善，继进十全大补汤。

2. 心脾血虚证

（1）治法：调补心脾。

（2）方药

归脾汤（《济生方》）

组成：红参6克（煎水兑服）、炒白术12克、茯苓12克、当归12克、龙眼肉6克、生地黄15克、枣仁12克、砂仁6克（后下）、阿胶6克（烊化）、炙甘草7克、生姜7克、桂枝6克、麦冬12克、炙黄芪15克、党参12克、炒谷芽9克。

煎服法：砂仁后下，阿胶烊化兑服，余药成人中药常规煎煮服用。

注意事项

（1）红参以补心气为主，党参侧重于补脾气。本病属心脾两虚，故红参、党参均用之。

（2）药物治疗的同时可兼用食疗，循序渐进，需顾护脾胃功能，不可一味呆补。

（3）脾肾未衰，元气未败，形气未脱，饮食尚可，无大热或虽有热而治之能解，无喘息不续，能受补益为顺证表现，预后较好。

3. 精亏血虚证

（1）治法：补肾填精。

（2）方药

左归丸（《景岳全书》）

组成：熟地黄15克、山药12克、山茱萸12克、枸杞12克、龟胶9克（烊化兑服）、牛膝12克、鹿胶9克（烊化兑服）、菟丝子12克、人参9克（煎水兑服）、炙黄芪12克。

煎服法：鹿胶、龟胶烊化，余药成人中药常规煎煮服用。

右归丸（《景岳全书》）

组成：熟地黄15克、山药9克、山茱萸9克、枸杞9克、龟胶9克、牛膝9克、肉桂3克、附片9克（开水先煎）、菟丝子9克、杜仲9克。

煎服法：肉桂后下，龟胶烊化，附片9克开水先煎1小时，余药混合煎煮沸腾30分钟（以沸腾后计时）。

注意事项

（1）一般的血虚，补脾养肝即可，而久病再生障碍性贫血之血虚，必须配合补肾填精，促其精以化血，临证时可用巴戟天12克代附片，鸡血藤代当归。

（2）去肉桂，加龟胶与鹿茸同服等措施，可防其辛温动浮火。

（3）形神衰惫，肉脱骨痿，不思饮食，泄泻不止，喘急气促，发热难解，声哑息微，或内有实邪而不任攻，或诸虚并集而不受补，舌质淡胖无华或光红如镜，脉象急促细弦或浮大无根，为逆证表现，一般预后不良。

4. 贫血兼证

（1）贫血导致的低热

治法：益气养血，滋阴清热。

方药

补中益气汤（《脾胃论》）合四物汤（《太平惠民和剂局方》）加青蒿、鳖甲

组成：黄芪15克、党参15克、炒白术15克、炙甘草9克、当归12克、陈皮9克、炒升麻9克、炒柴胡9克、生姜9克、大枣6克、熟地黄15克、炒白芍12克、川芎12克、青蒿12克（后下）、鳖甲15克（先煎）、地骨皮15克。

煎服法：成人中药常规煎煮服用。

营卫不和用桂枝汤（《伤寒论》）合四物汤（《太平惠民和剂局方》）加青蒿、鳖甲

组成：桂枝12克、白芍12克、青蒿9克（后下）、地骨皮12克、生姜6克、大枣6克、生地黄15克、川芎9克、当归12克、丹皮12克、炙黄芪15克、炒谷芽12克、炙甘草6克、鳖甲9克（先煎）。

煎服法：青蒿后下，余药成人中药常规煎煮服用。

（2）贫血导致的舌炎

1）治法：滋阴养血与清化湿热。

2）方药

甘露饮

组成：天冬12克、生地黄12克、熟地黄12克、黄芩9克、枳壳9克、石斛12克、丹皮12克、茵陈9克、炒谷芽12克、枇杷

叶12克、甘草6克。

煎服法：成人中药常规煎煮服用。

（3）贫血导致的浮肿

1）治法：健脾益气，利水祛湿。

2）方药

归脾汤（《济生方》）合五皮饮（《证治准绳》）

组成：炙黄芪15克、炒白术12克、茯苓皮12克、龙眼肉9克、酸枣仁12克、人参9克、木香5克、炙甘草6克、陈皮9克、生姜皮9克、桑白皮12克、大腹皮12克。

煎服法：成人中药常规煎煮服用。

十全大补汤（《太平惠民和剂局方》）合五皮饮（《证治准绳》）

组成：熟地黄12克、白芍12克、当归12克、川芎9克、人参6克、炒白术12克、炙甘草6克、炙黄芪12克、肉桂3克（后下）、茯苓皮15克、陈皮9克、生姜皮9克、桑白皮12克、大腹皮12克。

煎服法：成人中药常规煎煮服用。

（张崇耀）

十一、慢性支气管炎

（一）病情概述

慢性支气管炎是指气管、支气管黏膜及其周围组织的慢性非特异性炎症，临床上以慢性或反复发作的咳嗽，咯痰或伴喘息为特征。连续2年每年发作3个月以上者即可诊断。本病主要依靠病史和症状在排除其他心、肺疾患的前提下诊断，随着病情的进展，5年内可并发阻塞性肺气肿，10年后可发展为肺源性心脏病，因此，必须引起高度重视。

中医虽无"慢性支气管炎"病名，但根据患者症状不同分论于"咳嗽、痰饮、喘证、肺胀"等病证中。中医认为，外邪侵袭（冬春季节寒冷或气候突然变化时特别明显），内舍于肺，肺失宣发肃降引起咳嗽。如迁延不愈久咳伤肺，损及脾肾，脾失健运，水湿留阻，痰饮内聚，上渍于肺，留滞肺络，阻塞气道，肺有停痰宿饮，易受外邪诱发，致使咳喘反复不愈。肺病经久必累及肾，肾虚失纳以致肺气不能归根于肾，故气短而喘，动则尤甚，随着年龄的增长病情日趋严重。本病以肺、脾、肾三脏功能失调，气血阴阳虚衰为本，痰饮、寒邪为标。本虚而标实致为本病特点。

（二）诊断与治疗

1. 诊断要点

临床上有慢性或反复发作的咳嗽，咯痰或伴喘息，连续2年每年发作3个月以上者即可诊断。本病主要依靠病史和症状在排除其他心、肺疾患的前提下诊断。

2. 辨证分型

（1）风寒袭肺：咳嗽，咯痰色白稀薄，咽痒，可伴肺卫表寒证鼻塞流涕、发热、头痛身楚、畏寒，舌质淡苔薄白，脉浮等症。

（2）风热犯肺：咳嗽气粗，咯痰不爽，痰稠或稠黄，可伴肺卫表热证如出现鼻流黄涕、头痛肢楚、发热微恶风等表证。舌苔薄黄，脉浮数或浮滑。

（3）燥热伤肺：干咳作呛，无痰或痰少不易咯出，常伴燥邪犯肺喉痒咽痛，唇鼻干燥，口干，舌苔薄白或薄黄，舌质红干而少津，脉浮数。

（4）痰湿蕴肺：咳嗽反复发作，痰多色白，咯痰浓稠，胸闷脘痞，纳差腹胀。舌苔白腻，脉弦滑或濡滑。

（5）痰热郁肺：咳嗽气急，痰多质稠色黄，咯痰不爽，口干便秘。舌苔黄或腻，脉滑数。

（6）气阴两虚：咳嗽气短，气怯声低，咳声低弱，咯痰稀薄或痰少，烦热口干，咽喉不利，面潮红。舌淡或舌红苔剥，脉细数。

（7）脾肾阳虚：咳嗽而喘，咯痰稀薄，胸闷气短，甚至喉中痰鸣，动则心悸，畏寒肢冷足肿，食少腰膝酸软。舌质淡胖，苔白，脉沉细。

3. 鉴别诊断

本病需要与肺痨、哮喘、肺胀、肺痈等疾病鉴别。参见有关疾病篇章。

4. 治疗原则

本病病位在肺，与肝、脾、肾脏关系密切，证属本虚标实，本虚以阴虚、气虚多见，标实与痰、火关系最为密切。本病因机体正气不足，卫表不固，抗御外邪能力低下，当气候变化，外邪乘虚而入时，肺卫首当其冲，外感引动宿疾，内外应邪，郁遏肺脏而发病。急则治标，故治疗时宜以解表祛邪、化痰宣肺为先，注重调理肺、脾、肝、肾，气血阴阳，控制咳嗽发作。虚实夹杂者宜补虚泻实，标本兼治。缓解期当调理脾肾，培土生金，补肾纳气。

5. 一般治疗

（1）戒烟限酒，劳逸结合，饮食有节。

（2）防治反复发作，减少发作次数，提高人体免疫力是主要治疗原则。

（3）冬病夏治，夏病冬治，可选用三伏贴、三九贴，在对应节气将中药研成的药贴，在肺俞、心俞、大椎、定喘等穴位贴敷治疗。冬季提高免疫力，在缓解期可选蜜炼膏方从冬至始每日晨起用蜂蜜调服，至九九结束。

（4）针灸治疗。主穴选取天突、肺俞、太渊。实证配膻中、列缺；辨证属风寒配风门，重用灸法；痰湿盛配丰隆、章门，针后加用灸法；喘甚配定喘；脾肾气虚配肾俞、脾俞、太溪；肝火灼肺配太冲。毫针刺法，实证用泻法，虚证补法。

（5）耳穴选肺、神门、肝、肾、皮质下、内分泌、肾上腺、对屏尖，用王不留行籽贴压对应穴位。

（三）药物处方

1. 风寒袭肺

（1）治法：疏风散寒，宣肺化痰。

（2）方药

小青龙汤（《伤寒论》）

组成：麻黄9克、芍药12克、细辛3克、干姜4克、甘草6克、桂枝12克、五味子9克、半夏12克、茯苓12克、陈皮12克、桔梗9克、厚朴12克。

加减：痰黄稠，加瓜蒌壳12克、桑白皮12克；头身疼痛，加羌活12克、藁本12克、独活12克。

煎服法：成人中药常规煎煮服用。

（3）中成药

风寒感冒颗粒

组成：麻黄、葛根、紫苏叶、防风、桂枝、白芷、陈皮、苦杏仁、桔梗、甘草、干姜。

用法用量：口服，一次1袋，一日3次。

注意事项

（1）汤药宜趁热服下，服药后宜加盖衣被，进食热饮、热粥以助发散祛邪外出。

（2）饮食以清淡、易消化为原则。

（3）可背部拔火罐以祛风散寒。

2. 风热犯肺

（1）治法：疏风清热，宣肺化痰。

（2）方药

桑菊饮（《温病条辨》）

组成：桑叶12克、菊花12克、杏仁12克、薄荷6克、连翘15克、桔梗9克、芦根30克、牛蒡子15克、前胡15克、甘草10克。

加减：口干咽喉肿痛，加黄芩12克、知母9克、南沙参12克、天花粉12克；痰黄难咯，加竹沥9克、天竺黄12克。

煎服法：成人中药常规煎煮服用。

（3）中成药

蛇胆川贝液

组成：蛇胆汁、平贝母。

用法用量：口服，一次10毫升，一日2次。

风热感冒颗粒

组成：板蓝根、连翘、薄荷、荆芥穗、桑叶、芦根、牛蒡子、菊花、苦杏仁、桑枝、六神曲。辅料为蔗糖、糊精。

用法用量：成人口服，一次1袋，一日3次。

注意事项

干咳少痰、黏稠难咯可用中药雾化吸入，咳剧时可服川贝冰糖炖梨、罗汉果饮品，饮食宜清淡、忌食辛辣、煎炸、羊肉、油腻等物。

3. 燥热伤肺

（1）治法：疏风清肺，润燥化痰。

（2）方药

桑杏汤（《温病条辨》）

组成：桑叶12克、杏仁6克、淡豆豉9克、沙参12克、浙贝母9克、瓜蒌9克、栀子12克、黄芩12克、梨皮9克。

加减：咳嗽明显，加前胡12克、百部12克；大便干结不通，加生地黄15克、麦冬12克；咯血，加鲜白茅根15克、小蓟12克、白及12克。

煎服法：成人中药常规煎煮服用。

注意事项

（1）干咳少痰黏稠难咯者可用梨炖川贝。

（2）适当进食藕或藕粉、梨、荸荠、沙参、百合、银耳、蜂蜜等清凉润肺食品。

（3）汤药宜凉服，分次频服以滋润口咽部。

4. 痰湿蕴肺

（1）治法：健脾燥湿，化痰止咳。

（2）方药

二陈汤（《太平惠民和剂局方》）合三子养亲汤（《韩式医通》）

组成：半夏15克、茯苓12克、陈皮9克、厚朴6克、甘草6克、苍术9克、苏子12克、白芥子9克、莱菔子9克、紫苏梗9克、桔梗6克、枳实6克、款冬花12克、紫菀12克。

加减：乏力，纳差，加党参12克、白术12克、炙甘草6克。

煎服法：成人中药常规煎煮服用。

注意事项

（1）注意劳逸结合，不宜思虑过度，以免伤脾生痰。

（2）可食薏米山药粥、陈皮茯苓瘦肉汤等。

（3）忌辛辣、香燥、生冷饮食。

5. 痰热郁肺

（1）治法：清热肃肺，化痰止咳。

（2）方药

桑白皮汤（《景岳全书》）

组成：桑白皮12克、黄芩12克、栀子12克、黄连9克、浙贝母12克、半夏12克、杏仁9克、瓜蒌仁12克、苏子12克、海蛤壳12克（先煎）、鱼腥草15克、薏苡仁15克、冬瓜子15克、芦根15克。

煎服法：海蛤壳先煎，余药成人中药常规煎煮服用。

（3）中成药

清肺化痰丸

组成：胆南星、苦杏仁、半夏、枳壳、黄芩、川贝、麻黄、桔梗、苏子、瓜蒌、陈皮、莱菔子、款冬花、茯苓、甘草。

用法用量：普通成人口服，一次1袋，一日3次。

注意事项

饮食上多食新鲜蔬菜水果，避免辛辣、刺激、油腻、煎炸之品。

6. 气阴两虚

（1）治法：补肺益气，养阴生津。

（2）方药

生脉散（《备急千金要方》）合沙参麦冬汤（《温病条辨》）

组成：太子参20克、沙参12克、麦冬12克、五味子9克、百合12克、玉竹12克、桑叶9克、天花粉12克、生扁豆9克、款冬花9克、桑白皮12克、浙贝母12克、杏仁9克、百部12克。

煎服法：成人中药常规煎服法。

（3）中成药

百合固金丸

组成：熟地黄、生地黄、当归、白芍、甘草、桔梗、玄参、贝母、麦冬、百合。

用法用量：普通成人口服，一次1袋，一日3次。

注意事项

（1）给予心理疏导安慰。

（2）常饮梨粥、百合粥调理。

（3）忌辛辣、油腻、烟酒以防伤阴助火。

7. 脾肾阳虚

（1）治法：温肾健脾，纳气平喘。

（2）方药

肾气丸（《金匮要略》）合六君子汤（《医学正传》）

组成：熟附子9克（开水先煎1小时）、肉桂5克、熟地黄15克、山茱萸12克、淮山药15克、茯苓12克、泽泻9克、陈皮12克、党参12克、白术12克、甘草6克、人参6克（另煎兑服）、龙骨15克（先煎）、牡蛎15克（先煎）、紫石英12克（先煎）、五味子6克。

煎服法：附子开水先煎1小时，牡蛎、龙骨、紫石英先煎，余药混合再煎煮沸腾30分钟（沸腾后计时），肉桂后下。服药期间，避风寒，忌生冷水果。

（3）中成药

复方蛤蚧散

组成：蛤蚧、人参、茯苓、知母、贝母、桑白皮、甘草、苦杏仁。

用法用量：普通成人口服，一次1袋，一日3次。

注意事项

劳逸结合，可行气功、导引、太极拳等辅助治疗增强体质。

（张崇耀）

十二、反　　胃

（一）病情概述

反胃是指饮食入胃后，在胃中停留不化，阻滞胃气，胃气上逆而致食物由胃反流而出的病症。古籍《金匮要略》称为"胃反"。《太平圣惠方·第四十七卷》称为"反胃"。本病的病因多为饮食不节，过饥过饱，或贪食生冷，损及脾胃阳气，或情绪不畅思虑过度，损伤脾胃，导致中焦脾胃阳气亏虚，脾胃虚寒，不能腐熟水谷，饮食停留阻滞胃气，胃气上逆，终至食物尽吐而出。如《景岳全书·反胃》所说："或以酷饮无度，伤于酒湿；或以纵食生冷，败其真阳；或因七情忧郁，竭其中气。总之，无非内伤之甚，致损胃气而然。"

（二）诊断与治疗

1. **诊断要点**

反胃在临床上表现为饮食入胃后，食物不化，在胃中停留后，再由胃反流而出的病症。

2. **辨证分型**

（1）脾胃虚寒型：食后脘腹胀满，朝食暮吐，暮食朝吐，吐出宿食不化及清稀水液，大便溏少，神疲乏力，手足不温，面色青白。舌淡苔白，脉细弱。

（2）胃中积热型：食后脘腹胀满，朝食暮吐，暮食朝吐，吐出宿食不化及混浊酸臭之稠液，便秘尿黄，心烦口渴。舌红苔黄腻，脉滑数。

（3）痰浊阻胃型：脘腹胀满，食后尤甚，上腹或有积块，朝食暮吐，暮食朝吐，吐出宿食不化，并有或稠或稀之痰涎水饮，或吐白沫，眩晕，心下悸。舌苔白滑，脉弦滑，舌红苔黄浊，脉滑数。

（4）瘀血积结型：脘腹胀满，食后尤甚，上腹或有积块，质硬，推之不移，朝食暮吐，暮食朝吐，吐出宿食不化，或吐黄沫，或吐褐色浊液，或吐血便血，上腹胀满刺痛拒按。舌质暗红或兼有瘀点，脉弦涩。

3. **鉴别诊断**

反胃应与呕吐、噎膈相鉴别。三者皆有食入呕吐的症状。呕吐与反胃，都是胃气上逆，胃失和降；反胃表现为食尚能入，但经久复出，朝食暮吐，暮食朝吐。病机多属脾胃阳虚有寒；噎膈表现为吞咽困难，即食即吐，或徐徐吐出，病机多属阴虚有热。《医学读书记·噎膈反胃之辨》说："噎膈之所以反胃者，以食噎不下，故反而上出，若不噎则并不反矣。其反胃之病，则全不噎食，或迟或速，自然吐出，与膈病何相干哉？"

4. **治疗原则**

治疗原则在于温中健脾，降逆和胃。若反复呕吐，津气并虚，可加益气养阴之品；日久不愈，宜加温补肾阳之法。

5. 一般治疗

（1）饮食有节，避免贪食生冷。

（2）调畅情志。

（3）针灸治疗：足三里、内关、中脘毫针针刺，可用艾灸。

（三）药物处方

1. 脾胃虚寒型

（1）治法：温中健脾，和胃降逆。

（2）方药

丁蔻理中汤（《伤寒杂病论》）

组成：丁香6克（后下）、党参20克、干姜9克、白术12克、白蔻仁10克（后下）、法半夏15克、砂仁6克（后下）、神曲12克、吴茱萸9克、甘草6克。

加减：腹部冷痛，加高良姜12克、台乌药12克。

煎服法：丁香9克、白蔻仁10克、砂仁6克后下，余药成人中药常规煎煮服用。

（3）中成药

附桂理中丸

组成：附子、肉桂、人参、白术、干姜、炙甘草。

用法用量：普通成人口服，一次1丸，一日2次。

注意事项

饮食有节，忌食生冷饮食。

2. 胃中积热型

（1）治法：清胃泄热，和胃降浊。

（2）方药

竹茹汤（《金匮要略》）

组成：栀子9克、竹茹9克、法半夏12克、枇杷叶12克、陈皮9克、黄连9克、黄芩12克、生姜6克、甘草6克。

加减：大便干结，加大黄6克（后下）、枳实9克。

煎服法：成人中药常规煎煮服用。

注意事项

饮食有节，避免香燥辛辣饮食，保持大便通畅。

3. 痰浊阻胃型

（1）治法：涤痰化浊，和胃降逆。

（2）方药

导痰汤（《寿世保元》）

组成：法半夏15克、炙南星9克、枳实10克、陈皮9克、茯苓12克、藿香12克、紫苏梗12克、砂仁6克（后下）、甘草6克。

煎服法：成人中药常规煎煮服用。

（3）中成药

香砂六君丸

组成：木香、砂仁、党参、白术（炒）、茯苓、炙甘草、陈皮、半夏（制）、生姜、大枣。

用法用量：普通成人口服，一次1袋，一日3次。

单方验方代赭石汤（云南中医学院验方）

组成：代赭石、牛膝各10克，共研末。

用法用量：每次冲服2克，每日3次。

注意事项

饮食有节，避免肥甘厚味。

4. 瘀血积结型

（1）治法：活血祛瘀，和胃降浊。

（2）方药

膈下逐瘀汤（《医林改错》）

组成：当归12克、川芎9克、赤芍12克、桃仁9克、红花9克、五灵脂10克、延胡索12克、香附10克、枳壳12克、乌药10克、竹茹10克、法半夏12克、甘草6克。

加减：胃脘刺痛，舌质淡暗，加降香6克（后下）、三七5克（研末冲服）。

煎服法：成人中药常规煎煮服用。

（3）中成药

云南白药胶囊

组成：保密方。本品含草乌（制），其余成分略。

用法用量：成人口服，一次1～2粒，一日4次。

注意事项

（1）注意观察大便情况，如有黑便及时处置。

（2）防治大出血休克危及生命。

（张崇耀）

十三、胃　　痛

（一）病情概述

胃痛，又称胃脘痛，是以上腹部胃脘近心窝处疼痛不适为主症的疾病。中医学认为，胃痛的发生，外因主要是外邪犯胃，内因主要与饮食伤胃、情志不畅、脾胃素虚相关。外邪或内伤损伤后导致胃的气机郁滞，胃失和降，不通则痛。外感寒、热、湿诸邪，内客于胃；或过饥过饱，损伤脾胃，胃气壅滞，致胃失和降；或情志不畅，肝失调达疏泄，横逆犯胃；或脾胃气虚或中阳不足，中焦虚寒，失其温养。诸种病因单独或兼见为病，终致胃失和降，不通则痛，发为胃痛。胃痛早期多为实证，后期常为虚实夹杂。胃痛失治误治，病久可衍生变证而致便血、呕血、呕吐、反胃、噎膈等病症。

临证时现代西医学的急性胃炎、慢性胃炎、胃溃疡、十二指肠溃疡、功能性消化不良、胃黏膜脱垂等病以上腹部疼痛为主要症状者，均可参考本部分进行辨证论治，必要时结合辨病处理以提高临床疗效。

（二）诊断与治疗

1. 诊断要点

明确胃痛的部位、性质、伴随症状及发病特点：以上腹近心窝处胃脘部发生疼痛为特征，疼痛有胀痛、刺痛、隐痛、剧痛等，伴有恶心呕吐、嘈杂泛酸、嗳气吞腐等上消化道症状。常有反复发作史，可因天气变化、恼怒、劳累、暴饮暴食、饥饿、进食生冷干硬辛辣醇酒或服用有损脾胃的药物而诱发或加重。

2. 辨证分型

（1）寒邪客胃证：胃痛暴作，恶寒喜暖，得温痛减，遇寒加重，口淡不渴，或喜热饮，舌淡苔薄白，脉弦紧。寒邪夹食滞者可见胸脘痞闷，胃纳呆滞，嗳气或呕吐。

（2）饮食伤胃证：胃脘疼痛，胀满拒按，嗳腐吞酸，或呕吐不消化食物，其味腐臭，吐后痛减，不思饮食，大便不爽，得矢气及便后稍舒，舌苔厚腻，脉滑。腑气不通者见胃脘胀痛而便闭；食积化热成燥者见胃痛急剧而拒按，伴见苔黄燥，便秘。

（3）肝气犯胃证：胃脘胀痛，痛连两胁，遇烦恼则痛作或痛甚，得嗳气、矢气则痛舒，胸闷嗳气，喜长叹息，大便不畅，舌苔多薄白，脉弦。肝胃郁热之者见痛势急迫，嘈杂吐酸，口干口苦，舌红苔黄，脉弦或数。

（4）湿热中阻证：胃脘疼痛，痛势急迫，脘闷灼热，口干口苦，口渴而不欲饮，纳呆恶心，小便色黄，大便不畅，舌红，苔黄腻，脉滑数。

（5）胃阴亏耗证：胃脘隐隐灼痛，似饥而不欲食，口燥咽干，五心烦热，消瘦乏力，口渴思饮，大便干结，舌红少津，脉细数。

（6）脾胃虚寒证：胃痛隐隐，绵绵不休，喜温喜按，空腹痛甚，得食则缓，劳累或受凉后发作或加重，泛吐清水，神疲纳呆，四肢倦怠，手足不温，大便溏薄，舌淡苔白，脉虚弱或迟缓。脾肾阳虚者兼有形寒肢冷，腰膝酸软。

3. 鉴别诊断

胃痛与真心痛、胁痛、腹痛的鉴别：三者主要在病变部位、疼痛程度与特征、伴随症状及其预后等方面与胃痛有明显区别。

（1）真心痛是当胸而痛，痛引肩背，常伴心悸气短、汗出肢冷，病情危急，与胃痛有明显区别。

（2）胁痛是以胁部疼痛为主症，可伴发热恶寒，或目黄肤黄，或胸闷太息，与胃痛有明显区别。

（3）腹痛是以胃脘部以下，耻骨毛际以上整个范围疼痛为主症。有时胃痛可以影响及腹，而腹痛亦可牵连于胃，需要从其疼痛的主要部位和如何起病来加以辨别。此外，肝、胆、脾、胰病变所引起的上腹胃脘部疼痛还应结合辨病予以排除。

4. 治疗原则

胃痛治疗当审证求因，辨证施治，以理气和胃止痛为治疗原则。邪盛以祛邪为急，正虚以扶正为先，虚实夹杂者，则当祛邪扶正并举。虽有"通则不痛"之说，临证时需要广义理解应用，以恢复胃的通降受纳功能为目的。根据不同病机而采取相应治法，才为善用"通"法。

5. 一般治疗

（1）对胃痛患者要重视精神与饮食方面的调摄，保持精神愉快，性格开朗，劳逸结合，切忌暴饮暴食，或饥饱无常，饮食以少食多餐、清淡易消化为原则，可减轻胃痛和减少胃痛发作，进而达到预防胃痛的目的。

（2）慎用对胃肠道有刺激的药物，如水杨酸、肾上腺皮质激素等。

（3）针灸主穴选取足三里、内关、中脘。寒邪犯胃者加胃俞，饮食停滞者加下脘、梁门；肝气犯胃者加太冲，气滞血瘀者加膈俞，脾胃虚寒者加气海、关元、脾俞、胃俞，胃阴不足者加三阴交、内庭。足三里用泻法或平补平泻法，按虚补实泻法操作。寒气凝滞、脾胃虚寒者，可用灸法。

（4）耳针法选穴胃、肝、脾、神门、交感、十二指肠，毫针刺用中等强度，或用揿针埋藏或用王不留行籽贴压。

（三）药物处方

1. 寒邪客胃证

（1）治法：温胃散寒，行气止痛。

（2）方药

香苏散（《太平惠民和剂局方》）合良附丸（《良方集腋》）

组方：高良姜12克、吴茱萸12克、香附12克、紫苏叶梗9克、乌药9克、陈皮9克、木香7克、干姜6克、砂仁6克（后下）。

加减：食积不化，加保济丸（《丹溪心法》），连翘12克、半夏12克、神曲12克、茯苓12克、炒栀子9克、莱菔子12克。

煎服法：砂仁后下，余药成人中药常规煎煮服用。

注意事项

宜进食温性食物，可食生姜、红茶。忌食生冷瓜果。

2. 饮食伤胃证

（1）治法：消食导滞，和胃止痛。

（2）方药

保和丸（《丹溪心法》）

组成：神曲12克、山楂12克、莱菔子9克、茯苓12克、制半夏9克、陈皮12克、连翘12克。

加减：大便不通，加小承气汤（《伤寒论》），大黄9克（后下）、枳实7克、厚朴9克。

煎服法：成人中药常规煎煮服用。

（3）中成药

枳实导滞丸（《内外伤辩惑论》）

组成：枳实（炒）、大黄、黄连（姜汁炙）、黄芩、六神曲（炒）、白术（炒）、茯苓、泽泻。

用法用量：普通成人口服，一次1袋，一日3次。

注意事项

发作期暂时禁食，病情缓解后方可进流质、半流质饮食，减少胃的负担，使胃得以休息，疾病恢复后逐步过渡为普食，不暴饮暴食。

3. 肝气犯胃证

（1）治法：疏肝解郁，理气止痛。

（2）方药

柴胡疏肝散（《景岳全书》）

组成：柴胡9克、芍药12克、川芎9克、郁金12克、香附9克、川芎9克、陈皮12克、枳壳9克、佛手12克、香橼12克、甘草6克。

加减：肝郁化火，口苦咽干，反酸呕吐，加丹皮12克、炒栀子12克、黄连18克、吴茱萸3克。

煎服法：成人中药常规煎煮服用。

（3）中成药

木香通气散

组成：木香盐（炒）、京三棱（炮）、厚朴（姜制）、枳实（麸炒）、甘草（炙）、干姜（炮）。

用法用量：普通成人口服，一次1袋，一日3次。

香砂养胃散

组成：木香、砂仁、白术、陈皮、茯苓、半夏（制）、醋香附、枳实（炒）、豆蔻（去壳）、姜厚朴、广藿香、甘草。

用法用量：普通成人口服，一次1袋，一日3次。

注意事项

调畅情志，劳逸结合，适当进行锻炼，如气功、慢跑，既能增强体质又能分散患者对病痛的注意力。

4. 湿热中阻证

（1）治法：清化湿热，理气和胃。

（2）方药

清中汤（《医学心悟》）

组成：黄连7克、栀子9克、制半夏12克、茯苓12克、草豆蔻9克（后下）、陈皮9克、甘草6克、藿香12克、佩兰12克、茵陈9克、枳实6克、扁豆12克。

加减：舌苔厚腻，加薏苡仁20克、杏仁12克、焦山楂12克、神曲12克。大便秘结，加大黄9克（后下）、枳实7克。

煎服法：成人中药常规煎煮服用。

（3）中成药

藿香平胃散

组成：苍术、陈皮、厚朴、藿香、半夏、甘草。

用法用量：口服，成人一次4～6克，一日2～3次。

注意事项

戒烟限酒，忌食肥甘厚味，避免助湿生痰。

5. 胃阴亏耗证

（1）治法：养阴益胃，和中止痛。

（2）方药

一贯煎（《柳洲医话》）合芍药甘草汤（《伤寒论》）

组成：沙参12克、麦冬12克、生地黄15克、枸杞子12克、当归12克、川楝子9克、芍药20克、甘草10克。

加减：口咽干燥，加石斛12克、玉竹12克、知母12克、黄连9克。

煎服法：成人中药常规煎煮服用。

注意事项

饮食有节，忌食辛辣燥热之品及酒类，保持大便通畅。

6．脾胃虚寒证

（1）治法：温中健脾，和胃止痛。

（2）方药

黄芪建中汤（《金匮要略》）

组成：炙黄芪12克、桂枝9克、生姜9克、炒白芍20克、炙甘草9克、饴糖6克（烊化兑服）、大枣6克。

加减：四肢畏寒，肢冷，加附子理中丸，炙附片12克（开水先煎1小时）、党参15克、炒白术12克、台乌药9克、干姜6克。

煎服法：炙附片开水先煎1小时，余药混合再煎煮沸腾30分钟（沸腾后计时），服药后避风寒及生冷水果。

（3）中成药

香砂养胃丸

组成：木香、砂仁、白术、陈皮、茯苓、半夏（制）、醋香附、枳实（炒）、豆蔻（去壳）、姜厚朴、广藿香、甘草。

用法用量：普通成人口服，一次1袋，一日3次。

附子理中丸（《太平惠民和剂局方》）

组成：附子（制）、党参、白术（炒）、干姜、甘草。

用法用量：普通成人口服，一次1袋，一日3次。

注意事项

避免进食生冷水果。

7．胃痛变症（瘀血停胃）

（1）治法：化瘀通络，理气和胃。

（2）方药

失笑散（《太平惠民和剂局方》）合丹参饮（《医宗金鉴》）

组成：蒲黄9克（包煎）、五灵脂9克（包煎）、檀香6克（后下）、砂仁9克（后下）、三七5克（研末吞服）、白及12克。

煎服法：蒲黄、五灵脂包煎，砂仁、檀香后下，余药成人中药常规煎煮服用。

（3）中成药

云南白药胶囊

组成：保密方。

用法用量：成人口服，一次1～2粒，一日4次。

注意事项

有吐血、黑便者可配合三七、白及研末吞服或云南白药内服等以止血。

（张崇耀）

十四、慢 性 胃 炎

（一）病情概述

慢性胃炎是指由各种原因引起的慢性胃黏膜炎症，临床症状主要表现为上腹疼痛、腹部胀满不适。上腹疼痛可表现为隐痛、钻痛、胀痛、刺痛等，疼痛无节律性，无饥饱痛特征；腹胀多表现为上腹饱胀或全腹胀，进食后明显。常见伴随症状有食欲减退、恶心、呕吐、消化不良、泛酸、舌苔厚腻，大便隐血阳性等；临床上西医根据胃镜检查诊断分型。现代中医认为，本病多因情志内伤，肝郁化火或忧思过度，肝失疏泄，导致脾胃受纳与运化功能紊乱。久病导致胃的微循环障碍，胃黏膜出现充血、水肿、糜烂等病理变化。不合理用药时间过长、量过大，都会对胃肠有刺激作用，导致消化功能紊乱。

中医学无慢性胃炎病名，但依据其症状表现，可归属于中医"胃脘痛"、"痞满"范畴。中医认为，本病的发生主要与饮食不节、不合理用药时间过长过量的药邪损伤、情志失调、感受邪气、脾胃虚弱等因素有关。胃为受盛之官，若饮食不节，暴饮暴食，恣食辛热或过食生冷饮食，饥饱无常，劳倦过度，均可导致脾胃受纳运化障碍，清浊相混而出现腹痛、腹胀、恶心、嗳气等症。素体脾胃虚弱，运化失职，水谷不能化生精微，聚成积滞和水湿，临床表现为纳呆运滞，神疲乏力诸症。

（二）诊断与治疗

1. 诊断要点

本病除腹痛、腹胀症状外，常缺乏典型表现，临床上多借助胃镜诊断：

（1）慢性浅表性胃炎是指不伴有胃黏膜萎缩性改变、胃黏膜层见以淋巴细胞和浆细胞为主的慢性炎症细胞浸润的慢性胃炎。

（2）慢性萎缩性胃炎是指胃黏膜已发生了萎缩性改变的慢性胃炎，常伴有肠上皮化生。慢性萎缩性胃炎有时以上腹不适、食欲不振、乏力、消瘦、贫血、腹泻等症状较为突出为特征。

（3）特殊类型胃炎：巨大皱襞型肥厚性胃炎，除上腹痛等症状外，由于血清蛋白经病变的胃黏膜中丢失，因此突出表现为低蛋白血症引起的水肿；腺体增生性肥厚性胃炎由于大量胃酸的分泌，临床症状酷似十二指肠溃疡。

2. 辨证分型

（1）脾胃虚寒型：腹痛绵绵，胀满不舒、喜热、喜按、泛吐清水、神倦乏力、手足不温、大便多溏、面色㿠白、舌质淡、苔薄白、脉沉细或弱。

（2）胃热炽盛型：胃脘急迫或痞满胀痛。嘈杂吐酸，心烦，口苦或口臭或口㾒，舌质红，苔黄或腻，脉数。此型多见于现代医学的幽门螺杆菌感染，宜辛开苦降，寒湿并用。

（3）肝胃气滞型：胃脘痞胀、疼痛或牵引胁背、嗳气频作、口苦、恶心、泛酸、苔薄白、脉弦。

（4）瘀阻胃络型：脘痛如针刺或刀割，痛有定处，拒按或大便色黑，舌质紫暗，脉涩。

（5）胃阴亏虚型：脘痛隐作，灼热不适，嘈杂似饥，食少口干，大便干燥，舌红少津，脉细数。

3. 鉴别诊断

慢性浅表性胃炎、慢性萎缩性胃炎、特殊类型胃炎鉴别如下。

（1）胃镜下诊断：见"诊断要点"。

（2）是否伴有幽门螺杆菌感染。

4. 治疗原则

中医认为慢性胃炎其病位在胃，与肝脾有密切关系。病机以气滞为主，日久及肝脾而癖虚夹杂。胃喜润恶燥，以通降为顺，脾气当清，肝性条达。当以"胃宜降则和，腑以通为补"为主要原则选用药，强调脾胃虚寒是慢性胃炎的关键。治疗时决不仅拘泥于胃，而应补虚扶正调理阴阳，要寒凉并用、升降相应。湿热型常伴有幽门螺杆菌感染，可在辨证施治基础上加用根除幽门螺杆菌治疗。

5. 一般治疗

（1）避免食用坚硬粗糙、膳食纤维含量过多和不易消化的食物，亦须避免过酸、过辣、香味过浓、过咸和过热的食物。

（2）应选营养丰富而又易于消化的食物。进食要定量和少食多餐。

（3）养成低盐饮食习惯。进食时应细嚼慢咽，与唾液充分混合。

（4）生活作息时间规律，避免晚起或过度劳累。避免在情绪紧张、愤怒、抑郁、过分疲劳时勉强进食。

（5）患萎缩性胃窦炎的患者还要督促其定期去医院作胃镜检查，以早期发现癌变，必要时还应接受手术治疗。

（6）脾胃虚寒艾灸中腕、天极、足三里，每日一次。

（7）肝胃不和针灸取公孙、内关，用"灵龟八法"择扎九针施术效果良好。

（三）药物处方

1. 脾胃虚寒型

（1）治法：健脾温中。

（2）方药

香砂理中汤（《医学传灯》）

组成：木香6克、砂仁（后下）6克、党参12克、白术12克、干姜6克、甘草9克、法半夏12克、高良姜6克、丁香6克、吴茱萸9克。

黄芪建中汤（《金匮要略》）

组成：黄芪30克、桂枝12克、白芍12克、生姜9克、甘草9克、大枣6克、饴糖6克。

煎服法：药物放置砂锅中，用凉开水浸泡30分钟或更长时间，水液高出药面1～1.5厘米以药材浸透为度，煎煮沸腾15～20分钟，每日1剂，分2～3次温服。服用2～3剂后，根据病情变化调整处方。

注意事项

避免寒凉药物及生冷饮食。

2. **胃热炽盛型**

（1）治法：清脾泻热，降逆和胃。

（2）方药

左金丸（《丹溪心法》）合泻心汤（《金匮要略》）

组成：吴茱萸6克、黄连12克、黄芩12克、大黄7克（后下）、莱菔子12克、香附12克、青皮9克、蒲公英12克、蚤休12克、金银花9克。

煎服法：成人中药常规煎煮服用。

注意事项

（1）此型多见于现代医学的幽门螺杆菌感染，宜辛开苦降，寒湿并用，笔者临床喜用左金丸加蒲公英、莱菔子、石菖蒲、香附、大黄及少量肉桂，效果亦佳。

（2）黄连、黄芩、大黄、黄柏、桂枝、乌梅、蒲公英、高良姜等，对幽门螺杆菌有明显的抑制作用。

3. **肝胃气滞型**

（1）治法：疏肝泄热，调气和胃。

（2）方药

柴胡疏肝散（《景岳全书》）合左金丸（《丹溪心法》）

组成：柴胡 12 克、赤芍 12 克、川芎 12 克、香附 9 克、枳壳 9 克、吴茱萸 9 克、黄连 9 克、青皮 6 克、白术 12 克、蒲公英 12 克、炒川楝子 6 克、延胡索 12 克、荔枝核 12 克。

加减：嗳气频繁者，加降香 9 克、石菖蒲 12 克、旋覆花 9 克、代赭石 15 克、半夏 12 克。

煎服法：成人中药常规煎煮服用。

注意事项

注意调畅情志。

4. 瘀阻胃络型

（1）治法：活血化瘀。

（2）方药

失笑散（《太平惠民和剂局方》）合丹参饮（《时方歌括》）

组成：炒蒲黄 12 克（包煎）、五灵脂 12 克、丹参 12 克、檀香 5 克（后下）、降香 9 克（后下）、砂仁 9 克（后下）、延胡 12 克、地榆 9 克。

加减：解黑便者，基本方加三七 5 克（研末吞服）；大便干结者，加大黄 7 克（后下）。

煎服法：五灵脂包煎，檀香、降香、砂仁后下，余药成人中药常规煎煮服用。

（3）中成药

云南白药胶囊

组成：保密方。本品含草乌（制），其余成分略。

用法用量：口服。一次 1～2 粒，一日 4 次。

注意事项

伴有黑便应行胃肠镜检查，明确诊断，防止肿瘤误诊。

5. 胃阴亏虚型

（1）治法：养阴益胃。

（2）方药

麦门冬汤（《金匮要略》）

组成：南沙参12克、麦冬12克、生地黄15克、玉竹9克、石斛12克、花粉12克、山楂12克、蒲公英12克、芍药12克、甘草6克。

煎服法：成人中药常规煎煮服用。

注意事项

避免辛辣香燥饮食。

（张崇耀）

十五、消化性溃疡

（一）病情概述

消化性溃疡是指胃溃疡和十二指肠溃疡，临床症状特点是：慢性、周期性、节律性上腹痛，体征不明显。伴随嗳气、反酸、胸骨后烧灼感、流涎、恶心、呕吐、便秘等症状，可单独或伴疼痛出现。部分患者有失眠、多汗等自主神经功能紊乱症状，夜间痛和背部放射痛多见。消化性溃疡是胃肠道黏膜的攻击因子与防御因子之间的失衡所致，胃肠道黏膜组织被胃酸（盐酸）和胃蛋白酶损伤，引发消化性溃疡。随着幽门螺杆菌被发现，幽门螺杆菌感染为消化性溃疡病最重要的发病原因之一。消化性溃疡是西医学病名，中医根据其临床症状表现，归属在"胃脘痛""痞满""嘈杂""吞酸"等范畴。

现代中医学者认为，消化性溃疡的发生与外感六淫、饮食不节、情志失调、久病体虚等密切相关，前述各种损伤因素导致脾胃功能失调，脾失健运，胃失和降，而发诸证。肝胃木土相克，脾胃表里相系，故消化性溃疡多与肝脾有关。肝为刚脏喜条达而主疏泄，若郁而伤肝失于疏泄则横逆犯胃，故实证多因肝起。脾为生化之源，久病易致脾阳不足久则中焦虚寒，故虚证多由脾致。

（二）诊断与治疗

1. 诊断要点

本病临床表现为慢性、周期性、节律性上腹痛，体征不明显，伴随症状嗳气、反酸、胸骨后烧灼感、流涎、恶心、呕吐、便秘等可单独或伴疼痛出现。结合西医学的胃镜检查即可明确诊断。

2. 辨证分型

（1）肝胃不和证：胃脘胀痛伴两胁隐痛，嘈杂泛酸善叹息，遇情志不畅胃痛加重嗳气频繁，口苦性急易怒，大便不畅或色黑，舌质淡红，苔薄白或薄黄脉弦。

（2）脾胃气虚证：胃脘隐痛腹胀纳少食后明显，大便溏薄，肢体倦怠少气懒言，面色萎黄消瘦，色淡苔白脉缓弱。

（3）脾胃虚寒证：胃脘隐痛，喜暖喜按，空腹痛重得食痛减，纳呆食少，畏寒肢冷、泛吐清，大便稀溏或便血，舌质胖，边有齿痕，苔薄白脉沉细或迟。

（4）肝胃郁热证：胃脘痛势急迫，有灼热感、喜冷饮伴有口干口苦，吞酸嘈杂、烦躁易怒，便秘或柏油样便，舌质红，苔黄或苔腐或苔腻，脉弦数或脉弦。

（5）胃阴不足证：胃脘隐痛或灼痛似饥而不欲食，口干不欲饮，口干舌燥，纳呆，干呕，失眠多梦，手足心热，大便干燥，舌红少津裂纹、少苔、无苔或剥苔脉细数。

3. 鉴别诊断

消化性溃疡需要与功能性消化不良、慢性胃炎、十二指肠炎、胃癌鉴别。

（1）功能性消化不良是指有消化不良症状而无溃疡或其他器质性疾病，如慢性胃炎、十二指肠炎或胆道疾病者。X线及胃镜检查无溃疡发现。

（2）慢性胃炎、十二指肠炎常有慢性无规律性上腹痛，胃镜检查示慢性胃窦炎和十二指肠球炎但无溃疡发现。

（3）胃癌：部分溃疡型胃癌在早期其形态和临床表现酷似良性溃疡，甚至治疗后可暂愈合（假愈合）。鉴别要点为胃溃疡患者都应进行胃镜检查，在溃疡边缘做多点组织活检明确溃疡的性质。

4. 治疗原则

消化性溃疡治疗以和胃健脾止痛为原则，以通字立法。施治的前提在于气机通畅，临证时应标本同治，消其郁滞，疏其壅塞，以达到温运脾阳、健脾益气之功效，而通之法，又可灵活多变，化瘀通络、消食导滞、调理气机。实证多疏肝行气解郁，虚证多健脾益气温中。

5. 一般治疗

（1）本病的发生发展与饮食失调、情志不调，寒温失宜等关系密切，平时宜饮食有节，寒温适时，并保持乐观开朗的情绪，有利于疾病的痊愈。

（2）有呕血及黑便者应禁食，并配合口服三七粉、云南白药等止血药。血止后，给予汤或细软食物，饮食应少食多餐，减少胃酸对病灶的刺激，以防再次出血，饮食不宜过热。

（3）针灸治疗：选穴中脘、气海、足三里、内关穴，毫针针刺平补平泻治疗；寒性胃脘疼痛者可用温针灸或艾灸治疗。

（4）适当进行锻炼，如散步、气功等，可增强体质，促进康复。

（三）药物处方

消化性溃疡中医可分为如下证型。

1. 肝气犯胃证

（1）治法：疏肝理气。

（2）方药

柴胡疏肝散（《景岳全书》）

组成：柴胡12克、陈皮12克、白芍12克、枳壳9克、海螵蛸12克、麦芽9克、三七粉5克（冲服）、香附12克、佛手12克、元胡12克、甘草6克。

煎服法：成人中药常规煎煮服用。

（3）中成药

气滞胃痛颗粒

组成：柴胡、延胡索（炙）、枳壳、香附（炙）、白芍、炙甘草。

用法用量：成人开水冲服，一次5克，一日3次。

胃苏冲剂

组成：紫苏梗、香附、陈皮、香橼、佛手、枳壳。

用法用量：成人口服，每次1袋，一日3次。

复方田七胃痛胶囊

组成：白及、白芍、川楝子、颠茄流浸膏、甘草、枯矾、三七、碳酸氢钠、瓦楞子、吴茱萸、香附、延胡索、氧化镁。

用法用量：成人口服，一次3～4粒，一日3次。维持用量：症状消失后，继续用药15天，一次2粒，一日2次。

注意事项

调畅情志，避免精神刺激或激动，如暴躁易怒、郁怒、悲伤时避免进食。

2. 脾胃气虚证

（1）治法：健脾益气。

（2）方药

四君子汤（《太平惠民和剂局方》）

组成：党参15克、白术12克、茯苓15克、厚朴9克、木香6克、砂仁7克（后下）、三七粉（冲服）6克、海螵蛸12克、炙甘草6克。

煎服法：砂仁后下，余药成人中药常规煎煮服用。

（3）中成药

香砂六君丸

组成：木香、砂仁、党参、白术（炒）、茯苓、炙甘草、陈皮、半夏（制）、生姜、大枣。

用法用量：成人口服，浓缩丸，一次12丸，一日3次。

注意事项

饮食有节，忌吃刺激胃酸分泌的食物和调味品。

3. 脾胃虚寒证

（1）治法：温中健脾。

（2）方药

黄芪建中汤（《金匮要略》）

组成：黄芪12克、党参12克、白芍12克、白术12克、陈皮9克、干姜6克、白及12克、三七粉6克（冲服）、茯苓12克、大枣9克、饴糖9克、甘草6克。

煎服法：成人中药常规煎煮服用。

（3）中成药

虚寒胃痛冲剂

组成：党参、黄芪、高良姜、干姜、白芍、桂枝、大枣、甘草。

用法用量：成人口服，每次1～2袋，一日2次。

附子理中丸

组成：白术、党参、附子、干姜、甘草。

用法用量：成人口服，大蜜丸一次1丸，一日2～3次。

温胃舒颗粒

组成：党参、附子（制）、黄芪（炙）、肉桂、山药、肉苁蓉（制）、白术（炒）、山楂（炒）、乌梅、砂仁、陈皮、补骨脂。

用法用量：成人开水冲服，一次1～2袋，一日2次。

注意事项

饮食有节，避免进食生冷饮食。

4. 肝胃郁热证

（1）治法：疏肝泄热。

（2）方药

化肝煎（《景岳全书》）

组成：栀子12克、丹皮12克、青皮9克、陈皮12克、浙贝母12克、黄连9克、海螵蛸12克、白及6克、三七粉6克（吞服）、茯苓12克、甘草6克。

煎服法：成人中药常规煎煮服用。

（3）中成药

丹栀逍遥丸

组成：牡丹皮、栀子（炒焦）、柴胡（酒制）、白芍（酒炒）、当归、白术（土炒）、茯苓、薄荷、炙甘草。

用法用量：成人口服，一次6～9克，一日2次。

注意事项

（1）忌香料、辣椒、浓茶、咖啡、酒类等辛辣燥热之品。

（2）有剧烈胃痛呕吐者应暂禁食，病情缓解后可进食清淡易消化的食物。

5. **胃阴不足证**

（1）治法：养阴益胃。

（2）方药

益胃汤（《温病条辨》）

组成：沙参12克、麦冬12克、白及12克、三七粉6克（吞服）、生地黄15克、佛手12克、玉竹12克、白芍12克。

煎服法：成人中药常规煎煮服用。

注意事项

（1）可用石斛、麦冬煎水代茶饮。

（2）避免进食香燥饮食，保持大便通畅。

（张崇耀）

十六、急性肝炎

（一）病情概述

急性肝炎是指因多种致病因素侵害肝脏，使肝细胞受到破坏，导致肝脏功能受损。临床表现以面、目、身体肌肤熏黄，胁痛，小便黄赤，大便灰或白，可伴有发热畏寒、纳呆恶心等症。本病常见的致病因素有病毒、细菌、寄生虫、药物和毒物、酒精等，病程多在半年内。在我国，最常见的急性肝炎病因是急性病毒性乙型肝炎。本部分讨论的急性肝炎，多数指的是急性病毒性肝炎。

中医学中没有急性肝炎的病名，归属在"黄疸、胁肋痛"范畴，临证可参照论治；汉·张仲景《伤寒杂病论》把黄疸分为"黄疸、谷疸、酒疸、女劳疸、黑疸"五种，并对各种黄疸的形成机理、症状特点进行了探讨，其创制的茵陈蒿汤成为历代治疗黄疸的重要方剂。中医历代医家认为，本病多因时气疫毒、湿热、寒湿之邪侵袭，或素体虚弱，或酒食不节等有关。由于感受湿热毒邪，蕴结中焦，脾胃运化失常，湿热熏蒸肝胆，不能泄越，致肝失疏泄，胆汁外溢或湿阻中焦，脾失健运，胃失和降发为本病。

（二）诊断与治疗

1. 诊断要点

本病主要特点为急性起病，身目发黄，小便黄赤，纳呆腹胀，倦怠乏力，可伴有口干，口苦，恶心，厌油，呕吐，头身困重，脘腹痞满，胁肋疼痛。发病前可有诱因（如不洁饮食、劳累、饮酒等）。结合起病、诱因、肝功能检查等可确诊。

2. 辨证分型

（1）肝胆湿热证：口干，口苦，恶心，纳呆，脘腹痞满，乏力，或身目俱黄，色泽鲜明，大便干，小便黄赤，苔黄腻，脉弦滑数。

（2）湿阻脾胃证：恶心厌油，呕吐不止，纳呆腹满、头身困重，倦怠乏力，或身目发黄，大便溏薄，舌质淡红，苔腻微黄，脉濡。

（3）肝郁气滞证：胁肋胀满或者胀痛，偏于右胁，胸部满闷，精神抑郁，时时太息，或烦躁易怒，恶心纳呆，厌食油腻，咽中如有物梗阻，经行乳房胀痛，或月经不调，舌苔薄白，脉弦。

（4）肝郁脾虚证：胁肋隐痛，乏力，纳差，脘腹胀满，少气懒言，面色萎黄，大便溏泻，舌质淡，体胖，边有齿痕，苔薄白，脉沉弦。

（5）疫毒炽盛证（急黄）：发病急骤，黄疸迅速加深，其色如金，皮肤瘙痒，高热口渴，胁痛腹满，神昏谵语，烦躁抽搐，或见衄血、便血，或肌肤瘀斑，舌质红绛，苔黄而燥，脉弦滑或数。

3. 鉴别诊断

急性肝炎需要明确导致肝损伤的病因，鉴别病毒性肝损伤、药物和毒物性肝损伤、酒精性肝损伤等，根据病史、症状体征、辅助检查可明确诊断。

4. 治疗原则

中医治疗本病主要以化湿邪，利小便为主，并结合西医学使用抗病毒及保肝药物治疗。化湿可以退黄、湿热，当清热化湿、应通利腑气，使湿热下泄；寒湿，应予健脾温化、利小便，主要是通过淡渗利湿，达到退黄的目的。《金匮要略》记载"诸病黄家，但利其小便"至于急黄热毒炽盛，邪入心营者，又当以清热解毒、凉营开窍为主；阴黄脾虚湿滞者，治以健脾养血、利湿退黄。

5. 一般治疗

（1）调畅情志：改善患者情绪，解除顾虑和烦恼。

（2）饮食宜清淡，以营养丰富、易消化、易吸收的食物为主，多吃新鲜水果，饮食有节，定时定量，少食多餐，忌饮酒、生冷、油腻、辛辣刺激性食物。

（3）急性期宜卧床休息，肝功能好转时，可逐步开始轻度活动，如太极拳等，以不疲劳为原则。

（4）使用药物需注意严格保护肝功能，防治医源性药物肝损伤。

（5）中药保留灌肠法可通腑泻浊，凉血解毒，多用于黄疸明显，消退缓慢，大便秘结不通者。推荐药物承气类方药保留灌肠。中药穴位贴敷、中药热熨可使药物从腹部皮肤迅速渗入脐血管和淋巴管，使药物到达病变肝脏发挥明显的治疗效果，不良反应少，患者无痛苦，是安全有效的治疗方法。

（6）病毒性肝炎具有传染性，应该隔离治疗，并注意餐具消毒，防止传染；注射用具及手术器械宜严格消毒，避免血液制品的污染，防止血液途径传染。

（三）药物处方

1. 肝胆湿热证

（1）治法：清热利湿。

（2）方药

龙胆泻肝汤（《医方集解》）

组成：龙胆草12克、黄芩12克、栀子12克、泽泻12克、当归12克、生地黄15克、柴胡9克、茵陈6克。

煎服法：成人中药常规煎煮服用。

（3）中成药

五味子颗粒

组成：五味子。

用法用量：成人开水冲服，一次10克，一日3次。

垂盆草颗粒冲剂

组成：垂盆草。

用法用量：成人开水冲服，一次10克，一日2～3次。

茵栀黄注射液

组成：茵陈提取物、栀子提取物、黄芩苷、金银花提取物（以绿原酸计）。

用法用量：静脉滴注，一次10～20毫升，用10%葡萄糖注射液250～500毫升稀释后滴注。

注意事项

（1）忌食辛辣、生冷之品，禁烟、酒。

（2）可用茵陈、大枣煎水代茶饮，或服用栀子仁粥等。

（3）在传染性黄疸病流行期间，可预防性服药，可用茵陈蒿30克，生甘草12克，或决明子15克，贯众15克，生甘草10克，茵陈蒿30克，凤尾草15克，水煎，连服3～7日。

2. 湿阻脾胃证

（1）治法：醒脾除湿。

（2）方药

三仁汤（《温病条辨》）

组成：藿香12克、黄芩9克、杏仁12克、橘红9克、生薏苡仁15克、白蔻仁6克、荷叶3克、紫苏梗9克、苏叶6克。

煎服法：成人中药常规煎煮服用。

（3）中成药

水飞蓟素胶囊

组成：水飞蓟素。

用法用量：成人口服，重症病例的起始治疗剂量，一次1粒，一日3次。维持剂量，一次1粒，一日2次。

注意事项

患者皮肤瘙痒时，嘱患者不搔抓皮肤，可用苦参煎水外洗或用金银花煎浓汁外搽。

3. 肝郁气滞证

（1）治法：疏肝理气。

（2）方药

柴胡疏肝散（《证治准绳》）

组成：柴胡9克、制香附9克、枳壳9克、郁金12克、白术12克、茯苓12克、白芍12克、甘草6克。

煎服法：成人中药常规煎煮服用。

注意事项

调畅情志，避免各种不良刺激。

4. 肝郁脾虚证

（1）治法：疏肝健脾。

（2）方药

柴芍六君子（《医宗金鉴》）

组成：柴胡12克、白芍12克、党参12克、茯苓12克、炒白术9克、陈皮12克、半夏12克、炒扁豆12克、山药12克。

加减：纳差，食少，加炒谷芽、炒麦芽、焦山楂、炒神曲各12克。

煎服法：成人中药常规煎煮服用。

（3）中成药

参苓白术散

组成：白扁豆、白术、茯苓、甘草、桔梗、莲子、人参、砂仁、薏苡仁、山药。

用法用量：普通成人口服，一次1袋，一日3次。

注意事项

（1）戒烟限酒，劳逸结合。

（2）生活规律。

5. 疫毒炽盛证（急黄）

（1）治法：清热解毒，凉血开窍。

（2）方药

犀角散（《备急千金要方》）

组成：犀角（用水牛角代）15克、黄连9克、栀子10克、大黄9克、板蓝根12克、生地黄15克、玄参12克、丹皮12克、茵陈9克、土茯苓15克。

加减：神昏谵语，加服安宫牛黄丸凉开透窍；动风抽搐，加用钩藤12克、石决明15克，另服羚羊角粉（可用山羊角粉代替）或紫雪丹息风止痉；衄血，便血，肌肤瘀斑重，可加黑地榆12克、侧柏叶12克、紫草12克、茜根炭9克凉血止血；腹大有水，小便短少不利，可加马鞭草9克、木通9克、白茅根15克、车前草12克，并另吞琥珀1.5克、沉香粉4克通利小便。

煎服法：犀角（可用水牛角代替）、石决明先煎，钩藤、沉香粉后下，余药成人中药常规煎煮服用。

注意事项

本型病情危重，需要中西医结合治疗恢复受损的肝脏功能。

（张崇耀）

十七、慢性肝炎

（一）病情概述

肝脏发生炎症及肝细胞坏死持续6个月以上称为慢性肝炎。慢性肝炎的临床表现轻重不一，可毫无症状，仅在查体时发现肝大或肝功能异常，严重者可有深度黄疸、腹水、浮肿，出血倾向及肝性脑病等。慢性肝炎可由多种原因引起，其常见原因如病毒感染（甲、乙、丙、丁）、自身免疫及药物中毒等。因此，慢性肝炎不是一个单一的疾病，而是一个临床和病理的综合征。慢性肝炎属中医"胁痛""黄疸""积聚""虚劳"等范畴。

现代中医认为，慢性肝炎主要是因情志失调，饮食不节，脏腑功能紊乱或疲劳过度，饮酒等因素导致湿热羁留于肝胆脾，或因急性肝炎失治，调养不当而转为慢性肝炎。

临证时西医学的各种肝炎病毒感染（甲、乙、丙、丁、戊）、自身免疫性肝病、药物中毒、酒精性肝炎、脂肪肝等表现慢性肝炎的特征者，皆可参照本部分内容进行辨证施治。

（二）诊断与治疗

1. 诊断要点

临床表现轻重不一，可在查体时发现肝大或肝功能异常，严重者可伴深度黄疸、腹水、浮肿，出血倾向及肝性脑病。

2. 辨证分型

（1）湿热内蕴型：临床表现为口苦便干、胁痛、腹痛或烦热，或面目皮肤色黄，舌质暗、苔黄腻、脉弦滑或弦数。

（2）肝郁气滞型：临床表现为郁闷不舒、两胁胀痛、食欲不振、口苦腹胀、苔薄白、脉弦或弦滑。多见于慢性活动性肝炎和肝硬化患者。

（3）气滞血瘀型：临床表现为胁痛以串痛为主，偶有刺痛，食欲不振，乏力，面色晦暗，口唇发紫，肝区痛，脾大，或有肝掌、蜘蛛痣，脉弦或涩。

（4）湿热未尽型：临床表现为口苦而黏、胁痛，小便黄赤，大便多而不爽。此型可见于慢性肝炎任何时期。

（5）肝肾阴虚型：临床表现为头晕眼花、耳鸣，少寐多梦，口干心热，腰腿酸软，大便干燥，舌红少苔，脉细或细数。肝炎后期多见此型。

3. 鉴别诊断

慢性肝炎的诊断要点主要是明确病因，明确导致慢性肝炎的各种原因，对治疗及预后有重要意义，结合西医各项辅助检查一般可明确诊断。

4. 治疗原则

慢性肝炎临床表现错综复杂，但其病机特点不外乎正虚邪实两个方面，正虚以脾气亏虚，肝肾阴虚为主，邪实以肝胆湿热、气滞血瘀为主。初期患者以肝胆湿热，肝气郁结为主，但用药须注意祛邪而不伤正，辅以健脾养肝之法；中期患者以脾气虚弱，肝肾阴虚为主，治疗应以扶正为主，辅以祛邪；后期患者身体虚弱，正气不足，瘀滞明显，虚实夹杂，应攻补兼施，治以补气活血软坚，做到祛邪不伤正，补虚不滞邪。前人总结为"疏肝健脾是根本，滋阴柔肝辨证用，中后期活血化瘀兼顾用。清热解毒化湿贯穿疾病治疗的始终"。

5. 一般治疗

（1）慢性肝炎病程长，需要辨证施护，因人而异，采取移情、疏导、相制等方法，及时给予正确的指导，帮助排除各种干扰，使患者保持最佳身心状态接受治疗。

（2）在饮食上注意选择清淡且富有营养的食物，随其所好，食有节制，结合气候及食疗培补正气。忌辛辣厚味、忌饮酒、忌不新鲜饮食。

（3）在慢性肝炎活动期和肝功能明显损害时应禁止性生活，即使在稳定期也应有所节制，避免"房劳伤肾"。生育期已婚妇女应当避孕。生活规律，和于阴阳，调于四时，适应气候变化，做到"虚邪贼风避之有时"。

（4）慢性活动性肝炎，症状较重，肝功能明显异常者，应卧床休息，限制活动，需要避免劳累。病情稳定的患者，根据个体差异采取动静结合的方法，如气功、太极拳等，以"形劳而不倦"为原则。

（三）药物处方

1. 湿热内蕴型

（1）治法：清热解毒，佐以利湿。

（2）方药

茵陈四物汤（《太平惠民和剂局方》）合五味消毒饮（《医宗金鉴》）

组成：茵陈15克、苍术9克、炒白术9克、茯苓12克、当归9克、栀子12克、黄柏7克、大黄（后下）5克、蒲公英15克、紫花地丁15克、金银花15克、野菊花9克、虎杖15克、白花蛇舌草20克、丹参15克。

加减：脘腹胀满，舌苔厚腻，加薏苡仁20克、藿香12克、佩兰12克。

煎服法：成人中药常规煎煮服用。

注意事项

病毒性肝炎具有传染性，治疗中注意防护消毒，防止传染。

2. 肝郁气滞型

（1）治法：疏肝理气，活血化瘀兼健脾和营。

（2）方药

逍遥散（《太平惠民和剂局方》）

组成：柴胡12克、当归15克、白芍15克、炒白术12克、茯苓15克、甘草6克、枳壳9克、丹参15克、郁金12克、陈皮12克、黄芩7克、香附6克。

加减：胁肋胀痛不适，加延胡索12克、川楝子12克、佛手12克、香橼12克。

煎服法：成人中药常规煎煮服用。

注意事项

保持心情舒畅，调畅情志。

3. 气滞血瘀型

（1）治法：活血化瘀为主兼健脾和胃。

（2）方药

膈下逐瘀汤（《医林改错》）

组成：五灵脂9克（包煎）、当归12克、川芎12克、桃仁12克、丹皮9克、赤芍12克、乌药6克、延胡索9克、香附9克、红花9克、枳壳12克、甘草9克。

加减：舌质紫暗胁肋疼痛，加郁金12克、丝瓜络12克。

煎服法：成人中药常规煎煮服用。

注意事项

根据"气为血帅，血为气之母"的气血关系，注重调理气血，恢复肝脏的正常生理功能。

4. 湿热未尽型

（1）治法：清利湿热，舒肝解郁。

（2）方药

茵陈蒿汤

组成：醋柴胡12克、茵陈12克、大黄6克（后下）、板蓝根15克、蒲公英15克、丹皮12克、小蓟12克、炒栀子9克、炒知母12克、炒黄柏9克、川楝子12克、木香9克、砂仁7克（后下）。

加减：湿热之邪明显，加土茯苓15克、虎杖12克、蜂房6克、紫草12克。

煎服法：成人中药常规煎煮服用。

注意事项

湿热病理贯穿疾病整个过程。治疗中应积极调整正虚邪恋的病理状态。

5. 肝肾阴虚型

（1）治法：滋阴柔肝，健脾益气。

（2）方药

六味地黄汤（《小儿药证直诀》）

组成：生地黄15克、当归12克、白芍12克、黄精15克、麦冬12克、炒山药15克、丹皮12克、茯苓12克、沙参12克、枸杞15克、泽泻12克、丹参15克、桃仁9克。

加减：口咽干燥不适，加女贞子12克、旱莲草12克。

煎服法：成人中药常规煎煮服用。

注意事项

节房事，肝肾亏虚需要柔肝养肝。

（张崇耀）

十八、溃疡性结肠炎

（一）病情概述

溃疡性结肠炎是一种病因不明的直肠和结肠炎性病变，主要病变局限于大肠黏膜层与黏膜下层。临床表现以黏液脓血便、腹痛、腹泻及里急后重为主要症状，多表现为慢性病程，病情常反复发作、轻重不一。

溃疡性结肠炎属西医病名，根据临床表现此病属中医"肠癖、痢疾、滞下、肠风、泄泻"等范畴。历代医家多有论述，《景岳全书》："凡里急后重者，病在广肠最下之处，而其病本则不在广肠而在脾肾，脾肾虚弱之辈，但犯生冷极易作痢，泄泻之本，无不由于脾胃。"病位在大肠，但与脾、胃、肝、肾等多个脏腑功能失调密切相关，系由外感六淫疫毒，内伤饮食七情、脏腑功能失调等综合因素所致。病属本虚标实，脾虚或脾肾虚为本，以血瘀、肝郁湿热为标，临床多见虚实夹杂。急性发作期以标实为主，多因湿热蕴结大肠，腑气不通，气血阻滞，湿热和气血相互搏结，化为脓血而下痢赤白；缓解期或慢性持续活动期则多表现为虚实夹杂或脾肾两虚，内失温煦，水谷不化精微反为湿浊，而发泄泻或泻下黏冻。脾虚湿蕴、热毒愈阻是本病的基本病机，脾虚为本，湿热、气滞、血瘀为标。

（二）诊断与治疗

1. 诊断要点

有持续或反复发作的腹泻，黏液脓血便，伴有腹痛、里急后重和不同程度的全身症状（关节、皮肤、眼部、肝胆等系统受累）。病程4～6周以上，常持续或反复发作。发病常与饮食、情志、起居、寒温等诱因有关。结合结肠镜、钡剂灌肠、结肠黏膜组织学检查结果即可确诊。

2. 辨证分型

（1）大肠湿热证：腹痛，腹泻，便下黏液脓血，肛门灼热，里急后重，身热，小便短赤、口干口苦，口臭，舌质红，苔黄腻，脉滑数。

（2）脾虚湿蕴证：大便溏薄，黏液白多赤少，或为白冻，腹痛隐隐，脘腹胀满，食少纳差，肢体倦怠，神疲懒言，舌质淡红，边有齿痕，苔白腻，脉细弱或细滑。

（3）寒热错杂证：下痢稀薄，夹有黏冻，反复发作，腹痛绵绵，四肢不温，腹部有灼热感，烦渴，舌质红，或舌淡红，苔薄黄，脉弦，或细弦。

（4）肝郁脾虚证：腹痛即泻，泻后痛减，常因情志或饮食因素诱发大便次数增多，大便稀溏，或黏液便，情绪抑郁或焦虑不安，嗳气不爽，食少腹胀，舌质淡红，苔薄白，脉弦或弦细。

（5）脾肾阳虚证：久泻不止，夹有白冻，完谷不化，滑脱不禁，形寒肢冷，腹痛喜温喜按，腹胀，食少纳差，腰酸膝软，舌质淡胖，或有齿痕，苔薄白润，脉沉细。

（6）阴血亏虚证：排便困难，粪夹少量黏液脓血，腹中隐隐灼痛，午后低热，盗汗，咽干，头晕目眩，心烦不安，舌红少津，少苔或无苔，脉细数。

3. 鉴别诊断

本病需要与细菌性痢疾、阿米巴痢疾、慢性血吸虫病、肠结核等感染性结肠炎及结肠癌、缺血性结肠炎、放射性结肠炎等疾病相鉴别。感染性结肠炎可通过大便常规及致病性病菌查找明确诊断。结肠癌、缺血性结肠炎、放射性结肠炎通过结肠镜及结肠黏膜组织病理学检查明确诊断。

4. 治疗原则

本病的治疗中医遵循辨证论治原则，虚则补之，实则泻之，清热除湿、理气活血、化积消痈治其标，调理脾肾亏虚为本，标本兼治为原则。

5. 一般治疗

（1）注意饮食调节，以清淡、易消化、高维生素、低脂少渣的流质或半流质、无刺激性饮食为主，避免食用牛奶或乳制品等含乳糖蛋白食品。忌食油腻、生冷、辛辣、煎炸等刺激性饮食。

可通过食疗煲汤如莲子山药粥等调理。

（2）注意休息，重症者应卧床休息，轻症可适当活动，如散步、太极拳等，但应保证充分睡眠及休息。避免受凉、防止肠道感染。保持情绪稳定愉快，避免不良刺激及精神过度紧张。急性期重症者应禁食，采取静脉内营养治疗，使肠道休息，避免可能引起肠道过敏的过敏原。

（3）保持臀部清洁干燥，便后用温水擦洗，肛周搽油保护。长期卧床者注意皮肤护理，如臀部及肛门等，必要时可外搽万花油于长期受压的皮肤面。

（4）针灸治疗。主穴选取神阙、天枢、大肠俞、上巨虚、三阴交。大肠湿热，加合谷、下巨虚清利湿热；脾胃气虚，加中脘、脾俞、足三里健脾和胃；脾肾阳虚，加脾俞、肾俞、命门、关元健脾益气、温肾固本；肝郁脾虚，加期门、太冲、脾俞、足三里疏肝健脾。毫针针刺治疗，虚证可用灸法，隔盐灸或隔姜灸或隔附子饼灸神阙穴（神阙穴为腹部疾病外用药物给药重要途径）。

（5）耳针取大肠、小肠、腹、胃、脾、神门。每次选3～5穴，毫针浅刺也可用王不留行籽贴压。

（6）中药保留灌肠。

（7）外用穴位贴敷治疗。

（三）药物处方

1. 大肠湿热证

（1）治法：清热化湿，调气行血。

（2）方药

芍药汤（《素问病机气宜保命集》）

组成：黄连12克、炒黄芩9克、白头翁12克、木香6克、炒当归12克、炒白芍15克、生地榆15克、白蔹12克、三七粉6克（冲服）、生甘草6克、木香6克、肉桂3克、大腹皮9克。

煎服法：成人中药常规煎煮服用。

（3）中成药

香连丸

组成：黄连、木香。

用法用量：成人口服，一次1袋，一日3次。

葛根芩连丸

组成：葛根、甘草、黄芩、黄连。

用法用量：成人口服，一次1袋，一日3次。

枫蓼肠胃康颗粒

组成：牛耳枫、辣蓼。

用法用量：成人口服，一次8克，一日3次。

注意事项

（1）饮食有节（洁），忌食生冷。

（2）应给予无渣半流质的饮食。避免食用水果、多纤维素蔬菜及其他刺激性食物。以防肠蠕动亢进、肠血管平滑肌痉挛和收缩损害肠黏膜，诱发出血。

2. 脾虚湿蕴证

（1）治法：健脾益气，化湿助运。

（2）方药

参苓白术散（《太平惠民和剂局方》）

组成：党参15克、茯苓12克、炒白术12克、山药12克、炒薏苡仁15克、炙黄芪15克、扁豆9克、桔梗6克、白芷12克、炒白芍6克、煨木香3克、黄连3克、地榆9克、三七粉（冲服）6克、炙甘草6克。

煎服法：成人中药常规煎煮服用。

（3）中成药

补脾益肠丸

组成：外层，黄芪、党参（米炒）、砂仁、白芍、当归（土炒）、白术（土炒）、肉桂；内层，醋延胡索、荔枝核、炮姜、炙甘草、防风、木香、盐补骨脂、煅赤石脂。

用法用量：成人口服，一次6克，一日3次。

注意事项

（1）腹中冷痛者进行腹部热敷，丁桂散外敷脐部，隔姜灸神厥以温中助阳。

（2）坚持腹部按摩（顺时针方向）及针刺足三里（双侧）以增强脾胃的运化功能，坚持体育锻炼。

3. 寒热错杂证

（1）治法：温中补虚，清热化湿。

（2）方药

乌梅丸（《伤寒论》）

组成：乌梅15克、黄连15克、黄柏12克、肉桂3克、炮姜6克、党参9克、炒当归6克、三七粉6克（冲服）、炙甘草6克。

煎服法：肉桂后下，其他药物放置砂锅中，余药成人中药常规煎煮服用。

注意事项

（1）对致敏类食物，如虾、蟹、蚕蛹、蛋，应尽量避免食用，这类物质可刺激机体释放大量组胺，导致肠壁出血、水肿、痉挛加重病情。

（2）重症者应禁食，禁食期间给予胃肠外高营养。

（3）患者有贫血表现时及时纠正贫血。

（4）必要时，口服铁剂或肌内注射右旋糖酐铁，补充叶酸。

4. 肝郁脾虚证

（1）治法：疏肝解郁，健脾益气。

（2）方药

痛泻要方合四逆散（《伤寒论》）

组成：炒陈皮15克、白术12克、白芍15克、防风12克、炒柴胡9克、炒枳实6克、党参12克、茯苓12克、三七粉6克（冲服）、炙甘草6克。

煎服法：成人中药常规煎煮服用。

（3）中成药

健脾疏肝丸

组成：白术、木香、黄连、甘草、白茯苓、人参、神曲、陈皮、砂仁、麦芽、山楂、山药、肉豆蔻。

用法用量：普通成人口服，一次1袋，一日3次。

注意事项

（1）医护人员和蔼可亲的言行有助于患者稳定情绪，鼓励家属在日常生活中注意开导，逐步疏泄患者郁积日久的肝气。

（2）可适量饮用佛手、香橼、玫瑰花茶畅达肝气。

（3）可配合针灸肝俞、三阴交、太溪等穴位，消除患者不良情绪，促进康复。

5. **脾肾阳虚证**

（1）治法：健脾补肾，温阳止泻。

（2）方药

理中汤（《伤寒论》）合四神丸（《内科摘要》）

组成：党参12克、干姜9克、炒白术12克、甘草9克、补骨脂12克、肉豆蔻9克、吴茱萸9克、五味子6克、生姜6克、三七粉6克（冲服）。

煎服法：成人中药常规煎煮服用。

（3）中成药

附桂理中丸

组成：附子、肉桂、人参、白术、甘草、干姜。

用法用量：普通成人口服，一次1袋，一日3次。

固本益肠片

组成：党参、白术、补骨脂、山药、黄芪、炮姜、当归、白芍。

用法用量：普通成人口服，一次1袋，一日3次。

注意事项

（1）饮食有节，药物治疗慎用苦寒之剂。

（2）久病患者配合温针灸关元、天枢、脾俞等穴，帮助改善胃肠功能。

6. 阴血亏虚证

（1）治法，滋阴清肠，养血宁络。

（2）方药

驻车丸（《千金要方》）

组成：干姜6克、黄连3克、阿胶6克（烊化）、当归12克、太子参20克。

煎服法：阿胶烊化，成人中药常规煎煮服用。

（3）中成药

八珍丸

组成：当归、川芎、熟地黄、白芍、人参、甘草、茯苓、白术。

用法用量：普通成人口服，一次1袋，一日3次。

六味地黄丸

组成：熟地黄、山萸肉、山药、泽泻、牡丹皮、茯苓。

用法用量：普通成人口服，一次1袋，一日3次。

注意事项

（1）对于出现贫血症状者应积极纠正贫血。

（2）瘀阻较甚者辅以针刺血海、膈俞、足三里穴。

（3）嘱患者饮食上适当进食山药羹、莲子粥、海带等活血化瘀之品。

（张崇耀）

十九、慢性肾小球肾炎

（一）病情概述

慢性肾小球肾炎简称为慢性肾炎，是以蛋白尿、血尿、高血压、水肿为基本临床表现，疾病表现多样，本病起病缓慢，常呈慢性进行性过程，少数可由急性肾炎转变而来。随着病情发展，患者多于 2 ～ 3 年或多年后出现肾衰竭。临床可见尿中泡沫增多，或尿血（包括镜下红细胞尿），或眼睑、足跗浮肿，或腰酸、腰痛，眩晕耳鸣，舌淡红，或舌红，或舌体胖、边有齿痕，或舌暗，有点斑，或舌下脉络瘀滞。慢性肾小球肾炎为西医病名，中医学中并无慢性肾炎的病证记载，根据患者临床症状，归属在中医的"水肿""阴水""腰痛""虚劳"等范畴论治。中医认为，风邪外袭或为各种原因影响脾失健运，至水液运化失常、停滞而为湿，湿邪弥漫三焦阻遏气机，气机不畅导致血行不畅成瘀，水湿瘀血阻滞三焦，使"上焦如雾、中焦如沤、下焦如渎"的气化功能失常，最终导致肺脾肾功能失调发为本病。

（二）诊断与治疗

1. 诊断要点

（1）起病缓慢，病情迁延，临床表现有蛋白尿、血尿或显微镜检查尿中有红细胞、水肿、高血压、肾功能不全，病程在 1 年以上，排除继发性肾病、感染性肾病及其他慢性肾脏疾病后，可考虑本病。

（2）根据临床表现可进一步分型。①普通型：轻度或中度水肿；可伴有中等程度的血压升高；尿检查可有中等程度的蛋白尿（＋～＋＋），并有不同程度的管型尿；肾功能常有一定程度的损害，内生肌酐清除率下降，夜尿增多，尿浓缩功能下降，尿渗透压下降，尿比重（相对密度）低于1.015，氮质血症；大部分患者有乏力，纳差，腰酸，贫血等表现。②高血压型：具有普通型的表现，以血压持续性、中等程度以上升高（特别是舒张压升高）为特点；水肿及尿检查改变较轻；肾功能多有中度以上的损害；眼底检查，常见有视网膜动脉细窄、迂曲、反光增强及动静脉交叉压迹现象和絮状渗出物。③肾病型：中度以上水肿，大量蛋白尿，低蛋白血症，可有高脂血症。可伴有不同程度高血压、血尿、贫血、肾功能不全表现。④混合型：同时具备以上三型的临床表现特点。⑤急性发作型：常因呼吸道感染等原因诱发，起病急；水肿、血压增高，可有肉眼血尿，尿蛋白（＋～＋＋＋）不等，可有管型；经休息及对症治疗后缓解，也可自行缓解，缓解后仍留有不同程度的肾功能损害及贫血表现。

（3）肾穿刺组织病理活检有助于确诊。

2. 辨证分型

（1）气阴两虚证：泡沫尿（尿检蛋白）或尿血（尿检镜下红细胞增多）。次症腰酸、乏力、口干、目涩、手足心热，眼睑或足跗浮肿，夜尿多。舌脉脉细或兼微数，苔薄、舌红、舌体胖，舌边有齿痕。

（2）脉络瘀阻证：血尿（包括镜下红细胞尿），腰部刺痛，或久病反复迁延不愈病程1年；面色黧黑，肌肤甲错，皮肤赤丝红缕，蟹爪纹络，甲皱微循环郁滞，舌质有瘀斑，苔腻。

（3）风湿内扰证：泡沫尿或尿血（肉眼或镜下红细胞尿）、困乏、眩晕、水肿，舌质淡胖，苔腻，脉弦或沉。

3. 鉴别诊断

慢性肾小球肾炎与急性肾小球肾炎、原发性高血压性肾病、水肿鉴别。

急性肾小球肾炎急性起病，没有慢性肾脏疾病病史；原发性高血压性肾病有原发性高血压病史，原发性高血压导致靶器官受损；水肿有肝性水肿、心性水肿、低蛋白血症性水肿，常有原发性疾病的症状体征及肝脏、心脏器质性损伤。

4. 治疗原则

对于慢性肾小球肾炎，中医病机认为，本虚标实，邪正交争，错综复杂；本虚为肺、脾、肾的亏虚，病久累及心肝；标实为湿邪、瘀血贯穿疾病的始终。治疗本虚当调补肺气、恢复脾主运化、肾主气化的功能，标实根据病邪所在部位的不同分三焦论治：上焦外感湿热伤于肌表，当疏表宣肺清热化湿；中焦湿热中阻，枢机不利，升降失和，当辛开苦降，芳香化湿；下焦湿热下注，膀胱气化不利，清浊相混，淡渗利湿；湿邪久留，脾气被困可用祛风胜湿法，取风能胜湿之理；久病脉络瘀阻，气机郁滞，血行不畅，顽痰死血瘀阻于络脉，使用活血化瘀结合虫类药可提高疗效。

5. 一般治疗

（1）饮食护理：进食优质低蛋白、低盐、低脂、低磷饮食。

（2）生活护理：慎起居，适劳逸，勿劳累，防感冒。

（3）心理护理：保持心情舒畅，避免烦躁、焦虑等不良情绪。

（4）根据病情，选用中药保留灌肠、中药熏蒸药浴、针灸、推拿、穴位注射等疗法，选择应用结肠透析机、中药熏蒸、使病邪有出路，上下表里分消。

（5）调控血压、血脂、维持机体内环境稳定。

（三）药物处方

1. 气阴两虚证

（1）治法：益气养阴。

（2）方药

参芪地黄汤（《沈氏尊生书》）

组成：生黄芪15克、党参12克、太子参20克、女贞子12克、旱莲草15克、当归12克、白芍12克、干地黄15克、川芎9克、淮山药15克、金樱子12克、芡实12克。

加减：若兼见风热，上扰发热，咽痛，咳嗽，尿血，腰酸，苔薄白或薄黄，脉浮数，加金银花12克、连翘12克、牛蒡子12克、芦根15克。

煎服法：成人中药常规煎煮服用。

注意事项

　　避免剧烈劳动及受凉受湿，防止感染，避免应用对肾脏有损害的药物。

2. 脉络瘀阻证

（1）治法：活血通络。

（2）方药

下瘀血汤（《金匮要略》）

　　组成：制大黄9克、丹参12克、积雪草12克、桃仁9克、莪术12克、淡海藻9克。

　　加减：若兼见下焦，湿热血尿，尿频不爽，舌质红，苔黄腻，脉濡数，加生地黄12克、小蓟12克、滑石12克（包煎）、淡竹叶6克、当归12克、山栀子9克、甘草6克。

　　煎服法：成人中药常规煎煮服用。

（3）中成药

肾康宁片

　　组成：黄芪、淡附片、益母草、锁阳、丹参、茯苓、泽泻、山药。

　　用法用量：口服，一次5片（每片0.33克），一日3次。

注意事项

　　（1）胆固醇高者，应控制脂肪摄入量。

　　（2）水肿及高血压者，应采用低盐饮食。

　　（3）贫血者，应多补充含铁、维生素丰富的食品。

　　（4）血中尿素氮升高者，给予低蛋白饮食。

3. 风湿内扰证

（1）治法：祛风除湿。

（2）方药

防己黄芪汤（《金匮要略》）

组成：防己9克、黄芪12克、桂枝9克、茯苓12克、甘草6克。

加减：若兼见湿浊困脾、腹痛腹泻，或伴恶心、纳呆、苔白腻、脉滑，加藿香12克、佩兰12克、大腹皮9克、白芷12克、茯苓12克。

煎服法：成人中药常规煎煮服用。

（3）中成药

雷公藤多苷片

组成：雷公藤多苷。

用法用量：口服，按每千克体重每日1～1.5毫克，分3次饭后服用。一般首次应给足量，控制症状后减量。宜在医师指导下服用。

注意事项

避免进服动风之品，避免食用辛辣刺激性强的食品或海产品。

（张崇耀）

二十、病毒性心肌炎

（一）病情概述

病毒性心肌炎则是由多种嗜心性病毒侵犯心脏，进而导致的以心脏间质炎性细胞浸润、心肌细胞坏死、心肌细胞变性等为主要病理表现的弥漫性或者局限性非特异性心脏炎症性疾病。多种病毒可诱发病毒性心肌炎，其中肠病毒属的柯萨奇病毒B3型致病力最强。临床表现有乏力、多汗、心悸、头晕、胸闷、气短或喘大气等。病毒性心肌炎是现代医学的病名，中医无此病名，多数医家依据临床特点将其归为"心悸、怔忡、胸痹、温毒"等范畴。中医认为感受外邪是本病主要原因，正气不足是发病关键。本病系由热、风、寒、温之毒气过盛，素体正虚、卫外不固、邪气乘虚内侵，正气无力抗邪外出，毒邪由卫入营，累及心脏，伤害心肌所致。急性期多以感受温热毒邪为主，表现为发热、头痛、咳嗽、咽部肿痛，肺之温热疫毒可乘之而入心，既伤心体，又伤心用，耗伤气阴，心气不足鼓动血行无力和/或阴虚生热、热灼伤阴液，容易导致瘀血形成，失去正常的濡养功能，进而表现为心悸、胸闷、胸痛等症状。瘀血不仅是病毒性心肌炎病程中病理产物，同时亦是致病及加重病情的重要因素。即所谓虚可致瘀，瘀亦可致虚，本病为本虚标实证，本虚主要为气阴两虚，标实主要为外感邪毒，病机关键为邪毒犯心。

（二）诊断与治疗

1. 诊断要点

病毒性心肌炎诊断：青壮年多发本病，发病前多有病毒感染；常为心悸、胸闷或痛伴发次要症状气短、乏力、心烦、头晕、纳差、口干等；发病前多有病毒感染，发病年龄多在40岁以下。

2. 辨证分型

（1）邪毒犯心证：心悸，气短，发热，咽痛，胸闷不舒，纳差，乏力，舌红苔白，脉浮数或促。

（2）湿热侵心证：心悸，胸闷，寒热起伏，全身肌肉酸痛，乏力，恶心呕吐，腹痛泄泻，舌质红，苔黄腻，脉濡数或结代。

（3）气阴两虚证：心悸不安，胸闷或痛，或咽红，自汗，倦怠，疲乏无力，口干，面色苍白，头晕，多汗，肢体浮肿，呼吸急促，舌质淡胖或淡紫，脉缓无力或结代。

（4）心阳不足证：心悸怔忡，神疲乏力，畏寒肢冷，面色苍白，头晕，多汗，肢体浮肿，呼吸急促，舌质淡胖或淡紫，脉缓无力或结代。

（5）气虚血瘀证：心悸不安，胸闷或心痛，气短，神疲乏力，舌质淡或青紫，薄白，脉沉缓、沉涩、缓滑或结代。

3. 鉴别诊断

病毒性心肌炎与心绞痛鉴别：均有胸痛，但心绞痛为当胸闷痛，并可向左肩或左臂内侧等部位放射，常因受寒、饱餐、情绪激动、劳累而突然发作，历时短暂，休息或用药后得以缓解，常见于中老年人。病毒性心肌炎发病前多有病毒感染，患者年龄多在40岁以下。

4. 治疗原则

病毒性心肌炎病程较长，病机演变复杂，分期难以界定。但纵观病毒性心肌炎的发生发展，"毒、瘀、虚"三者互相胶结，贯穿病程始终，孰轻孰重，临证治疗，当灵活多变，或以清热解毒法为主，佐以滋阴活血之品，或以活血化瘀法为主，佐以滋阴解毒之品，或以益气养阴法为主，佐以解毒活血之品；或诸法合用，紧紧围绕"毒、瘀、虚"三个病理因素，遣药组方，发挥中医药的优势。清热解毒，祛邪务尽，顾护心气；心主血脉，活血化瘀，贯穿始终；调节免疫，益气养阴，预防再感。

5. 一般治疗

（1）调情志，充分休息，避免劳累。

（2）饮食清淡，吃新鲜蔬菜水果，忌食辛辣刺激性和肥厚细腻食品，戒烟戒酒。

（3）针灸治疗选取内关、外关、膻中、心俞、合谷、曲池、神门，毫针针刺治疗。

（4）耳针法选取内分泌、神门、心、脾、肺、肾，毫针用轻刺激。也可用王不留行籽贴压。

（三）药物处方

1. 邪毒犯心证

（1）治法：清热解毒，佐以活血。

（2）方药

银翘散（《温病条辨》）

组成：金银花12克、连翘12克、板蓝根15克、炒栀子12克、牛蒡子12克、丹皮12克、桔梗9克、赤芍12克、丹参15克、甘草9克。

　　煎服法：成人中药常规煎煮服用。

　　（3）中成药

　　双黄连口服液

　　组成：金银花、黄芩、连翘。

　　用法用量：口服，一次2支，一日3次。小儿酌减或遵医嘱。

　　抗病毒冲剂

　　组成：板蓝根、忍冬藤、山豆根、鱼腥草、重楼、青蒿、贯众、白芷、土知母。

　　用法用量：开水冲服，一次1～2包（12克/包），一日3次。

　　板蓝根冲剂

　　组成：板蓝根。

　　用法用量：开水冲服，一次0.5～1袋（5～10克），一日3～4次。

注意事项

　　（1）外感疾病应当及时规律治疗，防止发生变症。

　　（2）中成药为初期兼有火热邪毒患者辅助治疗。

　　2. 湿热侵心证

　　（1）治法：清热化湿，宁心安神。

　　（2）方药

　　葛根黄芩黄连汤（《伤寒论》）

　　组成：葛根15克、炒黄芩12克、陈皮12克、石菖蒲12克、茯苓15克、郁金12克、苦参12克、黄连12克、板蓝根15克、山豆根12克。

　　煎服法：成人中药常规煎煮服用。

　　甘露消毒丹（《医效秘传》）

　　组成：滑石15克（包煎）、茵陈12克、炒黄芩9克、黄连9克、连翘12克、射干9克、薄荷3克、大豆卷12克、苦参12克、虎杖15克、苍术12克、山豆根12克、甘草9克。

煎服法：成人中药常规煎煮服用。

注意事项

（1）清淡饮食、戒烟限酒。

（2）避免劳累过度。

（3）发病前有肠道症状患者选用葛根黄芩黄连汤。

（4）发病前有呼吸道症状患者选用甘露消毒丹。

3. 气阴两虚证

（1）治法：益气养阴，宁心安神。

（2）方药

生脉散（《医学名源》）

组成：太子参20克、黄芪15克、当归12克、麦冬12克、五味子9克、丹皮12克、石菖蒲12克。

煎服法：成人中药常规煎煮服用。

（3）中成药

补心气口服液

组成：黄芪、人参、石菖蒲、薤白。

用法用量：成人口服，一次10毫升，一日3次。

参松养心胶囊

组成：人参、麦冬、山茱萸、丹参、酸枣仁（炒）、桑寄生、赤芍、土鳖虫、甘松、黄连、南五味子、龙骨。

用法用量：成人口服，一次2～4粒（每粒0.4克），一日3次。

稳心颗粒

组成：党参、黄精、三七、琥珀、甘松。

用法用量：成人开水冲服，一次1袋（含蔗糖，9克/袋；无蔗糖，5克/袋），一日3次，或遵医嘱。

荣心丸（玉丹）

组成：玉竹、炙甘草、丹参、降香、辽五味子。

用法用量：大蜜丸，口服，成人一次6丸，一日3次，或遵医嘱。

注意事项

脉结代加苦参，重用黄连。

4. 心阳不足证

（1）治法：温振心阳，宁心安神。

（2）方药

桂枝甘草龙骨牡蛎汤（《伤寒论》）

组成：桂枝12克、甘草12克、党参15克、黄芪15克、龙骨15克、牡蛎（先煎）15克、淫羊藿12克、巴戟天12克、酸枣仁15克、茯苓15克。

炙甘草汤（《伤寒论》）合桃仁红花煎（《素庵医案》）

组成：红花9克、当归12克、桃仁9克、香附9克、延胡索9克、赤芍12克、川芎9克、乳香6克、丹参12克、青皮6克、生地黄15克、炙甘草12克、麦冬12克、阿胶6克（烊化）、桂枝9克、人参9克、火麻仁12克、大枣15克。

煎服法：成人中药常规煎煮服用。

注意事项

注意休息，避免劳累，防止发生心衰变症。

5. 气虚血瘀证

（1）治法：益气养心，活血化瘀。

（2）方药

血府逐瘀汤（《医林改错》）合当归补血汤（《内外伤辨惑论》）

组成：红参12克（另煎兑服）、黄芪15克、当归12克、生地黄15克、桃仁12克、红花9克、丹皮9克、鸡血藤15克、三七粉（冲服）6克、枳壳6克。

加减：痰瘀互结，加瓜蒌壳12克、薤白6克、法半夏9克。

煎服法：成人中药常规煎煮服用。

注意事项

气虚血瘀重用补气药，补气生血；调情志，保持心情舒畅，劳逸结合。

（张崇耀）

二十一、慢性肾衰竭

（一）病情概述

慢性肾衰竭是指各种肾脏疾病发展到最后阶段的临床综合征，以肾小球硬化、小管萎缩、间质纤维化为病理特征，以体内代谢产物潴留，水电解质及酸碱平衡失调，多系统受累为临床表现。临床可见食欲减退、恶心呕吐、口腔溃疡、口腔氨嗅味、贫血、高血压、全身水肿等症状。中医无"慢性肾衰竭"病名，根据临床表现归为中医"癃闭、肾风、虚劳、关格、溺毒"等范畴。

有学者认为，本病中医病因病机与肾的气化功能失司有关。人体的气化功能是以肾脏为核心的全身各脏腑都参与的复杂的生理功能。气化功能逐渐减退乃至丧失，湿邪停留，湿邪化浊，湿浊化毒，毒入血分，损及五脏六腑，气血阴阳，而引起全身代谢紊乱，脏腑功能失司所致之严重病症。慢性肾衰竭是多种慢性肾病的终末阶段，病情复杂，本病总属本虚标实，以肾虚为主，而兼及心、肺、脾、肝，随着病情进展，导致阴阳气血失衡，三焦气化失司，饮食不能化生津液精微，转为湿浊，水浊不泄而滞留，蕴积于体内酿为浊毒。因病程冗长，因虚致瘀；久病入络，久病必瘀；水能病血，血能病水；湿热煎熬，瘀阻肾络，致使湿、浊、瘀、毒蕴积，进而波及五脏六腑，随着肾衰竭的进展，阴阳气血俱虚，脏腑衰败，最终使病情恶化，成为难治之证。由此归纳出慢性肾衰竭中医致病病机为虚、瘀、湿、毒四方面，"虚"为本病之本，"瘀、湿、浊、毒"为标，且"瘀、毒"病机贯穿本病始终。

西医尚未找到除透析和肾移植以外的有效治疗方法，中医对于改善症状，提高生活质量，改善生化指标，延缓肾衰竭的发展速度效果显著，具有突出的优势。

（二）诊断与治疗

1. 诊断要点

（1）西医诊断

1）症状：有慢性肾脏病史，出现食欲不振、恶心、呕吐、头痛、倦怠、乏力、嗜睡等症状。

2）体征：当患者某一系统受到损害时，就可有该系统的体征，如浮肿、贫血貌、心动过速、心包摩擦音等。不明原因的高血压、贫血等，应考虑本病的可能。

3）辅助检查：经过肾活检或检测损伤标记物证实的肾脏损伤或肾小球滤过率GFR＜60毫升/（分钟·1.73平方米），持续≥3个月。肾脏损伤的标志物包括蛋白尿、尿试纸条或尿沉渣异常或肾脏影像学检查异常。

（2）疾病分期

1）代偿期：肾单位受损超过50%（GFR 50 ～ 80毫升/分），血肌酐维持在133 ～ 177微摩尔/升，临床无症状。

2）失代偿期：肾单位受损，剩余肾单位低于正常值50%（GFR 50 ～ 20毫升/分，血肌酐达186 ～ 442微摩尔/升），临床出现乏力、轻度贫血、食欲减退等症状。

3）衰竭期：血肌酐升至451 ～ 707微摩尔/升，患者出现贫血，代谢性酸中毒，钙、磷代谢紊乱，水电解质紊乱等。

4）尿毒症期：血肌酐达707微摩尔/升，肌酐清除率在（GFR 10毫升/分以下），酸中毒症状明显，全身各系统受损，病变严重。

2. 辨证分型

（1）正虚诸证

1）脾肾气虚证：主症倦怠乏力，气短懒言，食少纳呆，腰酸膝软。兼见脘腹胀满，大便稀溏，口淡不渴，舌淡有齿痕，脉沉细。

2）脾肾阳虚证：主症畏寒肢冷，倦息乏力，气短懒言，食少纳呆，腰酸膝软。兼见腰部冷痛，脘腹胀满，大便溏，夜尿清长，舌淡有齿痕。脉沉弱。

3）气阴两虚证：主症倦怠乏力，腰酸膝软，口干咽燥，五心烦热。兼见夜尿清长，舌淡有齿痕，脉沉。

4）肝肾阴证：主症头晕，头痛，腰酸膝软，口干咽燥，五心烦热。兼见大便干结，尿少色黄，舌淡红少苔，脉弦细或细数。

5）阴阳两虚证：主症畏寒肢冷，五心烦热，口干咽燥，腰酸膝软。兼见夜尿清长，大便干结，舌淡有齿痕，脉沉细。

（2）邪实诸证

1）湿浊证：主症恶心呕吐，肢体困重，食少纳呆。兼见脘腹胀满，口中黏腻，舌苔厚腻。

2）湿热证：主证恶心呕吐，身重困倦，食少纳呆，口干，口苦。兼见脘腹胀满，口中黏腻，舌苔黄腻。

3）水气证：主证全身浮肿，尿量少。兼见心悸、气促，不能平卧。

4）血瘀证：主证面色晦暗，腰痛。兼见肌肤甲错，肢体麻木，舌质紫暗或有察点察斑、脉涩或细涩。

5）浊毒证：主证恶心呕吐、口有气味、纳呆、皮肤瘙痒、尿量少。兼见身重困倦，嗜睡，气促不能平卧。

3. 鉴别诊断

慢性肾衰竭需要与急性肾衰竭鉴别，根据病史、临床表现、肾脏彩色多普勒、肾图检查结果等可资鉴别。

4. 治疗原则

中医辨证治疗主要针对慢性肾衰竭代偿期、失代偿期、衰竭期患者，依据中医辨证论治原则，一般在本虚辨证的基础上，结合标实证进行药物加减治疗，达到标本同治，扶正驱邪的治疗目的。瘀阻、正虚贯穿疾病始终，临床可灵活加减使用理气活血化瘀、益气活血化瘀之法提高疗效。

5. 一般治疗

（1）低蛋白饮食，低盐、低脂、低磷饮食。

（2）慎起居、适劳逸、避风寒。保持心情舒畅，避免烦躁、焦虑等不良情绪。

（3）积极治疗原发疾病，维持血压、内环境稳定对疾病发展及预后有重要意义。

（4）中药保留灌肠：依据"清阳出上窍，浊阴出下窍"的中医理论。慢性肾衰竭患者，氮质大量潴留，以致下关、上格、尿少、呕吐，此时药不易入，邪不易出。中药保留灌肠可析泄浊邪、疏通三焦，使水毒下利、清阳上升，加速湿浊癖毒由肠道外排。

（5）中药药浴：药浴有"疏导腠理，通调血脉，使无凝滞"的功效。中药药浴不仅能发汗消肿，泄浊祛风，明显改善慢性肾衰竭患者水肿、皮肤瘙痒等症状，还能降低血肌酐、尿素氮的含量，具有改善肾功能、清除体内毒素的作用，可延缓慢性肾衰竭病程，控制疾病进展。

（6）三伏贴："用膏药贴之，闭塞其气，使药性从毛孔而入其腠理，通经贯络，或提而出之，或攻而散之，较之服药尤有力，此至妙之法。"

（三）药物处方

1. 正虚诸证

（1）脾肾气虚证

1）治法：补脾益肾。

2）方药

香砂六君子汤（《时方歌括》）

组成：党参15克、炙黄芪15克、炒白术15克、淮山15克、茯苓12克、山萸肉12克、半夏9克、炙首乌12克、春砂仁（后下）5克、陈皮12克。

煎服法：成人中药常规煎煮服用。

3）中成药

金水宝胶囊

组成：发酵虫草菌粉（Cs-4）。

用法用量：口服，一次3粒（0.33克/粒），一日3次。用于慢性肾功能不全者，一次6粒，一日3次。

海昆肾喜胶囊

组成：褐藻多糖硫酸酯。

用法用量：口服，每次2粒（每粒装0.22克，含褐藻多糖硫酸酯100毫克），一日3次，2个月为一疗程。餐后1小时服用。

注意事项

中药的一切胶类血肉有情之品均应慎用，以免助长氮质血症的发展。

（2）脾肾阳虚证

1）治法：温补脾肾。

2）方药

实脾饮（《济生方》）合肾气丸（《金匮要略》）

组成：白术12克、厚朴6克、木瓜9克、木香6克、草果9克、大腹皮12克、茯苓12克、干姜6克、制附子9克（开水先煎1小时）、炙甘草3克、生姜6克、大枣6克、泽泻12克、山药12克、熟地黄15克、山茱萸12克、党参12克、仙灵脾9克、菟丝子12克。

煎服法：制附子开水先煎1小时，余药混合后再煎煮沸腾30分钟（沸腾后计时），服药后避风寒，忌生冷水果。

3）中成药

百令胶囊

组成：发酵虫草粉。

用法用量：成人口服。规格Ⅰ（0.2克/粒），一次5～15粒；规格Ⅱ（0.5克/粒），一次2～6粒，一日3次。慢性肾功能不全者，一次4粒，一日3次。疗程8周。

尿毒清颗粒

组成：大黄、黄芪、桑白皮、苦参、白术、茯苓、白芍、制何首乌、丹参、车前草等。

用法用量：温开水冲服，每日4次，6、12、18时各服1袋（5克/袋），22时服2袋，每日最大服用量8袋。也可另定服药时间，但2次服药间隔勿超过8小时。

注意事项

注意保暖，防治感受外邪加重疾病。

（3）气阴两虚证

1）治法：益气养阴。

2）方药

参芪地黄汤（《沈氏尊生书》）

组成：太子参20克、山萸肉12克、西洋参9克、熟地黄12克、淮山12克、茯苓12克、丹皮12克、首乌12克、菟丝子12克等。

煎服法：成人中药常规煎煮服用。

3）中成药

金水宝胶囊

组成：发酵虫草菌粉（Cs-4）。

用法用量：口服，一次3粒（0.33克/粒），一日3次。用于慢性肾功能不全者，一次6粒，一日3次。

百令胶囊

组成：发酵虫草粉。

用法用量：口服。规格Ⅰ（0.2克/粒），一次5～15粒；规格Ⅱ（0.5克/粒），一次2～6粒，一日3次。慢性肾功能不全者，一次4粒，一日3次。疗程8周。

肾炎康复片

组成：西洋参、人参、地黄、杜仲（炒）、山药、白花蛇舌草、黑豆、土茯苓、益母草、丹参、泽泻、白茅根、桔梗。

用法用量：口服，每次8片，每日3次，小儿酌减或遵医嘱。

注意事项

对兼水气不化浮肿明显的患者注意利水不伤阴。

（4）肝肾阴虚证

1）治法：滋补肝肾。

2）方药

六味地黄汤（《小儿药证直诀》）合二至丸（《医方集解》）

组成：山萸肉12克、熟地黄15克、淮山12克、茯苓12克、丹皮12克、女贞子12克、旱莲草12克、白芍12克、泽泻12克、枸杞12克。

煎服法：成人中药常规煎煮服用。

3）中成药

金水宝胶囊

组成：发酵虫草菌粉（Cs-4）。

用法用量：口服，一次3粒（0.33克/粒），一日3次。用于慢性肾功能不全者，一次6粒，一日3次。

百令胶囊

组成：发酵虫草粉。

用法用量：口服。规格Ⅰ（0.2克/粒），一次5～15粒；规格Ⅱ（0.5克/粒），一次2～6粒，一日3次。慢性肾功能不全者，一次4粒，一日3次。疗程8周。

尿毒清颗粒

组成：大黄、黄芪、桑白皮、苦参、白术、茯苓、白芍、制何首乌、丹参、车前草等。

用法用量：温开水冲服，每日4次，6、12、18时各服1袋（5克/袋），22时服2袋，每日最大服用量8袋。也可另定服药时间，但2次服药间隔勿超过8小时。

注意事项

滋补肝肾药物使用时注意顾护胃气，防止脾胃功能受损。

（5）阴阳两虚证

1）治法：阴阳双补。

2）方药

金匮肾气丸（《金匮要略》）合二至丸（《医方集解》）

组成：肉桂3克、仙灵脾9克、山萸肉12克、熟地黄15克、茯苓12克、泽泻9克、淮山12克、女贞子12克、旱莲草12克、熟附子9克（先煎）等。

煎服法：附子先煎1小时，余药混合煎煮沸腾30分钟（沸腾后计时），肉桂后下。

3）中成药

金水宝胶囊

组成：发酵虫草菌粉（Cs-4）。

用法用量：口服，一次3粒（0.33克/粒），一日3次。用于慢性肾功能不全者，一次6粒，一日3次。

百令胶囊

组成：发酵虫草粉。

用法用量：口服。规格Ⅰ（0.2克/粒），一次5～15粒；规格Ⅱ（0.5克/粒），一次2～6粒，一日3次。慢性肾功能不全者，一次4粒，一日3次。疗程8周。

尿毒清颗粒

组成：大黄、黄芪、桑白皮、苦参、白术、茯苓、白芍、制何首乌、丹参、车前草等。

用法用量：温开水冲服，每日4次，6、12、18时各服1袋（5克/袋），22时服2袋，每日最大服用量8袋。也可另定服药时间，但2次服药间隔勿超过8小时。

注意事项

附片先煎，防止中毒。治疗时防止使用有肾毒性的中西药物，避免加重肾功能损伤。

2. 邪实诸证

（1）湿浊证

1）治法：祛湿化浊。

2）方药

二陈汤（《太平惠民和剂局方》）

组成：法半夏12克、白术12克、陈皮9克、白豆蔻12克、砂仁6克。

煎服法：砂仁后下，其他药物放置砂锅中，成人中药常规煎煮服用。

3）中成药

海昆肾喜胶囊

组成：褐藻多糖硫酸酯。

用法用量：口服，每次2粒（每粒装0.22克，含褐藻多糖硫酸酯100毫克），一日3次，2个月为一疗程。餐后1小时服用。

尿毒清颗粒

组成：大黄、黄芪、桑白皮、苦参、白术、茯苓、白芍、制何首乌、丹参、车前草等。

用法用量：温开水冲服，每日4次，6、12、18时各服1袋（5克/袋），22时服2袋，每日最大服用量8袋。也可另定服药时间，但2次服药间隔勿超过8小时。

（2）湿热证

1）治法：清热利湿。

2）方药

三黄汤（《金匮要略》）

组成：炒黄芩12克、黄连9克、大黄6克（后下）、枳实6克、竹茹9克。

煎服法：成人中药常规煎煮服用。

3）中成药

黄葵胶囊

组成：黄蜀葵花。

用法用量：口服，一次5粒（0.5克/粒），一日3次，8周为一疗程。

（3）水气证

1）治法：行气利水。

2）方药

五苓散（《伤寒论》）

组成：猪苓12克、泽泻15克、薏苡仁15克、茯苓皮9克。

煎服法：成人中药常规煎煮服用。

3）中成药

海昆肾喜胶囊

组成：褐藻多糖硫酸酯。

用法用量：口服，每次2粒（每粒装0.22克，含褐藻多糖硫酸酯100毫克），一日3次，2个月为一疗程。餐后1小时服用。

（4）血瘀证

1）治法：活血化瘀。

2）方药

四物汤（《太平惠民和剂局方》）

组成：桃仁9克、红花6克、当归12克、赤芍12克、丹参15克、泽兰9克、三七（研末吞服）6克。

煎服法：成人中药常规煎煮服用。

3）中成药

阿魏酸哌嗪片

组成：阿魏酸哌嗪。

用法用量：口服，一次100～200毫克（2～4片），一日3次。

（5）浊毒证

1）治法：泄浊蠲毒。

2）方药

经验方

组成：大黄6克（后下）、崩大碗（积雪草）12克、红曲6克。

煎服法：成人中药常规煎煮服用。

3）中成药

尿毒清颗粒

组成：大黄、黄芪、桑白皮、苦参、白术、茯苓、白芍、制何首乌、丹参、车前草等。

用法用量：温开水冲服，每日4次，6、12、18时各服1袋（5克/袋），22时服2袋，每日最大服用量8袋。也可另定服药时间，但2次服药间隔勿超过8小时。

（张崇耀）

二十二、肝　硬　化

（一）病情概述

肝硬化是一种慢性、进行性、弥漫性肝病，是由各种病因引起肝细胞弥漫性坏死、再生，诱发纤维结缔组织增生，导致小叶结构破坏和假小叶重建。代偿期症状轻，缺乏特异性，以乏力、食欲减退出现较早，伴腹部不适、恶心、上腹隐痛等，肝脾轻度或中度增大。肝功能检查结果正常或轻度异常。失代偿期临床表现主要为肝功能减退和门脉高压症，同时有全身多系统症状。肝功能减退营养状况较差、消瘦、乏力、肝病面容；消化道症状恶心或呕吐，黄疸、出血倾向和贫血；食管和胃底、腹壁、痔丛静脉扩张，腹水等。古代中医文献中并没有肝硬化这个病名，但根据肝硬化的肝功能减退和门静脉高压所引起的主要症状和体征，以及该病不同程度的病变和临床表现，在中医称为"胁痛""积聚""鼓胀（蛊胀、单腹胀、蜘蛛蛊、水胀、酒鼓）"等。早期肝硬化属中医的胁痛、积聚范畴，晚期属"鼓胀"范畴。

中医认为，肝硬化的发生与湿热毒邪、饮食不节、素体虚弱等有关。外因多为湿热毒邪侵犯肝脏，致肝气郁滞，日久必致气血瘀滞。久病生瘀，瘀滞日久，肝失血营，肝肾精亏。饮食不节，损伤脾胃，气血生化无源，则致气血亏虚。气虚行血不力，血虚肝木失荣，肝失条达之性，日久也可致肝郁血瘀，饮酒过度，内生湿热，日久可致肝肾精亏，瘀血凝结而成肝硬化。另如疫毒虫疾，他脏疾病等，也可导致肝郁血瘀而致肝硬化。肝硬化的基本病机可概括为气滞血瘀、肝肾精亏。

西医学的"乙肝肝硬化、丙肝肝硬化、酒精性肝硬化、血吸虫性肝硬化、肝吸虫性肝硬化、自身免疫性及代谢性肝硬化"可参考本部分论治。

（二）诊断与治疗

1. 诊断要点

（1）目黄、身黄；面热而红或并蟹爪纹理、手掌鱼际部赤红；面色萎黄、面色晦暗；尿黄；面目虚浮、跗肿；体瘦神萎、口干唇燥；鼻衄、齿衄、皮下出血；呕血、黑便；腹大如鼓，青筋暴露；舌质红或暗淡或暗紫，苔薄白或薄黄、黄腻、白腻、少苔。

（2）嗳气不舒，言语无力，口中异臭。

（3）胁肋胀痛；胸腹痞满；口干苦、食少纳呆、恶心、神疲乏力、五心烦热，少寐多梦。

（4）胁下触及痞块；胁下触痛，脉弦细数或弦滑。

2. 辨证分型

（1）湿热内阻证：皮目黄染，黄色鲜明，恶心或呕吐，口干苦或口臭，胁肋灼痛，脘闷，或纳呆，或腹胀，小便黄赤，大便秘结或黏滞不畅，舌苔黄腻，脉弦滑或滑数。

（2）肝脾血瘀证：胁痛如刺，痛处不移，朱砂掌，或蜘蛛痣色暗，或毛细血管扩张，胁下积块，胁肋久痛，面色晦暗，舌质紫暗，或有斑点，脉涩。

（3）肝郁脾虚证：胁肋胀痛或窜痛，急躁易怒，喜太息，口干口苦，或咽部有异物感，纳差或食后胃脘胀满，腹胀，嗳气，乳房胀痛或结块，便溏，舌质淡红，苔薄白或薄黄，脉弦。

（4）脾虚湿盛证：纳差或食后胃脘胀满，便溏或黏滞不畅，腹胀，气短，乏力，恶心或呕吐，自汗，口淡不欲饮，面色萎黄，舌质淡，舌体胖或齿痕多，苔薄白或腻，脉沉细或细弱。

（5）肝肾阴虚证：腰痛或腰酸腿软，眼干涩，五心烦热或低烧，耳鸣、耳聋，头晕。眼花，胁肋隐痛，劳累加重，口干咽燥，小便短赤，大便干结，舌红少苔，脉细或细致。

（6）脾肾阳虚证：五更泻，腰痛或腰酸腿软，阳痿，早泄，耳鸣，耳聋，形寒肢冷，小便清长或夜尿频数，舌质淡胖，苔润，脉沉细或迟。

3. 鉴别诊断

鼓胀主要为肝、脾、肾受损，气血水互结于腹中。以腹部胀大为主，四肢肿不甚明显。晚期方伴肢体浮肿，兼见面色青晦，颈部有血痣赤缕、胁下癥积坚硬、腹皮青筋显露等。

水肿主要为肺、脾、肾功能失调，水湿泛溢肌肤。其浮肿多从眼睑开始，继则延及头面及肢体。或下肢先肿，后及全身，每见面色白、腰酸倦怠等，水肿较甚者亦可伴见腹水。

4. 治疗原则

早期肝硬化治疗重点是疏肝活血、行气化癥，以促进肝脏康复；晚期肝硬化治疗重点是调补肝肾、散瘀利水、清除湿毒。肝硬化在病情演变过程中可波及心、脾、肾、胆等脏腑，病机也演变复杂。临证必须把握肝硬化的基本病机，结合患者个体情况，才能做出正确的诊治。

5. 一般治疗

（1）劳逸结合，适寒温，防外感；调畅情志，避免诱发本病的病因。

（2）饮食有节：避免暴饮暴食，忌生冷、油腻、辛辣，禁醇酒，少食人工合成和含防腐剂的食物。肝硬化重视饮食调护，有"食治胜于药治，药补不如食补之说"。

（3）用药合理，告诫患者不应随意服药，以免服药不当加重肝脏负担和肝功能损伤。

（4）主要包括病原学的治疗如抗病毒、杀虫、戒酒、解毒及相关病因的对症治疗等。

（5）根据病情可选用中药穴位敷贴疗法、直流电药物离子导入治疗、结肠透析机辅助中药灌肠疗法、脐火疗法、生物信息红外肝病治疗仪等。

（6）适度体育锻炼：散步、打太极拳、八段锦以增强体质，提高机体抗病能力。

（7）情志护理对肝硬化患者疾病的恢复起到了至关重要的作用。患者多病情长、迁延难愈、并发症多，患者的生活质量严重下降。因此患者常会产生悲观、恐惧、绝望等不良情绪，导致患者常不配合治疗和护理，严重影响疾病的恢复。应使患者明白只有保持情绪稳定，做到情志舒畅，开散郁结之气才能得到最佳疗效，战胜疾病。

（三）药物处方

1. 湿热内阻证

（1）治法：清热利湿。

（2）方药

茵陈蒿汤（《伤寒论》）合中满分消丸（《兰室秘藏》）

组成：黄芩12克、黄连9克、知母12克、厚朴9克、枳实6克、陈皮12克、茯苓15克、猪苓9克、泽泻12克、白术12克、砂仁6克（后下）、干姜6克、姜黄9克、茵陈蒿15克、栀子9克、大黄6克（后下）。

加减：胃脘不适，苔厚腻，加藿香12克、佩兰12克、扁豆15克。病毒感染，黄疸明显，加露蜂房9克、虎杖15克、紫草12克、土茯苓15克、萆薢12克。

煎服法：成人中药常规煎煮服用。

（3）中成药

五味子颗粒

组成：五味子。

用法用量：开水冲服，一次10克，一日3次。

复方甘草片

组成：甘草流浸膏粉112.5毫克、阿片粉4毫克、樟脑2毫克、八角茴香油2毫克、苯甲酸钠2毫克。

用法用量：口服或含化，成人一次3～4片，一日3次。

水飞蓟素胶囊

组成：水飞蓟素。

用法用量：重症病例的起始治疗剂量，一次1粒（140毫克/粒），一日3次。维持剂量，一次1粒，一日2次。饭前用适量液体吞服。或遵医嘱。

双虎清肝颗粒

组成：金银花、虎杖、黄连、白花蛇舌草、蒲公英、丹参、野菊花、紫花地丁、法半夏、甘草、瓜蒌、枳实。

用法用量：口服，开水冲服。一次1～2袋，一日2次。或遵医嘱。

注意事项

甘遂消鼓贴外敷神阙穴配合特定电磁波谱（TDP）照射减轻腹水，黄疸者用茵陈蒿汤煎药液5～10毫升保留灌肠。

2. 肝脾血瘀证

（1）治法：活血软坚。

（2）方药

膈下逐瘀汤（《医林改错》）

组成：柴胡12克、当归12克、桃仁9克、五灵脂9克、炙山甲6克、地鳖虫9克、丹参15克、白茅根15克、大腹皮12克、茯苓15克、白术12克、郁金12克、白花蛇舌草15克、牡蛎15克、半枝莲12克。

加减：水肿明显，加泽兰12克、泽泻12克。

煎服法：牡蛎先煎，其他药物放置砂锅中，成人中药常规煎煮服用。

（3）中成药

大黄蟅虫丸（胶囊）

组成：熟大黄、土鳖虫（炒）、水蛭（制）、虻虫（去翅足，炒）、蛴螬（炒）、干漆（煅）、桃仁、苦杏仁（炒）、黄芩、地黄、白芍、甘草。

用法用量：成人口服，一次1～2丸，一日1～2次。

扶正化瘀胶囊

组成：丹参、发酵虫草菌粉、桃仁、松花粉、绞股蓝、五味子（制）。

用法用量：成人口服，一次5粒，一日3次，24周为一疗程。

复方鳖甲软肝片

组成：鳖甲（制）、莪术、赤芍、当归、三七、党参、黄芪、紫河车、冬虫夏草、板蓝根、连翘。

用法用量：成人口服，一次4片，一日3次，6个月为一疗程，或遵医嘱。

安络化纤丸

组成：地黄、三七、水蛭、僵蚕、地龙、白术、郁金、牛黄、瓦楞子、牡丹皮、大黄、生麦芽、鸡内金、水牛角浓缩粉。

用法用量：成人口服，一次6克，一日2次或遵医嘱，3个月为一疗程。

注意事项

肝硬化失代偿期患者的饮食应采用"三高一适量"原则，即高热量、高蛋白质、高维生素、适量脂肪的软食或半流质饮食，并根据病情变化及时调整，避免食入粗糙、尖锐、油炸和刺激性食物，以免损伤食管黏膜诱发出血。

3. 肝郁脾虚证

（1）治法：舒肝健脾。

（2）方药

柴胡疏肝散（《证治准绳》）合四君子汤（《太平惠民和剂局方》）

组成：柴胡12克、枳实3克、白芍3克、香附3克、白术9克、茯苓12克、陈皮6克、党参9克、牡蛎15克、鳖甲12克、三棱9克、莪术9克。

煎服法：鳖甲、牡蛎先煎，其他药物放置砂锅中，成人中药常规煎煮服用。

（3）中成药

茵栀黄口服液

组成：茵陈、栀子、黄芩苷、金银花提取物。

用法用量：口服，每次10毫升，每日3次。

赶黄草制剂

组成：赶黄草。

用法用量：取赶黄草干品2～3克，沸水冲泡后代茶饮。

苦黄注射液

组成：苦参、大黄、大青叶、茵陈、春柴胡。

用法用量：使用剂量应逐日增加，第1天10毫升、第2天20毫升、第3天30～60毫升。滴速不宜过快（30滴/分），每500毫升稀释液应在3～4小时缓慢滴入。

注意事项

肝硬化患者容易发生镁离子缺乏，应补充含镁量多的食物如绿叶蔬菜、豌豆、乳制品和谷类等。

4. 脾虚湿盛证

（1）治法：健脾利湿。

（2）方药

参苓白术散（《太平惠民和剂局方》）

组成：党参15克、白术12克、白扁豆15克、茯苓15克、泽泻12克、陈皮9克、山药12克、薏苡仁15克、苍术12克、桂枝6克、泽兰12克、猪苓12克。

煎服法：成人中药常规煎煮服用。

注意事项

（1）肝病患者胆汁合成和分泌减少，对脂肪的消化和吸收功能降低，摄入过多可在肝内沉积，使肝功能进一步受损，需要清淡饮食。

（2）大量腹水者卧床时可取半卧位，以使膈肌下降，有利于呼吸运动，减轻呼吸困难和心悸。

（3）选足三里、肝俞、阳陵泉、神阙艾灸治疗，健脾利水。

5. 肝肾阴虚证

（1）治法：滋养肝肾。

（2）方药

一贯煎（《续名医类案》）

组成：北沙参12克、麦冬12克、当归12克、生地黄15克、枸杞15克、川楝子9克、鳖甲12克（先煎）、天冬12克、地鳖虫6克、桃仁9克、丹皮9克。

煎服法：鳖甲先煎，其他药物放置砂锅中，成人中药常规煎煮服用。

（3）中成药

六味地黄丸

组成：熟地黄、山萸肉、干山药、泽泻、牡丹皮、白茯苓。

用法用量：每袋装10克，普通成人口服，一次1袋，一日3次。

注意事项

（1）《素问·五脏生成篇》说"故人卧则血归于肝"，卧床休息可以保证肝脏的血液供应，有利于肝细胞的修复、再生。

（2）要耐心细致做好思想工作，让患者知道卧床休息对疾病恢复的重要性。

（3）取得患者及家属密切配合，并做到周到的生活服务。

6. 脾肾阳虚证

（1）治法：温补脾肾。

（2）方药

附子理中丸（《太平惠民和剂局方》）合济生肾气丸（《济生方》）

组成：炮附子（先煎）9克、干姜9克、党参15克、白术12

克、猪苓9克、茯苓15克、泽泻12克、桂枝9克、赤芍12克、丹
参15克、莪术9克、甘草9克。

煎服法：附子开水先煎1小时，其他药物放置砂锅中，成人
中药常规煎煮服用。

（3）中成药

附子理中丸

组成：人参、干姜、甘草、白术、附子。

用法用量：普通成人口服，一次1袋，一日3次。

注意事项

（1）严密观察患者大小便情况，呕吐物颜色。

（2）呕吐物呈咖啡样，大便黑色或暗红色提示出血可能，需
要急救，以防出现大出血危及生命。

（张崇耀）

二十三、心　悸

（一）病情概述

心悸是指患者自觉心中剧烈跳动，惊惕不安，甚则不能自
主的一种病证，临证时根据病因及脏腑受累的不同，患者常伴胸
闷、气短、失眠、健忘、眩晕、耳鸣等症。病情较轻者为惊悸，
多呈一过性发作，病情较重者为怔忡，可呈持续性。

中医认为，心悸的发生多因体质虚弱、饮食劳倦、七情所
伤、感受外邪及药食不当等，以致气血阴阳亏损，心神失养，心
主不安，或痰、饮、火、瘀阻滞心脉，扰乱心神所致。体素虚弱
或久病劳倦过度，耗损心脾致心神失养，发为心悸；平素心虚胆
怯，突遇惊恐，心神动摇，不能自主而心悸；情志不遂气郁结化
火生痰，痰火扰心，心神失宁而心悸；感受外邪，痹证日久，复
感外邪，发为心悸；温病、疫毒正邪交争或正虚邪恋，心气受损
发为心悸；药食不当，蕴热化火生痰，痰火上扰心神则为悸，如

服用中药附子、乌头、麻黄等，西药锑剂、洋地黄、奎尼丁、阿托品、肾上腺素等，或补液过快、过多等均可导致心悸。

　　根据本病的临床表现，西医学各种原因引起的心律失常，如心动过速、心动过缓、早搏、心房颤动或扑动、房室传导阻滞、病态窦房结综合征、预激综合征及心功能不全、心肌炎、一部分神经症等，如表现以心悸为主症者，均可参照本部分内容辨证论治，同时结合辨病处理。

（二）诊断与治疗

1. 诊断要点

　　心悸诊断主要根据自觉症状，如心中悸动不安，或快或慢，或停或跳，节律不整，呈阵发性或持续不解，心悸不安，不能自主；伴有胸闷、心烦、睡眠、乏力、头晕、晕厥等症状。可见结代、缓沉、迟数等脉象。

2. 辨证分型

　　（1）心虚胆怯证：心悸伴有善惊易恐，失眠多梦易惊醒，恶闻声响，食少纳呆，苔薄白，脉细略数或细弦。心气虚损心阳不振见四肢不温、气短乏力，头晕目眩，动则为甚，静则悸缓。

　　（2）心血不足证：心悸气短，头晕目眩，失眠健忘，面色无华，倦怠乏力，纳呆食少，舌淡红，脉细弱。气阴两虚者见五心烦热，自汗盗汗，胸闷心烦，舌淡红少津，苔少或无，脉细数或结代。

　　（3）阴虚火旺证：心悸易惊，心烦失眠，五心烦热，口干，盗汗，思虑劳心则症状加重，伴耳鸣腰酸，头晕目眩，急躁易怒，舌红少津，苔少或无，脉象细数。肾阴亏虚，虚火妄动，遗精腰酸。

　　（4）心阳不振证：心悸不安，胸闷气短，动则尤甚，面色苍白，形寒肢冷，舌淡苔白，脉象虚弱或沉细无力。

　　（5）水饮凌心证：心悸眩晕，胸闷痞满，渴不欲饮，小便短少，或下肢浮肿，形寒肢冷，伴恶心，欲吐，流涎，舌淡胖，苔白滑，脉象弦滑或沉细而滑。兼见肺气不宣，肺有水湿者，咳喘，胸闷；脾肾阳虚者见因心功能不全而致浮肿、尿少、阵发性夜间咳喘或端坐呼吸。

（6）瘀阻心脉证：心悸不安，胸闷不舒，心痛时作，痛如针刺，唇甲青紫，舌质紫暗或有瘀斑，脉涩或结或代。夹痰湿重者胸满闷痛，痰多、苔浊腻。

（7）痰火扰心证：心悸时发时止，受惊易作，胸闷烦躁，失眠多梦，口干苦，大便秘结，小便短赤，舌红，苔黄腻，脉弦滑。

3. 鉴别诊断

（1）惊悸与怔忡：心悸可分为惊悸与怔忡。大凡惊悸发病，多与情绪因素有关，多为阵发性，病来虽速，病情较轻，实证居多，可自行缓解，不发时如常人。怔忡多由久病体虚，心脏受损所致，心中惕惕，不能自控，活动后加重，多属虚证，或虚中夹实。

（2）心悸与奔豚：二者均有心胸躁动不安。心悸为心中剧烈跳动，发自于心；奔豚乃上下冲逆，发自少腹。

4. 治疗原则

心悸首先应分虚实论治。虚证应予以补气、养血、滋阴、温阳；实证则应祛痰、化饮、清火、化瘀。但本病以虚实错杂为多见，且虚实的主次、缓急各有不同，故治当相应兼顾。同时，由于心悸均有心神不宁的病理特点，故应酌情配合安神宁心或镇心之法。

5. 一般治疗

（1）调情志，保持心情愉快，精神乐观，情绪稳定，避免情志过极为害，减少不良刺激。

（2）饮食有节，避免过饱、过饥，宜低脂低盐饮食。

（3）生活规律，防止外邪侵袭；劳逸结合，重症患者，应卧床休息，待症状消失后，也应循序渐进地增加活动量。

（4）针灸治疗选取内关、郄门、神门、厥阴俞、巨阙，毫针平补平泻。

（5）耳针法选交感、神门、心、脾、肝、胆、肾，毫针用轻刺激或王不留行籽贴压。

（6）本病病势缠绵，应坚持长期治疗。配合食补、药膳疗法等，增强抗病力；积极治疗原发病；结合心电监护及心脏彩色多普勒等检查，鉴别心脏功能性或器质性病变，积极准备好急救治疗。

（三）药物处方

1. 心虚胆怯证

（1）治法：镇惊定志，养心安神。

（2）方药

安神定志丸（《医学心悟》）

组成：龙齿15克、琥珀5克（吞服）、酸枣仁15克、远志12克、茯神12克、人参6克、茯苓15克、山药15克、天冬12克、生地黄15克、熟地黄15克、肉桂7克、五味子12克。

加减：心气虚损，心阳不振，加参附汤，重用人参、桂枝，加附子（先煎）。

煎服法：成人中药常规煎煮服用。

注意事项

（1）调情志，保持心情愉快，精神乐观，情绪稳定，避免精神刺激。

（2）避免惊恐。

2. 心血不足证

（1）治法：补血养心，益气安神。

（2）方药

归脾汤（《济生方》）

组成：黄芪15克、人参6克、白术12克、炙甘草6克、熟地黄15克、当归12克、龙眼肉12克、茯神15克、远志12克、酸枣仁15克、木香7克。

加减：热病后期损及心阴而心悸，加生脉散（人参、麦冬、五味子）。

煎服法：成人中药常规煎煮服用。

（3）中成药

柏子养心丸

组成：柏子仁、党参、炙黄芪、川芎、当归、茯苓、远志（制）、酸枣仁、肉桂、五味子（蒸）、半夏曲、炙甘草、朱砂。

用法用量：成人口服，一次60粒（6克），一日2次。

芪参益气滴丸

组成：黄芪、丹参、三七、降香油。

用法用量：成人口服，餐后半小时服用，一次1袋，一日3次。

注意事项

注重调补脾胃使气血生化有源。

3. 阴虚火旺证

（1）治法：滋阴清火，养心安神。

（2）方药

天王补心丹（《摄生秘剂》）

组成：生地黄15克、玄参12克、麦冬12克、天冬12克、当归12克、丹参15克、人参9克、炙甘草9克、黄连6克、茯苓12克、远志12克、酸枣仁15克、柏子仁20克、五味子9克、桔梗7克。

煎服法：成人常规煎煮服用。

（3）中成药

知柏地黄丸

组成：知母、黄柏、熟地黄、山萸肉、山药、茯苓、丹皮、泽泻。

用法用量：成人口服，一次1丸，一日2次。

注意事项

肾阴亏虚者用知柏地黄丸，阴虚而火热不明显者用天王补心丹。

4. 心阳不振证

（1）治法：温补心阳，安神定悸。

（2）方药

桂枝甘草龙骨牡蛎汤（《伤寒论》）合**参附汤**（《妇人良方》）

组成：桂枝12克、炙附子9克（开水先煎1小时）、人参9克（另煎兑服）、黄芪12克、麦冬12克、枸杞12克、炙甘草9克、龙骨15克（先煎）、牡蛎15克（先煎）。

煎服法：成人中药常规煎煮服用。

注意事项

服药忌生冷水果。

5. 水饮凌心证

（1）治法：振奋心阳，化气行水，宁心安神。

（2）方药

苓桂术甘汤（《金匮要略》）

组成：泽泻15克、猪苓12克、车前子12克、茯苓12克、桂枝9克、炙甘草12克、人参9克、白术15克、黄芪15克、远志9克、茯神12克、酸枣仁12克。

加减：兼肺气不宣者，加杏仁12克、前胡15克、桔梗9克、葶苈子12克、五加皮15克、防己7克；兼有脾肾阳虚下肢肿胀者，合真武汤加减。

煎服法：成人中药常规煎煮服用。

注意事项

低盐饮食。

6. 瘀阻心脉证

（1）治法：活血化瘀，理气通络。

（2）方药

桃仁红花煎（《素淹医案》）合桂枝甘草龙骨牡蛎汤（《伤寒论》）

组成：桃仁12克、红花9克、丹参12克、赤芍12克、川芎9克、延胡索12克、香附9克、青皮9克、生地黄15克、当归15克、桂枝9克、甘草6克、生龙骨15克、生牡蛎15克。

加减：痰湿重者，合瓜蒌薤白半夏汤（《金匮要略》）（瓜蒌壳12克、薤白9克、半夏12克）加减；络脉痹阻者，合丹参饮（《医宗金鉴》）（丹参15克、檀香9克、砂仁9克）加减。

煎服法：成人中药常规煎煮服用。

注意事项

（1）积极治疗原发病：胸痹、痰饮、肺胀、喘证、痹病等。

（2）及早发现变证、坏病的先兆症状，结合心电监护，积极准备做好急救治疗。

7. 痰火扰心证

（1）治法：清热化痰，宁心安神。

（2）方药

黄连温胆汤（《千金方》）。

组成：黄连12克、山栀12克、竹茹9克、半夏12克、胆南星9克、全瓜蒌12克、陈皮12克、生姜7克、枳实9克、远志12克、石菖蒲15克、酸枣仁15克、生龙骨15克、生牡蛎15克。

煎服法：成人中药常规煎煮服用。

注意事项

（1）节饮食，饮食宜营养丰富而易消化，低脂、低盐。

（2）忌过饥过饱、辛辣炙博、肥甘厚味之品。

（张崇耀）

二十四、心　衰

（一）病情概述

心衰主要临床表现为心悸、气喘、肢体浮肿。心衰属于中医学"心悸""喘证""水肿""胸痹"等范畴。

心衰的病因为先天禀赋不足或年老体衰、脏腑功能虚衰、忧思劳倦、六淫外邪侵袭、饮食所伤。病位在心，还可涉及肾、肝、脾、肺等脏腑。先天不足或患病日久，心气虚衰，或复感外邪，或情志刺激，或劳倦过度而使心体受损，心动无力，无法推动血液运行，心脉瘀滞，血脉不通，出现心悸、胸闷，进而疼痛；后瘀血阻滞，水运不畅，或阳虚无力正常蒸腾水液，可导致"心水"，出现喘憋、水肿、胸水等症状。病位在心，为本虚标实之证。

（二）诊断与治疗

1. 诊断要点

（1）主要临床表现为呼吸困难，胸闷，喘憋，胸痛，心悸，乏力，水肿。

（2）既往有心绞痛病史。

（3）常因劳累或情志刺激加重。

2. 辨证分型

（1）阴阳两虚：胸闷痛，心悸汗出、动辄气短，心烦不寐，耳鸣，腰膝酸软，尿少肢肿，舌淡紫黯或有瘀斑，苔少或花剥，脉沉细无力或结代。

（2）气阴两虚：心胸疼痛、心悸、短气喘促、倦怠懒言、面色少华，活动后加重，颧红汗出、咽干、五心烦热、口干少饮，舌质红，舌边紫黯或有瘀点、瘀斑，苔少或无，脉细数无力或细数结代。

（3）阳虚水泛：胸闷痛，水肿，小便短少，心悸，气促，咳嗽、咳稀白痰，甚则不能平卧，四肢厥冷、怯寒神疲，面色灰白，舌质绛紫或淡暗，苔白或腻，脉沉细涩或结代。

（4）痰浊壅滞：胸闷如窒而痛，气短喘促，肢体沉重，周身困重，形体肥胖、痰多，舌胖大苔浊腻，脉滑。

3. 鉴别诊断

悬饮与心衰：悬饮为胸胁胀痛，持续不解，多伴咳唾，转侧或呼吸时疼痛加重，肋间饱满，但伴咳嗽、咳痰等肺系证候明显，与心衰有所区别。

4. 治疗原则

心衰治疗要遵循活血利水、益阴温阳、补益心气的原则。

5. 一般治疗

（1）针刺内关、郄门、血海、太冲等。耳穴贴敷刺激心、脾、肾等穴，涌泉穴贴敷辨证对应中药方剂。

（2）调情志，避免情绪刺激。

（3）避免劳累。

（4）忌烟酒。

（三）药物处方

1. 阴阳两虚

（1）治法：益阴通阳、化瘀利水。

（2）方药

生脉饮（《医学启源》）合真武汤（《伤寒论》）

组成：人参9克、麦冬9克、五味子6克、炮附子1枚、茯苓9克、芍药9克、白术6克、生姜9克。

加减：水肿重，加葶苈子10克、猪苓10克，气虚明显加党参15克、黄芪30克。

煎服法：附子先煎45分钟，余药煎煮沸腾30分钟（以沸腾后计时）。

（3）中成药

复方丹参滴丸合生脉饮

组成：丹参、三七、冰片、党参、麦冬、五味子。

用法用量：普通成人口服，复方丹参滴丸一次10粒，一日3次；生脉饮一次10毫升，一日3次。

注意事项

（1）避风寒。

（2）服药时忌食鸭肉、螃蟹、黄瓜、苦瓜、菠菜、茄子、海带、香蕉、柿子、雪梨、西瓜等寒性食物。

2. 气阴两虚

（1）治法：益气养阴，活血通脉。

（2）方药

生脉饮合炙甘草汤（《伤寒论》）

组成：人参9克、麦冬9克、五味子6克、炙甘草12克、生姜9克、桂枝9克、生地黄50克、阿胶6克（烊化）、火麻仁10克、大枣10枚。

加减：阴虚潮热明显，加生地黄10克、知母10克。

煎服法：煎煮沸腾30分钟（以沸腾后计时）。

（3）中成药

参松养心胶囊

组成：人参、麦冬、山茱萸、丹参、炒酸枣仁、桑寄生、赤芍、土鳖虫、甘松、黄连、五味子、龙骨。

用法用量：普通成人口服，一次2～4粒，一日3次。

益心舒胶囊（片）

组成：人参、麦冬、五味子、黄芪、丹参、川芎、山楂。

用法用量：普通成人口服。一次3粒，一日3次（胶囊）；一次4片，一日3次（片剂）。

注意事项

（1）避免劳累。

（2）调情志，避免情绪激动。

3. 阳虚水泛

（1）治法：温阳利水化瘀。

（2）方药

真武汤合五苓散（《伤寒论》）

组成：炮附子1枚、茯苓9克、芍药9克、白术6克、生姜9克、猪苓9克、泽泻15克、白术9克、茯苓9克、桂枝6克。

加减：胸闷痛明显，可加瓜蒌15克、薤白10克、丹参15克。

煎服法：附子先煎45分钟，余药煎煮沸腾30分钟（以沸腾后计时）。

（3）中成药

芪苈强心胶囊

组成：黄芪、人参、黑顺片、丹参、葶苈子、泽泻、玉竹、桂枝、红花、香加皮、陈皮。

用法用量：普通成人口服，一次4粒，一日3次。

4. **痰浊壅滞**

（1）治法：健脾祛湿，化痰通络。

（2）方药

瓜蒌薤白半夏汤（《金匮要略》）

组成：瓜蒌12克、薤白9克、半夏9克、黄酒约70毫升。

加减：痰浊郁而化热，可用黄连温胆汤加郁金清热化痰、理气活血；痰热兼郁火，加海浮石9克、海蛤壳15克、栀子9克、竹沥20毫升化痰火；大便干结难下可加大黄6克、桃仁10克。

煎服法：煎煮沸腾30分钟（以沸腾后计时）。

（3）中成药

涤痰丸

组成：牵牛子、大黄、黄芩。

用法用量：普通成人口服，一次6克，一日1次。

注意事项

清淡饮食，忌食油腻。

（武晓寒）

二十五、不寐（失眠）

（一）病情概述

不寐是以长期不能获得正常睡眠为特征的一类病证，临床主要表现为睡眠时间、深度的不足，轻者入睡困难，或寐而不酣，时寐时醒，或醒后不能再寐，重则彻夜不寐，常影响人们的正常学习生活。

人之睡眠，由心神控制，而营卫阴阳的正常运作是保证心神调节睡眠的根本。中医认为，不寐的发生与饮食失节，情志失调，劳逸失度，久病体虚等相关。饮食不节损伤脾胃，《张氏医通·不得卧》论述："胃不和则卧不安也"，此外，浓茶、咖啡等也是造成不寐的因素。情志失常，喜怒哀乐等情志过极均可导致脏腑功能的失调，肝抑暴怒等常导致心肝火旺，扰动神魂不安而不寐；或由暴受惊恐，心虚胆怯，神魂不安，夜不能寐。劳逸失调；劳倦思虑太过损伤脾胃，以致心神失养而失眠。如《类证治裁·不寐》说："思虑伤脾，脾血亏损，经年不寐。"病后体虚；久病血虚，年迈血少，引起心血不足，心失所养，心神不安而不寐。

不寐病位主要在心，与肝、脾、肾密切相关。肝郁化火，或痰热扰心，神不守舍者以实证为主。心脾两虚，气血不足，或由心虚胆怯，或由心肾不交，水火不济，心神失养，神不安宁，多属虚证，但久病可表现为虚实兼夹，或为瘀血所致。

西医学的神经症、更年期综合征、慢性消化不良、贫血、动脉粥样硬化症等以不寐为主要临床表现时，可参考本部分内容辨证论治。

（二）诊断与治疗

1. 诊断要点

临床主要表现为睡眠时间、深度的不足，轻者入睡困难，或寐而不酣，时寐时醒，或醒后不能再寐，重则彻夜不寐为主要症状者可明确诊断。

2. **辨证分型**

（1）心肝火旺证：不寐多梦，甚则彻夜不眠，急躁易怒，伴头晕头胀，目赤耳鸣，口干而苦，不思饮食，便秘溲赤，舌红苔黄，脉弦而数。肝郁气滞明显者胸闷胁胀，善太息。

（2）痰火扰心证：心烦不寐，胸闷脘痞，泛恶嗳气，伴口苦，头重，目眩，舌偏红，苔黄腻，脉滑数。兼饮食停滞者，嗳腐吞酸，脘腹胀痛。

（3）心脾两虚证：不易入睡，多梦易醒，心悸健忘，神疲食少，伴头晕目眩，四肢倦怠，腹胀便溏，面色少华，舌淡苔薄，脉细无力。

（4）心肾不交证：心烦不寐，入睡困难，心悸多梦，伴头晕耳鸣，腰膝酸软，潮热盗汗，五心烦热，咽干少津，男子遗精，女子月经不调，舌红少苔，脉细数。

（5）心胆气虚证：虚烦不寐，触事易惊，终日惕惕，胆怯心悸，伴气短自汗，倦怠乏力，舌淡，脉弦细。心肝血虚，惊悸汗出者，肝不疏土，胸闷，善太息，纳呆腹胀者，心悸甚，惊惕不安者。

3. **鉴别诊断**

不寐应与一过性失眠、老年性少寐、疾病疼痛引起的失眠相区别。不寐是指单纯以失眠为主症，表现为持续的、严重的睡眠困难。若因一时情志影响或生活环境改变引起的暂时性失眠不属病态。至于老年人少寐早醒，无其他明显症状者多属正常生理状态。若因其他疾病疼痛导致失眠者，则应以治疗原发病因为主。

4. **治疗原则**

治疗当以补虚泻实，调整脏腑阴阳为原则。实证泻其有余，如疏肝泻火，清化痰热，消导和中；虚证补其不足，如益气养血，健脾补肝益肾。在此基础上安神定志，如养血安神、镇惊安神、清心安神。

5. 一般治疗

（1）不寐的治疗应该重视精神调摄，积极进行心理情志调整，克服过度的不良情绪，做到喜怒有节，保持精神舒畅。《内经》云："恬淡虚无，真气从之，精神内守，病安从来"，强调心性修养的重要性。

（2）指导患者建立有规律的作息制度，适量运动周流气血，促进身心健康。其次养成良好的睡眠习惯。晚餐要清淡，饥饱适宜，忌浓茶、咖啡及吸烟。

（3）气功养生导引等均是有益的运动方式。

（4）针灸治疗主穴选取照海、申脉、神门、印堂、四神聪、安眠；肝火扰心者，加行间、侠溪；心脾两虚者，加心俞、脾俞、足三里；心肾不交者，加太溪、水泉、心俞、脾俞；心胆气虚者，加丘墟、心俞、内关；脾胃不和者，加太白、公孙、内关、足三里。照海用补法，申脉用泻法，余穴位补虚泻实，毫针平补平泻。

（5）耳针法选皮质下、心、肾、肝、神门、垂前、耳背心。毫针刺或揿针埋藏或王不留行籽贴压。

（三）药物处方

1. 心肝火旺证

（1）治法：疏肝泻火，镇心安神。

（2）方药

龙胆泻肝汤（《医方集解》）

组成：龙胆草6克、黄芩9克、栀子9克、泽泻12克、车前子12克、当归15克、生地黄15克、柴胡9克、甘草9克、生龙骨15克、生牡蛎15克、灵磁石12克。

加减：肝郁气滞，加香橼12克、郁金12克、佛手15克、绿萼梅9克。

煎服法：成人中药常规煎煮服用。

（3）中成药

丹栀逍遥散

组成：牡丹皮、炒栀子、柴胡（酒制）、炒白芍、当归、炒白术、茯苓、薄荷、炙甘草。

用法用量：普通成人口服，一次1袋，一日3次。

注意事项

（1）调畅情志，克服过度的紧张、兴奋、焦虑、抑郁、惊恐、愤怒等不良情绪，做到喜怒有节，保持精神舒畅，尽量以放松、顺其自然的心态对待失眠。

（2）清淡饮食，忌食牛羊肉及辛辣刺激食物。

2. 痰火扰心证

（1）治法：清化痰热，和中安神。

（2）方药

参连温胆汤（《三因极一病症方论》）

组成：太子参20克、黄连9克、半夏12克、陈皮12克、茯苓15克、枳实9克。

加减：饮食停滞，加保和丸（连翘12克、栀子12克、神曲12克、焦山楂12克、莱菔子12克）。

煎服法：成人中药常规煎煮服用。

注意事项

（1）清淡饮食，忌食肥甘厚味。晚餐要清淡，不宜过饱，忌浓茶、咖啡及吸烟。

（2）睡前避免从事紧张和兴奋的活动，养成定时就寝的习惯。

（3）调畅情志，恬淡虚无。

3. 心脾两虚证

（1）治法：补益心脾，养血安神。

（2）方药

归脾汤（《正体类要》）

组成：人参6克、白术15克、甘草9克、当归15克、黄芪15克、远志12克、酸枣仁15克、茯神12克、龙眼肉9克、木香7克。

加减：不寐较重者，加五味子12克、夜交藤15克、合欢皮15克、柏子仁15克，或加生龙骨15克（先煎）、生牡蛎12克（先煎）、琥珀末3克（吞服）。

煎服法：成人中药常规煎煮服用。

（3）中成药

八珍丸

组成：党参、白术（炒）、茯苓、熟地黄、当归、白芍、川芎、甘草。

用法用量：普通成人口服，一次1袋，一日3次。

注意事项

建立有规律的作息制度，劳逸结合，避免过度劳作损伤心脾、暗耗心的阴血以致血不养心加重病情。

4. 心肾不交证

（1）治法：滋阴降火，交通心肾。

（2）方药

六味地黄丸（《小儿药证直诀》）合交泰丸（《韩氏医通》）

组成：熟地黄15克、山萸肉12克、山药12克、泽泻12克、茯苓12克、丹皮9克、黄连6克、肉桂3克。

煎服法：成人中药常规煎煮服用。

（3）中成药

天王补心丹

组成：人参、茯苓、玄参、丹参、桔梗、远志、当归、五味、麦门冬、天门冬、柏子仁、酸枣仁、生地黄。

用法用量：普通成人口服，一次1袋，一日3次。

注意事项

（1）注意睡眠环境的安宁，床铺要舒适，卧室光线要柔和，并减少噪声，祛除各种影响睡眠的外在因素。

（2）房劳有度。

5. 心胆气虚证

（1）治法：益气镇惊，安神定志。

（2）方药

安神定志丸（《医学心悟》）合酸枣仁汤（《金匮药略》）

组成：人参12克（另煎兑服）、茯苓15克、甘草9克、茯神15克、远志12克、龙齿15克、石菖蒲15克、川芎6克、酸枣仁12克、知母6克、白芍12克、当归12克、黄芪15克。

加减：心悸甚，惊惕不安，加生龙骨15克、生牡蛎15克重镇安神。

煎服法：成人中药常规煎煮服用。

注意事项

重视精神调摄和讲究睡眠卫生：积极进行心理情志调整，克服过度的紧张、兴奋、焦虑、抑郁、惊恐、愤怒等不良情绪，做到喜怒有节，保持精神舒畅，尽量以放松、顺其自然的心态对待失眠。

（张崇耀）

二十六、多　寐

（一）病情概述

多寐以正气不足为本，水湿、痰浊、瘀血为标，表现为时时欲睡，不分昼夜，呼之即醒，醒后复睡的一类病症，亦称"嗜睡""多眠"等。

心为君主之官，主神明，主血脉，心阳不足者，鼓动无力，血液运行不畅，神明失养，可表现为多寐。脾主运化水液，主吸收营养物质，是后天之本，主升清，脾胃虚弱者，气血生化乏源，更者脾主运化水湿，为生痰之源，脾虚则内生水湿痰浊，阻碍气血运行，二者相互作用，使气血不能上乘于脑，髓窍失于濡养，故见多寐。肾为先天之本，藏精，主骨生髓，肾阳有温煦全身的作用，可推动全身气血运行，肾阳不足者，气血运行乏力，髓窍失养，可致多寐。心、脾、肾三脏虚弱，均可生成瘀血，阻碍气血运行，而致多寐。故多寐主要与心、脾、肾三脏相关，标实主要为水湿、痰浊、瘀血阻滞脉络，蒙蔽心窍。

临证时西医学的神经症、某些神经病表现为嗜睡的，可参照本部分内容进行辨证施治。

（二）诊断与治疗

1. 诊断要点

（1）本病属于本虚标实，本虚主要为心、脾、肾阳气虚弱，标实主要为水湿、痰浊、瘀血，虚实夹杂。

（2）临床症状为时时欲睡，不分昼夜，呼之即醒，醒后复睡，神志清楚。

（3）四季均可发病。

2. 辨证分型

（1）湿盛困脾：嗜睡，头蒙如裹，疲乏，肢体困重无力，胸脘痞满，纳呆，泛恶。舌苔腻，脉濡。

（2）瘀血阻滞：神倦嗜睡，头痛，夜间加重，或有头部外伤史，舌质紫黯或有瘀斑，脉涩。

（3）脾气虚弱：嗜睡，倦怠乏力，饭后易困，伴食少，面色萎黄，大便溏薄。苔薄白，脉虚弱。

（4）阳气虚衰：倦怠嗜卧，精神萎靡，疲乏无力，畏寒肢冷，健忘，面色㿠白。舌淡苔薄，脉沉细无力。

3. 鉴别诊断

应与昏睡相鉴别：昏睡较嗜睡程度更重，需强刺激才能唤醒患者，患者精神恍惚，常有言语不清或答非所问的情况。

4. 治疗原则

该病主要责之于心、脾、肾三脏，可伴水湿、痰浊、瘀血三种病理产物，治疗上以扶正祛邪为要，要注意标本兼顾。

5. 一般治疗

（1）患者倦怠乏力明显，可带其晒太阳，以补充阳气。

（2）注意避免感受风寒。

（3）活动量应明显减少，日常饮食以易消化食物为主。

（三）药物处方

1. 湿盛困脾

（1）治法：燥湿健脾，醒神开窍。

（2）方药

平胃散（《简要济众方》）

组成：苍术10克、藿香10克、陈皮10克、厚朴10克、石菖蒲10克、生姜3片。

煎服法：药物放置砂锅中，用凉开水浸泡药物，加水量为超过药物表面约2厘米，浸泡30分钟，以药材浸透为度，武火煎煮，药物煎煮沸腾后再煎20～30分钟（均按沸后计算）即可，每剂药物连续煎煮3次合并药液，分2次温服。服用5～7剂后根据病情变化调整处方。此为成人中药常规煎煮方法。

注意事项

饮食以容易消化吸收为主，忌食生冷、黏腻、肥甘厚味等不易消化的食物，如西瓜、肥肉、年糕等。

2. 瘀血阻滞

（1）治法：活血通络。

（2）方药

通窍活血汤（《医林改错》）

组成：赤芍3克、川芎3克、桃仁10克、红花10克、老葱3

根、生姜3片、大枣5枚、麝香0.15克。

煎服法：前七味中桃仁打粉，老葱、生姜、大枣均切碎，放入250克黄酒中大火煮沸，文火煎煮1个小时以上，最后放入麝香，再煮沸2次，睡前服用一次即可。连服3天后，观察病情变化，调整处方。

注意事项

（1）需时刻关注患者病情变化，及时调整处方。

（2）若兼有高血压者，要及时配合降压药物。

（3）根据情况，可配合耳尖或十宣放血。

3. 脾气虚弱

（1）治法：健脾益气。

（2）方药

香砂六君子汤（《古今名医方论》）

组成：党参12克、茯苓10克、白术10克、半夏10克、陈皮10克、木香10克、砂仁3克、甘草6克。

煎服法：成人中药常规煎煮服用。注意砂仁在最后10分钟放入即可。

注意事项

脾气虚弱者，饮食以清淡，易消化为主。补益气血需缓缓图之，不可急功近利，增强脾胃负担。

4. 阳气虚衰

（1）治法：益气温阳。

（2）方药

附子理中丸（《太平惠民和剂局方》）合人参益气汤（《卫生宝鉴》）

组成：制附子10克、干姜10克、人参5克、炙黄芪15克、白术10克、熟地黄10克、五味子10克、炙甘草10克。

煎服法：成人中药常规煎煮服用。

注意事项

生活起居中，注意避免风寒等外来邪气。

（赵海凤）

二十七、盗　汗

（一）病情概述

盗汗是由于阴阳失调，腠理不固，而致汗液外泄失常，寐中汗出，醒来自止。

盗汗作为症状，可单独出现，也常伴于其他疾病中。病因主要有病后体虚、表虚受风、思虑烦劳过度、情志不舒等，主要病机为阴阳失调，腠理不固，以致汗液外泄失常。本证虚多实少，多为阴虚。属实证者，多由肝火或湿热郁蒸所致。虚实之间可兼见或相互转化，如邪热郁蒸，久则伤阴耗气，转为虚证；虚证亦可兼火旺或湿热。盗汗迁延日久则伤阳，以致出现气阴两虚或阴阳两虚之证。

西医学中甲状腺功能亢进、自主神经功能紊乱、风湿热、结核病等所致的盗汗可参考本部分辨证论治。

（二）诊断与治疗

1. 诊断要点

不因环境影响，在头面、颈胸，或四肢、全身汗出，睡中汗出，醒后汗止。

2. 辨证分型

（1）肺卫不固：汗出恶风，稍劳汗出尤甚，或半身、局部出汗，易感，体倦乏力，周身酸楚，面色㿠白无华，苔薄白，脉细弱。

（2）心血不足：寐中汗出，心悸少寐，神疲气短，面色无华，舌淡，脉细。

（3）阴虚火旺：夜寐汗出，五心烦热，或兼午后潮热，两颧色红，口渴，舌红少苔，脉细数。

（4）邪热郁蒸：蒸蒸汗出，汗质黏，汗出衣被黄染，面赤烘热，烦躁，口苦，小便色黄，舌苔薄黄，脉弦数。

3. 鉴别诊断

（1）脱汗与盗汗：脱汗表现为大汗淋漓，汗出如珠，常伴见语低息微，神疲，四肢厥冷，脉微欲绝或散大无力，为病势危急之候。其汗出情况及病情均较盗汗重。

（2）战汗与盗汗：战汗主要出现在急性热病过程中，伴见恶寒战栗，发热，烦躁，为邪正交争征象。一般病程较短，汗出热退即愈。与盗汗区别明显。

（3）黄汗与盗汗：黄汗汗出色黄，染衣着色，常伴见口中苦黏，渴不欲饮，小便不利，苔黄腻，脉弦滑等，与盗汗邪热郁蒸型相似，但汗出色黄程度更重。

4. 治疗原则

虚证可根据证候治以益气、养阴、补血、调和营卫；实证当清肝泻热，化湿和营；虚实夹杂者，适当兼顾。

5. 一般治疗

（1）虚证可予艾灸。

（2）慎起居，适寒温，注意锻炼，增强体质。

（3）忌烟酒。

（三）药物处方

1. 肺卫不固

（1）治法：益气固表。

（2）方药

桂枝加黄芪汤（《金匮要略》）或玉屏风散（《究原方》）

组成：桂枝、芍药各9克，甘草6克，生姜9克，大枣12枚，黄芪6克；防风30克，黄芪60克，白术60克。

加减：气虚甚加党参30克健脾补肺；兼阴虚，见舌红、脉细数者，加麦冬30克、五味子6克养阴敛汗；兼阳虚，加附子9克温阳敛汗；汗多者加浮小麦30克、龙骨30克、牡蛎30克固涩敛汗；伴半身或局部汗出者，可加甘麦大枣汤甘润缓急。

煎服法：沸腾后煎煮20分钟。

（3）中成药

玉屏风颗粒

组成：黄芪、炒白术、防风。

用法用量：普通成人口服，一次5克，一日3次。

注意事项

避免熬夜。

2. 心血不足

（1）治法：养血补心。

（2）方药

归脾汤（《济生方》）

组成：白术、茯神（去木）、黄芪（去芦）、龙眼肉、炒枣仁各18克，人参、木香（不见火）各9克，甘草（炙）6克，当归3克，远志（蜜炙）3克。

加减：血虚甚者，加制首乌15克、枸杞15克、熟地黄15克补益精血。

煎服法：煎煮沸腾30分钟（以沸腾后计时）。

（3）中成药

归脾丸

组成：党参、白术（炒）、炙黄芪、炙甘草、当归、茯苓、远志（制）、酸枣仁（炒）、龙眼肉、木香、大枣（去核）。

用法用量：口服，用温开水或生姜汤送服，水蜜丸每次6克，小蜜丸每次9克，大蜜丸每次1丸，每日3次。

注意事项

避免劳累。

3. 阴虚火旺

（1）治法：滋阴降火。

（2）方药

当归六黄汤（《兰室秘藏》）

组成：当归、生地黄、熟地黄、黄芩、黄柏、黄连各6克，黄芪12克。

加减：汗出多者，加浮小麦30克、牡蛎30克固涩敛汗；潮热甚者，加秦艽15克、银柴胡10克、白薇9克清虚退热；兼气虚者，加党参30克益气固表。

煎服法：煎煮沸腾30分钟（以沸腾后计时）。

（3）中成药

知柏地黄丸

组成：知母、熟地黄、黄柏、山茱萸（制）、山药、牡丹皮、茯苓、泽泻。

用法用量：普通成人口服，浓缩丸，一次8丸，一日3次。

注意事项

避免房劳过度。

4. 邪热郁蒸

（1）治法：清肝泻热，化湿和营。

（2）方药

龙胆泻肝汤（《医方集解》）

组成：龙胆草（酒炒）6克、黄芩（酒炒）9克、山栀子（酒炒）9克、泽泻12克、木通9克、车前子9克、当归（酒炒）8克、生地黄20克、柴胡10克、生甘草6克。

加减：里热甚者，小便短赤，加茵陈30克清解郁热。湿热内蕴而热势不盛者，可用四妙丸清热除湿。

煎服法：煎煮沸腾30分钟（以沸腾后计时）。

（3）中成药

龙胆泻肝丸

组成：龙胆草、栀子、黄芩、木通、泽泻、车前子、柴胡、甘草、当归、生地黄。

用法用量：普通成人口服，浓缩丸，一次8丸，一日2次。

注意事项

治疗中需注意调情志。

（武晓寒）

二十八、耳　　鸣

（一）病情概述

耳鸣是指在没有相应声源的环境中，患者却自觉耳内或颅内鸣响的一种感觉。耳鸣可为单侧或双侧，分为客观性耳鸣和主观性耳鸣。

肝主疏泄，可调节一身之气机运行，气机不畅，可致瘀血或血行不畅而致耳窍不得濡养，产生耳鸣；气滞则郁而化火，肝火随经络上袭清窍，而致耳鸣；气机不畅还可致气机上逆，气血逆乱扰于耳窍则耳鸣；心火亢盛，上扰耳窍，可致耳鸣；脾气不足，水谷精微不能上承耳窍，而致耳鸣；肾精亏虚，耳不能得到濡养，即可出现耳鸣；三焦气机不通畅，通调水道的功能失常会发耳鸣；三焦气机逆乱可致耳鸣；三焦气郁化热，或是外感热邪，邪扰清窍发为耳鸣。

临证时血管性耳鸣、神经性耳鸣，可参照本部分辨证施治。

（二）诊断与治疗

1. 诊断要点

自觉单侧或双侧耳部鸣响，可持续或间断，或有听力下降，可伴随情绪欠佳或睡眠差等。

2. 辨证分型

（1）实证

1）痰火郁结型：症见耳鸣，耳闷，或伴头晕眼花，胸闷脘痞，咳嗽有痰，痰黄稠难以咯出，口苦或口淡乏味，小便黄，大便干结；舌红，苔黄腻，脉滑数。

2）风热侵袭型：症见耳鸣，起病迅速，病程较短，可伴耳胀闷或听力下降，或伴有鼻塞、流涕等外感症状；舌红，苔薄黄，脉浮数。

3）肝火上扰型：症见耳鸣，多由情志不畅引起，晨起口苦咽干，面红目赤，小便黄，大便干，心烦不寐，胸胁胀痛，头痛或头晕；舌红苔黄，脉弦数有力。

4）瘀阻清窍型：症见耳鸣，起病或有爆震史，伴听力下降，头痛，或伴眩晕；舌暗红有瘀斑，脉细涩。

5）气郁闭窍型：耳鸣发病与情志不畅有关，常伴有耳闷、头痛或头昏沉，或伴胁肋胀痛，胸闷，善太息；舌红，苔黄或白，脉弦。

6）肝阳上亢型：表现为耳鸣，随情绪波动加重或减轻，常伴头晕，口苦口干，面目红赤，性情急躁易怒；舌红，苔黄，脉弦数。

（2）虚证

1）脾胃虚弱型：症见耳鸣，起病多由劳累或思虑过度引起，常在劳累后加重，或伴疲乏无力，腹部胀满，纳呆便溏；舌淡红边有齿痕，苔薄白，脉细。

2）肾精亏虚型：症见耳鸣日久，起病多由过劳或年老久病引起，常伴腰膝酸软，头目眩晕，发脱齿摇，夜尿次数增多，虚烦失眠；舌红少苔，脉沉细或细弱。

3）心血不足型：症见耳鸣，起病多由精神紧张或压力过大引起，心烦失眠，惊悸不安，注意力不能集中，面色无华；舌淡红，苔薄白，脉细弱。

4）肾阳亏虚型：症见耳鸣日久，畏寒肢冷，腰痛背冷，精神萎靡，夜尿频而清长；舌质淡胖，苔白滑，脉沉细弱。

5）肺气亏虚型：表现为耳鸣，久病体虚或劳累过度而诱发，常伴声低气短，倦怠乏力，动则喘促，或伴咳嗽；舌淡，苔薄白，脉细弱。

3. 鉴别诊断

耳部带状疱疹与耳鸣：耳部带状疱疹可见患侧耳鸣，但以灼痛为主症，伴见头痛，耳后乳突压痛，局部可见皮疹、水疱，耳鸣以自觉耳部鸣响为主症。

4. 治疗原则

耳鸣可见实证、虚证，实者逐痰降火、疏风清热、清肝泻火、活血祛瘀、开郁通窍、平肝潜阳；虚者补益脾胃、补肾填精、补益心血、温补肾阳、补肺益气。

5. 一般治疗

（1）针刺常用穴位有听会、耳门、听宫、风池、颈夹脊、三阴交、翳风、太溪等，根据辨证酌加本经或表里经穴。

（2）耳周穴位点按及头部顺经络刮痧治疗。

（3）耳穴压丸治疗，常用穴位耳、肾、皮质下、内分泌、肝。

（4）忌烟酒。

（三）药物处方

1. 实证

（1）痰火郁结型

1）治法：逐痰降火。

2）方药

礞石滚痰丸（《泰定养生主论》）

组成：煅金礞石15克、沉香3克、黄芩10克、熟大黄15克。

加减：痰热重，可加清热痰浙贝母10克、竹沥20毫升。

煎服法：金礞石先煎20分钟，余药成人中药常规煎煮服用。

3）中成药

礞石滚痰丸

组成：煅金礞石、沉香、黄芩、熟大黄。

用法用量：普通成人口服，一次6～12克，一日1次。

注意事项

忌食辛辣、海鲜、羊肉等食物。

（2）风热侵袭型

1）治法：疏风清热。

2）方药

桑菊饮（《温病条辨》）

组成：桑叶7.5克、菊花3克、杏仁6克、芦根6克、薄荷2.5克、甘草2.5克、连翘5克、桔梗6克。

加减：烦热口渴，舌红少津，配知母12克、天花粉15克清热生津，黄芩10克、山栀9克清热泻火；大便秘结，腑气不通，口舌生疮者，用黄连上清丸泄热通腑。

煎服法：成人解表药常规煎煮服用。

3）中成药

牛黄上清丸

组成：人工牛黄、薄荷、菊花、荆芥穗、白芷、川芎、栀子、黄连、黄柏、黄芩、大黄、连翘、赤芍、当归、地黄、桔梗、甘草、石膏、冰片。

用法用量：普通成人口服，一次1丸，一日2次。

牛黄清火丸

组成：大黄、黄芩、桔梗、牛黄、冰片、丁香、山药、雄黄、薄荷脑。

用法用量：普通成人口服，一次2丸，一日2次。

注意事项

忌食湿热性食物，如韭菜、香菜、辣椒、姜、葱、酒、牛羊肉、桂圆、荔枝、胡桃、橘子等。

（3）肝火上扰型

1）治法：清肝泻火通窍。

2）方药

龙胆泻肝汤（《医方集解》）

组成：龙胆草（酒炒）6克、黄芩（酒炒）9克、山栀子（酒炒）9克、泽泻12克、木通9克、车前子9克、当归（酒炒）8克、生地黄20克、柴胡10克、生甘草6克。

加减：头痛、口苦甚，加夏枯草10克、菊花10克；便秘加大黄6克、芒硝3克。

煎服法：成人中药常规煎煮服用。

3）中成药

龙胆泻肝丸

组成：龙胆草、栀子、黄芩、木通、泽泻、车前子、柴胡、甘草、当归、生地黄。

用法用量：普通成人口服，浓缩丸，一次8丸，一日2次。

注意事项

（1）饮食宜清淡。

（2）避免情志刺激。

（4）瘀阻清窍型

1）治法：活血祛瘀通窍。

2）方药

通窍活血汤（《医林改错》）

组成：赤芍3克、川芎3克、桃仁9克（研泥）、红枣7个（去核）、红花9克、老葱3根（切碎）、鲜姜9克（切碎）、麝香0.15克（绢包）。

加减：气虚，神疲乏力，少气自汗，加黄芪30克；畏寒肢凉，加附子6克、桂枝10克。

煎服法：麝香、生姜后下，余药成人中药常规煎煮服用。

注意事项

治疗中需注意调情志。

（5）气郁闭窍型

1）治法：开郁通窍。

2）方药

逍遥散（《太平惠民和剂局方》）

组成：甘草15克，当归、茯苓、白芍、白术、柴胡各30克。

煎服法：煎煮沸腾30分钟（以沸腾后计时）。

3）中成药

逍遥丸

组成：柴胡、当归、白芍、炒白术、茯苓、炙甘草、薄荷、生姜。

用法用量：口服。一次6～9克，一日1～2次。

红花逍遥颗粒

组成：柴胡、当归、白芍、炒白术、茯苓、炙甘草、薄荷、红花、皂刺。

用法用量：普通成人口服，一次3～6克，一日3次。

注意事项

（1）避免劳累。

（2）调情志。

（6）肝阳上亢型

1）治法：平肝潜阳通窍。

2）方药

镇肝熄风汤（《医学衷中参西录》）

组成：怀牛膝、生赭石（轧细）各30克，生龙骨（捣碎）、生牡蛎（捣碎）、生龟板（捣碎）、生杭芍、玄参、天冬各15克，川楝子（捣碎）、生麦芽、茵陈各6克，甘草4.5克。

煎服法：赭石、龙骨、牡蛎、龟板先煎20分钟，煎煮沸腾30分钟（以沸腾后计时）。

注意事项

（1）忌食辛辣发物。

（2）调情志。

2. 虚证

（1）脾胃虚弱型

1）治法：补益脾胃。

2）方药

补中益气汤（《内外伤辨惑论》）

组成：黄芪15克、人参（党参）15克、白术10克、炙甘草15克、当归10克、陈皮6克、升麻6克、柴胡12克、生姜9片、大枣6枚。

煎服法：煎煮沸腾30分钟（以沸腾后计时）。

3）中成药

补中益气丸

组成：黄芪、白术、陈皮、升麻、柴胡、人参、甘草、当归。

用法用量：普通成人口服，一次6克，一日2～3次。

注意事项

避免饮食不节，清淡饮食。

（2）肾精亏虚型

1）治法：补肾填精。

2）方药

二仙汤

组成：仙茅9克、仙灵脾9克、当归9克、巴戟天9克、黄柏4.5克、知母4.5克。

煎服法：煎煮沸腾30分钟（以沸腾后计时）。

3）中成药

耳聋左慈丸

组成：磁石（煅）、熟地黄、山药、山茱萸（制）、茯苓、牡丹皮、竹叶柴胡、泽泻。

用法用量：口服。水蜜丸一次6克；大蜜丸一次1丸，一日2次。

注意事项

避免房劳过度。

（3）心血不足型

1）治法：补益心血。

2）方药

归脾汤（《济生方》）

组成：白术、茯神（去木）、黄芪（去芦）、龙眼肉、炒枣仁各18克，人参、木香（不见火）各9克，甘草（炙）6克，当归3克，远志（蜜炙）3克。

煎服法：煎煮沸腾30分钟（以沸腾后计时）。

3）中成药

归脾丸

组成：党参、白术（炒）、炙黄芪、炙甘草、当归、茯苓、远志（制）、酸枣仁（炒）、龙眼肉、木香、大枣（去核）。

用法用量：口服，用温开水或生姜汤送服，水蜜丸每次6克，小蜜丸每次9克，大蜜丸每次1丸，每日3次。

注意事项

避免劳累。

（4）肾阳亏虚型

1）治法：温补肾阳。

2）方药

金匮肾气丸（《金匮要略》）

组成：地黄24克、山药12克、山茱萸12克、茯苓9克、牡丹皮9克、泽泻9克、桂枝3克、炮附子3克。

煎服法：附子先煎45分钟以上，余药煎煮沸腾30分钟（以沸腾后计时）。

3）中成药

金匮肾气丸

组成：地黄、山药、山茱萸（酒炙）、茯苓、牡丹皮、泽泻、桂枝、附子（制）。

用法用量：口服，4克～5克，一日2次。

（5）肺气亏虚型

1）治法：补肺益气。

2）方药

补肺汤（《永类钤方》）

组成：人参9克，黄芪24克，熟地黄24克，五味子6克，紫菀9克，桑白皮9克。

煎服法：煎煮沸腾30分钟（以沸腾后计时）。

注意事项

避风寒。

（武晓寒）

二十九、健　　忘

（一）病情概述

健忘又称喜忘、善忘、多忘，指记忆力减退，遇事善忘的一种病证，病位在脑，与心脾肾虚损，气血阴精不足有关，也有因气滞血瘀，痰浊上扰所致者。

本病基本病机为思虑过度，劳伤心脾，阴血暗耗，生化不足；或年老体衰，房劳过度，肾精亏耗，导致脑髓失养而发；也可因七情内伤，肝气不舒，痰瘀内阻，神明被扰所致。

本虚标实，虚多实少，虚实兼杂多见。西医学中神经衰弱、神经症、脑动脉硬化等疾病出现健忘症状者，可参照本部分辨证论治。

（二）诊断与治疗

1. 诊断要点

以较长时期内记忆力减退、遇事善忘、虽经尽力思索不能追忆为主要表现。情绪低落、抑郁或心理失常可为诱因。排除痴呆、中风、失眠、郁证、癫狂等疾病导致的记忆功能障碍。

2. 辨证分型

（1）心脾不足：健忘失眠，心悸神倦，纳呆气短，脘腹胀满，舌淡，脉细弱。

（2）心肾不交：遇事易忘，心悸怔忡，失眠多梦，头晕耳鸣，腰膝酸软，手足心热，潮热盗汗，遗精，舌红，少苔，脉细数。

（3）肾精亏耗：健忘，形体疲惫，腰酸腿软，头晕耳鸣，遗精早泄，五心烦热，舌红，脉细数。

（4）痰浊扰心：健忘嗜卧，头晕胸闷，呕恶，咳吐痰涎，苔腻，脉弦滑。

（5）血瘀痹阻：遇事善忘，心悸胸闷，言语迟缓，神思欠敏，呆钝，面色晦暗，唇色暗红，舌紫暗瘀斑，脉细涩或结代。

（6）肝气不舒：健忘头痛，头晕目眩，急躁易怒，胸闷胁痛，每因情绪变化而增减，舌苔薄白，脉弦。病机为肝气不舒，气血不畅，神明被扰。

3. 鉴别诊断

（1）健忘与痴呆：健忘指善忘前事，而思维意识仍属正常，与痴呆之智能减退、不晓其事可以鉴别。健忘病情较轻，也可以是痴呆早期表现之一，迁延不愈，部分患者可发展为痴呆。

（2）健忘与不寐：不寐可发生于任何年龄，健忘以老年人多见。不寐可兼见健忘，但多见于长期不寐者，一般病情较轻。

（3）健忘与郁证：郁证多见于中青年女性，健忘多见于老年男女。健忘可以是郁证中的兼证，但非主要表现；郁证经久不愈，健忘可加重。

4. 治疗原则

健忘以虚证多见，也见于邪实者。其虚者多责之于心、脾、肾之不足，其实者多为痰瘀内阻、扰乱神明。治疗以"虚则补之，实则泻之"为大法。气血亏虚可补益心脾；肾精亏虚，心肾不交可填精益髓，交通心肾；痰瘀内阻，气滞血瘀者，可疏肝健脾，化痰泄浊，活血化瘀。

5. 一般治疗

（1）针刺：主穴神门、内关、列缺、三阴交、足三里、百会。心脾两虚者，加心俞、脾俞、膈俞；心肾不交者，加心俞、劳宫、肾俞、太溪；肾精亏虚者，加心俞、肾俞、命门。虚证用补法或平补平泻法，实证用泻法。

（2）灸法：取穴少海、百会、足三里。每晚临睡前用艾条悬灸10～15分钟。

（3）推拿：取穴风池、印堂、人中等。使用一指禅按法、推法、揉法。

（4）食疗

1）核桃1个，生吃，一日2次，可增强记忆，消除疲劳，使大脑功能恢复正常。

2）远志粥：远志，泡、去心、去皮，研粉备用，一次10克。粳米200克煮粥，入远志粉搅匀，再煮二三沸，食之。适用于心脾不足证。

3）疗健忘粥：粳米100克，核桃仁25克、干百合10克、黑芝麻20克，水适量，用文火煮熟即可。滋阴补虚，健脑益智，适用于肾虚健忘者。

（三）药物处方

1. 心脾不足证

（1）治法：补益心脾。

（2）方药

归脾汤（《济生方》）

组成：人参9克、炙黄芪18克、白术18克、炙甘草6克、当归3克、龙眼肉18克、茯神18克、远志3克、酸枣仁18克、木香9克、生姜5片、大枣1枚。

加减：血虚甚者，加制首乌15克、枸杞15克、熟地黄15克补益精血。

煎服法：煎煮沸腾30分钟（以沸腾后计时）。

（3）中成药

归脾丸、合剂

组成：党参、炙黄芪、炒白术、炙甘草、当归、龙眼肉、茯神、远志、酸枣仁、木香、大枣。

用法用量：普通成人口服，一次6克，一日3次。

人参归脾丸

组成：人参、炙黄芪、炒白术、炙甘草、当归、龙眼肉、茯神、远志、酸枣仁、木香。

用法用量：普通成人口服，一次1丸，一日2次。

枣仁安神丸

组成：炒酸枣仁、丹参、五味子。

用法用量：普通成人口服，一次10～20ml，一日1次。

注意事项。

（1）饮食适当增加营养。

（2）避免劳累。

2. 心肾不交证

（1）治法：交通心肾。

（2）方药

交泰丸（《韩氏医通》）

组成：黄连18克、肉桂心3克。

加减：偏于心阴虚者，加玄参15克、天冬15克、五味子6克以滋阴宁心；心悸怔忡甚者，可酌加龙眼肉15克、柏子仁20克以养心安神；盗汗严重者，可加五味子15克、浮小麦30克以固表敛汗。

煎服法：煎煮沸腾20分钟（以沸腾后计时），肉桂后下，于煎煮好前10分钟放入。

（3）中成药

乌灵胶囊

组成：乌灵菌粉。

用法用量：普通成人口服，一次3粒，一日3次。

注意事项

（1）避免情绪波动。

（2）规律作息。

3. 肾精亏耗证

（1）治法：填精补髓。

（2）方药

河车大造丸（《诸证辨疑》）

组成：紫河车1具，龟板24克，熟地黄12克，人参6克，黄芪9克，白术9克，当归、酸枣仁、远志、白芍、山药、茯苓各4.5克，枸杞12克，鹿角48克。

加减：阴虚热盛可加生地黄15克、知母10克。

煎服法：煎煮沸腾30分钟（以沸腾后计时）。

（3）中成药

补肾益脑丸

组成：鹿茸、红参、熟地黄、枸杞、补骨脂、当归、川芎、牛膝、麦冬、五味子、炒酸枣仁、朱砂、茯苓、远志、玄参、山药。

用法用量：普通成人口服，一次8～12粒，一日2次。

4. 痰浊扰心证

（1）治法：化痰宁心。

（2）方药

温胆汤（《三因极一病证方论》）

组成：半夏6克、竹茹6克、枳实6克、陈皮9克、茯苓4.5克、炙甘草3克。

加减：胸闷脘痞、腹胀便溏明显者，加苍术9克、厚朴6克、陈皮10克、藿梗10克；恶心、呕吐者，加半夏9克、生姜10克；纳呆食少者，加麦芽15克、神曲15克。

煎服法：煎煮沸腾20分钟（以沸腾后计时）。

（3）中成药

复方苁蓉益智胶囊

组成：制何首乌、荷叶、肉苁蓉、地龙、漏芦。

用法用量：普通成人口服，一次4粒，一日3次。

注意事项

饮食宜清淡，忌食羊肉、海鲜等易生痰湿之品。

5. 血瘀痹阻证

（1）治法：活血化瘀。

（2）方药

血府逐瘀汤（《医林改错》）

组成：桃仁12克、红花9克、当归9克、生地黄9克、赤芍6克、川芎4.5克、川牛膝9克、柴胡3克、枳壳6克、桔梗4.5克、甘草6克。

加减：血瘀重者，可加全蝎3克、蜈蚣6克。

煎服法：煎煮沸腾20分钟（以沸腾后计时）。

（3）中成药

血府逐瘀丸

组成：桃仁、红花、当归、生地黄、赤芍、川芎、川牛膝、柴胡、枳壳、桔梗、甘草。

用法用量：普通成人口服，一次1～2丸，一日2次。

注意事项

治疗中需注意调情志。

6. 肝气不舒

（1）治法：疏肝理气。

（2）方药

柴胡疏肝散（《医学统旨》）

组成：柴胡6克、陈皮6克、白芍4.5克、枳壳4.5克、川芎4.5克、香附4.5克、炙甘草1.5克。

加减：日久化火而见心烦口苦、急躁易怒、舌苔黄、脉数者，去川芎，加牡丹皮6克、栀子9克、黄芩10克、石决明（先煎）30克、代赭石（先煎）15克，以清肝泻火，重镇潜降；食欲不振者，加麦芽15克、谷芽15克以消食和中；气郁化火伤及肝阴而见口干、目涩、舌红少津、脉弦细者，加北沙参15克、牡丹皮9克、石斛15克以清热养阴。

煎服法：煎煮沸腾30分钟（以沸腾后计时）。

（3）中成药

逍遥丸

组成：柴胡、当归、白芍、炒白术、茯苓、炙甘草、薄荷、生姜。

用法用量：口服。一次6～9克，一日1～2次。

红花逍遥颗粒

组成：柴胡、当归、白芍、炒白术、茯苓、炙甘草、薄荷、红花、皂刺。

用法用量：普通成人口服，一次3～6克，一日3次。

注意事项

（1）避免劳累。

（2）调情志。

（武晓寒）

三十、头　痛

（一）病情概述

头痛为临床常见的自觉症状，可见于多种疾病中，也可单独出现。本部分主要阐述内科病中以头痛为主症者。

本病病因多端，分外感和内伤两大类。外感头痛多因起居不慎，坐卧当风，感受风、寒、湿、热等外邪，而以风邪为主。风邪夹寒邪，凝滞血脉，络脉不通，不通则痛；若风邪夹热，风热上扰清空，可发头痛；风夹湿邪，阻遏阳气，蒙蔽清窍，可作头痛。内伤头痛多与肝、脾、肾三脏功能失调相关。肝失疏泄，气郁化火，肝阳上亢而致头痛；肝肾阴虚，肝阳偏亢可致头痛；房劳过度，或禀赋不足，肾精久亏，无以生髓，髓海空虚而致头痛；脾虚化源不足，气血亏虚，清阳不升，头窍失养而致头痛；脾失健运，痰浊内生，阻塞气机，气机不降上蒙清窍而致头痛；或头部外伤、久病入络，气血凝滞，脉络瘀阻而致瘀血头痛。

外感头痛属表实，病因为六淫邪气，病程短，预后较好；内伤头痛多起病缓慢，病程长，病性复杂。一般肝阳、痰浊、瘀血所致多属实证，气血亏虚、肾精不足所致属虚证，且虚实可相互转化，亦可虚实夹杂。

临证时血管性头痛、紧张性头痛、三叉神经痛、外伤后头痛、部分颅内疾病、神经症及某些感染性疾病、五官科疾病的头痛，可参照本部分辨证施治。

（二）诊断与治疗

1. 诊断要点

主要临床表现为头部疼痛。疼痛部位可发生在前额、两颞、巅顶、枕区或全头部。疼痛性质可见跳痛、刺痛、胀痛、闷痛、灼痛、昏痛、空痛、隐痛等。头痛发作可为突然发作、缓慢起病、反复发作、时痛时止。持续时间长短跨度大，可短至数分钟，亦可长期疼痛。外感头痛多有感受外邪病史，内伤头痛多有饮食不节、情志不调、劳倦、久病体虚等病史。

2. 辨证分型

（1）外感头痛

1）风寒头痛：头痛连及项背，有拘急感，常伴恶风畏寒，口不渴，舌苔薄白，脉浮紧。寒邪侵于厥阴经者，巅顶头痛，干呕，吐涎沫，四肢厥冷，苔白，脉弦；寒邪客于少阴经者，头痛，足寒，气逆，背冷，脉沉细。

2）风热头痛：头胀痛，甚则头痛如裂，发热或恶风，面红目赤，口渴喜饮，排便不畅，或便秘，溲赤，舌尖红，苔薄黄，脉浮数。

3）风湿头痛：头痛如裹，胸闷纳呆，周身困重，排便不畅或便溏，苔白腻，脉濡。

（2）内伤头痛

1）肝阳头痛：头昏胀痛，两侧重，心烦易怒，夜寐不安，口苦面赤，或兼胁肋痛，舌红苔黄，脉弦数。肝郁化火，肝火上炎，可见头痛剧烈，目赤，急躁，便秘溲黄；兼肝肾亏虚，水不涵木，可见头晕目涩，视物不明，遇劳加重，腰膝酸软。

2）血虚头痛：头隐痛，时昏沉，心悸，失眠，面色少华，神疲乏力，遇劳加重，舌淡，苔薄白，脉细弱。气虚明显可兼见气短，懒言，汗出恶风。阴血亏虚，阴不敛阳，肝阳上扰头晕明显。

3）痰浊头痛：头痛昏蒙，胸闷脘痞，呕恶纳呆，苔白腻，脉滑或弦滑。痰湿久郁化热，可见口苦便秘，舌红苔黄腻，脉滑数。

4）肾虚头痛：头空痛，眩晕耳鸣，腰膝酸软，神疲乏力，滑精带下，舌红少苔，脉细无力。肾阴亏虚，虚火上炎可见头面烘热，面颊红赤，时有汗出；肾阳不足可见畏寒，面色㿠白，四肢不温，腰膝无力，舌淡，脉细无力。

5）瘀血头痛：头痛经久不愈，痛如锥刺，痛处固定，舌紫暗，或见瘀斑、瘀点，苔薄白，脉细或细涩。

3. 鉴别诊断

（1）头痛与眩晕：头痛与眩晕作为症状可单独出现，也可同时并见，从病因看，头痛外感与内伤均可见，眩晕多以内伤为主。在临床表现上，头痛多实，眩晕多虚。

（2）一般头痛与真头痛：真头痛为头痛的一种特殊重症，特点为起病急，多表现为突发的剧烈头痛，持续性，阵发加重，手足逆冷至肘膝，甚则喷射呕吐，肢厥、抽搐，本病更为凶险。

4. 治疗原则

外感头痛属实证，风邪为主，治以疏风，兼散寒、清热、祛湿。内伤头痛多属虚证或虚实夹杂，虚者以滋阴养血，补肾填精为主；实证平肝、化痰、祛瘀。虚实夹杂者，兼顾之。

5. 一般治疗

（1）针刺。外感头痛常用风池、翳风、印堂、合谷，内伤头痛根据辨证选取各经穴，外感热证可予三棱针点刺放血，头部穴位点按＋顺经络刮痧治疗。

（2）外感头痛因外邪侵袭所致，注意休息，生活上应慎起居，适寒温，注意锻炼，增强体质，以御外邪。内伤所致者，宜情绪舒畅，避免情志刺激。肝阳上亢者，禁食肥甘厚腻、辛辣发物；肝火上炎者，可冷敷头部；痰浊者，饮食宜清淡；精血亏虚者，加强饮食调理，多食脊髓、牛乳等血肉有情之品。

（3）忌烟酒。

（三）药物处方

1. 外感头痛

（1）风寒头痛

1）治法：疏风散寒止痛。

2）方药

川芎茶调散（《太平惠民和剂局方》）

组成：川芎9克、荆芥12克、薄荷、防风12克、羌活12克、细辛、白芷、甘草6克。

加减：恶寒明显者，加麻黄6克、桂枝12克、川乌6克；寒邪侵袭厥阴经，见巅顶头痛，干呕，吐涎沫，四肢厥冷，苔白，脉弦者，用吴茱萸汤去人参，加藁本9克、川芎6克、细辛3克、法半夏9克；寒邪客于少阴经脉，见头痛，足寒，气逆，背冷，脉沉细，方用麻黄附子细辛汤加白芷10克、川芎9克。

煎服法：煎煮沸腾15分钟（以沸腾后计时）

3）中成药

川芎茶调颗粒

组成：川芎、荆芥、薄荷、防风、羌活、细辛、白芷、甘草。

用法用量：普通成人口服，一次3～6克，一日2次。

感冒软胶囊

组成：羌活、麻黄、桂枝、荆芥穗、防风、白芷、川芎、石菖蒲、葛根、薄荷、苦杏仁、当归、黄芩、桔梗。

用法用量：普通成人口服，一次1袋，一日3次。

正柴胡饮颗粒

组成：柴胡、陈皮、甘草、赤芍、生姜。

用法用量：普通成人开水冲服，一次1袋，一日3次。

防风通圣丸

组成：防风、荆芥穗、薄荷、麻黄、大黄、芒硝、栀子、滑石、桔梗、石膏、川芎、当归、白芍、黄芩、连翘、甘草、炒白术。

用法用量：普通成人口服，一次6克，一日2次。

注意事项

（1）易感风邪者，冬季可服玉屏风散（防风、黄芪、白术）预防。

（2）服药调理：趁温热服，服后避风覆被取汗，或进热粥、米汤以助药力。得汗、脉静、身凉为病邪外达之象。无汗是邪尚未祛。出汗后尤应避风，以防复感。

（3）服药时忌食鸭肉、螃蟹、黄瓜、苦瓜、菠菜、茄子、海带、香蕉、柿子、雪梨、西瓜等寒性食物。

（2）风热头痛

1）治法：疏风清热解表。

2）方药

芎芷石膏汤（《医宗金鉴》）

组成：川芎10克、白芷12克、生石膏30克、菊花10克、藁本10克、羌活15克。

加减：烦热口渴，舌红少津，重用石膏30克，配知母10克、天花粉15克清热生津，黄芩6克、山栀9克清热泻火；大便秘结，腑气不通，口舌生疮者，用黄连上清丸泄热通腑。

煎服法：石膏先煎30分钟，余药煎煮沸腾15分钟（以沸腾后计时）。

3）中成药

牛黄上清丸

组成：人工牛黄、薄荷、菊花、荆芥穗、白芷、川芎、栀子、黄连、黄柏、黄芩、大黄、连翘、赤芍、当归、地黄、桔梗、甘草、石膏、冰片。

用法用量：普通成人口服，大蜜丸，一次1丸，一日2次。

栀子金花丸

组成：栀子、黄连、黄芩、黄柏、大黄、金银花、知母、天花粉。

用法用量：普通成人口服。一次9克，一日1次。

羚羊感冒片

组成：羚羊角、牛蒡子、淡豆豉、金银花、荆芥、连翘、淡竹叶、桔梗、薄荷素油、甘草。

用法用量：普通成人口服，一次4～6片，一日2次。

注意事项

（1）夏令暑湿当令，可服藿佩汤（藿香、佩兰各5克，薄荷3克，鲜者用量加倍）。

（2）忌食湿热性食物，如韭菜、香菜、辣椒、姜、葱、酒、牛羊肉、桂圆、荔枝、胡桃、橘子等。

（3）风湿头痛

1）治法：祛风胜湿通窍。

2）方药

羌活胜湿汤（《脾胃论》）

组成：羌活6克、独活6克、藁本3克、防风3克、蔓荆子2克、川芎1.5克、炙甘草3克。

加减：胸闷脘痞、腹胀便溏明显者，加苍术9克、厚朴6克、陈皮12克、藿梗9克；恶心、呕吐者，加半夏9克、生姜10克；纳呆食少者，加麦芽15克、神曲15克。

煎服法：煎煮沸腾15分钟（以沸腾后计时）。

3）中成药

藿香正气水

组成：苍术、陈皮、厚朴、白芷、茯苓、大腹皮、生半夏、甘草浸膏、广藿香油、紫苏叶油。

用法用量：普通成人口服，一次5～10毫升，一日2次，用时摇匀。

祛暑丸

组成：茯苓、广藿香、紫苏叶、甘草、香薷、木瓜、檀香、丁香。

用法用量：普通成人口服，每次1丸，一日2次。

注意事项

饮食宜清淡，忌食辛辣发物。

2. 内伤头痛

（1）肝阳头痛

1）治法：平肝潜阳息风。

2）方药

天麻钩藤饮（《中医内科杂病证治新义》）

组成：天麻9克、钩藤12克、川牛膝12克、石决明18克、炒栀子9克、杜仲9克、黄芩9克、益母草9克、桑寄生9克、首乌藤9克、朱茯神9克。

加减：肝郁化火，加夏枯草6克、龙胆草6克；肝肾亏虚，头晕目眩，视物模糊，加枸杞子10克、山茱萸12克、女贞子12克；兼见肢体麻痹、震颤，加牡蛎30克、龙骨30克、珍珠母30克。

煎服法：钩藤后下（药煎好前10分钟加入），余药煎煮沸腾20分钟（以沸腾后计时）。

3）中成药

天麻钩藤颗粒

组成：天麻、钩藤、川牛膝、石决明、炒栀子、杜仲、黄芩、益母草、桑寄生、首乌藤、朱茯神。

用法用量：普通成人开水冲服，一次5克，一日3次。

注意事项

治疗中需注意调情志。

（2）血虚头痛

1）治法：养血滋阴，和络止痛。

2）方药

加味四物汤（《傅青主女科》）

组成：熟地黄9克、川芎9克、当归15克、白芍15克、炒白术15克、丹皮9克、延胡索3克、甘草3克、柴胡3克。

加减：兼见气虚明显，加党参15克、黄芪15克。

煎服法：煎煮沸腾30分钟（以沸腾后计时）。

3）中成药

当归补血丸

组成：当归、黄芪。

用法用量：普通成人开水冲服，一次5克，一日3次。

人参归脾丸

组成：党参、紫苏叶、葛根、前胡、茯苓、半夏（制）、陈皮、枳壳（炒）、桔梗、木香、甘草。

用法用量：普通成人口服，一次6～9克，一日2～3次。

注意事项

避免劳累。

（3）痰浊头痛

1）治法：健脾燥湿，化痰降逆。

2）方药

半夏白术天麻汤

组成：半夏4.5克、白术9克、天麻3克、茯苓3克、橘红3克、甘草1.5克。

加减：痰湿久郁化热，口苦便秘，舌红苔黄腻，脉滑数，加黄芩10克、竹茹20克、枳实10克、胆南星6克；胸闷、呕恶，加厚朴6克、枳壳12克、生姜10克。

煎服法：煎煮沸腾30分钟（以沸腾后计时）。

3）中成药

头痛宁胶囊

组成：土茯苓、天麻、制首乌、当归、防风、全蝎。

用法用量：普通成人口服，一次3粒，一日3次。

注意事项

忌食辛辣发物。

（4）肾虚头痛

1）治法：养阴补肾，填精生髓。

2）方药

大补元煎（《景岳全书》）

组成：人参10克、山药6克、熟地黄6～9克、杜仲6克、当归6～9克、山茱萸3克、枸杞6～9克、炙甘草3～6克。

加减：头痛而晕，头面烘热，面颊红赤，时汗出，属肾阴亏虚，虚火上炎者，去人参，加知母10克、黄柏6克或方用知柏地黄丸；头痛畏寒，面色㿠白，四肢不温，腰膝无力，舌淡，脉细无力，属肾阳不足者，用右归丸或金匮肾气丸加减。

煎服法：煎煮沸腾30分钟（以沸腾后计时）。

注意事项

避免房劳过度。

（5）瘀血头痛

1）治法：活血化瘀，通窍止痛。

2）方药

通窍活血汤（《医林改错》）

组成：赤芍3克、川芎3克、桃仁9克、红枣7个、红花9克、老葱3根、鲜姜9克、麝香0.15克。

加减：头痛较剧，久痛不已，加全蝎6克、蜈蚣9克、土鳖虫9克。

煎服法：煎煮沸腾30分钟（以沸腾后计时）。

3）中成药

通天口服液

组成：川芎、赤芍、天麻、羌活、白芷、细辛、菊花、薄荷、防风、茶叶、甘草。

用法用量：普通成人口服，一次10毫升，一日3次。

强力天麻杜仲胶囊

组成：天麻、杜仲、制草乌、黑顺片、独活、藁本、玄参、当归、地黄、川牛膝、桑寄生、羌活。

用法用量：普通成人口服，一次0.8～1.2克，一日2次。

注意事项

调情志，避免情绪激动。

（武晓寒）

三十一、眩 晕

（一）病情概述

眩是指眼花或眼前发黑，晕是指头晕甚或感觉自身或外界景物旋转，二者常同时并见，故统称为"眩晕"。轻者闭目即止；重者如坐车船，旋转不定，不能站立或伴有恶心、呕吐、汗出，甚则昏倒。

中医认为，本病的病因为肝气不畅郁结，气郁化火，肝阴耗伤，风阳易动，上扰头目，发为眩晕。若年高体虚房劳过度肾精亏虚，髓海不足，无以充盈于脑发为眩晕。嗜酒无度，过食肥甘，损伤脾胃，以致健运失司，水湿内停，积聚生痰，痰阻中焦，清阳不升，头窍失养，故发为眩晕。跌仆损伤，瘀血内阻跌仆坠损，头脑外伤，瘀血停留，阻滞经脉，而致气血不能上荣于头目，眩晕时作。历代医家对眩晕有精炼的概括论述，《内经》称之为"眩冒"，《素问·至真要大论》曰"诸风掉眩皆属于肝"，《灵枢·海论》曰"髓海不足则脑转耳鸣、胫酸眩冒"，《丹溪心法》曰"无痰则不作眩"，《景岳全书》曰"无虚不能作眩"，《医学正传》"眩运者中风之渐也"，对临证治疗均有重要指导意义。

眩晕是临床常见症状，可见于西医的多种疾病。凡梅尼埃病、高血压病、低血压、脑动脉硬化、椎-基底动脉供血不足、贫血、神经衰弱等临床表现以眩晕为主症者，均可参考本部分有关内容辨证论治。

（二）诊断与治疗

1. 诊断要点

眩晕的症状特点是：头晕目眩，视物旋转，轻者闭目即止，重者如坐车船，甚则仆倒。严重者可伴有头痛、项强、恶心呕吐、眼球震颤、耳鸣耳聋、汗出、面色苍白等表现。多有情志不遂、年高体虚、饮食不节、跌仆损伤等病史。

2. 辨证分型

（1）肝阳上亢：眩晕，耳鸣，头目胀痛，口苦，失眠多梦，遇烦劳郁怒而加重，甚则仆倒，颜面潮红，急躁易怒，肢麻震颤，舌红苔黄，脉弦或数。

（2）痰湿中阻：眩晕，头重昏蒙，或伴视物旋转，胸闷恶心，呕吐痰涎，食少多寐，舌苔白腻，脉濡滑。风痰上扰眩晕较甚，呕吐频作，视物旋转；若痰郁化火，则头痛头胀，心烦口苦，渴不欲饮，舌红苔黄腻，脉弦滑者。

（3）瘀血阻窍：眩晕、头痛，兼见健忘、失眠、心悸、精神不振、耳鸣耳聋、面唇紫暗，舌暗有瘀斑，脉涩或细涩。

（4）气血亏虚：眩晕动则加剧、劳累即发、面色㿠白、神疲乏力、倦怠懒言、唇甲不华、发色不泽、心悸少寐、纳少腹胀，舌淡苔薄白，脉细弱。若中气不足，清阳不升，兼见气短乏力，纳少神疲，便溏下坠，脉象无力；卫表亏虚见自汗时出、易于感冒，兼见心悸怔忡、少寐健忘者、血不养心。

（5）肾精不足证：眩晕日久不愈、精神萎靡、腰酸膝软、少寐多梦、健忘、两目干涩、视力减退；或遗精滑泄、耳鸣齿摇；或颧红咽干，五心烦热，舌红少苔，脉细数；或面色㿠白，形寒肢冷，舌淡嫩；肝肾阴虚症见五心烦热，潮热颧红，舌红少苔，脉细数。

3. 鉴别诊断

眩晕与中风、厥证鉴别：中风以猝然昏仆，不省人事，口舌歪斜，半身不遂，失语，或不经昏仆，仅以㖞僻不遂为特征。眩晕之仆倒无半身不遂及不省人事、口舌歪斜诸症。厥证以突然昏仆，不省人事，四肢厥冷为特征，发作后可在短时间内苏醒。严重者可一厥不复而死亡。

4. 治疗原则

眩晕治疗以补虚泻实，调整阴阳为治疗原则。实证当平肝潜阳，清肝泻火，化痰行瘀。虚者当滋养肝肾，补益气血，填精生髓。

5. 一般治疗

（1）调情志，劳逸结合，饮食有节。避免不良情绪刺激，防止暴饮暴食，过食肥甘醇酒及过咸伤肾之品，尽量戒烟戒酒，避免体力和脑力的过度劳累。

（2）眩晕发病后要及时治疗，注意休息，严重者当卧床休息；避免突然剧烈的体位改变和头颈部运动，以防眩晕症状的加重发生昏仆。有眩晕史者，当避免剧烈体力活动，避免高空作业。

（3）针灸治疗

1）实证：选取穴位风池、百会、内关、太冲、行间、侠溪、太溪、头维、丰隆、中脘、阴陵泉。毫针泻法。

2）虚证：选取穴位风池、百会、肝俞、肾俞、足三里、脾俞、胃俞、悬钟、三阴交。毫针平补平泻。

3）耳针法：选取穴位肾上腺、皮质下、额。毫针刺用中等强度，或用揿针埋藏或用王不留行籽贴压。

（三）药物处方

1. 肝阳上亢证

（1）治法：平肝潜阳，清火息风。

（2）方药

天麻钩藤饮（《杂病诊治新义》）

组成：天麻9克、石决明15克、钩藤12克、牛膝9克、杜仲12克、桑寄生15克、黄芩9克、山栀12克、菊花9克、白芍12克、龙胆草9克、丹皮12克、夏枯草12克。

加减：肝风上扰，加羚羊角2克（研末兑服）、生龙骨15克、生牡蛎15克、全蝎3克、蜈蚣2克。

煎服法：石决明先煎，钩藤后下，余药成人中药常规煎煮法。

（3）中成药

天麻素片

组成：每片含主要成分天麻素25毫克。

用法用量：成人普通剂量，口服，一次50～100毫克，一日3次。

注意事项

（1）保持心情舒畅，情绪稳定，防止七情内伤。

（2）有眩晕史者，避免剧烈体力活动，避免高空作业防止发生意外。

2. 痰湿中阻证

（1）治法：化痰祛湿，健脾和胃。

（2）方药

半夏白术天麻汤（《医学心悟》）

组方：半夏12克、陈皮9克、白术12克、薏苡仁15克、茯苓12克、天麻6克。

加减：风痰上扰，加代赭石15克（先煎）、竹茹6克、生姜9克、旋覆花9（包煎）；若痰郁化火，加黄连12克、枳实9克、竹茹9克。

煎服法：成人中药常规煎煮服用。

注意事项

饮食有节，防止暴饮暴食，过食肥甘醇酒及过咸伤肾之精，尽量戒烟戒酒。

3. 瘀血阻窍

（1）治法：祛瘀生新，活血通窍。

（2）方药

通窍活血汤（《医林改错》）

组成：川芎12克、赤芍12克、桃仁12克、红花9克、白芷9克、菖蒲12克、老葱6克、麝香0.03克（吞服）、当归12克、地龙9克、全蝎3克。

加减：气虚血瘀，加党参15克、茯苓12克、炒白术12克、黄芪15克、当归12克；寒凝血瘀，加附子9克（开水先煎1小时）、桂枝9克。

煎服法：附片开水先煎1小时，余药混合，再煎煮沸腾30分钟。服药后，避风寒，忌生冷水果。

注意事项

应避免和消除能导致眩晕发生的各种内、外致病因素。

4. 气血亏虚证

（1）治法：补益气血，调养心脾。

（2）方药

归脾汤（《济生方》）

组成：党参15克、白术12克、黄芪15克、当归12克、熟地黄15克、龙眼肉6克、大枣6克、茯苓12克、炒扁豆12克、远志9克、枣仁9克。

加减：若中气不足，合用补中益气汤；卫表亏虚，加玉屏风散；血不养心，合柏子养心丸（柏子仁12克、合欢皮12克、夜交藤15克）

煎服法：成人中药常规煎煮服用。

注意事项

注意劳逸结合，避免体力和脑力的过度劳累。

5. 肾精不足证

（1）治法：滋养肝肾，益精填髓。

（2）方药

左归丸（《景岳全书》）

组成：熟地黄 15 克、山萸肉 12 克、山药 12 克、龟板胶 7 克（烊化）、鹿角胶 7 克（烊化）、紫河车 3 克（研末吞服）、杜仲 12 克、枸杞子 12 克、菟丝子 12 克、牛膝 12 克。

煎服法：龟板胶、鹿角胶烊化兑服，余药成人中药常规煎煮法。

（3）中成药

加鳖甲丸（《金匮要略》）

组成：鳖甲（炙）、芍药、枳实（炙）、人参、槟榔、大黄、桂心、橘皮。

用法用量：普通成人口服，一次 1 袋，一日 3 次。

金锁固精丸（《医方集解》）

组成：沙苑子（炒）、芡实（蒸）、莲子、莲须、龙骨（煅）、牡蛎（煅）。

用法用量：普通成人口服，一次 1 袋，一日 3 次。

注意事项

避免房劳过度。

（张崇耀）

三十二、癫　痫

（一）病情概述

癫痫是一种反复发作性神志异常病证，俗称"羊癫风"。临床表现以突然意识丧失，甚则仆倒，不省人事，强直抽搐，口吐涎沫，两目上视或口中怪叫，移时苏醒，一如常人为特征。发作前可伴眩晕、胸闷等先兆，发作后常有疲倦乏力等症状。

朱丹溪《丹溪心法·癫》云："无非痰涎壅塞，迷闷孔窍"，强调痰迷心窍引发本病。中医认为，本病主要责之于惊恐，多由于突受大惊大恐，致气机逆乱，或因先天因素、脑部外伤、饮食不节、劳累过度，或患他病之后，造成脏腑失调，痰浊阻滞，气机逆乱，风阳内动所致，尤以痰邪作祟最为重要。病理因素总以痰为主，每由风、火触动，痰瘀内阻，蒙蔽清窍而发病。

癫痫以心脑神机失用为本，风、火、痰、瘀致病为标。本病与五脏均有关联，主要责之于心肝，顽痰闭阻心窍，肝经风火内动是癫痫的主要病机特点。久发耗伤精气，可致心肾亏虚或气血不足，而见心脾两虚，则治愈较难，甚至可致神情呆滞，智力减退。

（二）诊断与治疗

1. 诊断要点

典型发作时表现为突然昏倒、不省人事、两目上视、四肢抽搐、口吐涎沫，或有异常叫声等，或仅有突然呆木、两眼瞪视、呼之不应，或头部下垂、肢软无力、面色苍白等。局限性发作可见多种形式，如口、眼、手等局部抽搐而无突然昏倒，或凝视，或语言障碍，或无意识动作等。发作时间数秒至数分钟自止。发作突然，醒后如常人，醒后对发作时情况不知，反复发作。发作前可有先兆症状如眩晕、胸闷；任何年龄、性别均可发病，但多在儿童期、青春期或青年期发病，可有家族史，每因惊恐、劳累、情志过极等诱发。

2. 辨证分型

（1）风痰闭阻证：发病前常有眩晕、头昏、胸闷、乏力、痰多、心情不悦等症状或诱因。发作呈多样性，或见突然跌倒、神志不清、抽搐吐涎，或伴尖叫与二便失禁，或短暂神志不清、双目发呆、茫然所失、谈话中断、持物落地，或精神恍惚而无抽搐，舌质红、苔白腻、脉多弦滑有力。

（2）痰火扰神证：发作时昏仆抽搐、吐涎，或有吼叫，平时急躁易怒、心烦失眠、咳痰不爽、口苦咽干、便秘溲黄。病发后症情加重、彻夜难眠、目赤、舌红苔黄腻，脉弦滑而数。

（3）瘀阻脑络证：平素头晕头痛、痛有定处、常伴单侧肢体抽搐，或一侧面部抽动、颜面口唇青紫，舌质暗红或有瘀斑，舌苔薄白，脉涩或弦。多继发于颅脑外伤、产伤、颅内感染性疾患后，或先天脑发育不全。

（4）心脾两虚证：反复发作、神疲乏力、心悸气短、失眠多梦、面色苍白、体瘦纳呆、大便溏薄，舌质淡，苔白腻，脉沉细而弱。

（5）心肾亏虚证：癫痫频发、神思恍惚、心悸、健忘失眠、头晕目眩、两目干涩、面色晦暗、耳轮焦枯不泽、腰膝酸软、大便干燥，舌质淡红苔薄白，脉沉细而数。

3. 鉴别诊断

癫痫与中风、厥证、痉证鉴别：

（1）癫痫与中风均有突然仆倒，昏不知人等主症，但癫痫有反复发作史，发时口吐涎沫，两目上视，四肢抽搐，或作怪叫声，可自行苏醒，无半身不遂、口舌歪斜等症；而中风则仆地无声，昏迷持续时间长，醒后常有半身不遂等后遗症。

（2）厥证除见突然仆倒，昏不知人主症外，还有面色苍白，四肢厥冷，或见口噤，握拳，手指拘急，而无口吐涎沫，两目上视，四肢抽搐和病作怪叫之兼症。

（3）痉证多见持续发作，伴有角弓反张，身体强直，经治疗恢复后或仍有原发疾病的存在。

4. 治疗原则

癫痫治宜分标本虚实。频繁发作以治标为主，着重清泻肝火、豁痰息风、开窍定癫痫；未发作则补虚以治其本，宜益气养血、健脾化痰、滋补肝肾、宁心安神。

5. 一般治疗

（1）饮食宜清淡，多吃素菜，少食肥甘之品，切忌过冷过热、辛温刺激的食物，以减少痰涎及火热的滋生。保持精神愉快，避免精神刺激，怡养性情，起居有常，劳逸适度。保证充足的睡眠时间，保持大便通畅。

（2）发作时注意观察神志的改变，抽搐的频率，脉搏的快慢与节律，舌之润燥，瞳孔之大小，有无发绀及呕吐，二便是否失禁等情况，并详加记录。对昏仆抽搐的患者，凡有义齿者均应取下，并用裹纱布的压舌板放入患者口中，防止咬伤唇舌，同时加用床档，以免翻坠下床，防止呕吐物痰液误吸。

（3）休止期患者不宜驾车、骑车，不宜高空水上作业，避免疾病突发产生意外。

（三）药物处方

1. 风痰闭阻证

（1）治法：涤痰息风，开窍定痫。

（2）方药

定痫丸（《医学心悟》）

组成：天麻9克、全蝎5克、僵蚕12克、浙贝母15克、胆南星9克、姜半夏15克、竹沥6克、石菖蒲9克、琥珀2克（吞服）、茯神12克、远志9克、茯苓神12克、陈皮9克、丹参12克、生龙骨15克、生牡蛎15克、磁石12克、珍珠12克。

加减：眩晕，目斜视，加生龙骨15克、生牡蛎15克、磁石12克、珍珠母12克。

煎服法：生龙骨、生牡蛎、磁石、珍珠先煎。余药成人中药常规煎煮服用。

注意事项

（1）调情志。

（2）清淡饮食，避免肥甘厚味。

2. 痰火扰神证

（1）治法：清热泻火，化痰开窍。

（2）方药

龙胆泻肝汤（《兰室秘藏》）合涤痰汤（《医方集解》）

组成：龙胆草9克、青黛2克（包煎）、芦荟6克、大黄5克（后下）、黄芩9克、栀子9克、姜半夏12克、胆南星9克、木香5克、枳实7克、茯苓12克、橘红9克、石菖蒲12克、郁金12克。

加减：肝火动风之势，加石决明15克、钩藤12克、地龙9克、全蝎3克（吞服）。

煎服法：石决明先煎，钩藤后下，余药成人中药常规煎煮服用。

注意事项

避免精神刺激，怡养性情，起居有常，劳逸适度。

3. 瘀阻脑络证

（1）治法：活血化瘀，息风通络。

（2）方药

通窍活血汤（《医林改错》）

组成：赤芍12克、川芎9克、桃仁9克、红花9克、麝香0.15克（吞服）、老葱6克、地龙9克、僵蚕9克、全蝎3克、半夏12克、炙南星9克、竹茹9克。

加减：痰涎偏盛，加茯苓12克、陈皮9克。

煎服法：成人中药常规煎煮服用。

注意事项

（1）痫病往往迁延日久，缠绵难愈，预后较差。

（2）若反复频繁发作，少数年幼患者智力发育会受到影响，出现智力减退，甚至成为痴呆；或因发作期痰涎壅盛、痰阻气道，易造成痰阻窒息等危证，必须及时进行抢救。

4. 心脾两虚证

（1）治法：补益气血，健脾宁心。

（2）方药

归脾汤（《正体类要》）

组成：人参6克（另煎兑服）、茯苓12克、白术12克、炙甘草9克、陈皮9克、姜半夏12克、当归12克、丹参12克、熟地黄15克、酸枣仁12克、远志9克、五味子9克、生龙骨15克、生牡蛎9克。

加减：痰浊盛而恶心呕吐痰涎者，加炙南星12克、姜竹茹9克、瓜蒌12克、石菖蒲12克、旋覆花12克；便溏者，加炒薏苡仁20克、炒扁豆12克、炮姜6克。

煎服法：成人中药常规煎煮服用。

注意事项

注意休息，避免熬夜。

5. 心肾亏虚证

（1）治法：补益心肾，潜阳安神。

（2）方药

左归丸（《景岳全书》）合天王补心丹（《校注妇人良方》）

组成：熟地黄15克、山药12克、山萸肉12克、菟丝子12克、枸杞子12克、怀牛膝12克、生牡蛎15克（先煎）、鳖甲12克（先煎）、鹿角胶7克（烊化）、龟板胶9克（烊化）、麦冬12克、天冬12克。

加减：神思恍惚持续时间长者，加阿胶6克（烊化）；心中烦热者，加焦山栀12克、莲子7克；大便干燥者，加玄参、花粉、当归、火麻仁各12克。

煎服法：牡蛎、鳖甲先煎，鹿角胶、龟板胶烊化。余药提前煎煮法。

注意事项

避免放劳过度，调养生息。

（张崇耀）

三十三、痴　呆

（一）病情概述

痴呆主要表现为记忆和认知功能进行性退化。轻者可见反应迟钝，遗忘近事，寡言少语，但有生活常识，能自理。重者遗忘明显，包括远事、近事，甚至不记得生活常识，思维混乱，时空混淆，不识亲友，言语错乱，神情淡漠或烦躁，生活完全不能自理。好发于老年人，致残率高。

该病主要因为正气不足，或年老肾衰，或禀赋不足，或后天失养，以及七情内伤、久病邪留导致髓海失充，神机失用。该病病理性质以虚为本，以实为标。病位在脑，主要与心、肝、脾、肾密切相关。根本在于肾虚使髓海失养，可见心血亏虚、肝不藏血、脾虚气血乏源等多种病理变化，导致精髓无源，髓海失充，而成痴呆。

本病为脾肾亏虚，气血不足，髓海不充，导致神志失养。正虚日久，气血亏乏，脏腑功能失调，气血运行不畅，或积湿为痰，或留滞为瘀，加重病情，出现虚中夹实证。标实为痰、瘀、火、毒内阻，上扰清窍。痰瘀日久可损及心脾肝肾气血阴精，致脑髓渐空，转化为虚或见虚实夹杂。若痰热瘀积，日久生毒，损伤脑络，可致病情恶化而成毒盛正衰之证。标实主要在于痰浊、瘀血、火扰、毒邪等侵袭人体，上扰清窍，发为痴呆。临证中本虚标实相互兼夹，还可相互转化，需辨证施治。

临证时西医学的阿尔茨海默病、血管性痴呆、路易体痴呆、额颞叶痴呆等表现上述症状者，可参照本部分内容进行辨证施治。

（二）诊断与治疗

1. 诊断要点

该病好发于老年人，主要表现为记忆障碍，轻者可见短期记忆障碍，重者可合并长期记忆障碍。可伴有失算，定向不能等症，严重者可不识亲友，失语（如命名困难），失用（如运动性失用）等，严重影响日常生活，不能自理。该病多起病隐匿，发展缓慢，病程较长，也有少数突然起病者，或呈波动样、阶梯样进展，该类患者多有脑卒中、脑外伤等病史。

神经心理学检查、日常生活能力量表、脑MRI、脑脊液检查等有助于该病临床诊断。

2. 辨证分型

该病根据病情进展情况可分为平台期、波动期和下滑期。

（1）平台期

1）髓海不足：记忆减退，定向不能，重者失认，失用，头部空痛，腰膝酸软，行动缓慢。舌瘦色淡，脉沉细。

2）脾肾亏虚：记忆减退，失认失算，腰膝酸软，少气懒言，纳呆，腹痛隐隐，喜温喜按，或五更泻，或二便失禁。舌淡白，舌体胖大，苔白，脉沉细弱，两尺尤甚。

3）气血不足：记忆减退，行动迟缓，寡言少语，疲乏无力，面唇无华，爪甲苍白，纳谷不香，大便溏薄。舌质淡胖有齿痕，脉细弱。

（2）波动期

1）痰浊蒙窍：记忆减退，反应迟钝，身体困重，咳嗽痰多，纳呆呕恶，腹部胀满不适。面色㿠白，气短乏力，舌体胖大有齿痕，苔腻浊，脉弦滑。

2）瘀阻脑络：多有头部外伤史，或脑卒中病史。表现为记忆减退，反应迟钝，或行为怪异，不合常理，或头部刺痛，夜间加重，面色晦黯。舌质黯紫，有瘀点瘀斑，苔薄白，脉细弦或涩。

3）心肝火旺：记忆减退，认知损害，心烦易怒，口干口苦，口气臭秽，舌上生疮，双目干涩，头晕头痛，筋惕肉𥆧，溲赤便干。舌质黯红，舌苔黄或黄腻，脉弦滑或弦细而数。

（3）下滑期：毒损脑络，反应迟钝，表情呆滞，不识事物，面色秽浊，或兼面红微赤，口气臭秽，口中黏腻秽浊，溲便黄干或二便失禁，肢体颤动，舌强寡语或言辞颠倒，狂躁不宁，生活完全不能自理。舌绛少苔，或舌黯或舌有瘀斑，苔厚腻、腐苔，或见秽浊，脉弦数或滑数。

3. 鉴别诊断

（1）痴呆与郁证：二者均可有脑外伤或脑卒中病史，均可表现为反应迟钝，表情淡漠，沉默寡言等。但郁症神经心理学检查提示记忆和认知功能正常，病情与情绪波动关系明显，用抗抑郁药物治疗有效。痴呆一般起病缓慢，进行性发展，或突然起病，阶梯样加重，临床表现以记忆减退为主，严重者可伴随认知功能障碍，抑郁情绪可有可无，神经心理学检查证实记忆和认知功能异常。

（2）痴呆与健忘：二者均可表现为记忆力减退，但健忘一般不涉及生活常识，不至于生活不能自理，一般无渐进加重，神经心理学检查提示增龄性记忆减退或记忆正常。痴呆为记忆减退呈进行性加重，严重者可伴认知功能障碍，并经神经心理学检查提示有记忆和认知功能异常，影像学可见器质性脑改变。但健忘可以是痴呆的早期表现。二者需认真甄别。

（3）痴呆与癫病：二者均可表现为神情淡漠，沉默寡言或喃喃自语，静而少动，但癫病主要是一种精神失常疾病，痴呆则是记忆减退，认知障碍，不能参与正常的工作生活。癫病日久也有继发痴呆者，但癫病在前，痴呆在后。

4. 治疗原则

本病属于本虚标实，虚实夹杂，虚证当补肾健脾生髓。实证当化痰、祛瘀、降火、解毒以开窍醒神，尤以化痰开窍为重。

5. 一般治疗

（1）严重者部分或全部生活不能自理，需要家属照料。家属的悉心照料尤为重要，可以使患者更放松，一定程度上延缓病情进展。

（2）脑外伤或脑卒中患者，积极处理原发疾病，对痴呆的预后有很重要的意义。

（三）药物处方

1. 平台期

（1）髓海不足

1）治法：滋补肝肾，生髓养脑。

2）方药

七福饮（《景岳全书》）

组成：熟地黄10克、当归12克、人参5克、白术10克、远志10克、杏仁10克、鹿角胶5克、龟甲胶克5克、阿胶5克。

加减：伴心烦溲赤，舌红少苔，脉细弦数者，肾精不足，心阴虚火旺，可用六味地黄汤（熟地黄15克、山茱萸12克、山药12克、丹皮10克、泽泻10克、茯苓10克）加丹参10克、莲子心10克、石菖蒲10克；舌红苔黄腻者，伴随痰热之邪，阻碍心窍，可改用清心滚痰丸，待痰热化净，再投滋补之剂。

煎服法：成人中药常规煎煮方法。其中人参属于贵重药材，需单独煎煮，最后兑入成品药液即可。鹿角胶、龟甲胶、阿胶均需烊化后兑入药液中。

注意事项

本方滋腻，加重脾胃负担，素来脾虚者需减量。

（2）脾肾亏虚

1）治法：温补脾肾，养元安神。

2）方药

还少丹（《杨氏家藏方》）

组成：熟地黄10克、山茱萸10克、肉苁蓉10克、巴戟天10克、杜仲10克、枸杞10克、怀牛膝10克、小茴香10克、茯苓10克、山药10克、大枣3枚、人参5克、石菖蒲10克、远志10克、五味子10克。

加减：纳呆呕恶，脘腹胀满，舌苔黄腻者，中焦蕴有痰热，宜温胆汤加味（半夏9克、竹茹10克、枳实10克、陈皮10克、炙甘草10克、茯苓10克、栀子10克、黄芩6克），待痰热祛除，再用补法。

煎服法：成人中药常规煎煮服用。

注意事项

可酌情配合艾灸治疗，中脘、足三里、肾俞、命门轮流温灸，以温补脾肾。

（3）气血不足

1）治法：益气健脾，养血安神。

2）方药

归脾汤（《济生方》）

组成：人参5克、黄芪15克、白术10克、茯神10克、龙眼肉10克、酸枣仁30克、远志10克、木香10克。

加减：伴腰膝酸软，潮热盗汗，多梦者，为脾虚及肾，可加熟地黄10克、山茱萸10克、肉苁蓉10克、巴戟天5克、茴香5克补肾气。

煎服法：人参单煎，其他药物按照成人中药常规煎煮方法。

注意事项

要保证睡眠，必要时可以精神药物辅助入睡，有助于脾肾之气恢复。

2. 波动期

（1）痰浊蒙窍

1）治法：化痰开窍，养心安神。

2）方药

洗心汤（《辨证录》）

组成：半夏10克、陈皮10克、石菖蒲10克、人参5克、制附子10克、茯神10克、酸枣仁30克、神曲10克、甘草6克。

加减：言语颠倒，歌笑不休，甚至反喜污秽，此为肝郁化火，用转呆汤（人参6克、苏木9克、半夏9克、石菖蒲10克、麦冬10克、杏仁10克、丹参10克、桔梗10克、淡竹叶10克）。

煎服法：人参另煎，制附子先煎2小时以上，其他药物成人中药常规煎煮服用。

注意事项

饮食忌辛辣刺激、生冷、肥甘厚味之品。

（2）瘀阻脑络

1）治法：活血化瘀，通窍醒神。

2）方药

通窍活血汤（《医林改错》）

组成：桃仁10克、红花10克、赤芍10克、川芎10克、石菖蒲10克、郁金10克、全蝎3克、蜈蚣3克、天麻10克、三七6克、葱白10克、生姜3片。

加减：久病，神疲乏力，面色萎黄，此为气血不足，加当归10克、生地黄10克、党参10克、黄芪10克补血益气；伴头痛，双目干涩，腹胀呕恶，此为血瘀化热，肝胃火逆，加钩藤10克、菊花10克、夏枯草10克、竹茹10克清肝和胃。

煎服法：全蝎、蜈蚣、三七打粉冲服，其他药物成人中药常规煎煮服用。

注意事项

瘀血阻于脑络，若有脑卒中或脑外伤病史，必要时中西医结合行手术治疗。

（3）心肝火旺

1）治法：清心平肝，安神定志。

2）方药

天麻钩藤饮

组成：天麻10克、钩藤10克、石决明10克、龟甲10克、夜交藤10克、珍珠粉1克、川牛膝10克、黄芩6克、黄连6克、栀子10克、茯神10克、芦荟10克、玄参10克。

加减：口齿不清者去玄参，加石菖蒲10克、郁金10克；便秘加生大黄5克或玄参10克、生首乌10克、玄明粉10克；急躁易怒、眠差多梦，去黄芩、栀子，加龙胆10克、莲子心2克、丹参10克、酸枣仁15克、合欢皮10克；伴口眼歪斜者，可合用牵正散（白附子5克、白僵蚕5克、全蝎3克）；肢体麻木或半身不遂，去龟甲、夜交藤，加地龙10克、羌活10克、独活10克、桑枝10克；痰热盛加天竺黄10克、郁金10克、胆南星5克清热化痰；热结便秘加酒大黄5克、全瓜蒌10克、枳实10克、厚朴10克通腑泻热；热毒炽盛，毒损脑络，病情波动者，可用黄连解毒汤（黄连9克、黄芩6克、黄柏6克、栀子9克）加生地黄10克、玄参10克、石菖蒲10克、远志10克、合欢皮10克，或服中成药安宫牛黄丸；久病血瘀者，加桃仁10克、红花10克、赤芍10克、川芎10克、穿山甲6克或穿破石30g活血化瘀。

煎服法：石决明、龟甲先煎半小时，钩藤最后10分钟放入，珍珠粉冲服，其他药物成人中药常规煎煮服用。

注意事项

伴肢体麻木或半身不遂者，可配合普通针刺（手足阳明经选穴）和现代康复疗法。

3. 下滑期

（1）治法：清热解毒，通络达邪。

（2）方药

黄连解毒汤合用安宫牛黄丸。

组成：黄连9克、黄芩6克、黄柏6克、栀子9克，安宫牛黄丸建议使用中成药。

加减：若有胸闷腹胀、纳呆呕恶等痰热征象者，可酌加涤痰之品，如天竺黄10克、石菖蒲10克、郁金10克、胆南星5克等；若热结便秘，可加大黄5克、全瓜蒌10克等通腑泻热；若热毒入营，神志错乱，可加生地黄10克、玄参10克、水牛角粉2克或羚羊角粉1克、生地黄10克、丹皮10克，或全蝎3克、蜈蚣3克凉营解毒、化瘀通络。

　　煎服法：前4味药成人中药常规煎煮服用，安宫牛黄丸每日1粒。

注意事项

　　该阶段毒邪已侵入脑络，常伴有神志错乱，生活完全不能自理，身边时刻需要人照顾，防范意外事件。

（赵海凤）

三十四、抑　郁　症

（一）病情概述

　　抑郁症是由于情志不舒、气机郁滞所致。临床表现主要为心情抑郁，情绪不宁，胸胁胀痛，或易怒喜哭，或咽中如物梗塞，不寐等。抑郁症为西医病名，中医无抑郁症病名，根据临床表现及症状归属在"癫证、百合病、脏躁"等范畴论治。历代中医论述本病有详细记载，《素问·六元正纪大论》曰"木郁达之、火郁发之、土郁夺之、金郁泄之、水郁折之"，《金匮要略》有郁证的"脏躁及梅核气"证治方药沿用至今。《丹溪心法》记载六郁"气、血、火、食、湿、痰"，创制六郁汤、越鞠丸等相应的治疗方剂。明代《医学正传》首先采用郁证这一病证名称。《景岳全书》着重论述了怒郁、思郁、忧郁三种郁证的证治。病因为情志失调、体质易患。概括郁证的基本病机为气机郁滞导致肝失疏泄、脾失健运、心失所养，脏腑阴阳气血失调。病位主要在肝，可涉及心、脾、肾。病理性质初起属实，日久属虚或见虚实夹杂。郁证初起病变以气滞为主，常兼血瘀、化火、痰结、食滞等实证。病久则易由实转虚损耗脏腑气血阴阳，形成心、脾、肝、肾亏虚的不同证候。

（二）诊断与治疗

1. 诊断要点

本病多发于青中年女性。有反复长久的不良情绪经历，患者大多数有忧愁、焦虑、悲哀、恐惧、愤懑等情志内伤的病史。以忧郁不畅、情绪不宁、胸胁胀满疼痛为主要临床表现，或有易怒易哭，或咽中如有炙脔吞之不下、咯之不出的特殊症状，无其他病证的症状及体征。

2. 辨证分型

（1）肝郁脾虚证：精神抑郁，胸胁胀满，多疑善虑，喜太息，纳呆，消瘦，稍事活动便觉倦怠，脘痞嗳气，大便时溏时干，或咽中不适，舌苔薄白，脉弦细或滑。

（2）肝郁气滞证：精神抑郁，胸胁作胀或脘痞，面色晦暗，嗳气频作，善太息，夜寐不安，月经不调，舌质淡，苔薄白，脉弦。

（3）心脾两虚证：善思多虑不解，胸闷心悸，神疲，失眠，健忘，面色萎黄，头晕神疲倦息，自汗，纳谷不化，便溏。舌质淡苔白，脉细。

（4）肾虚肝郁证：情绪低落，烦躁兼兴趣索然，神思不聚，善忘，忧愁善感，胁肋胀痛，时有太息，腰酸背痛，性欲低下，脉沉细弱或沉弦。

（5）肝胆湿热证：烦躁易怒，胸胁胀满，多梦，耳中轰鸣，头晕头胀，腹胀，口苦，咽有异物感，恶心，小便短赤，舌质红，舌苔黄腻，脉弦数或滑数。

3. 鉴别诊断

抑郁症需要同以下疾病鉴别。

（1）慢性咽炎：郁证中梅核气应注意和慢性咽炎鉴别。梅核气多见于青中年女性，因情志抑郁而起病，自觉咽中有物梗塞，但无咽痛及吞咽困难，咽中梗塞的感觉与情绪波动有关。慢性咽炎则以青中年男性发病较多，因感冒、长期烟酒及嗜食辛辣食物而引发，咽部除有异物感外尚觉咽干、灼热、咽痒。咽部症状与情绪无关。

（2）噎膈：梅核气应当与噎膈相鉴别。噎膈多见于中老年人，男性居多，梗塞的感觉主要在胸骨后的部位，吞咽困难的程度日渐加重，做食管检查常有异常发现。

4. 治疗原则

"理气开郁、调畅气机、怡情易性"是治疗郁病的基本原则。实证理气开郁，根据辨证是否兼有血瘀、痰结、湿滞、食积等而分别采用活血、降火、祛痰、化湿、消食等法。虚则补之，宜养心安神或补益心脾或滋养肝肾。虚实夹杂者补虚泻实。

5. 一般治疗

（1）精神治疗对郁证有极为重要的作用。调畅情志、恬惔虚无，解除致病原因，使患者正确认识和对待自己的疾病，并结合语言暗示、诱导，对控制发作、解除症状有良好效果。

（2）针灸治疗

1）肝郁脾虚证：选取穴位期门、太冲、丰隆、脾俞、足三里、天突。随证配穴胸胁痞闷者加内关，腹胀、便溏者加上巨虚、天枢。针用补泻兼施法，每日1次，每次留针30分钟，10次为1个疗程。

2）肝郁气滞证：选取穴位百会、印堂、神门、内关、太冲、大陵、肝俞、太冲、期门。针刺用泻法，肝俞平补平泻，每日1次，每次留针30分钟，10次为1个疗程。

3）心脾两虚证：选取穴位神门、心俞、脾俞、三阴交、足三里、中脘、章门。随证配穴兼郁闷不舒者加内关、太冲。针用补法，加艾灸穴位心俞、脾俞、足三里，每日1次，每次留针30分钟，10次为1个疗程。

4）肾虚肝郁证：选取穴位太冲、期门、内关、膻中、关元、肾俞。随证配穴偏阳虚者，加志室、命门以温肾助阳，引火归元。偏阴虚者，加三阴交、太溪以滋补肾阴培精固本。腰膝疲软者，加腰阳关。针用补泻兼施法，每日1次，每次留针30分钟。

（3）饮食有节，避免进食生风动火饮食，扰乱心神。

（三）药物处方

1. 肝郁脾虚证

（1）治法：疏肝健脾，化痰散结。

（2）方药

逍遥散（《太平惠民和剂局方》）合半夏厚朴汤（《金匮要略》）

组成：柴胡12克、白术15克、白芍12克、当归12克、茯苓12克、薄荷9克、煨姜9克、炙甘草7克、法半夏12克、厚朴9克、紫苏叶12克。

加减：嗳气频作，脘闷不舒，加旋覆花9克、代赭石15克、苏梗12克；食滞腹胀者，加神曲15克、炒谷麦芽12克、焦山楂12克、鸡内金9克。

煎服法：成人中药常规煎煮服用。

（3）中成药

逍遥颗粒

组成：柴胡、当归、白芍、白术（炒）、茯苓、甘草（蜜炙）、薄荷。

用法用量：成人开水冲服，一次15克，一日2次。

解郁丸

组成：白芍、柴胡、当归、郁金、茯苓、百合、合欢皮、甘草、小麦、大枣。

用法用量：成人口服，一次4克，一日3次。

乌灵胶囊

组成：乌灵菌粉。

用法用量：成人口服，一次3粒，一日3次。

注意事项

调畅情志。

2. 肝郁气滞证

（1）治法：疏肝和胃，理气解郁。

（2）方药

柴胡疏肝散（《景岳全书》）

组成：柴胡12克、白芍12克、香附9克、枳壳9克、当归12克、陈皮12克、绿萼梅12克、百合12克、合欢花9克、佛手12克、紫苏梗12克、川芎12克、甘草6克。

加减：兼有血瘀而见胸胁刺痛，舌质有瘀点瘀斑，加丹参15克、郁金12克、红花7克；肝郁化火，胁肋疼痛，口苦，嘈杂吞酸，嗳气，呕吐，加黄连18克、吴茱萸3克；头痛，目赤，耳鸣，加菊花12克、钩藤12克、刺蒺藜12克。

煎服法：成人中药常规煎煮服用。

（3）中成药

舒肝解郁胶囊

组成：贯叶金丝桃、刺五加。

用法用量：成人口服。一次2粒，每日2次，早晚各一次。

注意事项

恬恢虚无，转移郁结的注意力。

3. 心脾两虚证

（1）治法：健脾养心，补益气血。

（2）方药

归脾汤（《济生方》）

组成：党参15克、茯苓15克、炒白术15克、龙眼肉9克、大枣9克、炙甘草9克、炙黄芪15克、当归12克、远志9克、郁金12克、酸枣仁15克、木香9克。

加减：心胸郁闷，情志不舒，加佛手15克、紫苏梗15克、香橼12克；头痛，加川芎12克、白芷12克。

煎服法：成人中药常规煎煮服用。

（3）中成药

归脾丸

组成：党参、白术（炒）、黄芪（炙）、茯苓、远志（制）、酸枣仁（炒）、龙眼肉、当归、木香、大枣（去核）、甘草（炙）。

用法用量：口服，一次1丸，一日2次。

注意事项

注意休息，避免熬夜及思虑过度、劳伤心神。

4. 肾虚肝郁证

（1）治法：益肾调气，解郁安神。

（2）方药

颐脑解郁方（《中医内科学》）

组成：北刺五加12克、五味子9克、郁金15克、合欢皮15克、柴胡12克、栀子9克、白芍12克、甘草7克、佛手12克、香橼12克、熟地黄15克。

加减：心烦失眠，多梦遗精，合交泰丸，黄连12克、肉桂3克。

煎服法：成人中药常规煎煮服用。

（3）中成药

六味地黄丸合逍遥散

组成：六味地黄丸，熟地、山药、丹皮、茯苓、泽泻、山茱萸。逍遥散，炮姜、白术、白芍、茯苓、柴胡、甘草、薄荷、当归。

用法用量：六味地黄丸一次6克，一日3次。逍遥散一次6克，一日3次。

注意事项

节房事，避免纵欲过度。

5. 肝胆湿热证

（1）治法：清肝利胆，宁心安神。

（2）方药

龙胆泻肝汤（《兰室秘藏》）

组成：龙胆草12克、黄芩9克、栀子12克、川木通7克、泽泻12克、当归12克、生地黄15克、柴胡12克、甘草9克、车前子12克（包煎）、珍珠母15克（先煎）、龙齿15克（先煎）。

加减：心肝火旺，加导赤散（淡竹叶12克，麦冬12克、丹皮12克）；口苦咽干，大便秘结，加茵陈蒿9克、黄连9克、大黄5克（后下）。

煎服法：成人中药常规煎煮服用。

（3）中成药

四妙散

组成：苍术、黄柏、牛膝、生薏苡。

用法用量：一日2次，一次1袋（6克）。

注意事项

戒烟限酒，清淡饮食。

（张崇耀）

三十五、血　尿

（一）病情概述

血尿是指小便中混有血液，甚或伴有血块或尿液，实验室检查见红细胞者，均称为血尿，也称为溲血、溺血。随出血量多少不同，小便呈淡红色、鲜红色或茶褐色。用肉眼不易观察到，仅在显微镜下才能发现红细胞的称"镜下血尿"，现在也应包括在血尿之中。根据临床表现本病归属在中医"血证"范畴，古代医籍有丰富的论述，《太平圣惠方·治尿血诸方》曰："夫尿血者，是膀胱有客热，血渗于脬故也。血得热而妄行，故因热流散，渗于胕内而尿血也。"《血证论》是论述血证的专书，对各种血证的病因病机、辨证论治均有精辟论述，该书所提出的止血、消瘀、宁血、补血的治血四法，是通治血证之大纲。血尿的病位在肾与膀胱，其主要病机是热伤脉络及脾肾不固。热有实热和虚热之分。脾肾不固有脾虚及肾虚轻重之别。

西医学所称的尿路感染、肾结核、肾小球肾炎、泌尿系肿瘤，以及全身性疾病，如血液病、结缔组织疾病等出现的血尿均可参考本部分辨证论治。

（二）诊断与治疗

1. 诊断要点

小便混有血液或血块，呈鲜红、淡红或淡酱油色，排尿时无疼痛。小便常规检查发现有红细胞即可诊断。

2. 辨证分型

（1）下焦湿热证：小便黄赤灼热，尿血鲜红，心烦口渴，面赤口疮，夜寐不安，舌质红，脉数。

（2）阴虚火旺型：小便短赤带血，头晕耳鸣，神疲，颧红潮热，腰膝酸软，舌质红，脉细数。

（3）脾不统血证：久病尿血，甚或兼见齿衄、肌衄，食少，体倦乏力，气短声低，面色不华，舌质淡，脉细弱。

（4）肾气不固证：久病尿血，血色淡红，头晕耳鸣，精神困惫，腰脊酸痛，舌质淡，脉沉弱。

3. 鉴别诊断

（1）血尿与血淋：血淋与血尿均表现为血由尿道而出，两者以小便时痛与不痛为鉴别要点，不痛者为血尿，痛（滴沥刺痛）者为血淋。

（2）血尿与石淋

两者均有血随尿出。但石淋尿中时有砂石夹杂，小便涩滞不畅，时有小便中断，或伴腰腹绞痛等症，若砂石从小便排出则痛止，此与血尿不同。

4. 治疗原则

《血证论》提出的"止血、消瘀、宁血、补血"的治血四法，为通治中医血症的原则；血尿的病因病机主要有热、湿、瘀、虚，尤以前三者多见。临床常用清热利湿、凉血止血，滋阴降火、养血止血，补脾固肾、益气摄血三法治疗尿血。

5. 一般治疗

（1）血尿量多者，应注意侧卧床安静休息，避免活动。避免烦劳过度、防止心火偏盛、节制房事、注意清洁卫生。

（2）宜饮食清淡，食用易于消化的食物或半流质；忌食辛辣香燥、油腻炙煿之品，戒除烟酒。

（3）针灸治疗取穴肾俞、三焦俞、血海、太冲、阴陵泉、三阴交，毫针平补平泻。

（4）耳针选肾、输尿管、交感、皮质下、三焦，王不留行籽贴压穴位。

（三）药物处方

1. 下焦湿热证

（1）治法：清热利湿，凉血止血。

（2）方药

小蓟饮子（《济生方》）

组成：小蓟15克、生地黄15克、藕节15克、蒲黄10克包煎、木通7克、淡竹叶10克、栀子12克、滑石15克（包煎）、白茅根20克、荠菜20克、甘草6克。

加减：心烦口渴者，加黄芩12克、天花粉15克，清热生津；尿血较甚者，加槐花12克、赤芍15克；尿中夹有血块者，加桃仁12克、红花7克、牛膝9克；大便秘结者，加生大黄6克（后下）。

煎服法：成人中药常规煎煮服用。

（3）中成药

云南白药

组成：保密处方。

用法用量：每次1克，口服，每日2～3次。

注意事项

（1）可用新鲜白茅根60克、生甘草12克，煎水代茶饮。

（2）适用于下焦湿热尿血。

2. 阴虚火旺型

（1）治法：滋阴降火，凉血止血。

（2）方药

知柏地黄丸（《医宗金鉴》）

组成：地黄15克、淮山药15克、山茱萸15克、茯苓12克、泽泻12克、丹皮12克、知母12克、黄柏12克。

加减：小便灼热，颜色鲜红，加旱莲草15克、大蓟12克、小蓟12克、藕节9克、蒲黄12克（包煎）；颧红潮热者，加地骨皮15克、白薇12克。

煎服法：成人中药常规煎煮服用。

地黄旱莲汤（《精选千家妙方》）

组成：生地黄20克、熟地黄15克、女贞子12克、杜仲12克、川续断12克、五味子9克、阿胶7克（烊化）、旱莲草15克。

煎服法：成人中药常规煎煮服用。

（3）中成药

二至丸

组成：女贞子、旱莲草。

用法用量：口服，一次9克，一日2次。

注意事项

（1）可用药膳旱莲草30克、猪瘦肉200克共煎汤饮。

（2）适用于阴虚尿血。

3. 脾不统血证

（1）治法：补中健脾，益气摄血。

（2）方药

归脾汤（《济生方》）

组成：党参20克、茯苓12克、白术15克、甘草7克、当归12克、炙黄芪15克、酸枣仁15克、远志12克、龙眼肉9克、木香7克、熟地黄20克、阿胶7克（烊化）、仙鹤草30克、槐花12克。

加减：气虚下陷且少腹坠胀者，加炙升麻12克、炒柴胡12克。

煎服法：成人中药常规煎煮服用。

（3）中成药

归脾丸

组成：党参、白术（炒）、黄芪（炙）、茯苓、远志（制）、酸枣仁（炒）、龙眼肉、当归、木香、大枣（去核）、甘草（炙）。

用法用量：口服，一次1丸，一日2次。

注意事项

（1）药膳方可用党参30克、山药20克、阿胶12克、糯米250克，共煮粥，粥成加入阿胶烊化，用冰糖调味服食。

（2）适用于脾虚尿血。

4. 肾气不固证

（1）治法：补肾益气，固涩肾精。

（2）方药

仙芪地紫合剂（《临床奇效新方》）

组成：仙灵脾12克、黄芪30克、生地黄18克、鹿衔草10克、蒲黄12克（包煎）、紫草12克、车前草12克、三七末4克（冲服）、甘草6克。

加减：尿血较重者，加牡蛎15克、金樱子12克、补骨脂12克；腰脊酸痛畏寒神怯者，加鹿角片12克、狗脊12克、炒续断12克。

煎服法：成人中药常规煎煮服用。

（3）中成药

无比山药丸（《太平惠民和剂局方》）

组成：熟地黄、山药、山茱萸、怀牛膝、肉苁蓉、菟丝子、杜仲、巴戟天、茯苓、泽泻、五味子、赤石脂、仙鹤草、蒲黄、槐花、紫珠草。

用法用量：水蜜丸每40丸重3克，口服，一次9克，一日2次。

注意事项

药膳方可用金樱子30克、芡实15克、大米100克，金樱子煎水取汁与芡实、大米共煮粥，加盐调味服食。适用于肾气不固尿血。

（张崇耀）

三十六、阳　痿

（一）病情概述

阳痿是指青壮年男性未到性欲衰退期，临房性交时，由于阴茎痿软不举，或举而不坚，或坚而不久，无法进行正常性生活，持续3个月以上者。但对发热、过度劳累、情绪反常等因素造成的一时性阴茎勃起障碍，不能视为病态。阳痿是中医和西医通用之病名。中医学又称阳痿为阴痿。

本病的病因主要有先天禀赋不足，劳伤久病体虚，饮食不节损伤脾胃，湿热下注肝肾，七情所伤，外邪侵袭导致肝、肾、心、脾受损，经脉空虚，或经络阻滞，导致宗筋失养而发为阳痿。肝主宗筋、肾藏精，主生殖，开窍于二阴。心乃君主之官，情欲萌动，阳事之举，必赖心火之先动。脾为气血生化乏源，气血生化无源，宗筋失养，病理性质有虚实之分，且多虚实夹杂。脏腑因功能失调，产生各种病理产物痰瘀，互为因果相互为病，导致本病发生。

临证时西医学的功能性阳痿及器质性阳痿可根据临床表现参考本部分论治。

（二）诊断与治疗

1. 诊断要点

青壮年男性，外阴茎发育正常，未到性欲衰退期，性交时阴茎痿软不举，或举而不坚，或坚而不久，无法进行正常性生活。但须除外阴茎发育不良引起的性交不能。伴有脏腑受损对应症状有神疲乏力，腰酸膝软，畏寒肢冷，夜寐不安，精神苦闷，胆怯多疑，或小便不畅，滴沥不尽等。

2. 辨证分型

（1）肝郁不舒证：阳事不起，或起而不坚，心情抑郁，胸胁胀痛，脘闷不适，食少便溏，苔薄白，脉弦。气郁化火者口干口苦，急躁易怒，目赤尿黄。

（2）湿热下注证：阴茎痿软，阴囊潮湿，瘙痒腥臭，睾丸坠胀作痛，小便赤涩灼痛，胁胀腹闷，肢体困倦，泛恶口苦，舌红苔黄腻，脉滑数。

（3）心脾亏虚证：阳痿不举，心悸，失眠多梦，神疲乏力，面色萎黄，食少纳呆，腹胀便溏，舌淡，苔薄白，脉细弱。痰湿内盛者胸脘胀满，泛恶纳呆。

（4）惊恐伤肾证：阳痿不振，心悸易惊，胆怯多疑，夜多噩梦，常有被惊吓史，苔薄白，脉弦细。

（5）命门火衰证：阳事不举，或举而不坚，精薄清冷，神疲倦怠，畏寒肢冷，面色㿠白，头晕耳鸣，腰膝酸软，夜尿清长，舌淡胖，苔薄白，脉沉细。

3. 鉴别诊断

阳痿与早泄、性欲淡漠鉴别。

（1）阳痿是指欲性交时阴茎不能正常勃起，或举而不坚，或坚而不久，不能进行正常的性生活的病证，而早泄是同房时，阴茎能勃起，但因过早射精，射精后阴茎痿软的病证。二者临床表现有差别，但在病因病机上有相同病因，早泄日久不愈可进一步导致阳痿，故阳痿病情重于早泄。

（2）性欲淡漠是男子的性交欲望降低，也可间接影响阴茎的勃起及性交的频率，但在性交时阴茎却能正常勃起。

4. 治疗原则

辨别清楚病变脏腑虚实，病理因素痰湿瘀，实证者，肝郁气滞者宜疏肝理气，湿热下注者应清利湿热；虚证者，命门火衰宜温补命门之火，结合养精，心脾血虚者当调养气血，佐以温补开郁；虚实夹杂者需标本兼顾。目前对功能性阳痿及有轻度器质病变者疗效较好，而对较重的器质性阳痿则须在积极治疗原发疾病的基础上辅以对症治疗。

5. 一般治疗

（1）情绪低落、焦虑惊恐是阳痿的重要诱因。精神抑郁是阳痿患者难以治愈的主要因素。因此，调畅情志，怡悦心情，防止精神紧张是预防及调护阳痿的重要环节。

（2）饮食疗法有很好的治疗辅助作用，根据患者不同的体质及证型选择适宜的饮食，一般来讲，阴虚内热体质饮食宜清淡，忌辛辣炙博之品。阳虚火衰患者饮食宜温补，忌苦寒清泄。有的医生认为，阳痿患者的饮食应以补肾壮阳为主，实在是一种偏见。药食同源，食物的偏性使其具有治疗作用。

（3）积极治疗易造成阳痿的原发病，如糖尿病、动脉硬化、甲状腺功能亢进、皮质醇增多症等。

（4）针灸治疗选穴肾俞、关元、三阴交，针用补法。肾阳虚衰型，加命门、足三里，针后加灸；肝郁气滞型，加太冲（泻法）、气海（平补平泻）；阴虚阳亢型，加太溪（补法）、太冲（泻法）；湿热下注型，加次髎、气冲、阴陵泉、行间均用（泻法）。毫针针刺治疗。对于虚寒性阳痿，可用隔姜灸、附子饼灸关元和足三里。

（5）耳穴取穴肾、皮质下、外生殖器，用揿针埋藏或王不留行籽贴压。

（三）药物处方

1. 肝郁不舒证

（1）治法：疏肝解郁。

（2）方药

逍遥散（《太平惠民和剂局方》）

组成：柴胡15克、香附15克、郁金15克、川楝子15克、当归12克、白芍12克、生地黄15克、枸杞15克、白术12克、茯苓12克、甘草6克。

煎服法：成人中药常规煎煮服用。

（3）中成药

丹栀逍遥散

组成：白术、柴胡、当归、茯苓、甘草、牡丹皮、山栀、芍药。

用法用量：普通成人口服，一次1袋，一日3次。

注意事项

调畅情志，避免忧思恼怒。

2. 湿热下注证

（1）治法：清利湿热。

（2）方药

龙胆泻肝汤（《兰室密藏》）

组成：龙胆草6克、丹皮12克、山栀9克、黄芩9克、茯苓12克、木通9克、车前子9克（包煎）、泽泻9克、土茯苓15克、柴胡6克、香附6克、当归12克、生地黄12克、牛膝9克。

煎服法：成人中药常规煎煮服用。

（3）中成药

知柏地黄丸

组成：知母、熟地黄、黄柏、山茱萸（制）、山药、牡丹皮、茯苓、泽泻。

用法用量：普通成人口服，一次1袋，一日3次。

四妙丸

组成：苍术、牛膝、黄柏（盐炒）、薏苡仁。

用法用量：普通成人口服，一次1袋，一日3次。

注意事项

清淡饮食，禁忌辛辣厚味，戒烟限酒。

3. 心脾亏虚证

（1）治法：补益心脾。

（2）方药

归脾汤（《济生方》）

组成：党参12克、黄芪15克、白术12克、茯苓12克、当归12克、熟地黄15克、枣仁12克、远志12克。

加减：失眠重者，加夜交藤12克、合欢皮15克、柏子仁12克；属痰湿内盛者，加用半夏15克、川朴12克、竹茹6克。

煎服法：成人中药常规煎煮服用。

（3）中成药

八珍汤丸

组成：人参、白术、白茯苓、当归、川芎、白芍药、熟地黄、甘草。

用法用量：普通成人口服，一次1袋，一日3次。

人参固本丸

组成：人参、地黄、熟地黄、山茱萸（酒炙）、山药、麦冬、天冬、茯苓、泽泻、牡丹皮。

用法用量：口服，大蜜丸一次1丸（9克/丸），一日2次。

注意事项

劳逸结合，注意休息，避免熬夜过度劳作。

4. 惊恐伤肾证

（1）治法：益肾宁神。

（2）方药

启阳娱心丹（《辨证录》）

组成：人参9克、菟丝子12克、当归12克、白芍12克、远志9克、茯神12克、龙齿15克、石菖蒲9克、柴胡12克、香附9克、郁金12克。

加减：惊悸不安，梦中惊叫，加青龙齿15克、灵磁石15克。

煎服法：成人中药常规煎煮服用。

注意事项

调情志，导引吐呐，调摄精神。

5. 命门火衰证

（1）治法：温肾壮阳。

（2）方药

赞育丸（《景岳全书》）

组成：巴戟天12克、肉桂6克、仙灵脾12克、韭菜子9克、熟地黄15克、山茱萸12克、枸杞子12克、当归12克、覆盆子12克、金樱子9克、益智仁9克。

煎服法：肉桂后下，余药成人中药常规煎煮服用。

（3）中成药

海马多鞭丸

组成：海马、蛤蚧、韭菜子、锁阳、鹿茸、补骨脂、小茴香、菟丝子、沙苑子、山茱萸、白术、杜仲、红参、母丁香、牛膝、茯苓、山药、黄芪、当归、龙骨、甘草、肉桂、雀脑、五味子、枸杞子、狗鞭、驴鞭、牛鞭、豹鞭。

用法用量：口服，用黄酒或淡盐开水送服。成人常用剂量为一次2克，一日2次。

鹿茸膏

组成：麻油、甘草、芝麻、紫草、天门冬、寸冬、远志、生地、熟地、牛膝、蛇床子、虎骨、菟丝子、鹿茸、苁蓉、川断、紫梢花、木鳖子、杏仁、谷精子、官桂、黄丹、松香、硫黄、雄黄、龙骨、赤石脂（各为末）、乳香、没药、木香、母丁香（各为末）、蟾酥、麝香、阳起石、黄片。

用法用量：一日两次，一次一药勺（15克）。

注意事项

服药期间禁食生冷水果。

（张崇耀）

三十七、遗　精

（一）病情概述

遗精是指男性青春期后非性交或非手淫时频繁发生精液外射的病证。其中，因梦而遗精的称"梦遗"，无梦而遗精，甚至清醒时精液流出的谓"滑精"。长期无性生活者，一月遗精1～2次属正常生理现象。如遗精次数过多，每周2次以上，或清醒时流精，并有头昏，精神萎靡，腰腿酸软，失眠等症，则属病态。

本病病因为情志失调，思虑劳神太过，心生欲念不遂、醇酒厚味，损伤脾胃，湿热内生蕴而化热，房事过度，或少年无知，频犯手淫，或醉而入房，纵欲无度导致心、肝、脾、肾功能失调，精液外泄，发生遗精。《景岳全书·遗精》所言："有因用心思索过度辄遗者，此中气有不足，心脾之虚陷也"；清·尤怡《金匮翼·梦遗滑精》说："动于心者，神摇于上，则精遗于下也"；《张氏医通·遗精》所谓："脾胃湿热之人，及饮酒厚味太过，与酒客辈，痰火为殃，多致不梦而遗泄"；《证治要诀·遗精》所言："有色欲过度，而滑泄不禁者。"本病病机为脏腑功能虚损，精失固摄、内外实邪扰动精室导致遗精发生。

（二）诊断与治疗

1. 诊断要点

非性交时发生精液外泄，一般每周2次以上伴有头昏耳鸣，神疲乏力，腰膝酸软，心悸失眠，记忆力减退等症状。多伴有情志不畅或劳倦过度病史。

2. 辨证分型

（1）君相火旺证：少寐多梦，梦则遗精，阳事易举，心中烦热，头晕目眩，口苦胁痛，小溲短赤，舌红，苔薄黄，脉弦数。

（2）湿热下注证：遗精时作，小溲黄赤，热涩不畅，口苦而腻，舌质红，苔黄腻，脉濡数。症见阴囊湿痒，小溲短赤，口苦胁痛者湿热下注肝经；湿热中阻者见胸腹脘闷，口苦或淡，渴不欲饮，头晕肢困，饮食不馨。

（3）劳伤心脾证：劳则遗精，失眠健忘，心悸不宁，面色萎黄，神疲乏力，纳差便溏，舌淡苔薄，脉弱。

（4）肾气不固证：多为无梦而遗，甚则滑泄不禁，精液清稀而冷，形寒肢冷，面色㿠白，头昏目眩，腰膝酸软，阳痿早泄，夜尿清长，舌淡胖，苔白滑，脉沉细。肾阳虚为主者症见滑泄久遗，阳痿早泄，阴部有冷感；肾阴虚为主者，症见眩晕，耳鸣，五心烦热，形瘦盗汗，舌红少苔，脉细数。

3. 鉴别诊断

（1）遗精与早泄：二者区别主要是有无性交，遗精是在没有性交时精液自行流出，而早泄是性交时精液过早泄出，从而影响性生活。

（2）遗精与精浊：遗精与精浊都是尿道有白色分泌物流出，流出物均来自精室。遗精多在梦中发生，有射精动作，但精浊常在大便时或排尿终了时发生，尿道口有米泔样或糊状分泌物溢出，并伴有茎中作痒作痛，而遗精多发生于梦中或情欲萌动时。

4. 治疗原则

遗精辨证论治，首应辨明虚实，实证以清泄为主，依其君火、相火、湿热的不同，或清或泄；虚证宜用补涩为要，根据病变脏腑心、脾、肾功能失调的轻重不同，针对脏腑阴阳失调，分别治以滋阴温肾，调补心脾，固涩精关，虚实夹杂者，应虚实兼顾。久病入络夹瘀者，可佐以活血通络。

5. 一般治疗

（1）调养精神，清心寡欲。

（2）劳逸结合、避免过度脑力劳动，适当参加体力劳动。

（3）戒除手淫，节制性欲，夜晚进食不宜过饱，睡前用温水洗脚，被褥不宜过厚、过暖，衬裤不宜过紧，养成侧卧习惯。

（4）少食醇酒厚味及辛辣刺激性食品。

（5）针灸治疗选穴关元、大赫、志室。梦遗，加心俞、神门、内关，以交通心肾为主，毫针用平补平泻法；滑精，加肾俞、太溪、足三里，以补肾为主，毫针用补法或针灸并用。

（三）药物处方

1. 心肾不交

（1）治法：交通心肾。

（2）方药

交泰丸（《韩式医通》）合三才封髓丹（《卫生宝鉴》）

组成：黄连6克、山栀9克、灯心6克、知母9克、黄柏9克、丹皮12克、生地黄15克、熟地黄15克、天门冬12克、远志9克、枣仁12克、茯神12克。

煎服法：成人中药常规煎煮服用。

（3）中成药

天王补心丹

组成：人参、茯苓、玄参、丹参、桔梗、远志、当归、五味、麦门冬、天门冬、柏子仁、酸枣仁、生地黄。

用法用量：普通成人口服，一次1袋，一日3次。

知柏地黄丸

组成：知母、熟地黄、黄柏、山茱萸（制）、山药、牡丹皮、茯苓、泽泻。

用法用量：普通成人口服，一次1袋，一日3次。

安神定志丸

组成：远志、石菖蒲、茯神、茯苓、朱砂2克、龙齿、党参。

用法用量：普通成人口服，一次1袋，一日3次。

注意事项

清淡饮食，调畅情志。

2. 湿热下注

（1）治法：清热利湿。

（2）方药

程氏萆薢分清饮（《医学心悟》）

组成：萆薢12克、黄柏9克、茯苓12克、车前子12克、莲子心9克、石菖蒲12克、丹参12克、白术12克、薏苡仁15克。

龙胆泻肝汤（《医方集解》）

组成：龙胆草9克、栀子12克、黄芩9克、木通7克、泽泻12克、车前子12克、柴胡12克、甘草6克、当归12克、生地黄15克。

加减：湿热中阻者，加苍术9克、茯苓12克、陈皮9克、半夏9克、黄柏9克。

煎服法：成人中药常规煎煮服用。

注意事项

（1）湿热下注肝经者方选程氏萆薢分清饮。

（2）湿热内蕴肝胆方选龙胆泻肝汤。

3. 劳伤心脾

（1）治法：调补心脾，益气摄精。

（2）方药

归脾汤（《济生方》）

组成：人参9克（另煎兑服）、黄芪15克、山药15克、茯神

12克、远志9克、木香6克、桔梗9克、升麻9克、金樱子9克、芡实12克、莲子9克、煅龙骨15克、煅牡蛎15克。

煎服法：成人中药常规煎煮服用。

（3）中成药

补中益气丸

组成：炙黄芪、党参、炙甘草、炒白术、当归、升麻、柴胡、陈皮、生姜、大枣。

用法用量：普通成人口服，一次1袋，一日3次。

注意事项

避免思虑过度。

4. 肾气不固

（1）治法：补肾固精。

（2）方药

金锁固精丸（《医方集解》）

组成：沙苑子12克、杜仲15克、菟丝子12克、山药12克、莲须9克、龙骨15、牡蛎9克、金樱子9克、芡实9克、莲子7克、山茱萸12克。

煎服法：成人中药常规煎煮服用。

（3）中成药

肾阳虚为主者选右归丸

组成：熟地黄、附子（炮附片）、肉桂、山药、山茱萸（酒炙）、菟丝子、鹿角胶、枸杞子、当归、杜仲（盐炒）。

用法用量：普通成人口服，一次1袋，一日3次。

肾阴虚为主者选左归丸

组成：熟地黄、菟丝子、牛膝、龟板胶、鹿角胶、山药、山茱萸、枸杞子。

用法用量：普通成人口服，一次1袋，一日3次。

阴阳两亏者选金匮肾气丸

组成：地黄、山药、山茱萸（酒炙）、茯苓、牡丹皮、泽泻、桂枝、附子（制）、牛膝（去头）、车前子（盐炙）。

用法用量：普通成人口服，一次1袋，一日3次。

注意事项

避免房劳纵欲过度。

（张崇耀）

三十八、早　　泄

（一）病情概述

早泄是指同房时阴茎尚未接触或刚接触女方外阴，或阴茎虽进入阴道，但在很短的时间内便发生射精，随后阴茎疲软，不能维持正常性生活的一种病症，是较常见的男性性功能障碍。本病与年龄无明显关系。由于早泄多与阳痿、遗精并见，故历代医家对此少有专论。

中医病因病机认为青壮之年手淫频繁，纵欲过度，阴精暗耗，阴虚不能制阳，虚火扰动，精关失固而成早泄；嗜食辛辣、肥甘，致使湿热内生或交媾不洁，湿热之邪外侵，湿热蕴于肝经，扰动精室，故致早泄；先天禀赋不足，后天久病伤肾或房事不节，纵欲过度致肾气亏虚，封藏失职，固摄无权，发为早泄；久病失养，劳神过度致心脾两虚，心不足则神不明，脾不足则气不摄，因而发为早泄。西医学认为，大脑皮质或脊髓中枢兴奋性增强，促使射精过程提前发生。目前普遍的观点为精神心理因素导致的生理性早泄是主要的，而器质性疾病因素导致的器质性早泄只占极少数。

临床上慢性前列腺炎、精囊炎并发精阜炎、多发性硬化、阴茎海绵体硬结症、包皮系带过短或痛性勃起等均等疾病均可引起早泄。

（二）诊断与治疗

1. 诊断要点

早泄是已做好性交准备，阴茎尚未进入阴道即射精，或已进入阴道但性交时间短，尚未达到性欲高潮即行射精。可伴精神抑郁、焦虑或头晕、神疲、记忆力减退等症状。可询及既往性交时不正常的心理病史，或伴有生殖器官炎性病变存在；器质性因素引起的早泄，有原发疾病的症状与体征。前列腺液及精液常规分析，有助于生殖系统炎性病变的诊断。

2. 辨证分型

（1）阴虚火旺证：临房早泄，性欲亢进，头晕目眩，五心烦热，腰膝酸软，时有遗精，舌红，少苔，脉细数。

（2）肝经湿热证：临房早泄，性欲亢进，烦躁易怒。伴胁痛纳呆，阴痒尿痛，口苦而黏腻，小便黄赤或淋沥等症。舌质红、苔黄腻，脉弦数。

（3）肾气亏虚证：入房早泄，性欲减退，阴茎勃起迟缓。伴腰膝酸软，精神萎靡，夜尿频多，畏寒肢冷，面色少华等症。舌质淡胖、苔薄白，脉沉弱。

（4）心脾两虚证：临房早泄，精液稀少，心悸少眠，气短神疲，伴形体消瘦，纳呆便溏，头晕自汗，面色少华等症。舌质淡、苔薄白，脉细弱。

3. 鉴别诊断

早泄与遗精鉴别：早泄是有性交准备并在性交前或刚性交时精液射出，遗精则是在睡眠而无性交状态时精液自遗。

4. 治疗原则

本病病机以邪热扰精、脏虚不固为基本特点，治以清热泻火、补虚固涩为基本原则。实证以清泄为主，依其君火、相火、湿热的不同，或清或泄；虚证宜用补涩为要，针对脏腑阴阳不同，分别治以滋阴温肾，调补心脾，固涩精关；虚实夹杂者，应虚实兼顾。久患者络夹瘀者，可佐以活血通络。

5. 一般治疗

（1）注意精神调养，排除杂念，清心寡欲。避免过度脑力劳动，做到劳逸结合，平时多运动锻炼，多做有氧运动如慢跑、游泳、仰卧起坐、俯卧撑及力量锻炼。

（2）注重饮食调理，要控制体重，少烟酒，注意生活起居，节制性欲，戒除手淫。

（3）脐疗。露蜂房、白芷各10克共研细末，用醋调成稀糊状，临睡前敷肚脐（神阙穴）上，外用纱布覆盖胶布固定每天或隔天敷药1次，连用3～5次，一般用药5～7天。

（4）针灸疗法主穴肾俞、关元、气海、涌泉、三阴交、命门。毫针平补平泻。肾气不固可用灸法。

（5）耳针疗法也有一定疗效。耳穴可取肾、精宫、神门、内分泌，每次选2～3穴，用揿针埋藏或王不留行籽贴压，3～5天更换1次。

（6）穴位按摩是简便的自我保健方法。点按两侧三阴交，轮流进行，点按时做收腹提肛动作；患者取仰卧式，闭目，全身放松。选穴中脘、气海、关元、中极、天枢、足三里、三阴交、涌泉，点揉，搓拿手法。

（7）取五倍子20克，加水以文火煎煮半小时，再加入适量温开水，趁热熏洗阴茎龟头数分钟，待水温降至40℃左右时，再将龟头浸泡于药液中5～10分钟。每晚1次，15～20日为一疗程。经1～2个疗程后，龟头皮肤黏膜变厚、粗糙，降低龟头敏感性即可达到治疗目的。

（三）药物处方

1. 阴虚火旺证

（1）治法：滋阴降火。

（2）方药

知柏地黄丸（《医宗金鉴》）

组成：知母9克、黄柏9克、丹皮12克、生地黄12克、山茱萸15克、枸杞子15克、龟板9克、金樱子6克、芡实9克、龙骨

9克。

煎服法：龟板胶烊化，龙骨先煎，余药成人中药常规煎煮服用。

（3）中成药

知柏三子汤（《当代名医临证精华》男科专辑）

组成：知母10克，黄柏10克，五味子6克，金樱子10克、枸杞子10克。

用法用量：每日1剂，煎2遍和匀，早晚分服；或研细末炼蜜为丸，每服10克，每日2次。适用于肾阴不足，相火偏旺之早泄。

注意事项

（1）清淡饮食，调情志，戒烟限酒，避免房劳过度。

（2）夫妻之间应关心体贴，性事应和谐。

2. 肝经湿热证

（1）治法：清泻肝经湿热。

（2）方药

龙胆泻肝汤（《兰室秘藏》）

组成：龙胆草9克、山栀9克、黄芩9克、泽泻12克、木通6克、黄柏9克、车前子12克（包煎）、柴胡12克、当归12克、生地黄15克。

加减：若阴部红热或见肿硬者，加蒲公英12克、土茯苓15克；若胁肋、小腹、睾丸胀痛者，加川楝子12克、橘核12克。

煎服法：成人中药常规煎煮服用。

注意事项

（1）调情志，清淡饮食，避免辛辣厚味饮食。

（2）戒烟限酒。

（3）节制房事，讲究房事卫生。

3. 肾气不固证

（1）治法：益肾固精。

（2）方药

金匮肾气丸（《金匮要略》）

组成：熟地黄15克、山药12克、山茱萸12克、附子12克、肉桂12克、龙骨15克、金樱子9克、芡实9克。

煎服法：附子、龙骨先煎，余药混合再煎煮沸腾30分钟（沸腾后计时），肉桂后下。

（3）中成药

益精丸（《中国名医名方》）

组成：枸杞子、覆盆子、菟丝子、五味子、车前子、桑螵蛸。

用法用量：各药分研细末，和匀炼蜜为丸。每次10克，每日2次，淡盐汤送服。适用于肾虚精亏之早泄。

注意事项

（1）注意规律性生活，清心寡欲，节制房事。

（2）房事宜选择安静、舒适的环境，避免在疲劳、情绪不佳等不良状态下进行。

4. 心脾亏损证

（1）治法：补益心脾。

（2）方药

归脾汤（《济生方》）

组成：党参12克、黄芪12克、白术12克、炙甘草6克、当归9克、生地黄12克、龙眼肉12克、枣仁9克、茯神12克、远志9克、木香3克、山茱萸12克、龙骨15克（先煎）、金樱子9克。

煎服法：成人中药常规煎煮服用。

桂枝龙牡汤（《中医药学报》1985年第2期）

组成：桂枝12克、芍药12克、生姜7克、甘草5克、大枣7克、生龙骨30克（先煎），生牡蛎30（先煎）。

煎服法：成人中药常规煎煮服用。

（3）中成药

延寿丸（《名医名方录》）

组成：黄芪、党参、淫羊藿、龟板、枸杞子、何首乌、丹参、酸枣仁、砂仁。

用法用量：成人口服，每次服10克，每日2次。适用于肾精亏虚，气血不足之早泄。

注意事项

（1）平时注意劳逸结合，锻炼身体，增强体质。

（2）桂枝龙牡汤适用于思虑过度、精神心理紧张性早泄。

（张崇耀）

三十九、水　　肿

（一）病情概述

水肿是指体内水液代谢失常，水湿潴留，泛滥肌肤，临床表现为头面、眼睑、四肢、腹背，甚至全身浮肿为特征的病证，同时，水肿也是多种疾病的一个症状。

中医认为，水肿一证，是全身气化功能障碍的一种表现。水肿发病的基本病理为肺失通调，脾失转输，肾失开阖，三焦气化不利。脏腑功能失调在肺、脾、肾，而关键在肾。病理因素为风邪、水湿、疮毒、瘀血。风邪袭表，肺失通调，风水相搏，发为水肿；疮毒内犯，致津液气化失常，发为水肿；外感水湿，久居湿地，冒雨涉水，湿衣裹身时间过久，水湿内侵，困遏脾阳，脾胃失其升清降浊之能，水无所制，发为水肿；过食肥甘，嗜食辛辣，久则湿热中阻或营养不足，气血生化无源，脾虚不摄，发为水肿；久病劳倦，肾气亏虚，膀胱开合不利，气化失常，水泛肌肤，发为水肿。故水化生于气，其标在肺；土可制水，故其制在脾。今肺虚则气不化精而化水，脾虚则土不制水而反克，肾虚则水无所主而妄行。

临证时西医学中肾性水肿、心性水肿、肝性水肿、营养不良性水肿、功能性水肿、内分泌失调引起的水肿有上述表现证候者可参照水肿论治。

（二）诊断与治疗

1. 诊断要点

水肿先从眼睑或下肢开始，继及四肢全身。临床表现轻者仅眼睑或足胫浮肿，重者全身皆肿；甚则腹大胀满，气喘不能平卧；更严重者可见尿闭或尿少，恶心呕吐，口有秽味，鼻衄牙宣，头痛，抽搐，神昏谵语等危象。发病前常有反复乳蛾、心悸、疮毒等久病体虚病史。

2. 辨证分型

水肿辨证可分为阳水与阴水。阳水发病较急，每成于数日之间，肿多由面目开始，自上而下，继及全身，肿处皮肤绷急光亮，按之凹陷即起，病因多为风邪、疮毒、水湿所致兼有寒热等表证，属表、属实，一般病程较短，风水、皮水多属此类。阴水发病缓慢，肿多由足踝开始，自下而上，继及全身，肿处皮肤松弛，按之凹陷不易恢复，甚则按之如泥，病因多为饮食劳倦，先天或后天因素所致的脏腑亏损属里、属虚或虚实夹杂，病程较长，正水、石水多属此类。

（1）阳水

1）风水相搏证：眼睑浮肿，继则四肢及全身皆肿，来势迅速，多有恶寒，发热，肢节酸楚，小便不利等症。偏于风热者，伴咽喉红肿疼痛，舌质红，脉浮滑数。偏于风寒者，兼恶寒，咳喘，舌苔薄白，脉浮滑或浮紧。

2）湿毒浸淫证：眼睑浮肿，延及全身，皮肤光亮，尿少色赤，身发疮痍，甚则溃烂，恶风发热，舌质红，苔薄黄，脉浮数或滑数。

3）水湿浸渍证：全身水肿，下肢明显，按之没指，小便短少，身体困重，胸闷，纳呆，泛恶，苔白腻，脉沉缓，起病缓慢，病程较长。

4）湿热壅盛证：遍体浮肿，皮肤绷急光亮，胸脘痞闷，烦热口渴，小便短赤，或大便干结，舌红，苔黄腻，脉沉数或濡数。腹满不减，大便不通。

（2）阴水

1）脾阳虚衰证：身肿日久，腰以下为甚，按之凹陷不易恢复，脘腹胀闷，纳减便溏，面色不华，神疲乏力，四肢倦怠，小便短少，舌质淡，苔白腻或白滑，脉沉缓或沉弱。

2）肾阳衰微证：水肿反复消长不已，面浮身肿，腰以下甚，按之凹陷不起，尿量减少或反多，腰酸冷痛，四肢厥冷，怯寒神疲，面色㿠白，甚者心悸胸闷，喘促难卧，腹大胀满，舌质淡胖，苔白，脉沉细或沉迟无力。

3）瘀水互结证：水肿延久不退，肿势轻重不一，四肢或全身浮肿，以下肢为主，皮肤有瘀斑，腰部刺痛，或伴血尿，舌紫暗，苔白，脉沉细涩。

3. 鉴别诊断

水肿与鼓胀鉴别：鼓胀的主症是单腹胀大，面色苍黄，腹壁青筋暴露，四肢多不肿，反见瘦削，后期或可伴见轻度肢体浮肿，病位在肝、脾、肾功能失调。而水肿为头面或下肢先肿，继及全身，面色㿠白，腹壁亦无青筋暴露，病位在肺、脾、肾三脏气化失调。

4. 治疗原则

水肿的治疗原则《素问·汤液醪醴论》提出"平治于权衡，去菀陈莝……开鬼门，洁净府"，即发汗、利尿、泻下逐水为治疗水肿的三条基本原则，具体应用视阴阳虚实不同而异。阳水以祛邪为主解表化湿；阴水当以扶正为主，健脾温肾，同时配以利水、养阴、活血、祛瘀等法。虚实夹杂者或先攻后补，或攻补兼施。水肿一证，外感内伤均可引起，病理变化主要在肺脾肾三脏，其中以肾为本。临床辨证以阴阳为纲，同时须注意阴阳、寒热、虚实之间的错杂和转化。治疗方法有发汗、利尿、攻逐、健脾、温肾、降浊、化瘀等。阳水以发汗、利水便为主。阴水以温化为主，应注意阴水迁延，不易速愈。

5. 一般治疗

（1）气候更迭时注意保暖，防治感冒；注意调摄饮食，肿势重者应予无盐饮食，轻者予低盐饮食（每日食盐量3～4克），若因营养障碍而致水肿者，不必过于忌盐，饮食应富含蛋白质，清淡易消化。

（2）患者应注意保暖，生活环境潮湿者宜迁居干燥处；平时应避免冒雨涉水，保持皮肤清洁，避免抓破皮肤；劳逸结合，调畅情志，节制房事。

（3）记录24小时水液的出入量，以供治疗参考。

（4）针灸治疗主穴取三焦俞、委阳、水分、水道、阴陵泉；阳水加肺俞、列缺；阴水加三阴交、关元；毫针平补平泻，阴水加用灸法。行针时掌握进针深度、方向，防止发生脏器损伤。

（三）药物处方

1. 阳水

（1）风水相搏证

1）治法：疏风清热，宣肺行水。

2）方药

越婢加术汤（《金匮要略》）合五苓散（《伤寒论》）

组成：麻黄9克、杏仁9克、防风12克、浮萍9克、白术12克、茯苓12克、泽泻9克、车前子12克。

加减：汗出恶风，卫阳已虚，加防己黄芪汤（《金匮要略》）（防己6克、黄芪15克、白术12克、甘草6克、生姜6克、大枣9克）。

煎服法：成人中药常规煎煮服用。

注意事项

（1）避风寒，防止外邪入侵，避免复感外邪。

（2）疏风宣肺之药服后，嘱其盖被安卧，助之汗出。注意观察汗量，出汗部位、性质及小便增加与否，汗后及时用毛巾擦拭。

（3）进食低盐食物。

（4）可服赤豆汤、冬瓜汤，忌食鸡蛋、肥脂油腻类食物。

（2）湿毒浸淫证

1）治法：宣肺解毒，利湿消肿。

2）方药

麻黄连翘赤小豆汤（《伤寒论》）合五味消毒饮（《医宗金鉴》）

组成：麻黄9克、杏仁12克、桑白皮15克、赤小豆15克、银花12克、野菊花12克、蒲公英12克、紫花地丁15克、紫背天葵9克。

加减：水肿明显，合用五皮饮。

煎服法：成人中药常规煎煮服用。

注意事项

及时治疗上呼吸道感染和皮肤感染。

（3）水湿浸渍证

1）治法：运脾化湿，通阳利水。

2）方药

五皮饮（《中藏经》）合胃苓汤（《丹溪心法》）

组成：桑白皮15克、陈皮12克、大腹皮12克、茯苓皮9克、生姜皮9克、苍术12克、厚朴9克、草果6克、桂枝9克、白术12克、茯苓15克、猪苓9克、泽泻9克。

加减：外感风邪，肿甚而喘，加麻黄9克、杏仁9克；湿困中焦，脘腹胀满，加川椒目6克、大腹皮6克、干姜9克。

煎服法：成人中药常规煎煮服用。

注意事项

饮食给赤豆苡仁汤渗湿利水，适当进食温性类食物如生姜、胡椒、葱、蒜等温阳化湿，忌食生冷瓜果及其他凉性类食物。服药呕吐舌面滴姜汁。

（4）湿热壅盛证

1）治法：分利湿热。

2）方药

疏凿饮子（《重订严氏济生方》）

组成：羌活12克、秦艽12克、防风9克、大腹皮9克、茯苓皮12克、生姜皮9克、猪苓9克、泽泻12克、木通3克。

加减：腹满不减，大便不通，加椒目6克、赤小豆12克、黄柏9克、商陆6克、槟榔6克、生大黄9克（后下）；肿势严重，兼见喘促不得平卧，加葶苈子12克、桑白皮12克。

煎服法：成人中药常规煎煮服用。

注意事项

（1）积极防治各种感染。

（2）注意保持皮肤口腔黏膜完整，避免压疮及口腔感染。

2. 阴水

（1）脾阳虚衰证

1）治法：健脾温阳利水。

2）方药

实脾饮（《济生方》）

组成：干姜6克、附子9克（开水先煎）、草果6克、桂枝9克、白术12克、茯苓12克、生姜9克、大枣6克、泽泻12克、车前子12克、木瓜6克、木香3克、厚朴6克、大腹皮9克。

加减：浮肿甚大，便溏薄，加黄芪15克、桂枝12克；脾肾阳虚，加黄芪15克、桂枝12克、补骨脂15克、附子9克（开水先煎）。

煎服法：附子开水先煎1小时，余药混合，再煎煮沸腾30分钟（沸腾后计时）。服药后，避风寒，忌生冷水果。

3）中成药

参苓白术散（《太平惠民和剂局方》）

组成：人参、茯苓、白术、甘草。

用法用量：普通成人口服，一次1袋，一日3次。

注意事项

注意营养，可用黄豆、花生佐餐，作为辅助治疗，多可调治而愈。

（2）肾阳衰微证

1）治法：温肾助阳，化气行水。

2）方药

济生肾气丸（《济生方》）合真武汤（《伤寒论》）

组成：附子9克（开水先煎1小时）、肉桂5克、巴戟肉9克、威灵仙12克、白术12克、茯苓12克、泽泻12克、车前子12克（包煎）、牛膝12克、菟丝子12克、补骨脂9克。

加减：肾阳亏虚者，用右归丸加减；肾阴亏虚者，用左归丸加减；肝风上饶者，合天麻钩藤饮加减。

煎服法：附子先煎开水1小时，余药混合，再煎煮沸腾30分钟（沸腾后计时）。服药后，避风寒，忌生冷水果。

注意事项

（1）卧床休息，保持床铺清洁平整、干燥，做好压疮护理。严密观察病情变化情况，注意血压、尿量、呕吐发热、腹痛等。

（2）饮食宜进营养丰富易消化的饮食，血浆蛋白低时可适当选择高蛋白饮食。有尿毒症倾向时应严格限制蛋白质的摄入量。

（3）瘀水互结证

1）治法：活血祛瘀，化气行水。

2）方药

桃红四物汤（《医宗金鉴》）合五苓散（《伤寒论》）

组成：当归9克、赤芍9克、川芎7克、丹参12克、益母草12克、红花6克、凌霄花9克、路路通12克、桃仁9克、茯苓12克、泽泻9克、车前子9克（包煎）。

加减：全身肿甚，气喘烦闷，小便不利，加葶苈子12克、川椒目9克、泽兰12克；腰膝酸软，神疲乏力，合用济生肾气丸；对于久病水肿者，虽无明显瘀阻之象，临床上亦常合用益母草12克、泽兰12克、桃仁9克、红花6克，加强利尿消肿效果。

煎服法：成人中药常规煎煮服用。

注意事项

（1）不能冀求速效而滥用攻逐之品，忌见水治水，而过用利水诸法。

（2）对挟有标实者，要标本兼顾。

（3）水肿退后，还要谨守病机以图本，健脾补肾以资巩固，从而杜绝复发。

（张崇耀）

四十、高 血 压

（一）病情概述

高血压分为原发性高血压与继发性高血压，是以体循环血压升高为主要表现的综合征，临床症状有头痛、眩晕、心悸、失眠、项强、胸痛、胸闷乃至口眼歪斜及半身不遂等。关于原发性高血压病的病因和发病机制目前没有完整统一的认识。一般认为该病与遗传、食盐摄入过量、从事高度集中及精神紧张的职业、缺少体力劳动、肥胖、抽烟、大量饮酒及某些营养成分缺乏等原因有关。近来还发现，较多高血压患者有胰岛素和高胰岛素血症。高血压是多种心、脑血管疾病的重要病因和危险因素，影响重要器官例如"心、脑、肾"的结构和功能，最终导致这些器官的功能衰竭，是心血管疾病死亡的主要原因之一。

中医学无高血压病名，但根据高血压病患者所产生的临床表现归属为中医"眩晕""头痛""风眩""中风"等范畴。《素问·至真要大论》云："诸风掉眩，皆属于肝。"《灵枢·海论》曰："髓海不足，则脑转耳鸣，胫酸眩冒。"《灵枢·卫气》说："上虚则眩。"《灵枢·大惑论》中说："故邪中于项，因逢其身之虚……入于脑则脑转，脑转则引目系急，目系急则目眩以转矣。"《素问·六元正纪大论》云："木郁之发……甚则耳鸣眩转。"由于情志不遂，心情失畅，恼怒与精神紧张，忧思劳倦伤脾或劳心过度等导致阴阳失衡、脏腑气血失调，清窍失其濡养，产生高血压临床表现如头晕头痛，项背强急，手足麻木，面红升火，记忆力下降等。继续发展可以化风、化火夹痰而出现中风证候（脑血管意外）。

本部分论述的高血压是指原发性高血压，继发性高血压需要治疗原发性疾病，临证时可参考本部分论治。

（二）诊断与治疗

1. 诊断要点

未服抗高血压药物的情况下测量2～3次非同日血压，符合收缩压（SBP）≥140毫米汞柱（mmHg）和/或舒张压（DBP）≥90毫米汞柱（mmHg）即可诊断为高血压。

2. 辨证分型

（1）肝阳上亢：头痛目眩，面赤，胸胁胀痛，心烦易怒，寐少多梦，口苦口干，大便秘结，舌红苔黄，脉弦数有力。

（2）痰浊上蒙型：头重如蒙，视物旋转，胸闷作恶，呕吐痰涎，心悸，失眠，口淡、食少，舌胖，苔白腻，脉弦滑。

（3）阴虚阳亢：头目眩晕，脑海空虚，耳鸣耳聋，腰膝酸软，失眠多梦，口干咽燥，舌少苔，脉细略数。

（4）阴阳两虚：头晕目眩，心慌心悸，肢冷无力，腰酸腿软，夜间尿多，阳痿早泄，失眠多梦。舌苔薄白，舌质淡，脉弦细无力。

3. 鉴别诊断

原发性高血压需要与继发性高血压相鉴别。继发性高血压又称症状性高血压，病因明确，常见以下几类疾病。

（1）肾实质性高血压：如急、慢性肾小球肾炎、多囊肾所致血压升高。

（2）肾血管性高血压：如肾动脉粥样硬化、多发性大动脉炎、先天性血管发育不全所致肾动脉狭窄。

（3）内分泌性高血压：主要有原发性醛固酮增多症、皮质醇增多症、嗜铬细胞瘤、甲状腺功能亢进、多发性内分泌腺瘤等。

4. 治疗原则

治疗有治标与治本二大法则，遵循"虚者补之，实者泻之"，"闭者通之，脱者固之"，"急则治标，缓则治本"的原则。治本有补益肝肾、阴阳二补；治标有平肝潜阳、祛瘀化湿、活血化瘀、宁心安神等。妇女更年期还有调摄冲任等。拟定治法为滋肾平肝，育阴潜阳，镇肝息风，利湿化痰，开窍醒脑，回阳固脱，活血通络等。

5. 一般治疗

（1）在限制钠盐摄入、禁烟限酒、控制体重、增加运动、松弛精神等非药物治疗的基础上进行合理的药物治疗，将血压降至正常或接近正常，以减少并发症。

（2）保持情绪稳定，解除忧郁、恼怒、思虑等情绪对疾病的影响。保证足够的睡眠。保持大便通畅。

（3）发现患者有唇舌发麻、肢体麻木、持物不灵、口眼歪斜等中风征象，应嘱患者绝对卧床休息，及时汇报医生处理。

（4）针灸治疗

1）针刺百合、太冲、三阳交以泻肝清火，用毫针泻法。

2）针刺中脘、脾俞、商丘、丰隆、内关化痰除湿，用毫针平补平泻。

3）针刺百会、风池、内关、三阴交、关元、足三里以调补阴阳。用毫针补法。

4）按揉内关、三阴交、肾俞、关元、气海、涌泉等穴位以补益肝肾。

（5）坚持服药，观察血压变化。将各种药物的名称、剂量、服药方法、服药时间及药物不良反应详细地告知患者及家属，向患者说明坚持定时定量服药的重要性。密切观察降压药物的副作用及不良反应，防止低钾和直立性低血压。

（6）血压的自我监测：测血压前精神放松，最好休息20～30分钟，在医护人员的指导下掌握血压监测的注意事项。如血压过高或过低，应立即就诊。

（三）药物处方

1. 肝火亢盛

（1）治法：清肝泻火，清利湿热。

（2）方药

龙胆泻肝汤（《医方集解》）

组成：龙胆草12克、黄芩12克、栀子12克、泽泻15克、木通7克、车前子15克、当归12克、生地黄15克、柴胡12克、生甘草7克。

加减：失眠多梦，加磁石20克（先煎）、龙齿20克（先煎）、珍珠母15克（先煎）、琥珀3克（研末吞服）。

煎服法：磁石、龙齿、珍珠母先煎半小时，其余药物放置砂锅中，成人中药常规煎煮服用。

天麻钩藤饮（《杂病证治新义》）

组成：天麻9克、钩藤15克、石决明20克、炒栀子12克、炒黄芩12克、牛膝15克、杜仲15克、益母草15克、桑寄生15克、夜交藤15克、茯神12克。

加减：头痛口干，加夏枯草15克、生地黄15克。

煎服法：成人中药常规煎煮服用。

注意事项

（1）龙胆泻肝汤辨证以肝火上炎为主。

（2）天麻钩藤饮辨证以肝风上扰为主。

（3）调畅情志改善睡眠对治疗高血压有重要辅助作用。

2. 痰浊上蒙型

（1）治法：燥湿祛痰，健脾和胃。

（2）方药

半夏白术天麻汤（《医学心悟》）

组成：半夏15克、陈皮12克、白术15克、天麻12克、白茯苓15克、泽泻15克、橘红12克、生姜7克。

加减：舌质厚腻，口黏不爽，加藿香15克、佩兰15克、石菖蒲15克；失眠多梦，加石菖蒲15克、郁金15克、枳实9克、竹茹9克。

煎服法：成人中药常规煎煮服用。

注意事项

形体肥胖注意控制体重，可减少心脑血管意外，减少高血压并发症。

3. 阴虚阳亢

（1）治法：滋养肝肾，养阴填精。

（2）方药

左归丸（《景岳全书》）

组成：大怀熟地黄20克、山药15克、枸杞子15克、山茱萸肉15克、川牛膝12克、菟丝子15克、鹿胶9克（烊化）、龟胶9克（烊化）。

加减：潮热盗汗明显，可加鳖甲15克、知母12克、黄柏9克、丹皮12克；心肾不交，失眠多梦，健忘者，加阿胶6克（烊化）、鸡子黄1枚（冲服）、酸枣仁15克、柏子仁15克。

煎服法：成人中药常规煎煮服用。

镇肝熄风汤（《医学衷中参西录》）

组成：怀牛膝30克、生赭石30克（先煎）、生龙骨20克（先煎）、生牡蛎20克（先煎）、生龟板15克（先煎）、白芍15克、玄参15克、天冬15克、川楝子6克、生麦芽6克、茵陈6克、甘草5克。

煎服法：成人中药常规煎煮服用。

注意事项

（1）左归丸辨证以肾阴亏虚为主。

（2）镇肝熄风汤辨证以肝肾亏虚，肝风上扰为主。

4. 阴阳两虚

（1）治法：补阳滋阴，益肾降压。

（2）方药

金匮肾气丸（《金匮要略》）

组成：熟地黄25克、山茱萸15克、山药30克、丹皮12克、茯苓9克、泽泻15克、肉桂9克、制附子6克（开水先煎1小时）、炒杜仲15克、怀牛膝15克、枣仁15克。

加减：头昏头痛明显者，加生龙骨25克、生牡蛎25克。

煎服法：制附子6克（开水先煎1小时），成人中药常规煎煮服用。

注意事项

（1）有附片方剂需用2个药罐煎煮。一个药罐先煎附片，另一个药罐按常规方法浸泡煎煮，两煎药物再混合煎煮约15分钟。

（2）服药避风寒忌生冷水果。

（张崇耀）

四十一、高脂血症

（一）病情概述

高脂血症系指血浆中脂质浓度超过正常范围。由于血浆中脂质大部分与血浆中蛋白质结合，因此本病又称为高脂蛋白血症。血脂是血浆的中性脂肪［甘油三酯（triglyceide，TG）和胆固醇（cholesterin，TC）］和类脂（磷脂、糖脂、固醇及类固醇）的总称。临床上按简单分类可将血脂异常分为高胆固醇血症、高甘油三酯血症、混合性高脂血症和低高密度脂蛋白胆固醇血症。按是否继发于全身系统性疾病又分为原发性和继发性血脂异常两大类。原发性和继发性血脂异常可同时存在。按基因表达分类，相当一部分原发性血脂异常患者存在一个或多个遗传基因缺陷，由基因缺陷所致的血脂异常多具有家族聚集性，有明显的遗传倾向，称为家族性脂蛋白异常血症，包括颇为常见而突变基因尚未确定的家族性混合型高脂血症、家族性高甘油三酯血症。原因不明的称为散发性或多基因性脂蛋白异常血症。血脂异常可见于不同年龄、性别的人群。血脂异常可表现为黄色瘤，最常见的是眼睑周围出现扁平黄色瘤，严重的高甘油三酯血症可产生高脂血症眼底改变。早发性角膜环出现于40岁以下，多伴有血脂异常。脂质在血管内皮沉积引起动脉粥样硬化，引起早发性和进展迅速的心脑血管和周围血管病变。血脂异常可作为代谢综合征的一部分，常与肥胖症、高血压、冠心病、糖耐量异常或糖尿病等疾病同时存在或先后发生。严重的高甘油三酯血症可引起急性胰腺炎，应予以重视。多数血脂异常患者无任何症状和异常体征，而于常规血液生化检查时被发现。

中医学无"高脂血症"这一名称，但对其早有认识，其内容散见于"痰浊""肥人""中风""眩晕"及"消瘅"等病的记载中，现代中医归属本病为"污血病"范畴。污血者，不洁之血，乃是因水谷中之浊气、水谷不化之痰湿、郁滞不通之血液凝结于脉中而成。

中医认为，本病的成因有暴饮暴食、喜食肥甘厚腻、嗜烟酒、缺乏运动、经常熬夜、喜饮浓茶等。这些不良习惯构成了高脂血症的主要原因。从事脑力劳动者、久坐少动者属于高发人群。中医对高脂血症的辨证论治是一个逐渐认识的过程，需要不断完善，证候特点为湿热痰浊、痰瘀互结、脾肾气虚、肝肾阴虚。

（二）诊断与治疗

1. 诊断要点

中国人血清胆固醇（TC）的合适范围为：TC＜5.18毫摩尔/升（200毫克/分升）；5.18 ～ 6.19毫摩尔/升（200 ～ 239毫克/分升）为边缘升高，TC≥6.22毫摩尔/升（240毫克/分升）为升高。血清低密度脂蛋白胆固醇（LDL-C）的合适范围为：LDL-C＜3.37毫摩尔/升（130毫克/分升）；3.37毫摩尔/升～ 4.14毫摩尔/升（130 ～ 159毫克/分升）为边缘升高，LDL-C≥4.14毫摩尔/升（160毫克/分升）为升高。血清高密度脂蛋白胆固醇（HDL-C）的合适范围为：HDL-C≥1.04毫摩尔/升（40毫克/分升），HDL-C≥1.55毫摩尔/升为升高，HDL-C＜1.04毫摩尔/升（40毫克/分升）为减低。血清甘油三酯（TG）的合适范围为：TG＜1.70毫摩尔/升（150毫克/分升）；1.70 ～ 2.25毫摩尔/升（150 ～ 199毫克/分升）为边缘升高，TG≥2.26毫摩尔/升（200毫克/分升）为升高。

我国学者研究分析结果显示，TC从3.63毫摩尔/升开始，随TC水平的增加，缺血性心血管病发病危险升高。TC水平与缺血性心血管病发病危险的关系是连续性的，并无明显的转折点。诊断高胆固醇血症的切点只能人为制定，当TC增至6.19毫摩尔/升以上时，缺血性心血管病的发病危险较TC＜3.63毫摩尔/升者增高2倍以上，差异具有统计学意义；随着LDL-C水平的增加，缺血性心血管病发病的相对危险及绝对危险上升的趋势及程度与TC相似；对不同HDL-C水平与缺血性心血管病发病危险的关系进行多因素分析研究结果显示，随着HDL-C水平的降低，缺血性心血管病发病危险增加。HDL-C＜1.04毫摩尔/升人群与 HDL-C≥1.55毫摩尔/升人群相比，缺血性心血管病危险增加 50%，差异具有统计学意义。

2. 辨证分型

（1）脾虚湿盛：头重体倦，腹胀纳呆，乏力懒言，大便溏薄，小便清长，健忘，面色欠华或有下肢浮肿，眼睑虚浮，口淡不渴或肢体麻木，舌体淡胖，边有齿痕，苔白浊腻，脉缓无力。

（2）痰浊内蕴：头重眩晕，胸闷恶心，纳呆，时吐痰涎，形体肥胖，反应迟钝，肢体沉重或有胁下痞块，舌苔浊腻厚，脉象弦滑。

（3）肝胆湿热：发热，口干烦渴，尿少便秘，头晕脑胀，血压偏高，时有心悸，浮肿，舌红苔黄腻，脉滑数。

（4）肝肾阴虚：头痛眩晕，失眠健忘，耳鸣耳聋，行动迟缓，动作笨拙，手足心热，舌质淡暗，舌红少苔，脉象细数。

（5）脾肾阳虚：头晕伴小便频数，神疲乏力，形体怯冷，面色淡白，脘腹作胀，纳差便溏，四肢浮肿，舌淡质嫩，苔白腻，脉沉细。

（6）瘀血阻络：胸痹心痛，痛处有固定或兼见健忘，失眠，心悸，精神不振，面色或唇色紫暗，舌有紫斑或瘀点，脉弦涩或细涩。

3. 鉴别诊断

按是否继发于全身系统性疾病又分为原发性和继发性血脂异常两大类。继发性血脂异常可由全身系统性疾病所引起（如糖尿病、甲状腺功能减退症、库欣综合征、肝肾疾病、系统性红斑狼疮、骨髓瘤等），也可由于应用某些药物所引起（如噻嗪类利尿剂、β受体阻滞剂等。长期大量使用糖皮质激素可促进脂肪分解、血浆 TC 和 TG 水平升高）。在排除继发性血脂异常后，可诊断为原发性血脂异常。

4. 治疗原则

高脂血症的病理性质属本虚标实，以肝、脾、肾虚损为本，痰浊、水湿、瘀血、气滞为标。根据辨证施治原则可采取涤痰化湿健脾排浊法、祛湿化瘀理气通络法、清热化痰芳香利湿、益气健脾化湿和胃法、温阳健脾化浊降脂和滋补肝肾养阴活血法。

5. 一般治疗

（1）饮食调理：选择含胆固醇低的食物，比如新鲜蔬菜和豆类食物。食物的烹调方式以蒸煮为主，少食甜食等，饮食的搭配中应该有足够的蛋白质。

（2）患者在治疗过程应该戒烟禁酒。

（3）高血脂患者通常会伴有肥胖症，应该为患者制定一个科学合理的减肥计划，每个月的减肥目标在1～2千克，在实施减肥控制体重期间加强体育锻炼。

（4）适量的体育运动能够使患者身体的热能消耗，加快体内新陈代谢，增强体内脂蛋白酶的活性，从而更加利于脂肪的分解，在运动锻炼的同时要严格控制时间和运动量，避免过度疲劳。

（5）针灸治疗

1）痰浊阻络型：选穴三阴交、足三里、公孙，毫针平补平泻，丰隆用泻法。

2）气滞血瘀型：三阴交平补平泻，内关泻法。

3）肝肾阴虚型：三阴交平补平泻，肝俞、肾俞、太溪，补法。

（6）耳穴贴压主穴取脾、胃、肝、肾、心，配穴取脑、降压沟、神门、额、交感等。每次选上述穴位，在三餐食后及晚上睡前重点按压。

（三）药物处方

1. 脾虚湿盛

（1）治法：健脾祛湿。

（2）方药

参苓白术散（《*太平惠民和剂局方*》）

组成：党参20克、茯苓15克、白术12克、怀山药15克、炙甘草6克、薏苡仁20克、桔梗12克、砂仁8克（后下）、泽泻15克、猪苓12克、荷叶12克。

加减：脘腹胀满明显，舌苔厚腻，加苍术12克、藿香12克、佩兰12克；四肢怕冷，加炙附片12克（开水先煎1小时）、干姜7克。

煎服法：制附片（开水先煎1小时），余药成人中药常规煎煮服用。

（3）中成药

维脂康胶囊

组成：大蒜粉、丹参、陈皮、山楂、陈皮、槐花、三七。

用法用量：普通成人口服，每次2～4粒，一日3次。

注意事项

（1）选择燕麦、玉米等杂粮及豆制品、黑木耳、香菇等食物，每餐七八分饱。

（2）引导患者改变不良的饮食习惯及生活方式。

2. 痰浊内蕴

（1）治法：燥湿化痰。

（2）方药

涤痰汤（《济生方》）

组成：陈皮12克、半夏12克、炙南星9克、枳实12克、石菖蒲12克、党参18克、白术12克、茯苓15克、炙甘草6克、生姜6克、大枣6克。

加减：蕴而化热，口干口臭，加黄连9克、炒黄芩9克；舌质暗淡，有瘀斑、夹瘀，加丹参15克、郁金15克、泽兰12克；四肢肿胀，加泽泻15克、薏苡仁20克、扁豆12克；大便干结，加山楂12克、泽泻20克、神曲12克、枳实9克、莱菔子12克。

煎服法：成人中药常规煎煮服用。

（3）中成药

血脂康

组成：红曲。

用法用量：轻、中度患者，每日2粒，晚饭后服用；重度患者，每次2粒，每日2次，早、晚饭后服用。

注意事项

建立适合自身的运动处方，坚持运动，改善能量代谢，对本病有重要意义。

3. 肝胆湿热

（1）治法：清热利湿。

（2）方药

龙胆泻肝汤（《医方集解》）

组成：龙胆草15克、炒栀子12克、炒黄芩9克、泽泻15克、车前子15克、决明子20克、蔓荆子15克、菊花12克、地龙15克、虎杖15克、夏枯草20克、茵陈9克。

加减：肝风上扰，头昏痛不适，加天麻9克、钩藤15克；痰多，眩晕不适，加半夏15克、白术12克、郁金12克。

煎服法：成人中药常规煎煮服用。

注意事项

饮食有节，避免香燥辛辣饮食，戒烟限酒。

4. 肝肾阴虚

（1）治法：补益肝肾。

（2）方药

六味地黄丸（《小儿药证真诀》）合一贯煎（《柳州医话》）

组成：熟地黄20克、怀山药15克、山茱萸1克、茯苓15克、丹皮12克、当归12克、白芍12克、沙参15克、枸杞子15克、女贞子12克、麦冬12克、牛膝12克、菟丝子12克。

加减：骨蒸潮热，加太子参30克、秦艽12克、地骨皮15克；形体肥胖，虚实夹杂，加泽泻15克、泽兰15克、扁豆15克。

煎服法：成人中药常规煎煮服用。

注意事项

（1）节房事。

（2）饮食避免香燥辛辣。

5. 脾肾阳虚

（1）治法：温补脾肾。

（2）方药

金匮肾气丸合苓桂术甘汤（《金匮要略》）

组成：制附子12克（开水先煎1小时）、桂枝9克、白术12克、熟地黄15克、怀山药15克、山茱萸12克、茯苓30克、丹皮12克、泽泻15克、炙甘草9克。

加减：四肢困倦，加木瓜12克、姜黄12克、五加皮20克；形体肥胖，虚实夹杂，加泽兰15克、扁豆15克；舌质暗淡，有瘀斑，加三棱12克、莪术12克。

煎服法：成人中药常规煎煮服用。

注意事项

保持平衡心理、避免情绪波动致病。

6. 瘀血阻络

（1）治法：活血通脉。

（2）方药

血府逐瘀汤（《医林改错》）

组成：当归15克、生地黄15克、桃仁15克、红花15克、赤芍15克、枳壳15克、人参9克、全蝎5克、土鳖虫15克、瓜蒌15克。

加减：痰湿盛，形体肥胖，加泽泻15克、泽兰15克、薏苡仁20克、苍术12克、炙南星12克；四肢酸困不适，加水蛭3克，桑枝15克，姜黄15克；胸闷不适，加丹参15克、檀香5克（后下）、砂仁9克（后下）。

煎服法：成人中药常规煎煮服用。

注意事项

（1）痰瘀互结是病理因素，也是致病因素，常导致病情缠绵，故综合治疗是重要方法。

（2）文献报道指出，红曲、泽泻、首乌、赤芍、决明子、山楂、丹参具有降血脂作用，均被实验及临床所证实，临证可辨证选用。

（张崇耀）

四十二、高尿酸血症

（一）病情概述

高尿酸血症为西医学理化检查发现，由于人体嘌呤类物质代谢紊乱，导致尿酸生成过多，在细胞外液的尿酸盐呈超饱和状态，大多数高尿酸血症患者无明显临床症状，如果过饱和状态的尿酸盐结晶沉积在组织中可引起痛风、肾脏损害及代谢综合征等疾病。高尿酸血症是多种疾病的危险因素，常与心血管疾病、肥胖、高血压、高血脂等并发，可分为原发性高尿酸血症、继发性高尿酸血症。西医学认为，尽管体内尿酸主要来源于内源合成过多，但高蛋白、高脂肪、高嘌呤饮食仍是高尿酸血症发病率升高的主要原因。

中医无"高尿酸血症"病名，对高尿酸血症的认识还处在初级阶段，需要逐步完善和深入的探讨研究。部分现代中医学者认为，高尿酸血症属"血毒、浊毒"范畴。高尿酸血症所致痛风性关节炎则应归为《金匮要略》中的"历节病"。高尿酸血症所致痛风肾可在《金匮要略》中的"黄汗证"或中医"热淋""石淋""腰痛""虚劳""水肿"等范畴中参考论治。近现代中医认为，高尿酸血症的病因主要为饮食不节、恣食膏粱厚味、内伤七情、先天禀赋不足、肾气亏虚，导致脾虚失运、湿浊内生、湿浊蓄积日久化热、肾亏清阳不升浊阴不降、脾肾不足久则瘀血痰浊内生、浊毒瘀滞。病机总为本虚标实，本虚可见脾虚、肾虚、肝肾不足，标实可见湿浊、湿热、瘀血阻滞、痰瘀互结、浊毒。中医素有"肥人多湿多痰"之说。痰湿内阻影响气血运行，久病多瘀、瘀血内生形成痰湿瘀浊的重要病理基础。

（二）诊断与治疗

1. 诊断要点

绝大多数原发性高尿酸血症者仅有血尿酸持续性或波动性增高，不出现任何症状称为原发性无症状高尿酸血症。男性和绝经后女性血尿酸大于420微摩尔/升，绝经前女性大于350微摩尔/升可诊断为高尿酸血症；继发性高尿酸血症多见于肿瘤、肾功能不全、肝硬化患者及药物影响等。

2. 辨证分型

中医文献目前无明确高尿酸血症分型，根据现代中医学者论述总结如下。

（1）脾虚痰浊证：形体肥胖、全身困倦、头晕头沉、胸闷脘痞、咯痰呕恶、大便溏，舌苔腻，脉濡。

（2）肝郁肾虚证：急躁易怒或抑郁喜叹息，双目干涩，头晕目眩耳鸣，腰膝酸软，发脱或齿摇，尿后余沥或失禁，性功能减退、不孕、不育。舌质淡胖，苔薄白，脉沉。

（3）痰瘀湿浊证：形体肥胖、胸闷脘痞、全身困倦、头晕头沉、胸闷或喜太息、少腹胀满，小便短赤、大便黏腻不爽、舌边有瘀斑，苔腻，脉沉。

3. 鉴别诊断

原发性高尿酸血症需要与继发性高尿酸血症鉴别。因肾小球疾病、铅中毒、血液病、肿瘤放化疗或长期应用利尿剂等引起的继发性高尿酸血症有相对应的原发疾病的病因及症状体征。

4. 治疗原则

高尿酸血症中医病机为本虚标实，标实可见湿浊、湿热、瘀血阻滞、痰瘀互结、浊毒。本虚可见脾虚、肾虚、肝肾不足。治疗总以补虚泻实为治疗原则，利湿除浊，化痰祛瘀，恢复脏腑功能。高尿酸血症常伴有高血糖、糖尿病、高脂血症等疾病，临证时可参阅相关疾病论治。

5. 一般治疗

（1）饮食有节，合理饮食结构：饮食原则以五谷为养，五果为助，五畜为益，五菜为充。应做到合理搭配，食养以尽，勿使太过。谨和五味，膳食有酸、苦、甘、辛、咸等五味以入五脏。五味调和，以平为期，水谷精微充足，气血旺盛，脏腑调和。提倡摄入适量膳食纤维、优质蛋白质、植物脂肪，戒烟戒酒。合理控制饮食是高尿酸血症最重要环节，调整饮食结构，制定个体化饮食谱尤为重要。

研究发现，血尿酸水平与摄入酒精量有一定的相关性，故低嘌呤饮食和忌酒尤为重要。禁止饮酒、老火汤、动物内脏、骨髓、海鲜，痛风性关节炎急性发作期暂停食肉，痛风间歇期及慢性期，血尿酸控制较稳定时允许每日摄入适量瘦肉（不超过100克）；建议食用米饭、蔬菜、水果、牛奶、鸡蛋，避免饱餐，避免大量进食黄豆类、面粉类食物；避免服用影响尿酸排泄、分泌及增加尿酸生成的药物，如噻嗪类、氨苯蝶啶、乙胺丁醇、小剂量阿司匹林等。

（2）劳逸结合，合理运动：运动可改善人体代谢。原则是适量、经常性和个体化。每天至少30分钟中等强度的活动，可选散步、广播操、太极拳、五禽戏等。运动必须个体化，尤其老年或有严重并发症者，量力而行，以不觉劳累为度。

（3）中药外敷可选用芳香辟秽、清热解毒中药研末加工双足心贴敷。中药离子导入可根据具体情况，辨证使用中药离子导入。

（4）针灸治疗取脾俞、肾俞、大肠俞、三阴交、足三里、上巨虚、曲泉、关元、中脘、曲池、合谷、复溜、太冲、三阴交等，交替取穴。毫针平补平泻，配合艾灸脾俞、肾俞、关元、气海。每日一次，7天一个疗程。

（三）药物处方

1. 脾虚痰浊证

（1）治法：健脾化痰祛浊。

（2）方药

四妙散（《成方便读》）合五苓散（《伤寒论》）

组成：苍术15克、牛膝9克、炒薏苡仁30克、炒黄柏12克、茯苓20克、炒白术15克、桂枝9克、水蛭7克、皂角刺15克、柴胡12克、桔梗9克、枳实9克。

加减：口干便秘，加生大黄6克（后下）、草决明15克（后下），使邪有出路。关节肿胀、疼痛明显，加土茯苓30克、萆薢15克、防己9克、车前子12克（包煎）、泽泻15克、泽兰15克；疼痛日久，关节暗红，瘀阻明显，加乳香9克、没药9克、苏木12克；关节冷痛，漫肿，舌质淡暗，阳虚寒湿，加入炙附子12克（开水先煎1小时）、炮姜9克、桂枝12克。

煎服法：成人中药常规煎煮服用。

（3）中成药

甘露消毒丹

组成：滑石、茵陈、黄芩、石菖蒲、白豆蔻、川贝、木通、藿香、射干、连翘、薄荷。

用法用量：成人口服，每次6～9克，一日2次。

参苓白术散

组成：白扁豆、白术、茯苓、甘草、桔梗、莲子、人参、砂仁、山药、薏苡仁。

用法用量：成人口服，一次6～9克，一日2～3次。

注意事项

（1）适当增加排尿次数及排尿量能促进尿酸及时排出。

（2）提高尿液的pH有利于尿酸的排出，海缥峭、珍珠母等含碳酸钙较多，土茯苓、萆薢、秦皮等药物含有较多生物碱，可通过碱化尿液以促进尿酸溶解，增加尿酸的排泄量。

（3）病情复杂者，在辨证施治中可根据体质寒热选用生物碱含量高的中药如黄连、吴茱萸、山慈菇、玄胡、蚤休、寻骨风等。

（4）甘露消毒丹用以功效"利湿化浊，清热解毒"对高尿酸血症偏湿热重者效果较好。

（5）参苓白术散用于高尿酸血症"脾虚湿盛"的调理巩固治疗。

2. 肝郁肾虚证

（1）治法：疏肝化浊益肾。

（2）方药

柴胡疏肝散（《景岳全书》）合二仙汤（《经验方》）

组成：炒柴胡12克、赤芍15克、枳壳9克、炒白术15克、茯苓20克、川芎12克、香附12克、黄柏9克、薏苡仁30克、土茯苓30克、草薢15克、车前子15克、巴戟天12克、淫羊藿12克、仙茅12克。

加减：胸闷嗳气，腹胀明显者，加紫苏梗、佛手、香橼各12克；肝肾阴亏虚明显，加女贞子、旱莲草各12克；腰膝酸软，五心烦热者，加知柏地黄丸。

煎服法：成人中药常规煎煮服用。

（3）中成药

杞菊地黄丸

组成：枸杞子、菊花、熟地黄、酒萸肉、牡丹皮、山药、茯苓、泽泻。

用法用量：成人口服，浓缩丸，一次8丸，一日3次。

注意事项

高尿酸血症病机复杂，本虚标实治疗周期长，在辨证论治方药中加入活血化瘀及少量虫类搜剔药物，往往可收事半功倍之效。如虎杖15克、泽兰15克、丹参20克、玄胡12克、水蛭9克、牛膝12克、乳香9克、没药9克、路路通12克。

3. 痰瘀湿浊证

（1）治法：化痰除湿祛瘀泻浊。

（2）方药

五苓散（《伤寒论》）合桃红四物汤（《医宗金鉴》）

组成：茯苓30克、猪苓12克、泽兰15克、炒白术15克、桂枝9克、泽泻15克、桃仁12克、红花9克、赤芍15克、紫苏梗12克、车前子15克、威灵仙15克、土茯苓30克、萆薢15克、木瓜12克、秦艽15克、白芥子15克、全虫3克、生甘草9克。

加减：血瘀明显者，加乳香9克、没药9克；形体肥胖者，加炒薏苡仁30克、扁豆15克；湿浊内甚，舌苔厚腻，加藿香12克、佩兰12克；口干化热，加茵陈9克、炒栀子12克。

煎服法：成人中药常规煎煮服用。

（3）中成药

血府逐瘀丸

组成：当归、赤芍、桃仁、红花、川芎、地黄、牛膝、枳壳（麸炒）、桔梗、柴胡、甘草。

用法用量：成人口服，大蜜丸每次1～2丸，一日2次。

排石颗粒

组成：连钱草、车前子（盐水炒）、关木通、徐长卿、石韦、瞿麦、忍冬藤、滑石、苘麻子、甘草。

用法用量：开水冲服，一次1袋，一日3次。

注意事项

（1）文献报道"太子参30克、菟丝子15克、海缥峭12克、丹参15克、秦皮12克"为治疗高尿酸血症的有效高频药物，临证可参考选用。

（2）高尿酸血症伴有舌质暗淡有瘀斑者选用血府逐瘀丸。

（3）伴有高尿酸结石选用排石颗粒。

（张崇耀）

四十三、糖 尿 病

（一）病情概述

糖尿病是一组以血浆葡萄糖（简称血糖）水平升高为特征的代谢性疾病群。引起血糖升高的病理生理机制是胰岛素分泌和（或）作用缺陷所引起。长期碳水化合物及脂肪、蛋白质代谢紊乱可引起多系统损害，导致眼、肾、神经、心脏、血管等组织器官的慢性进行性病变、功能减退及衰竭。糖尿病的病因和发病机制尚未完全阐明。糖尿病不是单一疾病，而是复合病因引起的综合征，是包括遗传及环境因素在内的多种因素共同作用的结果。胰岛素由胰岛B细胞合成和分泌，经血液循环到达体内各组织器官的靶细胞，与特异受体结合并引发细胞内物质代谢效应，这个过程中任何一个环节发生异常均可导致糖尿病。血糖明显升高时可出现多尿、多饮和体重减轻，有时尚可伴多食及视物模糊，易发生感染性并发症。糖尿病可危及生命的急性并发症为酮症酸中毒及非酮症性高渗综合征。糖尿病患者长期血糖升高可致器官组织损害，引起脏器功能障碍以致功能衰竭。在这些慢性并发症中视网膜病变可导致视力丧失，肾脏病变可导致肾衰竭，周围神经血管病变可导致下肢溃疡、坏疽、截肢和关节病变的危险；自主神经病变可引起胃肠道、泌尿生殖系及心血管等症状与性功能障碍，周围血管及心脑血管合并症明显增加，常合并有高血压、血脂代谢异常。许多患者无任何症状，仅于健康检查或因各种疾病就诊化验时发现血糖升高。

糖尿病归属在中医"消渴"范畴，消渴之名首见于《素问·奇病论》，根据病机及症状的不同，《内经》还有"消瘅、肺消、膈消、消中"等名称的记载，认为五脏虚弱，过食肥甘，情志失调是引起消渴的原因，而内热是其主要病机。汉·张仲景《金匮要略》有专篇讨论，并有白虎加人参汤、肾气丸等有效方治疗消渴。元·张子和《儒门事亲·三消论》说："夫消渴者，多变聋盲、疮癣、痤痱之类"，"或蒸热虚汗，肺痿劳嗽"，提出糖尿病并发症。《证治准绳·消瘅》在前人论述的基础上，对三消的临床分类作了规范，"渴而多饮为上消（经谓膈消），消谷善饥为中消（经谓消中），渴而便数有膏为下消（经谓肾消）"。现代中医认为，本病病因病机是禀赋不足、素体阴虚、脏腑虚弱、后天饮食不洁、嗜肥甘酒醴、辛辣温热等食物致积热伤津，或形体肥胖、痰湿内生，或精神刺激、情志失调，或劳欲过度、耗损阴津，或外感六淫、邪毒所伤，或过服温燥药物、耗伤阴津等多种因素作用，而引起阴虚燥热、脾气虚弱、肾阳亏耗、血液瘀滞而表现各种临床症状。

临证时糖尿病可参照中医"消渴"内容进行辨证施治。在临床实践中，中医主要针对2型糖尿病辨证施治，对1型糖尿病在使用胰岛素基础上可根据临床症状选用对应方剂辅助治疗。

（二）诊断与治疗

1. 诊断要点

（1）西医诊断

1）糖尿病症状，三多一少（多食、多饮、多尿、体重减少）症状。

2）高血糖诊断标准：空腹静脉血浆血糖（FPG）≥7.0毫摩尔/升（126毫克/分升），或糖耐量试验（OGTT）中服糖后2小时血糖（2hPG）≥11.1毫摩尔/升（200毫克/分升），或随机血糖≥11.1毫摩尔/升（200毫克/分升）。

3）对于无糖尿病症状、仅一次血糖值达到糖尿病诊断标准者，必须在另一天复查核实而确定诊断。在急性感染、创伤或各种应激情况下可出现血糖暂时升高，不能以此诊断为糖尿病，应追踪随访。

（2）中医诊断：多饮、多食、多尿、形体消瘦，或尿糖增高等表现，是诊断消渴病的主要依据，有的患者三多症状不明显，中年之后，且嗜食膏粱厚味，形体肥胖，以及伴发肺痨、水肿、眩晕、脚痹、中风、雀目、痈疽等病症，应考虑消渴病的可能。

2. 辨证分型

（1）基本证候

1）肝胃郁热证：脘腹痞满，胸胁胀闷，面色红赤，形体偏胖，腹部胀大，心烦易怒，口干口苦，大便干，小便色黄，舌质红，苔黄，脉弦数。

2）胃肠实热证：脘腹胀满，痞塞不适，大便秘结，口干口苦，或有口臭，或咽痛或牙龈出血，口渴喜冷饮，饮水量多，多食易饥，舌红，边有斑，舌下络脉青紫，苔黄，脉滑数。

3）脾虚胃热证：心下痞满，胀闷呕恶，呃逆，水谷不消，纳呆，便溏，或肠鸣下利，或虚烦不眠，或头眩心悸，或痰多，舌淡胖，舌下络脉瘀阻，苔白腻，脉弦滑无力。

4）上热下寒证：心烦口苦，胃脘灼热，痞满不痛，或干呕，肠鸣下利，手足及下肢冷，舌红，苔黄根部腐腻，舌下络脉阻，脉弦滑。

5）阴虚火旺证：五心烦热，急躁易怒，口干口渴，渴喜冷饮，易饥多食，时时汗出，少寐多梦，溲赤便秘，舌红赤，少苔，脉虚细数。

6）气阴两虚证：消瘦，倦怠乏力，气短懒言，易汗出，胸闷憋气，脘腹胀满，腰膝酸软，虚浮便溏，口干口苦，舌淡体胖，苔薄白或少苔，脉细无力。

7）阴阳两虚证：小便频数，夜尿增多，浑浊如脂如膏，甚至饮一溲一，五心烦热，口干咽燥，耳轮干枯，面色黧黑，畏寒肢凉，面色苍白，神疲乏力，腰膝酸软，脘腹胀满，食纳不香，阳痿，面目浮肿，五更泄泻，舌淡体胖，苔白而干，脉沉细无力。

（2）兼证：各型基本证候可兼夹瘀证、痰证、湿证、浊证。在疾病过程中上述病理因素单独或夹杂贯穿疾病始终。临证时可根据证型结合病理因素针对性治疗。

1）瘀证：胸闷刺痛，肢体麻木或疼痛，疼痛不移，肌肤甲错，健忘心悸，心烦失眠，或中风偏瘫，语言謇涩，或视物不清，唇舌紫暗，舌质暗，有瘀斑，舌下脉络青紫迂曲，苔薄白，脉弦或沉而涩。

2）痰证：嗜食肥甘，形体肥胖，呕恶眩晕，口黏痰多，食油腻则加重，舌体胖大，苔白厚腻，脉滑。

3）湿证：头重昏蒙，四肢沉重，遇阴雨天加重，倦怠嗜卧，脘腹胀满，食少纳呆，便溏或黏滞不爽，舌胖大，边有齿痕，苔腻，脉弦滑。

4）浊证：腹部肥胖，实验室检查血脂或血尿酸升高，或伴脂肪肝，舌胖大，苔腐腻，脉滑。

3. 鉴别诊断

糖尿病需要与如下疾病所致血糖、尿糖异常鉴别。

（1）甲状腺功能亢进症、胃空肠吻合术后，因碳水化合物在肠道吸收快，可引起进食后0.5～1小时血糖过高，出现糖尿，但空腹血糖和餐后两小时血糖正常。弥漫性肝病患者，葡萄糖转化为肝糖原功能减弱，肝糖原贮存减少，进食后0.5～1小时血糖过高，出现糖尿，但空腹血糖偏低，餐后2～3小时血糖正常或低分泌增加，可使糖耐量减低，出现一过性血糖升高，尿糖阳性，应激过后可自行恢复正常。

（2）许多内分泌疾病，如肢端肥大症（或巨人症）、库欣综合征、嗜铬细胞瘤可分别因生长激素、皮质醇、儿茶酚胺分泌过多，拮抗胰岛素而引起继发性糖尿病。还要注意药物和其他特殊类型糖尿病（妊娠糖尿病），一般不难鉴别。

（3）注意鉴别其他原因所致尿糖阳性。肾性糖尿因肾糖阈降低所致尿糖阳性，但血糖及葡萄糖耐量试验正常。某些非葡萄糖的糖尿如果糖、乳糖、半乳糖尿，用班氏试剂（硫酸铜）检测呈阳性反应，用葡萄糖氧化酶试剂检测呈阴性反应。

（4）糖尿病分型。1型糖尿病和2型糖尿病，由于二者缺乏明确的生化或遗传学标志，主要根据疾病的临床特点和发展过程鉴别。从发病年龄、起病急缓、症状轻重、体重、酮症酸中毒倾向、是否依赖胰岛素维持生命等方面，结合胰岛素细胞自身抗体和B细胞功能检查结果而进行临床综合分析判断。从上述各方面来说，二者的区别都是相对的。

（5）对糖尿病的各种并发症及代谢综合征的其他组分，如经常伴随出现的肥胖、高血压、血脂异常等也须进行相应检查和诊断以便给予兼顾治疗。

4. 治疗原则

糖尿病现代中医治疗原则：严格调控血糖，活血化瘀通络，积极防治并发症。

糖尿病属于中医"消渴病"的范畴；中医基本病机为"阴虚为本燥热为标"，在整个疾病过程中糖尿病存在郁、热、虚、损几个阶段的演变；糖尿病早期瘀、热为主，热伤气、燥伤阴、气阴两伤，在疾病过程中多虚实夹杂，可夹热、夹痰、夹湿（浊）、夹瘀，逐渐表现为阴损及阳、阴阳两虚，临床表现复杂多变。热、痰、湿（浊），既是消渴病的病理产物，也是促使消渴病进一步发展的重要因素，病理产物使脏腑器官功能失调、机体正气亏虚，体内各种代谢失衡促进糖尿病各种并发症的发生发展，在治疗过程中根据病理因素辨证论治，消除上述病理因素，改善恢复脏腑器官功能，纠正代谢失衡。消渴病之始即有络脉瘀阻存在，热灼致瘀、气滞致瘀、津亏致瘀等，临床单纯通过清热、滋阴、益气、温阳等病因治疗往往疗效较差，重视通络药的使用，从气、血、痰、瘀、湿（浊）、食六郁的角度入手，通过散"郁"，正其气化，改善诸多代谢异常，可提高临床疗效。

5. 一般治疗

（1）调畅情志、心理治疗：糖尿病发病因素与精神创伤有密切关系，在治疗上重视心理和社会因素对糖尿病的影响，大量研究证明，情绪活动可影响胰岛素分泌。医生应当让患者树立正确的疾病认识观，明确告诉患者糖尿病医治得当，可减少合并病，同样可以长寿。根据病情选择气功疗法、八段锦、六字诀、易筋经、五禽戏、丹田呼吸法等。可配合中医心理治疗仪、中医音乐治疗仪改善心理状态。

（2）饮食有节，合理饮食结构：饮食原则以五谷为养，五果为助，五畜为益，五菜为充。应做到合理搭配，食养以尽，勿使太过。调和五味，膳食有酸、苦、甘、辛、咸等五味以入五脏，五味调和、以平为期，水谷精微充足，气血旺盛，脏腑调和。提倡摄入适量膳食纤维、优质蛋白质、植物脂肪。戒烟戒酒、合理控制饮食是糖尿病的重要环节，需调整饮食结构，制定个体化食谱。

（3）劳逸结合，合理运动：运动可改善人体代谢。原则是适量、经常性和个体化。每天至少30分钟中等强度的活动，可选散步、广播操、太极拳、五禽戏等。运动必须个体化，尤其老年或有严重并发症者，量力而行、以不觉劳累为度。

（4）中药外敷：可选用芳香辟秽，清热解毒中药研末粉状双足心贴敷。中药离子导入可根据具体情况，辨证使用中药离子导入。

（5）针灸疗法

1）选穴：可根据病情选择体针、耳针、穴位贴敷。阴虚热盛证选鱼际、太渊、心俞、肺俞、脾俞、玉液、金津、承浆。气阴两虚证选内庭、三阴交、脾俞、胃俞、中脘、足三里。阴阳两虚证选太溪、太冲、肝俞、脾俞、肾俞、足三里、关元。

2）操作：毫针针刺，实证用泻法，虚证用补法。糖尿病患者容易并发感染，有创操作需要严格无菌操作或待血糖平稳后再行操作。防止发生深部软组织感染，导致医疗纠纷。

（三）药物处方

1. 基本证候

（1）肝胃郁热证

1）治法：开郁清热。

2）方药

大柴胡汤（《伤寒论》）

组成：柴胡12克、黄芩12克、半夏15克、枳实9克、白芍15克、大黄5克（后下）、生姜3克。

加减：血糖升高明显，加苍术15克、玄参12克、葛根15克、麦冬12克；口干、烦躁，加丹皮12克、炒栀子12克。

　　煎服法：药物放置砂锅中，用凉开水浸泡30分钟或更长时间，水液高出药面1～1.5厘米并以药材浸透为度，武火煎煮沸腾15～20分钟，每日一剂，分2～3次温服。服用2～3剂后根据病情变化调整处方。

　　3）中成药

　　大柴胡颗粒

　　组成：柴胡、黄芩、半夏、枳实、白芍药、大黄、生姜、大枣。

　　用法用量：成人开水冲服，一次1袋，一日3次。

注意事项

　　（1）清淡饮食，忌食辛辣厚味。

　　（2）低淀粉饮食。

　　（2）胃肠实热证

　　1）治法：通腑泄热。

　　2）方药

　　大黄黄连泻心汤（《伤寒论》）

　　组成：大黄6克（后下）、黄连12克、枳实6克、石膏15克、葛根15克、元明粉10克（开水冲服）。

　　加减：血糖升高明显，加苍术9克、玄参15克、葛根15克、天花粉15克、麦冬12克；口干、烦躁加石膏15克（先煎）、知母12克、玄参15克。

　　煎服法：成人中药常规煎煮服用。

　　3）中成药

　　牛黄清胃丸

　　组成：牛黄、大黄、菊花、麦冬、薄荷、石膏、栀子、玄参、番泻叶、黄芩、连翘、桔梗、黄柏、甘草、牵牛子（炒）、枳实（沙烫）、冰片。

　　用法用量：成人口服，一次2丸，一日2次。

新清宁片

组成：熟大黄。

用法用量：成人口服，一次3～5片，一日3次。临睡前服5片。

复方芦荟胶囊

组成：芦荟、青黛和琥珀。

用法用量：成人口服，一次1～2粒，一日1～2次。

注意事项

（1）清淡饮食，忌食辛辣厚味。

（2）低淀粉饮食。

（3）脾虚胃热证

1）治法：辛开苦降。

2）方药

半夏泻心汤（《伤寒论》）

组成：半夏15克、炒黄芩12克、黄连12克、太子参30克、生姜4克。

加减：脾虚，便溏，加苍术12克、炒白术12克、扁豆15克；血糖升高明显，加苍术12克、玄参15克、葛根15克、天花粉15克、麦冬12克；口干，烦躁，加石膏15克（先煎）、知母12克、玄参15克。

煎服法：成人中药常规煎煮服用。

注意事项

（1）糖尿病健康教育内容非常广泛，贯穿于糖尿病整个防治过程。

（2）通过健康宣教使患者了解血糖治疗不达标的危害性，掌握饮食和运动的方法与实施，了解口服降糖药与胰岛素合理使用及调节，急性并发症临床表现、预防、处理，慢性并发症的危险因素及防治。

（3）重视血糖监测和自我保健。

（4）上热下寒证

1）治法：清上温下。

2）方药

乌梅丸（《伤寒论》）

组成：乌梅9克、黄连12克、炒黄柏12克、干姜5克、蜀椒9克、附子9克（开水先煎1小时）、当归12克、肉桂3克、党参12克、细辛3克。

加减：上热明显，加炒黄芩12克、麦冬12克、玄参12克、生地黄15克；下焦虚寒明显，加巴戟天12克、淫羊藿12克。

煎服法：制附片12克（开水先煎1小时），余药混合后煎煮沸腾30分钟（沸腾后计时）。

3）中成药

麦味地黄丸

组成：熟地黄、山茱萸、丹皮、泽泻、茯神、山药、五味子、麦冬。

用法用量：成人口服，大蜜丸，一次1丸，一日2次。

注意事项

有附片方剂服药后，避风寒，忌生冷水果。

（5）阴虚火旺证

1）治法：滋阴降火。

2）方药

知柏地黄丸（《医宗金鉴》）合白虎汤（《伤寒论》）

组成：知母12克、黄柏12克、山萸肉15克、丹皮12克、玄参12克、生石膏15克、粳米12克、天花粉15克、黄连12克、生地黄15克、藕汁6克。

加减：合并糖尿病末梢神经炎，用四藤一仙汤，鸡血藤15克、钩藤12克、海风藤15克、络石藤15克、威灵仙12克。

煎服法：成人中药常规煎煮服用。

3）中成药

知柏地黄丸

组成：熟地黄、山茱萸（制）、山药、牡丹皮、茯苓、泽泻、知母、黄柏。

用法用量：口服，浓缩丸，一次8丸，一日3次。

十味玉泉丸

组成：地黄、茯苓、甘草、葛根、黄芪、麦冬、人参、天花粉、乌梅、五味子。

用法用量：成人口服，一次4粒，一日4次。

金芪降糖片

组成：黄连，黄芪、金根花。

用法用量：饭前半小时口服，一次7～10片，一日3次，2个月为一个疗程。或遵医嘱。

金糖宁胶囊（片）

组成：蚕沙、甘草。

用法用量：每粒装0.55克，用餐前即刻服用。一次4粒，一日3次，4周为一疗程。

津力达颗粒

组成：人参、黄精、麸炒苍术、苦参、麦冬、地黄、制何首乌、山茱萸、茯苓、佩兰、黄连、知母、炙淫羊藿、丹参、粉葛、荔枝核、地骨皮。

用法用量：成人中药常规煎煮服用。

（6）气阴两虚证

1）治法：益气养阴。

2）方药

参芪麦味地黄汤

组成：人参9克、黄芪15克、麦冬15克、五味子9克、熟地黄15克、玄参12克、茯苓9克、丹皮12克、泽泻9克、山茱萸15克。

加减：糖尿病合并肾病、蛋白尿，用白花蛇舌草20克、续断15克；合并尿血，加三七3克（研末吞服）、小蓟12克；合并高血压，加夏枯草20克、石决明20克（先煎）、代赭石20克（先煎）、生石膏15克（先煎）、紫石英12克（先煎）。

煎服法：成人中药常规煎煮服用。

3）中成药

消渴丸

组成：葛根、地黄、黄芪、天花粉、玉米须、南五味子、山药、格列本脲。

用法用量：口服，一次5～10丸，一日2～3次。饭前用温开水送服。或遵医嘱。

渴乐宁胶囊

组成：黄芪、黄精（酒炙）、地黄、太子参、天花粉。

用法用量：口服，一次4粒，一日3次，3个月为一个疗程。

参芪降糖胶囊（颗粒）

组成：人参皂苷、黄芪、五味子、山药、生地黄、麦冬等。

用法用量：口服，一次3粒，一日3次，1个月为一疗程。治疗前症状较重者，每次用量可达8粒，一日3次。

芪药消渴胶囊

组成：西洋参、黄芪、山药、生地黄。

用法用量：每次6粒，每日3次，4周为一个疗程。

芪蛭降糖胶囊（片）

组成：黄芪、地黄、黄精、水蛭。

用法用量：口服，一次5粒，一日3次，3个月为一疗程。

降糖丸

组成：红参、黄芪、黄精、茯苓、白术、葛根、五味子、黄连、大黄、甘草。

用法用量：每100丸重7克，每次10克，一日2～3次，口服。

注意事项

糖尿病常合并高血压、高血脂、高尿酸、肥胖，治疗可互参论治。

（7）阴阳两虚证

1）治法：阴阳双补。

2）方药

偏阴虚选左归饮（《景岳全书》）

组成：熟地黄15克、玄参15克、山茱萸15克、菟丝子15克、枸杞子15克、川牛膝12克、鹿角胶9克（烊化兑服）、龟板胶9克（烊化兑服）。

加减：血糖波动异常，加苍术12克、玄参15克、山药12克、黄芪15克、知母12克。

煎服法：成人中药常规煎煮服用。

偏阳虚选右归饮（《景岳全书》）

组成：熟地黄15克、玄参15克、山茱萸15克、菟丝子15克、杜仲15克、附子9克（开水先煎1小时）、肉桂6克、当归12克、鹿角胶9克（烊化）。

加减：阳虚明显加菟丝子15克、淫羊藿15克。

煎服法：制附片开水先煎1小时，余药混合煎煮沸腾30分钟（沸腾后计时），服药后避风寒，忌生冷水果。

3）中成药

金匮肾气丸（桂附地黄丸）

组成：桂枝、附子、熟地黄、山萸肉、山药、茯苓、丹皮、泽泻。

用法用量：口服，大蜜丸一次1丸，一日2次。

注意事项

了解药物的功效主治和服用时间，注意药物之间的交互作用，预防药害。

2. **兼症（病理因素及并发症辨证选药）**

（1）瘀证

1）治法：活血化瘀。

2）方药

桃红四物汤（《医宗金鉴》）

组成：地黄15克、川芎12克、白芍12克、当归12克、桃仁9克、红花6克、水蛭7克、地龙6克、丹参30克、苍术15克、元参30克。

瘀证有气滞血瘀或气虚血瘀。气滞血瘀：当归12克、赤芍15克、川芎9克、木香7克、葛根15克。气虚血瘀：生地黄30克、炙黄芪30克、当归12克、赤芍15克、益母草30克。

煎服法：成人中药常规煎煮服用。

（2）痰证

1）治法：行气化痰。

2）方药

二陈汤（《太平惠民和剂局方》）加减偏痰热黄连温胆汤（《备急千金要方》）

组成：半夏15克、陈皮12克、茯苓12克、甘草6克、枳实6克、竹茹6克、黄连12克。

加减：痰浊中阻加制南星9克、苍术12克、玄参12克。

煎服法：成人中药常规煎煮服用。

（3）湿证

1）治法：健脾燥湿。

2）方药

三仁汤（《温病条辨》）

组成：杏仁12克、蔻仁12克、薏苡仁15克、厚朴9克、半夏12克、通草5克、滑石12克，竹叶6克。

加减：脘腹胀满苔白腻加藿香、佩兰、炒扁豆各12克。

煎服法：成人中药常规煎煮服用。

（4）浊证

1）治法：消膏降浊。

2）方药

大黄黄连泻心汤（《金匮要略》）

组成：大黄7克（后下）、黄连12克、枳实5克、石膏15克、葛根15克、生山楂15克、土鳖虫12克、红花3克。

加减：红曲6克、制南星9克、桔梗9克、枳实6克。

煎服法：成人中药常规煎煮服用。

（5）糖尿病并肾病：糖尿病见蛋白尿，在辨证方药基础上加白花蛇舌草20克、黄芪15克、续断15克；糖尿病合并血尿加三七3克（研末吞服）、小蓟12克、大蓟12克、白茅根15克。

（6）糖尿病合并高血压：糖尿病合并高血压，在辨证方药基础上加夏枯草15克、石决明20克（先煎）、代赭石15克（先煎）、石膏15克（先煎）、紫石英15克（先煎）。

（7）糖尿病合并末梢神经炎：糖尿病合并末梢神经炎，在辨证方药基础上加四藤一仙汤（鸡血藤15克、钩藤12克、海风藤15克、络石藤15克、威灵仙12克）。

（8）糖尿病视网膜病变：糖尿病合并视网膜病变可长期服用经验方黄芪15克、玄参15克、生地黄15克、苍术15克、丹参15克、葛根15克、菊花9克、谷精草15克、昆布15克、夏枯草15克、木贼12克、泽兰15克。

注意事项

糖尿病的病理因素及并发症可贯穿在糖尿病整个疾病过程中，临证时根据不同病理因素及并发症，在辨证论治基础方中针对病理因素选择用药提高临床疗效。

（张崇耀）

四十四、痛　风

（一）病情概述

痛风是嘌呤代谢障碍性疾病，嘌呤生物合成代谢增加，尿酸产生过多或因尿酸排泄紊乱而致血中尿酸升高，尿酸盐结晶沉积在关节滑膜、滑囊、软骨及其他组织中引起反复发作性炎性疾病。若尿酸盐结晶沉积于皮下，则表现出类似丹毒样红肿疼痛改变；若沉积于关节则出现关节炎，关节畸形改变；若沉积于肾脏则出现肾结石（痛风石），肾脏病变。本病有遗传倾向，若发生在30岁以前的青少年或幼儿痛风多为先天性某特定酶缺陷的遗传病。痛风最重要的生化基础是高尿酸血症，原发性痛风与尿酸生成增多和尿酸排泄减少密切相关。尿酸生成增多主要与遗传因素、嘌呤代谢酶缺陷有关。肾脏尿酸排泄减少与目前已发现的尿酸盐转运蛋白有关，任何一个转运蛋白基因表达或功能障碍都会引起尿酸排泄减少。痛风是常染色体多基因的显性遗传，可能存在易感基因或致病基因。继发性痛风则多由于肾脏疾病致尿酸排泄减少、骨髓增生性疾病致尿酸生成增多、某些药物抑制尿酸的排泄等多种原因引起的高尿酸血症，在诱发因素作用下引发痛风发作。

《金匮要略·中风历节病脉证并治》记载"历节、白虎历节"，《丹溪心法·卷四·痛风》出现痛风病名，记载"治上中下痛风方"。古代"痛风"根据病情特点命名，类似西医学的急性风湿性关节炎、类风湿关节炎、痛风等疾患。本节讨论痛风指西医学的嘌呤代谢障碍性疾病"痛风"；中医认为，本病多为先天禀赋不足，饮食不节嗜食膏粱厚味，脾胃运化受阻，湿热内生，湿热蕴结于筋骨、经脉，皮肉之间，湿热久滞，则气血运行不畅，导致气滞血瘀，湿热痰浊胶结留滞组织，病因叠加时诱发发作或加重或反复发作迁延日久。痛风的自然病程可分为四期，即无症状高尿酸血症期、急性期、间歇期、慢性期。

（二）诊断与治疗

1. 诊断要点

临床表现多以单个趾指关节，卒然红肿疼痛，逐渐痛剧如虎咬，昼轻夜甚，反复发作。可伴发热、头痛等症；多见于中老年男子，可有痛风家族史。常因劳累、暴饮暴食、高嘌呤食物、饮酒及外感风寒等诱发；常在夜间及多动关节发作，初起可单关节发病，以第一跖趾关节为多见。继则足趾、足跟、手指和其他小关节出现红肿热痛，甚则关节腔渗出积液。经几天或几周症状可自行缓解。反复发作后可伴有关节周围及耳郭、耳轮及趾、指骨间出现"痛风石"。西医检查可见血尿酸、尿尿酸增高。发作期白细胞总数可增多。必要时做肾B超探测、尿常规、肾功能等检查以了解痛风性肾脏病变情况。痛风石排出物和滑膜液可检出尿酸盐结晶，X线摄片检查可示软骨缘邻近关节的骨质有不整齐的穿凿样圆形缺损。

2. 中医辨证分型

（1）湿热下注型：见于痛风急性发作期。足背以第一跖趾关节或蹈趾关节处肿胀，疼痛，皮色焮红、光亮、绷紧，扪之为热，活动受限，行走不利，伴畏寒发热、乏力、口苦、大便干、小便色黄，舌质红苔黄腻，脉滑数。

（2）寒湿痹阻型：多见于痛风慢性期或反复发作者。患处皮肤暗褐色或淡紫色，关节肿痛。屈伸或行走不利或见皮下白色结节，伴关节冷痛，重者痛有定处。饮食正常，小便清长，舌质淡红，苔薄白，脉弦紧或濡缓。

（3）痰瘀痹阻型：见于痛风慢性期或缓解期。患处皮肤紫暗，皮下有白色或黄红色结节，关节疼痛反复发作，日久不愈，时轻时重，或呈刺痛，固定不移。甚至关节肿大变形，强直，屈伸不利，舌质淡胖或淡紫色，苔白，脉弦或沉涩。

（4）脾虚湿阻型：多见于无症状期，或仅有轻微的关节症状，或高尿酸血症，或见身困倦怠，头昏头晕，腰膝酸痛，纳食减少，脘腹胀闷，舌质淡胖或舌尖红，苔白或黄厚腻，脉细或弦滑。

3. 鉴别诊断

痛风需要与下疾病鉴别。

（1）类风湿关节炎：关节疼痛以小关节为主，但皮肤无焮红光亮改变，伴有小关节变形、僵直，皮肤无破溃、无痛风石，血尿酸正常，白细胞正常。

（2）丹毒：皮肤焮红、肿胀、光亮、疼痛、边界尚清，红肿热痛不以关节为主，易复发，红细胞沉降率加快，白细胞增多，尿酸正常，患者多有脚癣病史，或慢性咽炎病史。

（3）创伤性关节炎和化脓性关节炎：创伤性关节炎一般都有关节外伤史，化脓性关节炎的关节滑囊液可培养出致病菌，两者的血尿酸均不高，关节滑液检查无尿酸盐结晶。

（4）假性痛风关节炎：软骨矿化所致，多见于用甲状腺素进行替代治疗的老年人，女性较男性多见，膝关节为最常见受累关节。关节炎症症状发作常无明显季节性，血尿酸正常。关节滑液检查可发现有焦磷酸钙结晶或磷灰石。X线片可见软骨成线状钙化，尚可有关节旁钙化。部分患者可同时合并痛风、血尿酸浓度升高，关节滑液可见尿酸盐和焦磷酸钙两种结晶。

4. 治疗原则

痛风的治疗急性期利湿通络止痛为原则，湿热宜清利、寒湿宜温化；缓解期治疗宜以健脾化痰、活血祛瘀、通络止痛为原则。

5. 一般治疗

（1）宜避免进食高嘌呤的食物，如动物肝、肾、心、脑、沙丁鱼、豆类、发酵的食物。戒酒，避免过度劳累，紧张。

（2）注意保暖，避寒，多饮水，每日2000毫升以上。痛风患者应采取主动饮水的积极态度，不能等有口渴感时才饮水；应该形成习惯坚持每日饮一定量的水，不可平时不饮，临时暴饮。不宜在饭前半小时内和饱餐后立即饮大量的水，饮水最佳时间是两餐之间及晚间和清晨。因为口渴明显时体内已处于缺水状态，这时才饮水对促进尿酸排泄效果较差。此外还应保持理想体重，适当限制脂肪和食盐摄入。

（3）急性期及早期使用药物治疗，宜卧床休息，局部冷敷。

（4）预防和治疗促使痛风恶化的疾病，如高血压、糖尿病、高血脂、肥胖等。

（5）针灸治疗。病变在下肢选取穴位足三里、阳陵泉、三阴交，内踝侧肿胀加取太溪、太白、大墩；外踝侧肿胀加取昆仑、丘虚、足临泣；病变在上肢选取穴位曲池、合谷。急性期可用三棱针刺络取穴，阿是穴放血治疗。

（6）拔罐。疼痛部位用3～5个火罐，每次留罐5分钟、热证者不宜。

（三）药物处方

1. 湿热下注型

（1）治法：治宜清热通络，祛风除湿。

（2）方药

四妙丸（《成方便读》）合当归拈痛汤（《医学启源》）

组成：炒苍术15克、川黄柏12克、川牛膝9克、茵陈9克、羌活12克、独活12克、当归9克、川芎12克、虎杖15克、防风9克、防己7克、土茯苓30克、草薢12克、泽泻12克。

煎服法：成人中药常规煎煮服用。

（3）中成药

新癀片

组成：肿节风、三七、人工牛黄、猪胆汁膏、肖梵天花、珍珠层粉、水牛角浓缩粉、红曲。

功能主治：清热解毒，活血化瘀，消肿止痛。用于热毒瘀血所致的咽喉肿痛、牙痛、痹痛、胁痛、黄疸、无名肿毒等症。

用法用量：成人口服，一次2～4片，一日3次，小儿酌减。外用，用冷开水调化，敷患处。

湿热痹颗粒

组成：苍术、忍冬藤、地龙、连翘、黄柏、薏苡仁、防风、川牛膝、粉草薢、桑枝、防己、威灵仙。

功能主治：祛风除湿，清热消肿，通络定痛。用于湿热痹证，症状为肌肉或关节红肿热痛，有沉重感，步履艰难，发热，口渴不欲饮，小便黄淡。

用法用量：成人开水冲服，一次1袋，一日3次。

痛风定胶囊

组成：鸡血藤、九节风、白通草、花椒根等。

功能主治：祛风除湿，通络止痛。可用于治疗痛风病。

用法用量：成人口服。每次3～4粒，一日3次。

四妙丸

组成：苍术，牛膝，黄柏（盐炒），薏苡仁。

用法用量：成人口服，水泛丸，一次6～9克，一日2次。

注意事项

（1）消肿止痛膏外敷患处，能改善关节红肿热痛之症，使痛风性关节炎得到迅速改善。

（2）外用药物：大黄80克，千里光30克，黄柏30克，苦参30克，忍冬藤30克，艾叶30克，冰片10克（后下），煎水温热湿敷。适用于急性期皮肤红肿疼痛者。

2. 寒湿痹阻型

（1）治法：治宜祛风散寒，除湿通络。

（2）方药

乌头汤（《金匮要略》）

组成：川乌9克（开水先煎1小时）、薏苡仁30克、麻黄9克、桂枝12克、防风12克、独活12克、羌活12克、秦艽12克、海风藤15克、苍术15克、赤芍12克、白术15克、炙南星8克、土茯苓30克、萆薢12克。

煎服法：川乌开水先煎1小时后再加余药继续煎煮沸腾30分钟（沸腾后计时），服药后避风寒及生冷水果。

（3）中成药

寒湿痹颗粒

组成：白芍、白术、当归、附子、甘草、桂枝、黄芪、麻黄、木瓜、威灵仙、细辛、制川乌。

功能主治：祛寒除湿，温通经络。用于肢体关节疼痛，疲困或肿胀，局部畏寒，风湿性关节炎。

用法用量：成人开水冲服，一次3克（无糖型）或5克（减糖型），一日3次。

注意事项

麻黄汤合桂枝汤煎汤外洗患处有祛风通痹止痛的功效，主治急慢性期痛风辨证属寒证者。

3. 痰瘀痹阻型

（1）治法：治宜活血化瘀，化痰通络。

（2）方药

当归拈痛汤（《医学启源》）合桃仁四物汤（《医宗金鉴》）

组成：制半夏12克、陈皮12克、伏苓15克、威灵仙12克、红花9克、当归12克、赤芍15克、地龙9克、全蝎3克、白芥子12克、天南星9克、土茯苓30克、萆薢12克、泽泻12克。

煎服法：成人中药常规煎煮服用。

（3）中成药

益肾蠲痹丸

组成：骨碎补、熟地黄、当归、徐长卿、土鳖虫、僵蚕（麸炒）、蜈蚣、全蝎、蜂房（清炒）、广地龙（酒制）、乌梢蛇（酒制）、延胡索、鹿衔草、淫羊藿、寻骨风、老鹳草、鸡血藤、葎草、生地黄、虎杖。

用法用量：成人口服，一次8～12克，一日3次。

注意事项

外用熏洗法：大黄30克、海桐皮30克、王不留行10克、红花15克、艾叶30克、马钱子10克、肿节风20克、三棱15克、莪术15克，煎水熏洗。适用于慢性期反复发作，关节肿痛明显者。

4. 脾虚湿阻型

（1）治法：治法健脾利湿，益气通络。

（2）方药

防己黄芪汤（《金匮要略》）

组成：黄芪30克、防己9克、桂枝12克、细辛6克、当归12克、独活12克、羌活12克、白术15克、防风12克、淫羊藿9克、薏苡仁20克、土茯苓30克、萆薢12克、泽泻12克。

煎服法：成人中药常规煎煮服用。

（3）中成药

补中益气丸

组成：炙黄芪、党参、白术（炒）、当归、升麻、柴胡、陈皮、炙甘草。

用法用量：成人口服，小蜜丸一次9克，大蜜丸一次1丸，一日2～3次。

参苓白术丸

组成：人参、白术（麸炒）、茯苓、山药、薏苡仁、莲子、白扁豆、砂仁、桔梗、甘草。

用法用量：成人口服，一次6克，一日3次。

益肾蠲痹丸

组成：骨碎补、熟地黄、当归、徐长卿、土鳖虫、僵蚕（麸炒）、蜈蚣、全蝎、蜂房（清炒）、广地龙（酒制）、乌梢蛇（酒制）、延胡索、鹿衔草、淫羊藿、寻骨风、老鹳草、鸡血藤、茜草、生地黄、虎杖。

用法用量：成人口服，一次8～12克，一日3次。

注意事项

（1）补中益气丸用于缓解期中气亏虚乏力便溏者。

（2）参苓白术丸用于缓解期脾虚湿阻漫肿明显者。

（3）益肾蠲痹丸用于缓解期漫肿隐痛不适者。

（张崇耀）

四十五、单纯性肥胖

（一）病情概述

单纯性肥胖：是指摄入热量多于消耗，热量以脂肪形式存于体内，以肥胖为主要症状，可伴有代谢方面的障碍，但无明显神经内分泌方面的异常表现的一种疾病。其与高血压、糖尿病、高脂血症、心脑血管疾病等密切相关，并严重危害人们的身心健康。

中医对肥胖症的认识早在《黄帝内经》中就有详细的记载，并将肥胖之人分为"膏、脂、肉"三种类型。在病因病机方面《素问·通评虚实论篇》谓："肥贵人，则膏粱之疾也"，指出肥胖可因摄入膏粱厚味过多引起。《脾胃论》曰："油腻厚味，滋生痰涎"，又言："脾胃俱旺，则能食而肥，脾胃俱虚，则不能食而瘦或少食而肥，虽肥而四肢不举。"现代中医学者认为，单纯性肥胖多由"饮食失宜，机体失动，情志失衡，肾失气化"导致本病的发生发展。病机为"本虚标实，本虚为脾胃不足，运化失司，甚者脾肾阳虚。标实为湿、痰、热、滞，位在脾、胃、肠，涉及肝、肾"。

肥胖病是一种生活方式病，是一种损美性疾病，对其治疗要从改善生活方式、改善体质着手，整体调养，并加以健康教育。

（二）诊断与治疗

1. 诊断要点

根据体征及体重即可诊断。首先必须根据患者的年龄及身高查出标准体重；可参见人体标准体重表或下列公式计算。标准体重（千克）=〔身高（厘米）-100〕×0.9，如果患者实际体重超过标准体重20%即可诊断为肥胖症。必须排除由于肌肉发达或水分潴留的因素。参照中华人民共和国国家卫生健康委员会疾病控制司2021年制定的《中国成人超重和肥胖症预防控制指南》：主要体征为体重指数（body mass index，BMI）≥24为超重，体重指数≥28为肥胖；男性腰围≥90厘米，女性腰围≥85厘米为向心性肥胖。

成人体重指数（BMI）计算公式：体重指数=体重（千克）÷身高（米）的平方，即：体重（千克）/身高（米）^{2}

2. 辨证分型

（1）湿热内蕴：形体肥胖、肢重怠惰、头胀眩晕、消谷善饥、口渴喜饮、口臭便秘，舌质红，苔腻微黄，脉滑或数。

（2）脾虚湿阻：形体肥胖浮肿，疲乏无力、肢体困重、腹胀纳少、便溏尿少，下肢时有轻度水肿、体重指数升高不明显，舌淡边有齿痕、舌淡，苔薄或腻脉濡或缓。

（3）肝郁化热：青中年或更年期女性多见，肥胖、胸胁苦满、胃脘不适、月经不调或闭经、失眠多梦，舌质红，苔白或薄腻，脉弦细。

（4）脾肾阳虚型：虚肿肥胖、疲乏无力、嗜睡、腰膝酸软、阳痿阴寒，舌质淡红，苔白，脉沉细无力。

（5）痰瘀互结：形体肥胖、胸闷脘痞、全身困倦、头晕肤沉、胸闷或喜太息、少腹胀满，小便短赤、大便黏腻不爽、舌边有瘀斑，苔腻，脉沉。

3. 鉴别诊断

单纯性肥胖需要与继发性肥胖鉴别：单纯性肥胖无内脏器官的器质性病变，继发性肥胖常伴有原发疾病。继发性肥胖常见于如下疾病。

（1）皮质醇增多症：是由于皮质醇分泌过多引起的。主要表现是满月脸、水牛背等向心性肥胖及皮肤紫纹、多毛等。

（2）下丘脑性肥胖：由于下丘脑存在调节食欲的中枢，包括饿感中枢和饱感中枢。所以，下丘脑的疾病可能影响这些中枢，从而导致多食性肥胖。引起下丘脑性肥胖的疾病可能有外伤、肿瘤、炎症或是颅内压增高对下丘脑的压迫等。

（3）多囊卵巢综合征：患有这种疾病的多为青年女性，主要临床表现除了肥胖之外，还有多毛、月经稀发或闭经。

（4）甲状腺功能减退：可以引起体重明显增加，此种疾病导致患者体重增加的原因是水钠潴留导致的组织间积水，只有少数是真正的脂肪增多。

4. 治疗原则

单纯性肥胖的病理机制为本虚标实，脾虚湿盛，病久可累及肾，脾肾两虚，可兼见心肺气虚及肝胆疏泄失调；标实以痰浊膏脂为主，兼有水湿、血瘀、气滞等。故治疗原则为补虚泻实，健脾益气化湿补肾、疏肝理气调理气血。

5. 一般治疗

（1）调畅情志：单纯性肥胖与精神创伤有密切关系，重视心理和社会因素的影响。医生应当让患者树立正确的疾病认识观。

坚持执行饮食及运动处方对本病有重要意义。

（2）饮食有节，合理饮食结构：戒烟戒酒。合理控制饮食，调整饮食结构，制定个体化饮食谱。医疗保健人员应协助肥胖患者制订规划，并支持和指导减肥措施的执行；倡适量摄入膳食纤维、优质蛋白、植物脂肪。

（3）劳逸结合，合理运动：运动可改善人体代谢，原则是适量、经常性和个体化。每天至少进行30分钟中等强度的活动，如散步、广播操、太极拳、五禽戏等。运动必须个体化，尤其老年或有严重并发症者，量力而行，以不觉劳累为度。

（4）针灸治疗有很好疗效，常药物与针灸合并使用治疗。辨证分型针刺处方中选穴以中脘、天枢、足三里最多；腧穴所在经脉以胃、任脉二经为主，辅以辨证定经选穴，选穴以腹部、腿部腧穴为主。特定穴募穴、合穴、下合穴使用广泛。腧穴主治以调理脾胃为主，辅以调节水湿、畅达气机。操作方法毫针平补平泻，一日一次，7次为一疗程。选穴如下所示。

1）湿热内蕴型：天枢、中脘、上巨虚、内庭、足三里。

2）脾虚湿阻型：足三里、阴陵泉、丰隆、中脘、天枢。

3）肝郁化热型：太冲、肝俞、曲泉、侠溪、血海。

4）脾肾阳虚型：气海、足三里、天枢、中脘、带脉。

5）痰瘀阻滞型：足三里、三阴交、丰隆、肺俞。

（三）药物处方

1. 湿热内蕴

（1）治法：清热利湿。

（2）方药

四妙散（《外科精要》）合半夏泻心汤（《伤寒论》）

组成：苍术15克、炒黄柏12克、薏苡仁30克、川牛膝9克、半夏12克、黄连9克、茯苓皮20克、泽泻30克、桂枝9克、黄芩12克、防己12克、椒目6克、葶苈子12克。

加减：口干口渴，加葛根15克、天花粉12克、荷叶12克；脘腹痞闷，加枳实12克、厚朴12克；清泄胃中伏热，使湿热从二便排出，加桑白皮15克、夏枯草15克、大黄5克（后下）。

煎服法：成人中药常规煎煮服用。

（3）中成药

己椒苈黄丸

组成：防己、椒目、葶苈子、大黄。

用法用量：成人口服，饭前服1～3克，一日3次。

注意事项

（1）薏苡仁冬瓜汤陈皮加白茶冲水喝，亦可用新鲜的藕、梨切碎捣烂、榨取汁液，和匀凉服或热饮。

（2）善饥者，可加食新鲜的蔬菜或豆类等低热量的食物或煮菜充饥。

2. 脾虚湿阻

（1）治法：健脾益气祛湿。

（2）方药

参苓白术散（《太平惠民和剂局方》）

组成：党参20克、茯苓30克、白术15克、扁豆15克、薏苡仁20克、桔梗12克、枳实9克、砂仁9克、黄芪25克、苍术12克、车前子20克、桂枝10克。

加减：湿浊甚者，加冬瓜皮20克；腹胀明显，加厚朴10克；纳呆食少，加生山楂15克、佛手10克；湿热，口干腻不爽，加茵陈12克；黏滞难解，加炙大黄6克、槟榔10克；消食健脾，泻下通便，使湿阻从大小便排出，加山楂15克、荷叶9克、大黄5克（后下）。

煎服法：成人中药常规煎煮服用。

（3）中成药

参苓白术散

组成：白扁豆、白术、茯苓、甘草、桔梗、莲子、人参、砂仁、山药、薏苡仁。

用法用量：成人口服，一次6～9克，一日2～3次。

注意事项

（1）平素宜进食具有健脾祛湿作用的食品如山药、扁豆、莲子、薏苡仁、冬瓜等。

（2）可食用薏苡仁、山药、茯苓扁豆煮粥以保健养生。

3. 肝郁化热

（1）治法：疏肝理气清热。

（2）方药

丹栀逍遥散（《内科摘要》）

组成：柴胡12克、枳壳12克、香附12克、白术15克、炒栀子12克、茯苓20克、郁金12克、丹皮12克、莱菔子15克、黄芩12克、决明子15克、合欢皮10克。

加减：胁痛，加延胡索9克、川楝子9克、川芎12克；口渴，加生地黄15克；头晕目眩耳鸣，加石决明25克（先煎）、天麻10克；大便秘结，加大黄8克（后下）、桃仁12克；舌有瘀斑，加五灵脂、生蒲黄（包煎）各12克。

煎服法：成人中药常规煎煮服用。

（3）中成药

丹栀逍遥丸

组成：牡丹皮、栀子（炒焦）、柴胡（酒制）、白芍（酒炒）、当归、白术（土炒）、茯苓、薄荷、炙甘草。

用法用量：成人口服，一次1～1.5袋（6～9克），一日2次。

注意事项

药物治疗同时调畅情志，可配合运动疗法。

4. 脾肾阳虚型

（1）治法：温肾健脾化湿。

（2）方药

金匮肾气丸（《金匮要略》）

组成：熟地黄15克、茯苓30克、丹皮12克、山萸肉12克、泽泻15克、炮附子6克（先煎）、肉桂3克（后下）、黄芪15克、党参12克、防己6克。

加减：浮肿明显，加扁豆20克、炒薏苡仁30克、五加皮20克；宿食不化，加神曲15克、砂仁6克（后下）；脾虚明显，加白术15克；腰膝酸软明显，加杜仲20克、益智仁10克。夹瘀舌质紫暗，加益母草15克、泽兰15克。

煎服法：成人中药常规煎煮服用。

（3）中成药

金匮肾气丸

组成：地黄、山药、山茱萸（酒炙）、茯苓、牡丹皮、泽泻、桂枝、附子（炙）、牛膝、车前子（盐炙）。

用法用量：成人口服，大蜜丸，一次1丸，一日2次。

注意事项

文献治疗肥胖高频药物组合白术、泽泻、茯苓、茯苓皮均可重用。

5. 痰瘀湿浊证

（1）治法：化痰除湿，祛瘀泻浊。

（2）方药

五苓散（《伤寒论》）合桃红四物汤（《医宗金鉴》）

组成：茯苓30克、猪苓12克、泽兰15克、炒白术15克、桂枝9克、泽泻15克、桃仁12克、红花9克、赤芍15克、紫苏梗12克、车前子15克、土茯苓30克、草薢15克、木瓜10克、秦艽15克、白芥子15克、全虫3克、生甘草9克。

加减：血瘀明显者，加乳香9克、没药9克；形体肥胖者，加炒薏苡仁30克、扁豆15克；湿浊内甚，舌苔厚腻，加藿香12克、佩兰12克；口干化热，加茵陈9克、炒栀子12克。

煎服法：成人中药常规煎煮服用。

（3）中成药

防风通圣丸

组成：防风、川芎、当归、芍药、大黄、薄荷叶、麻黄、连翘、芒硝、石膏、黄芩、桔梗、滑石、甘草、荆芥、白术、栀子。

用法用量：成人口服，一次6克，一日2次。

注意事项

保持肥胖患者二便通畅是治疗的重要法则，通利小便是使浊瘀外出的重要途径。

（张崇耀）

四十六、系统性红斑狼疮

（一）病情概述

系统性红斑狼疮（systemic lupus erythematosus，SLE）是与多种因素（遗传、性激素、环境、感染、药物、免疫反应）有关的自身免疫性疾病，突出表现是全身各系统、器官均可受累，并有多种自身抗体。

中医学无此病名，根据临床表现归属在"红蝴蝶疮、温毒发斑、阴阳毒、痹证、五脏痹"等范畴。中医认为，本病总由先天禀赋不足，肝肾亏损，热毒内炽所致。六淫侵袭、劳倦内伤、七情郁结、妊娠分娩、日光暴晒、内服药物都可成为发病的诱因。肝肾亏损则虚火上炎或热毒入里，两热相搏，瘀阻脉络，内伤及脏腑，外阻于肌肤所致。因热毒所侵部位不同而表现出多样性，热毒上犯头面，蕴结肌肤，则面生盘状红斑性狼疮；若热毒内传脏腑，在外瘀阻于肌肉、关节，则发系统性红斑性狼疮。病程中因热毒炽盛，燔灼营血，则可引起急性发作而见高热、肌肉酸楚、关节疼痛；邪热渐退，则又表现出低热、乏力、唇干舌红、盗汗等阴虚火旺、肝肾不足的证候；或因肝气郁结，久而化火，而致气血凝滞；或因病久气血两虚而致心阳不足；病之后期每多阴损及阳，累及于脾，以致脾肾阳虚，膀胱气化无权，水湿泛滥，而见便溏溲少，四肢清冷，下肢及全身浮肿等。在整个疾病过程中，病情往往虚实互见，复杂多变，热毒炽盛之证可以相继或反复出现，甚或热毒内陷，热盛动风，产生阴阳离竭危及生命。

（二）诊断与治疗

1. 诊断要点

病早期表现多种多样，症状多不明显，常表现为发热、关节疼痛、面部红斑、食欲减退、体重减轻等。初起可单个器官受累，也可多个系统同时被侵犯。下面 11 项中先后或同时至少有 4 项阳性者可归类为系统性红斑狼疮。

（1）颊部红斑。

（2）盘状红斑。

（3）光过敏。

（4）口腔溃疡。

（5）关节炎。

（6）浆膜炎、胸膜炎或心包炎。

（7）肾脏病变：尿蛋白或有管型（红细胞、颗粒或混合性管型）。

（8）神经系统异常：抽搐或精神病（除外药物或其他原因）。

（9）血液学异常：溶血性贫血，或白细胞和血小板减少。

（10）免疫学异常：狼疮细胞阳性或 DNA 抗体效价增高或抗 Sm 抗体阳性或梅毒血清试验假阳性。

（11）抗核抗体效价增高。

在诊断 SLE 时应进行活动性与病情程度的诊断，以指导临床治疗。因 SLE 病情复杂，并发症多，因此，需要靠很多指标做综合判断，任何单一指标均不能客观反映病情。常见活动性指标有：非感染性发热、新发皮疹、关节炎、脱发、新出现的蛋白尿、神经精神系统症状；实验室检查中的红细胞沉降率增快、抗双链DNA滴度升高、补体下降等。

2. **中医辨证分型**

（1）热毒炽盛证：起病急骤，皮损为水肿性，红斑鲜艳，高热持续不退，神昏，烦躁口渴，关节疼痛，大便秘结，尿短赤。舌红绛苔黄，脉洪数或弦数。

（2）气阴两伤证：皮损红斑不鲜艳，伴有不规则发热或持续低热，手足心热，心烦无力，自汗盗汗，面浮红，关节痛，足跟痛，月经量少或闭经。舌红，苔薄，脉细数。

（3）脾肾阳虚证：红斑不明显或无皮损，面色无华，眼睑、下肢浮肿，胸胁胀满，腰膝酸软，面热肢冷，口干不渴，尿少或尿闭。舌质淡胖，苔少，脉沉细。

（4）脾虚肝旺证：皮损红斑皮肤紫暗，胸胁胀满，腹胀纳呆，头昏头痛，耳鸣失眠，伴倦怠乏力。舌暗红，苔白或光面舌，脉沉细。

（5）气滞血瘀：皮损红斑暗滞，皮肤萎缩。肋部胀痛，肝脾肿大，瘀斑瘀点，月经不调或闭经，舌紫暗或有瘀斑，脉细弦。

3. **鉴别诊断**

系统性红斑狼疮与系统性硬皮病、皮肌炎、风湿性关节炎鉴别。

（1）系统性硬皮病也多见于女性，但皮损以弥漫性肿胀、变硬为主，有蜡样光泽，以后萎缩，有色素沉着或色素减退，不常有发热，内脏多先累及食管，肾与心脏病变少见，白细胞计数正常。

（2）皮肌炎多从面部开始，皮损以双眼为中心的紫蓝色水肿性红斑为主，多发性肌炎症状明显，内脏病变少见，偶可累及心脏，肌酶、尿肌酸含量异常，部分患者伴有恶性肿瘤。

（3）风湿性关节炎主要见关节肿痛明显，可出现风湿结节，无系统性红斑狼疮特有的皮肤改变，对光不敏感，类风湿因子大多为阳性，红斑狼疮细胞及抗核抗体谱检查阴性。

4. **治疗原则**

本病临床表现多样，病情虚实夹杂，临床多采用中西医结合治疗。中医治疗多从补益肝肾、活血化瘀、祛风除湿解毒、调理气血论治。

5. 一般治疗

（1）避免日光照射，夏日外出应注意防护；严冬季节对暴露部位皮肤予以保护，如戴手套、穿厚袜及戴口罩等。

（2）忌酒类和刺激性的食品，水肿时应限制食盐，肾损害时应忌食豆类及含植物蛋白高的食品。

（3）劳逸结合避免劳累，注意保暖，急性发作期应卧床休息。

（4）避免各种诱发因素的刺激，如对青霉素、链霉素、磺胺类及避孕药等应避免使用，皮损处忌涂有刺激性的外用药。

（5）根据辨证施治原则可外用白玉膏或黄柏霜外擦患处，一日1～2次。

（三）药物处方

1. 热毒蕴血证

（1）治法：凉血解毒，祛瘀消斑。

（2）方药

犀角地黄汤（《千金方》）合四妙勇安汤（《验方新篇》）

组成：水牛角30克、生地黄20克、赤芍12克、丹皮12克、玄参15克、大青叶12克、蒲公英12克、金银花12克、石膏15克、升麻9克、鳖甲15克、紫草12克。

加减：若见蓄血，喜忘如狂者，加大黄6克（后下）、黄芩9克以清热逐瘀与凉血散瘀同用；郁怒而夹肝火者，加柴胡12克、黄芩9克、栀子12克以清肝泻火；用治热迫血溢出之出血证，可酌加白茅根20克、侧柏炭9克、小蓟12克以增强凉血止血之功。

煎服法：成人中药常规煎煮服用。

（3）中成药

活血解毒丸

组成：乳香（醋炙）、没药（醋炙）、雄黄粉、蜈蚣、石菖蒲、黄米（蒸熟）。

用法用量：温黄酒或温开水送服，一次6克，一日2次。

湿毒清胶囊

组成：地黄、当归、丹参、蝉蜕、苦参、白鲜皮、甘草、黄芩、土茯苓。

用法用量：口服，一次3～4粒，一日3次。

新癀片

组成：肿节风、三七、人工牛黄、猪胆汁膏、肖梵天花、珍珠层粉、水牛角浓缩粉、红曲等。

用法用量：口服，一次2～4片，一日3次，小儿酌减。外用，用冷开水调化，敷患处。

四妙丸

组成：苍术、牛膝、黄柏（盐炒）、薏苡仁。

用法用量：水泛丸，一次6～9克，一日2次，口服，小儿酌减。规格1克/15粒。

注意事项

（1）系统性红斑狼疮中西医结合治疗具有较好疗效。

（2）选择使用皮质类固醇激素、免疫抑制剂等，有利于急性发作或重型病例的控制。

（3）在辨证施治基础上可另选雷公藤多苷片、白芍总苷胶囊、正清风痛宁、昆明山海棠片（其中之一）以提高治疗效果。

2. 气阴两伤证

（1）治法：益气养阴

（2）方药

天王补心丹（《摄生秘剂》）

组成：酸枣仁12克、柏子仁15克、当归12克、天冬12克、麦冬12克、生地黄15克、西洋参7克（另煎兑服）、丹参15克、玄参20克、五味子8克、远志肉9克、桔梗7克、甘草6克、赤芍12、紫草12克。

加减：失眠重者，可加龙骨20克（先煎）、磁石15克（先煎）以重镇安神；心悸怔忡甚者，加龙眼肉9克、夜交藤15克以增强养心安神之功；遗精者，可加金樱子12克、煅牡蛎15克以固肾涩精。

煎服法：成人中药常规煎煮服用。

青蒿鳖甲汤（《温病条辨》）

组成：青蒿12克、炙鳖甲15克（先煎）、生地黄15克、知母9克、地骨皮12克、丹皮12克、赤芍12克、甘草6克、太子参30克、麦冬12克、柏子仁15克。

加减：若暮热早凉，汗解渴饮，可去生地黄15克，加天花粉12克，清热生津止渴；兼见肺阴虚，加沙参、麦冬各12克滋阴润肺；如夏季热，加白薇12克、荷梗9克，祛暑退热。

煎服法：成人中药常规煎煮服用。

注意事项

（1）心肾阴虚明显者选用天王补心丹。

（2）阴虚内热明显者选用青蒿鳖甲汤。

3. 脾肾阳虚证

（1）治法：温肾壮阳、健脾利水化斑。

（2）方药

真武汤（《伤寒论》）

组成：附子12克（开水先煎小时）、茯苓15克、芍药12克、生姜7克、白术15克、黄芪20克、猪苓12克、泽泻15克、炒白术15克、桂枝7克、桔梗6克。

加减：水肿明显，加薏苡仁30克、大腹皮12克、陈皮9克、生姜皮9克、茯苓皮9克、桑白皮12克。

煎服法：制附片开水先煎1小时，再加入余药煎煮沸腾30分钟（沸腾后计时）。

注意事项

（1）有附片方剂，服药后避风寒，忌生冷水果。

（2）本型伴有肾功能不全者，注意保护肾功能，纠正水电解质紊乱，低蛋白血症，防治肾衰竭的进行性发生发展。

4. 脾虚肝旺证

（1）治法：柔肝健脾消斑。

（2）方药

柴芍六君汤

组成：人参9克（另煎兑服）、炒白术12克、茯苓12克、陈皮9克、半夏12克、甘草6克、柴胡12克、炒白芍12克、菟丝子15克、枸杞子12克。

加减：红斑明显，加赤芍15克、紫草12克、土茯苓20克、刺蒺藜15克、钩藤12克。

煎服法：成人中药常规煎煮服用。

注意事项

积极防治激素并发症，如股骨头缺血性坏死等。

5. 气滞血瘀

（1）治法：疏肝解郁、理气活血。

（2）方药

血府逐瘀汤（《医林改错》）

组成：桃仁12克、红花9克、当归12克、生地黄15克、牛膝12克、川芎9克、桔梗7克、赤芍12克、枳壳7克、甘草7克、柴胡9克、紫草12克、土茯苓20克。

加减：瘀阻明显，加三棱、莪术各12克。

煎服法：成人中药常规煎煮服用。

（3）中成药

血府逐瘀汤胶囊

组成：桃仁（炒）、红花、赤芍、川芎、枳壳（麸炒）、柴胡、桔梗、当归、地黄、牛膝、甘草。

用法用量：口服，一次6粒，一日2次，1个月为一疗程。

注意事项

在辨证施治基础上可选雷公藤多苷片、白芍总苷胶囊、正清风痛宁、昆明山海棠片（其中之一），具有抗风湿止痛药物以提高治疗效果。

（张崇耀　彭　静）

四十七、类风湿关节炎

（一）病情概述

类风湿关节炎是一种主要表现为侵蚀性关节炎的自身免疫病，中医属于"痹症"范畴，常累及小关节，多呈对称性，主要表现为受累关节晨僵、疼痛、肿胀，甚至畸形，可伴有发热、乏力、体重下降等全身症状。

中医认为，该病发病主要与风、寒、湿、痰、瘀相关，邪气停于体内，日久生热，多种邪气可兼夹为病，阻碍气血运行，使肢体关节"不通则痛"。正所谓"正气存内，邪不可干；邪之所凑，其气必虚"，该病的根本原因在于本虚，主要表现为肝肾不足、气血亏虚、肾阳亏损等，不能温煦濡养关节，使肢体"不荣则痛"。

（二）诊断与鉴别诊断

1. 诊断要点

该病临证主要表现为全身多个小关节晨僵、疼痛、压痛、肿胀，甚则畸形，感受风、寒、湿邪后疼痛加重，多对称发病，病程较长，抽血查类风湿因子多为阳性。

2. 辨证分型

（1）风寒湿痹：患处疼痛，冷痛，晨僵明显，遇寒加重，恶寒，手足不温，大便稀溏，小便清长。舌淡苔白或白腻，脉沉滑。

（2）风湿热痹：涉及关节肿痛，皮温升高，下肢为重，发热，困倦乏力，口干口苦，纳呆呕恶。舌红苔黄腻，脉滑数。

（3）寒热错杂：关节内红肿热痛，但整体形寒肢冷，阴雨天疼痛加重，可伴有发热、乏力等症。舌红苔白，脉弦细或数。

（4）瘀血痹阻：关节肿痛变形，夜间痛甚，痛处固定不移，肌肤紫暗，肢体麻木不仁，舌淡红，可有瘀斑，苔薄白，脉弦涩。

（5）肝肾阴虚：涉及关节隐隐作痛，变形，僵硬，肌肉萎缩，形体消瘦，腰膝酸软，眩晕，气短乏力。舌淡苔薄，脉细弱。

3. 鉴别诊断

（1）类风湿关节炎与骨关节炎：骨关节炎好发于中老年，属于一种退行性疾病。二者都可表现为关节疼痛，屈伸不利。但骨关节炎关节局部无红肿，晨僵不明显，受累关节主要涉及膝关节、脊柱等，不同于类风湿关节炎。类风湿因子、红细胞沉降率及影像学检查有助于鉴别。

（2）类风湿关节炎与痛风：二者均可累及小关节，以关节红肿热痛为主要表现。但痛风多起病急，不呈对称性，多有高嘌呤饮食习惯，抽血查血尿酸升高。二者不难鉴别。

4. 治疗原则

该病根源在于气血亏虚，肝肾不足，与风、寒、湿、痰、瘀关系密切，治疗上注重补益肝肾气血，急性期根据病情采用祛风、散寒、化湿、祛痰、化瘀等对应方法，多种机制可兼夹为病，要注意甄别。

5. 一般治疗

（1）预防为主：注意生活起居，避免感受六淫邪气，避免过度劳累、饮食不节、房劳过度等。

（2）急性期可予中医外治法辅助治疗，如针灸治疗、中药外敷，中药外洗等，以缩短病程，提高患者生存质量。

（3）可配合抗风湿药、免疫抑制剂、糖皮质激素和非甾体抗炎药等药物，中西医结合治疗。

（4）因风为百病之长，多夹杂其他邪气为病，可酌情使用蛇虫类药物，以达祛风止痛之功，如白花蛇、乌梢蛇、蜂房、地龙、蜣螂等。

（5）发作期以休息为主，恢复期以锻炼为主，适度加强关节功能锻炼，有助于康复。

（三）药物处方

1. 风寒湿痹

（1）治疗：祛风散寒除湿。

（2）方药

麻杏苡甘汤（《金匮要略》）

组成：麻黄6克、炒杏仁6克、薏苡仁12克、炙甘草3克。

加减：寒邪较重者可合用附子汤（制附子10克、茯苓10克、人参5克、白术10克、芍药10克）。

煎服法：成人中药常规煎煮服用。

注意事项

（1）服用此方，以微汗为度，注意避风寒，以免二次受邪。

（2）饮食以清淡为主，可饮热稀粥，以助汗解表。

2. 风湿热痹

（1）治疗：祛风除湿清热。

（2）方药

白虎加桂枝汤（《金匮要略》）

组成：知母10克、生石膏30克、桂枝10克、炙甘草6克、粳米6克。

煎服法：成人中药常规煎煮服用。其中生石膏要先煎半小时以上。

注意事项

忌食辛辣香燥、肥甘厚味之品，以免化生湿热，加重病情。

3. 寒热错杂

（1）治疗：祛风除湿，寒热并重。

（2）方药

桂枝芍药知母汤（《金匮要略》）

组成：桂枝10克、芍药10克、制附子10克、麻黄5克、白术10克、知母10克、防风10克、炙甘草6克、生姜3片。

煎服法：成人中药常规煎煮服用。其中制附子先煎2小时以上，麻黄可先单独煎煮，撇上沫后纳入他药。

注意事项

寒热错杂多局部表现为热，可以考虑局部采取放血或针刺等方法，以缓解病情。

4. 瘀血痹阻

（1）治疗：化瘀通痹止痛。

（2）方药

大黄䗪虫丸（《金匮要略》）

组成：大黄3克、黄芩10克、桃仁10克、杏仁10克、芍药10克、熟地黄10克、水蛭2克、土鳖虫2克、甘草6克。

加减：伴腹胀呕恶、舌苔白腻等痰邪的，酌情考虑双合汤（当归10克、川芎10克、白芍10克、生地黄10克、陈皮10克、半夏9克、白茯苓10克、桃仁10克、红花10克、白芥子10克、甘草6克、生姜10克、鲜竹沥10克）；恶寒重、手足寒凉者，酌情考虑当归四逆汤（当归10克、桂枝10克、芍药10克、细辛3克、通草5克、炙甘草6克、大枣10克）。

煎服法：成人中药常规煎煮服用。

注意事项

方中大黄、芍药、桃仁都有一定的通便作用，注意观察患者大便情况。

5. 肝肾虚痹

（1）治法：补益肝肾，宣痹止痛。

（2）方药

独活寄生汤（《备急千金要方》）

组成：独活10克、白芍10克、牛膝10克、党参10克、茯苓10克、桑寄生10克、熟地黄15克、当归12克、杜仲10克、土鳖虫10克、桂枝10克、防风10克、川芎10克、秦艽10克、细辛3克、炙甘草6克。

加减：手足不温、面色苍白、大便稀溏者，考虑为阳虚较重，酌情使用真武汤（茯苓、芍药、生姜、制附子、白术各10克）；少气懒言、倦怠乏力、面色萎黄、纳呆者，考虑为气血两虚，酌情使用黄芪桂枝五物汤（黄芪、桂枝、芍药、生姜、大枣各10克）。

煎服法：成人中药常规煎煮服用。

注意事项

肝肾不足，患者多年龄较大，病程较久，多行动不便，部分生活不能自理，需关注患者营养摄入和心理变化。

（赵海凤）

四十八、强直性脊柱炎

（一）病情概述

强直性脊柱炎属于中医"痹症"范畴，好发于青少年，男性多于女性，主要累及中轴关节、骶髂关节或内脏及其他组织。主要表现为腰背痛、晨僵、腰椎活动受限和胸廓活动度减少，病情呈进行性发展，可合并严重骨质疏松，严重影响生活质量。

该病病因在于本虚标实，主要病位在于肝、肾，素体阳虚、肝肾不足是本，风、寒、湿、瘀血为标。病机在于患者素体阳虚，不能温煦机体，气血运行受阻，使肢体逐渐僵硬；肝肾不足，髓海空虚，骨节萎软；风邪善行数变，易于侵袭人体，多夹杂寒邪或湿邪为病；寒主收引，导致筋脉拘急不利；湿性重浊黏滞，瘀血停于脉络，均阻碍气血运行，骨节失于濡养而发病。

（二）诊断与治疗

1. **诊断要点**

（1）该病好发于青少年，男性多于女性。主要表现为脊柱（颈、背、腰部）、骶髂关节等部位的僵硬、活动受限，疼痛等，常呈渐进性发展。

（2）辅助检查：HLA-B27检查、涉及关节的X线片、CT、MRI均有助于诊断。

2. **辨证分型**

（1）寒湿痹阻：颈部或腰骶部疼痛，遇寒加重，晨僵明显，身体困重乏力，困倦乏力，手足不温。舌淡苔白或白腻，脉弦滑。

（2）湿热阻络：多处于发作期，腰骶部灼热疼痛，屈伸不利，可伴腹胀呕恶等，舌红苔黄，脉滑数。

（3）瘀血痹阻：可贯穿整个病程，以患处刺痛为主，夜间加重，晨僵明显，舌质紫暗，可有瘀斑、瘀点，苔黄，脉弦涩。

（4）肝肾阴虚：腰背部僵硬疼痛，劳累后加重，腰膝酸软，形体消瘦，手足心热，睡眠欠佳。舌淡红苔干，脉沉细。

（5）肾阳不足：椎体骨节疼痛，喜温喜按，畏寒肢冷，困倦乏力，少气懒言或语声低微，可伴有五更泻，小便清长。舌淡苔薄白，脉沉细无力，尺脉尤甚。

3. **鉴别诊断**

（1）强直性脊柱炎和腰椎间盘突出症：二者均可表现为腰部疼痛，转侧不利，但腰椎间盘突出症疼痛位置局限于腰背部，可放射到单侧下肢，活动后加重。但该病无周围关节炎，无胸廓活动度减小，不引起眼部、心血管、肺部等关节外病变，与强直性脊柱炎不同。CT、MRI检查可进一步鉴别。

（2）强直性脊柱炎和弥漫性特发性骨肥厚综合征：二者均可表现为颈部僵硬疼痛，影像学表现也相似，均好发于男性。但弥漫性特发性骨肥厚综合征多见于中老年，二者病位不同，该病常累及颈椎和低位胸椎，不累及骶髂关节，无晨僵。抽血查HLA-B27可进一步鉴别。

4. 治疗原则

该病以肝肾不足为本，风、寒、湿、瘀为标，多起病隐匿，病程较长，后期严重影响患者生活质量，治疗上要积极及时，做到未病先防，既病防变。因病程较长，患者本身正气不足，要注意祛邪的同时顾护正气，尤其是后天之本——脾胃之气。

5. 一般治疗

（1）注意生活起居，保证睡眠，避免过度劳累、饮食不节、房劳过度、寒暖失宜。

（2）可予中医外治法辅助治疗，如针灸治疗、中药外敷，中药外洗等，外用方可考虑：艾叶、苏木、红花、花椒、细辛、川乌、草乌、乳香、没药、伸筋草、透骨草等。

（3）可配合抗风湿药、免疫抑制剂、糖皮质激素和非甾体抗炎药等，中西医结合治疗。

（三）药物处方

1. 寒湿痹阻

（1）治法：祛风除湿，散寒止痛。

（2）方药

乌头汤（《金匮要略》）

组成：川乌10克、草乌10克、麻黄5克、白芍10克、黄芪15克、甘草9克。

煎服法：成人中药常规煎煮服用。

注意事项

方中有麻黄，要注意观察患者心率情况。

2. 湿热阻络

（1）治法：清热燥湿，通络止痛。

（2）方药

四妙丸（《成方便读》）

组成：苍术10克、黄柏10克、川牛膝12克、薏苡仁20克。

加减：对于素体虚弱，不耐攻伐者，酌加黄芪、党参、白术等药，健脾益气。热毒明显者，可酌加金银花、板蓝根、蒲公英等，以清热解毒。

煎服法：成人中药常规煎煮服用。

注意事项

（1）该药苦寒，注意顾护脾胃。

（2）稳定期不宜过早停药，可逐渐减少用药，或改用丸剂。

（3）待标热清除后，转为益肝肾、强筋骨、助阳气之治本之法。

3. 瘀血痹阻

（1）治法：活血通络，蠲痹止痛。

（2）方药

身痛逐瘀汤（《医林改错》）

组成：地龙6克、川牛膝10克、香附10克、炒五灵脂6克、当归10克、没药6克、羌活10克、红花10克、桃仁10克、川芎10克、秦艽5克、赤芍15克、甘草6克

煎服法：成人中药常规煎煮服用。其中地龙研末服用。

注意事项

由于该病肝肾不足，痰瘀痹阻，不通则痛，可将化痰祛瘀止痛之法贯穿强直性脊柱炎治疗始终，酌情使用全蝎、蜈蚣等血肉有情之品。

4. 肝肾阴虚

（1）治法：补肝肾，强筋骨。

（2）方药

独活寄生汤（《备急千金要方》）

组成：独活10克、白芍10克、牛膝10克、党参10克、茯苓10克、桑寄生10克、熟地黄15克、当归12克、杜仲10克、土鳖虫10克、桂枝10克、防风10克、川芎10克、秦艽10克、细辛3克、炙甘草6克。

煎服法：成人中药常规煎煮服用。

注意事项

要注意保证睡眠，有助于气血正常运行。

5. 肾阳不足

（1）治法：温阳补肾，通络止痛。

（2）方药

金匮肾气丸（《金匮要略》）

组成：熟地黄、山药、山茱萸、茯苓、牡丹皮、泽泻、桂枝、附子、川牛膝、车前子各10克。

煎服法：成人中药常规煎煮服用。其中附子先煎2个小时以上，车前子包煎。

注意事项

此类患者可以多晒太阳，尤其是头部及后背，有利于阳气的升发。

（赵海凤）

四十九、硬 皮 病

（一）病情概述

硬皮病是以皮肤胶原纤维增厚和纤维化为特征的慢性、局限性或泛发性皮肤结缔组织病。典型病程经过皮肤红肿、硬化及萎缩3个阶段，受累组织广泛的血管病变、胶原增殖、纤维化是本病的病理特点；受累的皮肤常与其深部组织固着，不易移动，可造成容貌变形和相应器官的功能障碍。临床上分为局限型硬皮病和系统型硬皮病。通常又有两个主要临床类型：皮肤硬化以四肢最为明显称为肢端硬化型；皮肤广泛性硬化并多累及躯干称为弥漫型。系统性硬皮病累及消化道可致吞咽困难，胃肠道反流及蠕动减弱或消失、食管扩张；累及肺部病变可导致肺间质纤维性变等。

中医无硬皮病此病名，本病属中医"皮痹"范畴，另有学者将本病称为"皮痹疽"。病因为寒气入经，寒性凝滞，则血脉稽迟，泣而不行。寒气客于脉外则脉寒而肢不温。寒性收引，侵犯脉络及关节，可出现关节拘急、屈伸不利、冷厥而不仁。寒邪夹风，风邪善行数变，走窜四注，而使病势扩散广泛发展。寒邪又常兼湿夹痰，湿邪重浊黏滞，伤遏阳气，阻塞气机，痹着难瘥。寒痰邪气痹阻，津络瘀痹，可致皮脂腺、汗腺及口腔、肛门、生殖器内腺体瘀阻，这些组织及黏膜得不到津液及阳气的温煦及滋养，因而萎缩硬化表现出相对的器官功能障碍症状；寒湿痹格脾胃，则升降失调，可致吞咽困难及腹泻。瘀阻肺络、寒湿蒙心、胸阳不振可见呼吸困难、心悸、胸闷；湿毒瘀阻肾脏，气化不利可见水肿、蛋白尿、肾性高血压、尿少。本病阳气虚弱为本，风寒湿痰瘀之邪痹着为标，本虚标实，病情表现复杂多变。

（二）诊断与治疗

1. 诊断要点

（1）一般情况：患者多为女性。多有不规则发热，舌系带显著缩短，面、颈及手掌呈斑纹状，多发性毛细血管扩张。红细胞沉降率增快，类风湿因子阳性，有抗 Scl-70 抗体及抗着丝点等自身抗体。丙种球蛋白升高。X线摄片示指骨末端骨质吸收或软组织钙沉着。

（2）系统性皮痹：有雷诺现象，乏力，关节痛，神经痛，不规则发热，食欲减退，体重下降等。皮肤症状常自手指开始，逐渐扩展至前臂、面、躯干上部等处，呈对称性。局部先发生红斑、肿胀，压之无凹陷；继之皮肤坚实发亮，灰黄色似腊样，有色素异常和毛细血管扩张，手指不能提起皮肤。逐渐扩展至面部、胸部、四肢小关节。硬化部位局灶性色素沉着或色素脱失。可累及内脏或仅有内脏受累症状，食管出现吞咽困难或食物反流；胃肠道表现为上腹部痛、腹胀、便秘与腹泻相交替，亦可合并十二指肠溃疡；口腔黏膜、舌、牙龈、软腭、悬雍垂及咽喉黏膜均可出现硬化萎缩，舌肌及舌系带硬化缩短致舌运动受限，舌乳头萎缩，呈现镜面舌；牙龈萎缩齿根外露，唾液腺功能减退，口腔及咽喉干燥类似干燥综合征表现；肺弥漫性间质纤维化；心脏出现心内膜、心包损害及心脏节律和传导失常；肾可发生肾小球肾炎、隐匿性灶性肾炎，重者肾功能受损及出现肾病综合征；骨与关节常为早发症状，可出现多关节痛及僵直感，以指关节及大关节多见；肌肉表现为肌无力或肌力减退；神经系统表现自主神经功能紊乱，迷走神经功能亢进，表现为末梢血液循环不良，雷诺征，指/趾麻木，感觉异常，多汗，偏头痛，神经衰弱等；淋巴结可有非特异性肿大；肝可有脂肪变性、间质性肝炎，肝硬化；眼可有眼睑外翻，闭合不全，眼球运动障碍，角膜溃疡，干燥性角膜炎，眼底有视网膜出血；阴道黏膜硬化萎缩。

（3）局限性皮痹：初期为局限性水肿性斑块，继转象牙色皮肤硬化斑，有蜡样光泽。活动期其周围有淡红或紫红色晕，晚期出现皮肤萎缩。病理组织检查有助于确诊，前臂伸侧皮肤病理活检显示表皮变薄，表皮突消失，真皮胶原纤维肿胀或纤维化。局部组织器官如皮下脂肪、肌肉和筋膜病变，最终硬化固定于下方的组织，常引起严重的畸形。在肘、腕、指等关节面越过时，可使关节活动受限，并发生肢体弓状挛缩和爪状手。

2. 辨证分型

（1）风寒外袭束表型：肢端遇寒苍白、紫绀、麻木，皮肤肿胀发硬，肌肉疼痛乏力，伴畏风寒、发热、纳差，舌质淡红，舌苔白，脉浮弦紧。

（2）寒痰痹阻型：肢端发硬色红并有刺痛感，指端萎缩而溃疡。皮损较为广泛，硬化紧束，难以用手指提起。肌肉疼痛，关节痛而僵硬。肤温偏低，纳差，大便溏而不爽，舌质淡暗，舌苔薄白，脉濡细。

（3）脾肾阳虚，寒湿凝滞型：皮损泛发，周身痹者，手足尤甚，皮肤硬化萎缩紧贴于骨，外观蜡光发亮。指/趾关节变形。活动受限呈爪状手。皮损处毳毛脱落，出汗少，皮脂缺乏。面部少表情，鼻尖或薄，眼睑不合，口唇缩小，舌强难伸。伴畏重肢冷，面色㿠白，便溏溺清，妇人月经不调，男子遗精阳痿。舌体萎缩，舌质淡暗，舌苔薄白，脉沉细无力。

（4）津络瘀痹型：泛发性皮肤硬化，皮损萎缩，蜡光发亮，毳毛脱落，不出汗缺乏润滑性。口腔黏膜、舌、牙龈、软腭、悬雍垂及咽喉黏膜硬化萎缩。舌强难伸，舌面无苔光如镜面，口腔及咽喉干燥少有津液。生殖器黏膜萎缩。解二便有刺痛感。舌苔少或光如镜，脉细涩。

（5）升降失调型：皮肤广泛性硬化，吞咽困难，进食时胸骨后灼痛并上腹部饱胀感，甚者可有呃逆。有的可有腹痛、腹胀，便秘与腹泻交替。舌质暗淡、舌苔薄白或白腻，脉弦滑。

（6）肺络痹阻型：有广泛性皮肤硬化症或仅有雷诺征，主要表现为肺部弥漫性间质纤维化，活动时呼吸困难，气短，咳嗽，发绀、舌质暗淡，舌苔白或微黄，脉细涩。

（7）寒湿蒙心型：除典型的皮损外，主要为心肌受累，可出现心悸，呼吸困难、胸痛、胸闷、踝部水肿。有时可出现心绞痛。舌质暗，舌苔白或白腻，脉结代或涩。

（8）湿毒瘀阻，气化不利型：除皮损外，主要表现为肾损害。早期可发生尿短少，尿中有蛋白及红细胞、白细胞。晚期尿少、尿闭，并可出现肾性高血压、氮质血症、酸中毒、肾衰竭等。舌质暗，舌苔白腻，脉沉细。

3. **鉴别诊断**

硬皮病与局部硬皮病、雷诺病、嗜酸性筋膜炎、内脏病变鉴别。

（1）局部硬皮病特点为皮肤界限清楚的斑片状（硬斑病）或条状（线状硬皮病）硬皮改变，主要见于四肢。累及皮肤和深部组织而无内脏和血清学改变。

（2）雷诺病：早期的系统性硬化病及肢端硬化病常有雷诺征。应与雷诺病鉴别，但雷诺病少见皮肤硬化萎缩及骨质变化。

（3）嗜酸性粒细胞性筋膜炎多见于青年人，剧烈活动后发病。表现为四肢皮肤肿胀，绷紧并伴有肌肉压痛、松弛。无雷诺现象，无内脏病变，ANA阴性，血嗜酸性粒细胞增加。皮肤活检可鉴别。

（4）系统性硬皮病有内脏损害者应与神经性胃无力、原发性肺纤维化、遗传性出血性毛细血管扩张症鉴别。

4. 治疗原则

硬皮病临床症状表现复杂多样，阳气虚弱为本，风寒湿痰瘀之邪痹着为标，本虚标实，临证根据中医辨证施治理论进行论治，急则治标逐寒化湿行瘀止痛，缓则治本调补肺脾肾，注重扶正固本，温扶阳气，修复病变脏器功能为治疗原则。

5. 一般治疗

（1）注意防寒保暖，避免外伤感染，以防病症进行性急性发作。

（2）生活要有规律，避免精神过度紧张。尽量争取早发现、早治疗。

（3）对于病变的皮肤可用中药煎水外用熏洗治疗。

（4）可选用国公酒、回春酒、按摩乳等外搽或按摩患部。对局限性硬皮病，可使用拔膏疗法。

（5）针灸疗法

1）局限性硬皮病：选取阿是穴（硬皮病局部），皮损部位经脉循行的邻近穴位。操作方法：以毫针围绕硬皮病病损刺入，针尖向心，循经脉走行取相应的邻近穴位，行提插补泻手法，使针感传至皮损处，每周1次，15次为1疗程。灸疗法取穴为皮损区，循经邻近穴位。每日用艾条在皮损区悬灸2次，每次15分钟。

2）系统性硬皮病：选取肺俞、肾俞、皮损区。辨证配穴为血瘀毒热证配大椎、曲池、三阴交；气血瘀滞配膈俞、外关、肝俞、阳陵泉；肾阳虚损证配命门、太溪、肺俞、膏肓俞。操作方法：根据"实则泻之"及"虚则补之"的原则行针刺补泻；肾阳虚及气血凝滞证可适当配合温针法、灸法。

3）灸法：有4组穴位，包括大椎、肾俞；命门、脾俞；气海、血海；膈俞、肺俞。方法：以隔药饼（白附子、乳香、没药、沉香、细辛、小茴香、苍术、川乌、草乌各等量，共研末，加蜂蜜、葱水调和，捏成药饼）及丁香散间接灸为主，每穴灸2壮，4组穴位轮流选用，3个月为1疗程。

（三）药物处方

1. 风寒外袭束表型

（1）治法：驱风散寒，宣肺达卫。

（2）方药

荆防败毒散（《摄生众妙方》）

组成：荆芥12克、防风12克、川芎12克、羌活12克、独活12克、枳壳9克、桔梗7克、细辛3克、全蝎2克、桂枝12克、白芍12克、苍术12克、甘草6克、土茯苓30克、萆薢12克。

煎服法：成人中药常规煎煮服用。

麻黄桂枝各半汤（《伤寒论》）

组成：麻黄7克、桂枝12克、白芍12克、杏仁12克、薏苡仁20克、细辛6克、全蝎2克、苍术12克、土茯苓30克、萆薢12克。

煎服法：成人中药常规煎煮服用。

注意事项

荆防败毒散用于表寒轻证者，麻黄桂枝各半汤用于表寒重症者。

2. 寒痰痹阻型

（1）治法：温阳散寒，健脾利湿，化痰通络。

（2）方药

阳和汤（《外科证治全生集》）

组成：熟地黄30克、麻黄4克、桂枝12克、白芥子15克、肉桂4克、炮姜5克、当归12克、川芎12克、神曲12克、厚朴9克、土鳖虫9克、鬼箭羽9克、鹿角胶9克（烊化）、甘草6克。

加减：兼气虚不足者，可加党参15克、黄芪15克甘温补气；阴寒重者，可加附子9克（开水先煎1小时）温阳散寒；肉桂亦可改桂枝，加强温通血脉，和营通滞作用。

煎服法：制附片12克（开水先煎1小时）煎煮后，加入其余药物，煎煮沸腾约20分钟（均按沸后计算）即可。服药后，避风寒，忌生冷水果。

注意事项

阳证疮疡红肿热痛，或阴虚有热，或疽已溃破者，不宜使用本方。

3. 脾肾阳虚寒湿凝滞型

（1）治法：温补肾阳，散寒除湿。

（2）方药

右归丸（《景岳全书》）合麻黄附子细辛汤（《伤寒论》）

组成：麻黄6克、制附子9克（先煎）、细辛3克、肉桂6克、干姜6克、山萸肉9克、淮山药12克、泽泻9克、茯苓9克、全蝎3克、蜈蚣4克、秦艽6克、丹参9克、豨莶草6克。

加减：若阳衰气虚，加人参6克（另煎兑服）；阳虚精滑、便溏，加补骨脂15克以补肾固精止泻；肾泻不止，加五味子9克、肉豆蔻12克以涩肠止泻；阳痿者，加巴戟天12克、肉苁蓉12克以补肾壮阳。

煎服法：制附片12克（开水先煎1小时）后，加入其余药物混合，煎煮沸腾约20分钟（均按沸后计算）即可。服药后，避风寒，忌生冷水果。

注意事项

制附片使用具有地域及个体差异，使用需要个体化治疗，严格煎煮服用方法，防止中毒。

4. 津络瘀痹型

（1）治法：散寒化痰，化瘀通络。

（2）方药

血府逐瘀汤（《医林改错》）合桂枝汤（《伤寒论》）

组成：当归12克、生地黄12克、桃仁12克、红花9克、赤芍12克、柴胡6克、郁金12克、首乌藤12克、鸡血藤12克、忍冬藤12克、桂枝12克，白芍12克、甘草6克、玄参9克、石斛6克、桑寄生6克。

加减：若咽喉肿痛，加藏青果9克、木蝴蝶12克、旱莲草12克；张口不利，加升麻6克、葛根12克；伸舌困难，加远志9克、石菖蒲9克；大便不通，加火麻仁6克、阿胶3克（烊化）、滑石9克、生甘草3克、杏仁6克；皮肤不出汗，加麻黄5克、细辛3克。

煎服法：成人中药常规煎煮服用。

（3）中成药

血府逐瘀胶囊

组成：桃仁（炒）、红花、赤芍、川芎、枳壳（麸炒）、柴胡、桔梗、当归、地黄、牛膝、甘草。

功效：活血祛瘀，行气止痛。

主治：气滞血瘀所致的胸痹，头痛日久，痛如针刺而有定处，内热烦闷，心悸失眠，急躁易怒。

用法用量：成人口服，一次6粒，一日2次，1个月为一疗程。

注意事项

患者多数为女性，大部分患者患病后容颜发生的巨大变化使她们难以接受，产生了强烈的自卑感，而且由于此病属疑难病症，病程较长，患者在经济上及精力上消耗很大，进而出现悲观、厌世等不良情绪，对治疗失去了信心，故而心理护理对患者尤为重要。

5. 升降失调型

（1）治法：散寒除湿，调理脾胃。

（2）方药

平胃散合藿香正气散（均出自《太平惠民和剂局方》）

组成：苍术 15 克、厚朴 9 克、陈皮 9 克、藿香 12 克、大腹皮 7 克、九香虫 10 克、枳壳 9 克、茯苓 9 克、苏子 9 克、吴茱萸 9 克、太子参 20 克、甘草 12 克、扁豆 12 克、鱼腥草 15 克。

加减：吞咽困难，呕吐呃逆者，加代赭石 15 克、竹茹 9 克、川牛膝 9 克；脘腹胀，加玄胡索 15 克、川楝子 9 克、制乳香 7 克、制没药 7 克；便秘，加火麻仁 15 克、桃仁 12 克、杏仁 9 克、郁李仁 12 克；腹泻，加炒白术 15 克、防风 12 克、炒白芍 12 克、赤石脂 12 克。

煎服法：成人中药常规煎煮服用。

注意事项

本型患者宜选择清淡半流质饮食。

6. 肺络痹阻型

（1）治法：温肺化痰，散寒通络。

（2）方药

小青龙汤（《伤寒论》）

组成：麻黄 9 克、肉桂 6 克、干姜 6 克、白芍 9 克、甘草 6 克、细辛 6 克、法半夏 9 克、五味子 6 克、丝瓜络 9 克、鬼箭羽 6 克、肿节风 6 克、桃仁 9 克。

加减：若胸闷肋胀，加法半夏 12 克、瓜蒌 9 克；哮喘，加葶苈子 9 克、地龙 6 克、桑白皮 12 克；呼吸困难，咳嗽，加麻黄 9

克、杏仁6克、甘草6克、远志9克、胆南星9克。

煎服法：成人中药常规煎煮服用。

（3）中成药

小青龙颗粒

组成：麻黄、桂枝、白芍、干姜、细辛、甘草（蜜炙）、法半夏、五味子。

用法用量：成人开水冲服，一次1袋，一日3次。

注意事项

（1）饮食护理，根据病情变化而选择普食、半流食和流食。

（2）吞咽不畅的患者宜给予半流食或糊状易消化的食物，进食速度宜慢且要细嚼慢咽，以免发生呛咳造成窒息。

7. 寒湿蒙心窍

（1）治法：散寒化湿，益气通脉。

（2）方药

瓜蒌薤白汤（《金匮要略》）合丹参饮（《时方歌括》）

组成：瓜蒌12克、薤白9克、半夏12克、丹参12、檀香3克（后下）、砂仁5克（后下）、熟地黄12克、石菖蒲9克、红花6克、茯神12克、苏梗12克。

加减：脉结代，加炙甘草12克；心包积液踝部肿胀，加茯苓15克、泽泻12克、炒白术12克、桂枝7克、车前子9克、益母草9克。

煎服法：成人中药常规煎煮服用。

注意事项

（1）秋冬季节对患肢或指（趾）端做好保护，一定要注意防止热水袋等取暖物品烫伤患处。

（2）对长期卧床的患者，每日用50%红花酒精按摩骨突出部位，必要时给予气垫或棉垫，防止局部皮肤长期受压，致血液循环受阻而产生压疮或皮肤溃疡。

8. 湿毒瘀阻，气化不利型

（1）治法：化气利水、利湿解毒。

（2）方药

方用五苓散（《伤寒论》）

组成：茯苓15克、泽泻15克、炒白术12克、桂枝9克、猪苓12克、蝉蜕6克、侧柏叶6克、丹参12克、茜草6克、白花蛇舌草12克、益母草9克、土茯苓9克，车前子9克（包煎）。

加减：阳虚尿少，加制附子12克（先煎）、干姜9克、肉桂6克；若合并高血压重用利水药，并应加钩藤12克、羚羊角6克。

煎服法：成人中药常规煎煮服用。

注意事项

由于部分患者骨骼肌受累，肌力下降，出现下蹲困难，有的患者雷诺现象严重，手指屈曲不能伸直，影响他们生活自理能力，在日常生活起居方面应给予患者细心而必要的帮助，帮助四肢僵硬的患者穿衣、梳头、洗碗，送饭、送药、送水到床头，协助患者进食及服药，协助下蹲困难的患者大小便，注意避免其后因肌无力不能站立而跌伤。

（张崇耀　彭　静）

五十、腹　痛

（一）病情概述

腹痛是指胃脘以下、耻骨毛际以上部位发生疼痛，是临床上极为常见的一个症状。

中医腹部划分以脐以上为大腹，归属足太阴脾足阳明胃经所主；脐以下为小腹，属肾足少阴肾经、手阳明大肠经、手太阳小肠经、足太阳膀胱经、胞宫冲任带脉所主；小腹两侧为少腹，属足厥阴肝经、足少阳胆经所主。对腹部疼痛的脏腑辨证及针灸经络辨证有重要临床意义。

腹痛的发生与寒凝、火郁、食积、气滞、血瘀等因素相关。感受寒湿、热邪可致气机阻滞，腑气不通而见腹痛。暴饮暴食、饮食停滞、饮食不洁，肠虫滋生，腑气不通则痛。忧思恼怒肝失条达、气机不畅、气机阻滞而痛作。若气滞日久、血行不畅则瘀血内生；久病体虚先天禀赋不足脾肾阳虚、虚寒中生、相火失于温煦、脏腑虚寒、腹痛日久不愈。跌仆损伤腹部疾病外科手术后络脉瘀阻腹中、中焦气机升降不利，不通则痛。在病因上《仁斋直指方》记载"气血、痰水、食积、风冷诸症之痛，每每停聚而不散，惟虫痛则乍作乍止，来去无定，又有呕吐清沫之可验"。在治疗上《古今医鉴》指出"是寒则温之，是热则清之，是痰则化之，是血则散之，是虫则杀之，临证不可惑也"。腹痛病机归纳为腹部气机阻滞、脉络痹阻或经脉失养而发生腹痛。

临证时外科需要手术及妇科疾病所致腹痛归属他科范畴讨论，本部分所讨论腹痛为内科腹痛，西医学的肠易激综合征、消化不良、胃肠痉挛、不完全性肠梗阻、肠粘连、肠系膜和腹膜病变、腹型过敏性紫癜、泌尿系结石、急慢性胰腺炎、肠道寄生虫等以腹痛为主要表现者，均可参照本部分内容辨证施治。

（二）诊断与治疗

1. 诊断要点

临床上凡是胃脘以下，耻骨毛际以上部位的疼痛即为腹痛。

突然腹部急性疼痛需要排除外科急腹症，注意了解腹部疼痛的病因、持续时间、疼痛性质、伴随症状；胁腹、两侧少腹痛多属肝经病证；大腹疼痛，多为脾胃病证；脐腹疼痛多为大小肠病证；脐以下小腹痛多属肾、膀胱、胞宫病证。遇冷痛剧得热则减者为寒痛；腹痛胀满伴胸胁不舒、嗳气或矢气则胀痛减轻者属气滞；因饮食不慎腹部疼痛嗳气频作、痛甚欲便、便后痛减者为伤食痛；痛处拒按，经常夜间加剧伴面色晦暗者为血瘀痛；久痛多虚、痛势绵绵、喜揉喜按为虚寒性腹痛；肠腑病变伴有腹泻或便秘；膀胱湿热下注膀胱小便淋沥、尿道灼痛；蛔虫作痛多伴嘈杂吐涎时作时止；瘀血腹痛常有外伤或手术史。

2. 辨证分型

（1）寒邪内阻证：腹痛拘急、遇寒痛甚、得温痛减、口淡不渴、形寒肢冷、小便清长、大便清稀或秘结，舌质淡，苔白腻，脉沉紧。寒湿中阻见恶心呕吐、胸闷纳呆、身重倦怠，舌苔白腻；肝脉寒滞者少腹拘急冷痛。

（2）湿热壅滞证：腹痛拒按、烦渴引饮、大便秘结或溏滞不爽、潮热汗出、小便短黄，舌质红，苔黄燥或黄腻，脉滑数。大便不爽湿热偏重，表里同病腹痛剧烈、寒热往来、恶心呕吐、大便秘结。

（3）饮食积滞证：脘腹胀满、疼痛拒按、嗳腐吞酸、厌食呕恶、痛而欲泻、泻后痛减或大便秘结，舌苔厚腻、脉滑；气滞者腹痛胀满。

（4）肝郁气滞证：腹痛胀闷、痛无定处、痛引少腹或兼痛窜两胁、时作时止、得嗳气或矢气则舒，遇忧思恼怒则剧，舌质红、苔薄白、脉弦。肝郁气滞者胸胁胀痛者：痛引少腹、睾丸；肝脾不调：腹痛肠鸣、泻后痛减。

（5）瘀血内停证：腹痛较剧、痛如针刺、痛处固定、经久不愈，舌质紫黯，脉细涩。

（6）中虚脏寒证：腹痛绵绵、时作时止、喜温喜按、形寒肢冷、神疲乏力、气短懒言、胃纳不佳、面色无华、大便溏薄，舌质淡，苔薄白，脉沉细。脾肾阳虚者腹痛下利、脉微肢冷；若中气大虚、少气懒言、乏力、便溏脱肛。

3. 鉴别诊断

腹痛与胃痛、积聚、外科、妇科腹痛鉴别。

（1）胃痛部位在心下胃脘之处，常伴有恶心、嗳气等胃病见症，腹痛部位在胃脘以下。

（2）积聚之腹痛，以腹中包块为特征等。而腹痛病证，当以腹部疼痛为主要表现。

（3）内科腹痛常先发热后腹痛，疼痛一般不剧，痛无定处，压痛不显。

（4）外科急腹症腹痛剧烈，痛有定处，压痛明显，拒按，腹肌紧张。归结为腹痛（痛）、呕吐（吐）、腹部胀满疼痛（胀）、大小便不通（闭）。

（5）妇科腹痛多在小腹，与经、带、胎、产有关。如痛经、先兆流产、宫外孕、输卵管破裂等，应及时结合西医辅助检查、妇科检查明确诊断。

4. 治疗原则

关于内科腹痛的治疗，《医学真传》说："夫通则不痛，理也，但通之之法，各有不同。调气以和血、调血以和气，通也；下逆者使之上行、中结者使之旁达，亦通也。虚者、助之使通。寒者、温之使通。无非通之之法也。若必以下泄为通，则妄矣。"根据审证求因辨证论治原则，实证者重在祛邪疏导，虚证应温中补虚益气养血、不可滥施攻下。对于久痛入络，绵绵不愈之腹痛，可采取辛润活血通络之法。

5. 一般治疗

（1）饮食有节（洁），虚寒者宜进热食。热证忌辛辣煎炸肥甘厚腻之品。食积腹痛者宜暂禁食或少食，进食时避免忧郁、气恼等情志刺激。进食前后避免立即奔走或从事其他剧烈活动。

（2）密切观察患者的面色、腹痛部位、性质、程度、时间、腹诊情况、二便及其伴随症状，并注意观察腹痛与情绪、饮食寒温等因素的关系。对腹痛需要严密观察病情防止外科腹痛发生。

（3）如出现腹痛剧烈、拒按、冷汗淋漓、四肢不温、呕吐不止等症状，须警惕出现脱证，必须立即处理。

（4）针灸选取穴位三焦俞、气海俞、大肠俞、足三里、内关。毫针平补平泻，寒性腹痛可用灸气海、关元。

（5）根据症状辨证选穴治疗推拿治疗。

（6）对寒性及虚证腹痛可在腹部辨证选择部位，中药穴位贴敷治疗。

（三）药物处方

1. 寒邪内阻证

（1）治法：散寒温里，理气止痛。

（2）方药

良附丸（《良方集腋》）合正气天香散（《医学纲目》）

组成：高良姜12克、干姜7克、紫苏12克、乌药9克、香附12克、陈皮12克、苏叶9克、干姜9克。

加减：寒湿中阻，加藿香12克、苍术9克、厚朴9克、白蔻仁7克、半夏12克；肝脉寒滞者，可用暖肝煎（当归12克、枸杞子12克、小茴香12克、肉桂9克、乌药12克、沉香5克、茯苓12克）。

煎服法：成人中药常规煎煮服用。

（3）中成药

附子理中丸

组成：人参、干姜、甘草、白术、附子。

用法用量：普通成人口服，一次1袋，一日3次。

乌梅丸

组成：乌梅、细辛、干姜、黄连、当归、附子、蜀椒、桂枝、人参、黄柏。

用法用量：普通成人口服，一次1袋，一日3次。

注意事项

（1）本型腹痛可外用温中散寒药腹部穴位贴敷或腹部热敷法、葱熨法、盐熨法以温中散寒止痛。

（2）痛时稍进热食或热饮（生姜红糖茶）缓解疼痛。

（3）饮食宜温热，忌生冷瓜果、凉拌菜，可适当用姜、葱、芥末等做调料。

2. 湿热壅滞证

（1）治法：泄热通腑，行气导滞。

（2）方药

大承气汤（《伤寒论》）

组成：大黄12克（后下）、芒硝6克（兑服）、厚朴12克、枳实12克。

加减：湿热偏重，加栀子12克、炒黄芩9克；表里同病，改用大柴胡汤表里双解。

煎服法：成人中药常规煎煮服用。

注意事项

注意饮食有节，避免香燥辛辣、生冷。

3. 饮食积滞证

（1）治法：消食导滞，理气止痛。

（2）方药

枳实导滞丸（《内外伤辨惑论》）

组成：大黄9克（后下）、枳实9克、神曲12克、炒黄芩9克、黄连9克、泽泻12克、白术12克、茯苓15克。

加减：气滞者，加厚朴9克、木香6克。

煎服法：成人中药常规煎煮服用。

（3）中成药

保和丸

组成：山楂、神曲、半夏、茯苓、陈皮、连翘、莱菔子。

用法用量：普通成人口服，一次1袋，一日3次。

注意事项

调畅情志，注意饮食。

4. 肝郁气滞证

（1）治法：疏肝解郁，理气止痛。

（2）方药

柴胡疏肝散（《证治准绳》）

组成：柴胡12克、枳壳9克、香附12克、陈皮12克、芍药12克、甘草6克、川芎9克。

加减：肝郁气滞明显者，加川楝子12克、郁金12克、橘核12克、荔枝核12克；气滞腹泻者，加痛泻要方（陈皮9克、炒白术12克、炒白芍12克、防风9克）加减。

煎服法：成人中药常规煎煮服用。

（3）中成药：气滞腹泻者，可用痛泻要方；寒凝肝脉，可用天台乌药散。

天台乌药散

组成：天台乌药、木香、茴香（炒）、青皮（去白）、良姜（炒）、槟榔（锉）、川楝子、巴豆。

用法用量：成人常规剂量，每服3克，温酒送下。疼甚者，炒生姜、热酒下。

注意事项

（1）调畅情志。

（2）控制饮食。

（3）待痛缓解后，选择素流质或半流质饮食，逐渐增加食量，恢复普通食物。

5. 瘀血内停证

（1）治法：活血化瘀，和络止痛。

（2）方药

少腹逐瘀汤（《医林改错》）

组成：当归12克、川芎9克、赤芍12克、甘草6克、延胡索12克、蒲黄12克（包煎）、五灵脂12克、肉桂6克、干姜5克、小茴香6克。

加减：若腹部术后作痛或跌仆损伤作痛，加泽兰12克、没药6克、三七3克（研磨吞服）。

煎服法：成人中药常规煎煮服用。

（3）中成药

元胡止痛滴丸

组成：延胡索（醋制）、白芷。

用法用量：成人常规剂量，口服，一次20～30丸，一日3次。

注意事项

（1）焦山楂、炒神曲能行气活血，可辨证选用。

（2）忌食或少食土豆等壅阻气机的食物。

6. 中虚脏寒证

（1）治法：温中补虚，缓急止痛。

（2）方药

小建中汤（《伤寒论》）

组成：桂枝12克、生姜9克、芍药12克、炙甘草9克、饴糖9克、大枣9克、党参12克、白术12克。

加减：脾肾阳虚者，加炙附片9克（开水先煎1小时）、干姜6克；中气亏虚，可用炙黄芪15克、炒柴胡9克、炙升麻9克。

煎服法：成人中药常规煎煮服用。

（3）中成药

附子理中丸

组成：人参、干姜、甘草、白术、附子。

用法用量：普通成人口服，一次1袋，一日3次。

注意事项

（1）饮食宜选温热、细软、易消化之品，冬季可多食羊肉、狗肉。

（2）可用丁桂散置入阳和膏贴脐部，冬季可用羊皮或狗皮做成腹兜覆盖脐部保暖防寒。

（张崇耀）

五十一、呕　　吐

（一）病情概述

呕吐是指胃中之物从口中吐出，是消化道疾病症状之一，中医认为，本病多由感受六淫之邪气或秽浊之气、饮食不节（洁）、忧思恼怒、脾胃素虚或病后虚弱导致胃失和降，气逆于上所致。呕吐初起是人体排出胃中有害物质的保护性反应。汉·张仲景《金匮要略》有详细的证治方药论述，治疗当因势利导，驱邪外出方药可用小半夏汤、大半夏汤、生姜半夏汤、吴茱萸汤、半夏泻心汤、小柴胡汤等。龚廷贤《寿世保元·呕吐》则认为："有外感寒邪者、有内伤饮食者、有气逆者、三者皆从藿香正气散加减治之；有胃热者清胃保中汤；有胃寒者附子理中汤；有呕哕痰涎者加减二陈汤；有水寒停胃者茯苓半夏汤；有久病胃虚者比和饮，医者宜审而治之也"，也具有重要的临床指导意义。

呕吐可以出现于西医学的多种疾病之中，如神经性呕吐、急性胃炎、胃黏膜脱垂症、幽门痉挛、幽门梗阻、贲门痉挛、十二指肠壅积症等。其他如肠梗阻、急性胰腺炎、急性胆囊炎、尿毒症、心源性呕吐、颅脑疾病，表现以呕吐为主症时，亦可参考本部分辨证论治，同时结合辨病处理。

（二）诊断与治疗

1. 诊断要点

呕吐物的形色气味对临床辨证治疗有重要意义：初起呕吐量多，吐出物多有酸腐气味，久病呕吐，时作时止，吐出物不多，酸臭气味不甚。新病邪实，呕吐频频，常伴有恶寒、发热、脉实有力。久病正虚，呕吐无力，常伴精神萎靡，倦怠，面色萎黄，脉弱无力等症。详细询问患者常有饮食不节（洁）、忧思恼怒病史。若呕吐物酸腐量多，气味难闻者，多属饮食停滞；若呕吐出苦水、黄水者，多由胆热犯胃；若呕吐物为酸水、绿水者，多因肝热犯胃；若呕吐物为浊痰涎沫者，多属痰饮中阻；若呕吐清水，量少，多因胃气亏虚，运化失职。

2. 辨证分型

（1）外邪犯胃证：突然呕吐，胸脘满闷，发热恶寒，头身疼痛，舌苔白腻，脉濡缓。

（2）食滞内停证：呕吐酸腐，脘腹胀满，嗳气厌食，大便或溏或结，舌苔厚腻，脉滑实。因酒食而吐者；因食鱼、蟹而吐者；因豆制品而吐者；因食物中毒呕吐者。

（3）痰饮内阻证：呕吐清水痰涎，脘闷不食，头眩心悸，舌苔白腻，脉滑。

（4）肝气犯胃证：呕吐吞酸，嗳气频繁，胸胁胀痛，舌质红，苔薄腻，脉弦。

（5）脾胃气虚证：食欲不振，食入难化，恶心呕吐，脘部痞闷，大便不畅，舌苔白滑，脉象虚弦。

（6）脾胃阳虚证：饮食稍多即吐，时作时止，面色㿠白，倦怠乏力，喜暖恶寒，四肢不温，口干而不欲饮，大便溏薄，舌质淡，脉濡弱。

（7）胃阴不足证：呕吐反复发作，或时作干呕，似饥而不欲食，口燥咽干，舌红少津，脉象细数。

3. 鉴别诊断

呕吐与反胃、噎膈鉴别：呕吐与反胃，同属胃部的病变，其病机都是胃失和降，气逆于上，而且都有呕吐的临床表现。反胃以朝食暮吐，暮食朝吐，终至完谷尽吐出而始感舒畅为特点。噎膈之病，进食哽噎不顺或食不得入，或食入即吐，甚则因噎废食。呕吐进食顺畅。

4. 治疗原则

呕吐总病机是因胃气上逆所致，故治以和胃降逆为原则，根据辨证施治，偏于邪实者治宜祛邪为主，邪去则呕吐自止，分别采用解表、消食、化痰、解郁等法。偏于正虚者治宜扶正为主，正复则呕吐自愈，分别采用健运脾胃、益气养阴等法。虚实兼夹者当审其标本缓急辨证施治。

5. 一般治疗

（1）饮食有节（洁），避免风寒暑湿秽浊之邪的入侵。脾胃虚寒禁服寒凉药物；胃中有热者，忌食肥甘厚腻、香燥辛辣、戒烟限酒。

（2）保持心情舒畅，避免精神刺激，对肝气犯胃者，尤当注意。

（3）尽量选择刺激性气味小的食物，否则随服随吐，更伤胃气。服药应少量频服为佳，可加入少量生姜或姜汁安胃引药。

（4）针灸主穴选内关、足三里、中脘。配穴寒邪客胃者加上脘、胃俞；热邪内蕴者加合谷，可用金津、玉液点刺出血；痰饮内阻者加膻中、丰隆；肝气犯胃者加阳陵泉、太冲；脾胃虚寒者加脾俞、胃俞；腹胀者加天枢；肠鸣者加脾俞、大肠俞；泛酸干呕者加公孙。足三里平补平泻法，内关、中脘用泻法。配穴按虚补实泻法操作。虚寒者可配用艾灸。呕吐发作时，可在内关穴行强刺激并持续运针1～3分钟。

（5）耳针法选用胃、贲门、食管、交感、神门、脾、肝，每次选3～4穴，毫针中等强度刺激。亦可用揿针埋藏或王不留行籽贴压。

（6）根据寒热虚实辨证选穴手法治疗。

（三）药物处方

1. 外邪犯胃证

（1）治法：疏邪解表，化浊和中。

（2）方药

藿香正气散（《太平惠民和剂局方》）

组成：藿香12克、紫苏9克、白芷9克、大腹皮12克、厚朴6克、半夏9克、陈皮12克、白术12克、茯苓15克、生姜6克。

加减：饮食停滞，伴见脘痞嗳腐，加鸡内金12克、神曲12克；风寒偏重症，见寒热无汗头痛身楚，加荆芥12克、防风12克、羌活9克；气机阻滞，脘闷腹胀，加木香6克、枳壳9克，行气消胀。

煎服法：成人中药常规煎煮服用。

注意事项

（1）呕吐初起是人体的保护性机制，不应该见吐止呕，应因势利导驱邪外出。

（2）起居有常，虚邪贼风避之有时。

2. 食滞内停证

（1）治法：消食化滞，和胃降逆。

（2）方药

保和丸（《丹溪心法》）

组成：山楂12克、神曲12克、莱菔子9克、陈皮12克、半夏12克、茯苓15克、连翘9克。

加减：肉食而吐，重用山楂15克；米食而吐，加炒谷芽15克；面食而吐，重用莱菔子12克、麦芽12克；酒食而吐，加白蔻仁7克、葛花9克、重用神曲15克；食鱼、蟹而吐，加苏叶12克、生姜9克；豆制品而吐，加生萝卜汁适量。

煎服法：成人中药常规煎煮服用。

注意事项

（1）饮食有节（洁）。

（2）若食物中毒呕吐者，用烧盐方探吐，防止腐败毒物被误吸入肺。

3. 痰饮内阻证

（1）治法：温中化饮，和胃降逆。

（2）方药

小半夏汤（《金匮要略》）合苓桂术甘汤（《金匮要略》）

组成：半夏12克、生姜9克、茯苓12克、白术12克、甘草6克、桔梗6克。

加减：痰蕴化火胸膈烦闷，口苦，失眠，恶心呕吐者加黄连12克、陈皮9克、竹茹9克、枳实9克。

煎服法：成人中药常规煎煮服用。

注意事项

忌食肥甘厚味，辛辣香燥、醇酒。

4. 肝气犯胃证

（1）治法：疏肝理气，和胃降逆。

（2）方药

四七汤（《太平惠民和剂局方》）

组成：苏叶12克、厚朴9克、半夏12克、生姜6克、茯苓12克、大枣9克。

加减：肝气犯胃化热，呕吐酸水，心烦口渴，加左金丸（吴茱萸6克、黄连12克、栀子12克、黄芩9克）。

煎服法：成人中药常规煎煮服用。

注意事项

保持心情舒畅，避免精神刺激。

5. 脾胃气虚证

（1）治法：健脾益气，和胃降逆。

（2）方药

香砂六君子汤（《时方歌括》）

组成：党参15克、茯苓15克、白术12克、甘草6克、半夏12克、陈皮9克、木香3克、砂仁3克（后下）。

加减：中阳亏虚，呕吐清水较多，脘冷肢凉，加台乌9克、砂仁6克、高良姜9克、吴茱萸3克。

煎服法：成人中药常规煎煮服用。

注意事项

（1）脾胃素虚者，饮食不宜过多，辅助饮食调理。

（2）呕吐不止者，卧床休息，密切观察病情变化。

6. 脾胃阳虚证

（1）治法：温中健脾，和胃降逆。

（2）方药

理中汤（《伤寒论》）

组成：人参 12 克（另煎兑服）、白术 12 克、干姜 6 克、甘草 9 克、砂仁 9 克（后下）、半夏 12 克、吴茱萸 9 克、生姜 6 克。

加减：久呕不止，呕吐之物完谷不化，汗出肢冷，腰膝酸软，舌质淡胖，脉沉细，加制附子（开水先煎）12 克、肉桂 6 克（后下）。

煎服法：成人中药常规煎煮服用。

注意事项

（1）根据患者的情况，以热饮为宜，并可加入少量生姜或姜汁，以免格拒难下。

（2）忌食生冷瓜果，禁服寒凉药物。

7. 胃阴不足证

（1）治法：滋养胃阴，降逆止呕。

（2）方药

麦门冬汤（《金匮要略》）

组成：人参 9 克、麦冬 12 克、粳米 9 克、甘草 6 克、半夏 12 克、大枣 6 克。

加减：呕吐较剧，加竹茹 6 克、枇杷叶 12 克，和降胃气；口干，舌红热甚，加黄连 6 克；大便干结，加瓜蒌仁 7 克、火麻仁 12 克、白蜜 6 克，润肠通便；倦怠乏力，纳差，舌淡，加太子参 6 克、山药 6 克。

煎服法：成人中药常规煎煮服用。

注意事项

（1）呕吐不止者，卧床休息，密切观察病情变化。

（2）服药时尽量选择刺激性气味小的，否则随服随吐，更伤胃气。

（张崇耀）

五十二、吐　　酸

（一）病情概述

吐酸是指胃中酸水上泛，随即吐出。可单独出现，但常与胃痛兼见。

本证有寒热之分，以热证多见，属热者，多肝郁化热犯胃所致；属寒者，多因脾胃虚弱、肝气犯胃所致。肝气犯胃、胃失和降为基本病机。

临证时胃食管反流、慢性胃炎有明确相关症状者，可参照本部分辨证施治。

（二）诊断与治疗

1. 诊断要点

由于外感寒邪、情志不畅、起居不当、饮食不妥，致使机体脾胃脏腑功能失调，停滞为瘀，造成气血、水障碍，运化停滞，胃失和降所致，主要表现为烧心、反酸、嘈杂、嗳气、胃脘胀满、胸骨后灼痛。

2. 辨证分型

（1）热证：嗳腐吞酸，口气酸秽，胃脘胀闷，双胁胀满，心烦易怒，口干口苦，咽干口渴，舌红苔黄，脉弦数。

（2）寒证：嗳腐吞酸，胸脘胀闷，喜涎唾，喜热饮，四末不温，大便溏，舌淡苔白，脉沉迟。

3. 鉴别诊断

痞满与吐酸：痞满以胃脘部满闷不适为主，也可兼见吐酸，此时多有饮食过度史。

4. 治疗原则

和胃降逆为主要治则，热证治以清泄肝火，寒证治以温中散寒。

5. 一般治疗

（1）针刺常用穴位有中脘、下脘、梁门、天枢、气海、关元、内关、足三里、肝俞、脾俞、胃俞。

（2）寒证者可灸中脘、下脘、梁门、脾俞、胃俞。

（3）忌烟酒。

（三）药物处方

1. 热证

（1）治法：清泄肝火，和胃降逆。

（2）方药

左金丸（《丹溪心法》）

组成：黄连18克、吴茱萸3克。

加减：热重可加黄芩6克、山栀子9克，反酸重可加乌贼骨15克、瓦楞子15克、煅牡蛎15克。

煎服法：壳类中药需先煎20分钟，余药沸腾后煎煮20分钟。

（3）中成药

左金丸

组成：黄连、吴茱萸。

用法用量：普通成人口服，一次3～6克，一日2次。

注意事项

调情志，忌油腻、辛辣刺激饮食。

2. 寒证

（1）治法：温中散寒，和胃制酸。

（2）方药

香砂六君子汤（《古今名医方论》）

组成：人参3克、白术6克、茯苓6克、甘草2克、陈皮2.5克、半夏3克、砂仁2.5克、木香2克。

加减：寒证重可加吴茱萸3克、干姜6克。

煎服法：沸腾后煎煮20分钟。

（3）中成药

香砂和胃丸

组成：木香、砂仁、陈皮、厚朴（姜炙）、香附（醋炙）、枳壳（麸炒）、广藿香、山楂、六神曲（麸炒）、麦芽（炒）、莱菔子（炒）、苍术、白术（麸炒）、茯苓、半夏曲（麸炒）、甘草、党参。

用法用量：口服，一次6克，一日2次。

注意事项

忌食寒凉、油腻、辛辣刺激饮食。

（武晓寒）

五十三、痢　　疾

（一）病情概述

痢疾是常见的肠道传染病，夏季多见。临床表现以大便次数增多，腹痛，里急后重，痢下赤白黏冻为主症。

中医认为，本病病因是感受时令之邪、饮食不节（洁），二者常相互影响，内外交感而发病。《丹溪心法·痢病》阐明痢疾具有流行性、传染性，指出："时疫作痢，一方一家，上下相染相似"，并认为痢疾的病因以"湿热为本"。本病病位在肠，与脾胃密切相关。病理因素以湿热疫毒为主，病理性质分寒热虚实。初期多实证，疫毒内侵，外感湿热或湿热内生或寒湿阴邪，邪留肠中气机阻滞，发病多实。痢疾失治误治，久病不愈，收涩太早，闭门留寇，酿成正虚邪恋，可发展为虚证。临床表现为虚实夹杂，正邪相争的证候。

本节内容以西医学中的细菌性痢疾、阿米巴痢疾为主，而临床上溃疡性结肠炎、放射性结肠炎、细菌性食物中毒等出现类似本部分所述痢疾的症状者，可参照本部分辨证处理。

（二）诊断与治疗

1. 诊断要点

临床以腹痛，里急后重，大便次数增多，泻下赤白脓血便为主症。暴痢起病突然，病程短，可伴恶寒、发热等；久痢起病缓慢，反复发作，迁延不愈；疫毒痢病情严重病势凶险，以儿童为多见，起病急骤，在腹痛、腹泻尚未出现之时，即有高热神疲，四肢厥冷，面色青灰，呼吸浅表，神昏惊厥，而痢下、呕吐并不一定严重，有饮食不洁史。临证对痢疾大便的辨别尤为重要，古人总结为：下痢有粪者轻，无粪者重，痢色如鱼脑、如猪肝、如赤豆汁、下痢纯血或如屋漏者重。虽见下痢次数减少，发热不休、气急息粗，甚或神昏谵语、腹胀如鼓者及疫毒痢、湿热痢邪毒炽盛者，应及时救治。

2. 辨证分型

（1）湿热痢：腹部疼痛，里急后重，痢下赤白脓血，黏稠如胶冻，腥臭，肛门灼热，小便短赤，舌苔黄腻，脉滑数。若瘀热较重痢下鲜红；若兼饮食积滞则嗳腐吞酸，腹部胀满；痢疾初发有表证恶寒发热，头身痛。

（2）疫毒痢：起病急骤，痢下鲜紫脓血，腹痛剧烈，后重感特著，壮热口渴，头痛烦躁，恶心呕吐，甚者神昏惊厥，舌质红绛，舌苔黄燥，脉滑数或微欲绝。热毒深入营血者神昏谵语，甚则痉厥，舌质红，苔黄糙，脉细数。若热极风动痉厥抽搐。若暴痢致脱症见面色苍白，汗出肢冷，唇舌紫黯，尿少，脉微欲绝。

（3）寒湿痢：腹痛拘急，痢下赤白黏冻，白多赤少，或为纯白冻，里急后重，口淡乏味，脘胀腹满，头身困重，舌质或淡，舌苔白腻，脉濡缓。营血受损者痢下白中兼赤者。

（4）阴虚痢：痢下赤白日久不愈，脓血黏稠或下鲜血，脐下灼痛，虚坐努责，食少，心烦口干，至夜转剧，舌红绛少津，苔少或花剥，脉细数。湿热未清有口苦，肛门灼热。

（5）虚寒痢：痢下赤白清稀，无腥臭或为白冻，甚则滑脱不禁，肛门坠胀，便后更甚，腹部隐痛，缠绵不已，喜按喜温，形寒畏冷，四肢不温，食少神疲，腰膝酸软，舌淡苔薄白，脉沉细而弱。中气亏虚者少气脱肛。

（6）休息痢：下痢时发时止，迁延不愈，常因饮食不当，受凉，劳累而发，发时大便次数增多，夹有赤白黏冻，腹胀食少，倦怠嗜卧，舌质淡苔腻，脉濡软或虚数。中阳亏虚者肠中寒积不化，遇寒即发，症见下痢白冻，倦怠少食，舌淡苔白，脉沉者。若久痢兼见肾阳虚衰关门不固者五更泄泻。

3. 鉴别诊断

痢疾与泄泻病因相类似，症状均有腹痛、大便次数增多，受邪部位在肠。痢疾排赤白脓血便，腹痛伴里急后重感明显。而泄泻大便溏薄、粪便清稀或如水或完谷不化，无赤白脓血便，腹痛多伴肠鸣，少有里急后重感。正如《景岳全书》所说："泻浅而痢深，泻轻而痢重，泻由水谷不分，出于中焦，痢以脂血伤败，病在下焦。"

4. 治疗原则

痢疾根据大便的情况及发热、口渴辨清寒热虚实，而确定治疗原则：热痢清之、寒痢温之、初痢实则通之、久痢虚则补之、寒热交错者清温并用、虚实夹杂者攻补兼施。痢疾初起多实、热，宜清热化湿解毒。久痢虚证、寒证，应以补虚温中调理脾胃，兼以清肠、收涩固脱。刘河间提出的"调气则后重自除，行血则便脓自愈"。

5. 一般治疗

（1）痢疾为肠道传染病、确诊后需要上报疫情，积极采取有效的预防措施，按照传染病预防做好水、粪、饮食的管理，消灭苍蝇等处理。

（2）痢疾患者宜清淡饮食，忌食油腻荤腥之品。痢疾流行季节可适当食用生蒜瓣预防。

（3）外治之法可用灌肠疗法，药物直接作用在病变肠腔。药取苦参、白头翁、蒲公英等煎水保留灌肠。

（三）药物处方

1. 湿热痢

（1）治法：清肠化湿，调气和血。

（2）方药

芍药汤（《素问病机气宜保命集》）

组成：黄芩9克、黄连9克、炒芍药15克、当归9克、甘草6克、木香6克、槟榔6克、大黄9克（后下）、肉桂3克、金银花9克、白头翁12克、秦皮12克、黄柏9克。

加减：瘀热较重，痢下鲜红者加地榆12克、丹皮12克、苦参12克；饮食积滞、嗳腐吞酸、腹部胀满者加莱菔子12克、神曲12克、焦山楂12克。

煎服法：肉桂后下，余药成人中药常规煎煮服用。

（3）中成药

香连丸

组成：木香、黄连。

用法用量：普通成人口服，一次1袋，一日3次。

木香槟榔丸

组成：木香、槟榔、陈皮、青皮、黄连、枳壳、黄柏、大黄、香附、牵牛子。

用法用量：普通成人口服，一次1袋，一日3次。

注意事项

（1）痢疾初起若兼见表证，恶寒发热，头身痛者可用解表法，用荆防败毒散，解表举陷，逆流挽舟。

（2）如表邪未解，里热已盛，症见身热汗出，脉象急促者，则用葛根芩连汤表里双解。

（3）痢疾具有传染性，需要按传染病防治要求积极做好预防，防治疫情传播，特别是做好患者大便的管控消毒处理。

2. 疫毒痢

（1）治法：清热解毒，凉血除积。

（2）方药

白头翁汤（《伤寒论》）合芍药汤（《素问病机气宜保命集》）

组成：白头翁15克、黄连6克、黄柏12克、秦皮12克、芍药15克、甘草6克、木香6克、槟榔9克。

加减：神昏谵语，甚则痉厥，神昏高热，舌质红苔黄糙，脉细数，属热毒深入营血者，用犀角地黄汤或紫雪丹；热极风动，痉厥抽搐，加羚羊角3克（吞服）、钩藤9克、石决明15克（先煎）；暴痢致脱症，见面色苍白、汗出肢冷、唇舌紫黯、尿少、脉微欲绝者，急服独参汤或参附汤。

煎服法：成人中药常规煎煮服用。

注意事项

病情危重可用参麦注射液等以益气固脱。

3. 寒湿痢

（1）治法：温中燥湿，调气和血。

（2）方药

不换金正气散（《太平惠民和剂局方》）

组成：苍术12克、半夏9克、厚朴6克、生姜6克、陈皮12克、大枣6克、甘草6克。

加减：后重明显者，加木香5克、枳实6克，理气导滞；痢下白中兼赤者，加当归12克、芍药12克，调营和血。

煎服法：成人中药常规煎煮服用。

注意事项

（1）清淡饮食，忌生冷油腻。

（2）痢疾的护理，应做好床旁隔离，适当休息，饮食宜选清淡易消化之品，忌食油腻荤腥之品。

4. 阴虚痢

（1）治法：养阴和营，清肠化湿。

（2）方药

黄连阿胶汤（《伤寒论》）合驻车丸（《延年秘录》）

组成：黄连9克、炒黄芩9克、阿胶6克（烊化）、炒芍药15克、甘草9克、生地榆12克、当归12克。

加减：湿热未清，口苦，肛门灼热，加白头翁12克、秦皮12克。

煎服法：成人中药常规煎煮服用。

注意事项

清淡饮食，禁忌辛辣厚味。

5. 虚寒痢

（1）治法：温补脾肾，收涩固脱。

（2）方药

桃花汤（《伤寒论》）合真人养脏汤（《太平惠民和剂局方》）

组成：人参12克（另煎兑服）、白术12克、干姜6克、肉桂9克、粳米15克、炙甘草12克、诃子9克、罂粟壳3克、肉豆蔻9克、赤石脂15克、当归12克、白芍12克、木香3克。

加减：若因痢久脾虚气陷导致少气脱肛，加炙黄芪15克、炒柴胡6克、炙升麻6克、党参12克。

煎服法：成人中药常规煎煮服用。

注意事项

注意休息，防治劳累。

6. 休息痢

（1）治法：温中清肠、调气化滞。

（2）方药

连理汤（《秘传证治要诀类方》）

组成：人参9克（另煎兑服）、白术12克、干姜6克、茯苓

15克、甘草6克、黄连9克、枳实6克、木香3克、槟榔6克。

加减：中阳亏虚，寒积不化，遇寒即发，症见下痢白冻，倦怠少食，用温脾汤（《备急千金要方》）加减，组成为大黄12克（后下）、人参6克（另煎兑服）、甘草6克、干姜6克、附子9克（开水先煎1小时）。久痢脱肛，神疲乏力，少气懒言，脾胃虚弱、中气下陷者，用补中益气汤加减。

煎服法：成人中药常规煎煮服用。

（3）中成药

四神丸（久痢兼见肾阳虚衰关门不固者用）

组成：肉豆蔻、五味子、补骨脂、吴茱萸。

用法用量：普通成人口服，一次1袋，一日3次。

注意事项

痢疾是急性传染性疾病，在夏秋季节积极采取有效的预防措施，方法有做好饮食、水源、粪便的管理，消灭苍蝇等。

（张崇耀）

五十四、霍　乱

（一）病情概述

霍乱是一种上吐下泻并作的病证，发病特点是来势急骤，变化迅速，病情凶险。临床表现为起病时先突然腹痛，继则吐泻交作，所吐之物均为未消化之食物，气味酸腐热臭，所泻之物多为黄色粪水或吐下如米泔水，常伴恶寒、发热，部分患者在吐泻之后，津液耗伤，迅速消瘦，或发生转筋，腹中绞痛。若吐泻剧烈，可致面色苍白，目眶凹陷，汗出肢冷等津竭阳衰之危候。

中医学对霍乱一病的论述，可概括为两个阶段，清代以前所论的霍乱，是指急性吐泻之疾，无流行传染之征；清代（嘉庆道光年间）以后，所论及的霍乱，既包括了前者，更阐发了因"瘟毒或疫疠"所引起传播流行的真霍乱病。中医学所论的霍乱与西医学的霍乱名称虽然相同，但含义并不一致，西医之霍乱是一种肠道烈性传染病，夏秋季节常有大小不等的流行；中医学霍乱是指外感时邪与饮食不慎，互相夹杂互相为因，或为饮食伤脾而复感时邪，或感邪之后又有饮食不慎。寒湿与湿热之邪，清浊相干，升降逆乱，吐泻并作，导致伤津脱液，亡阴、亡阳之变。干霍乱一证，俗称"绞肠痧"，致病之由主要在于饮食先伤脾胃，复因重感秽浊之邪食郁阻于中，升降之气机窒塞，上下不通，乃霍乱之重证、危证。

中医的霍乱含义较为广泛，多包括了以急性吐泻为主要临床表现，病情急重的疾病，西医学中的急性胃肠炎、食物中毒等以急性吐泻为主要临床表现者，可参照本部分进行辨证论治。

（二）诊断与治疗

1. 诊断要点

根据本病发病特点，突发腹痛，吐泻并作，吐为未消化之食物，气味酸腐臭或清冷。泻为黄色粪水，或下如米泔水，常伴恶寒、发热为诊断要点；可见皮肤干而弹性略差，以手捏起则久久不能恢复，目眶深陷眼睛不能闭目、转筋，螺纹干瘪，脉微弱而数。

2. 辨证分型

（1）寒湿证：暴起呕吐下利，初起时所下带有稀粪，继则下利清稀或如米泔水，不甚臭秽，腹痛，四肢清冷，舌苔白腻，脉象濡弱。

（2）湿热证：吐泻骤作，呕吐如喷，泻下如米泔水，腹中绞痛，臭秽难闻，头痛发热口渴心烦，转筋拘急，胸闷尿赤，舌苔黄腻，脉象濡数。

（3）亡阴证：吐泻频繁，神疲无力，面色㿠白，目眶凹陷，螺瘪，声嘶，口渴引饮，心烦，呼吸短促，尿少或闭，舌质干红，脉细数。

（4）亡阳证：吐泻过剧，四肢厥冷，汗出身凉，呼吸微弱，语声低怯，舌质淡，脉沉细或细微欲绝，至数不清。

（5）干霍乱：卒然腹中绞痛，欲吐不得吐，欲泻不得泻，烦躁闷乱，面色青惨多，四肢厥冷多，脉象沉伏。

3. 鉴别诊断

（1）霍乱与吐泻的鉴别：霍乱之病，包含有呕吐与泄泻两类症状，起病急骤，仓卒之间，吐泻交作，有别于呕吐为主而兼泄泻，或以泄泻为主而兼呕吐的两类疾病。

（2）真霍乱与类霍乱的鉴别：凡先泻后吐，无腹痛或腹痛不明显，吐泻物为稀黄水，或如洗肉水，或如米泔水。迅及出现目眶凹陷、螺纹干瘪等津液丧失之征，大便培养有霍乱弧菌或副霍乱弧菌者为真霍乱病，病情急重，如失于救治，短期内可致阴竭阳亡；凡先吐后泻，腹痛明显，吐出之物多为未经消化的食物，甚至呕出胆汁，所泻之物呈黄水样，或为混浊黏液，有臭味，或有一起用餐而呈集体性发作特点为类霍乱。类霍乱津液丧失情况，无真霍乱之迅速。

4. 治疗原则

本病病机为湿浊内干肠胃，清浊混乱，治疗当以芳香泄浊，化湿和中为原则。湿热者宜清热化湿，寒湿者宜温中化湿。若出现亡阴、亡阳等危候，又当施以益气养阴、回阳救逆等法，积极救治。

5. 一般治疗

（1）若西医明确诊断为"真霍乱"烈性传染病，必须严加隔离，保护水源和食物，防止蔓延扩散，严格按照烈性传染病上报疫情及防治。

（2）发病期间，吐泻交作，以禁食为佳。若吐泻已多，邪衰正虚者，可以"清米汤"温饮恢复胃气。

（3）针灸疗法选取穴位中脘、内关、足三里重刺激。若呕吐者，可加合谷；泻甚者，加天枢；腹痛者，加公孙；拘急转筋者，加承山、曲池，或用耳针。病情重者（尤其是干霍乱），可用三棱针在十宣、曲泽、委中等穴位，急刺出血。里寒者，用灸法（附子饼灸、隔姜灸）。

（4）刮痧法（参见疫毒痢应急处理）。

（5）取嚏法可用行军散，或通关散搐鼻，亦可用大蒜汁滴鼻。

（三）药物处方

1. 寒湿证

（1）治法：散寒燥湿，芳香化浊。

（2）方药

藿香正气散（《太平惠民和剂局方》）

组成：大腹皮12克、白芷9克、紫苏12克、茯苓15克、半夏曲15克、白术12克、陈皮9克、厚朴9克、苦桔梗9克、藿香12克、甘草9克。

加减：恶寒，头痛无汗，脉浮，舌苔白腻，加香薷12克、佩兰12克；倦怠嗜卧，胸膈痞闷，舌苔白滑，加白扁豆15克、香薷12克、厚朴12克、木瓜9克；形寒肢冷，舌淡，苔白而滑，脉沉，加党参15克、干姜9克。

煎服法：成人中药常规煎煮服用。

（3）中成药

六合定中丸

组成：广藿香、紫苏叶、香薷、木香、白扁豆（去皮）、檀香、茯苓、桔梗、枳壳（去心、麸炒）、木瓜、陈皮、山楂（炒）、厚朴（姜炙）、甘草、麦芽（炒）、谷芽（炒）、六神曲（麸炒）。

用法用量：普通成人口服，一次1袋，一日3次。

注意事项

忌生冷水果，清淡饮食。

2. 湿热证

（1）治法：清热化湿，辟秽泄浊。

（2）方药

燃照汤（《随息居重订霍乱论》）

组成：草果仁7克、淡豆豉6克、炒山栀12克、炒厚朴6克、醋炒半夏12克、酒黄芩9克、滑石12克（包煎）。

煎服法：成人中药常规煎煮服用。

蚕矢汤（《随息居重订霍乱论》）

组成：晚蚕沙15克、生薏苡仁15克、大豆黄卷12克、木瓜9克、黄连（姜汁炒）9克、制半夏3克、炒黄芩3克、通草3克、炒山栀5克、吴茱萸9克。

煎服法：成人中药常规煎煮服用。

葛根芩连汤（《伤寒论》）

组成：葛根12克、炙甘草9克、炒黄芩12克、黄连12克、藿香12克、佩兰12克、六一散（滑石30克、甘草5克）。

加减：呕吐酸腐（挟有食滞），加神曲12克、山楂12克；小便短少，加车前草15克、泽泻12克；转筋挛急，加白芍12克、木瓜9克、吴茱萸6克。

煎服法：成人中药常规煎煮服用。

注意事项

（1）注意保持水电解质平衡。

（2）燃照汤清热除烦为主或蚕矢汤为主方苦寒泄热，舒筋化湿。

3. 亡阴证

（1）治法：养阴益气生津。

（2）方药

生脉散（《医学启源》）

组成：人参9克（另煎兑服）、麦门冬12克、五味子9克。

加减：阴伤者，可加白芍12克、乌梅9克、甘草9克，酸甘化阴；伤阴明显者，加石斛12克、煅牡蛎15克、煅龙骨15克。

煎服法：成人中药常规煎煮服用。

注意事项

（1）需要结合抗休克治疗，如使用生脉注射液。

（2）维持水电解质平衡。

4. 亡阳证

（1）治法：回阳救逆。

（2）方药

通脉四逆汤（《伤寒论》）

组成：甘草6克、干姜9克、附子12克（开水先煎1小时）。

加减：阴液枯竭，阳气欲绝，合用参附汤、生脉饮。

煎服法：附子先煎，其他药物放置砂锅中再煎煮沸腾30分钟。服药避风寒忌生冷水果。

注意事项

（1）需要结合抗休克治疗，如使用参附注射液。

（2）维持水电解质平衡。

（3）积极治疗并发症。

5. 干霍乱

（1）治法：辟浊解秽，宣通气机。

（2）方药

玉枢丹（《百一选方》）

组成：山慈菇6克、红大戟9克、千金子霜1克、五倍子3克、麝香0.03克、雄黄0.05克、朱砂0.1克。

用法用量：上为细末，糯米糊作锭子，阴干。口服，每次0.6～1.5克，每日2次；外用醋磨，调敷患处。

注意事项

注重宣通气机。

（张崇耀）

五十五、破 伤 风

（一）病情概述

破伤风是指由于皮肤破损，风毒邪气入侵机体，引起抽搐的疾病。有皮肤破损史，可以有一定的潜伏期，主要症状为肌肉强直性痉挛和阵发性抽搐，发作时全身肌肉强直性痉挛，间歇期全身肌肉仍呈紧张状态，可伴发热，神志始终清醒，如不能及时止痉，风毒之邪传变入里，伤及脏腑，可危及生命。西医学认为，破伤风患者多死于水电解质紊乱、肺炎、呼吸肌麻痹、心肌麻痹等并发症。

中医认为，该病主要由于皮肤破损，风毒之邪乘虚侵入人体。风邪在五脏对应于肝，同气相求，循经入肝，使肝风内动，表现为全身肌肉抽搐、角弓反张。毒邪入里，化热生燥，表现为发热、口干、便秘等症。风邪善行数变，风毒之邪侵袭人体，日久导致血失调，伤及脏腑，可严重影响脏腑功能而危及生命。

风毒之邪广泛存在，只要皮肤完整性被破坏，均有可能发病。如压疮染毒，术中消毒不严格，新生儿脐带污染，分娩及流产处置不当等，都可引起破伤风。外伤所致者，称为"金创痉"；分娩或流产后发生者，称"产后痉"；新生儿断脐所致者，称"脐风撮口"。所以，皮肤完整性遭到破坏时，需要格外注意，医护人员在临床手术中也要严格无菌操作。

（二）诊断与治疗

1. 诊断要点

（1）该病有明确皮肤破损病史，可有潜伏期，潜伏期一般为10天，短者可1～2天，长者可至2个月不等。潜伏期越短，预示风毒之邪越盛，病情越严重，预后也就越差。

（2）主要症状为肌肉强直性痉挛和阵发性抽搐。

1）全身肌肉强直性痉挛：从头面部延展至躯干四肢。初起咀嚼肌紧张，导致牙关紧闭，口角向外上方牵引，继而面部肌肉痉挛，前额、双眉皱起，呈苦笑面容。然后颈背部、腰部肌肉强直性痉挛，颈项强直，头向后仰，呈现角弓反张状态。膈肌和肋间肌痉挛，影响呼吸，严重者可导致窒息。直肠括约肌和膀胱括约肌痉挛，可导致便秘和尿潴留。

2）阵发性抽搐：声音、光线、风吹、触动等均可为抽搐发作的诱因，发作时患者多面色苍白，口唇青紫，大汗淋漓，流涎、口吐白沫，牙齿摩擦有声，呼吸气促，可伴发热。持续时间一般几分钟到数十分钟不等。

病情严重者可在肌肉强直性痉挛中出现阵发性抽搐。病情轻者，也可仅出现皮肤破损局部的肌肉强直，不迁延至全身。

（3）皮肤破损处脓液培养多可见破伤风杆菌阳性。

2. 辨证分型

（1）风毒在表：此时症状较轻，表现为轻度吞咽困难和牙关紧闭，全身拘急，抽搐间歇性发作，症状较轻，痉挛期短，间歇期较长。苔薄白，脉数。

（2）风毒入里：此时症状较重，表现为全身肌肉强直性痉挛和阵发性抽搐，抽搐间歇期短，发作期长，间歇期也可见全身肌肉强直性痉挛，可伴高热，面色青紫，胸腹满闷，呼吸急促，大便秘结，小便不通。舌质绛红，苔黄糙，脉弦数。

3. 鉴别诊断

（1）化脓性脑膜炎：本病与破伤风一样可有颈项强直，角弓反张，发热等症。但化脓性脑膜炎无阵发性抽搐，发热体温较高，伴头痛剧烈、喷射性呕吐，易发嗜睡昏迷等神志障碍，脑脊液检查有大量白细胞。二者不难鉴别。

（2）狂犬病：二者均有皮肤破损史，但狂犬病皮损来源于犬类、猫类咬伤或抓伤，狂犬病患者呈兴奋、恐惧状，发作诱因为看见水或听到水声，症状为吞咽肌肉痉挛，可因膈肌急剧收缩产生呃逆，声如犬吠，又被称为"恐水病"。

4. 治疗原则

该病主要由于皮损破损，风毒之邪外袭引起，治疗方面除伤口需要认真护理、严格消毒外，还需疏风散邪，清热解毒。对于病久或老幼体弱者，可适当补益正气，抗邪外出。

5. 一般治疗

（1）及时处理伤口。皮肤破损后及时处置，尤其污染或伤口深入者，根据情况进行清创，对较为深入的污染创口，可选择开放创口，用过氧化氢溶液（双氧水）冲洗，然后用过氧化氢溶液湿纱布填塞。

（2）预防为主。发现较深入的污染创口，及时使用破伤风抗毒素，予破伤风抗毒素 1500IU 肌注。

（3）发病后隔离患者，尽量避免声、光、振动的刺激，注意加强营养。

（三）药物处方

1. 风毒在表

（1）治法：祛风镇痉。

（2）方药

玉真散（《外科正宗》）合五虎追风散（《晋男史传恩家传方》）

组成：蝉蜕 15 克、胆南星 10 克、防风 10 克、白附子 5 克、羌活 5 克、白芷 10 克、天麻 10 克、全蝎 3 克、僵蚕 12 克、川芎10 克。

煎服法：成人中药常规煎煮服用。

注意事项

（1）可以将患者隔离，尽量避免声、光等刺激。

（2）需注意保持呼吸道通畅，必要时予气管切开，保证换气。

（3）加强皮肤破损处创口的护理。

（4）需注意保持营养摄入，为抗邪外出作准备。

2. 风毒入里

（1）治法：祛风止痉，清热解毒。

（2）方药

木萸散（《医学入门》）

组成：吴茱萸10克、木瓜10克、防风10克、天麻10克、僵蚕10克、全蝎5克、制天南星10克、白蒺藜10克、藁本5克、桂枝5克、朱砂5克、雄黄5克。

煎服法：方中所有药物研末，加猪胆汁做成丸剂，每次服用3～9克，温水冲服，每日3次。另取蜈蚣2条焙干研末，分3次温水冲服。二者宜同时服用。

注意事项

（1）注意营养摄入，保存体力，为打持久战作准备，必要时可予鼻饲。

（2）可予破伤风抗毒素、青霉素等药物，中西医结合达到更好的治疗效果。

（赵海凤）

第二章

中医外科病证

一、接触性皮炎

（一）病情概述

接触性皮炎是皮肤或黏膜因接触某些外界致敏物质所引起的皮肤急性或慢性炎症反应。其临床表现是发病前皮肤接触致敏物后，皮疹局限于接触部位，皮疹上有红斑、丘疹、水疱、糜烂、渗出、结痂等。接触性皮炎是西医病名，中医文献中没有一个统一的病名来概括接触性皮炎，而是根据接触致敏物质的不同及其引起的症状特点来命名。如因漆刺激而引起者，称为漆疮；因贴膏药引起者，称为膏药风；接触花粉引起者，称为花粉疮；接触马桶引起者，称为马桶癣等。中医认为，本病的发生主要是由于患者素体禀赋不耐，皮肤腠理不密，接触某些物质，例如漆、药物、塑料、橡胶制品、染料和某些植物的花粉、叶、茎等，使毒邪侵入皮肤，蕴郁化热，邪热与气血相搏而发病。

（二）诊断与治疗

1. 诊断要点

接触致敏物后接触部位出现皮肤损害，皮损一般为红斑、肿胀、水疱或大疱、糜烂、渗出等。若为强酸、强碱或其他强烈化学物质接触，常可引起坏死或溃疡。病因去除和经恰当处理后可在1～2周内痊愈。但反复接触或处理不当，可转变为亚急性或慢性，皮损表现为肥厚粗糙，呈苔藓样变。将可疑过敏物用适当溶剂配成一定浓度的液体做斑贴实验，结果呈阳性则提示患者对被试物过敏。

2. **辨证分型**

（1）风热蕴肤证：起病较急，部位多在颜面部，皮损表现为红斑或丘疹，色红，肿胀轻，自觉灼热瘙痒；伴心烦，口干，小便微黄；舌红，苔薄白或薄黄，脉浮数。

（2）湿热毒蕴证：起病急骤，皮损表现为水疱或大疱，面积较广泛，其色鲜红肿胀，水疱破后则糜烂渗液，灼热瘙痒；伴发热，口渴，大便干，小便短黄；舌红，苔黄，脉弦滑数。

（3）血虚风燥证：病程长反复发作，皮损表现为苔藓样变，肥厚干燥有鳞屑，瘙痒剧烈，有抓痕及结痂；舌淡红，苔薄，脉弦细。

3. **鉴别诊断**

本病需要与如下疾病鉴别。

（1）急性湿疹：对称性反复发作，皮损边界弥散不清。

（2）颜面丹毒：无异物接触史，全身症状严重，常有寒战、高热、头痛、恶心等症状，皮疹以水肿性红斑为主，形如云片，色若涂丹，自感灼热、疼痛而无瘙痒。

4. **治疗原则**

治疗上首先应避免接触过敏物质，否则治疗无效。本病急性发作者宜以清热祛风除湿止痒为主，慢性者以养血润燥为主。

5. **一般治疗**

（1）忌食辛辣、油腻、鱼腥等食物。

（2）不宜用热水或肥皂水洗澡，避免摩擦搔抓，禁用刺激性强的外用药物。

（3）明确病因，避免继续接触过敏物质。

（三）药物处方

1. **风热蕴肤证**

（1）治法：疏风清热止痒。

（2）方药

消风散（《外科正宗》）

组成：荆芥12克、防风12克、牛蒡子12克、苦参12克、金银花9克、连翘9克、蝉衣7克、僵蚕12克、生地黄15克、紫荆皮9克、甘草6克。

煎服法：药物放置砂锅中，用凉开水浸泡药物，加水量为超过药物表面约2厘米，浸泡约30分钟，以药材浸透为度，武火煎煮，解表药煎煮沸腾后再煎8～15分钟（均按沸后计算）即可，每剂药物连续煎煮3次合并药液，分3次温服。服用2～3剂后根据病情变化调整处方。此为成人解表药常规煎煮服用方法。

注意事项

皮损以红斑、丘疹为主者，选用三黄洗剂或炉甘石洗剂外搽；或选用青黛散，冷开水调化，涂擦患处。

2. 湿热毒蕴证

（1）治法：清热祛湿，凉血解毒。

（2）方药

龙胆泻肝汤（《兰室秘藏》）合化斑解毒汤（《温病条辨》）

组成：龙胆草12克、黄芩12克、黄柏9克、苍术12克、茯苓15克、泽泻20克、生石膏20克、连翘15克、牡丹皮15克、六一散（滑石180克、甘草30克）。

加减：黄水多者，加土茯苓30克、紫荆皮9克、马齿苋15克；红肿面积广泛者，加炙大黄9克、紫荆皮9克、桑白皮15克。

煎服法：药物放置砂锅中，用凉开水浸泡药物，加水量为超过药物表面约2厘米，浸泡约30分钟，以药材浸透为度，武火煎煮，沸腾后再煎15～25分钟（均按沸后计算）即可，每剂药物连续煎煮三次合并药液，分3次温服，服用2～3剂后根据病情变化调整处方。此为成人中药常规煎煮服用方法。

（3）中成药

龙胆泻肝丸

组成：龙胆、柴胡、黄芩、栀子（炒）、泽泻、木通、车前子（盐炒）、当归（酒炒）、地黄、炙甘草。

用法用量：成人口服，一次3～6克，一日2次。

注意事项

若有大量渗出、糜烂，选用绿茶、马齿苋15克、黄柏12克、石苇15克、蒲公英15克、桑叶12克煎水湿敷或用3%硼酸溶液或10%黄柏溶液湿敷。

3. 血虚风燥证

（1）治法：养血润燥，祛风止痒。

（2）方药

当归饮子（《外科正宗》）

组成：当归15克、生地黄15克、防风12克、蝉衣7克、牛蒡子12克、火麻仁9克、僵蚕6克、丹参15克、甘草6克、白鲜皮15克、玉竹15克。

加减：瘙痒甚者，加紫荆皮9克、徐长卿12克。

煎服法：成人中药常规煎煮服用。

注意事项

皮损肥厚粗糙，有鳞屑或呈苔藓样者，选用软膏或霜剂，如3%黑豆馏油、糠馏油或皮质类固醇激素类软膏外用。

（张崇耀　彭　静）

二、湿　疹

（一）病情概述

湿疹是由多种内、外因素引起的浅层真皮及表皮炎，是一种过敏性炎症性皮肤疾患。因皮损总有湿烂、渗液、结痂而得名。临床表现为：皮损对称分布、多形损害、剧烈瘙痒、有渗出倾向，反复发作、易成慢性等。根据病程可分为急性、亚急性、慢性三类。

根据临床表现中医称本病为"湿疮"，由于皮肤损害及发病部位的不同名称各异，如浸淫全身滋水较多者，称为"浸淫疮"；以丘疹为主者，称为"血风疮或粟疮"；如发于耳部者，称为"旋耳疮"；发于手足部者，称为"痟疮"；发于阴囊部者，称为"肾囊风"；发于脐部者，称为"脐疮"；发于肘、膝弯曲部者，称为"四弯风"；发于乳头者，称为"乳头风"。急性者以湿热为主；亚急性者多与脾虚湿热有关；慢性久病阴血耗伤，血虚风燥，乃致肌肤甲错。急性湿疮以丘疱疹为主，炎症明显，易渗出；慢性湿疮以苔藓样变为主，易反复发作。本病男女老幼皆可发病，病因病机为先天禀赋不耐，风、湿、热邪阻于肌肤所致，无明显季节性，冬季常复发。

（二）诊断与治疗

1. 诊断要点

（1）急性湿疹：起病急，皮损常为对称性、原发性和多形性（常有红斑、丘疹、丘疱疹、水疱、脓疱、糜烂、渗出、结痂并存）。常发于头面、耳后、手足、阴囊、外阴、肛门等，多呈对称分布，亦可泛发全身；病变常为片状或弥漫性，无明显边界。皮损为密集的粟粒大小的丘疹、丘疱疹，基底潮红，或见流滋、糜烂及结痂，皮损中心较重，外周有散在丘疹、红斑、丘疱疹，边界不清。如不转化为慢性，3～4周脱去痂皮而愈。自觉瘙痒剧烈，每因搔抓、肥皂热水烫洗、饮酒、食辛辣食物等而使瘙痒加剧、皮损加重，瘙痒加剧，重者影响睡眠。搔抓染毒多致糜烂、渗出、化脓等。

（2）亚急性湿疹：是急性湿疹向慢性湿疹发展期，常由急性湿疮未能及时治疗，或处理失当，病程迁延所致。亦可初发即呈亚急性湿疮。皮损较急性湿疮轻，以丘疹、结痂、鳞屑为主，仅有少量水疱及轻度糜烂。自觉剧烈瘙痒，夜间尤甚。

（3）慢性湿疹：急性和亚急性湿疮失治误治，长期不愈，或反复发作而成。部分患者一开始即表现为慢性湿疮的症状。皮损局限于某一部位，如小腿、手足、肘窝、腘窝、外阴、肛门等处。表现为皮肤肥厚、粗糙、皲裂，触之较硬，色暗红或紫褐，皮纹显著或呈苔藓样变。表面附有鳞屑，伴抓痕、血痂、色素沉着，部分皮损可并发新的丘疹或水疱，抓破后有少量流滋。自觉瘙痒，呈阵发性，夜间或精神紧张、饮酒、食辛辣食物时瘙痒加剧。反复发作，时轻时重。

2. **辨证分型**

（1）湿热蕴肤证：急性湿疮辨证多为湿热蕴肤证。起病急，病程短，皮损潮红、肿胀、糜烂、抓破渗液，滋水淋漓，灼热瘙痒无休；伴心烦口渴，身热不扬，便干，溲赤；舌质红，苔薄白或黄，脉滑或数。

（2）脾虚湿蕴证：亚急性湿疮辨证多为脾虚湿蕴证。发病较缓，皮损潮红，有丘疹，瘙痒，抓后糜烂渗出，可见鳞屑；伴纳少，腹胀便溏，易疲乏；舌淡胖，苔白腻，脉濡缓。

（3）血虚风燥证：慢性湿疮辨证多为血虚风燥证。病程久，反复发作，皮损色暗或色素沉着，或皮损粗糙肥厚，剧痒难忍，遇热或肥皂水后瘙痒加重；伴有口干不欲饮，纳差，腹胀；舌淡，苔白，脉弦细。

3. **鉴别诊断**

（1）急性湿疮与接触性皮炎相鉴别：接触性皮炎局限于接触部位、边界清楚，不接触过敏物即不复发；急性湿疮部位不定，呈对称性，边界弥散不清，有复发倾向。

（2）慢性湿疮与牛皮癣相鉴别：本病好发于颈项、肘、尾骶部，皮损以多角形扁平丘疹为主，有典型的苔藓样变，不对称，皮损倾向干燥、无多形性损害。

（3）鹅掌风、脚湿气与手足部的湿疮鉴别：鹅掌风，脚湿气多从单侧发病，好发于掌趾或指趾间，有小水疱、脱屑等，皮肤真菌检查阳性。

4. 治疗原则

本病以清热利湿润肤止痒为主要治则。内治法急性湿疹以清热利湿为主，慢性湿疹以养血润肤为主。外治宜用清热祛风止痒、润肤止痒温和的药物，避免外用刺激性的药物以免加重病情。

5. 一般治疗

（1）急性湿疮，忌用热水烫洗，忌用肥皂等刺激物洗患处。

（2）湿疮患者，应避免搔抓，以防感染。

（3）调情志，避免熬夜劳累。

（4）忌食辛辣厚味发物如鱼虾、鸡、鹅、牛、羊肉等发物，亦应忌食香菜、韭菜、芹菜、姜、葱、蒜等辛香之品。

（5）针灸治疗取穴足三里、曲池、大椎、血海、三阴交、合谷。用点刺放血法，用三棱针在所选穴位和穴位附近血络点刺2～3下，使之出血。每日或隔日1次，中病即止。

（三）药物处方

1. 湿热蕴肤证（急性湿疹）

（1）治法：清热利湿。

（2）方药

龙胆泻肝汤（《兰室秘藏》）合萆薢渗湿汤（《疡科心得集》）

组成：龙胆草9克、黄芩9克、萆薢15克、生薏苡仁20克、茵陈7克、车前子12克、当归9克、生地黄15克、柴胡12克、生甘草6克、炒栀子9克、土茯苓20克、泽泻12克、炒黄柏9克。

加减：水疱多，破后流滋多，加六一散（滑石15克、甘草9克）、鱼腥草10克。

煎服法：成人中药常规煎煮服用。

黄连解毒汤（《外台秘要》）

组成：黄连9克、黄芩9克、黄柏9克、炒栀子9克、土茯苓20克、泽泻12克、炒黄柏9克、苦参15克。

加减：瘙痒重者，加紫荆皮9克、地肤子12克、白鲜皮

12克。

　　煎服法：成人中药常规煎煮服用。

　　（3）中成药

　　龙胆泻肝丸

　　组成：龙胆、柴胡、黄芩、栀子（炒）、泽泻、木通、车前子（盐炒）、当归（酒炒）、地黄、炙甘草。

　　用法用量：成人口服，一次3～6克，一日2次。

注意事项

　　（1）少数水疱而无渗液，三黄洗剂湿敷、炉甘石洗剂外搽；水疱糜烂、渗出明显，10%黄柏溶液或2%～3%硼酸水冷敷，用青黛散麻油调捻。

　　（2）急性湿疮后期，滋水减少时，黄连膏、青黛膏外搽。

　　（3）幼儿急性湿疮或慢性湿疮急性发作期间，应暂缓进行各种疫苗预防注射和接种牛痘。

　　2. 脾虚湿蕴证（亚急性湿疹）

　　（1）治法：健脾利湿止痒。

　　（2）方药

　　除湿胃苓汤（《医宗金鉴》）

　　组成：苍术12克、白术12克、茯苓15克、薏苡仁20克、陈皮12克、白鲜皮15克、泽泻15克、炒白术12克、大腹皮12克、白花蛇舌草15克、紫荆皮9克、甘草7克。

　　煎服法：成人中药常规煎煮服用。

　　（3）中成药

　　参苓白术丸

　　组成：人参、白术（麸炒）、茯苓、山药、薏苡仁、莲子、白扁豆、砂仁、桔梗、甘草。

　　用法用量：成人口服，一次6克，一日3次。

注意事项

外用药物：可选用三黄洗剂、3%黑豆馏油、2%冰片、5%黑豆馏油软膏外搽。

3. 血虚风燥证（慢性湿疮）

（1）治法：养血润肤、祛风止痒。

（2）方药

当归饮子（《外科正宗》）

组成：当归15克、生地黄15克、川芎12、白芍12、荆芥9克、防风9克、白蒺藜15克、何首乌12克、黄芪15克、丹参12克、鸡血藤15克、乌梢蛇7克。

煎服法：成人中药常规煎煮服用。

四物消风饮（《医宗金鉴》）

组成：生地黄15克、当归12克、荆芥6克、防风6克、赤芍12克、川芎7克、白鲜皮12克、蝉蜕3克、薄荷7克、独活9克、柴胡9克。

加减：瘙痒不能入眠者，加珍珠母（先煎）15克、夜交藤12克、酸枣仁12克。

煎服法：成人中药常规煎煮服用。

注意事项

（1）外用药物：慢性湿疮可选用各种软膏剂、乳剂，如青黛膏、5%硫黄软膏、10%～20%黑豆馏油软膏等。

（2）苦参煎水外洗。

（张崇耀　彭　静）

三、黄　褐　斑

（一）病情概述

黄褐斑又称肝斑，是临床常见颜面部色斑疾病，临床表现为面部出现局限性褐色斑，无自觉症状，孕妇或月经不调的女性多发，部分患者可日晒后加重，若涂搽不适当的化妆品及受日光照晒可加重色斑。现代医学认为，本病的发病原因不十分明确，多数与内分泌失调有关，雌激素和孕激素在体内增多，刺激黑素细胞，分泌黑色素和促进黑色素的沉着堆积是其主要原因。

黄褐斑为西医病名，中医对黄褐斑称为"黧黑斑"，本病多由情志不畅导致肝郁气滞郁而化热，灼伤阴血而生，或冲任失调肝肾不足，虚火上炎所致或慢性疾病气血运行不畅，气滞血瘀面失所养而成，或饮食不节损伤脾胃，脾失健运湿热内生，熏蒸而致病。总之，该病与肝、脾、肾三脏关系最为密切，病机特点是气血不能上荣于面。

（二）诊断与治疗

1. 诊断要点

皮损对称发生于颜面，如两颊、额部、鼻、唇及颏等颜面部，呈淡褐色至深褐色、深黑色斑片，大小不等，形状各异，孤立散在或融合成片，边缘较明显，一般多呈蝴蝶状。无自觉症状，慢性经过。男女均可发生，以女性多见。

2. 辨证分型

（1）肝郁气滞证：女性多见，斑色深褐，弥漫分布。伴见烦躁不安，胸胁胀满，经前乳房胀痛，月经不调，口苦咽干，舌红，苔薄，脉弦细。

（2）肝肾不足证：斑色褐黑，面色晦暗，伴有头晕耳鸣，腰膝酸软，失眠健忘，五心烦热，舌红少苔，脉细。

（3）脾虚湿蕴证：斑色灰褐，伴有疲乏无力，纳呆乏力，月经色淡，白带量多，舌淡胖边有齿痕，脉濡或细。

（4）气滞血瘀证：斑色灰褐或黑褐，伴有慢性肝病，或月经色暗有血块，或痛经，舌暗有瘀斑，脉涩。

3. 鉴别诊断

黄褐斑需要以雀斑、老年斑鉴别。

（1）雀斑有家族史，皮损分散而不融合，斑点较小，夏重冬轻或消失。

（2）老年斑多发于老年人，散在颜面四肢皮肤。

4. 治疗原则

黄褐斑与肝、脾、肾三脏关系最为密切，病机特点是气血不能上荣于面，故治疗以调理肝脾肾三脏功能为主，改善面部经络气血紊乱，疏肝理气、活血化瘀消斑为基本治疗原则。古代医家总结"斑不离血"无论辨证为何型，均须注意调血，补虚泻实，改善腑脏功能，以达到调和气血阴阳，养颜祛斑为目的。

5. 一般治疗

（1）保证充足睡眠，注意劳逸结合。

（2）多食富含维生素C的蔬菜、水果，避免辛辣刺激性食品。

（3）避免日光暴晒，慎用特殊用途化妆品，忌用刺激性药物及激素类药物。

（4）针灸疗法取肝俞、肾俞、风池为主穴，迎香、太阳、曲池、血海为辅穴。肝郁，加内关、太冲；脾虚，加足三里、气海；肾虚，加三阴交、阴陵泉。毫针针刺治疗。

（5）耳穴刺血疗法取内分泌、皮质下，消毒皮肤后，用三棱针尖刺破至微出血，再以消毒棉球敷盖。

（6）中药面膜外用。

（三）药物处方

1. 肝郁气带证

（1）治法：疏肝理气，活血消斑。

（2）方药

逍遥散（《太平惠民和剂局方》）

组成：炒柴胡15克、当归12克、炒白芍12克、茯苓12克、炒白术12克、薄荷7克、白芷7克、刺蒺藜12克、白鲜皮12克、地龙7克。

加减：口苦咽干，大便秘结者，加牡丹皮12克、栀子12克；月经不调者，加女贞子15克、香附12克；斑色深褐而面色晦暗者，加桃仁12克、红花9克、益母草12克。

煎服法：成人中药常规煎煮服用。

注意事项

（1）治疗中常加用活血化瘀的药物，特别是虫类药，因其可以活血化瘀，促进血液循环，加速斑片的消退。

（2）常用药如僵蚕、地鳖虫、蝉蜕、丹参、赤芍等，可酌情选用。

2. 肝肾不足证

（1）治法：补益肝肾，滋阴降火。

（2）方药

六味地黄丸（《小儿药证直诀》）

组成：熟地黄20克、山茱萸12克、山药12克、丹皮12克、茯苓12克、泽泻12克、菟丝子12克、女贞子12克、玉竹12克、白芷7克、水蛭3克。

加减：虚火明显者，加知母9克、玄参12克、黄柏9克以加强清热降火之功；兼脾虚气滞者，加白术12克、砂仁7克（后下）、陈皮12克以健脾和胃。

煎服法：成人中药常规煎煮服用。

注意事项

女性常伴有月经不调，治疗中注重调理冲任，调养气血，改善月经。

3. 脾虚湿蕴证

（1）治法：健脾益气，祛湿消斑。

（2）方药

参苓白术散（《太平惠民和剂局方》）

组成：莲子肉9克、薏苡仁15克、砂仁7克、桔梗7克、白扁豆15克、白茯苓15克、人参7克、炙甘草9克、炒白术15克、山药12克、白芷7克、藿香12克、佩兰12克。

加减：兼里寒而腹痛者，加干姜6克、肉桂4克以温中祛寒止痛。

煎服法：成人中药常规煎煮服用。

注意事项

方剂中可适当选用"舟车之剂"把气血上运至头面的药物，如桔梗、炙升麻、黄芪、白术等。这些药物好比是舟，舟能载气血上至颜面，颜面得以濡养。

4. 气滞血瘀证

（1）治法：理气活血，化瘀消斑。

（2）方药

桃红四物汤

组成：桃仁12克、红花7克、当归12克、川芎12克、赤芍12克、熟地黄15克、白芷9克、细辛3克、白芷7克、僵蚕9克、地鳖虫9克、丹参15克。

加减：胸胁胀痛者，加柴胡9克、郁金12克；痛经者，加香附9克、乌药9克、益母草12克；病程长者，加白僵蚕9克、白芷9克。

煎服法：成人中药常规煎煮服用。

注意事项

（1）注意使用有美容养颜作用的药物。

（2）中医文献认为，白色的中药和中药含有白字的药物都有美容的效果。《备急千金要方》中，载有以"白芷、白术、白癣皮、白附子、白茯苓"等白色药"洗手面，令白净悦泽"，可以酌情选用。

（张崇耀 彭 静）

四、血栓性浅静脉炎

（一）病情概述

血栓性浅静脉炎是发生于肢体浅静脉的血栓性、炎性病变。其临床表现是肢体浅静脉呈条索状突起、色赤、形如蚯蚓、硬而疼痛，多发于青年人，以四肢多见，其次为胸腹壁。本病是一种多发病、常见病，与季节无关，男女均可罹患。血栓性浅静脉炎为西医学病名，中医无此病名，根据临床表现类似中医"青蛇毒"论述。中医认为，本病多由饮食不节、膏粱厚味、情志抑郁、肝失条达、长期站立、跌仆损伤、刀割针刺、外科手术等均可致脾失健运、湿热蕴结、痰浊瘀阻、气滞血瘀，脉络滞塞不通而致。病理机制为湿邪为患，与热而蕴结，与寒而凝滞，与内湿相合困脾而生痰，是病之标；经脉受损，气血不畅，络道瘀阻为病之本。

临证时西医学的肢体血栓性浅静脉炎、胸腹壁血栓性浅静脉炎、游走性血栓性浅静脉炎等血管疾病表现上述症状者，可参照本部分内容进行辨证施治。

（二）诊断与治疗

1. 诊断要点

多发生在大隐静脉或小隐静脉的属支，特别是曲张的浅静脉内，发生在上肢的较少，也可发生在胸壁静脉。临床表现为初期在浅静脉出现条索状物，患处疼痛，皮肤发红，触之较硬，扪之发热，按压疼痛明显，肢体沉重。后期患处遗有一条索状物，其色黄褐，按之如弓弦，可有按压疼痛，或结节破溃形成臁疮。

2. 辨证分型

（1）血热瘀结证：患肢红肿热痛，有条索状物，伴发热，舌红、苔黄，脉数。

（2）瘀阻脉络证：患肢筋脉硬肿如条索，或呈多个结节，疼痛、肿胀、皮色紫暗，活动后则甚，小腿部挤压刺痛；舌有瘀点、瘀斑，脉沉细或沉涩。

（3）肝郁证：胸腹壁有条索状物，刺痛，胀痛，或牵掣痛，伴胸闷、嗳气，舌质淡红或有瘀点、瘀斑，苔薄，脉弦或弦涩。

3. 鉴别诊断

本病需要与下列疾病鉴别。

（1）结节性红斑：多见于女性，结节多发生于小腿，呈圆形、片状或斑块状，一般不溃烂；可有疼痛、发热、乏力、关节痛；红细胞沉降率及免疫指标异常。多与结核病、风湿病有关。

（2）结节性血管炎：多见于中年女性，以小腿下部外侧面多发性结节为常见，可双侧发病。结节多呈小圆形，表面红肿，后期可出现色素斑、点，结节可以破溃。病程较长，反复发作，肢端动脉搏动可减弱或消失。

4. 治疗原则

清热利湿、活血化瘀、通络止痛为主要治疗原则。

5. 一般治疗

（1）忌食辛辣鱼腥食物，戒烟。病变早期不宜久站、久坐。急性期患者应卧床休息，以减轻疼痛，适当抬高患肢。

（2）中药外敷疗法、熏洗疗法。

（3）如发展迅速，累及深静脉时，可行手术高位结扎和切除受累静脉。如经治疗炎症消退 3 个月以后，硬性索状物不消，仍有疼痛或妨碍活动者，可行手术切除硬性索状物。

（三）药物处方

1. 血热瘀结证

（1）治法：清热凉血，和营利湿。

（2）方药

五味消毒饮合（《医宗金鉴》）三妙丸（《医学正传》）

组成：金银花15克、野菊花9克、蒲公英12克、紫花地丁12克、紫背天葵子12克、黄柏12克、苍术15克、牛膝12克。

煎服法：成人中药常规煎煮服用。

注意事项

（1）急性期可用大黄膏（大黄，玄参，芒硝，黄芩，白蔹，木香，射干）或金黄膏（天花粉、姜黄、白芷、苍术、南星、甘草、大黄、黄柏、厚朴、陈皮、小磨麻油、黄丹）外敷，每日换药。

（2）脾胃虚弱、大便溏薄者慎用。

（3）阴疽肿痛者忌用。

2．瘀阻脉络证

（1）治法：活血化瘀，行气散结。

（2）方药

桃花四物汤（《医学发明》）

组成：桃仁12克、红花9克、当归12克、赤芍12克、川芎9克、生地黄15克。

加减：瘀阻硬结，疼痛明显，加三棱12克、莪术12克、乳香9克、没药9克。

煎服法：成人中药常规煎煮服用。

注意事项

可用活血化瘀中药煎汤外洗，调理气血，软坚散结。

3．肝郁证

（1）治法：疏肝解郁，活血解毒。

（2）方药

复元活血汤（《医学发明》）

组成：柴胡15克、天花粉9克、当归12克、红花9克、甘草6克、酒大黄12克、桃仁12克、丝瓜络12克、郁金12克。

加减：瘀重而痛甚者，加三七6克（吞服）或酌加乳香9克、没药9克、延胡索12克活血祛瘀消肿止痛；气滞重而痛甚者，加川芎12克、香附12克、郁金12克、青皮9克行气止痛。

煎服法：成人中药常规煎煮服用。

注意事项

调情志。

（张崇耀　彭　静）

五、乳　腺　炎

（一）病情概述

乳腺炎是乳腺的急性化脓性感染。临床表现为乳房局部结块、红肿热痛伴有恶寒发热等全身症状。好发于产后3～4周内的初产妇。乳腺炎为西医病名。根据临床表现本病属于中医"乳痈"的范畴。发于妊娠期的称为"内吹乳痈"，发于哺乳期的称为"外吹乳痈"。临床上以外吹乳痈最为常见。中医病因理论认为乳汁郁积是最常见的原因，初产妇乳头破损或乳头畸形凹陷影响充分哺乳，或哺乳方法不当，或乳汁多而少饮，或断乳不当均可导致乳汁郁积，乳络阻塞结块，郁久化热酿脓而成痈肿；其次妇女情志不畅、肝气郁结失于疏泄，产后饮食不节、脾胃运化失司，阳明胃热壅滞可使乳络闭阻不畅、郁而化热形成乳痈；感受外邪，产妇体虚汗出，或露胸哺乳外感风邪，或婴儿含乳而睡口中热毒之气侵入乳孔，均可使乳络郁滞不通化热成痈。

根据其发病过程可分为三期：①郁滞期（气滞热壅）。初起常有乳头皲裂、哺乳时感觉乳头刺痛伴有乳汁郁积不畅或结块，继而乳房局部肿胀疼痛，可有结块伴压痛，可有全身症状恶寒发热、头痛胸闷、心烦易怒、食纳不佳、大便干结。舌淡红或苔薄黄微腻，脉弦或浮数。②成脓期（热毒炽盛）。患乳肿块不消或逐渐增大，局部皮肤红肿锨热疼痛明显加重，鸡啄样搏动性疼痛伴高热不退、头痛、口苦咽干、恶心厌食、溲赤便秘、同侧腋淋巴结肿大压痛，舌红或红绛、苔黄或腻、脉弦滑数。此时肿块中央渐软、按之有波动应指感，局部穿刺抽吸有脓液。③溃后期（正虚邪恋）。急性脓肿成熟时可自行破溃出脓或手术切开排脓。若溃后脓出通畅局部肿消痛减、寒热渐退、疮口逐渐愈合。若脓腔部位较深或有多个脓腔，溃后脓出不畅，肿势不消、疼痛不减、身热不退而形成袋脓或传囊乳痈。若久治不愈乳汁夹杂有清稀脓液自疮口溢出则成乳漏。甚则收口缓慢至断奶后方能愈合。

（二）诊断与治疗

1. 诊断要点

多数为哺乳期女性、尤以婴儿未满月的初产妇为多见；初期乳房内有疼痛性肿块、皮肤不红或微红、排乳不畅，可有乳头破裂糜烂。化脓时乳房肿痛加重肿块变软、有应指感，溃破或切开引流后肿痛减轻。如脓液流出不畅，肿痛不消则有"传囊"之变。溃后不收口渗流乳汁或脓液则形成乳漏。可伴有恶寒发热、头痛、周身不适等症。患侧腋下可有晕核肿大疼痛。实验室检查可见白细胞计数明显增多。

2. 鉴别诊断

乳腺炎需要与浆细胞性乳腺炎、炎性乳癌鉴别。

（1）浆细胞性乳腺炎：又叫乳腺导管扩张症，俗称导管炎，简称浆乳、粉刺性乳痈。是一种以乳腺导管扩张、浆细胞浸润为基础的慢性非细菌性感染的乳腺疾病。组织病理检查发现大量浆细胞浸润，常反复发作。病理切片检查可以明确诊断。

（2）炎性乳癌：乳腺病变发生于乳头及其周围区域，症状包括乳房迅速增大、发红、持续瘙痒、皮温升高。皮肤活检在皮下淋巴组织发现癌细胞可明确诊断。

3. 治疗原则

乳痈的治疗可分为三个不同阶段，即初期、中期（成脓期）、后期（溃后）。分内治和外治两种，内治是指全身治疗，外治是指局部治疗。

（1）初期尚未成脓之际，用消法使之消散。

（2）中期脓成不溃或脓出不畅阶段，用托法使脓毒外出。

（3）后期体质虚弱者，用补法，以恢复正气，使疮口早日愈合。

4. 一般治疗

（1）针灸治疗：选穴取膻中、乳根、期门、肩井为主穴。气滞热壅者加合谷、太冲、曲池；热毒炽盛者加内庭、大椎；乳房胀痛甚者加少泽、足临泣；恶寒、发热者加合谷、外关、曲池；烦躁、口苦者加行间、内关。正虚邪恋加胃俞、足三里、三阴交；操作以毫针针刺，泻法为主。溃脓期平补平泻。

（2）其他疗法

1）挑治：在肩胛骨下部或脊柱两旁找压之不褪色的瘀血点，常规消毒后用三棱针挑破，使之出血少许。若背部瘀血点不明显，可在患侧膏肓穴上2横指处挑治。

2）刺络拔罐：初期取大椎、第4胸椎夹脊、乳根（患侧）。在所取穴位常规消毒后用三棱针点刺出血后加拔火罐，每日1次。

3）耳针：取乳腺、内分泌、肾上腺、胸椎。毫针浅刺、捻转数分钟，留针20～30分钟，每日1次。

（三）药物处方

1. 郁滞期

（1）治法：疏肝清胃，通乳消肿。

（2）方药

瓜蒌牛蒡汤（《医宗金鉴》）

组成：全瓜蒌12克、牛蒡子15克、柴胡12克、赤芍15克、蒲公英12克、橘核12克、青皮9克、丝瓜络15克、鹿角霜9克。

加减：疼痛明显者，加川楝子12克、延胡索12克、白芷9克；红肿疼痛，加野菊花、紫花地丁、天葵子、金银花各12克。

煎服法：成人中药常规煎煮服用。

注意事项

（1）初期可用中药外敷，金黄散、玉露散或双柏散用水或鲜菊花叶、鲜蒲公英等捣汁调敷患处。

（2）用仙人掌去刺洗净捣烂外敷，或中药熏洗热敷。

2. 成脓期

（1）治法：清热解毒，托里透脓。

（2）方药

瓜蒌牛蒡汤（《医宗金鉴》）合透脓散《外科正宗》

组成：全瓜蒌12克、炮山甲1.5克（研末吞服）、皂角刺12克、赤芍15克、当归15克、黄芪15克、牛蒡子12克、连翘12克、蒲公英12克、丝瓜络15克、柴胡12克、甘草9克。

煎服法：成人中药常规煎煮服用。

仙方活命饮《校注妇人良方》

组成：白芷9克、浙贝母12克、防风9克、赤芍药12克、当归尾12克、甘草节9克、皂角刺9克、穿山甲1.5克（研末吞服）或穿破石30g、天花粉12克、乳香9克、没药12克、金银花12克、陈皮12克。

煎服法：成人中药常规煎煮服用。

注意事项

成脓期务必将脓液引流排出。可用中医辨脓法或超声定位乳房脓肿穿刺抽脓术，或火针洞式烙口穿刺引流排脓术，或乳房脓肿切开排脓术。

3. 溃后期

（1）治法：益气和营托毒。

（2）方药

托里消毒散（《外科正宗》）

组成：黄芪15克、党参12克、白术12克、茯苓12克、当归12克、穿山甲1.5克（研末吞服）或穿破石30g、皂角刺12克、蒲公英12克、白芷9克、甘草9克。

煎服法：成人中药常规煎煮服用。

注意事项

若溃后乳漏收口缓慢，可采用中药化腐清创术、药捻引流、乳腺窦道搔刮术等治疗方法。

（张崇耀）

六、乳腺增生

（一）病情概述

乳腺增生症是乳腺正常结构紊乱，与人体内分泌失调和精神因素有着密切联系。临床主要表现为乳房肿块，月经前乳房有胀痛感或刺痛感，经后症状缓解及间断性乳房隐痛，常伴心烦、易怒及食欲不振等症状。大多数研究者认为体内激素分泌失调是乳腺增生病发病的主要机理。一般认为是由孕激素（P）和雌激素（E）分泌的比例（PEL）失调引起。有学者认为本病主要与雌激素的浓度升高有关。排卵前期促黄体生成素和雌二醇分泌不足，而黄体期雌二醇绝对或相对增高，孕酮分泌相对或绝对不足，不能制约雌二醇，也就不能起到保护乳腺组织的作用，使乳腺组织处于雌二醇的不断刺激之中，在这种刺激的长期反复作用下，乳腺组织经常处于增殖状态，不能转入复旧状态或复旧不全，进而导致乳腺增生。乳腺增生在中医学中属"乳癖"范围，又名"乳痞""乳中结核""奶积"等。《外科正宗》云"乳癖乃乳中结核、形如丸卵或重坠作痛或不痛、皮色不交，其核随喜怒消长，多由思虑伤脾、恼怒伤肝、郁结而成"。肝经循胁肋，过乳头，乳头乃足厥阴肝经支络所属，乳房为足阳明胃经循行之所，足少阴肾经入乳内。故有乳头属肝，乳房属胃亦属肾所主之说。乳癖发病多与肝、肾、胃、冲任有关，其基本病因病机大多为饮食不节、劳倦思虑伤脾、脾失健运或郁怒伤肝、肝气郁结、气滞血瘀或痰湿内蕴、瘀血、痰浊有形之邪互结，积聚乳络，日久而成包块。

（二）诊断与治疗

1. 诊断要点

（1）乳房疼痛：多为双侧，也可为单侧，疼痛性质为隐痛、触痛或胀痛、窜痛或刺痛，月经前或情绪波动时可加重；乳房肿块：双侧或单侧，大小形状不等，质地软韧或韧硬边界不清，有压痛与皮肤无粘连。

（2）辅助检查：乳腺钼靶及乳腺超声、细胞学及组织学检查。"细针穿刺活检（FNAC）"快速简捷，操作创伤较小，可作为乳腺及淋巴结病变初步病理诊断的首选方法。可明确诊断乳腺增生症病理性质。

2. 辨证分型

（1）肝郁气滞：多见于青壮年女性，乳房胀窜痛，疼痛和肿块与月经、情绪变化相关，肿块质软呈单一片状，舌质淡红，苔薄白或薄黄，脉弦。

（2）痰瘀互结：多见于青壮年女性，乳房刺痛，肿块质韧呈多样性，边界不清，与月经、情绪无关，舌暗红或青紫、苔腻，脉涩、弦或滑。

（3）冲任失调：多见于中年女性，乳房疼痛较轻，月经周期紊乱，量少或行经天数短或淋漓不尽，或闭经。舌质淡，苔薄白，脉细。

3. 鉴别诊断

需要与乳腺癌、乳腺纤维腺瘤、乳腺结核、乳房囊肿、浆细胞性乳腺炎、乳房囊肿、乳腺恶性淋巴瘤等疾病相鉴别。

4. 治疗原则

中医治疗以疏肝理气、化痰消瘀、调理冲任为治疗原则。根据乳房随着冲任的生理变化，在月经周期中表现为经前充盈和经后疏泄。根据经前之阴血充足、肝气旺盛、冲任之气血充盈，经后随着经血外泄、肝气得舒、冲任处于静止状态这一特点，临床上分经前期及经后期两期用药治疗，多以经前疏肝理气散结，经后补肾调冲任为法治疗乳腺增生症。

乳腺增生有一定癌变倾向，故有以下情况者建议手术治疗：①女性患者病变局限单侧乳房某一象限，尤其是外上方，且肿块大、质硬，经保守治疗无明显改变者。②35岁以上具有母系乳癌家族史，乳房肿块呈结节状，经各种治疗未见明显疗效者；原有增生性肿块短时间内迅速增大者。③原有乳腺增生，近期症状、体征加重，钼靶X片及针吸细胞学检查提示有恶变可能者。④绝经后老年女性新近出现乳腺增生患者。⑤乳腺增生患者经针吸细胞学检查或活检证实乳腺上皮细胞增生活跃，甚至有异型性改变者。

5. 一般治疗

（1）调畅情志，避免长期紧张忧郁。生活规律，劳逸结合。

（2）针灸治疗主穴选取膻中、屋翳、乳根、合谷、肩井、足三里、天宗、肝俞，配穴肝郁气滞痰凝型加太冲、阳陵泉、丰隆、脾俞，肝火上炎加太冲、行间，气血虚弱型加足三里、脾俞、胃脘，冲任失调加乳根、血海、关元，乳痛甚加乳根。毫针平补平泻。

（3）耳穴取乳腺、垂体、胸、内分泌、皮质下、卵巢、子宫、神门、交感、肝、胆、胃、肾、三焦毫针刺用中等强度，或用揿针埋藏或用王不留行籽贴压。

（4）中药穴位贴敷治疗。

（三）药物处方

1. 肝郁气滞

（1）治法：疏肝理气。

（2）方药

开郁散（《洞天奥旨》）

组成：白芍12克、当归12克、白芥子12克、炒柴胡9克、炙甘草9克、全蝎2克、炒白术12克、茯苓15克、郁金12克、香附12克。

加减：胸肋疼痛明显，加延胡索12克、川楝子12克、青皮9克、山楂12克；胸闷嗳气，脘腹胀满，加佛手12克、香橼12克、紫苏梗12克；情绪急躁，乳房乳头不能触碰，有灼热感，加夏枯草15克、路路通12克、赤芍15克、丹皮12克、炒栀子12克、天花粉12克。

煎服法：成人中药常规煎煮服用。

（3）中成药

柴胡疏肝丸

组成：白芍、槟榔、薄荷、柴胡、陈皮、大黄、当归、豆蔻、莪术、防风、茯苓、甘草、厚朴、黄芩、姜半夏、桔梗、六神曲、木香、青皮、三棱、山楂、乌药、香附、枳壳、紫苏梗。

用法及用量：成人口服，一次1丸，一日2次。

逍遥丸

组成：柴胡、当归、白芍、白术（炒）、茯苓、炙甘草、薄荷、生姜。

用法用量：成人口服，浓缩丸一次8丸，一日3次。

乳癖散结胶囊

组成：夏枯草、川芎、僵蚕、鳖甲、柴胡、赤芍、玫瑰花、莪术、当归、延胡索、牡蛎。

用法及用量：成人口服，一次4粒，一日3次。

注意事项

肝郁气滞在乳腺增生发病学上有重要影响。故疏肝理气、调畅气机为根本基本治疗方法。

2. 痰瘀互结

（1）治法：理气化痰，散结消瘀。

（2）方药

逍遥蒌贝散（《中医外科学》）

组成：炒柴胡 12 克、当归 12 克、白芍 12 克、茯苓 12 克、白术 12 克、瓜蒌壳 9 克、浙贝母 12 克、半夏 12 克、炙南星 9 克、生牡蛎 15 克、山慈菇 12 克、昆布 12 克、海藻 12 克、桃仁 9 克。

加减：若胸肋疼痛明显，加延胡索 12 克、川楝子 12 克、丝瓜络 15 克、郁金 12 克；刺痛明显者，加乳香、没药各 9 克；经期血流不畅，小腹疼痛，经色暗，有瘀块者，加益母草、泽兰、路路通各 12 克；阴虚潮热，面部烘热，汗出，心烦急躁，心悸怔忡者，加龟板（先煎）、鳖甲（先煎）、天冬各 12 克。

煎服法：龟板、鳖甲、牡蛎先煎，余成人中药常规煎煮服用。

（3）中成药

六神全蝎丸

组成：全蝎、白术（炒）、半夏、白芍、茯苓、炙甘草。

用法用量：成人每日早、晚各服 4.5 克，以酒送服。

注意事项

外治法：可用阳和解凝膏加黑退消外贴膻中、足三里、丰隆促进增生的乳腺消散。

3. 冲任失调

（1）治法：调理冲任，温阳化痰。

（2）方药

二仙汤《妇产科学》合四物汤《太平惠民和剂局方》

组成：仙茅 12 克、仙灵脾 12 克、当归 12 克、巴戟天 12 克、熟地黄 15 克、白芍 12 克、川芎 9 克、菟丝子 12 克、昆布 12 克、郁金 12 克、王不留行 12 克、牡蛎 15 克（先煎）、陈皮 12 克、茯苓 12 克。

加减：失眠多梦，耳鸣目涩，加酸枣仁12克、五味子9克、枸杞子12克、女贞子12克；腰膝酸痛，畏寒，局部冰凉者，加炒杜仲15克、川牛膝9克、鹿角霜9克、桑寄生12克。

煎服法：牡蛎先煎，余药成人中药常规煎煮服用。

（3）中成药

十全大补丸

组成：白芍、白术、川芎、当归、党参、茯苓、肉桂、熟地黄、炙甘草、炙黄芪。

用法用量：成人口服，小蜜丸一次9克，一日2～3次。

注意事项

注意中老年人乳腺包块的鉴别诊断，排除早期恶性肿瘤。

（张崇耀）

七、慢 性 咽 炎

（一）病情概述

慢性咽炎（chronic pharyngolaryngitis）是指咽部黏膜的慢性炎症，是呼吸道慢性炎症的一部分。临床表现为咽部各种不适感觉（异物感、发痒、灼热干燥、微痛），自觉咽喉部有黏稠样分泌物不易咳出，患者咳嗽频繁常伴有恶心，严重者有声嘶、咽痛、头痛、头晕、乏力、消化不良、低热等全身或局部症状。鼻咽部检查见黏膜慢性充血，增生肥厚，覆以分泌物或干痂；本病具有常见多发，症状顽固，病程长易反复发作的特点。中医无此病名，根据临床表现可归属在"虚火喉痹、帘珠喉痹"等范围。《素问·阴阳别论》有"一阴一阳结，谓之喉痹"。汉·张仲景《伤寒论》"伤寒先厥后发热、下利必自止、而反汗出、咽中痛者，其喉为痹……"《伤寒论》中关于少阴咽痛诸证论述，列出方药论治；《金匮要略》中"火逆上气、咽喉不利、止逆下气麦门冬汤主之"。

西医学的慢性单纯性咽炎、慢性肥厚性咽炎、萎缩性或干燥性咽炎可参照本部分辨证论治。

（二）诊断与治疗

1. 诊断要点

中医证候诊断标准：

（1）以咽部干燥，或痒、疼、异物感、胀紧感等为主要症状。

（2）病程较长，咽部不适症状时轻时重。

（3）常有急喉痹反复发作史，或因鼻窒而长期张口呼吸，或因烟酒过度、环境空气干燥、粉尘异气刺激等导致发病。

（4）咽部检查黏膜肿胀或有萎缩或有暗红色斑块状、树枝状充血。咽侧索肿大、咽后壁淋巴滤泡增生。

（5）应与咽喉部及食管肿瘤相鉴别。

2. 辨证分型

（1）阴虚肺燥：咽喉干疼、灼热、多言之后症状加重、呛咳无痰、频频求饮而饮量不多、午后及黄昏时症状明显。咽部充血呈暗红色、黏膜干燥或有萎缩或有淋巴滤泡增生。舌红、苔薄、脉细数。

（2）肺脾气虚：咽喉干燥、但不欲饮、咳嗽、有痰易咯、平时畏寒、易感冒神倦乏力、语声低微、大便溏薄。咽部充血较轻。舌苔白润，脉细弱。

（3）痰热蕴结：咽喉不适，受凉、疲劳、多言之后症状较重。咳嗽、咯痰粘稠，口渴喜饮。咽黏膜充血呈深红色，肥厚，有黄白色分泌物附着。舌红，苔黄腻，脉滑数。

3. 鉴别诊断

（1）慢性咽炎需要与慢性扁桃体炎鉴别：慢性扁桃体炎的患者查体可见扁桃体可有增生肥大、扁桃体表面瘢痕、凹凸不平、与周围组织粘连或扁桃体隐窝内可见栓塞物。慢性咽炎无扁桃体异常。

（2）慢性咽炎需要与咽部或邻近部位的良恶性肿物鉴别。口咽及下咽、鼻咽及喉部病变可通过耳鼻咽喉科专科查体、鼻内镜及纤维喉镜检测，CT及磁共振，结合咽部病理组织活检明确诊断；早期的食管癌患者在出现吞咽功能障碍以前常仅有咽部不适或胸骨后压迫感，较易与慢性咽炎混淆，应行食管造影、食管镜检查予以确诊。

4. 治疗原则

（1）主次分明：主要治疗方法和辅助治疗方法可配合使用，但不可全用。

（2）辨证精准：全面了解患者症状，对症用药，不可面面俱到。

（3）治疗恰当：治疗需合适，不可过度医疗，不可节外生枝。

（4）强调医嘱：叮嘱患者牢记注意事项，促进疗效，防止复发，预防为主。

5. 一般治疗

（1）饮食有节：治疗时嘱患者在此期间禁烟酒及辛辣、生冷食物、少食煎炒食物。对于咽干、少津、喉痛患者嘱少食过甜过咸食物，多食山药、白菜、木耳、梨等新鲜蔬菜及水果。咽干痛、舌燥、大便干结者禁食辣椒、牛肉、橘子，多食香蕉、芹菜以清热降火、通调大便。

（2）劳逸结合：注意休息，减少操劳，以免引起虚火上炎，减少或避免过度发音讲话等。中医养生功中气功、太极拳等可使用，但要持之以恒、每日必练、对预防慢性喉痹的复发具有良好的作用。

（3）针灸治疗：选取足少阴肾经、手太阴肺经穴位。常用穴位有合谷、内关、曲池、肺俞、尺泽、太溪、复溜、列缺、照海、中脘、足三里、三阴交。每次选3～4个穴位，每日1次，留针10～20分钟，用补法或平补平泻。

（4）耳针疗法：选取穴位咽喉、肺、心、肾，用王不留行籽或白芥子贴压治疗。

（三）药物处方

1. 阴虚肺燥

（1）治法：养阴利咽，益气生津。

（2）方药

百合固金汤（《医方集解》）

组成：百合12克、麦冬12克、黄精12克、玄参15克、枸杞15克，生地黄15克、沙参15克、桔梗9克、知母12克、甘草6克。

加减：肾阴虚伴腰酸、盗汗耳鸣、心烦失眠，手足心热，加牡丹皮12克、泽泻9克、黄柏9克；低热盗汗者，加何首乌12克、女贞子12克、银柴胡12克；声音嘶哑者，加马勃12克、僵蚕9克、牛蒡子12克；失眠多梦者，加酸枣仁12克、柏子仁12克、茯神12克；重感外邪，咽痛明显者，加射干12克、牛膝9克、板蓝根15克、连翘12克。

煎服法：成人中药常规煎煮服用。

（3）中成药

玄参咽喉片

组成：玄参、桔梗、陈皮、法半夏、浙贝母、诃子、甘草。

用法用量：含服，每次2片，每天3～5次。

玄参僵蚕散

组成：玄参、僵蚕、乌梅、天花粉、蒲黄、桔梗、青黛、甘草、薄荷、硼砂、冰片。

用法用量：研粉和匀，适量含服。

注意事项

（1）慢性咽炎属阴虚者如需佐以化痰之药贝母较半夏为好，因半夏味辛性温，有化燥助火之弊。

（2）慢性咽炎之阴虚证、郁热证所致之咽喉疼痛应注意选用射干、橄榄、牛膝、桔梗之类以利咽止痛。

（3）咽痛有"上午痛者属气虚，午后痛者属阴虚"之说。

2. 肺脾气虚

（1）治法：宜补中益气，升清利咽。

（2）方药

补中益气汤（《脾胃论》）

组成：黄芪20克、党参15克、炒白术12克、葛根12克、当归12克、桔梗10克、陈皮12克、炙升麻9克、炒柴胡9克、炙甘草6克。

加减：腹中寒肢凉，加附子9克（开水先煎1小时）或干姜9克；咽干，心中微烦，加酒炒黄芩12克、炒栀子12克；咽喉干燥、疼痛，气阴两虚，加玄参15克、麦门冬15克、五味子9克；食欲差，加神曲15克、麦芽12克；淋巴滤泡增生明显，加丹参15克、郁金12克、僵蚕9克、法半夏12克、夏枯草15克；若虚阳上浮，无根之火客于咽喉，咽部色淡，畏寒肢冷，二便清稀，舌淡脉沉，加附片（先煎）6克、白术12克、茯苓12克、白芍药15克、生姜5克；畏风自汗者，加玉屏风散；鼻塞者，加苍耳子12克、辛夷花12克、白芷9克。

煎服法：成人中药常规煎煮服用。

（3）中成药

参苓白术散

组成：人参、白术、茯苓、甘草、山药、莲肉、扁豆、砂仁、薏苡仁、桔梗。

用法用量：成人口服，一次6～9克，一日2～3次。

注意事项

　　"久病入络"，慢性咽炎病程缠绵，病久都会影响到咽喉部气血运行成瘀，见喉底暗红、络脉积血增粗，故处方常佐以丹参、赤芍药、牡丹皮、牛膝、郁金等活血祛瘀通络之品，具有疏通气血、消肿止痛之效。

3. 痰热蕴结

（1）治法：清热化痰。

（2）方药

温胆汤（《备急千金要方》）

组成：法半夏10克，茯苓12克，竹茹、陈皮、桔梗、射干、枳实各9克，生姜5克，甘草6克，大枣6克。

加减：时"吭喀"，加前胡15克、白前12克；咽痒咳嗽，加荆芥12克、僵蚕9克；夜晚咳嗽重，加百部、紫菀各12克以助止咳；伴畏风自汗者，加玉屏风散；伴滤泡增生明显者，加僵蚕12克、法半夏15克、夏枯草15克；鼻塞，加苍耳子12克、辛夷花12克、白芷9克；烟、酒过度咽喉疼痛喉关潮红，加荆芥12克、牛蒡子12克、桔梗9克、蝉衣7克。

煎服法：成人中药常规煎煮服用。

（3）中成药

复方青橄榄利咽含片

组成：青果、麦冬、玄参、地黄。

用法用量：成人含服，一次1～2片，每小时一次，一日10～20片。

玄麦甘桔颗粒

组成：玄参、麦冬、甘草、桔梗。

用法用量：成人开水冲服，一次10克，一日3～4次。

注意事项

（1）咽喉之病，最忌大便干结不行。

（2）胃肠以通为顺，若燥屎滞留肠间，可阻碍脾胃气机升降，以致浊气上逆于咽喉而为病，故保持大便通畅为治咽喉病之要法。

（张崇耀）

八、痈、疽、疖、疔

（一）病情概述

痈、疽、疖、疔是中医疮疡类疾病，是各种致病因素损伤人体后引起的体表化脓性疾病，疮疡的致病因素有外感（外感六淫邪毒、感受特殊之毒、外来伤害等）、内伤（情志内伤、饮食不节、房室损伤等）两大类。外邪引起的疮疡发病主要以"热毒、火毒"最为常见，内伤引起的疮疡大多虚实夹杂、慢性者居多。

疮疡初期，如果人体抗病能力较强，正能胜邪，可拒邪于外，热壅于表使邪热不能扩张，肿势局限、疮疡消散，即形成疮疡初期尚未化脓的消散阶段。反之，如人体抗病能力较差，正不胜邪，热毒深壅，滞而不散，久则热胜肉腐，肉腐成脓，导致脓肿形成，即为疮疡的中期（成脓期）阶段。此时若治疗得当，及时切开引流，脓液畅泄毒从外解，形成溃疡，腐肉逐渐脱落，新肉生长，最后疮口结痂愈合；或者抗病能力尚可，使脓肿自溃，脓毒外泄，同样使溃疡腐脱新生疮口结痂愈合，这一过程即为疮疡的后期（溃疡期））。若在疮疡的初、中期，人体气血两虚，抗病能力低下不能托毒外达，可致疮形平塌，肿势不能局限、难溃难腐等，如再未得到及时的处理，可使邪毒走散波及全身，形成"走黄、内陷"等危急重症。

（二）诊断与治疗

1. 诊断要点

（1）病变部位局部红、肿、热、痛、溃脓，功能障碍。

（2）全身正邪交争表现，如寒战、发热、头昏头痛、骨节酸痛、食欲不振、大便秘结、小便短赤、严重时出现烦躁不安、神昏谵语、脉象洪数或弦数、舌苔黄糙或灰腻、舌质红绛等表现。

2. 鉴别诊断

中医常见疮疡有痈、疽、疖、疔。彼此之间应相互鉴别。

（1）痈指发生于体表皮肉之间的急性化脓性疾病。其临床特点是局部光软无头，红肿疼痛（少数初起皮色不变），结块范围多在6～9厘米，发病迅速，易肿、易脓、易溃、易敛，或伴有恶寒、发热、口渴等全身症状，一般不会损伤筋骨，也不易造成内陷。中医根据外痈发病部位的不同，名称各异，如生于颈部的称"颈痈"，生于腋下的称"腋痈"，生于肘部的称"肘痈"，生于胯腹部的称"胯腹痈"，生于腘部的称"委中毒"，生于脐部的称"脐痈"等。相当于西医的皮肤浅表脓肿、急性化脓性淋巴结炎、脐炎等。

（２）有头疽是发生于肌肤间的急性化脓性疾病。其临床特点是多见于中老年人及消渴病患者，好发于项后、背部等皮肤厚韧之处。初起皮肤上即有粟粒样脓头，焮热红肿胀痛，迅速向深部及周围扩散，脓头相继增多，溃烂后状如莲蓬、蜂窝，范围常超过9～12厘米，大者可在30厘米以上，易发生内陷。相当于西医的多个皮脂腺毛囊的化脓性感染。

（３）无头疽是发生于骨与关节间的急性化脓性疾病的统称，因其初起无头故名。其临床特点是多见于儿童，发病急骤，初起无头，发无定处，病位较深，漫肿，皮色不变，疼痛彻骨，难消难溃难敛，溃后多损伤筋骨关节。发于四肢长管骨者多损伤骨骼，生于关节者易造成畸形。相当于西医的化脓性骨髓炎、化脓性关节炎。

（４）疖是指发生在皮肤浅表部位、范围较小的急性化脓性疾病。其临床特点是肿势局限，范围多小于3厘米，突起根浅，出脓即愈或疖肿此愈彼起，日久不愈，局部皮肤色红、灼热、疼痛，易脓、易溃、易敛。又可分有头疖、无头疖、蝼蛄疖、疖病等。相当于西医的疖、头皮穿凿性脓肿、疖病等。

（５）疔亦名疔疮，是一种发病迅速易于变化而危险性较大的急性化脓性疾病。多发于颜面和手足等处。其临床特点是疮形小，根脚深，坚硬如钉，病势较剧，病情变化迅速，毒邪易于走散。若处理不当，发于颜面部的疔疮，易走黄而有生命危险；发于手足部的疔疮，易损筋伤骨而影响功能。本病相当于西医的疖、（痈）气性坏疽、皮肤炭疽及急性淋巴管炎等。疔的范围很广，名称繁多，证因各异。根据发病部位和性质不同，分颜面部疔疮、手足部疔疮、红丝疔、烂疔、疫疔等。

3. 治疗原则

疮疡的治疗，分内治和外治两种，内治是指全身治疗，外治是指局部治疗。在治疗中应该进行内治和外治相结合。临床根据患者的体质情况和不同的致病因素辨明阳证、阴证，然后决定内治和外治的法则。

（1）内治：可分为三个不同阶段，即初期、中期（成脓期）和后期（溃后）。

1）初期：尚未成脓之际，用消法使之消散。

2）中期：脓成不溃或脓出不畅阶段，用托法托毒外出。

3）后期：体质虚弱者，用补法，以恢复正气，使疮口早日愈合。

（2）外治：运用药物和手术或配合一定的器械，直接作用于患者体表的病变部位，以达到治疗目的的一种治疗方法。根据疮疡的初期、中期、后期的发展过程选用不同的治疗方法和药物。

1）初期：箍毒消肿，按剂型分有草药、箍围药、油膏、膏药、掺药等。

2）中期：当疮疡酿脓成熟时，宜做切开排脓术。切开排脓可以防止疮疡毒邪扩散、走黄或内陷等并发症的发生，同时减少组织坏死，使脓液顺利地及时排出，既减轻患者的疼痛又有利于疮口的愈合。

3）后期：脓肿切开或自行穿溃，宜提脓祛腐、生肌收口。

4. 一般治疗

（1）宜清淡饮食，忌膏粱厚味、辛辣及鱼腥食物、戒烟戒酒。

（2）有全身症状者宜静卧休息，减少活动。

（3）忌内服发散药，忌灸法、忌过早切开、忌挤压排脓，以免疔毒走散入血。

（4）对于平素有糖尿病、肺痨等特殊疮疡患者，需要积极降糖、抗痨治疗原发疾病。

（5）对于扩散全身形成"走黄、内陷"等危急重症。需要积极结合西医使用抗生素等救治。

（三）药物处方

1. 内治法

按疮疡正邪相争和转化过程的三个不同阶段，将常用的内治疗法概述如下。

（1）疮疡初期

1）治法：消法，以祛邪外出为主。

2）方药

五味消毒饮（《医宗金鉴》）

组成：金银花、野菊花、蒲公英、紫花地丁、紫背天葵子各12克。

煎服法：成人中药常规煎煮服用。

黄连解毒汤（《外台秘要》）

组成：黄连12克、黄芩9克、黄柏12克、栀子12克。

煎服法：成人中药常规煎煮服用。

五神汤（《外科真诠》）

组成：茯苓15克、金银花12克、牛膝12克、车前子12克、紫花地丁12克。

煎服法：成人中药常规煎煮服用。

犀角地黄汤（《千金方》）

组成：水牛角30克、生地黄20克、赤芍12克、丹皮12克、玄参15克、蒲公英12克、金银花12克、石膏15克。

煎服法：成人中药常规煎煮服用。

仙方活命饮（《医宗金鉴》）

组成：白芷9克、贝母7克、防风12克、赤芍药9克、当归尾12克、甘草6克、皂角刺12克、天花粉12克、乳香6克、没药6克、金银花9克、陈皮9克。

煎服法：成人中药常规煎煮服用。

3）中成药

犀角地黄丸

组成：生地黄、白芍、丹皮、侧柏炭、荷叶炭、白茅根、栀子炭、大黄炭。

功能主治：肺胃积热，肝经火旺，咳嗽吐血，鼻孔衄血，烦躁心跳。

用法用量：每服1～2丸，温开水送下，1日2次。

注意事项

（1）忌内服发散药，忌灸法、忌过早切开。

（2）五味消毒饮、黄连解毒汤清热解毒作用较强，用以热毒炽盛。

（3）五神汤用以热毒夹湿。

（4）犀角地黄汤用以热毒入营动血。

（5）仙方活命饮为疮疡未溃的通用方。

（2）疮疡中期

1）治法：托法，以扶正祛邪并重。

2）方药

托里消毒散（《医宗金鉴》）

组成：党参12克、黄芪12克、当归12克、川芎9克、芍药12克、白术12克、陈皮6克、茯苓12克、金银花12克、连翘9克、薏苡仁20克、白芷9克、甘草5克。

煎服法：成人中药常规煎煮服用。

注意事项

大便秘结、口渴、局部红肿者，内有蕴热正气不亏者，去党参、黄芪。

（3）疮疡后期

1）治法：补法，以扶正为主。

2）方药

八珍汤（《正体类要》）

组成：人参9克（另煎兑服）、白术15克、茯苓15克、当归12克、川芎9克、白芍12克、熟地黄15克、甘草6克、薏苡仁20克、白芷9克。

加减：脓出较多而疮口愈合缓慢，可用调补气血之剂如四君子汤、四物汤；疮疡高热之后或慢性疮疡见有阴伤者，可选用补阴之剂如六味地黄丸。

煎服法：成人中药常规煎煮服用。

注意事项

用以疮疡溃后，久不收口，流脓清稀正气亏虚者可重用补益气血药。

2. 外治法

根据疮疡的初期、中期、后期的发展过程，选用不同的治疗方法和药物。

（1）初期

1）治法：箍毒消肿。

2）方法：按剂型分有中草药、箍围药、油膏、膏药、掺药等。

中草药：紫花地丁15克、犁头草15克、四季青15克、马齿苋15克、芙蓉花叶15克、野菊花15克、七叶一枝花15克。将新鲜草药洗净，加粗盐少许，捣烂敷患处，每日1～2次外用。适用于红肿热痛的阳证。

箍围药：阳证用金黄散、玉露散，阴证用回阳玉龙散，介于阴阳之间的半阴半阳证用冲和散。调成糊状后，直接涂敷患处，也可先摊于不吸水的纸上再贴于患处。

油膏：阳证用金黄膏、玉露膏，阴证用回阳玉龙膏，半阴半阳证用冲和油膏。用法：油膏摊于纱布上，涂药宜厚，一般2～3天换1次，如皮肤过敏，不宜再用。

膏药：阳证用太乙膏、千捶膏，阴证用阳和解凝膏。

掺药：阳证阳毒内消散、红灵丹，阴证用黑退消、桂麝散、丁桂散。用法：将药粉掺在膏药或油膏上敷贴患部，过敏停止使用。

（2）中期

治法：切开排脓术。切开排脓的目的，可以防止疮疡毒邪扩散、走黄或内陷等并发症的发生，减少组织坏死，减轻疼痛利于疮口的愈合。

（3）后期

1）治法：脓肿切开或自行穿溃后提脓祛腐、生肌收口。

2）方法：按具体情况处理。

洗涤：阳证，可用草药如野菊花、蒲公英等，煎汤取汁冷却后，冲洗或揩洗创口；不论阳证、阴证均可应用等渗盐水清洗创口。

提脓去腐：用于溃疡脓腐未尽的阶段。阳证一般应用含升丹浓度较低的九二丹、八二丹外用，阴证一般应用含升丹浓度较高的七三丹、五五丹外用。

腐蚀：用于溃疡疮口太小或疮口僵硬，或腐肉不脱，或疮面胬肉突出等。常用的腐蚀药如白降丹、千金散，捅入疮口使疮口扩大，脓腐易出。

生肌收口：常用的有八宝丹、生肌散可术后外用。

垫棉法：用于溃疡脓出不畅，有袋脓现象或溃疡新肉已生，而皮肤与肌肉一时不能黏合者。使用此法不能取效时，则应采取清创手术。

固定与局部休息：能明显减轻疼痛。颜面部和颌颈部感染应尽量少说话，进流汁饮食，避免咀嚼；感染发生于四肢时，可将患肢抬高，固定于功能位置。

注意事项

提脓去腐药为有毒腐蚀性药物，使用时要注意疮口脓液变化情况，防止损伤大血管及神经、正常组织。

（张崇耀 彭 静）

九、冻　疮

（一）病情概述

冻疮是指机体感受外来寒邪，使气血运行受阻，从而导致机体损伤。分为局部性和全身性两种。局部性冻疮较为常见，病势较轻，主要表现为暴露部位的肿胀、痛痒、青紫、麻木、水疱等，甚则破溃成疮。全身性冻疮病势较重，主要表现为体温下降，四肢僵硬。救治不及时可危及生命。

该病多因平素气血不足，或幼儿，或病后，或饥饿，或劳累，较长时间暴露于低温环境，寒邪侵袭机体，寒主收引，影响气血运行，寒邪耗伤阳气，鼓动无力，导致气血瘀滞，形成冻疮，重者肌肤坏死，甚至阳气决绝，危及生命。

（二）诊断与治疗

1. 诊断要点

该病常见于气血不足者，如儿童，病后等，有低温环境长时间停留史，如室外潮湿工作等。

局部性冻疮者，好发于耳郭、面颊、手、足等身体末梢部位或暴露部位，多对称存在。轻者表现为受冻部位苍白，继而红肿、硬结，边缘焮红，中央青紫，局部疼痛、麻木，暖热时红肿、灼热、瘙痒。重者则表现为大小不等的水疱或肿块，皮肤呈灰白色或暗红色，或紫色，疼痛剧烈，或局部感觉消失，可伴紫血疱，破后会出现糜烂或溃疡，收口缓慢，需1～2月或至天暖方愈。

根据冻疮情况，可分为三度。

Ⅰ度（红斑性冻疮）：皮肤经过苍白变成红色，有明显肿胀，自觉疼痛或瘙痒。

Ⅱ度（水疱性冻疮）：早期有红肿，后期有大小不一的水疱，疼痛程度不等。

Ⅲ度（坏死性冻疮）：后期水疱可从局部延至整个肢体甚至

全身，病变部位呈黑紫色，周围水肿，疼痛明显。累及皮肤全层，深入皮下，甚至累及肌肉、骨骼，表现为干性坏疽，局部感觉和功能完全丧失。2～3周后，冻伤组织与健康组织出现明显的分界线。如有感染，可呈现湿性坏疽。可伴有发热、寒战等外感邪气的全身症状，甚至邪气直达脏腑、内陷而危及生命。

全身性冻疮者，有严重的冷冻史，温度更低或时间更长。初起表现为寒战、发热等外感症状，阳气逐渐损耗，正气节节败退，体温逐渐降低，邪气入里，可表现为知觉迟钝，精神萎靡，乏力，肌张力减退，步履蹒跚，视力、听力减退，意识模糊，幻觉，嗜睡，不省人事，全身僵硬，脉搏细弱，呼吸变浅等，危及生命。

2. 辨证分型

（1）血虚寒凝：形寒肢冷，局部冷痛，得温则减。舌淡而黯，苔白，脉沉细。

（2）瘀滞化热：高热口干，冻伤局部暗红微肿，疼痛喜冷，夜间尤甚；或患处红肿灼热疼痛，疮面溃烂，腐臭化脓，筋骨暴露。舌黯红，苔黄，脉数。

（3）气血两虚：头晕目眩，倦怠乏力，少气懒言，面色苍白或萎黄，疮面久久不敛。舌淡，苔白，脉细弱或虚大无力。

（4）阴盛阳衰：恶寒，疲乏无力，四肢厥冷，精神萎靡，昏昏欲睡，呼吸微弱。苔白，脉沉微细。

3. 鉴别诊断

（1）类丹毒：类丹毒也可见手指深红色肿胀，疼痛，瘙痒，但该病多见于肉类和渔业从业者，痛痒多有游走性，一般2周左右自行消退。

（2）多形红斑：该病多发生面部、手、足，也可表现为红斑、水疱，典型表现为虹膜状红斑，常伴有发热，关节痛等症状。二者不难鉴别。

4. 治疗原则

冻疮的病因在于正气不足，寒邪外袭，气血瘀滞，总的治疗原则是补益气血，温阳散寒，活血行气。临证时根据具体情况，辨证施治。

5. 一般治疗

（1）注意预防：冬令时节、寒冷潮湿环境工作者或因旅游、工作等需要置身于寒冷潮湿环境者，注意防寒保暖。

（2）对于冻疮患者，首先迅速脱离寒冷潮湿环境，脱去冰冻潮湿的衣着鞋袜。

（3）Ⅰ、Ⅱ度冻疮可用冻伤膏涂敷患处，每天2次；有较大水疱的Ⅱ度冻疮，可以放出疱液，再涂冻伤膏，注意无菌操作；浅表组织溃烂伴有感染时，用红油膏外敷，每天1次。另外可用甘草15克、甘遂15克，水煎后用药液清洗患处，每天3次。

（4）Ⅲ度冻疮可用75%乙醇或新洁尔灭消毒患处及周围皮肤，水疱需排出疱液，外敷红油膏，并包扎。溃烂时用红油膏加八二丹外敷；坏死组织溶解时，可手术切除坏死组织；腐脱新生时，可用红油膏加生肌散外敷。

（5）对于冻伤延伸至整个肢体者，可以把受冻肢体浸在38℃～42℃温水中，30～60分钟，待皮肤温度恢复到接近正常，皮肤颜色转为红色或紫红色时即可。

（6）对冻僵、已经失去意识的患者可以把患者肢体浸在38℃～42℃温水中20分钟或更长时间，一直到指（趾）甲甲床潮红，神志清楚后10分钟左右，移出擦干并继续保温，称之为快速复温。

（三）药物处方

1. 血虚寒凝

（1）治法：补养气血，温通血脉。

（2）方药

人参养荣汤（《太平惠民和剂局方》）

组成：熟地黄15克、当归15克、白芍10克、人参5克、黄芪15克、茯苓10克、白术10克、甘草6克、陈皮10克、远志10克、生姜3片、大枣2枚。

加减：重者可佐以阳和汤（重者可佐以阳和汤，熟地黄10

克、肉桂3克、白芥子10克、姜炭5克、生甘草9克、麻黄3克、
鹿角胶5克）。

煎服法：成人中药常规煎煮服用。方中人参需单独煎煮，贵
重药材，以免浪费。大枣需掰开，有利于有效成分溶出。

注意事项

（1）在寒冷环境中静止时间不宜过长，可做适当运动，以增
进血液循环，促进气血流通。

（2）该方药重在补益气血，若平素胃脘无不适症状，可以考
虑空腹服用，增强药效。

2. 瘀滞化热

（1）治法：清热解毒，活血止痛。

（2）方药

四妙勇安汤（《验方新编》）加黄芪、紫花地丁、蒲公英等。

组成：金银花15克、玄参15克、当归15克、黄芪15克、紫
花地丁10克、蒲公英10克、甘草9克。

加减：疼痛严重者，可酌加延胡索10克、炙乳香5克、炙没
药5克等。

煎服法：成人中药常规煎煮服用方法。

注意事项

（1）无其他禁忌证情况下，可以少量饮酒，以促进血液循
环，扩张周围血管。

（2）有学者认为本方中四妙勇安汤药物用量宜大，可根据临
床情况适当加量用药。

3. 气血两虚

（1）治法：益气养血，祛瘀通脉。

（2）方药

八珍汤（《瑞竹堂方》）合桂枝汤（《伤寒论》）

组成：人参5克、白术12克、茯苓12克、当归15克、川芎10克、桂枝10克、白芍10克、熟地黄15克、炙甘草10克、生姜3片、大枣2枚。

煎服法：成人中药常规煎煮服用。其中，人参属于贵重药材，需单独煎煮，避免浪费。大枣需掰开，有利于有效成分溶出。

注意事项

受冻后，不宜立即着热或用火烘烫熨，以防溃烂成疮。

4. 阴盛阳衰

（1）治法：回阳救逆，温通血脉。

（2）方药

四逆加人参汤（《伤寒论》）

组成：制附子10克、人参5克、干姜10克、炙甘草9克。

煎服法：成人中药常规煎煮服用。其中附子需先煎2小时，而后纳入其他药物。药物放置砂锅中，附子单独放置，用凉开水浸泡药物，加水量为超过药物表面约2厘米，浸泡30分钟，以药材浸透为度，先煮附子，武火烧开，文火煎煮2小时以上，而后纳入其他浸泡后的药物和药液，武火煎煮，药物煎煮沸腾后再煎20～30分钟即可，每剂药物连续煎煮3次合并药液，分2次温服。服用5～7剂后根据病情变化调整处方。

注意事项

（1）早期复温过程中，严禁用雪搓、用火烤、冷水浴等。

（2）可给予热汤（姜糖水）饮用，必要时可予静脉输注温溶液。

（3）附子有大毒，必须煎够2小时。

（赵海凤）

十、中　风

（一）病情概述

中风，又名卒中，是以突然昏仆、半身不遂、口舌歪斜、言语謇涩或不语、偏身麻木为主症的一种疾病，具有起病急、变化快、如风邪善行数变的特点，好发于中老年，病轻者可无昏仆而仅见半身不遂及口眼歪斜等症状。

关于中风的病名，伴随认知的深入，不同历史时期有不同的称谓，如在卒中昏迷期间称为"仆击、大厥、薄厥"；半身不遂者则有"偏枯、偏风、身偏不用、风痱"等病名。《素问·调经论》阐述："血之与气，并走于上，则为大厥，厥则暴死，气复返则生，不返则死。"《素问·通评虚实论》曾经明确指出："……仆击，偏枯……肥贵人则膏粱之疾也"；刘河间以"心火暴盛"立论；李东垣以"正气自虚"立论；朱丹溪以"湿痰生热"立论；张景岳以"内伤积损"立论；李中梓将中风中脏腑明确分为闭、脱二证；王清任指出中风半身不遂，偏身麻木是由于"气虚血瘀"所致，立补阳还五汤治疗偏瘫。

根据中风的临床表现，西医学中的急性脑血管疾病与之相近，属于脑血管病范围。按病理分为出血性中风和缺血性中风，如短暂性脑缺血发作、局限性脑梗死、原发性脑出血和蛛网膜下腔出血等，均可参照本部分进行辨证论治。

（二）诊断与治疗

1. 诊断要点

以突然出现昏仆、不省人事、半身不遂、偏身麻木、口眼歪斜、言语謇涩等为主要临床表现。多发于中老年人，既往有眩晕、头痛、心悸等病史。发病前多有情志失调、饮食不当或劳累等诱因。轻症仅见眩晕，偏身麻木，口眼歪斜，半身不遂。

中风有中经络、中脏腑之分。中脏腑又需进一步区分闭证与脱证、阳闭和阴闭。中经络者虽有半身不遂、口眼歪斜、语言不利，但意识清楚；中脏腑则昏不知人，或神志昏糊、迷蒙，伴见肢体不用。闭证属实。阳闭有瘀热痰火之象、如身热面赤、气粗鼻鼾、痰声如拽锯、便秘溲黄、舌苔黄腻、舌绛干，甚则舌体卷缩，脉弦滑而数。阴闭有寒湿痰浊之征，面白唇紫、痰涎壅盛、四肢不温、舌苔白腻、脉沉滑等；脱证属虚，乃为五脏真阳散脱、阴阳即将离决之候、临床可见神志昏愦无知、目合口开、四肢松懈瘫软、手撒肢冷汗多、二便自遗、鼻息低微等。中风经救治后可留有中风后遗症半身不遂、言语不利、口眼歪斜。

本病根据病程长短分为三期。急性期为发病后2周以内，中脏腑可至1个月；恢复期指发病2周后或1个月至半年内；后遗症期指发病半年以上。

2. 辨证分型

（1）中经络

1）肝阳暴亢：半身不遂，舌强语赛，口舌歪斜，眩晕头痛，面红目赤，心烦易怒，口苦咽干，便秘尿黄，舌红或绛，苔黄或燥，脉弦有力。

2）风痰阻络：半身不遂，口舌歪斜，舌强言赛，肢体麻木或手足拘急，头晕目眩，舌苔白腻或黄腻，脉弦滑。

3）痰热腑实：半身不遂，舌强不语，口舌歪斜，口黏痰多，腹胀便秘，午后面红烦热，舌红，苔黄腻或灰黑，脉弦滑大。

4）阴虚风动：半身不遂，肢体麻木，舌强语塞，心烦失眠，眩晕耳鸣，手足拘挛或蠕动，舌红或暗淡苔少或光剥，脉细弦或数。

（2）中脏腑

1）痰湿蒙窍：突然神昏迷睡，半身不遂，肢体瘫痪不收。面色晦垢，痰涎涌盛，四肢逆冷。舌质暗淡，苔白腻，脉沉滑或缓。

2）痰火闭窍：突然昏倒，昏聩不语，躁扰不宁，肢体强直。痰多息促，两目直视，鼻熟身热，大便秘结，舌红，苔黄厚腻，脉滑数有力。

3）元气衰败：神昏，面色苍白，瞳神散大，手撒肢逆，二便失禁，气息短促，多汗肤凉。舌淡紫或萎缩，苔白腻，脉散或微。

（3）后遗症期

1）风痰瘀阻证：口眼歪斜，舌强语塞或失语，半身不遂，肢体麻木，苔滑腻，舌暗紫，脉弦滑。

2）气虚络瘀证：肢体偏枯不用，肢软无力，面色萎黄，舌质淡紫或有瘀斑，苔薄白，脉细涩或细弱。

3）肝肾亏虚证：半身不遂，患肢僵硬，拘挛变形，舌强不语，或偏瘫，肢体肌肉萎缩，舌红脉细或舌淡红脉沉细。

3. 鉴别诊断

中风与口僻、厥证、痉证、痿证、癫痫鉴别。

（1）口僻俗称吊线风，青壮年及老年均可患病，主要症状是局限性的一侧颜面部口眼歪斜，耳后疼痛，口角流涎，言语不清，而无半身不遂或神志障碍等表现。

（2）厥证发作昏仆时间短暂、发作时常伴有四肢逆冷、移时多可自行苏醒、醒后无半身不遂、口眼㖞斜、言语不利等表现。

（3）痉证以四肢抽搐、项背强直甚至角弓反张为主症、无半身不遂、口眼㖞斜等症状。

（4）痿证发病缓慢、无神昏、表现为双下肢瘫痪或四肢瘫痪或肌肉萎缩。

（5）癫痫发作具有突然性和反复性特点，患者不自主运动，呆滞无反应，肢体瘫痪。

4. 治疗原则

中经络以平肝息风，化痰祛瘀通络为主。中脏腑闭证，治当息风清火、豁痰开窍、通腑泄热；脱证急宜救阴回阳固脱；对内闭外脱之证则须醒神开窍与扶正固脱兼用。

恢复期及后遗症期，多为虚实兼夹，当扶正祛邪、标本兼顾、平肝息风、化痰祛瘀与滋养肝肾益气养血并用。

5. 一般治疗

（1）《证治汇补·预防中风》曰"平人手指麻木，不时眩晕，乃中风先兆，须预防之。宜慎起居，节饮食，远房帏，调情志"。

本病在饮食上宜食清淡易消化之物，忌肥甘厚味、动风、辛辣刺激之品，并禁烟酒，要保持心情舒畅，做到起居有常，饮食有节，避免疲劳，以防止卒中和复中。

（2）遇中脏腑昏迷时，须密切观察病情变化、注意面色、汗出及生命体征的变化。加强口腔护理，呼吸道、皮肤导管护理。调控好血压。防治卧床并发症（坠积性肺炎、吸入性肺炎、泌尿系感染、血栓形成、压疮等）。恢复期要加强中西医结合综合治疗，偏瘫肢体的被动活动，进行各种功能锻炼，并配合针灸、推拿、理疗、按摩等方法综合治疗。

（3）针灸可根据不同分期、不同证候选择合理的穴位配伍和适宜的手法进行治疗。治疗方法包括体针、头针、电针、耳针、腕踝针、眼针、腹针、梅花针、耳穴敷贴、灸法和拔罐等。在此主要列举体针疗法。

1）中脏腑：主穴选取内关、水沟。配穴闭证者加十二井穴、太冲、合谷，脱证者加关元、气海、神阙。内关，直刺0.5～0.8寸，采用提插泻法，施术1分钟。水沟，向鼻中隔斜刺0.3～0.5寸，用雀啄法，直至眼球湿润或流泪为度。十二井穴用三棱针点刺出血，太冲、合谷用泻法、强刺激。关元、气海用大艾炷灸法，神阙用隔盐灸法，直至四肢转温为止。

2）中经络：主穴选取内关、水沟、三阴交、极泉、尺泽、委中。配穴肝阳暴亢者，加太冲、太溪，毫针轻插重提泻法；风痰阻络者，加丰隆、合谷，毫针轻插重提泻法；痰热腑实者，加曲池、内庭、丰隆，毫针轻插重提泻法；气虚血瘀者，加足三里、气海，毫针补法；口角歪斜者，加颊车、地仓，毫针平补平泻；上肢不遂者，加肩髃、手三里、合谷毫针平补平泻；下肢不遂者，加环跳、阳陵泉、阴陵泉、风市，毫针平补平泻；头晕者，加风池、完骨、天柱；足内翻者，加丘墟透照海；便秘者，加水道、归来、丰隆、支沟；复视者，加风池、天柱、睛明、球后（注意进针方向、防止损伤眼球）；尿失禁、尿潴留者，加中极、曲骨、关元。补虚泻实，毫针治疗。可用电针配合治疗增强康复疗效。

（4）推拿治疗适用于中风恢复期及后遗症期康复治疗。

（5）熏洗疗法适用于中风恢复期及后遗症期。

（6）康复训练包括肢位设定、被动关节活动度维持训练、体位变化适应性训练、平衡反应诱发训练、抑制痉挛训练、语言康复训练、吞咽功能训练等多项内容，由康复治疗师指导患者配合完成。

（三）药物处方

1. 中经络

（1）肝阳暴亢

1）治法：清热平肝，潜阳息风。

2）方药

天麻钩藤饮（《杂病诊治新义》）合镇肝熄风汤（《医学衷中参西录》）

组成：天麻9克、钩藤12克（后下）、生石决15克（先煎）、川牛膝12克、黄芩12克、栀子12克、夏枯草15克、生龙骨20克（先煎）、生牡蛎20克（先煎）。

煎服法：龙骨、牡蛎、石决明先煎，钩藤后下，余药成人中药常规煎煮服用。

3）中成药

天麻钩藤颗粒

组成：天麻、钩藤、石决明、栀子、黄芩、牛膝、杜仲（盐制）、益母草、桑寄生、首乌藤、茯苓。

用法用量：普通成人口服，一次1袋，一日3次。

注意事项

（1）清淡饮食、忌辛辣厚味，鼓励患者多食蔬菜水果。

（2）保持安静、避免强光刺激。

（3）消除患者不良因素刺激。

（4）眩晕严重者闭目静卧，慎下床活动，以免摔倒使病向中脏腑发展。

（2）风痰阻络

1）治法：息风化痰通络。

2）方药

化痰通络方（《中医内科学》）

组成：法半夏9克、生白术12克、天麻12克、紫丹参15克、香附12克、酒大黄9克、制南星9克。

加减：舌质暗淡有瘀斑，气滞血瘀明显，加当归12克、桃仁9克、红花6克、川芎9克、丝瓜络15克、钩藤12克。

煎服法：成人中药常规煎煮服用。

半夏白术天麻汤（《医学心悟》）合桃红四物汤（《医宗金鉴》）

组成：法半夏9克、生白术12克、天麻12克、红花9克、桃仁9克、川芎9克、赤芍12克、当归12克、钩藤12克。

煎服法：成人中药常规煎煮服用。

3）中成药

中风回春丸

组成：当归、川芎、红花、桃仁、丹参、鸡血藤、忍冬藤、络石藤、地龙、土鳖虫、伸筋草、川牛膝、蜈蚣、茺蔚子、全蝎、威灵仙、僵蚕、木瓜、金钱白花蛇。

用法用量：普通成人口服，一次1袋，一日3次。

华佗再造丸

组成：川芎、吴茱萸、冰片。

用法用量：普通成人口服，一次1袋，一日3次。

通脉胶囊

组成：丹参、川芎、葛根。

用法用量：普通成人口服，一次1袋，一日3次。

注意事项

（1）头晕者减少活动，卧床休息。

（2）少食多餐，忌海虾、蟹及甜食。

（3）给予患肢按摩及早被动活动，有利肢体功能恢复。

（3）痰热腑实

1）治法：化痰通腑。

2）方药

星蒌承气汤（《中医内科学》）

组成：生大黄9克（后下）、芒硝5克（冲服）、胆南星12克、瓜蒌15克、枳壳12克、厚朴12克。

煎服法：生大黄后下，芒硝冲服，余药成人中药常规煎煮服用。

3）中成药

安脑丸

组成：人工牛黄、猪胆汁粉、朱砂、冰片、水牛角浓缩粉、珍珠、黄芩、黄连、栀子、雄黄、郁金、石膏、赭石、珍珠母、薄荷脑。

用法用量：普通成人口服，一次1袋，一日3次。

牛黄清心丸

组成：牛黄、当归、川芎、甘草、山药、黄芩、苦杏仁（炒）、大豆黄卷、大枣（去核）、白术（炒）、茯苓、桔梗、防风、柴胡、阿胶、干姜、白芍、人参、六神曲（炒）、肉桂、麦冬、白蔹、蒲黄（炒）、人工麝香、冰片、水牛角浓缩粉、羚羊角、朱砂、雄黄。

用法用量：普通成人口服，一次1袋，一日3次。

注意事项

（1）清淡饮食、忌辛辣厚味。

（2）保持大便通畅，必要时灌肠治疗。

（4）阴虚风动

1）治法：滋阴息风。

2）方药

育阴通络汤（《瞿明义方》）

组成：生地黄15克、山萸肉12克、钩藤12克、天麻9克（后下）、丹参12克、白芍12克、甘草9克、生龙骨15克（先煎）、生牡蛎15克（先煎）、龟甲15克（先煎）。

煎服法：生龙骨、生牡蛎、龟甲先煎。钩藤后下，余药成人中药常规煎煮服用。

3）中成药

知柏地黄丸

组成：知母、熟地黄、黄柏、山茱萸（制）、山药、牡丹皮、茯苓、泽泻。

用法用量：普通成人口服，一次1袋，一日3次。

大补阴丸

组成：熟地黄、盐知母、盐黄柏、醋龟甲、猪脊髓。

用法用量：普通成人口服，一次1袋，一日3次。

注意事项

（1）清淡饮食或选食甲鱼汤等。

（2）保持大便通畅。

2. 中脏腑

（1）痰湿蒙窍

1）治法：燥湿化痰，醒神开窍。

2）方药

涤痰汤（《济生方》）

组成：制半夏12克、制南星9克、陈皮12克、枳实9克、茯苓15克、人参6克（另煎兑服）、石菖蒲12克、代赭石15克、甘草6克、生姜6克。

煎服法：代赭石先煎，余药成人中药常规煎煮服用。

3）中成药

灌服或鼻饲苏合香丸

组成：苏合香、安息香、冰片、水牛角浓缩粉、人工麝香、檀香、沉香、丁香、香附、木香、乳香（制）、荜茇、白术、诃子肉、朱砂。

用法用量：普通成人口服，一次1袋，一日3次。

复方鲜竹沥液

组成：鲜竹沥、鱼腥草、生半夏、生姜、枇杷叶、桔梗、薄荷素油。

用法用量：口服，一次20毫升，一日2～3次。

注意事项

（1）昏迷者鼻饲饮食、温热适宜、做好口腔护理。

（2）吞咽困难的患者，药物食物宜压碎，教会患者用吸管饮水、进食、饮水时取坐位或半坐位，糊状食物从健侧缓慢喂入，并监测生命体征，管控大小便情况。

（2）痰火闭窍

1）治法：清热化痰，醒神开窍。

2）方药

羚羊角汤（《医醇滕义》）

组成：羚羊角粉6（吞服）克、生石决明15克（先煎）、夏枯草15克、菊花9克、龟板15克、生地黄15克、白芍15克、天竺黄12克、胆南星9克。

加减：痰热明显者，加温胆汤加减。

煎服法：石决明、龟板先煎，余药成人中药常规煎煮服用。

3）中成药

灌服或鼻饲安宫牛黄丸

组成：牛黄、水牛角浓缩粉、人工麝香、珍珠、朱砂、雄黄、黄连、黄芩、栀子、郁金、冰片。

用法用量：普通成人口服，一次1袋，一日3次。

局方至宝丸

组成：水牛角浓缩粉、人工牛黄、玳瑁粉、琥珀粉、人工麝香、安息香、朱砂、雄黄、冰片。

用法用量：普通成人口服，一次1袋，一日3次。

牛黄清心丸

组成：牛黄、当归、川芎、甘草、山药、黄芩、苦杏仁

（炒）、大豆黄卷、大枣（去核）、白术（炒）、茯苓、桔梗、防风、柴胡、阿胶、干姜、白芍、人参、六神曲（炒）、肉桂、麦冬、白薇、蒲黄（炒）、人工麝香、冰片、水牛角浓缩粉、羚羊角、朱砂、雄黄。

用法用量：普通成人口服，一次1袋，一日3次。

紫雪散

组成：石膏、寒水石、滑石、磁石、玄参、木香、沉香、升麻、甘草、丁香、芒硝（制）、硝石（精制）、水牛角浓缩粉、羚羊角、麝香、朱砂。

用法用量：普通成人口服，一次1袋，一日3次。

珠珀猴枣散

组成：茯神、薄荷、钩藤、双花、防风、神曲、麦芽、竺黄、甘草、梅片、珍珠、琥珀、猴枣。

用法用量：普通成人口服，一次1袋，一日3次

注意事项

（1）昏迷者取鼻饲饮食，温度以38℃～40℃为宜，一般一次不超过200毫升。

（2）做好口腔护理。

（3）保证每日进水量大于2000毫升。

（4）高热者给予冰袋或冰帽或物理降温，注意四肢保暖。

（5）痰湿壅盛必要时使用吸引器防止窒息。

（6）目不闭合者滴眼药水防护眼部。

（3）元气衰败

1）治法：急予参附汤，频频服用。

2）方药

参附汤（《妇人良方》）

组成：人参9克（另煎兑服）、附子9克（开水先煎）、干姜9克。

煎服法：附子先煎。余药成人中药常规煎煮服用。

注意事项

（1）本证病情危重，可选用生脉注射剂及参附注射剂静脉给药；挽救垂危生命，可选用颗粒剂型鼻饲急诊投药；中西医结合进行重症监护治疗。

（2）中脏腑者，神志由昏迷逐渐转清，半身不遂趋于恢复，说明其向中经络转化，病势为顺，预后多好；若出现顽固性呃逆、呕血、厥脱者此为中风变证，多致正气散脱；若邪盛正伤，虽经救治，终因正气已伤，致病程迁延出现中风病后遗症者常见半身不遂、口舌歪斜、言语不利、痴呆等表现。

（3）中风病后遗症期，若偏瘫肢体由松懈瘫软变为拘挛发痉，伴躁扰不宁，此由正气虚乏，邪气日盛而致，说明病情较重；若头晕，偏身麻木，舌质暗红，脉细弦而数，多有复中危险，若复中病情重者，预后较差。

3. 后遗症期

（1）风痰瘀阻证

1）治法：搜风化痰，行瘀通络。

2）方药

解语丹（《妇人大全良方》）

组成：天麻9克、陈胆星9克、天竺黄9克、半夏12克、陈皮9克、地龙9克、僵蚕9克、全蝎3克、远志12克、石菖蒲12克、豨莶草15克、桑枝12克、鸡血藤12克、丹参12克、红花9克。

煎服法：成人中药常规煎煮服用。

注意事项

少食多餐，忌海虾蟹及甜食。中西医结合康复治疗对肢体功能康复有重要作用。

（2）气虚络瘀证

1）治法：益气养血，化瘀通络。

2）方药

补阳还五汤（《医林改错》）

组成：黄芪120克、桃仁9克、红花9克、赤芍12克、当归尾12克、川芎12克、地龙6克、牛膝12克、石菖蒲12克、郁金12克。

加减：上肢，加桑枝15克、姜黄15克；下肢，加独活12克、木瓜9克。

煎服法：成人中药常规煎煮服用。

3）中成药

消栓通络片

组成：川芎、丹参、黄芪、泽泻、三七、槐花、桂枝、郁金、木香、冰片、山楂。

用法用量：成人口服，一次6片，一日3次。

脑安胶囊

组成：川芎、当归、人参、红花、冰片。

用法用量：成人口服，一次2粒，一日2次，4周为一疗程。

脑心通胶囊

组成：黄芪、赤芍、丹参、当归、川芎、桃仁、红花、乳香（制）、没药（制）、鸡血藤、牛膝、桂枝、桑枝、地龙、全蝎、水蛭。

用法用量：成人口服，一次2～4粒，一日3次。

通心络胶囊

组成：人参、水蛭、全蝎、赤芍、蝉蜕、土鳖虫、蜈蚣、檀香、降香、乳香（制）、酸枣仁（炒）、冰片。

用法用量：成人口服，一次2～4粒，一日3次。4周为一疗程。

注意事项

（1）注意保暖避免受风，进食温度以温热为宜。

（2）少食膏类补品、甜腻食品以防助湿生痰。

（3）中西医结合康复治疗。

（4）加强肢体主被动功能锻炼。

（3）肝肾亏虚证

1）治法：滋养肝肾。

2）方药

左归丸（《丹溪心法》）

组成：干地黄12克、首乌12克、枸杞子12克、山萸肉12克、麦冬12克、石斛12克、当归12克、鸡血藤12克、山药12克、怀牛膝9克、菟丝子12克、鹿胶9克（打碎，烊化）、龟胶9克（打碎，烊化）。

煎服法：成人中药常规煎煮服用。

地黄饮子（《宣明论》）

组成：干地黄15克、巴戟天9克、山茱萸12克、肉苁蓉12克、石斛12克、炮附子9克（先煎）、五味子9克、肉桂6克（后下）、白茯苓15克、麦冬15克、石菖蒲12克、远志12克、生姜9克、大枣6克、薄荷6克。

加减：心烦失眠者，加柏子仁15克、酸枣仁12克、五味子9克。

煎服法：炮附子开水先煎1小时，余药混合再煎煮沸腾30分钟（沸腾后计时），服药避风寒忌生冷水果。

注意事项

（1）宜多食养阴生津食物如绿豆百合粥、鲜藕汁、鲜萝卜汁、梨汁等或选食甲鱼汤等。

（2）保证充足的休息。

（3）鼓励并协助患者在床上做被动运动，如肩外展、上提、手指伸展等动作。

（张崇耀　王建军）

十一、丹　毒

（一）病情概述

丹毒多先由皮肤、黏膜破损，外受火毒与血热搏结，郁阻肌肤，不得外泄，皮肤突然发红成片、色如涂丹的急性感染性疾病。其临床表现是突然起病，恶寒壮热，患处皮肤突然变赤，色如丹涂脂染，肿胀、灼热、边界清楚、迅速扩大，数日内可逐渐痊愈，但每多复发。本病发无定处，好发于下肢颜面。中医根据其临床表现及发病部位的不同又有不同的名称，生于下肢者称"流火"；生于头面者称"抱头火丹"；新生儿多生于臀部称"赤游丹"。多因素体血分有热，或由于肌肤破损，湿热火毒之邪乘隙侵入，郁阻肌肤而发。病机多为血热火毒为患。凡发于头面部者，多挟风热；发于下肢者，多挟湿热；发于胸腹腰胯部者，多挟肝脾湿火；发于新生儿者，多由胎热火毒所致。

本病类似于西医的"急性网状淋巴管炎"，临证时西医学的急性网状淋巴管炎表现上述症状者，可参照本部分内容进行辨证施治。

（二）诊断与治疗

1. 诊断要点

发病急骤，开始即有恶寒，高热，头痛，周身不适等症状。继则局部皮肤见片状红斑，迅速蔓延成大片，如涂丹之状，略高出皮肤表面，压之皮肤红色稍退，去除压力后重复出现红色，与正常皮肤有明显分界，局部皮肤肿胀光亮，触之灼手触痛。可有局部臀核肿大压痛，严重者可见壮热烦躁、神昏谵语、恶心呕吐的毒邪内攻之重症。

2. 辨证分型

（1）风热毒蕴证：多发于头面部，皮肤焮红灼热，肿胀疼痛，甚则发生水疱，眼睑肿胀难睁；伴恶寒，发热，头痛；舌质红，苔薄黄，脉浮数。

（2）湿热毒蕴证：多发于下肢，局部红赤肿胀、灼热疼痛，或见水疱紫斑，甚至结毒化脓或皮肤坏死，或反复发作，可形成大脚风；伴发热，胃纳不佳；舌红，苔黄腻，脉滑数。

（3）肝脾湿火证：多发于胸腹腰胯部，皮肤红肿蔓延，触之灼手，肿胀疼痛伴口干口苦；舌红，苔黄腻，脉弦滑数。

（4）胎火蕴毒证：多发生于新生儿，多见于臀部，局部红肿灼热，常呈游走性伴壮热烦躁，甚则神昏谵语，恶心呕吐。

3. 鉴别诊断

丹毒需要与如下疾病鉴别。

（1）蜂窝织炎：皮下组织发炎，患处有触痛并略微红肿，边界不明显，炎症迅速扩展和加重，以中央炎症最为明显，有显著的指压性水肿，以后变软，溃破化脓。

（2）接触性皮炎：有明显过敏物质接触史，皮肤损害以肿胀、水疱、丘疹为主，焮热瘙痒，一般无明显全身症状。

4. 治疗原则

本病病机多由血热火毒为患，治疗以凉血清热、解毒化瘀为主。发于头面者，须散风清火；发于胸腹腰胯者，须清肝泻脾；发于下肢者，须利湿清热。在内治的同时结合外敷、熏洗、砭镰等外治法，能提高疗效、缩短疗程、减少复发。若出现毒邪内攻之证，须中西医结合救治。

5. 一般治疗

（1）患者应卧床休息，多饮水，床边隔离。

（2）积极治疗皮肤感染性疾病，有肌肤破损者，应及时治疗，以免感染毒邪而发病。

（3）如伴有高热、烦渴、神昏等症状者，应配合全身抗生素及对症支持治疗。

（4）砭镰法。下肢复发性丹毒可在患处消毒后，用三棱针轻刺患部皮肤，放血以泄热毒。但禁用于赤游丹毒、抱头火丹患者。

（5）成脓者，可在坏死部位做小切口引流，掺九一丹，外敷红油膏。

（三）药物处方

1. 风热毒蕴证

（1）治法：疏风清热解毒。

（2）方药

普济消毒饮（《东垣十书》）

组成：炒黄芩12克、黄连（酒炒）12克、玄参12克、陈皮

9克、甘草6克、连翘12克、板蓝根15克、马勃9克、牛蒡子15克、赤芍12克、丹皮10克、薄荷7克、僵蚕7克、柴胡7克、桔梗7克、升麻7克。

加减：大便干结咽痛者，加生地黄15克；壮热烦渴者，加生石膏30克、知母10克。

煎服法：成人中药常规煎煮服用。

（3）中成药

银翘解毒颗粒

组成：金银花、连翘、薄荷、荆芥、淡豆豉、牛蒡子、桔梗、淡竹叶、甘草。

用法用量：普通成人开水冲服，一次15克，一日3次。

板蓝根冲剂

组成：板蓝根。

用法用量：开水冲服。一次5～10克，一日3～4次。

清热解毒口服液

组成：石膏、金银花、玄参、地黄、连翘、栀子、地丁、黄芩、龙胆、板蓝根、知母、麦冬。

用法用量：口服，一次10～20毫升，一日3次，或遵医嘱。

注意事项

（1）适量加入疏风清热解表药物是取其"火郁发之"，使火热毒邪从表解。

（2）忌烟、酒及辛辣、生冷、油腻食物。

（3）不宜在服药期间同时服用滋补性中成药。

2. 湿热毒蕴证

（1）治法：利湿清热解毒。

（2）方药

五神汤（《外科真诠》）合萆薢渗湿汤（《疡科心得集》）

组成：茯苓15克、车前草20克、金银花15克、牛膝15克、紫花地丁15克、萆薢15克、薏苡仁30克、土茯苓30克、滑石12

克、鱼腥草15克、牡丹皮15克、泽泻15克、通草7克、防风10克、黄柏12克、蝉蜕7克。

加减：肿胀甚者或形成大脚风者，加防己10克、赤小豆15克、丝瓜络15克、泽兰15克；瘀阻疼痛明显，加乳香9克、没药9克、天花粉12克。

煎服法：成人中药常规煎煮服用。

注意事项

（1）积极治疗下肢感染性疾病，对疾病预后有重要作用。

（2）外用金黄散生理盐水调敷患处。

3. 肝脾湿火证

（1）治法：清热利湿，舒肝利胆。

（2）方药

柴胡清肝汤（《外科正宗》）

组成：川芎9克、当归12克、白芍12克、生地黄15克、柴胡12克、黄芩9克、栀子12克、天花粉15克、防风9克、牛蒡子12克、连翘12克、甘草6克。

煎服法：成人中药常规煎煮服用。

龙胆泻肝汤（《医方集解》）

组成：龙胆草9克、黄芩12克、炒栀子12克、泽泻12克、木通6克、当归7克、生地黄15克、柴胡6克、甘草6克、车前草15克。

加减：肝胆火旺，去木通、车前子，加黄连7克、丹皮12克、炒栀子12克。

煎服法：成人中药常规煎煮服用。

化斑解毒汤（《医宗金鉴》）

组成：石膏30克、连翘15克、升麻15克、知母15克、玄参20克、牛蒡子15克、黄连10克、淡竹叶10克、赤芍12克、甘草7克、荆芥10克、蝉蜕6克。

加减：热毒内甚者，加虎杖15克、紫草15克、蜂房7克。

煎服法：成人中药常规煎煮服用。

（3）中成药

龙胆泻肝丸

组成：龙胆草、柴胡、黄芩、栀子（炒）、泽泻、木通、车前子（盐炒）、当归（酒炒）、地黄、炙甘草。

用法用量：成人口服，一次3～6克，一日2次。

注意事项

柴胡清肝汤偏于上焦头面疾病，龙胆泻肝汤偏于中焦疾病，化斑解毒汤用于热毒发斑疾病。

4. 胎火蕴毒证

（1）治法：凉血清热解毒。

（2）方药

犀角地黄汤（《千金方》）合黄连解毒汤（《外台秘要》）

组成：水牛角30克、生地黄20克、芍药12克、牡丹皮12克、黄连9克、炒黄柏9克、炒黄芩7克、炒栀子12克。

加减：壮热烦躁，甚则神昏谵语，加服安宫牛黄丸或紫雪丹；舌绛苔光者，加玄参15克、麦冬12克、石斛12克。

煎服法：成人中药常规煎煮服用。

（3）中成药

连翘败毒片

组成：金银花、连翘、大黄、紫花地丁、蒲公英、栀子、白芷、赤芍、桔梗、玄参、木通、蝉蜕等。

用法用量：成人口服，一次4片，一日2次。

注意事项

（1）可用五味消毒饮煎水湿敷丹毒部位。

（2）此证常见于新生儿，必要时中西医结合治疗。

（张崇耀 彭 静）

十二、骨　髓　炎

（一）病情概述

骨髓炎是由各种感染因素造成的骨髓腔、骨和骨膜及周围组织的炎症。根据病程长短分为急性和慢性两种：急性骨髓炎以骨质吸收、破坏为主，慢性骨髓炎以死骨形成和新生骨形成为主。临床表现：多发于四肢长骨，急性骨髓炎发病急骤，常以寒战高热始，局部肿胀，附筋着骨，推之不移，疼痛彻骨，溃后脓水淋漓，不易收口，可形成窦道，损伤筋骨；急性骨髓炎失治误治或久治不愈者可形成慢性骨髓炎。

骨髓炎为西医病名，中医根据临床表现及患病的部位不同，有较多的名称，如生于大腿外侧者，称"附骨疽"；生于大腿内侧者，称"咬骨疽"；生在股胫部者，称"股胫疽"；生在手足腿膊等处，溃破后出腐骨的多叫"多骨疽"。《疮疡经验全书·腐骨痈疽论》云："夫贴骨痈者，即附骨痈也，皆附骨贴肉而生，字虽殊而病则一。此病之发，盛暑身热，贼风入于骨节，与热相搏，复遇冷湿，或居劳太过，两足下水，或久卧湿地，身体虚弱而受寒邪，然风热伏结，壅遏附骨而成。"其致病因素概括起来具体有：疔疮、有头疽、疮疖等化脓性疾病；或伤寒、天花、麻疹、猩红热等病后余毒未清湿热壅盛深窜入里损伤筋骨；其他由于外来伤害，尤其是开放性骨折、局部骨骼损伤，复又感受邪毒，瘀血化热，邪热蕴蒸，以致经络阻塞、凝滞筋骨为患；七情内伤，房事过度导致正气亏虚，病邪易着虚处而发病。总之"热毒是骨髓炎的致病因素，正虚是骨髓炎的发病基础，损伤是骨髓炎的常见诱因"。

（二）诊断与治疗

1. 诊断要点

本病临床表现：好发于儿童，尤以10岁以下的男孩更为多见。多发于长骨的干骺端，发病部位以胫骨为最多，其次为股骨、肱骨和桡骨。常有明显化脓性病灶存在，或外伤，或有骨科手术史。本病若见高热烦躁、神昏谵语等，则为并发内陷，危及生命。病程一般经历初期、成脓期、溃脓期3个阶段。

2. 辨证分型

（1）湿热瘀阻证：患肢疼痛彻骨，不能活动，继则局部胖肿，皮色不变，按之灼热，有明显的骨压痛和患肢叩击痛；伴寒战高热；舌苔黄，脉数。

（2）热毒炽盛证：起病1～2周后，高热持续不退；患肢胖肿，疼痛剧烈，皮肤焮红灼热，内已酿脓；舌苔黄腻，脉洪数。

（3）脓毒蚀骨证：溃后脓水淋漓不尽，久则形成窦道，患肢肌肉萎缩，可摸到粗大的骨骼，以探针检查常可触到粗糙的死骨；可伴乏力，神疲，头昏，心悸，低热等；舌苔薄，脉濡细。

3. 鉴别诊断

骨髓炎需要与如下疾病鉴别。

（1）历节风：常波及多个关节，关节肿痛呈游走性，压痛在关节处，全身症状不如附骨疽严重。

（2）流痰：好发于骨关节间，初起局部和全身症状均不明显，化脓迟缓，均需半年至1年以上，溃后脓水清稀，多夹有败絮状物，常导致残疾。

（3）流注：好发于肌肉丰厚处，无固定部位，随处可生，而且常此处未愈，他处又起。局部皮色不变，漫肿疼痛，疼痛较轻，成脓较快，溃后不损伤筋骨，容易愈合。

4. 治疗原则

分内治和外治两种，内治是指全身治疗，外治是指局部治疗。在治疗过程中，必须内治和外治相结合。常配合使用抗生素和支持疗法。

（1）内治：可分为3个不同阶段，即初期、中期（成脓期）、后期（溃后）。

1）初期尚未成脓之际用消法使之消散。

2）中期脓成不溃或脓出不畅阶段用托法多以托毒外出。

3）后期体质虚弱者用补法，以恢复正气，使疮口早日愈合，这是内治法的总则。

（2）外治：运用药物和手术或配合一定的器械，直接作用于患者体表的病变部位，以达到治疗目的。根据疮疡的初期、中期和后期的发展过程，选用不同的治疗方法和药物。

1）初期：箍毒消肿、按剂型分有草药、箍围药、油膏、膏药、掺药等。

2）中期：当疮疡酿脓成熟时，宜做切开排脓术。切开排脓的目的，可以防止疮疡毒扩散、走黄或内陷等并发症的发生，同时减少组织坏死，使脓液顺利、及时排出，既减轻患者的疼痛又有利于疮口的愈合。

3）后期：脓肿切开或自行穿溃，宜提脓祛腐、生肌收口。

5. 一般治疗

（1）增加饮食营养，患病后禁食鱼腥及辛辣食物。

（2）积极治疗原发病。

（3）急性期卧床休息、患肢抬高并用夹板制动，以防止骨折和毒邪扩散。慢性期应避免负重及跌跤。

（4）抗生素和支持疗法：适用于低龄、体弱且病情严重者，根据脓培养选择有效的抗生素，并配合必要的支持疗法。

（三）药物处方

1. 内治

（1）湿热瘀阻证

1）治法：清热化湿，行瘀通络。

2）方药

仙方活命饮（《校注妇人良方》）合五神汤（《辨证录》）

组成：白芷15克、贝母10克、防风15克、赤芍15克、当归尾15克、甘草6克、皂角刺15克、天花粉15克、乳香10克、没药10克、金银花10克、陈皮6克、茯苓10克、车前子10克、牛膝15克、紫花地丁15克。

煎煮法：成人中药常规煎煮服用。

3）中成药

小金丹

组成：白胶香、草乌、五灵脂、地龙、木鳖子、没药、归身、乳香、麝香、墨炭（陈年锭子墨，略烧存性，研用）

用法用量：成人每服1丸，用陈酒送下，取汗。

注意事项

急性期注意患肢制动减轻疼痛。

（2）热毒炽盛证

1）治法：清热化湿，和营托毒。

2）方药

黄连解毒汤（《肘后备急方》）合仙方活命饮（《校注妇人良方》）

组成：黄连15克、黄芩15克、黄柏15克、栀子10克、白芷10克、贝母10克、防风15克、赤芍10克、当归尾10克、甘草6克、皂角刺10克、天花粉15克、乳香10克、没药10克、金银花10克、陈皮6克。

煎煮法：成人中药常规煎煮服用。

3）中成药

牛黄解毒片

组成：人工牛黄、雄黄、石膏、大黄、黄芩、桔梗、冰片、甘草。

用法用量：成人口服，一次3片，一日2～3次。

注意事项

正邪交争高热不退、炎症明显选用抗生素治疗。

（3）脓毒蚀骨证

1）治法：调补气血，清化余毒。

◇◇

2）方药

八珍汤（《正体类要》）合四妙散

组成：人参10克（另煎兑服）、茯苓15克、白术15克、当归15克、川芎15克、白芍15克、熟地黄15克、甘草6克、山茱萸15克、牡丹皮10克、山药15克、泽泻15克、苍术15克、黄柏10克、牛膝15克、生薏仁30克。

煎煮法：成人中药常规煎煮服用。

注意事项

（1）伤口愈合后，需要继续服药调理，清除遗毒，防复发。

（2）必要时采用西医外科手术清创治疗。

2. 外治

（1）初起：金黄膏或玉露丹外敷，患肢用夹板固定，以减少疼痛和防止病理性骨折。

（2）脓成：及早切开引流。

（3）溃后：用七三丹或八二丹药线引流，红油膏或冲和膏盖贴；脓尽后改用生肌散、白玉膏。

（4）窦道形成：用千金散或五五丹药线腐蚀，疮口扩大后改用八二丹药线引流，太乙膏或红油膏盖贴。触及死骨松动者，可用血管钳夹出或手术取出；如无死骨存在，脓液转为黏稠液体时，即使疮口仍较深，也应及时停用药线，否则不易收口。若有空腔或疮口较深时，可用垫棉法，促使疮口愈合。

对于窦道经久不愈，坏死骨大或多，疮口小而深，不能自动排出坏死骨者，可实施清创术。

（张崇耀 彭 静）

十三、骨 结 核

（一）病情概述

骨结核是结核分枝杆菌经血循环到达骨与关节部位，在机体抵抗力下降时引起疾病的一种结核病。临床表现是好发于骨与关节，以脊椎为最多，其次为下肢、上肢，儿童与青少年多见，起病缓慢，初起红热、肿胀都不明显，仅感患处隐隐酸痛，化脓亦迟，溃后难以收口，易形成窦道。多数损伤筋骨，轻则导致残疾，重则危及生命。

中医称之为"流痰或骨痨"，根据病变发生部位的不同另有多种名称。发生在背脊的称"龟背痰"，发生在腰椎肾俞穴附近的称"肾俞流痰"，发生在髋关节环跳部的称"附骨痰"，发生在膝部的称"鹤膝痰"，发生在足踝部的称"穿拐痰"，发生在胸部和肋骨者称"肋疽、渊疽"等。但无论论生在何处，其病因、症状和治法基本相似，综合在流痰来论治。本病的致病原因，多为先天肾气不足，骨骼柔嫩或空虚，或有跌仆损伤，或久坐久站，或脾失健运痰浊凝聚，复感风寒外邪而留着筋骨关节，致使气血失和，风寒痰浊凝聚，经络阻隔而发为本病。在整个发病过程中，病初为肾虚、寒痰凝聚，属于阳虚阴盛之证；病久寒化为热，肉腐成脓，则阴转为阳；病至后期阴愈亏火愈旺，所以在病之中、后期，常出现肝肾阴虚、阴虚火旺的证候；由于病久脓水淋漓不断，耗伤气血，又可出现气血两虚的证候。

（二）诊断与治疗

1. 诊断要点

本病发病前常有其他部位的"痨"病史，以肺痨多见。本病好发部位以脊椎最多，其次为下肢髋、膝、踝关节和上肢的肩、肘、腕、指等骨关节。儿童与青少年多见，80%～90%的患者年龄小于14岁，其中50%在5岁以内。其典型的临床特征是起病缓慢，化脓亦迟，溃后难以收口，易形成窦道。多数损伤筋骨，轻则形成残疾，重则危及生命。初期局部不红热，也不肿胀，仅感患处隐隐酸痛，继则关节活动障碍，动则疼痛加剧，休息后得到缓解。儿意常在睡眠中痛醒；病变日久，约经半年或1年以上，病变部位渐渐肿起，不红不热，伴有发热，朝轻暮重，患处可出现透红一点，按之应指。后期破溃之后，疮内时流清稀脓水，或夹有败絮样物质，久则疮口凹陷，周围皮色紫暗，形成漏管，不易收口。西医检查结核菌素试验阳性，脓液培养可有结核分枝杆菌生长。X线摄片示早期滑膜肿胀，骨质疏松，有脱钙现象。后期见关节软骨破坏，或有病理性脱位，骨关节面明显破坏，死骨形成。

2. 辨证分型

（1）阳虚痰凝证：初起多见，病变部位无明显变化，不红热，不肿胀，仅感患处隐隐酸痛，逐渐出现关节活动障碍，动则疼痛加剧休息后缓解。儿童常在睡眠中痛醒。全身症状不明显。舌淡苔薄，脉濡细。

（2）阴虚内热证：病变部位渐渐肿起，患处可出现透红一点，按之应指，伴有发热，朝轻暮重，颧红，口干咽燥，食欲减退，或咳嗽痰血，舌红，少苔，脉细数。

（3）肝肾亏虚证：肿胀部位可发生溃破，疮口脓水清稀，夹有败絮状物质，常形成窦道，病变在四肢关节可见受累关节肿大畸形、肌肉萎缩，病变在脊柱可见强直不遂甚至下肢瘫痪不用、二便潴留或失禁伴腰脊酸痛、盗汗，舌红，苔薄，脉细数或虚数。

（4）气血两虚证：疮口脓水稀薄日久不愈伴腰脊酸痛、盗汗，身体日渐消瘦精神萎顿，面色无华，形寒肢冷，心悸失眠，自汗盗汗，舌淡红，苔薄白，脉细或虚大。

3. 鉴别诊断

骨结核需要与附骨疽、流注、历节风、骨肉瘤鉴别。

（1）附骨疽多发生于长骨干骺端，起病较快，初起即有高热，病变局部胖肿，疼痛较为剧烈。

（2）流注发于肌肉深部，大多为多发性，无固定部位，随处可生，起病较快，疼痛较轻，恢复较快，溃后亦容易收口。

（3）历节风：本病虽亦生于关节，日久也可出现肌肉萎缩，关节变形，有寒热汗出，关节窜痛无定处，有多发性关节炎病史，关节无化脓病变。

（4）骨肉瘤：多见于青年，初起隐隐酸痛，继而掣痛难忍，皮色渐变紫黑，局部可触及肿块，坚硬如石，推之不移，紧贴于骨，终不化脓。

4. 治疗原则

西医手术清除病灶及抗结核药物治疗为根本原则。中医治疗以扶正驱邪、抗痨、杀虫为总的治则。临证时中西医结合互补治疗提高疗效。

5. 一般治疗

（1）调情志，节制房事。

（2）对于胸椎、腰椎、髋关节流痰的患者，宜卧木板床；肘、膝、腕、踝部流痰，局部制动，选择石膏、支架固定、皮牵引等方法可减轻疼痛，解除肌肉痉挛，防止病理性骨折、脱位，纠正关节畸形。

（3）积极治疗其他部位的虚痨病变，注意合理调配饮食，平素多食富含营养的食物，病变进展期忌食腥荤发物。

（4）初起未化脓时可配合隔姜灸、附子饼灸、雷火神针灸或配合熨风散寒中药局部熨之。

（三）药物处方

1. 阳虚痰凝证

（1）治法：补肾温经，散寒化痰抗痨。

（2）方药

阳和汤（《外科全生集》）

组成：熟地黄20克、肉桂7克、白芥子12克、姜炭9克、生甘草7克、麻黄9克、鹿角胶6克（另包烊化）。

加减：流脓清稀，加白芷9克、炒薏苡仁20克、炒白术15克、皂角刺12克。疼痛明显，加乳香6克、没药6克、浙贝母12克。

煎服法：成人中药常规煎煮服用。

注意事项

初期可用阳和解凝膏加黑退消外敷，或用回阳玉龙膏外敷。

2. 阴虚内热证

（1）治法：滋阴清热托毒抗痨。

（2）方药

六味地黄丸（《小儿药证直诀》）合*清骨散*（《证治准绳》）

组成：熟地黄20克、山茱萸15克、牡丹皮12克、山药15克、茯苓15克、泽泻12克、银柴胡12克、胡黄连9克、秦艽12克、鳖甲15克、地骨皮15克、青蒿12克、知母9克、甘草6克。

煎服法：成人中药常规煎煮服用。

（3）中成药

六味地黄丸

组成：熟地黄、酒萸肉、牡丹皮、山药、茯苓、泽泻。

用法用量：成人口服，大蜜丸一次1丸，一日2次。

注意事项

（1）脓成可穿刺抽脓，或切开引流，切口应以排脓通畅为原则。

（2）先用五五丹药线提脓祛腐，外敷红油膏；形成窦道，疮口过小，脓出不畅，可用千金散附在药线上，插入窦道引流；脓尽可用生肌散收口。

3. 肝肾亏虚证

（1）治法：补益肝肾抗痨。

（2）方药

左归丸（《景岳全书》）

组成：熟地黄20克、山药15克、枸杞15克、山茱萸15克、怀牛膝15克、菟丝子15克、鹿角胶7克（烊化）、龟胶9克（烊化）、白术12克、人参9克（另煎兑服）、茯苓12克、陈皮7克、川芎7克、当归12克、贝母9克、桔梗12克。

加减：盗汗者，加黄芪15克、浮小麦12克、牡蛎20克（先煎）、龙骨20克（先煎）；若咳嗽痰血，加南沙参15克、麦冬12克、百合12克、牡丹皮12克等；腰膝酸痛者，加川断20克、杜仲20克、狗脊15克、巴戟天15克。

煎服法：成人中药常规煎煮服用。

注意事项

脓成可切开排脓。

4. 气血两虚证

（1）治法：补气养血抗痨。

（2）方药

人参养荣汤（《太平惠民和剂局方》）或八珍汤（《正体类要》）

组成：人参9克（另煎兑服）、白术12克、茯苓9克、甘草7克、陈皮12克、黄芪15克、当归12克、白芍12克、熟地黄15克、五味子7克、桂心7克、远志12克。

加减：腰背酸痛下肢瘫痪，加续断15克、狗脊15克、菟丝子15克、怀牛膝15克、鹿角胶7克（烊化）；自汗不止，加黄芪15克、浮小麦12克、煅牡蛎龙骨各20克（先煎）、丹皮12克；咳嗽痰血，加南沙参15克、麦冬15克、百合12克、川贝母3克（吞服）。

煎服法：成人中药常规煎煮服用。

注意事项

脓成可切开排脓，脓尽可用生肌散收口。

（张崇耀　彭　静）

十四、大骨节病

（一）病情概述

大骨节病是一种与特定地理环境有关的地方性变形性骨关节病，国内又叫"矮人病、算盘珠病、柳拐子病"等，西医学称本病为大骨节病（Kaschin-Beck disease，KBD）。大骨节病主要侵害生长发育期的儿童青少年，病变表现为在病因的作用下软骨细胞发育停滞、变性、坏死、溶解、消失，进而导致软骨、骨生长发育障碍，关节增粗、疼痛、活动受限。严重者干骺早闭，化骨障碍，管状骨长径发育停止，致身材矮小、终身残疾（称为短指、肢畸形）。成人大骨节病是儿童发育期大骨节病变晚期修复后遗的畸形关节病。常见受累部位依次为手、腕、踝、膝及髋部，肘、肩、脊柱及骨盆相对少见。大骨节病在我国主要分布在东北地区及西藏、四川阿坝州的一些狭长高寒地带，平原少见。多发于儿童和青少年，临床表现为对称性、多发性的关节软骨病变，导致关节疼痛、日久增粗变形、肌肉萎缩，出现运动障碍，严重影响工作与生活质量。

中医无大骨节病的病名，根据临床表现应当归属于"骨痹""顽痹""历节"的范畴，本病的发生与气候条件、生活环境及饮食等有密切关系。中医认为，大骨节病由于先天禀赋不足，后天劳逸失调，本虚标实，脾为后天之本，主运化及统血，肾为先天之本，主骨生髓，二者转相滋养，相互为用，若先天脾肾亏虚，阳气不足，督脉失养而外加感受寒湿之邪，则运化水湿功能失常，导致寒湿之邪内蕴，阻闭经络，气血运行不畅，内外合邪而致病。正虚邪侵，邪恋损正，日久不愈，终致筋挛骨损，骨节肿大而废用。

（二）诊断与治疗

1. 诊断要点

根据病区接触史、症状和体征及手骨X线拍片所见手指、腕关节骨关节面、干骺端临时钙化带和骺核的多发对称性凹陷、硬化、破坏及变形等改变可诊断本病。X线片见指骨远端多发对称改变为本病特征性指征。

2. 辨证分型

（1）湿流关节型：关节疼重，头重体疼，腹胀烦闷，昏不知人，四肢倦怠，腿膝肿痛，身重浮肿，大便泄泻，小便黄赤。

（2）风寒入络型：肢节疼痛，活动不灵，腰膝酸冷，遇寒痛增，得暖痛减，肌肉消瘦，步履维艰，舌淡，苔白，脉迟缓。

（3）肝肾不足型：病程缠绵，身材矮小，关节粗大，挛缩畸形，活动障碍，肌肉消瘦，神疲乏力，腰膝酸冷，行走困难，夜尿频多，或遗尿失禁，舌淡苔白，脉沉细无力。

3. 鉴别诊断

大骨节病需要与类风湿关节炎、佝偻病、脆骨病鉴别。

（1）类风湿关节炎：可发生在任何年龄，患者身材正常，四肢与躯干比例正常，后期可发生关节强直与畸形，红细胞沉降率快，类风湿因子阳性。

（2）佝偻病：发育延迟，出现方颅、鸡胸、肋串珠、腕呈手镯样等典型表现，无肌肉萎缩，重症出现"O"形或"X"形腿，化验碱性磷酸酶增高。

（3）脆骨病：发生在幼儿，容易发生骨折，眼巩膜蓝色，听力差，无肌肉萎缩，X线检查见骨质疏松，骨皮质菲薄，碱性磷酸酶增高。

4. 治疗原则

中医认为，大骨节病机为本虚标实，正虚邪侵，邪恋损正，本虚为先天脾肾亏虚，阳气不足，标实为寒凝痰瘀。治疗以补虚泻实为基本原则，补益脾肾亏虚，温阳散寒化痰除湿、理气活血。

5. 一般治疗

（1）缓解疼痛、保护和改善关节功能及适应能力，阻止和延缓病情进展。要避免使用激素、甾体类药物。严格把握手术适应证，除摘取关节鼠外，一般不宜采取其他外科手术治疗。

（2）针刺穴位鹤顶、曲泉、阴谷、犊鼻、膝眼、阳陵泉、阴陵泉、足三里、阿是穴；操作毫针针刺采用平补平泻法，以患者得气为度。每日1次，7天一个疗程。

（3）根据"背腧关节标本同治"的经络标本理论，下病可上治，使用推拿手法弹拨膀胱经背俞穴通调五脏之气、调整脏腑气血，通过心脑肝肾的整合联系作用，治疗以肝脾肾亏虚为根本病机的大骨节病的关节疼痛及功能障碍。

（三）药物处方

1. 湿流关节型

（1）治法：温中健脾，除湿通络。

（2）方药

加味术附汤（《世医得效方》）

组成：炙附子12克（开水先煎1小时）、炒白术15克、赤茯苓20克、薏苡仁30克、白芷12克、扁豆15克、泽泻15克、猪苓12克、生姜9克、大枣6克、甘草12克。

煎服法：成人中药常规煎煮服用。

渗湿汤（《寿世保元》）

组成：猪苓12克、泽泻12克、苍术15克、茯苓20克、陈皮12克、枳实9克、黄连7克、炒栀子7克、防己9克、木通5克。

加减：如饮食不思乃伤食，加砂仁9克（后下）、神曲15克、炒麦芽12克；久病，关节疼痛，加土鳖虫12克、全蝎3克；关节退变严重，加骨碎补15克、鹿衔草15克。

煎服法：成人中药常规煎煮服用。

注意事项

（1）加味术附汤偏重寒湿为特征。

（2）渗湿汤偏重湿蕴化热。

（3）临证根据辨证选方用药。

2. 风寒入络型

（1）治法：祛风散寒，温中除痹。

（2）方药

防风汤（《宣明论方》）

组成：防风12克、麻黄12克、黄芩9克、当归15克、赤茯苓15克、秦艽12克、葛根15克、桂枝12克、杏仁9克、甘草7克、生姜9克。

煎服法：成人中药常规煎煮服用。

五积散（《仙授理伤续断秘方》）

组成：苍术12克、桔梗9克、枳壳12克、陈皮12克、白芍12克、白芷12克、川芎12克、当归12克、甘草6克、肉桂5克、茯苓15克、半夏12克、厚朴9克、干姜7克、麻黄9克。

煎服法：成人中药常规煎煮服用。

独活寄生汤《宋·太平惠民和剂局方》

组成：独活12克、桑寄生15克、续断15克、当归12克、白芍12克、熟地黄12克、牛膝12克、细辛3克、茯苓15、防风9克、秦艽12克、人参6克、桂心7克、川芎12克、杜仲15克、甘草7克。

加减：久病，关节疼痛，加土鳖虫12克、全蝎3克；关节退变严重，加骨碎补15克、鹿衔草15克。

煎服法：成人中药常规煎煮服用。

（3）中成药

草乌甲素片

组成：草乌甲素。

用法用量：普通成人口服，一次1片，一日2～3次。

小活络丸

组成：胆南星、制川乌、制草乌、地龙、乳香制、没药制。

用法用量：温开水送服，一次1丸，一日2次。

注意事项

（1）关节酸痛游走不定为风邪偏盛，用防风汤。

（2）关节冷痛得热则减者为寒邪偏盛，用五积散。

（3）肝肾亏虚兼挟风寒湿痹，用独活寄生汤。

（4）可结合中药外用，熏洗治疗。

3. 肝肾不足型

（1）治法：补益肝肾，强筋壮骨。

（2）方药

补肾丸《全国中药成药处方集》

组成：黄柏12克、知母9克、炙龟板15克，锁阳15克、天冬12克、白芍药15克、熟地黄15克、枸杞子15克，干姜6克，五味子12克。

加减：四肢关节疼痛明显者，加忍冬藤15克、鸡血藤15克、雷公藤12克。

煎服法：成人中药常规煎煮服用。

（3）中成药

健步虎潜丸

组成：当归、知母、黄柏、秦艽、独活、熟地黄、炙龟板、炒白术、白芍、黄芪、炒补骨脂、炒杜仲、羌活、锁阳、茯苓、防风、菟丝子、木瓜、续断、枸杞子、牛膝、川附片、人参。

用法用量：成人口服，一次1丸，一日2次。

注意事项

青年男性未孕育者久服雷公藤影响生育，应监测肝功能，以防出现急性中毒性肝损伤。

（张崇耀）

十五、淋巴结结核

（一）病情概述

淋巴结结核是指结核分枝杆菌及毒素侵犯淋巴结引起的慢性感染性疾病，是淋巴结病中最常见的一种疾病。该病多发现于浅表颈部淋巴结、腋窝部淋巴结、腹股沟部淋巴结。深部淋巴结同样也可发病，由于深部淋巴结结核在外表现不明显，临床容易被忽视，一旦出现症状可能比较严重，例如腹部淋巴结结核、肺门淋巴结结核。本病好发于儿童和青壮年，多见于颈部两侧，多因原发性肺结核和继发性肺结核沿淋巴结和淋巴管传染，病程缓慢。浅表病变淋巴结初起如豆，不红不痛，缓慢增大，逐渐增大窜生，融合成串，成脓时皮色转为暗红，溃后脓水清稀，夹有败絮状物质，经久难敛，形成窦道，愈合后形成凹陷性疤痕。

　　淋巴结结核为西医病名，中医无此病名，根据临床表现归属在中医"瘰疬、疬子颈或老鼠疮"等范畴。中医认为，本病发生常因忧思郁怒，肝气郁结，脾失健运，痰湿内生，气滞痰凝，阻于经脉，结于臀核，日久痰浊化热，或肝郁化火，下烁肾阴，热盛肉腐而成脓，溃后脓水淋漓，耗伤气血阴津，渐成虚证。也可因肺肾阴亏，以致阴虚火旺，肺津不能输布，灼津为痰，痰火凝结而成。本部分主要论述浅表淋巴结结核。

（二）诊断与治疗

1. 诊断要点

　　浅表淋巴结结核多见于儿童和青壮年，发病前常有虚痨病史，好发于颈部。

　　初期：臀核集中在一侧或两侧，结块肿大如豆，孤立或成串状，质地坚实，推之活动，不热不痛，肤色正常，可延及数月不溃，多无全身症状。

　　中期：臀核部肿块逐渐增大，与皮肤粘连，或融合成块，推之不动，疼痛。液化成脓时，皮肤微红或紫暗发亮，按之微热有波动感，可有低热、纳差、全身乏力等结核中毒症状。

　　后期：臀核溃后脓水清稀，夹有败絮样物，疮口周围皮肤紫暗，疮口久不收敛，可形成窦道。常伴有低热、乏力、头晕、食欲不振、腹胀便溏等症，或出现咳嗽、盗汗、潮热等症状。

　　结核菌素试验阳性；脓液培养可有结核分枝杆菌生长。深部淋巴结结核多需要借助西医辅助检查腹部B超、胸部CT等；必要时取病灶组织病理检查，辅助明确诊断。

2. 辨证分型

　　（1）气滞痰凝证：瘰疬初期，肿块坚实，无明显全身症状；苔黄腻，脉弦滑。

　　（2）阴虚火旺证：肿块逐渐增大，皮核相连，皮色转暗红，午后潮热夜间盗汗；舌红，少苔，脉细数。

　　（3）气血两虚证：臀核结块溃破，疮口脓出清稀，夹有败絮状物质；形体消瘦，精神倦怠，面色无华；舌质淡嫩，苔薄，脉细。

3. 鉴别诊断

淋巴结结核需要与单纯臖核肿大、失荣鉴别。

（1）臖核肿大：可由头面、口腔等部位疮疖或破损引起，一般多为单个结块肿大，起发迅速，压之疼痛，很少化脓，一般无全身症状。

（2）失荣：多见于中老年。生于耳前后及项间，以口腔、鼻咽、喉部的恶性肿瘤转移至颈部多见，常伴有头痛，鼻血。初起肿块即坚硬如石，高低不平，推之固定不动，破溃后，疮面如石榴样，血水淋漓。

4. 治疗原则

淋巴结结核的治疗以抗痨杀虫、化痰散结和补虚培元为基本原则，《医学正传·劳极》提出"一则杀其虫，以绝其根本，一则补其虚，以复其真元"。应根据病情轻重、临床表现及患者体质强弱分清治疗主次，依据早期、中期、后期三期论治，但在整个治疗过程中均需重视增强正气，调补气血，提高患者整体抗痨能力；此外还应针对咳嗽、咯血、潮热、盗汗四大主症辨证施治。

5. 一般治疗

（1）注意合理调配饮食，平素多食营养丰富的食物，病变进展期，忌食腥荤发物。

（2）必要时中西医结合抗痨治疗，积极治疗其他部位的虚痨病变。

（3）初起未化脓时可配合隔姜灸、附子饼灸、雷火神针灸等祛风散寒药物外治或配合局部熨之。

（三）药物处方

1. 气滞痰凝证

（1）治法：疏肝理气，化痰散结、抗痨杀虫。

（2）方药

逍遥散合二陈汤（均出自《太平惠民和剂局方》）

组成：柴胡12克、白芍12克、当归12克、白术15克、茯苓15克、生姜6克、薄荷7克、陈皮12克、半夏15克、夏枯草20克、百部12克、海藻12克、昆布12克、牡蛎15克、炙南星9克。

煎服法：成人中药常规煎煮服用。

（3）中成药

内消瘰疬丸

组成：夏枯草、玄参、海藻、浙贝母、天花粉、连翘、熟大黄、白蔹、枳壳、玄明粉。

功能主治：软坚散结。用于球瘰疬痰核或肿或痛。

用法用量：成人口服，一次9克，一日3次。

注意事项

初期局部肿块皮肤未破可外敷冲和膏或阳和解凝膏。

2. 阴虚火旺证

（1）治法：滋阴降火、抗痨杀虫。

（2）方药

知柏地黄丸（《医宗金鉴》）

组成：熟地黄20克、山茱萸12克、山药15克、泽泻9克、茯苓12克、牡丹皮12克、知母12克、黄柏9克、鳖甲15克、秦艽12克、地骨皮12克、夏枯草20克、百部12克、炙南星9克。

加减：咳嗽，加浙贝母12克、海蛤壳15克。

煎服法：成人中药常规煎煮服用。

注意事项

（1）如脓成未熟，改用千捶膏外用。

（2）脓熟宜切开排脓，或做十字形切口，以充分引流排脓。

3. 气血两虚证

（1）治法：益气养血、抗痨杀虫。

（2）方药

人参养荣汤（《太平惠民和剂局方》）

组成：人参9克（另煎兑服）、白术12克、茯苓9克、甘草7克、陈皮12克、黄芪15克、当归12克、白芍12克、熟地黄15克、五味子7克、肉桂6克、远志12克、夏枯草20克、百部12克、炙南星9克。

煎服法：成人中药常规煎煮服用。

八珍汤（《正体类要》）

组成：人参9克（另煎兑服）、白术12克、茯苓9克、甘草7克、川芎9克、当归12克、白芍12克、熟地黄15克、夏枯草20克、百部12克、炙南星9克、白芥子12克。

煎服法：成人中药常规煎煮服用。

注意事项

（1）已溃者一般先用五五丹或七三丹药线引流，外敷红油膏或冲和膏。

（2）肉芽鲜红，脓腐已尽，改用生肌膏、白玉膏外用。

（3）若创面肉芽高突，可先用千金散，待胬肉平整后改用生肌膏、白玉膏。

（4）如有空腔或窦道时，可用千金散药线，也可用扩创或挂线手术。

（张崇耀 彭 静）

十六、淋巴结肿大

（一）病情概述

淋巴结因内部细胞增生或肿瘤细胞浸润而体积增大的现象称为淋巴结肿大。淋巴结是人体重要的免疫器官，具有滤过与吞噬功能、免疫功能和造血功能。根据淋巴结在人体分布部位的不同，可分为浅表淋巴结和深部淋巴结。临床触诊或肉眼检查所见的主要是浅表淋巴结，深部淋巴结肿大需要通过淋巴管造影或放射性核素扫描等才能发现。正常淋巴结常呈组群分布，质地柔软，表面光滑，无压痛，与周围组织无粘连，除颌下、腹股沟、腋下等处偶能触及1～2个浅表淋巴结外，一般不易触及。存在炎症或肿瘤等时可使淋巴结体积增大，每一组群淋巴结收集相应引流区域的淋巴液回流。掌握上述二者之间的联系，对于判断原发病灶的部位及性质有重要临床意义。淋巴结肿大是临床体征，并非独立疾病。

淋巴结肿大的常见病因有感染（急、慢性感染），包括细菌、病毒、真菌、蠕虫、衣原体、立克次体；肿瘤（恶性淋巴瘤、白血病、浆细胞肿瘤、恶性组织细胞病、肿瘤转移）；反应性增生（坏死性增生性淋巴结病、系统性红斑狼疮、风湿病等）；细胞代谢异常（脂质沉积病、结节病）。

中医无淋巴结肿大病名，根据临床表现归属在"瘰核、瘰疬"等范畴；溃破后多在"痈、疮"等论述。瘰核肿大的病因以痰、瘀为主，病机虚实夹杂。

（二）诊断与治疗

1. 诊断要点

淋巴结肿大以病因诊断为根本。需要结合病史、症状了解与淋巴结肿大有关的详细情况。如发生部位、发展范围、发展速度、自觉症状及伴随症等，可对淋巴结肿大的病因提供重要线索。血清学检查、淋巴结穿刺针组织活检、淋巴结病理学检查、放射性核素扫描、CT、B超、纤维内镜等检查可协助明确原发病灶的部位及性质。

2. 辨证分型

（1）气郁痰凝证：淋巴结肿大初期，肿块坚实，无明显全身症状，苔黄腻，脉弦滑。

（2）痰结血瘀证：肿块逐渐增大，皮核相连，皮色转暗红，午后潮热夜间盗汗，舌红，少苔，脉细数。

（3）气血两虚证：瘰核结块溃破，疮口脓出清稀，夹有败絮状物质，形体消瘦，精神倦怠，面色无华，舌质淡嫩，苔薄，脉细。

3. 鉴别诊断

（1）炎症性淋巴结肿大：急慢性淋巴结感染时淋巴结可充血水肿，淋巴细胞和巨噬细胞增生，有中性粒细胞、单核细胞及浆细胞的浸润甚至发生坏死及肉芽肿形成，使淋巴结增大伴疼痛。急性淋巴结炎通常继发于相应引流区域的感染，有效的抗生素治疗可使肿大的炎症性淋巴结缩小。

（2）肿瘤性淋巴结肿大：无论是原发于淋巴组织的内生肿瘤（如淋巴瘤、淋巴细胞性白血病等）或是淋巴结外转移来的肿瘤（如乳腺癌转移至腋下淋巴结、胃癌转移至左锁骨上淋巴结等），都可表现为肿瘤细胞在淋巴结内大量增殖，导致淋巴结内纤维组织增生及炎症细胞浸润，产生淋巴结肿大。癌性淋巴结常质地坚硬且相对固定。

（3）反应性淋巴结增生肿大：包括非特异性反应性淋巴细胞增生和免疫反应性增生两种。多由生物因素（细菌、病毒等）、化学因素（药物、环境、代谢毒性产物等）及变态反应性刺激等因素，引起淋巴结内淋巴细胞单核巨噬细胞反应性大量增生。

4. 治疗原则

本病初期多为邪实，久病则本虚标实，病理因素为痰瘀互结流滞经络脏腑，聚积成核，簇集不散，因痰治病每与气滞、火热兼夹。初期治疗宜疏风化痰、软坚散结，久病宜调理脏腑虚实、扶正驱邪、化痰消瘀。

5. 一般治疗

（1）调情志，避免过度忧思恼怒。

（2）劳逸结合，适量运动。

（3）对表浅的肿大淋巴结，可用中药外敷肿大部位促其消散。

（三）药物处方

1. 气郁痰凝证

（1）治法：解郁化痰，软坚散结。

（2）方药

四海舒郁丸《疡医大全》

组成：昆布12克、海藻12克、陈皮12克、香附12克、法半夏15克、川贝5克（研末冲服）、海带12克，海蛤壳12克、海螵蛸15克、青木香7克、枯梗9克、牛蒡子12克，石菖蒲12克、全瓜蒌12克。

加减：胁痛明显，加柴胡12克、枳壳各12克；声音嘶哑，加木蝴蝶15克、射干12克。

煎服法：成人中药常规煎煮服用。

注意事项

调畅情志，避免气郁痰结。

2. 痰结血瘀证

（1）治法：理气化痰，活血消瘀。

（2）方药

海藻玉壶汤《外科正宗》

组成：海藻12克、昆布12克、青皮12克、陈皮12克、连翘15克、当归12克、川芎9克、浙贝母12克、法半夏15克、山药12克、茯苓15克。

加减：烦热明显，舌红，苔黄，脉数化热，加夏枯草15克、玄参15克、丹皮12克；结块硬者，加三棱12克、莪术12克、穿山甲2克（研末吞服）或穿破石30g、半枝莲12克、丹参20克；胸闷不舒，加郁金15克、香附12克、枳壳12克。

煎服法：成人中药常规煎煮服用。

（3）中成药

逍遥丸

组成：柴胡、当归、白芍、白术（炒）、茯苓、炙甘草、薄荷、生姜。

用法用量：成人口服，浓缩丸一次8丸，一日3次。

注意事项

可用中药外用贴敷浅表肿大的淋巴结促消散。

3. 气血两虚证

（1）治法：益气活血。

（2）方药

八珍汤《丹溪心法》

组成：人参9克（另煎兑服）、白术12克、茯苓9克、甘草7克、川芎9克、当归12克、白芍12克、熟地黄15克、夏枯草20克、百部12克、炙南星9克、白芥子12克。

加减：淋巴结肿大质地坚硬，加昆布12克、牡蛎12克、海藻15克。

煎服法：成人中药常规煎煮服用。

（3）中成药

八珍丸

组成：白芍、白术、川芎、当归、党参、蜂蜜、茯苓、甘草、熟地黄。

用法用量：成人口服，浓缩丸一次8丸，一日3次。

注意事项

淋巴结肿大注意结合现代医学明确病因诊断，以便进行针对性治疗。

（张崇耀）

十七、前列腺炎

（一）病情概述

前列腺炎是青壮年男性的常见疾病，以下尿路刺激症状、前列腺触痛及前列腺按摩液异常为主要表现的疾病。有学者研究认为前列腺炎是因感染、充血及不明原因引起的包括局部症状、全身症状、精神－神经症状的一种症候群，并有病情复杂、缠绵难愈、淋巴肿等特点。分为急性细菌性前列腺炎、慢性细菌性前列腺炎、慢性非细菌性前列腺炎和前列腺痛四类。其中以非细菌性前列腺炎最为多见，为本部分重点讨论内容。

中医无前列腺炎的病名。相似症状见于"淋证、白淫、精浊、悬痈、少腹痛、腰痛"等范畴论述。现代中医学把前列腺炎归属于"精浊"、"劳淋"范畴。中医认为，本病病因为外感湿热火毒，或过食肥甘醇酒滋生湿热，或七情六欲化热生火，或肺热循经内传，均导致湿热火毒之邪下迫精、溺二窍而发病；外感寒湿之邪，寒凝肝脉或情志不遂肝气郁结，气滞络阻发为本病；湿热久郁不解血脉不畅，或久坐久骑致伤会阴，均可导致气滞血瘀、经脉不通而发病；先天禀赋不足，或房事不节，或久病体虚，或失治误治，均可导致肾之精气损伤而发病。

（二）诊断与治疗

1. 诊断要点

主症为有不同程度的尿频尿痛，尿道灼热刺痒，淋沥不尽，晨起时尿道口有少量稀薄乳白色分泌物，排尿终末或大便时尿道排出乳白色分泌物（精浊）。兼症有排尿等待、排尿无力、尿线变细或中断及排尿时间延长等。会阴部、生殖器区、下腹部、耻骨上区、腰骶及肛门周围隐痛坠胀不适，病久可伴有性功能障碍及神经症症状。直肠指诊前列腺为正常大小，亦可稍大或稍小，硬度增加或有结节，并可有压痛；前列腺按摩液（EPS）检查，每高倍视野白细胞在10个以上或见成堆脓球，卵磷脂小体减少或消失。

2. 辨证分型

（1）湿热壅结证：多为初发或再次发作，小便频急而痛，尿后滴沥，尿道灼热，白浊，阴囊潮湿；舌红苔黄或黄腻，脉滑。

（2）气滞血瘀证：病程较长，小便不畅，小便刺痛，会阴部、外生殖器区、下腹部、耻骨上区、腰骶及肛门周围坠胀疼痛，前列腺压痛，前列腺质地稍硬或有炎性结节；舌暗或有瘀点瘀斑，脉弦或涩。

（3）肝肾阴虚证：小便短赤，腰膝酸软或酸痛，五心烦热，头晕眼花，遗精早泄；舌红少苔，脉沉细。

（4）肾阳虚损证：排尿淋漓，稍劳后尿道即有白色分泌物溢出，腰膝酸软或酸痛，畏寒怕冷，精神萎靡，阳痿早泄，舌淡苔薄白，脉沉细。

3. 鉴别诊断

前列腺炎需要与"膀胱肿瘤、间质性膀胱炎、膀胱颈纤维增生、尿路感染、前列腺增生"鉴别。

（1）膀胱肿瘤：膀胱原位癌、浸润性癌、三角区肿瘤合并感染等都可有类似于"前列腺炎综合征"的临床表现，需注意鉴别。确诊可依据尿细胞学检查和膀胱镜检查及组织病理活检。

（2）间质性膀胱炎：多发于30～50岁的中年女性，但青壮年男性亦可见到。表现为尿频、尿痛，会阴耻骨上及盆腔疼痛，排尿后部分缓解，尿常规及尿培养正常。膀胱镜是主要确诊方法。

（3）膀胱颈纤维增生：50岁以下患者有下尿路梗阻症状，或50岁以上有下尿路梗阻症状而直肠指诊未发现有前列腺明显增大，除可能系增大之腺叶突向膀胱外，应考虑本病的可能。本病下尿路梗阻病史较长，青壮年即开始。膀胱镜检查可明确诊断。

（4）尿路感染：有尿频、尿急、尿痛的尿路刺激征，无前列腺液异常，小便常规异常可协助诊断。

（5）前列腺增生：多见于老年男性，精室肥大增生的泌尿生殖系疾病，主要表现为排尿困难，逐渐出现尿潴留、充盈性尿失禁、血尿等。

4. 治疗原则

本病病因复杂，肾虚为本，湿浊热邪为标，久病肝郁瘀滞为变三个基本病理环节，临床以辨证论治为基本原则，分清主次权衡用药。中医内服、外用结合治疗可提高临床疗效。慢性前列腺炎患者多有或轻或重的抑郁倾向，甚至有抑郁症的表现，辨证为肝郁者，均可适当加入疏肝解郁之品。

5. 一般治疗

（1）注意饮食合理，不过食肥甘辛辣食物，勿过量饮酒。

（2）性生活适度，减少挤压会阴，多饮水不憋尿，预防感冒，积极治疗身体其他部位的慢性感染病灶，如慢性扁桃腺炎、疖、牙齿感染等防止肺热循经内传。

（3）注意个人卫生，避免不洁的性接触。包皮要经常外翻清洗，去除污垢，包皮过长尤其是包茎者，尽早行包皮环切术。

（4）慢性前列腺炎可行前列腺按摩每周1次。配合每日中药熏洗坐浴治疗。

（5）物理疗法：可采用超声波理疗、局部超短波透热或局部中药离子透入治疗。

（6）针灸疗法：选肾俞、关元、膀胱俞、三阴交、次髎、白环俞等穴，毫针平补平泻；慢性寒证并可配合为温针灸或艾条灸。

（7）急性前列腺炎已形成前列腺脓肿者外科手术切开引流治疗。

（三）药物处方

1. 湿热壅结证

（1）治法：清热利湿、行气活血。

（2）方药

八正散（《太平惠民和剂局方》）

组成：车前子12克（包煎）、瞿麦12克、萹蓄12克、滑石12克、炒栀子12克、木通5克、大黄5克（后下）、甘草6克、白花蛇舌草20克、土茯苓20克、萆薢15克、赤芍12克、丹参12

克、红藤12克。

　　煎服法：成人中药常规煎煮服用。

　　龙胆泻肝汤（《医方集解》）

　　组成：龙胆草9克、炒黄芩12克、泽泻15克、柴胡7克、当归12克、生地黄15克、炒栀子9克、木通5克、车前子12克（包煎）、甘草6克、白花蛇舌草20克、土茯苓20克、萆薢15克。

　　煎服法：成人中药常规煎煮服用。

　　（3）中成药

　　金砂五淋丸

　　组成：海金沙15克、猪苓15克、瞿麦15克、萹蓄15克、木通6克、车前子10克、大黄6克、赤芍15克、黄柏15克、黄芩15克。

　　用法用量：灯心草汤或温开水冲服，一次6克（即1袋），一日2～3次。

注意事项

　　（1）坐浴疗法：中药布包煎汤坐浴或温水坐浴，一般每晚1次，每次15分钟左右，有条件者每日2次。

　　（2）常用中药有朴硝、大黄、野菊花、血竭、苏木、马齿苋、紫草、白花蛇舌草、鱼腥草，可适量煎水外用。

　　2. 气滞血瘀证

　　（1）治法：活血化瘀，行气止痛。

　　（2）方药

　　前列腺炎汤（《中医外科学》）

　　组成：丹参12克、泽兰12克、赤芍12克、桃仁9克、红花6克、乳香5克、没药5克、王不留行12克、青皮7克、川楝子7克、小茴香5克、白芷9克、败酱草15克、蒲公英15克。

　　加减：脘腹胀满明显，加紫苏梗、佛手、香橼各12克；少腹疼痛明显，加川楝子、延胡索各12克。

　　煎服法：成人中药常规煎煮服用。

注意事项

（1）中药保留灌肠或栓剂塞肛：大黄10克，泽兰10克，王不留行10克，乳香、没药各10克，黄柏10克，细辛3克。水煎浓缩成150毫升，自行保留灌肠，每晚1次，15次为1个疗程。

（2）野菊花栓或前列栓塞纳肛，长约3厘米，1个月为一个疗程。

3. 肝肾阴虚证

（1）治法：滋补肾阴，清泄相火。

（2）方药

知柏地黄汤（《医宗金鉴》）

组成：熟地黄20克、知母12克、黄柏9克、山茱萸12克、山药12克、牡丹皮9克、茯苓9克、泽泻9克、白芷12克、蒲公英15克、土茯苓20克、红藤12克、白花蛇舌草20克。

煎服法：成人中药常规煎煮服用。

注意事项

性生活适度。

4. 肾阳虚损证

（1）治法：温肾助阳。

（2）方药

济生肾气丸（《济生方》）

组成：熟地黄20克、炮附片9克（开水先煎）、肉桂7克、山药15克、山茱萸15克、菟丝子12克、鹿角胶7克、枸杞子12克、当归9克、杜仲12克、牡丹皮9克、茯苓9克、泽泻9克、怀牛膝15克、车前子12克。

加减：脾虚乏力，纳差，加黄芪30克、炒白术15克。

煎服法：制附片12克（开水先煎1小时），其余药物放置砂锅中混合，煎煮沸腾30分钟（沸腾后计时）。

注意事项

慢性者消除思想顾虑，坚持规律用药。有附片方剂，服药后避风寒，忌生冷水果。

（张崇耀　彭　静）

十八、前列腺增生症

（一）病情概述

前列腺增生症是指精室肥大的泌尿生殖系疾病，是老年男性最常见的泌尿科疾病。临床主要表现为排尿困难，逐渐出现尿潴留、充盈性尿失禁、血尿等病理变化。根据超声波检查可以测得膀胱内的残余尿量，残余尿量可作为前列腺增生患者疾病发展过程中重要参考指标，残余尿在20～40毫升时多为轻度增生，41～60毫升为中度增生，60毫升以上为重度增生。

中医无"前列腺增生"的病名，根据其临床症状归属在"癃闭、尿血、淋证、失禁"等范畴中论治。现代中医有学者称前列腺增生症为"精癃"，病位在精室与膀胱，与肺、脾、肾、膀胱等脏器密切相关。中医病因病机为外感风寒、湿热毒邪，饮食不节，思虑过度，情志不遂，憋尿过久，房劳竭力，年老体弱，久病失养导致气血瘀滞，湿痰凝结，三焦气化失司致膀胱气化不利发生癃闭。气血瘀滞，湿痰凝结，久病脾肾亏虚是本病的基本病理过程。临证时中焦脾虚气陷，不能运化水湿和统摄水液；下焦肾虚气弱，不能温煦水液和固摄水道最为常见。

（二）诊断与治疗

1. 诊断要点

临床表现：50岁以上老年男性，出现尿频（先以夜尿次数增加为主），伴排尿困难（表现为排尿踌躇、排尿时间延长、尿线无力、射程变短、尿线变细或分叉、尿末滴沥、尿不尽感），严重者需用腹压帮助，呈间歇性排尿；后期尿流不能成线点滴而出，甚至完全不能排尿。部分患者可发生癃闭、血尿；继发下尿路感染、膀胱结石时，排尿困难症状加重，且伴有尿路刺激征。梗阻严重者还可出现慢性尿潴留、充溢性尿失禁，最终出现肾功能衰竭水肿。

2. 辨证分型

（1）脾虚气陷证：小便滴沥不爽，小腹坠胀，排尿无力，或尿溢不禁；倦怠少气，气短懒言，面色黄白，食欲不振，或气坠肛脱；舌淡苔白，脉沉细弱。

（2）肾阴不足证：小便频数不爽，淋漓不尽；伴头晕目眩，腰酸腿软，失眠多梦，神疲倦怠，咽干口燥；阴虚有热者，五心烦热，尿少赤热；舌红少苔，脉细数。

（3）肾阳不足证：小便不通或滴沥不爽，排出无力，或尿溢失禁；神疲怯弱，腰酸腿软，肢寒怕冷，面色白，唇甲色淡；舌淡苔白，脉沉细弱。

（4）湿热下注证：小便频数不爽，尿黄而热或涩痛，或小便不通，少腹急满胀痛；口苦口黏，大便秘结；舌红苔腻或黄腻，脉数。

（5）气滞血瘀证：小便努责方出或小便不通，少腹急满胀痛；或伴尿血、血块；舌质紫黯，或有暗蓝斑点，脉涩或弦。

3. 鉴别诊断

本病需要与膀胱颈挛缩、前列腺癌、神经源性膀胱尿道功能障碍鉴别。

（1）膀胱颈挛缩：患者有下尿路梗阻症状，直肠指诊未发现有前列腺明显增大，除外前列腺增大腺叶突向膀胱外，应考虑本病的诊断，B超可资鉴别。

（2）前列腺癌：其膀胱出口阻塞症状与前列腺增生症几乎无差别。前列腺癌直肠指诊前列腺早期可有不规则、无弹性的硬结，血清前列腺特异抗原出现异常。可同时有骨转移、淋巴转移及全身恶病质等症状。前列腺组织活检可明确诊断。

（3）神经源性膀胱尿道功能障碍：常有与神经系统有关的

疾病，既往有长期应用与排尿有关的药物病史；除排尿功能障碍外，常有大便功能及性生活方面的异常。神经系统检查常有会阴部感觉减退，咳嗽时肛门括约肌无收缩，肛门括约肌张力减退或不能随意收缩，球海绵体肌反射消失。尿流动力学及膀胱尿道镜检查对鉴别很有帮助。

4. 治疗原则

中医认为，前列腺增生症的病位在精室与膀胱，与肺、脾、肾功能失调、膀胱气化失司有关，基本病理过程为湿痰凝结，气血瘀滞，久病脾肾亏虚。中医治疗应以通为用，补肾益气、活血利尿是其基本治疗原则。保守治疗主要用于残余尿在60～70毫升，经综合保守治疗症状改善不佳者根据手术指征可考虑介入治疗及外科手术治疗，出现并发症时应采用中西医综合疗法。

5. 一般治疗

（1）无禁忌者坚持用药，定期检查，不憋尿，不喝酒，少吃刺激性食物，少骑自行车，适当进行体育活动。及时治疗尿路感染、结石等疾病。

（2）定期检查排除是否有前列腺癌发生。

（3）急性尿潴留的处理：采用无菌操作下的导尿术。

（4）针灸治疗：急性尿潴留，选取穴位气海、中极、归来、三阴交、膀胱俞中的2～3个穴位交替使用，用强刺激法，尿潴留患者腹部穴位针刺需要严格掌握进针深度及方向，防止刺破膀胱导致腹腔感染产生严重不良后果。维持治疗选取穴位关元、气海、命门、膀胱俞、三阴交，交替使用；耳穴选肾、膀胱、交感，王不留行籽贴压治疗。

（5）物理疗法：如微波、射频（未婚未育者慎用）、激光等。

（6）绝对外科手术指征包括：尿潴留（至少有一次拔除尿管后仍不能排尿）、反复肉眼血尿、反复泌尿系感染、合并膀胱结石、合并膀胱憩室、继发肾积水并发肾功能衰竭可考虑手术治疗。

（三）药物处方

1. 脾虚气陷证

（1）治法：益气升清，通利降浊。

（2）方药

补中益气汤（《东垣十书》）

组成：黄芪20克、白术12克、陈皮9克、炙升麻6克、炒柴胡6克、党参15克、甘草6克、当归12克、菟丝子12克、肉苁蓉12克、补骨脂12克、车前子12克。

加减：虚实夹杂，增生明显者，加荔枝核12克、橘核12克、枳实7克、桔梗7克；便溏明显，四肢怕冷，加炙附片9克（开水先煎）、干姜5克、肉桂4克。

煎服法：成人中药常规煎煮服用。

（3）中成药

归脾丸

组成：党参、白术（炒）、黄芪（炙）、茯苓、远志（制）、酸枣仁（炒）、龙眼肉、当归、木香、大枣（去核）、甘草（炙）。

用法用量：成人口服，用温开水或生姜汤送服，一次9克，一日3次。

注意事项

本证多见于久病老年，使用药物慎用过度通利之品，防止伤正。

2. 肾阴不足证

（1）治法：滋阴渗利，消瘀散结。

（2）方药

知柏地黄丸（《医宗金鉴》）

组成：知母12克、熟地黄20克、黄柏9克、山茱萸12克、山药12克、牡丹皮9克、茯苓9克、泽泻9克、丹参12克、琥珀3克（研末吞服）、王不留行12克、地龙6克、赤芍12克。

加减：下焦刺痛，瘀阻明显者，加水蛭5克、桃仁9克、虻虫3克、炙大黄6克。

煎服法：成人中药常规煎煮服用。

注意事项

（1）本型为虚实夹杂，活血防止伤阴。

（2）避免辛辣刺激食物。

（3）避免久坐熬夜。

3. 肾阳不足证

（1）治法：温阳化气，行水通窍。

（2）方药

济生肾气丸（《济生方》）

组成：熟地黄12克、山茱萸12克、牡丹皮15克、山药12克、茯苓12克、泽泻9克、肉桂7克、炮附片（开水先煎）15克、怀牛膝20克、车前子12克。

加减：虚寒下焦，腹痛，加炒艾叶9克、台乌药7克、小茴香9克、吴茱萸9克。

煎服法：制附片12克（开水先煎1小时），其余药物放置砂锅中混合，再煎煮沸腾30分钟（沸腾后计时），服药后避风寒，忌生冷水果。

（3）中成药

金匮肾气丸

组成：地黄、茯苓、山药、山茱萸（酒炙）、牡丹皮、泽泻、桂枝、牛膝、车前子（盐炙）、附子（炙）。

用法用量：成人口服，水蜜丸一次4～5克（20～25粒），大蜜丸一次1丸，一日2次。

注意事项

避免长期大剂量使用清热利湿中药，注意摄生顾护阳气。

4. 湿热下注证

（1）治法：清热化湿，通利膀胱。

（2）方药

八正散（《太平惠民和剂局方》）

组成：车前子15克、瞿麦12克、萹蓄12克、滑石15克、栀子12克、甘草9克、木通5克、大黄（后下）5克、土茯苓20克、蒲公英15克、赤芍15克、路路通12克、王不留行12克

煎服法：成人中药常规煎煮服用。

（3）中成药

四妙丸

组成：苍术、牛膝、黄柏（盐炒）、薏苡仁。

用法用量：成人口服，水泛丸，一次6～9克，一日2次。

金钱草冲剂

组成：金钱草。

用法用量：成人用开水冲服，一次1～2袋，一日3次。

注意事项

中病即止，避免长期大剂量使用清热利湿中药，损伤阳气，由实转虚。

5. 气滞血瘀证

（1）治法：活血散瘀，通利膀胱。

（2）方药

少腹逐瘀汤（《医林改错》）

组成：桔梗9克、牛膝12克、桃仁12克、红花6克、小茴香12克、干姜5克、延胡索12克、没药6克、当归12克、川芎9克、官桂5克、赤芍12克、蒲黄9克（包煎）、五灵脂9克（包煎）、路路通12克、王不留行12克。

加减：瘀阻明显者，加冬葵子、三棱、莪术各12克；伴血尿者，酌情加大蓟12克、小蓟12克、三七5克（研末吞服）。

煎服法：成人中药常规煎煮服用。

（3）中成药

尿塞通片

组成：丹参、泽兰、桃仁、红花、赤芍、白芷、陈皮、泽泻、王不留行、败酱草、川楝子、小茴香（盐制）、黄柏（盐制）。

功能主治：理气活血，通经散结，用于前列腺增生症、尿闭等。

用法用量：成人口服，一次4～6片，一日3次。

注意事项

避免久坐及辛辣刺激饮食。

（张崇耀　彭　静）

十九、肛　瘘

（一）病情概述

肛瘘是肛管或直肠与周围皮肤相通所形成的管道，是肛痈成脓自溃或切开后所遗留的腔道。一般由内口、管道、外口三部分组成，也有仅具内口或外口者。内口为原发性，绝大多数在肛管齿状线处的肛窦内。根据内外口的不同，肛瘘可分为：①低位单纯性肛瘘，只有一条管道，且位于肛管直肠环以下；②低位复杂性肛瘘：具两条以上管道，位于肛管直肠环以下，且有两个以上外口或内口；③高位单纯性肛瘘，只有一条管道，穿越肛管直肠环或位于其上；④高位复杂性肛瘘，管道有两条以上，位于肛管直肠环以上，且有两个以上外口。肛旁皮肤无外口者为内瘘。根据病理性质分为化脓性和结核性两类。肛瘘的临床表现：以肛门周围局部流脓水分泌物、疼痛、瘙痒为主要症状。急性炎症期及慢性复杂性肛瘘可伴有全身症状如发热、贫血、消瘦、食欲不振。中医认为，本病主要由于肛痈溃后余毒未尽，蕴结不散，导致血行不畅，疮口不合，日久成瘘，或复感外邪，内生湿热，下注肛肠，肉腐成脓，溃后成瘘，久不收口。也有虚劳久咳，肺、脾两虚所致者。

（二）诊断与治疗

1. 诊断要点

肛门周围反复流脓，久不收口，一般初形成的瘘，流脓较多，有粪臭味，色黄而稠；久之则脓水稀少，呈间歇性流脓。若肛瘘脓液清稀或呈豆渣样，多为结核分枝杆菌感染。若肛瘘液呈透明胶样或呈咖啡色血性黏液，并有特殊恶臭，考虑肛瘘癌变。当瘘管通畅时，一般不觉疼痛，而仅有局部坠胀感。若外口闭合或引流不畅时出现局部疼痛，或有寒热；若溃破脓水流出，症状可迅速减轻或消失。因分泌物刺激，可伴有肛周湿疮瘙痒。一般肛瘘常无全身症状。当肛瘘侵犯范围较大较深，有很多支管和外口，反复发生炎症和脓肿时，可出现瘦弱、贫血、便秘、排便困难等症状。结核性肛瘘常伴有结核病灶，消瘦及低热盗汗等结核全身中毒症状。局部检查，肛门周围一般可见有外口，有渗出物溢出。低位肛瘘指诊皮下可扪及向肛管直肠方向的条索状物，高位或结核性者一般不易触及。在肛管或直肠壁可扪及硬结，通过探针检查，可明确内口位置。

2. 辨证分型

（1）湿热下注：肛周常流脓液，脓质稠厚，肛门胀痛，局部灼热。肛周有溃口，按之有索状物通向肛内。舌红，苔黄，脉弦或滑。

（2）正虚邪恋：肛周流脓液，质地稀薄，肛门隐隐作痛，外口皮色暗淡，瘘口时溃时愈，肛周有溃口，按之较硬，或有脓液从溃口流出，且多有索状物通向肛内，可伴有神疲乏力。舌淡，苔薄，脉濡。此多为气血亏虚之征。

（3）阴液亏虚：肛周有溃口，颜色淡红，按之有索状物通向肛内，可伴有潮热盗汗，心烦口干。舌红，少苔，脉细数。

3. 鉴别诊断

本病需要与肛门部化脓性汗腺炎、会阴部尿道瘘鉴别。

（1）化脓性汗腺炎：皮肤常有许多窦道溃口，且有脓汁。其主要病变在皮肤及皮下组织，窦道不与肛管直肠相通。

（2）会阴部尿道瘘：常有外伤史和尿道狭窄病史，瘘口常在会阴部尿生殖三角内，典型者不难鉴别，排尿时常有尿液自外口流出，瘘管与尿道相通，检查直肠内无内口。

4. 治疗原则

（1）内治法多用于手术前、手术后以增强体质，减轻症状，控制炎症发展。

（2）手术是治疗肛瘘的主要方法，手术成败的关键，在于正确寻找内口，并将内口切开或切除。常用的手术疗法有挂线疗法、切开疗法、切开与挂线相结合等方法。

1）肛瘘切开法：适应证为低位单纯性肛瘘和低位复杂性肛瘘；禁忌证为肛门周围有皮肤病患者，瘘管仍有酿脓现象，有严重的肺结核病、梅毒或极度虚弱者，有癌症者。

2）挂线疗法：适应证为适用于距离肛缘4厘米以内，有内外口的低位肛瘘。亦作为复杂性肛瘘切开疗法或切除疗法的辅助疗法，禁忌证同切开疗法。

3）切开与挂线相结合：适应证与禁忌证同上。

5. 一般治疗

（1）注意饮食卫生，防止发生腹泻或便秘。

（2）养成良好卫生习惯，保持肛门区域卫生，便后清洗。

（3）及时治疗肛隐窝炎和肛乳头炎，对肛周脓肿尽可能行一次性根治手术，防止后遗肛瘘。

（4）术后处理：术后保持大便通畅，必要时可给予润下剂；术后疼痛可给予止痛剂或采用针灸治疗；每天便后用1：5000高锰酸钾溶液坐浴，然后用生肌玉红膏换药。伤口必须从基底部开始生长，防止表面过早粘连封口（药线引流为重要方法）；如伤口脓水较多，应注意检查有无支管或残留的管道；如有局部感染给予清热解毒药物内服。

（三）药物处方

1. 湿热下注证

（1）治法：清热利湿。

（2）方药

草薢渗湿汤（《疡科心得集》）

组成：土茯苓30克、草薢20克、茯苓20克、薏苡仁30克、牡丹皮12克、泽泻12克、滑石15克、通草6克、苍术15克、黄柏12克。

煎服法：成人中药常规煎煮服用。

注意事项

（1）熏洗法：根据病情选用清热解毒、行气活血、利湿杀虫、软坚散结、消肿止痛、收敛生肌、祛风止痒的药物熏洗肛门部如硝矾洗剂、苦参汤。

（2）硝矾洗剂：芒硝25克、硼砂15克、明矾10克，上药研细末，备用。取50克放入盆内，用开水500毫升溶解，坐入盆内洗浴。

（3）苦参汤煎剂（《疡科心得集》）：苦参60克、蛇床子30克、白芷15克、金银花30克、野菊花60克、黄柏15克、地肤子15克、石菖蒲9克，煎水外洗。

2. 正虚邪恋证

（1）治法：托里透毒。

（2）方药

托里消毒散（《医宗金鉴》）

组成：党参20克、黄芪20克、当归12克、川芎9克、炒白芍12克、白术15克、金银花12克、茯苓15克、白芷12克、皂角刺9克、甘草7克、桔梗6克。

煎服法：成人中药常规煎煮服用。

（3）中成药

托里消毒散（《校注妇人良方》）

组成：人参、黄芪、当归（酒洗）、川芎、芍药（炒）、白术（炒）、陈皮、茯苓、金银花、连翘、白芷、甘草。

功能主治：痘疹、痈疽、疮疡、时毒、大头瘟之气血虚弱者。

用法用量：成人口服，一次9～12克，一日2次，水煎服。

注意事项

肛瘘术后，腐肉已脱，脓水将尽时，用生肌散、生肌白玉膏外敷生肌收口。

3. 阴液亏虚证

（1）治法：养阴清热。

（2）方药

青蒿鳖甲汤（《温病条辨》）

组成：青蒿9克、鳖甲15克、知母9克、生地黄15克、牡丹皮12克。

加减：肺虚，干咳，声低者，加沙参、麦冬各12克；脾虚，便溏，乏力者，加白术、山药各15克。

煎服法：成人中药常规煎煮服用。

（3）中成药

青蒿鳖甲丸

组成：人参、黄芪、白术、生地黄、鳖甲、龟板胶、青蒿穗、地骨皮、秦艽、知母、川芎、牡丹皮、黄柏。

用法用量：成人口服，一次10克，一日2次。

注意事项

虚证可用冲和膏外敷。

（张崇耀　彭　静）

二十、肛　裂

（一）病情概述

肛裂是指肛管皮肤全层裂开，并形成溃疡的炎症性疾病。临床表现为肛门周期性疼痛、出血、便秘三大特征。本病青壮年多见，男多于女。肛裂青壮年男性多见于肛管后部，女性多见于肛管前部。肛裂为西医病名，中医无肛裂病名，根据临床表现症状归属在中医"钩肠痔""裂痔"等范畴论治。中医认为，本病由于饮食不节，恣饮醇酒，过食辛辣厚味，以致大便燥结损伤津液，肠道津伤无以下润大肠，则大便干结，临厕努责，使肛门裂伤而致便血。本病的病因病机为血虚津乏生燥，肠道失于濡养，可致大便燥结，损伤肛门而致肛裂。阴虚血亏则生肌迟缓，疮口不易愈合。肠道气机阻滞运行不畅，气滞则血瘀，肛门气机失调，使肛门紧缩，便后肛门刺痛。肛门传到糟粕易产生湿热留滞，继发感染而逐渐形成慢性溃疡，加重肛裂病情的发生发展。

（二）诊断与治疗

1. 诊断要点

临床表现：排便时疼痛，呈阵发性刀割样疼痛或灼痛，排便后数分钟到十余分钟内疼痛减轻或消失，为疼痛间歇期，随后又因括约肌持续性痉挛而剧烈疼痛，往往持续数小时，为周期性疼痛，是肛裂的主要症状。大便出血，一般为滴血，色鲜红，量不多，仅附着在粪便表面。患者常有习惯性便秘，干燥粪便常使肛管皮肤撕裂而引起肛裂，又因恐惧大便时的肛裂疼痛而不愿定时排便，加重便秘。肛门检查可见肛管皮肤全层裂开，形成梭形溃疡。必要时可在局部麻醉下行直肠指诊及肛门镜检查确诊。

2. 辨证分型

（1）血热肠燥：大便秘结且硬，便时肛门剧痛，便后稍有减轻，继则肛门持续疼痛数小时，便时滴血或手纸染血，裂口色红，腹部胀满，尿黄；舌质偏红，脉弦数。

（2）气滞血瘀：肛门刺痛明显，便时便后尤甚。肛门紧缩，裂口色紫暗；舌质紫黯，脉弦或涩。

（3）阴虚津亏：大便时及便后疼痛点滴下血，裂口深红。大便燥结，口干咽燥，五心烦热；舌质红，苔少或无苔，脉细数。

3. 鉴别诊断

本病需要与肛门皲裂、肛管结核性溃疡、肛门早期上皮癌、梅毒性溃疡鉴别。

（1）肛门皲裂：为肛门周围皮肤多发裂口，位置不定，裂口表浅至皮下，无哨兵痔（结缔组织外痔）及肛乳头肥大，疼痛轻，出血少，冬春季加重，夏季减轻。病因为在湿疹、皮炎、瘙痒症的基础上皮肤革化后的继发病变。

（2）肛管结核性溃疡：多有结核病史伴有全身结核中毒症状。肛管溃疡形状不规则，边缘不整齐，有潜行，溃疡底部呈污灰色苔膜、有脓血分泌物及干酪样坏死物，疼痛轻，活体组织病理检查可见结核结节。

（3）早期上皮癌：肛门溃疡的边缘和基底不规则，质硬，活体病理组织检查有助于明确诊断。

（4）梅毒性溃疡：多有性病史，溃疡位于肛门侧面，不痛，对触诊不敏感。溃疡呈圆形或梭形，微微隆起，较硬，有少量分泌物，可伴有双侧腹股沟淋巴结肿大。血清学及溃疡面查找到梅毒螺旋体有助明确诊断。

4. 治疗原则

肛裂的治疗以纠正大便秘结干燥、止痛和促进溃疡愈合为目的。早期肛裂一般采用保守治疗，陈旧性肛裂保守治疗无效者考虑外科手术治疗。

5. 一般治疗

（1）选择清淡富含膳食纤维的饮食，多吃蔬菜和水果，防止大便干燥。

（2）养成良好的排便习惯，及时治疗纠正便秘。

（3）如有干硬粪便，不要过度用力努责排出，应用温盐水灌肠或开塞露注入肛内润滑排便。

（4）注意肛门清洁，避免感染。

（5）每天大便后以1∶5000高锰酸钾溶液坐浴，也可用苦参汤或花椒食盐水坐浴，有促进血液循环，保持局部清洁，减少刺激的作用。溃疡面明显清洁后用生肌玉红膏或黄连膏外搽。

（6）扩肛疗法。早期肛裂，无哨兵痔、肛乳头肥大等合并症患者可考虑使用。

（7）切开疗法适用于陈旧性肛裂伴有哨兵痔、肛乳头肥大等患者。

（三）药物处方

1. 血热肠燥

（1）治法：清热润肠通便。

（2）方药

凉血地黄汤《外科正宗》

组成：生地黄15克、当归尾15克、地榆12克、槐角12克、黄连6克、天花粉12克、生甘草6克、升麻9克、赤芍12克、枳壳9克、黄芩9克、荆芥9克。

加减：出血较多者，加侧柏炭9克；若大便干结、坚硬如羊屎者，加芒硝12克（冲服）；口干舌燥，舌红少津，加生地黄15克、元参15克、石斛12克、麦冬10克、沙参15克；口苦咽干、目赤易怒者，加龙胆草9克、黄芩9克。

煎服法：成人中药常规煎煮服用。

（3）中成药

更衣丸（朱砂芦荟丸）

组成：朱砂、芦荟。

用法用量：每服3.6克，好酒吞服，朝服暮通，暮服朝通。

注意事项

清淡饮食，忌辛辣厚味、戒烟酒。

2. 气滞血瘀

（1）治法：理气活血，润肠通便。

（2）方药

六磨汤《世医得效方》

组成：酒大黄6克（后下）、槟榔15克、沉香6克（后下）、木香12克、乌药10克、枳壳15克。

加减：大便干结明显，加火麻仁30克、郁李仁15克；腹胀攻痛，加莱菔子15克、小茴香12克；虫积者，加使君子10克；兼血瘀，加用桃仁12克、红花10克；气郁化火，加用黄柏10克、炒栀子12克。

煎服法：成人中药常规煎煮服用。

（3）中成药

槐角丸

组成：槐角（炒）、地榆（炭）、黄芩、枳壳（炒）等。

功能主治：清肠疏风，凉血止血。用于肠风便血，痔疮肿痛。

用法用量：成人口服，水蜜丸一次6克，小蜜丸一次9克，大蜜丸一次1丸，一日2次。

注意事项

保持心情舒畅，避免久坐。

3. 阴虚津亏

（1）治法：养阴清热，润肠通便。

（2）方药

润肠汤《证治准绳》

组成：当归12克、甘草9克、生地黄15克、麻子仁12克、桃仁12克。

加减：大便干结，加肉苁蓉8克；口干较甚者，加天花粉、石斛各10克。

煎服法：成人中药常规煎煮服用。

（3）中成药

麻子仁丸《伤寒论》

组成：麻子仁、芍药、枳实（炙）、大黄（去皮）、厚朴（炙，去皮）、杏仁（去皮、尖）。

用法用量：成人口服，每服10丸，一日3次。

注意事项

保持心情舒畅，避免久坐。

（张崇耀）

二十一、内 痔

（一）病情概述

内痔是指肛门齿状线以上，直肠末端黏膜下的痔上静脉丛扩大、曲张所形成的柔软静脉团，是临床常见病、多发病，好发于痔疮体格检查截石位的3、7、11点处。其临床表现为便血，痔核脱出，肛门不适，可并发血栓、嵌顿、绞窄及排便困难。

根据内痔的症状及严重程度分为4度。①Ⅰ度，便时带血、滴血，便后出血可自行停止无内痔脱出。②Ⅱ度，常有便血、排便时有内痔脱出，便后可自行还纳。③Ⅲ度，可有便血、排便或久站及咳嗽、劳累、负重时有内痔脱出，需用手还纳。④Ⅵ度，可有便血，内痔持续脱出并发血栓或嵌顿。

内痔的成因主要有先天性静脉壁薄弱，兼因饮食不节，燥热内生，下迫大肠，以及久坐久蹲、负重远行、便秘努责、妇女生育过多、腹腔癥瘕等，致血行不畅，血液瘀积，热与血相搏，气血纵横，筋脉交错，结滞不散而成本病。

（二）诊断与治疗

1. 诊断要点

（1）临床表现：便血，色鲜红，或无症状。

（2）肛门镜检查：齿状线上方黏膜隆起，表面色淡红。根据症状及肛门镜检查可以分为如下三期。

一期内痔：便血，色鲜红，或无症状。肛门镜检查见"齿状线上方黏膜隆起，表面色淡红"。

二期内痔：便血，色鲜红，伴有肿物脱出肛外，便后可自行复位。肛门镜检查见"齿状线上方黏膜隆起，表面色暗红"。

三期内痔：排便或增加腹压时，肛内肿物脱出，不能自行复位，需休息后或手法复位，甚者可发生嵌顿产生剧烈疼痛，便血少见或无。肛门镜检查见"齿状线上方有黏膜隆起，表面多有纤维化"。

2. 辨证分型

（1）风伤肠络证：大便带血，滴血或喷射状出血，血色鲜红，大便秘结或有肛门瘙痒，舌质红，苔薄黄，脉数。

（2）湿热下注证：便血色鲜，量较多，肛内肿物外脱，可自行回纳，肛门灼热，重坠不适，苔黄腻，脉弦数。

（3）气滞血瘀证：肛内肿物脱出，甚或嵌顿，肛管紧缩，坠胀疼痛，甚则内有血栓形成，肛缘水肿，触痛明显，舌质暗，苔薄白，脉弦涩。

（4）脾虚气陷证：肛门松弛，内痔脱出不能自行回纳，需用手法还纳。便血色鲜或淡，伴头晕气短、面色少华、神疲自汗、纳少便溏等，舌淡，苔薄白，脉细弱。

3. 鉴别诊断

内痔需要与下列疾病鉴别。

（1）直肠脱垂：是直肠黏膜、直肠全层或伴有部分乙状结肠向下脱出的疾病，脱出物呈环状或螺旋状，表面光滑，无静脉曲张，一般不出血。

（2）直肠息肉：脱出物一般为单个，有蒂，色粉红或鲜红，易出血，一般无射血、滴血现象，有时也可忽然大量出血。

（3）肛乳头肥大：位于齿线，大小不一，表面为上皮覆盖，呈锥形或乳头状，色灰白，不出血，发炎时有刺痛或触痛感。

（4）下消化道出血：溃疡性结肠炎、克罗恩病、直肠血管瘤、憩室病、家族性息肉病等，常有不同程度的便血，需作乙状结肠镜、纤维结肠镜检查或组织病理检查才能鉴别。

（5）肛裂：大便干燥，肛门疼痛，出血与肛门疼痛相对应，肛前或肛后部位有裂口。

（6）直肠癌：多见于中老年人，粪便中混有脓血、黏液、腐臭的分泌物，大便变细，便次增多，有里急后重便意，指检可触及菜花状肿物或凹凸不平的溃疡，质地坚硬，不能推动，触之易出血。确诊需西医病理诊断。

4. 治疗原则

（1）内治法：多适用于Ⅰ、Ⅱ期内痔，或内痔嵌顿有继发感染，或年老体弱，或内痔兼有其他严重慢性疾病，不宜手术治疗者。

（2）手术疗法

1）注射法：有硬化萎缩和坏死枯脱两种方法。坏死枯脱疗法临床已很少采用。硬化萎缩疗法是目前采用广泛的治疗方法。

适应证：Ⅰ、Ⅱ、Ⅲ期内痔，内痔兼有贫血者，混合痔的内痔部分。

禁忌证：外痔，内痔伴肛门周围急、慢性炎症或腹泻，内痔伴有严重肺结核或高血压、肝、肾疾病或血液病患者，因腹腔肿瘤引起的内痔和临产期孕妇。

2）结扎法：①贯穿结扎法，适应证为Ⅱ、Ⅲ期内痔，对纤维型内痔更适宜。禁忌证为肛门周围有急性脓肿或湿疮者；内痔伴有痢疾或腹泻患者，因腹腔肿瘤引起内痔者；内痔伴有严重的肺结核、高血压、肝脏、肾脏疾患或血液病者；临产期孕妇。②胶圈套扎法，是将小乳胶圈套扎在痔核基底部，利用胶圈较强的弹力阻止血循环，致使痔核缺血、坏死、脱落，从而治愈内痔。适应证、禁忌证同贯穿结扎法。

（3）外治法：各期痔疮可根据病情治疗。

1）熏洗疗法：以药物加水煮沸，先熏后洗，或用毛巾蘸药液行肛门湿热敷，具有活血止痛、收敛消肿等作用。

2）塞药疗法：将药物制成栓剂，塞入肛内，具有消肿、止痛、止血等作用。

3）外敷法：将药物敷于患处，具有消肿止痛、收敛止血、祛腐生肌等作用。

5. 一般治疗

（1）忌烟酒，饮食宜清淡易消化，避免辛辣刺激性食品。

（2）对于急躁易怒者要注意调畅情志，要鼓励和安慰患者静心调养，保持情绪稳定。

（3）宜卧床休息，避免劳倦，避免久坐。

（4）保持大便通畅，排便时不要久蹲努责，坚持便后用冷开水坐浴。对能引起腹压增高的疾病如慢性咳嗽、前列腺肥大等应及早治疗。

（5）提肛功法。配合呼吸，提松肛门，每日2～3次，每次15分钟。

（6）对于内痔行手术治疗及保守治疗患者，均可根据病情选择外治法进行局部治疗提高临床疗效。

（7）针灸治疗取穴次髎、长强、承山、二白。毫针泻法。

（8）挑刺法在第颈椎两侧和腰骶部范围内按压过敏点，每次选一点挑治，7天左右一次。

（9）耳针选穴直肠下段、大肠、神门、脑、脾。毫针刺，留针20分钟。

（三）药物处方

1. 风热肠燥证

（1）治法：清热祛风，凉血止血。

（2）方药

凉血地黄汤（《外科大成》）

组成：鲜生地黄20克、炒枳壳9克、当归12克、荆芥炭9克、地榆炭12克、粉丹皮12克、玄参15克、火麻仁12克、郁李仁12克、生大黄（后下）3克。

煎服法：成人中药常规煎煮服用。

（3）中成药

槐角丸

组成：槐角（炒）、地榆（炭）、黄芩、枳壳（炒）等。

功能主治：清肠疏风，凉血止血。用于肠风便血，痔疮肿痛。

用法用量：成人口服，水蜜丸一次6克，小蜜丸一次9克，大蜜丸一次1丸，一日2次。

注意事项

外用熏洗药处方：五倍子汤（《疡科选粹》）

组成：五倍子、朴硝、桑寄生、莲房、荆芥各30克。

用法用量：煎汤熏洗肛门。

2. 湿热下注证

（1）治法：清热利湿，凉血止血。

（2）方药

龙胆泻肝汤（《医方集解》）

组成：龙胆草6克、柴胡6克、泽泻12克、车前子9克、木通6克、生地黄9克、当归（酒炒）3克、栀子9克、黄芩9克、地榆炭12克、槐花9克、甘草6克。

煎服法：成人中药常规煎煮服用。

五神汤（《外科真诠》）

组成：茯苓20克、车前子（包煎）15克、金银花15克、牛膝15克、紫花地丁15克。

加减：肛门灼热疼痛，便血鲜红，加苍术12克、炒黄柏9克、薏苡仁20克。

煎服法：成人中药常规煎煮服用。

（3）中成药

脏连丸

组成：黄连、黄芩、地黄、赤芍、当归、槐角、槐花、荆芥穗、地榆炭、阿胶。辅料为猪大肠、蜂蜜。

功能主治：清肠止血。用于肠热便血，肛门灼热，痔疮肿痛。

用法用量：成人口服，水蜜丸一次6～9克，一日2次。

注意事项

（1）龙胆泻肝汤偏于治疗湿热内蕴。

（2）五神汤清热解毒作用较强。

（3）外用熏洗药处方：苦参汤（《疡科心得集》）

组成：苦参60克、蛇床子30克、白芷15克、银花30克、菊花60克，黄柏、地肤子各15克，大菖蒲9克。

用法用量：煎汤熏洗肛门。

3. 气滞血瘀证

（1）治法：活血化瘀，行气止痛。

（2）方药

血府逐瘀汤（《医林改错》）

组成：生地黄20克、桃仁12克、红花9克、赤芍12克、枳壳9克、柴胡7克、川芎6克、桔梗6克、蒲黄12克、五灵脂12克、当归12克、白芷9克、牛膝9克、秦艽9克、苍术9克、甘草6克。

煎服法：成人中药常规煎煮服用。

桃红四物汤（《和剂局方》）

组成：川芎6克、当归12克、炒白芍15克、熟地黄20克、桃仁12克、红花9克。

加减：便血明显，加棕榈炭9克、炒槐角12克、地榆12克、藕节炭9克。

煎服法：成人中药常规煎煮服用。

注意事项

（1）血府逐瘀汤活血化瘀理气作用较强。

（2）桃红四物汤相对作用平和。

（3）外用药：痔疮锭、五倍子散、消痔散外用纳肛。

五倍子散：五倍子30克、大黄30克、明矾30克、芒硝30克、黄柏20克、野菊花30克、忍冬藤20克、蒲公英30克、紫花地丁30克、莲蓬30克、艾叶30克，每日1剂，水煎取汁，早晚熏洗肛门。

消痔散：生地黄15克、苦参15克、连翘15克、银花10克、泽泻15克、地榆20克、槐米10克、胡黄连5克、黄柏10克、车前子15克，每日1剂，水煎取汁，早晚各熏洗肛门。

4. 脾虚气陷证

（1）治法：补中益气，升阳举陷。

（2）方药

补中益气汤（《脾胃论》）

组成：潞党参20克、炙黄芪20克、炒白术10克、炙升麻7克、炒柴胡7克、陈皮9克、淮山药15克、炒白芍15克、当归12克、熟地黄20克、仙鹤草20克、大枣9克。

加减：出血绵绵不止，加地榆炭12克、炒荆芥12克、炒藕节9克。

煎服法：成人中药常规煎煮服用。

（3）中成药

补中益气丸

组成：炙黄芪、党参、白术（炒）、当归、升麻、柴胡、陈皮、炙甘草。

功能主治：补中益气，升阳举陷。用于脾胃虚弱、中气下陷所致的体倦乏力、食少腹胀、便溏久泻、肛门下坠。

用法用量：成人口服，小蜜丸一次9克，大蜜丸一次1丸，一日2～3次。

注意事项

贫血严重者注意止血治疗及加强内科对症治疗。

（张崇耀　彭　静）

二十二、混　合　痔

（一）病情概述

混合痔是指内痔和相应部位的外痔血管丛曲张，相互沟通吻合，使内痔部分和外痔部分形成一整体，多发于肛门截石位3、7、11点处。内痔是肛垫（肛管血管垫）的支持结构、血管丛及动静脉吻合发生的病理性改变和移位，外痔是齿状线远侧皮下血管丛扩张、血流瘀滞、血栓形成或组织增生。根据组织的病理特点，外痔可分为结缔组织性、血栓性、静脉曲张性和炎性外痔4类。混合痔兼有内痔、外痔的双重症状。混合痔多因Ⅱ、Ⅲ期内痔反复脱出，或经产努力，腹压增加致脉络横解，瘀结不散而成。中医认为，本病的成因为先天性静脉壁薄弱，兼因饮食不节，燥热内生，下迫大肠，以及久坐久蹲、负重远行、癃闭便秘努责、女性分娩过多、腹腔癥瘕等，致血行不畅，血液瘀积，热与血相搏，气血纵横，络脉交错，结滞不散而成。

（二）诊断与治疗

1. 诊断要点

混合痔是内痔和相应部位的外痔血管丛的相互融合。内痔主要临床表现是出血和脱出，可并发血栓、嵌顿、绞窄及排便困难。外痔主要临床表现为肛门部软组织团块，有肛门不适、潮湿瘙痒或异物感，如发生血栓及炎症可有疼痛感。混合痔主要临床表现为内痔和外痔的症状同时存在，肛门直肠镜检查内痔与外痔相连，无明显分界，括约肌间沟消失。用力排便或负重、运动后腹压增加可一并扩大隆起，内痔部分较大者，常可脱出肛门外，表现为环状痔脱出。中医辨证分型：见内痔。

2. 鉴别诊断

混合痔首先需要鉴别清楚内痔和外痔，混合痔是内痔和相应部位的外痔血管丛的相互融合；混合痔与直肠癌、肛裂、下消化道出血、肛乳头肥大、直肠脱垂、直肠息肉鉴别见内痔。

（1）内痔是肛垫（肛管血管垫）的支持结构、血管丛及动静脉吻合发生的病理性改变和移位。

（2）外痔是齿状线远侧皮下血管丛扩张、血流瘀滞、血栓形成或组织增生，根据组织的病理特点，外痔可分为结缔组织性、血栓性、静脉曲张性和炎性外痔4类。

3. 治疗原则

（1）内治法：适用于混合痔外科手术前后治疗，或年老体弱，或内痔兼有其他严重慢性疾病不宜手术治疗者。

（2）外治法：熏洗疗法、塞药疗法、外敷法。适应证同内治法。

（3）手术治疗

1）混合痔外剥内扎术适应症为"非环状混合痔"反复出血、脱垂、疼痛，经非手术治疗无效者。

2）环形混合痔宜采用分段结扎法。

4. 一般治疗

（1）忌烟酒，饮食宜清淡易消化，避免辛辣刺激性食品。

（2）对于急躁易怒者要注意调畅情志，要鼓励和安慰患者静心调养，保持情绪稳定。

（3）宜卧床休息，避免劳倦，避免久坐。

（4）保持大便通畅，排便时不要久蹲努责，坚持便后用冷开水坐浴。对能引起腹压增高的疾病如慢性咳嗽、前列腺肥大等应及早治疗。

（5）提肛功法。配合呼吸提松肛门。每日2～3次，每次15分钟。

（6）术后当日按麻醉要求调护，注意出血情况和二便情况，活动出血应及时处理，对症治疗肛门术口疼痛、发热、水肿。

1）术后8小时未排小便：应消除患者精神紧张感；下腹部热敷或针刺三阴交、关元、中极（防止刺伤膀胱），留针15～30分钟；或用1%盐酸普鲁卡因左10毫升长强穴封闭；因肛门敷料过多或压迫过紧引起者，可适当放松敷料；必要时采用导尿术。

2）术后疼痛：手术后用1%盐酸普鲁卡因10毫升在中髎或下髎穴封闭（每侧5毫升），或口服去痛片，必要时注射其他止痛剂。

3）术后出血：对于创面渗血，可用凡士林纱条填塞压迫，或用桃花散外敷；对于小动脉出血，必须显露出血点，进行缝合结扎，彻底止血；如出血过多，面色苍白，血压下降者，给予快速补液、输血、抗休克治疗。

4）术后水肿：以芒硝30克煎水熏洗，每日1～2次，外敷消痔膏。

（7）术后首次排便之后，辨证选用以清热利湿、消肿止痛为主的中药坐浴熏洗，利于顶防术后创面出血，水肿，疼痛；酌用润肠通便药物，防止便秘和粪便嵌塞。

（8）酌用抗生素预防感染。

（9）便后坐浴，换药，可选用肛肠综合治疗仪、超声雾化熏洗仪、熏蒸床（坐式）、智能肛周熏洗仪。

（10）观察伤口情况，术后1周，应注意肛门功能情况，注意有无肛门狭窄，有肛门狭窄者及时进行扩肛治疗。

（三）药物处方

1. 内治用药处方

参见"内痔"部分。

2. 外用药物熏洗处方

（1）方药

五倍子汤（《疡科选粹》）

组成：五倍子、朴硝、桑寄生、莲房、荆芥各30克。

用法：煎汤坐浴或熏洗肛门。

苦参汤（《疡科心得集》）

组成：苦参60克、蛇床子30克、白芷15克、银花30克、菊花60克、黄柏15克、地肤子15克、大菖蒲9克。

用法：煎汤坐浴或熏洗肛门。

经验方

组成：蒲公英20克、生侧柏叶20克、花椒15克、苦参20克、芒硝20克、苍术15克、生地榆15克、防风15克、15克、赤芍15克、生甘草12克、五倍子15克。

用法：煎汤坐浴或熏洗肛门。

（2）中成药：

塞药疗法：肛泰栓、九华痔疮栓等纳肛治疗。

外敷法：油膏、散剂，如消痔膏、五倍子散等肛门外敷治疗。

（张崇耀）

二十三、毒蛇咬伤

（一）病情概述

毒蛇咬伤是被有毒之蛇咬伤，毒液侵入伤口，气血受伤，内攻脏腑而发生的危急重症。因毒性不同而表现局部及多种全身中毒症状。在我国，毒蛇中危害较大且能致人死亡的有10多种，其中具有神经毒者有银环蛇、金环蛇、海蛇；血循毒者有蝰蛇、尖吻蝮蛇、竹叶青蛇和烙铁头蛇；混合毒者有眼镜蛇、眼镜王蛇和蝮蛇。

一般来说，毒蛇的体表特征为头呈三角形，尾短而钝，身体斑纹色彩鲜明。毒蛇的唇腭上有一对毒腺和毒牙，毒蛇咬伤时，毒液从腺体排出，沿毒牙的小管或沟进入伤口，引起中毒。蛇毒是一种复杂的蛋白质混合物，含有多种毒蛋白。主要成分是神经毒、血循毒和酶，各种成分的多少或有无随蛇种而异。神经毒（风毒）主要阻断神经肌肉的接头引起弛缓型麻痹，最终导致周围性呼吸衰竭，引起缺氧性脑病、肺部感染及循环衰竭；血循毒（火毒）分为心脏毒、出血毒素、溶血毒素。心脏毒主要对心血管和血液系统产生多方面的毒性作用，使心脏发生短暂兴奋后转入抑制，心脏搏动障碍、心室纤颤、心肌坏死，最后死于心力衰竭。出血毒素使血管通透性增加引起广泛性血液外渗，导致显著的全身出血，甚至肺、心、肾、肝、脑实质出血而致死亡。溶血毒素直接和间接溶解红细胞；多种蛇毒中都含蛋白质水解酶，具有损伤血管壁导致血浆外渗、组织水肿坏死、溶血、毒素扩散等作用。

我国劳动人民在长期的生产生活实践和医疗实践中，用中草药防治毒蛇咬伤积累了丰富的经验，中医中药在基层治疗毒蛇咬伤具有良好的疗效。

（二）诊断与治疗

1. 诊断要点

有毒蛇咬伤史；局部伤口剧痛、肿胀、麻木、起水疱，所属淋巴管、淋巴结发炎，或伤口迅速变黑、坏死等，2～3天后最为严重；神情淡漠或神志昏蒙、吞咽呼吸困难，心悸不适，瞳孔散大，或皮下、内脏出血等全身症状，常危及患者的生命。

2. 辨证分型

（1）风毒（神经毒）：一般局部不红，不肿，不出血，疼痛轻微，感觉麻木，眼睑下垂，复视，表情肌麻痹，张口困难，言语不清，口角流涎，呼吸急促。脉沉伏迟弱。

（2）火毒（血循毒）：伤口疼痛剧烈，出血，皮肤有血疮瘀斑，伤肢水肿明显。内脏、五官出血，发热，少尿无尿，心悸头晕。脉象细数或结代。

（3）风火毒（混合证）：同时具有以上两种症状。

3. 鉴别诊断

本病需要与其他虫媒咬伤性疾病鉴别。根据病史、症状体征、辅助检查可明确诊断。

4. 治疗原则

毒蛇咬伤后，蛇毒在患者体内可迅速播散，短期内可危及生命，必须及时采取各种有效措施抢救。按照局部常规处理、早期综合治疗、辨证施治的原则进行急救处理。

5. 一般治疗

（1）局部常规处理：尽早彻底使蛇毒被阻止吸收播散。包括早期结扎、扩创排毒、吮吸、烧灼、针刺、火罐排毒、封闭疗祛、局部用药等。

1）早期结扎：用绳子或布带在伤口上方（近心端）超过1个关节处缚扎，以阻止静脉血回流而不妨碍动脉血流为原则。每隔15～30分钟稍放松1次，放松时间每次可持续1～2分钟，一般在伤口排毒或服药后1～3小时可解除缚扎，目的在于阻止蛇毒的吸收和扩散，须早期使用才有效。若毒蛇咬伤已超过12小时，则不宜缚扎。

2）扩创排毒：常规消毒后，沿毒牙痕做纵行切口1.5厘米，探达皮下，或做"＋"字形切口，如有毒牙遗留应取出。并用手由近心端向远心端伤口的周闱挤压，使毒血排出，同时用

1∶5000高锰酸钾溶液或双氧水反复多次冲洗，使伤口蛇毒成分被破坏，以减少播散减轻中毒。必须注意凡被尖吻蝮蛇、蝰蛇、蝮蛇咬伤后，若伤口流血不止且伴有全身出血现象，则不应扩创以免发生出血性休克。

3）吮吸法：是指用口吮或拔火罐或抽吸器等方法，将伤口部位毒血吸出，然后加用扩创法。若吮吸法者的口腔黏膜有破损或有炎症，则不宜作吮吸法以免导致吮吸者中毒。

4）烧灼法：用火柴头5～7个放在伤口上点燃烧灼1～2次，以破坏蛇毒。这种局部处理法也是一种简便而有效的野外急救方法。

5）针刺法：皮肤消毒后用三棱针或粗针头，在上肢八邪穴或下肢八风穴与皮肤平行刺入约1厘米，迅速拔出后将患肢下垂，并由近端向远端挤压以排出毒液。有出血倾向者慎用。

6）局部封闭疗法：在0.25%～0.5%普鲁卡因溶液中加入地塞米松5毫克或氢化可的松50～100毫克，在伤口周围与患肢肿胀上方1寸处做深部皮下环封。

7）蛇药片捣烂水调外搽伤口。

（2）早期综合治疗措施

1）胰蛋白酶注射法：胰蛋白酶能直接破坏蛇毒，胰蛋白酶2000单位加0.5%普鲁卡因溶液5～20毫升，在牙痕中心周围及结扎上端进行套式封闭，注射达肌肉层，12小时后重复注射。

2）利尿排毒：用速尿20～40毫克，肌内注射；或20%甘露醇250～300毫升，静脉滴注。可加速排泄血内蛇毒，缓解中毒症状。

3）氢化可的松：一般每日1～2次，每次用400毫克加入500毫升10%葡萄糖溶液，静脉滴注。可以补充肾上腺皮质功能的耗竭，并可减轻蛇毒中毒的症状，有利于病情缓解和恢复。

4）蝮蛇抗毒血清和银环蛇抗毒血清，皮试后使用，过敏者脱敏法治疗。

（三）药物处方

1. 风毒证（神经毒）

（1）治法：活血通络，祛风解毒。

（2）方药

活血驱风解毒汤（经验方）

组成：当归12克、川芎9克、红花7克、威灵仙12克、白芷12克、防风12克、僵蚕9克、七叶一枝花15克、半边莲15克、紫花地丁15克。

加减：早期，加车前草15克、泽泻15克、木通7克；大便不畅，加生大黄（后下）7克、厚朴9克通便泄毒；咬伤在下肢，加独活12克，咬伤在上肢加羌活12克引经；视物模糊，瞳孔散大，加青木香6克、菊花9克；动风抽搐，加蜈蚣1条、蝉衣5克、全蝎4克，搜风镇惊。

煎服法：成人中药常规煎煮服用。

（3）中成药

蛇伤解毒片

组成：光慈菇、山豆根、拳参、黄连、白芷、红大戟、冰片、雄黄、朱砂、大黄、硫酸镁。

用法用量：成人口服，第一天（24小时内）服4～5次，第一次服9～12片（病情严重者第一次可服18片），以后每次服6～9片，每隔3～4小时服一次；第二、三天，一次6～9片，一日3次，第四天一次6片，一日2次，直至肿完全消退为止；儿童减半。外用，伤口扩创排毒处理后，取本品研末用蜂蜜或生理盐水调敷在伤口周围，每日换药一次。

注意事项

"治蛇不泄，蛇毒内结，二便不通，蛇毒内攻"，注意保持大小便通畅。

2. 火毒证（血循毒）

（1）治法：泻火解毒、凉血活血。

（2）方药

龙胆泻肝汤（《医方集解》）合五味消毒饮（《医宗金鉴》）

组成：黄连12克、黄芩9克、金银花12克、大黄6克（后下）、穿心莲12克、车前草12克、半边莲15克、白花蛇舌草15克、一枝黄花12克、鬼针草15克、蒲公英15克、牡丹皮12克、野菊花12克、紫花地丁12克。

加减：小便短赤血尿，加白茅根15克、茜草12克、车前草15克、泽泻12克；发斑、吐血、衄血加水牛角15克；烦躁抽搐，加羚羊角5克、钩藤15克；局部肿胀甚，加赤小豆15、冬瓜皮12克、泽泻15克。

煎服法：成人中药常规煎煮服用。

（3）中成药

上海蛇药片

组成：穿心莲、墨旱莲等药味经加工制成的片剂。

功能主治：解蛇毒，消炎，强心，利尿，止血，抗溶血。

用法用量：成人口服，第一次10片，以后一次5片，每4小时一次，如病情减轻者，一次5片，一日3～4次。危重病例酌情增服。

注意事项

保持创口引流无菌，肿胀切开引流通畅。

3. 风火毒证（混合毒）

（1）治法：清热解悉，凉血熄风。

（2）方药

黄连解毒汤（《外台秘要》）合五虎追风散（《史传恩家传方》）

组成：黄连12克、黄芩9克、黄柏12克、栀子12克、蝉蜕20克，天南星9克，天麻9克，全虫4克、僵蚕9克。

煎服法：成人中药常规煎煮服用。

（3）中成药

广州蛇伤药散

组成：雄黄、桂枝、甘草、薄荷脑、土茯苓各2份，乳香、苏叶、荆芥、黄芩、细辛、川连、金耳环、川芎、七星剑、九层塔、黄柏各3份，尖槟片、五灵脂、归尾、灵仙、斩蛇剑各4份，金银花、大黄、红花各5份。

用法用量：适量以醋或生理盐水调敷在伤口或肿胀部位。

注意事项

严格观察生命体征，必要时重症监护维持生命体征平稳。

（张崇耀）

二十四、烧　烫　伤

（一）病情概述

烧伤是由于热力（火焰、灼热的气体液体或固体）、电能、化学物质、放射线等作用于人体而引起的损伤，又称为烧烫伤。烧伤包括烫伤、火焰烧伤、化学烧伤和电烧伤。轻者仅皮肉损伤，不影响内脏；重者除皮肉损伤外，因火毒炽盛，伤及体内阴液，损伤阳气，致气阴两伤。或因火毒侵入营血，内攻脏腑，导致脏腑失和，阴阳平衡失调，重者可致死亡。外科秘录《汤烫疮》有精辟的论述"轻则害在皮肤，重则害在肌肉，尤者害在脏腑……火烧疮遍身烧如黑色者难救，或烧轻而不致身黑者犹可疗也，然而皮焦肉卷疼痛难抵有百计千方用之不验者，以火毒内攻，而治之不得法也，故治火烧之症，必须内外同治，则火毒易解也"，至今仍有重要的临床指导意义。

烧伤是一种突然发生的意外的物理性热损伤，它不同于一般的跌打损伤，又不同于外感六淫之中的热毒与火毒，属"不内外因"，因此，烧伤有它自己的特点，烧伤后出现的"热毒"与

"火毒"是热损伤后在创面病理变化过程中出现的病理产物，而并非烧伤的直接致病病因。肌肤被热力损伤，伤区经络阻塞，气血凝滞，即烧伤因"伤"而造成"瘀"的病理。我国徐荣祥教授提出"烧伤既是伤又是瘀的观点"，是伤必有瘀血凝滞，烧伤有伤口故又多腐肉脓血。一般无并发症的烧伤总是火炽热甚，主要侵犯中焦，多为阳明实热之症。热邪为病，耗阴损气。由于现代科学技术及军事的发展，出现了化学烧伤、放射线烧伤、电击伤等。临床表现类似者可参考本部分论治。

（二）诊断与治疗

1. **诊断要点** 首先要估计烧伤的面积和深度，烧伤面积愈大，深度愈深，则其病愈重。

（1）烧伤面积的计算

1）手掌法：伤员本人五指并拢时，一只手掌的面积占体表面积的1%。此法常用于小面积或散在烧伤的计算。

2）中国九分法：将全身体表面积分为11个9等份，成人头、面、颈部为9%；双上肢为2×9%；躯干前后包括外阴部为3×9%；双下肢包括臀部为5×9%＋1%＝46%。

3）儿童烧伤面积计算法：小儿的躯干和双上肢的体表面积所占百分比与成人相似。特点是头大下肢小，随着年龄的增长，其比例也不同。计算公式如下：

头颈面部［9＋（12－年龄）］%

双下肢面积百分比［46－（12－年龄）］%

（2）烧伤深度的计算：烧伤深度一般采用三度四分法，即Ⅰ度、Ⅱ度（又分浅Ⅱ度、深Ⅱ度）、Ⅲ度烧伤，判定烧伤面积及深度。

1）Ⅰ度烧伤（红斑型）：皮肤伤处红、肿、热、痛，表面干燥，局部感觉过敏，不起水疱，常有烧灼感。2～3天后脱痂痊愈，无瘢痕。

2）Ⅱ度烧伤（水疱型）：根据伤及皮肤深度，Ⅱ度烧伤分为浅Ⅱ度烧伤和深Ⅱ度烧伤。①浅Ⅱ度烧伤剧痛，感觉过敏，有水疱，基底呈均匀红色、潮湿，局部肿胀。1～2周愈合，无瘢痕，有色素沉着。②深Ⅱ度烧伤痛觉迟钝，水疱或有或无，移去表皮，基底苍白，间有红色斑点、潮湿，水肿明显。3～4周愈合，可遗留少量瘢痕。

3）Ⅲ度烧伤（焦痂型）：痛觉消失，无弹力，坚硬如皮革样，蜡白焦黄或炭化，干燥。干后皮下筋脉阻塞如树枝状。2～4周焦痂脱落形成肉芽创面，一般均需植皮才能愈合，可形成瘢痕和瘢痕挛缩。

（3）烧伤的伤情判断：根据烧伤面积、深度，一般分为四类。

1）轻度烧伤：Ⅱ度烧伤面积在10%（小儿在5%）以下。

2）中度烧伤：Ⅱ度烧伤面积在11%～30%（小儿6%～15%）；或Ⅲ度烧伤面积在10%（小儿5%）以下。

3）重度烧伤：总面积在31%～50%；或Ⅲ度烧伤面积在11%～20%（小儿总面积在15%～25%或Ⅲ度烧伤在5%～10%）；Ⅱ度、Ⅲ度烧伤面积虽达不到上述百分比，但已发生休克、严重呼吸道烧伤或合并其他严重创伤或化学中毒者。

4）特重烧伤：总面积在50%以上，或Ⅲ度烧伤面积在20%以上（小儿总面积25%以上或Ⅲ度烧伤面积在10%以上）。

2. 辨证分型

（1）火热伤津证：发热、口干喜饮、便秘、尿短而赤；舌红而干，舌苔黄或黄糙，或舌光无苔、舌质红干，脉洪数或弦细而数。

（2）阴伤阳脱证：体温不升、呼吸气微、面色苍白、神志恍惚、嗜睡、四肢厥冷、汗出淋漓；舌面光剥无苔或舌苔灰黑，舌质红绛或紫黯，脉微欲绝或脉伏不起。

（3）火毒内陷证：壮热烦渴、躁动不安、口干唇焦、大便秘结、小便短赤；舌质红绛而干，舌苔黄或黄糙，或焦干起刺，脉弦数等。若热毒扰心，可见烦躁不宁、神昏谵语；若热毒壅肺，可见呼吸气粗、鼻翼煽动、咳嗽痰鸣、痰中带血；若热毒下注于肾，可见水肿或血尿、尿闭；热毒传肝，可见黄疸、痉挛抽搐；若热毒伤脾，可见恶心呕吐、腹胀、便溏、呕血或便血。

（4）气血两虚证：低热或不发热，形体消瘦、面色无华、神疲乏力、食欲不振、自汗、盗汗、创面肉芽不鲜；苔薄白或薄黄，舌淡红或胖嫩舌边齿痕，脉细数或细缓等。

（5）脾胃虚弱证：口舌生糜、口干津少、嗳气呃逆、纳呆食少、腹胀便溏；舌质淡胖，苔光剥或无苔，脉细数或细弱等。

3. 鉴别诊断

化学烧伤、放射线烧伤、电击伤的鉴别，由发生时的病因可资鉴别，可存在多种病因的综合损伤。

4. 治疗原则

烧伤的中医治疗原则为清热解毒、养阴生津、益气理脾、活血逐瘀、托里排脓。若出现并发症，则火热播灼脏腑，各种脏腑的症状都可出现，更需根据病情予以辨证施治。早期实证较多，且实中夹虚，后期虚证较多，亦有虚中夹实。烧伤必须内外兼治，烧伤创面是烧伤后一系列严重变化的根源，烧伤创面的处理是治疗的关键。

5. 一般治疗

（1）烧烫伤后应迅速消除致伤原因，脱离危险场地。

（2）尽快脱去着火或沸液浸渍的衣服，用剪刀将伤处衣服剪开脱下，避免强脱加重皮肤损伤。

（3）保持创面清洁，避免污染和再损伤；化学物质致伤时按相关流程处置。

（4）给予止痛药如云南白药、去痛片或三七粉等，甚至可使用吗啡等。

（5）呼吸道烧伤出现呼吸困难时，应立即进行气管切开，氧气吸入。

（6）昏迷患者防止呕吐物、血块、异物阻塞呼吸道，防止误吸及窒息。

（7）大面积烧伤患者病室要定时通风，保持干燥，限制人员进出，预防感染。

（8）勤翻身，防止创面长期受压，保持痂皮干燥和完整。

（9）鼓励患者进食，可以绿豆汤、西瓜汁、水果露、银花甘草汤等代茶频服。忌食辛辣、鱼腥等食物。

（10）"湿润烧伤膏"具有保护创面，改善局部血循环，通畅引流等作用，可控制局部感染的能力，而且具有保持创面湿润，有利于烧伤创面生理愈合的综合作用。

（三）药物处方

1. 烧伤创面外治

外治烧伤创面是烧伤后一系列严重变化的根源，故创面的正确处理是很重要的，必须保持创面清洁，预防和控制感染。不同的创面及不同的阶段，选用不同的方法。对小面积的烧伤创面可用烧伤创面清创术。尽量清除创面污染物，剔净创周毛发，剪短指（趾）甲，擦洗干净健康皮肤，然后用灭菌水或消毒液（2%黄柏液、碘伏液、1：1000新洁尔灭等）冲洗创面，剪开大水疱，直至创面清洁。常规破伤风抗毒素3000单位（儿童1500单位）预防注射。重症患者一般在人工冬眠下进行。并发休克者，待休克纠正后施行。清创前常规注射镇静止痛剂。

（1）初期：创面清洁后，小面积Ⅰ度、Ⅱ度烧伤可外用清凉膏、万花油外搽，或地榆、大黄粉各等分，研末麻油调敷，每日换药数次；Ⅲ度烧伤外科植皮手术治疗。

（2）中期：小面积感染创面可外用黄连膏、红油膏、生肌玉红膏外敷，每日包扎换药1次；较大面积的感染创面，可选用2%黄柏液或银花甘草液湿敷；痂下积脓者，要尽快去痂引流，用上述药液浸泡或湿敷。感染创面应做细菌学检查以指导用药。

（3）后期：腐脱生新时，用生肌白玉膏掺生肌散外敷；瘢痕疙瘩形成用黑布膏药外敷。

2. 中医辨证内服

（1）火热伤津证

1）治法：清热解毒，益气养阴。

2）方药

清营汤（《温病条辨》）

组成：水牛角20克（先煎）、生地黄20克、金银花12克、连翘12克、玄参12克、黄连12克、竹叶心6克、丹参15克、麦冬12克、桔梗9克、鱼腥草15克、芦根15克。

加减：伤口红肿，疼痛明显，加半枝莲、穿心莲、白花蛇舌草、紫花地丁各15克。

煎服法：成人中药常规煎煮服用。

注意事项

注意保护烧伤的皮肤创面，防治感染。

（2）阴伤阳脱证

1）治法：扶阳救逆，固护阴液。

2）方药

参附汤（《世医得效方》）合生脉散（《医学启源》）合四逆汤（《伤寒论》）

组成：红参9克（另煎兑服）、麦冬15克、五味子9克、炙附片（开水先煎）9克。

加减：若冷汗淋漓者，加煅龙骨15克、煅牡蛎15克、黄芪15克、炙甘草9克；伤阴明显者，红参改为西洋参9克（另煎兑服）。

煎服法：成人中药常规煎煮服用。

3）中成药

四逆散

组成：柴胡、炒枳壳、白芍、甘草。

功能主治：透解郁热，疏肝理脾。

用法用量：成人口服，一次9克，一日2次。

注意事项

（1）病情危重需要中西医结合抢救生命，可用生附注射液或参麦注射液静脉滴注。

（2）积极防止感染、外科处理伤口。

（3）火毒内陷证

1）治法：清营凉血解毒。

2）方药

黄连解毒汤（《外台秘要》）合犀角地黄汤（《外台秘要》）

组成：黄连12克、黄柏9克、黄芩9克、栀子12克、金银花12克、生甘草7克、水牛角20克、生地黄20克、芍药15克、丹皮12克、桔梗9克、鱼腥草15克、芦根15克。

加减：神昏谵语者，加服安宫牛黄丸或紫雪散；热毒传肺者，加生石膏20克、知母12克、贝母7克、桑白皮15克；热毒传肝者，抽搐，加羚羊角粉1.5克（冲服）、钩藤12克、石决明20克（先煎）；热毒传脾而腹胀便秘，恶心呕吐，加大黄7克（后下）、枳实9克、厚朴10克、大腹皮12克、木香7克；呕血、便血加地榆炭9克、侧柏炭9克、槐花炭9克、白及12克、三七7克（研末吞服）；热毒传肾者，尿少或尿闭，加白茅根15克、车前子12克（包煎）、淡竹叶7克、泽泻12克；血尿，加生地黄15克、大小蓟各12克、黄柏炭7克、琥珀3克（吞服）。

煎服法：成人中药常规煎煮服用。

注意事项

（1）病情危重需要中西医结合抢救生命，可用生附注射液或参麦注射液静脉点滴。

（2）维持水电解质平衡，积极外科处理伤口，防止感染。

（4）气血两虚证

1）治法：调补气血、生肌收口。

2）方药

托里消毒散（《校注妇人良方》）

组成：人参9克（另煎兑服）、黄芪15克、当归12克、川芎7克、芍药12克、白术12克、茯苓12克、金银花12克、白芷7克、甘草3克、白扁豆12克、山药12克、丹参15克。

煎服法：成人中药常规煎煮服用。

注意事项

可外用生肌收口药物促进创面愈合。

（5）脾胃虚弱证

1）治法：调理脾胃。

2）方药

参苓白术散

组成：白扁豆12克、白术12克、茯苓12克、甘草7克、桔梗6克、莲子9克、人参9克（另煎兑服）、砂仁7克（后下）、山药15克、薏苡仁15克、白术12克、熟地黄12克、当归12克。

煎服法：成人中药常规煎煮服用。

注意事项

调理脾胃鼓舞气血生长，促进伤口愈合。

（张崇耀）

二十五、压　疮

（一）病情概述

压疮是躯体活动受限，长期卧床，在容易受压或长期摩擦的部位皮肤溃破形成的神经营养性溃疡，又名"席疮""褥疮"；多见于半身不遂，下肢瘫痪，久病重病卧床不起，长时间昏迷的患者，尤其是伴有消渴病者。压疮的临床特点是多发于骶尾、髋部、足跟部、背脊部等皮下组织薄弱容易受压和摩擦的骨突部位。局部皮肤破溃，疮口经久不愈。

中医认为，本病多因久病、大病之后，气血耗伤，加之长期卧床不起，久卧伤气，气虚而血行不畅，复因受压的部位气血失于流通，不能营养肌肤，局部肌肤失养，皮肉坏死而成。若再因摩擦皮肤磨破，皮肤破损染毒，则会加重病情的发展。

（二）诊断与治疗

1. 诊断要点

本病多见于昏迷、瘫痪、骨折、大面积烧伤等久病卧床的患者。好发于尾骶、背脊、肘踝等骨突易受压迫及摩擦部位；初起皮肤上出现褐色红斑，继发染毒时组织坏死迅速，微肿，继而紫暗水肿，坏死溃烂，脓水淋漓，相应部位并发臀核肿痛。若坏死组织蔓延不止，溃疡面日渐扩大，周围肿势继续发展，溃疡面有灰绿色脓水腥臭稀薄，或如粉浆污水，患者多体弱形瘦预后较差。

2. 辨证分型

（1）气滞血瘀：局部皮肤出现褐色红斑，继而紫暗红肿，或有破损；苔薄，舌边有瘀斑，脉弦。

（2）蕴毒腐溃：压疮溃烂，腐肉及脓水较多，或有恶臭，重者溃烂可深及筋骨，四周漫肿；伴有发热或低热，口苦且干，形神萎靡，不思饮食等；舌红，苔少，脉细数。

（3）气血两虚：疮面腐肉难脱，或腐肉虽脱，新肌色淡，愈合缓慢；伴有面色苍白，神疲乏力，纳差食少等；舌质淡，苔少，脉沉细无力。

3. 鉴别诊断

压疮需要以臁疮、脱疽、丹毒等疾病鉴别。

（1）臁疮发于小腿下三分之一处的皮肤和肌肉间，经久不易收口，为收敛后因碰撞而又复发的慢性疮疡类疾病。多见于长期从事站立工作者，多伴有下肢静脉曲张。不同以压疮的长期卧床的发病诱因。

（2）脱疽是以肢端缺血性坏死，甚则趾（指）节脱落为特征的慢性疾病。相当于西医的血栓闭塞性脉管炎。与压疮长期卧床的发病诱因不同。

（3）丹毒是先由皮肤、黏膜破损，外受火毒与血热搏结，郁阻肌肤，不得外泄，皮肤突然发红成片、色如涂丹的急性感染性疾病。

4. 治疗原则

外治为主，配合内治，积极治疗全身基础性疾病为本病治疗基本原则。

5. 一般治疗

（1）压疮患者多数存在营养不良，因此，在照顾其饮食习惯的同时，鼓励其多吃蔬菜、鸡、鱼、肉、水果等营养食物，改善体质，促进压疮的愈合。

（2）年老、体弱、长期卧床、瘫痪及不能自动翻身的患者，每 2～3 小时翻身 1 次，并行皮肤按摩，防止尿、粪便浸渍皮肤。皮肤原已干燥且有脱屑者，可用少量紫草油外搽。

（3）应减少因护理工作失误而造成的院内压疮，提高护理人员对压疮危害性的认识，严格执行床头交班，合理安排患者的饮食、用药。落实好压疮的治疗、康复计划的执行情况。

（4）患者显著消瘦者，骶尾部加放气圈垫；肢体接触处及其他骨骼隆起易受压处，应垫以棉垫或棉圈，避免受压。

（5）外治

1）初起：红斑未溃者，外擦红灵酒或 4% 红花酊，或外扑三石散或滑石粉，局部按摩，或红外线照射，每日 2 次。

2）溃腐期：清除坏死组织，腐烂处用红油膏掺九一丹外敷，每日 2 次。

3）收口期：用生肌红玉膏掺生肌散或海浮散外敷，每日 2 次。

（三）药物处方

1. 气滞血瘀

（1）治法：理气活血。

（2）方药

血府逐瘀汤（《医林改错》）

组成：当归 12 克、生地黄 12 克、桃仁 9 克、红花 7 克、枳壳 12 克、赤芍 12 克、炒柴胡 9 克、甘草 6 克、桔梗 7 克、川芎 9 克、牛膝 12 克。

煎服法：成人中药常规煎服。

（3）中成药

血府逐瘀胶囊

组成：桃仁（炒）、红花、赤芍、川芎、枳壳（麸炒）、柴胡、桔梗、当归、地黄、牛膝、甘草。

用法用量：成人口服，一次6粒，一日2次，1个月为一疗程。

注意事项

（1）可用血竭粉外敷伤口。加强对患者家属、陪护人员的相关健康教育，是预防压疮的关键环节。

（2）护理人员在护理患者的同时，应指导家属、陪护人员学习压疮发生及预防的相关知识，帮护患者按时服药，建立翻身卡（每1～2小时翻身1次），教会陪护人员正确地翻身，减少人为损伤。

（3）对具有多项主要危险因素的患者进行重点护理和治疗。

2. 蕴毒腐溃

（1）治法：益气养阴，理气托毒。

（2）方药

透脓散（《外科正宗》）

组成：太子参30克、苍术12克、黄柏9克、当归12克、生黄芪30克、川芎12克、皂角刺15克、赤芍12克、白芥子12克、土茯苓20克、红藤12克、白芷12克、薏苡仁20克。

加减：病在下肢，加独活12克、牛膝12克；病在腰背部，加续断15克、细辛6克。

煎服法：成人中药常规煎服。

注意事项

（1）脓水较多时，可用蒲公英、地丁、鱼腥草、马齿苋各60克水煎溶液湿敷或淋洗。然后用化腐生肌散（血竭3份、珍珠粉1份、制乳香2份、煅石膏2份，研粉后过100目筛，紫外线照射后装入消毒的玻璃瓶中备用）外用伤口治疗。

（2）心理护理是所有疾病康复过程中的重要环节，针对性的心理疏导，如安慰、鼓励和对疾病的科学解释，可使患者树立战胜疾病的信心，起到药物无法替代的作用。

3. 气血两虚

（1）治法：补益气血，托毒生肌。

（2）方药

托里消毒散（《校注妇人良方》）

组成：人参9克（另煎兑服）、川芎12克、当归12克、白芍12克、白术12克、金银花9克、茯苓15克、白芷12克、皂角刺12克、甘草6克、桔梗6克、黄芪20克、珍珠母15克、浙贝母9克、防风7克。

煎服法：成人中药常规煎服。

注意事项

外用化腐生肌散。先将压疮局部用生理盐水冲洗后，再用解毒汤（黄连、黄芩、黄柏、栀子、连翘、槐花各12克、细辛、甘草各3克）煎煮液浸泡创面5分钟，生理盐水冲洗，反复操作2遍，然后在创面局部均匀撒上化腐生肌散（依据创面大小而定），外用纱布覆盖。创面局部的处理不用酒精和碘酒或碘伏，每日换药1次。

（张崇耀）

二十六、肠　粘　连

（一）病情概述

肠粘连常出现在腹部手术之后，是因为各种人为或者非人为因素造成的肠管和肠管之间、肠管和腹膜之间或者肠管和腹腔内脏器之间出现的不正常粘连。因粘连的部位不同，临床表现为腹胀、腹部疼痛、恶心，无法正常排气、排便等肠道梗阻症状。女性盆腔术后粘连可发生不孕。目前术后肠粘连的发生机制尚不完全清楚，粘连的过程涉及腹膜的损伤修复，炎症细胞、炎症因子的渗出，纤维蛋白生成及溶解失衡、胶原蛋白合成增加、各种细胞的迁移和增生等多种因素。多数学者认可的是损伤、炎症学说。任何原因引起的腹膜损伤，均可以导致炎症介质的渗出，而渗出液中纤维蛋白原及纤维蛋白的析出，则形成术后肠粘连的基础。

肠粘连为现代医学疾病病名，中医无肠粘连病名，本病归属在中医"关格、腹痛、积聚、便秘"等范畴讨论，临证可参考论治。现代中医学认为，肠粘连的原因是腹部疾病及手术治疗后损伤肠络，渗液为痰，溢血为瘀，痰瘀内积，日久结成有形之物。或压迫肠管，或使肠管相互粘连，阻碍腑气通降，妨碍胃肠正常蠕动所致。病因病机为病邪闭郁、瘀血留滞、肠腑气机不利、肠道传化功能失司，痞结不通，导致"不通则痛、不容则痛"，临床常见虚实夹杂，正虚以邪实相互为病。

（二）诊断与治疗

1. 诊断要点

有腹部外伤手术史，腹部手术后1周至3个月内，已有自动排便排气但出现腹痛腹胀、肠鸣音亢进、大便干燥、腹内有气块窜动。经腹部B超、X线、CT等相关检查确诊为肠粘连。

2. 辨证分型

（1）脏腑气滞证：胃脘或腹部痞胀、胀痛或窜痛，得嗳气、肠鸣、矢气而觉舒，脉弦。

（2）气滞血瘀证：胃脘、腹部刺痛、拒按，或触及包块，或呕血、便血色暗成块，舌有斑点，脉弦涩。

（3）气虚血瘀证：腹痛隐隐，腹胀绵绵、肠鸣不适、大便乏力、面色萎黄，舌质淡紫或有瘀斑，苔薄白，脉细涩或细弱。

3. 鉴别诊断

外科术后肠粘连需要与以下疾病鉴别。

（1）完全性肠梗阻者以具有外科手术指征的腹部疼痛、呕吐、腹部胀满、大便不通为特征。

（2）因缺血、感染、寄生虫、肿瘤、结核等疾病所致的肠粘连者在诊断上有相对应的症状体征。

4. 治疗原则

调整脏腑肠道功能，恢复肠道正常气机，理气通腑、活血化瘀、调理气血，加强胃肠蠕动、消除炎性渗出物为基本治疗原则。

5. 一般治疗

（1）加强腹部外科手术后护理，积极健康宣教，告知术后肠粘连的各种预防措施。

（2）鼓励患者自我腹部按摩，促进肠蠕动，鼓励腹式呼吸。可进食促进肠蠕动的食物。

（3）针灸治疗：选取穴位大肠俞、小肠俞、足三里、合谷、内关、下巨虚、中脘、下脘，以上穴位具有平衡阴阳、活血止痛的功效。毫针针刺治疗。寒证可用灸法。

（4）腹部脏器调理按摩手法。

（5）腹部穴位中药贴敷治疗。

（三）药物处方

1. 脏腑气滞证

（1）治法：理气导滞。

（2）方药

木香导滞丸（《北京市中药成方选集》）

组成：大黄9克（后下）、黄柏6克、青皮9克、厚朴9克、槟榔9克、枳壳12克、砂仁7克（后下）、三棱12克、莪术12克、神曲15克、当归12克、橘皮9克、香附12克、黄芩7克、山楂12克、木香7克。

加减：纳差者，加莱菔子、麦芽各12克；湿热内阻者，加苍术12克、黄柏9克、薏苡仁15克、扁豆12克、蒲公英12克、土茯苓15克、红藤12克。

煎服法：成人中药常规煎煮服用。

注意事项

可结合温通理气活血化瘀中药外用。

2. 气滞血瘀证

（1）治法：理气活血止痛。

（2）方药

膈下逐瘀汤（《医林改错》）

组成：五灵脂12克（包煎）、蒲黄12克（包煎）、当归12克、川芎9克、桃仁12克、丹皮9克、赤芍6克、乌药7克、延胡索12克、川楝子12克、甘草7克、香附7克、红花9克、枳壳9克。

加减：瘀阻疼痛明显，加三棱12克、莪术12克、台乌药9克、全虫5克、小茴香9克。

煎服法：成人中药常规煎煮服用。

注意事项

结合针灸、中药外用综合治疗可提高疗效。

3. 气虚血瘀证

（1）治法：益气活血消瘀。

（2）方药

理中汤（《伤寒论》）合桃红四物汤（《医宗金鉴》）

组成：人参9克（另煎兑服）、炒白术12克、干姜7克、甘草7克、桃仁12克、红花7克、熟地黄12克、炒白芍12克、当归12克、川芎12克。

加减：腹胀者，加木香7克、枳实7克、厚朴9克；刺痛明显者，加丹参15克、蒲黄12克（包煎）；气短乏力者，加炙黄芪15克；恶心呕吐者，加竹茹7克、陈皮12克、半夏12克。

煎服法：成人中药常规煎煮服用。

注意事项

调整饮食，多咀嚼促进消化及肠蠕动。

（张崇耀）

二十七、甲状腺结节

（一）病情概述

甲状腺结节是指甲状腺内的独立病灶。触诊可触及病灶，或者在B超检查下发现此病灶有别于周边的组织。B超检查未能证实的结节不能诊断为甲状腺结节。检查甲状腺结节的目的是排除或发现甲状腺癌。甲状腺癌在甲状腺结节中的发现率为5%～10%。B超主要对直径超过1厘米的结节做检查，因为这样的结节有甲状腺癌的可能。对于直径<1厘米的结节，如果B超有癌性征象需要进一步检查，体检集中于甲状腺和颈部淋巴结。与甲状腺癌相关的病史包括头颈部放射治疗、骨髓移植的全身放射治疗、一级亲属的甲状腺癌家族史。迅速增长的结节、声音嘶哑声带麻痹而同侧颈部淋巴结肿大、结节固定于外周组织则是癌性结节的征象。良性甲状腺结节的病因包括甲状腺良性腺瘤、局灶性甲状腺炎、多结节性甲状腺肿的突出部分、甲状腺囊肿、甲状旁腺和甲状腺舌管囊肿、单叶甲状腺发育不全导致对侧叶增生、手术后或碘[131]治疗后甲状腺残余组织的瘢痕和增生等。

中医无甲状腺结节病名，根据临床表现归属于"瘿病"范畴。历代医学著作里多有论述，如《圣济总录·瘿瘤门》从病因角度分为"石、泥、劳、忧、气共五瘿"，石与泥则因山水饮食而得之；忧、劳、气瘿则本于七情。其主要病理总由气、痰、瘀壅结颈前所致。《三因极一病证方论·瘿瘤证治》提出瘿病可分为石瘿、肉瘿、筋瘿、血瘿、气瘿。《外科正宗·瘿瘤论》认为"夫人生瘿瘤之症、非阴阳正气结肿，乃五脏瘀血、浊气、痰滞而成"，采用的治法主要有"行散气血""行痰顺气""活血消坚"等，该书所载的海藻玉壶汤等方至今仍为临床所广泛应用。

（二）诊断与治疗

1. 诊断要点

结喉正中附近有单个或多个结节，结节性质为表面光滑，质地柔韧坚实，按之不痛，推之可移，可随吞咽上下移动；或结节坚硬如石，凹凸不平，固定不移，不随吞咽上下运动。部分患者可伴有性情急躁，胸闷，心悸，多汗，失眠，脉数，月经不调，手舌震颤等症，或有消谷善饥，形体日渐消瘦，神疲乏力，脱发，腹泻等症；B超检查可确诊。

2. 辨证分型

（1）肝郁痰凝型：颈部结块，表面光滑，结节或韧或硬，随吞咽上下移动，伴有胸闷不舒，情志抑郁，咽部发憋，舌质红暗，苔薄腻，脉弦细。

（2）痰结血瘀证：颈前喉结两旁结块肿大，按之较硬或有结节，肿块经久未消，胸闷，纳差，舌质暗或紫，苔薄白或白腻，脉弦或涩。

（3）肝火旺盛证：颈前喉结两旁结块，柔软光滑，烦热，容易出汗，性情急躁易怒，眼球突出，手指颤抖，面部烘热，口苦，舌质红，苔薄黄，脉弦数。

（4）阴虚阳亢型：颈部肿块，伴见头晕目眩，多食善饥，面红目赤，烦躁易怒，畏热多汗，心悸失眠，舌红少苔，脉弦细数。

3. 鉴别诊断

见甲状腺腺瘤。

4. 治疗原则

本病由气滞痰凝血瘀壅结颈前所致，病变多属实，久病亦可虚实夹杂。治疗急则可攻，缓则治本，或标本兼顾，攻补同施。治疗以理气化痰、消瘿散结为基本治则，质硬者辅之活血化瘀，火郁阴伤者则当以滋阴降火为主。

5. 一般治疗

（1）调情志，避免过度忧思恼怒。

（2）水土因素导致者针对水土因素预防。

（3）针灸

1）针刺定喘穴，隔日1次；亦可局部围针直刺，可配合在颈部、肩胛部、前颈部行皮针叩刺。

2）采用近部取穴和远部取穴的方法。局部取穴在结节周边将针刺入皮下，然后针尖向内斜，一直刺到结节的基底部，根据结节的大小，共刺6～8针，另在结节正中将1枚针直刺到结节的基底部。得气后轮流捻转、提插，隔日一次，注意勿刺伤喉返神经。邻近及远距离取穴法，取天柱、大杼、内关、曲骨等穴。毫针平补平泻。

（4）外敷疗法

1）根据囊肿大小，取适量玄明粉装入纱布袋，约成1厘米厚度，于晚间睡眠前敷于患处，以清水喷洒湿润纱布袋表面，上盖同样尺寸塑料薄膜，用胶布固定于皮肤，并加以热敷，留置过夜，晨起去药。每日1次，7日为1疗程。

2）阳和解凝膏掺黑退消外敷，7日换药1次；或消核膏、消化膏、麝香回阳膏外敷包块部位。

（5）经内科治疗，结节继续增大者或有癌性病变者，及时行外科手术治疗。

（三）药物处方

1. 肝郁痰凝型

（1）治法：解郁化痰，软坚散结。

（2）方药

四海舒郁丸（《疡医大全》）

组成：昆布12克、海藻15克、陈皮12克、香附9克、法半夏15克、贝母12克、海带15克、海蛤壳15克、海螵蛸15克、青木香5克、桔梗7克、牛蒡子12克、石菖蒲15、全瓜蒌12克。

加减：胁痛者，加柴胡、枳壳各12克；声音嘶哑者，加木蝴蝶、射干各12克。

　　煎服法：成人中药常规煎煮服用。

注意事项

　　调情志，疏肝理气，避免动怒。

2. 痰结血瘀证

　　（1）治法：理气活血，化痰消瘿。

　　（2）方药

　　海藻玉壶汤（《外科正宗》）

　　组成：海藻20克、陈皮12克、贝母15克、连翘10克、昆布15克、半夏12克、青皮7克、川芎10克、当归12克、赤芍15克、海带15克、夏枯草20克、甘草10克。

　　加减：胸闷不舒，加郁金、紫苏梗、佛手、香橼各12克；结块较硬或有结节者，可酌加黄药子12克、三棱12克、莪术12克、露蜂房7克、僵蚕9克；若结块坚硬且不可移者，可酌加山慈菇、天葵子、半枝莲各15克。

　　煎服法：成人中药常规煎煮服用。

注意事项

　　（1）本型多由气郁痰阻证发展而来，一般需较长时间服药，方可取效。

　　（2）黄药子有毒，久服应检测肝肾功损害。

　　（3）十八反海藻、甘草同用。

3. 肝火旺盛证

　　（1）治法：清肝泄火，消瘿散结。

　　（2）方药

　　栀子清肝汤（《类证治裁》）

　　组成：山栀12克、丹皮12克、柴胡12克、当归12克、茯苓12克、芍药12克、牛蒡子12克、川芎7克、黄芩7克、黄连7

克、甘草6克。

加减：手指颤抖者，加石决明20克、钩藤12克、白蒺藜12克、天麻7克；胃热内盛多食易饥者，加生石膏20克、知母12克；火郁伤阴，阴虚火旺而见烦热、多汗、消瘦、乏力者，加天冬15克、麦冬15克。

煎服法：成人中药常规煎煮服用。

（3）中成药

消瘰丸

组成：牡蛎（煅）、生黄芪，三棱、莪术、朱血竭、生明乳香、生明没药、龙胆草、玄参、浙贝母。

功能主治：清热滋阴，化痰散结。

用法用量：成人口服，一次9克，开水下，一日2次。

注意事项

清淡饮食，避免生风动火食物。

4. 阴虚阳亢型

（1）治法：阴降火，宁心柔肝。

（2）方药

天王补心丹（《摄生秘集》）

组成：酸枣仁12克、柏子仁20克、当归12克、天冬12克、麦冬12克、生地黄15克、人参6克、丹参12克、玄参15克、云苓12克、五味子9克、远志肉12克、桔梗7克。

加减：女性月经量少或经闭，男性阳痿者，可酌加黄芪12克、太子参30克、山茱萸12克、熟地黄15克、枸杞子12克、制首乌12克。

煎服法：成人中药常规煎煮服用。

（3）中成药

天王补心丸

组成：丹参、当归、党参、石菖蒲、茯苓、五味子、麦冬、天冬、地黄、玄参、桔梗、远志、甘草、酸枣仁、朱砂。

功能主治：滋阴，养血，补心安神。用于心阴不足，心悸健忘，失眠多梦，大便干燥。

用法用量：成人口服，浓缩丸一次8丸，一日3次。

注意事项

清淡饮食，忌食辛辣香燥饮食，避免生风动火。

（张崇耀）

二十八、甲 状 腺 炎

（一）病情概述

甲状腺炎西医学主要分为亚急性甲状腺炎、自身免疫甲状腺炎等。

亚急性甲状腺炎（又称为肉芽肿性甲状腺炎、巨细胞性甲状腺炎、DeQuervain甲状腺炎）是一种与病毒感染有关的自限性甲状腺炎，一般不遗留甲状腺功能减退症。临床表现为起病前1～3周常有病毒性咽炎、腮腺炎、麻疹或其他病毒感染的症状。甲状腺区发生明显疼痛，可放射至耳部，吞咽时疼痛加重。可有全身不适、食欲减退、肌肉疼痛、发热、心动过速、多汗等。亚急性甲状腺炎有甲状腺疼痛，恢复后甲状腺功能正常，甲状腺滤泡结构破坏，甲状腺组织内存在许多巨噬细胞所以又称巨细胞甲状腺炎。

自身免疫甲状腺炎主要包括四种类型：①甲状腺肿型，过去称慢性淋巴细胞性甲状腺炎或桥本甲状腺炎；②萎缩性甲状腺炎；③无症状性甲状腺炎也称无痛性甲状腺炎，本型临床病程与亚急性甲状腺炎相似但是无甲状腺疼痛；④产后甲状腺炎。病因都是源于甲状腺自身免疫。本病是最常见的自身免疫性甲状腺病。女性发病率是男性的3～4倍，高发年龄在30～50岁。本病早期仅表现为甲状腺过氧化物酶抗体（TPOAb）阳性，没有临床症状。自身免疫甲状腺炎甲状腺无疼痛，可有甲状腺功能异常，甲状腺滤泡结构破坏，甲状腺内有大量淋巴细胞浸润。

产后甲状腺炎是发生在产后的一种自身免疫性甲状腺炎。目前认为，患者一般存在隐性自身免疫甲状腺炎，妊娠作为诱因促进疾病由亚临床形式转变为临床形式。临床表现根据病程分为甲状腺毒症期、甲减期和恢复期。

中医无甲状腺炎病名，归属在中医"瘿病、瘿瘤、瘿痈，痛瘿"范畴。中医认为，本病多由于风温、风火客于肺胃，内有肝郁胃热，积热上壅挟痰蕴结，以致气血凝滞，郁而化热所致。

（二）诊断与治疗

1. 诊断要点

亚急性甲状腺炎发病前有病毒感染病史，甲状腺区出现明显疼痛，可放射至耳部，吞咽时疼痛加重。可有全身不适、食欲减退、肌肉疼痛、发热、心动过速、多汗等症状。体格检查发现甲状腺轻至中度肿大，有时单侧肿大明显，甲状腺质地较硬，显著触痛，少数患者有颈部淋巴结肿大。分为甲状腺毒症期、甲减期和恢复期。

自身免疫甲状腺炎，高发年龄在30～50岁。本病早期仅表现为甲状腺过氧化物酶抗体（TPOAb）阳性，没有临床症状。病程晚期表现为甲状腺功能减退的症状，多数患者甲状腺肿或加减症状首次就诊。表现为甲状腺中度肿大，质地坚硬，萎缩性甲状腺炎则是甲状腺萎缩。其中产后甲状腺炎发生在产后。

2. 辨证分型

（1）风热痰凝证：颈部结块疼痛明显，可有压迫感或放射性痛。发热，畏寒，头痛，咽痛，声音嘶哑，舌质红，舌苔薄白或薄黄，脉浮数或滑数。

（2）肝郁痰凝证：颈部结块胀痛，重按觉痛，疼痛可牵引至耳后枕部，脘胀纳呆，痰多，或喉中梗塞感，大便黏滞，舌质稍黯，舌苔薄白或腻，脉弦或数。

（3）火郁痰阻证：心悸多汗，恶热烦躁，颈前肿大压痛，可有压迫感或放射性痛。多食，消瘦，便频，震颤，舌质红，舌苔黄腻，脉滑数。

3. 鉴别诊断

本病需要与如下疾病鉴别。

（1）颈痈：发生在颈部两侧，皮色渐红，疼痛灼热，易脓易溃。

（2）锁喉痈：发病急，全身症状较危重。颈部绕喉处红肿热痛，甚则呼吸困难，饮食难下。

4. 治疗原则

疏风清热解毒、理气活血化痰、软坚散结为基本治疗原则。

5. 一般治疗

（1）积极预防治疗上呼吸道疾病。

（2）饮食合理，少食辛辣刺激性食品，多饮开水，纠正不良生活嗜好如酗酒、吸烟等。

（3）调情志，精神放松，心情舒畅。

（4）病情重者，应卧床休息，注意保持呼吸道通畅。

（三）药物处方

1. 风热痰凝证

（1）治法：疏风清热化痰。

（2）方药

牛蒡解肌汤《疡科心得集》

组成：牛蒡子12克、薄荷7克、荆芥9克、连翘12克、山栀12克、丹皮12克、石斛12克、玄参15克、夏枯草20克。

煎服法：成人中药常规煎煮服用。

注意事项

初期宜用箍围药，如金黄散、四黄散、双柏散，水或蜜调制外敷颈部患处，每日1～2次。

2. 肝郁痰凝证

（1）治法：疏肝理气，化痰散结。

（2）方药

柴胡舒肝汤（《景岳全书》）

组成：柴胡12克、陈皮12克、川芎7克、香附7克、炒枳壳7克、炒白芍12克、炙甘草7克、紫苏梗12克、佛手12克、夏枯草15克、白花蛇舌草15克。

加减：若胁肋痛甚者，加郁金、青皮、当归、乌药等以增强其行气活血之力；肝郁化火者，加山栀、黄芩、川楝子以清热泻火。

煎服法：成人中药常规煎煮服用。

（3）中成药

柴胡舒肝丸

组成：陈皮、柴胡、川芎、香附、枳壳、芍药、甘草。

功能主治：疏肝理气，活血止痛。

用法用量：成人口服，大蜜丸一次1丸，一日2次。

注意事项

（1）偶有化脓者，可切开以八二丹药线引流。

（2）待脓尽后，改用生肌散，促进疮口愈合。

3. 火郁痰阻证

（1）治法：清火解郁化痰

（2）方药

丹栀逍遥散（《内科摘要》）

组成：牡丹皮12克、炒栀子12克、北柴胡9克、赤芍12克、白芍15克、茯苓12克、薄荷6克（后下）、全当归12克、炒白术12克、浙贝母12克、竹茹9克、瓜蒌壳12克。

加减：肝火盛者，加龙胆草9克、黄芩12克；胃脘灼痛明显伴泛酸、烧心者，加黄连12克、吴茱萸3克、瓦楞子20克；小便短赤明显者，加芦根15克、车前子12克（包煎）或滑石20克（包煎）、通草6克；大便秘结不通者，加全瓜蒌15克、槟榔9克。

煎服法：成人中药常规煎煮服用。

（3）中成药

丹栀逍遥丸

组成：牡丹皮、栀子（炒焦）、柴胡（酒制）、白芍（酒炒）、当归、茯苓、白术（土炒）、薄荷、甘草（蜜炙）。

功能主治：舒肝解郁，清热调经。用于肝郁化火，胸胁胀痛，烦闷急躁，颊赤口干，食欲不振或有潮热，以及女性月经先期，经行不畅，乳房与小腹胀痛。

用法用量：成人口服，一次6～9克，一日2次。

注意事项

服药期间要保持情绪乐观，切忌生气恼怒。避免进食辛辣厚味饮食。

（张崇耀）

二十九、牙　　痛

（一）病情概述

中医认为，牙痛常由风寒、风热、辛辣燥热食物、肾阴不足等原因所致，牙痛常包括牙齿、牙龈和牙冠方面的症状。

现代医学的牙龈炎、牙周炎、牙髓炎、龋齿等疾病，可参照本部分辨证施治。

（二）诊断与治疗

1. 诊断要点

牙齿、牙龈疼痛，可见局部红肿，疼痛连及面颊，甚则不能咀嚼，张口困难，遇冷热刺激等疼痛加重。

2. 辨证分型

（1）痰气郁结：多因情志不畅出现牙痛，口干鼻燥，视物模糊，心悸，善太息，脐腹及两肋疼痛，纳呆，舌质红，少苔，脉濡缓。

（2）阳虚牙痛：牙痛迁延反复，每于寒冷季节易发，平素畏寒，舌淡苔白，脉沉弦紧。

（3）肝火上炎：牙痛难忍，遇冷、热均加剧，伴有头痛，面颊疼痛，烦躁失眠，口苦咽干，胃脘疼痛，纳呆，嘈杂泛酸，小便短赤，大便秘结，舌苔黄，脉弦紧而数。

（4）阴虚火旺：牙痛时轻时重，牙齿松动，不能咀嚼硬和黏的食物，偶有齿衄，烦躁易怒，舌苔薄黄，脉弦。

（5）伏风牙痛：牙痛时轻时重，昼轻夜重，舌苔白，脉弦缓。

（6）风寒外袭：牙痛时轻时重，严重时痛如锥刺，局部无红肿，触之则疼痛加重，遇冷痛剧。

3. 鉴别诊断

牙痛与三叉神经痛：三叉神经痛的牙痛表现为进食、说话或刷牙时疼痛明显，呈锐痛，电击样、刀割样、针刺样疼痛，持续数秒，疼痛难忍，有固定位置，可呈放射痛，夜间缓解；牙本身痛一般为触痛明显，牙齿或牙龈局部可见损伤或红肿。

4. 治疗原则

牙痛虚实均可见，痰气郁结者，化痰理气止痛；阳虚者，温阳散寒止痛；肝火上炎者，清肝泻火；阴虚火旺者，滋阴清火；伏风牙痛，补肝肾，散伏风；风寒外袭所致者，疏风散寒止痛。

5. 一般治疗

（1）针刺常用穴位为下关、地仓、颊车、合谷。

（2）阳虚、风寒者，可艾灸下关、颊车。

（3）忌烟酒。

（三）药物处方

1. 痰气郁结

（1）治法：理气化痰。

（2）方药

温胆汤（《三因极一病证方论》）

组成：半夏6克、竹茹6克、枳实6克，陈皮9克，炙甘草3克，茯苓4.5克。

加减：痰郁而化热，可加郁金6克；郁火盛，可加海浮石9克、栀子9克、竹沥20毫升。

煎服法：煎煮沸腾20分钟（以沸腾后计时）

注意事项

忌食油腻、辛辣刺激、发物。

2. 阳虚牙痛

（1）治法：温阳散寒。

（2）方药

麻黄附子细辛汤（《伤寒论》）

组成：麻黄（去节）6克、细辛6克、附子（炮，去皮，破八片）1枚。

煎服法：附子先煎45分钟，余药煎煮沸腾20分钟（以沸腾后计时）。

3. 肝火上炎

（1）治法：清肝泻火。

（2）方药

柴胡加龙骨牡蛎汤（《伤寒论》）

组成：柴胡12克，龙骨、黄芩、生姜（切）、铅丹、人参、桂枝（去皮）、茯苓各4.5克，半夏9克，大黄6克，牡蛎4.5克，大枣6枚（擘）。

加减：面颊、胃脘疼痛重，加川楝子10克、延胡索15克；口苦重，加栀子9克、黄连6克。

煎服法：牡蛎先煎20分钟，余药煎煮沸腾20分钟（以沸腾后计时）。

（3）中成药

牛黄清火丸

组成：大黄、黄芩、桔梗、牛黄、冰片、丁香、山药、雄黄、薄荷脑。

用法用量：普通成人口服，一次2丸，一日2次。

牛黄上清丸

组成：人工牛黄、薄荷、菊花、荆芥穗、白芷、川芎、栀子、黄连、黄柏、黄芩、大黄、连翘、赤芍、当归、地黄、桔梗、甘草、石膏、冰片。

用法用量：普通成人口服，一次1丸，一日2次。

注意事项

清淡饮食；调情志，避免情绪刺激。

4. 阴虚火旺

（1）治法：滋阴降火固齿。

（2）方药

牢牙散（《兰室秘藏》）

组成：地骨皮40克，白芷1克，防风2克，龙胆草15克，升麻1克。

煎服法：煎煮沸腾20分钟（以沸腾后计时）。

（3）中成药

知柏地黄丸

组成：知母、黄柏、熟地黄、山茱萸、山药、丹皮、茯苓、泽泻。

用法用量：普通成人口服，一次6克，一日2次。

注意事项

（1）调情志。

（2）避免熬夜。

5. 伏风牙痛

（1）治法：补肝肾，散伏风。

（2）方药

独活补元饮

组成：独活15克、骨碎补15克、玄参60克。

煎服法：煎煮沸腾30分钟（以沸腾后计时）。

注意事项

避免房劳过度。

6. 风寒外袭

（1）治法：疏风散寒。

（2）方药

川芎茶调散（《太平惠民和剂局方》）

组成：川芎10克、荆芥穗10克、防风10克、细辛6克、白芷10克、薄荷3克、甘草6克、羌活10克。

加减：表寒明显，可加麻黄6克、桂枝9克、苏叶6克。

煎服法：煎煮沸腾20分钟（以沸腾后计时）。

注意事项

忌生冷刺激。

（武晓寒）

三十、腰　　痛

（一）病情概述

腰痛又称"腰脊痛"，指外感、内伤或闪挫导致腰部气血运行不畅，或失于濡养，腰脊或脊旁疼痛为主症的病证。

腰痛病因为内伤、外感与跌扑闪挫，基本病机为筋脉痹阻，腰府失养。

外感腰痛主要病机是外邪痹阻经脉，气血运行不畅。寒为阴邪，其性收敛凝闭，侵袭肌肤经络，郁遏卫阳，凝滞营阴，致腰府气血不通；湿邪侵袭，其性重着、黏滞，留着筋骨肌肉，闭阻气血，腰府经气不运；热与湿合，或湿热蕴结于腰府，经脉不畅而致腰痛。

内伤腰痛多肾精亏虚，腰府失养。精气亏虚则肾气不充，偏于阴虚则腰府失濡，偏于阳虚则腰府不温，故而腰痛。

西医学中腰椎间盘突出症、腰肌劳损、腰椎骨质增生、腰肌纤维炎、强直性脊柱炎及内脏疾病以腰痛为主症者，可参考本部分辨证论治。

（二）诊断与治疗

1. 诊断要点

（1）急性腰痛，病程较短，轻微活动即可导致疼痛加重，脊旁常有压痛。

（2）慢性腰痛，病程较长，缠绵难愈，腰部多隐痛或酸痛。体位不当、劳累、天气变化可导致加重。

（3）多有涉寒涉湿、跌扑闪挫或劳损病史。

2. 辨证分型

（1）寒湿腰痛：腰部冷痛重着，转侧不利，逐渐加重，静卧病痛不减，遇寒湿加重。舌淡苔白腻，脉沉迟缓。年高体弱或久病不愈，肝肾虚损，气血亏虚，可兼见腰膝酸软无力，脉沉弱。

（2）湿热腰痛：腰部疼痛，重着而热，遇暑湿加重，活动后减轻，身体困重，小便短赤。舌红苔黄腻，脉濡数或弦数。湿热蕴久，耗伤阴津，可伴咽干，手足心热。

（3）瘀血腰痛：腰痛如刺，痛有定处，痛处拒按，日轻夜重，轻者俯仰不便，重者不能转侧。舌暗紫，或有瘀斑，脉涩。或有跌扑闪挫病史。兼风湿者，肢体困重，阴雨天加重；腰痛日久肾虚者，兼见腰膝酸软无力，眩晕，耳鸣，小便频数；瘀血明显者，腰痛入夜更甚。

（4）肾虚腰痛

1）肾阴虚：腰隐痛，酸软无力，缠绵不愈，心烦少寐，口干咽燥，面色潮红，手足心热。舌红少苔，脉弦细数。

2）肾阳虚：腰隐痛，酸软无力，缠绵不愈，局部凉，喜温喜按，遇劳更甚，卧则减轻，常反复发作，少腹拘急，面色㿠白，畏寒肢冷。舌淡，脉沉细无力。肾虚及脾，脾气亏虚，可见食少便溏，甚则脏器下垂。

3. 鉴别诊断

（1）腰痛与肾痹：腰痛以腰背疼痛为主；肾痹多由骨痹发展而成，致腰背强直弯曲，不能屈伸，行动困难。

（2）腰痛与背痛、尻痛、胯痛：疼痛位置不同，腰位置在腰背及其两侧，背为背脊以上部位，尻为尻骶部位，胯指尻尾以下及两侧胯部。

4. 治疗原则

分标本虚实。感受外邪属实，治宜祛邪通络，寒湿则温散，湿热则清利；外伤腰痛属实，治宜活血祛瘀，通络止痛；内伤多属虚，治宜补肾固本，兼顾肝脾；虚实兼见者，辨主次轻重，标本兼顾。

5. 一般治疗

（1）针刺。急性腰痛可针刺腰痛点，慢性腰痛可选腰夹脊、膀胱经穴、阿是穴。

（2）急性腰痛治疗需及时。

（3）慢性腰痛日常需注意避免弯腰负重，避风寒，必要时腰托固定。

（4）避免劳欲太过，防外邪。

（三）药物处方

1. 寒湿腰痛

（1）治法：散寒行湿，温经通络。

（2）方药

甘姜苓术汤（《金匮要略》）

组成：甘草6克、白术6克、干姜12克、茯苓12克。

加减：寒邪偏胜，腰部冷痛，拘急不舒，加炮附子9克、细辛3克；湿邪偏胜，腰痛重着，苔厚腻，加苍术9克、薏苡仁30克；年老体弱或久病不愈，肝肾虚损，气血亏虚，兼见腰膝酸软无力，脉沉弱，宜独活寄生汤加附子9克。

煎服法：煎煮沸腾20分钟（以沸腾后计时）

（3）中成药

痹祺胶囊

组成：马钱子粉、地龙、党参、茯苓、白术、川芎、丹参、三七、牛膝、甘草。

用法用量：普通成人口服，一次4粒，一日2～3次。

小活络丸

组成：胆南星、制川乌、制草乌、地龙、乳香、没药。

用法用量：普通成人口服，黄酒或温开水送服。一次1丸，一日2次。

注意事项

避风寒，避冒雨涉水。

2. 湿热腰痛

（1）治法：清热利湿，舒筋止痛。

（2）方药

四妙丸（《成方便读》）

组成：苍术、黄柏、牛膝、薏苡仁

加减：小便短赤不利，舌红，脉弦数，加栀子9克、草薢15克、泽泻9克、木通6克助清利湿热；湿热蕴久，耗伤阴津，伴咽干，手足心热，当清利湿热为主，佐以滋补肾阴，加生地黄15克、女贞子15克、墨旱莲15克。

煎服法：煎煮沸腾20分钟（以沸腾后计时）。

（3）中成药

四妙丸

组成：苍术、牛膝、黄柏、薏苡仁。

用法用量：普通成人口服，一次6克，一日2次。

注意事项

避免冒雨涉水。

3. 瘀血腰痛

（1）治法：活血化瘀，通络止痛。

（2）方药

身痛逐瘀汤（《医林改错》）

组成：秦艽3克、川芎6克、桃仁9克、红花9克、甘草6克、羌活3克、没药6克、当归9克、五灵脂6克、牛膝9克、地龙6克。

加减：兼风湿者，肢体困重，阴雨天加重，加独活9克、秦艽9克、狗脊15克；腰痛日久肾虚者，兼腰膝酸软无力，眩晕，耳鸣，小便频数，加桑寄生15克、杜仲15克、续断15克、熟地黄15克；腰痛引胁，胸胁胀痛不适，加柴胡12克、郁金6克；有跌扑闪挫、扭伤史者，加乳香6克、青皮9克行气活血止痛；瘀血明显，夜间腰痛甚，加全蝎6克、蜈蚣6克、白花蛇12克等以通络止痛。

煎服法：煎煮沸腾20分钟（以沸腾后计时）。

（3）中成药

强力天麻杜仲胶囊

组成：天麻、杜仲（盐制）、制草乌、附子（制）、独活、藁本、玄参、当归、地黄、川牛膝、槲寄生、羌活。

用法用量：普通成人口服，一次2～3粒，一日2次。

注意事项

适量活动，避免久坐。

4. 肾虚腰痛

（1）肾阴虚

1）治法：滋补肾阴，濡养筋脉。

2）方药

左归丸（《景岳全书》）

组成：熟地黄24克、山药12克、枸杞12克、山茱萸12克、川牛膝9克、菟丝子12克、鹿角胶12克、龟板胶12克。

加减：相火偏亢，可用知柏地黄丸或大补阴丸加减；虚劳腰痛，日久不愈，阴阳俱虚，阴虚内热者，可选杜仲丸。

煎服法：鹿角胶、龟板胶先煎1小时，余药煎煮沸腾30分钟（以沸腾后计时）。

3）中成药

补肾益脑丸

组成：鹿茸、红参、熟地黄、枸杞、补骨脂、当归、川芎、牛膝、麦冬、五味子、酸枣仁、朱砂、茯苓、远志、玄参、山药。

用法用量：普通成人口服，一次8～12粒，一日3次。

六味地黄丸

组成：熟地黄、山茱萸、牡丹皮、山药、茯苓、泽泻。

用法用量：普通成人口服，浓缩丸一次8丸，一日3次。

注意事项

避免劳累。

（2）肾阳虚

1）治法：补肾壮阳，温煦经脉

2）方药

右归丸（《景岳全书》）

组成：熟地黄24克、炒山药12克、山茱萸9克、枸杞12克、鹿角胶12克、菟丝子12克、杜仲12克、当归9克、肉桂6克、炮附子6克。

加减：肾虚及脾，可见食少便溏，甚或脏器下垂，加黄芪30克、党参15克、升麻6克、柴胡12克、白术15克；房劳过度所致，可用血肉有情之品，如河车大造丸、补髓丹。

煎服法：煎煮沸腾30分钟（以沸腾后计时）。

3）中成药

金匮肾气丸

组成：炮附子、桂枝、地黄、山药、山茱萸、茯苓、丹皮、泽泻、牛膝、车前子。

用法用量：普通成人口服，一次1丸，一日2次。

金天格胶囊

组成：人工虎骨粉。

用法用量：普通成人口服，一次3粒，一日3次。3个月为一疗程。

注意事项

（1）避免劳累。

（2）避免房劳过度。

（武晓寒）

第三章

中医妇产科病证

一、经行口糜

（一）病情概述

每值经前一周或经期出现口舌糜烂，生疮疼痛，常呈周期性发作，称为"经行口糜"，归属于"月经前后诸证"范畴。《素问·气厥论》曰："膈肠不便，上为口糜。"妇女来经之时脏腑肝肾之阴血下注冲任，经行阴虚火旺，冲脉气盛上逆，发为口舌糜烂生疮。本病好发于青春期及育龄期女性，与肝气郁结化火亦密切相关，妇人以血为本，郁火上逆常伴血行异常，故本病常可伴有经行乳房胀痛、经行情志异常、经行吐衄等症状。病情一般预后良好，中医治疗有显著优势，可在经前1～2周开始辨证治疗。

现代医学的经前综合征可参考本部分辨证治疗。

（二）诊断与治疗

1. 诊断要点

临证主要症状为周期性发作的口舌糜烂、生疮，常在经前1周或经期发生。可伴精神烦躁易怒，入睡困难或易醒，乳房胀痛等。体征为口腔黏膜溃疡。妇科检查无明显异常。辅助检查包括妇科检查，激素测定、基础体温测定等，血常规、肝肾功能等可辅助鉴别诊断。本病病机为肝脾肾功能失调，气血失和，与体质有明显相关性。

2. 辨证分型

（1）阴虚火旺证：经前或经期口舌糜烂伴有疼痛，口干烦躁，潮热颧红，眠差多梦，月经量少，色红，舌红苔少，脉细数。

（2）胃热炽盛证：经前或经期口舌生疮，灼热疼痛，牙龈肿痛，口臭口干，大便秘结，小便黄溲，月经量多，色深红。舌红苔黄厚，脉滑数。

（3）湿热内盛证：经行口疮，腹胀，口干不欲饮，大便馊臭、黏滞不爽，带下黄，舌红苔黄腻，脉滑数。

3. 鉴别诊断

本病主要和感染性疾病引起的口疮及复发性口腔溃疡相鉴别。本病以口舌糜烂为主症，呈周期性发作，与月经相关，经前发作居多，经后则逐渐好转。辅助检查无明显异常。而感染性疾病引起的口疮常伴发热，与月经无明显相关性，血常规提示异常。复发性口腔溃疡常以反复发作的点状局限性口腔黏膜溃疡，经久难愈为特征，主要与免疫力低下相关，男女皆可患病，病情变化与月经无明显相关性。

4. 治疗原则

由于本病与月经周期相关，故受月经的产生及调节机制影响为主，治疗原则重在滋补肝肾，清热泻火。另外，《素问·至真要大论》曰："诸痛痒疮，皆属于心"，心与小肠相表里，对于口疮的治疗还应注意养心安神、清泻小肠之火。

5. 一般治疗

（1）急则治其标：疼痛剧烈时可运用外治法对症治疗。针刺太冲、三阴交、内庭、合谷，以行气泻热。另外，可予康复新液含漱促进溃疡创面的愈合。

（2）缓则治其本：重在月经周期的调治。由于女性有周期性的激素变化特点，所以对经行口糜患者可运用周期疗法调经及调理体质。总的来说，月经前期应注意活血养血、调补肝肾，月经期宜行气活血消癥，月经后期则标本兼治，疏肝清热，活血养阴。对于饮食上当注意避免辛辣、生冷刺激物及避免过于温补，以顾护胃气。另外，要注意疏导情志，避免过度劳累。

（3）重视青少年发病人群：由于这部分人群下丘脑-垂

体－卵巢轴系统未发育成熟，可予性激素检查、基础体温测定等以明确内分泌激素紊乱情况及排卵月经周期情况。

（三）药物处方

1. 阴虚火旺证

（1）治法：滋阴降火，补养心肾。

（2）方药

知柏地黄丸（《医宗金鉴》）

组成：熟地黄15克、山萸肉15克、山药15克、泽泻15克、茯苓30克、丹皮10克、知母30克（先煎）、黄柏15克。

加减：心经火热者，加淡竹叶、莲子心各10克清心降火；月经过少者，可加当归10克、白芍10克、女贞子15克以补血养阴；夜寐不安者加酸枣仁10克、肉桂6克引火归元。

煎服法：药物放置砂锅中，用凉开水浸泡药物，加水1000～1250毫升，浸泡约30分钟，以药材浸透为度；文火煎煮，煎煮沸腾后再转小火煎30～40分钟（均按沸后计算）即可，分2次早晚温服。

注意事项

（1）服药调理：趁温热服，药力更佳。若阴虚体质者，可改为丸剂长期服用，一次6克，一日2～3次。

（2）服用中药时注意饮食，忌食牛肉、鸭肉、鹅肉等火热发物。

2. 胃热炽盛证

（1）治法：清胃泻热。

（2）方药

凉膈散（《太平惠民和剂局方》）

组成：大黄10克、朴硝10克、栀子10克、薄荷6克（后下）、黄芩10克、甘草6克、连翘10克、淡竹叶10克。

加减：溃疡面大，周围黏膜鲜红疼痛明显者，加金银花10

克，蒲公英10克以清热解毒；热伤阴者，加天花粉20克、白芍10克养阴；月经量多者，加益母草15克、栀子炭10克清热止血。

煎服法：药物（除朴硝）放置砂锅中，用凉开水浸泡药物，加水1000～1250毫升，浸泡约30分钟，以药材浸透为度；文火煎煮，煎煮沸腾后放入朴硝，再转小火煎30～40分钟（均按沸后计算）即可，分2次早晚温服。

注意事项

（1）使用本方当注意病证变化，中病即止，切勿过用，伤及胃气。

（2）服用中药时注意饮食，忌食牛肉、鸭肉、鹅肉等火热发物。

3. 湿热内盛证

（1）治法：清热利湿。

（2）方药

甘露消毒丹（《温热经纬》）

组成：滑石10克、茵陈15克、黄芩10克、射干10克、石菖蒲15克、川贝母10克、木通10克、藿香10克、连翘10克、薄荷6克（后下）、白豆蔻10克。

加减：若带下量多臭秽，加黄柏15克、荆芥穗10克疏风清热；若兼有子宫异常出血，加栀子炭10克、槐花炭10克清热止血；若脾虚痰湿重，加白术15克、苍术20克健脾燥湿。

煎服法：药物放置砂锅中，用凉开水浸泡药物，加水1000～1250毫升，浸泡约30分钟，以药材浸透为度；文火煎煮，煎煮沸腾后再转小火煎30～40分钟（均按沸后计算）即可，分2次早晚温服。

注意事项

（1）使用本方需注意病情变化，中病即止，避免过服。

（2）服用中药时注意饮食，忌食寒凉、生冷之食物。

（黄灵钰　陈　粮）

二、经行乳痛

（一）病情概述

经行乳痛是指育龄期女性每次月经前后或经期出现的乳房胀痛，或乳头胀痛，甚至痛甚不能触衣。

中医认为，经行乳房胀痛有虚实两证，主要与肝肾胃三脏关系密切。乳房属足阳明胃经，乳头乳晕属足厥阴肝经。肝为藏血之脏，司血海与冲脉相通，与任脉相会。冲脉为血海之脉；任脉主人体精血津液，为阴脉之海；二者与肝关系密切。月经将来之前，血海逐渐满盈，若情志不畅，肝气疏泄不利，即可影响冲任两脉气血畅流，又可致肝胃二脉郁滞不泄，从而可引发经前乳房胀痛，此为实证。虚证则是因肝肾亏虚，木失涵养，肝气浮郁，不能调达血脉，又或因经血过多或出血再伤厥阴及冲任。阳明乃多气多血之腑，阴血亏虚，经脉失养则出现经前或经期的乳房胀痛。

临证时西医学的经前期紧张综合征表现为上述症状者，可参照本部分内容进行辨证施治。

（二）诊断与治疗

1. 诊断要点

（1）临证以中青年妇女多见。

（2）发生于经前1周或经期，乳房胀痛或乳头乳晕胀痛，经后可自行缓解。或伴有头痛、烦躁易怒等症。

（3）随月经有规律地发作。

（4）乳房无结块，或经前有结块经后消失。

2. 辨证分型

本病从脏腑、虚实辨证。实证有肝气郁滞证，常表现为经前或经期乳房胀痛，乳房痒痛，甚者痛不可触衣，经行不畅，小腹部胀痛，经血暗有血块，郁虑易怒，喜叹息，舌红苔薄，脉弦。虚证有肝肾亏虚证，常表现为经期或经后乳房胀痛，腰膝酸软，五心烦热，经量多或少，经色淡红，舌红或舌淡少苔，脉细数。虚实夹杂证有胃虚痰凝证，常表现为经前或经期乳房胀痛，体胖困倦、纳呆、恶心欲呕、咽部有痰，舌淡苔白腻，脉滑细。

3. 鉴别诊断

（1）乳癖：乳房胀痛与月经周期有关，乳房可触及肿块，经后不消失。

（2）乳核：乳房胀痛与月经周期无关，乳房可触及肿块，呈无痛性，经后不消失。

4. 治疗原则

行气豁痰，疏通乳络。

5. 一般治疗

（1）针刺治疗：主穴选内关、太冲。肝气郁滞者加合谷，肝肾亏虚者加太溪，胃虚痰凝者加足三里、丰隆。

（2）掀针治疗：主穴选内关、肩井、肝俞。

（三）药物处方

1. 肝气郁滞证

（1）治法：疏肝理气，通络。

（2）方药

逍遥散

组成：柴胡12克、炒白术10克、茯苓10克、当归12克、炙甘草6克、白芍20克、薄荷6克、生姜3片、香附6克、乌药10克、益母草10克、丝瓜络15克。

加减：乳痛明显加延胡索15克、川楝子10克。

煎服方法：药物放置砂锅中，用凉开水浸泡30分钟或者更长时间，水液高出药面约1节指并以药材浸透为度，武火煎煮沸腾10～15分钟，每日一剂，分2～3次温服。服用3剂后根据病情变化调整处方。

（3）中成药

逍遥丸或加味逍遥丸

组成：（丹皮、栀子）柴胡、炒白术、煨生姜、当归、甘草、炒白芍、薄荷等。

用法用量：口服，一次6克，一日2～3次。

注意事项

调情志。

2. 肝肾亏虚证

（1）治法：滋水涵木，疏通乳络。

（2）方药

四物汤

组成：当归10克、熟地黄15克、川芎5克、白芍20克、麦冬15克、玄参10克、枸杞子15克、女贞子15克、丹皮10克、丝瓜络15克。

加减：乳痛明显加延胡索15克、川楝子10克。

煎服方法：药物放置砂锅中，用凉开水浸泡30分钟或者更长时间，水液高出药面约1节指并以药材浸透为度，武火煎煮沸腾约10～15分钟，一日1剂，分2～3次温服。服用3剂后根据病情变化调整处方。

（3）中成药

六味地黄丸加逍遥丸

组成：六味地黄丸的组成为熟地黄、山萸肉、丹皮、山药、茯苓、泽泻。逍遥丸的组成为煨生姜、当归、白芍、白术、茯苓、柴胡、炙甘草、薄荷。

用法用量：口服，每次各6克，一日2次。

注意事项

作息规律，调情志。

3. 胃虚痰凝证

（1）治法：健胃化痰，疏通乳络。

（2）方药

二陈汤加四物汤

组成：当归10克、熟地黄15克、川芎5克、白芍20克、苍术15克、熟附子6克、陈皮10克、丝瓜络15克。

加减：乳痛明显加延胡索15克、川楝子10克。

煎服方法：药物放置砂锅中，用凉开水浸泡30分钟或者更长时间，水液高出药面约1节指并以药材浸透为度，武火煎煮沸腾约10～15分钟，每日一剂，分2～3次温服。服用3剂后根据病情变化调整处方。

（3）中成药

附子理中丸加逍遥丸

组成：附子理中丸的组成为炮附子、人参、干姜、炙甘草、白术。逍遥丸的组成为煨生姜、当归、白芍、白术、茯苓、柴胡、炙甘草、薄荷。

用法用量：口服，每次各6克，一日2次。

注意事项

禁甜食，调情志。

（刘晓青）

三、月经不调

（一）病情概述

月经不调是指月经的周期、经期、经量异常的一类病症，包括月经先期、月经后期、月经先后无定期、经期延长、月经过多、月经过少等6个病症。其中，月经先期是指月经周期缩短，月经期提前7天以上，10余天甚至20天左右一行，并连续3个周期以上者；月经后期是指月经周期延长，错后7天以上，甚至3～5个月一行，连续出现3个周期以上者，后者又可称月经稀发；月经先后无定期是指周期时而提前、时而错后7天以上，且连续出现3个周期以上者；经期延长是指行经持续时间超过7天以上，甚至淋沥半月方净者；月经过多是指每次行经经量较平常明显增多，或每次月经量超过60毫升者；月经过少是指周期正常，但月经量较平时明显减少一半以上，或行经时间缩短至1～2天，或少于20毫升甚至点滴即净者。这6个病症既可单独发生，也可同时出现，如月经先期可伴有月经过多或过少，月经过少伴有经期延长或先后不定期，月经后期伴过少或过多等。若月经期和量同时发生异常，严重者可发展为崩漏或闭经。

如果月经周期、经量异常偶尔发生一次，或月经初潮后1～2年周期不准，或前或后但量不多，出血时间不长能自然停止；或围绝经妇女周期稍有提前或者错后，量少，排除器质性改变者不作病论。

（二）诊断与治疗

1. 诊断要点

月经不调的辨证主要根据月经的期（周期、经期）、经量、颜色、血质，结合自觉症状和舌脉综合分析，以辨其寒热虚实及证候属性。一般而言，经量多、色淡、质清稀，多为气虚；月经量少、色淡红、质清稀，多为血虚；而量少、色鲜红、质黏稠，多为虚热；经量多、色深红、质黏，多为实热；月经量少、色淡暗、质稀，多为虚寒；经量多，色黯红夹有血块，多为实寒；经量时多时少，色紫黯有块，多为血瘀。

2. 辨证分型

（1）血热证

1）阳盛血热证：经行提前，经血量多，色红紫，质稠；身热面赤，口渴喜冷饮，心胸烦闷，大便秘结，小便黄赤；舌红，苔黄，脉滑数。

2）肝郁血热证：月经周期缩短，经量或多或少，经色紫红，质稠有小块；经前乳房、胸胁、少腹胀满疼痛，阴郁或烦躁，口苦咽干；舌红，苔薄黄，脉弦数。

3）阴虚血热证：经行提前，经血量少，经色红赤质稠；形体瘦弱，潮热颧红，咽干唇燥，五心烦热；舌体瘦红，少苔，脉细数。

（2）气虚证：经行提前，或经血量多，色淡红，质清稀；神疲乏力，倦怠嗜卧，气短懒言，或食少纳呆，小腹空坠，便溏；舌淡红，苔薄白，脉缓弱。

（3）血瘀证：经行量多，或持续时间延长，经色紫黑，多血块；胸闷烦躁，腰骶酸痛，或小腹满痛，肌肤不泽；舌质紫暗，或有瘀斑、瘀点，脉涩或细弦。

（4）肾虚证：经期延后，量少，色淡，质稀；头晕气短，腰膝酸软，性欲淡漠，小腹隐痛，喜暖喜按，大便溏泄，小便清长，舌淡，苍白，脉沉迟无力。

（5）血虚证：经行错后，量少，色淡，质稀无块；经行小腹绵绵作痛，面色萎黄，头晕眼花，心悸失眠，爪甲不荣；舌淡，苔薄，脉细弱。

（6）血寒证

1）虚寒证：经行延迟，量少，色淡红，质清稀；小腹冷痛，喜暖喜按，腰膝冷痛，小便清长；舌淡，苍白，脉沉细迟。

2）实寒证：经行错后，量少，色黯有块；小腹冷痛，畏寒肢冷，面色苍白，小便清长；舌黯红，苔白，脉沉紧或沉迟。

（7）气滞证：经行延后，量少，色黯红有块；小腹胀满，或胸胁乳房胀痛不适，精神阴郁，时欲太息；舌质正常或略黯，苔白，脉弦。

（8）痰湿证：经血量少，色淡红，质黏稠或夹杂黏液；形体肥胖，胸脘满闷，倦怠乏力；或带下量多，色白质稀；舌胖，边有齿痕，苔白腻，脉弦滑或细滑。

3. 鉴别诊断

（1）经间期出血：发生在两次月经中间，出血量明显少于一次月经量，一般出血时间较短，属于排卵期突破性出血；而月经先期是月经周期提前，每次出血量均相同于月经量。

（2）崩漏：崩漏是指月经周期紊乱，非时下血，不能自止；月经过多者月经周期尚有规律，经量虽多但能自止。

（3）癥瘕：如子宫肌瘤、子宫内膜息肉、子宫腺肌病、某些功能性卵巢肿瘤等，月经量往往增多。借助盆腔 B 超检查可发现子宫、卵巢的肿物、借助宫腔镜、腹腔镜诊刮等可明确诊断。

（4）血小板减少症、再生障碍性贫血等血液病均可引起月经过多，但常有全身的出血症状，如皮下出血，牙龈出血等，通过血液分析可做出鉴别。

（5）激经：部分女性在早期妊娠期间仍每月按时少量行径，称为激经。

（6）早孕：孕龄女性月经过期，应首先排除妊娠。对有月经后期或月经先后无定期病史者，更需注意。早孕者，尿妊娠试验阳性，或血清 hCG 水平升高，B 超探查可见子宫增大，宫内有胎囊、胎芽等。

（7）病理性妊娠：多有停经史，而后出现不规则阴道流血。

4. 治疗原则

月经病的治疗原则重在治本调经。即抓住各病证的基本病机消除病因，运用各种治疗方法平衡脏腑阴阳，调和气血，使月经恢复正常。

（1）辨病之先后：若因虫积或他病导致月经过少甚或闭经，则应先治疗原发病，病愈则月经渐复。

（2）辨年龄与月经周期之下不同阶段：女子在不同年龄阶段具有不同的生理与病理特点，青春期调经重在顾护肾气；育龄期调经重在补肾养血、疏肝理气；围绝经期及绝经后天癸已竭，治疗重在治脾、调和气血以颐养后天。

（3）分期辨证用药：经期胞宫泻而不藏，经血下行，应根据经量多少因势利导，量多者适当收涩，量少者养血活血；经后血海相对空虚，胞宫藏而不泻，治宜养精血、补肝肾；经间期乃重阴转阳之絪缊期，治应助阳活血；月经前期应根据证候的虚实，因势利导，虚者补之，实者泻之。

5. 一般治疗

调经之法，重在补肾调肝健脾和胃、调理冲任气血。冲任气血冲盛和调，血海按期满盈，胞宫定时藏泻，月经信而有期。

（1）补肾重在补益肾精及温肾助阳。

（2）调肝重在疏肝解郁，通调气机，养血柔肝。

（3）健脾重在健脾祛湿，益气养血。

（4）调理气血，则需辨气病、血病，病在气者治气为主，佐以理血；病在血者治血为主，佐以理气。

（三）药物处方

1. 血热证

（1）阳盛血热证

1）治法：清热凉血，养阴调经。

2）方药

清经散（《傅青主女科》）

组成：牡丹皮15克、地骨皮15克、白芍15克、青蒿10克、黄柏10克、生地黄15克、栀子10克、黄芩10克。

加减：如月经量多，加炒地榆15克、炒槐花10克以清热凉血；如倦怠乏力，气短懒言，加党参15克、黄芪25克以健脾益气；如经行腹痛，行经有血块者，加益母草20克、蒲黄10克、三七15克以活血化瘀。

煎服法：纳水900毫升煎煮，大火煮沸后文火煮约40分钟，取汁350毫升，分成两碗，早晚饭后一小时各温服一碗。

3）中成药

失血奇效丸

组成：生地黄、茅根、侧柏叶、山药、薄荷、茜草、大蓟、小蓟、蒲黄、栀子、黄芩（以上均炒炭存性）、花蕊石、元参（去芦）、古墨、三七。

用法用量：每服6克，一日2次，温开水送下。

（2）肝郁血热证

1）治法：疏肝解郁，清热调经。

2）方药

丹栀逍遥散（《内科摘要》）

组成：柴胡10克、牡丹皮15克、栀子10克、白芍15克、白术15克、茯苓20克、炙甘草6克、薄荷6克（后下）、干地黄15克、炒香附10克。

加减：肝火犯胃，口干舌燥者，加天花粉15克、知母10克养阴生津；胸胁，乳房胀痛重者，加橘核15克、路路通15克、郁金10克疏肝通络止痛。

煎服法：纳水900毫升煎煮，大火煮沸后文火煮约40分钟，取汁350毫升分成两碗，早晚饭后一小时各温服一碗

3）中成药

加味逍遥胶囊

组成：柴胡、当归、白芍、白术（麸炒）、茯苓、甘草、牡丹皮、栀子（姜炙）、薄荷。

用法用量：口服，一次3粒，一日3次。

丹栀逍遥丸

组成：牡丹皮、栀子（炒焦）、柴胡（酒制）、白芍（酒炒）、当归、白术（土炒）、茯苓、薄荷、炙甘草。

用法用量：口服，一次6～9克，一日2次。

（3）阴虚血热证

1）治法：滋阴清热，养血调经。

2）方药

两地汤《傅青主女科》）合二至丸（《证治准绳》）

组成：生地黄15克、地骨皮15克、玄参15克、白芍15克、阿胶（烊化）10克、麦冬20克、女贞子15克、墨旱莲15克。

加减：若正值经期，量多色鲜红者，加地榆10克、仙鹤草15克、茜草10克凉血止血；若血热夹瘀，经血有块者，加炒蒲黄10克、茜草根10克祛瘀止血；经行量少，加制首乌20克、枸杞15克、鸡血藤20克养血调经；五心烦热，加生龟甲10克、银

柴胡10克滋阴清热。

煎服法：纳水900毫升煎煮，大火煮沸后文火煮约40分钟，取汁350毫升分成两碗，早晚饭后一小时各温服一碗。

3）中成药

固经丸

组成：黄芩、香附、黄柏、芍药、樗皮、龟板。

用法用量：口服，一次6克，一日2次。

知柏地黄丸

组成：知母、黄柏、熟地黄、山药、山茱萸（制）、牡丹皮、茯苓、泽泻。

用法用量：口服，水蜜丸一次6克（30粒），一日2次。

注意事项

服药期间，慎起居，和情志，调饮食，忌生冷寒凉、煎炸辛辣之品及鱼腥海产品类食物。

2. **气虚证**

（1）治法：健脾益气，升阳调经。

（2）方药

补中益气汤（《脾胃论》）

组成：人参10克（先煎）、黄芪25克、白术15克、当归10克、陈皮6克、升麻10克、柴胡10克、炙甘草6克、炮姜炭10克、炒续断15克。

加减：若见心悸失眠，可用归脾汤（《济生方》）益气健脾，补血养心，人参10克（先煎）、黄芪25克、白术15克、当归10克、茯苓25克、酸枣仁15克、炙远志10克、龙眼干20克、木香10克、炙甘草6克；若经血量多，加仙鹤草15克、血余炭10克收涩止血；量多色淡者，加艾叶炭10克、炒荆芥10克温经涩血；腰腹冷痛，小便频数者，固阴煎加益智仁10克、杜仲15克、乌药10克温肾止痛。

煎服法：药物放置砂锅中，纳水1000毫升浸泡30分钟或更长时间，大火煮沸后文火煮约 40 分钟，取汁 400 毫升，分成两碗，早晚饭后一小时各温服一碗。

（3）中成药

补中益气丸

组成：黄芪（蜜炙）、党参、甘草（蜜炙）、白术（炒）、当归、升麻、柴胡、陈皮、生姜、大枣。

用法用量：口服，浓缩丸一次 8 ～ 10 丸，一日 3 次。

归脾丸

组成：党参、白术（炒）、黄芪（炙）、茯苓、远志（制）、酸枣仁（炒）、龙眼肉、当归、木香、大枣（去核）、甘草（炙）。

用法用量：口服，浓缩丸一次 8 ～ 10 丸，一日 3 次

注意事项

服药期间，慎起居，和情志，调饮食，忌生冷寒凉、煎炸辛辣之品及鱼腥海产品类食物。

3. 血瘀证

（1）治法：活血化瘀，理冲止血。

（2）方药

失笑散（《太平惠民和剂局方》）

组成：炒蒲黄 10 克、五灵脂 10 克、益母草 15 克、茜草 10 克、生三七 10 克。

加减：小腹冷痛者，加炮姜炭、艾叶炭各 10 克温经止血；经色鲜红或深红者，加侧柏炭 10 克、藕节 20 克、仙鹤草 15 克凉血止血；神疲乏力者，加白术 15 克、黄芪 15 克、柴胡 10 克健脾益气升阳；胸胁，小腹胀痛者，加香附、乌药、延胡索各 10 克行气止痛。

煎服法：药物放置砂锅中，纳水 1000 毫升浸泡 30 分钟或更长时间，大火煮沸后文火煮约 40 分钟，取汁 400 毫升，分成两碗，早晚饭后一小时各温服一碗。

（3）中成药

加味益母草膏

组成：益母草、当归、熟地黄、白芍、川芎。

用法用量：口服，一次15克，一日2次。

注意事项

（1）月经过多继发贫血者，非经期可用参芪四物汤加制首乌20克、阿胶10克（烊化）、陈皮6克、砂仁6克（后下）气血双补；或用八珍颗粒、复方阿胶浆、红衣补血口服液等补益气血的中成药。

（2）服药期间，慎起居，和情志，调饮食，忌生冷寒凉、煎炸辛辣之品及鱼腥海产品类食物。

4. 肾虚证

（1）治法：温肾助阳，养血调经。

（2）方药

当归地黄饮（《景岳全书》）

组成：山药15克、熟地黄20克、杜仲15克、当归10克、山茱萸15克、怀牛膝15克、炙甘草6克、肉苁蓉15克、菟丝子15克、淫羊藿15克。

加减：带下量多者，加鹿角霜、金樱子各10克温肾固涩止带；夜尿频多者，加益智仁、覆盆子、乌药各10克温肾固涩缩便；小腹冷痛，加小茴香6克、荔枝核20克温经行气；月经量少，加当归15克、川芎10克、鸡血藤15克养血活血。

煎服法：药物放置砂锅中，纳水1000毫升浸泡30分钟或更长时间，大火煮沸后文火煮约40分钟，取汁400毫升，分成两碗，早晚饭后一小时各温服一碗。

（3）中成药

金匮肾气丸

组成：地黄、山药、山茱萸（酒炙）、茯苓、牡丹皮、泽泻、桂枝、附子（制）、牛膝（去头）、车前子（盐炙）。

用法用量：口服，一次20粒（4克）～25粒（5克），一日2次。

滋肾育胎丸

组成：菟丝子、砂仁、熟地黄、人参、桑寄生、阿胶（炒）、首乌、艾叶、巴戟天、白术、党参、鹿角霜、枸杞子、续断、杜仲。

用法用量：口服，淡盐水或蜂蜜水送服，一次5克（约三分之二瓶盖），一日3次。

培坤丸

组成：炙黄芪、陈皮、炙甘草、炒白术、北沙参、茯苓、酒当归、麦冬、川芎、炒酸枣仁、酒白芍、砂仁、杜仲炭、核桃仁、盐胡芦巴、醋艾炭、龙眼肉、山茱萸（制）、制远志、熟地黄、五味子（蒸）。

用法用量：用黄酒或温开水送服，小蜜丸一次9克；大蜜丸一次1丸，一日2次。

河车大造丸

组成：紫河车、熟地黄、天冬、麦冬、杜仲（盐炒）、牛膝（盐炒）、黄柏（盐炒）、龟甲（制）。

用法用量：口服。水蜜丸，一次6克；大蜜丸，一次1丸，一日2次。

注意事项

服药期间，慎起居，和情志，调饮食，忌生冷寒凉、煎炸辛辣之品及鱼腥海产品类食物。

5. **血虚证**

（1）治法：补血填精，益气调经。

（2）方药

大补元煎（《景岳全书》）

组成：人参10克（先煎）、山药15克、熟地黄20克、杜仲15克、当归15克、山茱萸15克、枸杞子15克、炙甘草6克、鸡血藤25克、菟丝子15克、炒香附10克。

加减：若脾虚，食少，便溏，去当归，加砂仁6克、白术15克、陈皮10克醒脾和胃；形寒肢冷，加淫羊藿15克、仙茅10克、巴戟天15克温补肾阳；心悸失眠，加炒酸枣仁15克、五味子10克养心安神。

煎服法：药物放置砂锅中，纳水1000毫升浸泡30分钟或更长时间，大火煮沸后文火煮约40分钟，取汁400毫升，分成两碗，早晚饭后一小时各温服一碗。

（3）中成药

生血宝合剂

组成：制何首乌、女贞子、桑葚、墨旱莲、白芍、黄芪、狗脊。

用法用量：口服，一次15毫升，一日3次。用时摇匀。

济坤丸

组成：香附（醋制）、熟地黄、莲子、当归、泽兰、地黄、茯苓、天冬、麦冬、延胡索（醋制）、红花、白芍、龙胆、厚朴（姜制）、青皮（醋制）、丹参、牡丹皮、蝉蜕、桔梗、枳壳（麸炒）、稻芽（炒）、关木通、益智（盐制）、乌药、陈皮、木香、白术（麸炒）、阿胶、酸枣仁（炒）、远志（制）、草豆蔻、川楝子。

用法用量：口服，一次1丸，一日2次。

妇科养荣丸

组成：当归、白术、熟地黄、川芎、白芍（酒炒）、香附（醋制）、益母草、黄芪、杜仲、艾叶（炒）、麦冬、阿胶、陈皮、茯苓、砂仁。

用法用量：口服，浓缩丸一次8丸，一日3次。

八珍益母胶囊

组成：益母草、熟地黄、当归、白芍（酒炒）、川芎、党参、白术（炒）、茯苓、甘草。

用法用量：口服，一次3粒，一日3次。

注意事项

服药期间，慎起居，和情志，调饮食，忌生冷寒凉、煎炸辛辣之品及鱼腥海产品类食物。

6. 血寒证

（1）虚寒证

1）治法：温经散寒，养血调经。

2）方药

温经汤（《金匮要略》）或艾附暖宫丸（《沈氏尊生书》）

组成：温经汤的组成为人参10克（先煎）、当归15克、川芎10克、白芍15克、桂枝10克、牡丹皮10克、吴茱萸9克、法半夏12克、阿胶10克（烊化）、麦冬20克、生姜5片、甘草6克。艾附暖宫丸的组成为黄芪15克、艾叶10克、香附10克、当归15克、川芎10克、白芍15克、官桂3克（后下）、地黄15克、续断15克、吴茱萸9克。

加减：经期小腹疼痛者，可加巴戟天10克、淫羊藿15克、小茴香10克温肾散寒；便溏，小便清长者，加炒白术20克、补骨脂15克、益智仁15克。

煎服法：药物放置砂锅中，纳水1000毫升浸泡30分钟或更长时间，大火煮沸后文火煮约40分钟，取汁400毫升，分成两碗，早晚饭后一小时各温服一碗。

3）中成药

金匮肾气丸

组成：地黄、山药、山茱萸（酒炙）、茯苓、牡丹皮、泽泻、桂枝、附子（制）、牛膝（去头）、车前子（盐炙）。用法用量：口服，一次20粒（4克）～25粒（5克），一日2次。

艾附暖宫丸

组成：艾叶（炭）、香附（醋炙）、吴茱萸（制）、肉桂、当归、川芎、白芍（酒炒）、地黄、黄芪（蜜炙）、续断。

用法用量：口服，一次6克，一日2～3次。

定坤丹

组成：红参、鹿茸、西红花、三七、白芍、熟地黄、当归、白术、枸杞子、黄芩、香附、茺蔚子、川芎、鹿角霜、阿胶、延胡索、鸡血藤膏、红花、益母草、五灵脂、茯苓、柴胡、乌药、砂仁、杜仲、干姜、细辛、川牛膝、肉桂、炙甘草。

用法用量：口服，一次半瓶至1瓶，一日2次。

（2）实寒证

1）治法：温经散寒，活血调经。

2）方药

温经汤（《妇人大全良方》）

组成：人参10克（先煎）、当归15克、川芎10克、白芍15克、桂心3克（后下）、莪术10克、牡丹皮10克、甘草6克、牛膝10克。

加减：若经血量少，加生卷柏10克、泽兰10克、鸡血藤15克活血调经；腹痛较甚，加小茴香6克、乌药10克、延胡索10克活血行气止痛；腰膝酸痛，加巴戟天、续断、狗脊各10克补肾壮腰；脾胃虚寒，脘腹冷痛者，加干姜10克、九香虫9克温中散寒止痛。

煎服法：药物放置砂锅中，纳水1000毫升浸泡30分钟或更长时间，大火煮沸后文火煮约40分钟，取汁400毫升，分成两碗，早晚饭后一小时各温服一碗。

3）中成药

少腹逐瘀丸

组成：当归、蒲黄、五灵脂、赤芍、小茴香、延胡索、没药、川芎、肉桂、炮姜。

用法用量：温黄酒或温开水送服，一次1丸，一日2～3次。

注意事项

服药期间，慎起居，和情志，调饮食，忌生冷寒凉、煎炸辛辣之品及鱼腥海产品类食物。

7. 气滞证

（1）治法：开郁行气，和血调经。

（2）方药

乌药汤（《兰室迷藏》）

组成：乌药10克、香附10克、木香10克、当归15克、甘草6克、路路通10克、鸡血藤15克、川芎10克、砂仁6克（后下）。

加减：胸胁，乳房胀痛较重者，加柴胡12克、郁金10克、炒川楝子10克以疏肝止痛；月经量少者，加鸡血藤15克、川芎10克、丹参15克以活血通经；小腹冷痛者，加艾叶10克、肉桂3克（后下）以温经；经血有块，腹痛较重者，加蒲黄10克、三七10克、赤芍15克以活血化瘀止痛。

煎服法：药物放置砂锅中，纳水1000毫升浸泡30分钟或更长时间，大火煮沸后文火煮约40分钟，取汁400毫升，分成两碗，早晚饭后一小时各温服一碗。

（3）中成药

柴胡疏肝丸

组成：白芍、槟榔、薄荷、柴胡、陈皮、大黄、当归、豆蔻、莪术、防风、茯苓、甘草、厚朴、黄芩、姜半夏、桔梗、六神曲、木香、青皮、三棱、山楂、乌药、香附、枳壳、紫苏梗。

用法用量：口服，一次1丸，一日2次。

定坤丹

组成：红参、鹿茸、西红花、三七、白芍、熟地黄、当归、白术、枸杞子、黄芩、香附、茺蔚子、川芎、鹿角霜、阿胶、延胡索、鸡血藤膏、红花、益母草、五灵脂、茯苓、柴胡、乌药、砂仁、杜仲、干姜、细辛、川牛膝、肉桂、炙甘草。

用法用量：口服，一次半瓶至1瓶，一日2次。

注意事项

服药期间，慎起居，和情志，调饮食，忌生冷寒凉、煎炸辛辣之品及鱼腥海产品类食物。

8. 痰湿证

（1）治法：运脾化痰，和血调经。

（2）方药

六君子加归芎汤（《万氏妇人科》）

组成：人参10克（先煎）、白术15克、茯苓20克、炙甘草6克、陈皮6克、法半夏10克、当归15克、川芎10克、香附10克。

加减：若带下量多，加苍术10克、薏苡仁20克、车前子10克燥湿止带；痰多黏腻者，加胆南星10克、竹茹10克清热化痰；腰膝酸痛者，加杜仲15克、续断10克、桑寄生15克补肾强腰。

煎服法：药物放置砂锅中，纳水1000毫升浸泡30分钟或更长时间，大火煮沸后文火煮约40分钟，取汁400毫升，分成两碗，早晚饭后一小时各温服一碗。

（3）中成药

二陈丸

组成：陈皮、半夏（制）、茯苓、甘草。

用法用量：口服，一次9～15克，一日2次。

注意事项

服药期间，慎起居，和情志，调饮食，忌生冷寒凉、煎炸辛辣之品及鱼腥海产品类食物。

（陈　粮）

四、痛　经

（一）病情概述

凡在经期或经行前后，出现周期性小腹疼痛，或痛引腰骶，甚至剧痛晕厥者，称为"痛经"，亦称"经行腹痛"。

本病的发生与冲任、胞宫的周期性生理变化密切相关。主要病机在于邪气内伏或精血素亏，更值经期前后冲任二脉气血的生理变化急骤，导致胞宫的气血运行不畅，"不通则痛"，或胞宫失于濡养，"不荣则痛"，故使痛经发作。常见的分型有肾气亏损、气血虚弱、气滞血瘀、寒凝血瘀和湿热蕴结。

（二）诊断与治疗

1. 诊断要点

（1）本病以伴随月经来潮而周期性小腹疼痛作为辨证要点。

（2）根据其疼痛发生的时间、部位、性质、喜按或拒按等不同情况，明辨其虚实寒热，在气在血。

（3）一般痛在经前、经期，多属实；痛在经后、经期，多属虚。

（4）痛胀俱甚、拒按，多属实；隐隐作痛、喜揉喜按，多属虚。

（5）得热痛减多为寒，得热痛甚多为热。

（6）痛甚于胀多为血瘀，胀甚于痛多为气滞。

（7）痛在两侧少腹病多在肝，痛连腰际病多在肾。

2. 辨证分型

（1）肝肾亏损型：经期或经后小腹隐隐作痛，喜按，月经量少，色淡质稀，头晕耳鸣，腰酸腿软，小便清长，面色晦黯，舌淡，苔薄，脉沉细。

（2）气血虚弱型：经期或经后小腹隐痛喜按，月经量少，色淡质稀，神疲乏力，头晕心悸，失眠多梦，面色苍白，舌淡，苔薄，脉细弱。

（3）气滞血瘀型：经前或经期小腹胀痛拒按，胸胁、乳房胀痛，经行不畅，经色紫黯有块，块下痛减，舌紫黯，或有瘀点，脉弦或弦涩有力。

（4）寒凝血瘀型：经前或经期小腹冷痛拒按，得热则痛减，经血量少，色黯有块，畏寒肢冷，面色青白，舌黯，苔白，脉沉紧。

（5）湿热蕴结型：经前或经期小腹灼痛拒按，痛连腰骶，或平时小腹痛，至经前疼痛加剧，经量多或经期长，经色紫红，质稠或有血块，平素带下量多，黄稠臭秽，或伴低热，小便黄赤，舌红，苔黄腻，脉滑数或濡数。

（6）阳虚内寒型：经期或经后小腹冷痛、喜按，得热痛减，经量少，色暗淡，腰腿酸软，小便清长，苔白润，脉沉。

3. 鉴别诊断

患者若有短暂停经史，又见腹痛、阴道流血，应与异位妊娠、先兆流产等妊娠病证鉴别，可予血hCG及尿hCG测定排除。

4. 治疗原则

以通调气血、通润为主。月经期以调血止痛为主，非经期以辨证求因而治本；或清热、或散寒、或补虚、或泄实、或补气、或活血、或疏肝健脾益肾，以到达气血调和充润流通，而痛经可愈。

5. 一般治疗

（1）应重视心理因素，消除紧张和顾虑，保证足够的休息和睡眠，适当地锻炼。

（2）可用前列腺素合成酶抑制剂，防止子宫过强收缩和痉挛，常用药物有布洛芬、萘普生等，必要时可口服避孕药，对于有避孕要求的妇女可选用口服避孕药。

（3）针灸取合谷、中极、三阴交、次髎。夹血块者加血海，湿邪重加阴陵泉、足三里，肝郁夹太冲，气血虚弱加足三里、血海，肝肾不足加关元、肾俞、肝俞。

（4）耳穴疗法选内生殖、皮质下、心、肾、神门。一般用撳针治疗，皮肤用75%酒精消毒后，将撳针用镊子贴在所选耳穴。也可用毫针浅刺，捻转。或者王不留行籽用胶布贴于所选穴位。

（三）药物处方

1. 肝肾亏损型

（1）治法：补肾填精，养血止痛。

（2）方药

调肝汤（《傅青主女科》）

组成：当归10克、白芍10克、山茱萸10克、巴戟天5克、甘草5克、山药15克、阿胶10克（烊化）。

加减：经量少者，酌加鹿角胶10克、熟地黄15克、枸杞子15克；腰骶酸痛剧者，酌加桑寄生、杜仲、狗脊各10克；畏寒肢冷等肾阳虚，加仙茅、补骨脂各10克；兼肝郁气滞，加荆芥10克、炒柴胡6克或广郁金10克。

煎服法：以上药物放置砂锅中，纳水1000毫升浸泡30分钟或更长时间，大火煮沸后文火煮约40分钟左右，取汁400毫升，分成两碗，早晚饭后一小时各温服一碗。

（3）中成药

归肾丸

组成：熟地黄、山茱萸、山药（炒）、菟丝子、枸杞子、杜仲（盐炒）、当归、茯苓。

用法用量：口服，一次9克，一日2～3次。

注意事项

服药期间及月经期间，慎起居，和情志，调饮食，忌食生冷寒凉及酸涩食物。

2. 气血虚弱型

（1）治法：补气养血，和中止痛。

（2）方药

黄芪建中汤（《金匮要略》）

组成：黄芪15克、白芍18克、桂枝10克、炙甘草6克、生姜10克、大枣15克、饴糖60克、当归15克、党参20克。

加减：若胁痛，乳房胀，小腹胀，加香附10克、乌药10克；腰腿酸软，加桑寄生15克、续断10克。

煎服法：以上药物放置砂锅中，纳水1000毫升浸泡30分钟或更长时间，大火煮沸后文火煮约40分钟左右，取汁400毫升，分成两碗，早晚饭后一小时各温服一碗。

（3）中成药

八珍益母丸

组成：熟地黄、当归、白芍、川芎、党参、白术、茯苓、炙甘草、益母草。

用法用量：每次6克，每日2次，口服。

注意事项

服药期间及月经期间，慎起居，和情志，调饮食，忌食生冷寒凉及酸涩食物。

3. 气滞血瘀型

（1）治法：行气活血，祛瘀止痛。

（2）方药

膈下逐瘀汤（《医林改错》）

组成：当归10克、川芎6克、赤芍15克、桃仁15克、红花10克、枳壳10克、延胡索10克、五灵脂10克、乌药10克、香附10克、丹皮10克、甘草6克。

加减：痛经剧烈，伴有恶心呕吐者，酌加吴茱萸6克、半夏10克、莪术10克；兼小腹胀坠或痛连肛门者，酌加姜黄、川楝子各10克；兼寒者，小腹冷痛酌，加艾叶10克、小茴香6克；挟热者，口渴，舌红，脉滑数，宜酌加栀子、连翘、黄柏各10克。

煎服法：以上药物放置砂锅中，纳水1000毫升浸泡30分钟或更长时间，大火煮沸后文火煮约40分钟左右，取汁400毫升，分成两碗，早晚饭后一小时各温服一碗。

（3）中成药

元胡止痛片

组成：延胡索、白芷。

用法用量：每次3片，每日3次，口服。

散结镇痛胶囊

组成：龙血竭、三七、浙贝母、薏苡仁。

用法用量：每次4粒，每日3次，口服。

伤科七厘散

组成：血竭、麝香、冰片、乳香、没药、红花、朱砂、儿茶。

用法用量：每次1克，每日3次，口服。

云南白药

组成：保密方。

用法用量：每次0.25～0.5克，一日4次，口服。

田七粉

组成：三七。

用法用量：一次2～3克，经前或经痛时温开水送服，每日1～2次。

金佛止痛丸

组成：郁金、佛手、白芍、延胡索、三七、姜黄、甘草。

用法用量：一次5～10克，一日2～3次。

注意事项

服药期间及月经期间，慎起居，和情志，禁生气暴怒，调饮食，忌食生冷寒凉及酸涩食物。

4. 寒凝血瘀型

（1）治法：温经散寒，祛瘀止痛。

（2）方药

少腹逐瘀汤《医林改错》

组成：延胡索10克、没药6克、当归15、川芎10、官桂3、赤芍15克、蒲黄10克、五灵脂10克、小茴香10克、干姜10克。

加减：小腹冷凉，四肢不温者，酌加熟附子10克、巴戟天10克。

煎服法：以上药物放置砂锅中，纳水1000毫升浸泡30分钟或更长时间，大火煮沸后文火煮约40分钟左右，取汁400毫升，分成两碗，早晚饭后一小时各温服一碗。

（3）中成药

少腹逐瘀胶囊

组成：当归、蒲黄、五灵脂、赤芍、延胡索、小茴香、川芎、肉桂等。

用法用量：一次3粒，每日3次，口服。

痛经丸

组成：当归、白芍、川芎、熟地黄、香附（醋制）、木香、青皮、山楂（炭）、延胡索、炮姜、肉桂、丹参、茺蔚子、红花、益母草、五灵脂（醋炒）。

用法用量：口服，一次50粒，一日2次。

注意事项

服药期间及月经期间，慎起居，和情志，调饮食，忌食生冷寒凉及酸涩食物。

5. **湿热蕴结型**

（1）治法：清热除湿，化瘀止痛。

（2）方药

清热调血汤（《古今医鉴》）

组成：牡丹皮10克、黄连6克、生地黄15克、当归10克、白芍15克、川芎6克、红花6克、桃仁10克、莪术10克、香附12克、延胡索15克、红藤15克、败酱草15克、薏苡仁30克。

加减：月经过多，或经期延长者，酌加槐花10克、地榆15克、马齿苋15克；带下量多者，酌加黄柏10克、椿根白皮10克。

煎服法：以上药物放置砂锅中，纳水1000毫升浸泡30分钟或更长时间，大火煮沸后文火煮约40分钟左右，取汁400毫升，分成两碗，早晚饭后一小时各温服一碗。

（3）中成药

愈带丸

组成：当归、白芍、芍药花、熟地黄、艾叶（炒炭）、棕榈炭、蒲黄（炒）、百草霜、鸡冠花、香附（醋炙）、木香、知母、黄柏、牛膝、干姜（微炒）、肉桂（炒焦）、甘草（蜜炙）。

用法用量：口服，一次6克，一日2次。

注意事项

服药期间及月经期间，慎起居，和情志，调饮食，忌食生冷寒凉及酸涩食物。

6. 阳虚内寒型

（1）治法：温经扶阳，暖宫止痛。

（2）方药

温经汤（《金匮要略》）

组成：吴茱萸6克、桂枝10克、当归10克、川芎10克、白芍10克、党参10克、丹皮10克、生姜10克、法半夏15克、麦冬15克、阿胶10克（烊化）、甘草6克。

加减：痛经发作者，酌加延胡索10克、小茴香6克。

煎服法：以上药物放置砂锅中，纳水1000毫升浸泡30分钟或更长时间，大火煮沸后文火煮约40分钟左右，取汁400毫升，分成两碗，早晚饭后一小时各温服一碗。

（3）中成药

参茸鹿胎丸

组成：红花、当归、杜仲（炭）、人参（去芦）、鹿胎、化橘红、熟地黄、丹参、小茴香、桃仁（炒）、益母草（炭）、川芎、荆芥穗（炭）、白芍、香附（醋制）、莱菔子（炒）、白术（炒）、肉桂（去粗皮）、银柴胡、泽泻、槟榔（焦）、厚朴（姜制）、六神曲、附子（制）、麦芽（炒）、赤芍、山楂（焦）、延胡索（醋制）、苍术（炒）、续断、吴茱萸（盐制）、砂仁、海螵蛸、茯苓、乌药、牡丹皮、牛膝、龟甲（醋制）、豆蔻、木瓜、木香、山药、沉香、鹿茸、甘草、蜂蜜（炼）。

用法用量：口服，一次1丸，一日1～2次，空腹用红糖水送下。

注意事项

服药期间及月经期间，慎起居，和情志，调饮食，忌食生冷寒凉及酸涩食物。

（廖小玲）

五、闭　经

（一）病情概述

女子年满15周岁月经尚未来潮，或已有规律月经后又停止6个月以上，或根据自身月经周期规律停经3个周期以上者，称为闭经。前者为原发性闭经，约占5%；后者为继发性闭经，约占95%。古称"女子不月""月事不来""经水不通"等。青春期前、妊娠、哺乳及绝经后期的月经不潮及月经初潮后1年内月经数月停闭不行，无其他不适者均属生理性停经，不作闭经论。如因无孔处女膜或阴道横膈以致经血潴留不能外排者，称为"隐经"亦非闭经，需手术治疗；如先天性生殖器官发育异常，或后天器质性损伤而无月经者，非药物治疗所能奏效，不在本部分论述范围。

（二）诊断与治疗

1. 诊断要点

闭经的诊断必须全面收集和分析病情资料，育龄已婚或未婚但有性生活妇女须首先除外妊娠，再寻找原因，辨清原发性或继发性闭经。通过病史、全身检查及妇科检查，结合B型超声检查，对病因及病位做出初步判断，针对性地选择实验室检查，以进一步明确为何种疾病引起及相关病理环节和病变部位。

（1）病史

1）原发性闭经应了解其成长发育史及第二性征发育情况，以及有无先天缺陷等状况，既往有无急、慢性疾病、遗传病史及其他内分泌病史，有无周期性下腹疼痛，其母及同胞姐妹的月经史情况等。

2）继发性闭经应了解其既往月经史，如初潮、周期、经期、月经量、色、质，有无精神创伤，体重增减，营养状况，剧烈运动，环境改变，服用药物（避孕药、镇静药、激素、减肥药），职业或学习情况、放疗或化疗等诱因，有无近期分娩史，卵巢手术、产后出血、宫腔手术史等。

（2）症状与体征

1）月经无初潮或停经：女子年满15周岁或第二性征出现2年以上仍未初潮，或年满13周岁仍无第二性征发育，或已有规律月经周期后又停经6个月及以上，或根据自身以往月经规律停经3个周期以上。

2）相关症状：注意有无周期性下腹胀痛、头痛及视觉障碍，有无嗅觉缺失或减退，有无溢乳、厌食、恶心等，有无体重变化（骤增或骤减）、痤疮、多毛、潮热、烦躁、抑郁或阴道干涩、性欲减退等，对于寻找闭经原因有所帮助。

3）全身检查：了解患者体质、发育、营养状况、毛发分布、第二性征发育情况。

4）妇科检查：了解外阴、阴道、子宫、卵巢的发育情况，有无缺如、畸形和肿块。对原发性闭经患者要注意有无处女膜闭锁及两性畸形等。

（3）实验室及其他检查：包括子宫内膜孕激素撤退试验、雌孕激素序贯试验、性激素测定、B超监测、垂体兴奋试验、染色体检查、甲状腺、肾上腺功能检查，疑垂体肿瘤时可行蝶鞍CT或MRI检查，宫、腹腔镜检查，对嗅觉功能不全者需做嗅觉检测等。

2. 辨证分型

（1）肝肾亏虚证：年逾15周岁尚未行经，或由月经后期、量少逐渐至经闭；素体虚弱，腰酸腿软，头晕耳鸣；舌淡红，苔少，脉沉弱或细涩。

（2）气血虚弱证：月经逐渐后延，量少，经色淡而质薄，继而停闭不行；头晕眼花，或心悸气短，神疲肢倦，食欲不振，毛发不泽或易脱落，身体羸瘦，面色萎黄；舌淡，苔少或薄白，脉沉缓或虚数。

（3）阴虚血燥证：月经量少而渐至停闭；五心烦热，两颧潮红，交睫盗汗，或骨蒸痨热，或咳嗽唾血；舌红，苔少，脉细数。

（4）气滞血瘀证：月经数月不行；精神抑郁，烦躁易怒，胸肋胀满，少腹胀痛或拒按；舌边紫黯，或有瘀点，脉沉弦或沉涩。

（5）寒凝血淤证：月经停闭数月，小腹冷痛拒按，得热则痛缓；形寒肢冷，面色青白；舌紫黯，苔白，脉沉紧。

（6）痰湿阻滞证：月经停闭；形体肥胖，胸肋满闷，呕恶痰多，神疲倦怠，或面浮足肿，或带下量多色白；苔腻，脉滑。

3. 鉴别诊断

继发性闭经首先应与早孕鉴别，尤其是既往月经后期者。如早孕停经后可做尿妊娠试验、血清hCG测定，B超检查等以确诊。

4. 治疗原则

闭经的治疗原则是虚者补而充之，或补益肝肾，或调补气血，或填精益阴；实者泄而通之，或活血化瘀，或理气行滞，或化痰除湿，或温通经络；虚实夹杂者当补中有通，攻中有养；切不可不分虚实，滥用猛攻伐利之方药，以通经见血为逞能。亦不可一味峻补，反燥涩精血以免留邪而郁堵胞宫。至于因他病而致经闭者，如虚劳、血痨、虫积等，又当先治他病，病愈则经可行。闭经的辨证治疗，首先需分清虚实。一般而言，禀赋不足，初潮较晚，或月经后期量少而逐渐停经者，多属虚症；以往月经正常而突然停闭，或伴有痰饮、瘀血等征象者，多属实证。本病以虚症，或虚实夹杂、本虚标实，临证时须辨别清楚。

5. 一般治疗

（1）黄体酮撤药试验：闭经后B超探测子宫内膜厚度正常，可用黄体酮胶丸，每次0.1克，每日2次，口服5～7日，停药后有撤药性出血。

（2）人工周期（雌–孕激素序贯试验）：用戊酸雌二醇1毫克，每天1次，口服21天，最后10天加服黄体酮胶丸（剂量与用法同上）。适用于卵巢早衰，可连续使用3个月，结合中药周期调治。

（3）耳穴疗法：取穴内生殖、内分泌、三焦、肾、神门。一般用揿针治疗，皮肤用75%酒精消毒后，将揿针用镊子贴在所选耳穴。也可用毫针浅刺，捻转。或者王不留行籽用胶布贴于所选穴位。

（三）药物处方

1. 肝肾不足

（1）治法：补肾益精，养血调经。

（2）方药

归肾丸《景岳全书》

组成：熟地黄20克、山药15克、山茱萸15克、茯苓20克、当归15克、菟丝子20克、枸杞子15克、杜仲15克、鸡血藤25克、制首乌20克、茺蔚子15克、乌药10克、紫河车20克。

加减：若形寒畏冷，加淫羊藿、巴戟天、仙茅、补骨脂、益智仁各15克温肾助阳；手足心热，咽干口燥，以肾阴不足为主症者，加生地黄15克，玄参20克，女贞子15克等滋肾养阴；阴虚火旺者，去杜仲、菟丝子，加丹皮15克、知母10克；腰酸腿软，加怀牛膝15克补肾强腰；头晕耳鸣，加五味子10克、沙苑子15克涩精补髓。

煎服法：药物放置砂锅中，纳水1000毫升浸泡30分钟或更长时间，大火煮沸后文火煮约40分钟，取汁400毫升，分成两碗，早晚饭后一小时各温服一碗。

（3）中成药

坤灵丸

组成：香附（制）、益母草、红花、鸡冠花、地黄、麦冬、白芍（酒制）、黄芪、肉苁蓉（制）、茯苓、厚朴、白术（炒）、赤石脂、甘草、白薇、五味子、木通；或香附（制）、阿胶、红参、当归、鹿角胶、龟甲胶、牡丹皮、川芎、延胡索、砂仁、没药（炒）、小茴香（盐制）、荆芥、藁本、川贝母。

用法用量：口服，一次15丸，一日2次。

女宝胶囊

组成：人参、川芎、鹿胎粉、银柴胡、牡丹皮、沉香、吴茱萸、肉桂、延胡索、木香、香附、当归、海螵蛸、青皮、荆芥穗（炭）、炮姜、丹参、阿胶、泽泻、附子、甘草（炭）、桃仁、杜仲（炭）、牛膝、红花、豆蔻、鹿茸、茯苓、乳鹿粉、砂仁、白术。

用法用量：口服，一次4粒，一日3次。

妇科金丸

组成：元胡、人参、阿胶、当归、黄芪、益母草、红花等。

用法用量：口服，一次1丸，一日2次。

注意事项

服药期间，慎起居，和情志，调饮食，忌生冷寒凉、煎炸辛辣之品及鱼腥海产品类食物。

2. **气血虚弱证**

（1）治法：补气健脾，养血调经。

（2）方药

人参养荣汤（《天平惠民和剂局方》）

组成：人参（先煎）10克、黄芪25克、白术15克、茯苓20克、远志10克、陈皮6克、五味子10克、当归15克、白芍15克、熟地黄20克、桂心（后下）3克、炙甘草6克。

加减：若因产后大出血所致闭经，兼见毛发脱落，精神淡漠，阴道干涩，性欲减退，生殖脏器萎缩等，此乃经血亏败，肾气疲惫，冲任虚衰之证。可于上方加鹿茸3克（先煎）、紫河车20克（先煎）等血肉有情之品，或制成药丸缓图之，若因虫积血虚而致闭经者，当先治虫积，继以扶脾胃，补气血而治闭经。

煎服法：药物放置砂锅中，纳水1000毫升浸泡30分钟或更长时间，大火煮沸后文火煮约40分钟，取汁400毫升，分成两碗，早晚饭后一小时各温服一碗。

（3）中成药

乌鸡白凤丸

组成：乌鸡（去毛爪肠）、鹿角胶、鳖甲（制）、牡蛎（煅）、桑螵蛸、人参、黄芪、当归、白芍、香附（醋制）、天冬、甘草、地黄、熟地黄、川芎、银柴胡、丹参、山药、芡实（炒）、鹿角霜

用法用量：口服，大蜜丸一次1丸，一日2次。

八珍益母胶囊（丸）

组成：益母草、党参、炒白术、茯苓、甘草、当归、酒白芍、川芎、熟地黄。

用法用量：口服，一次3粒，一日3次。

八宝坤顺丸

组成：熟地黄、地黄、白芍、当归、川芎、人参、白术、茯苓、甘草、益母草、黄芩、牛膝、橘红、沉香、木香、砂仁、琥珀。

用法用量：口服，大蜜丸一次1丸，一日2次。

注意事项

服药期间，慎起居，和情志，调饮食，忌生冷寒凉、煎炸辛辣之品及鱼腥海产品类食物。

3. 阴虚血燥证

（1）治法：养阴清热，润燥调经。

（2）方药

加减一阴煎（《景岳全书》）

组成：生地黄15克、熟地黄20克、白芍15克、地骨皮15克、知母10克、麦冬20克、炙甘草6克、黄精15克、制首乌20克、丹参15克、炒香附10克。

加减：若虚烦潮热甚者，加青蒿10克、鳖甲（先煎）20克、秦艽10克清虚热；咳嗽唾血者，加五味子10克、百合20克、川贝母5克、阿胶（烊化）10克养阴润肺；虚烦少寐，心悸者，加柏子仁15克、酸枣仁15克、首乌藤20克宁心安神；如有结核病，应积极抗痨治疗。

煎服法：药物放置砂锅中，纳水1000毫升浸泡30分钟或更长时间，大火煮沸后文火煮约40分钟，取汁400毫升，分成两碗，早晚饭后一小时各温服一碗。

（3）中成药

当归浸膏片

组成：当归。

用法用量：常用量，口服，一次4～6片，一日3次。

注意事项

服药期间，慎起居，和情志，调饮食，忌生冷寒凉、煎炸辛辣之品及鱼腥海产品类食物。

4. 气滞血瘀证

（1）治法：理气活血，祛瘀通经。

（2）方药

血府逐瘀汤（《医林改错》）

组成：桃仁15克、红花10克、当归15克、生地黄15克、川芎10克、赤芍15克、牛膝15克、桔梗10克、柴胡10克、枳壳15克、甘草6克。

加减：胸肋及少腹胀甚者，加炒川楝、青皮、莪术、木香各10克行气止痛；少腹疼痛拒按者，加延胡索15克、三棱10克、姜黄10克、益母草20克活血通经；小腹疼痛，灼热，带下色黄，脉滑数，苔黄者，加黄柏10克、大血藤20克、牡丹皮10克清热化瘀。

煎服法：药物放置砂锅中，纳水1000毫升浸泡30分钟或更长时间，大火煮沸后文火煮约40分钟，取汁400毫升，分成两碗，早晚饭后一小时各温服一碗。

（3）中成药

血府逐瘀胶囊

组成：柴胡、当归、地黄、赤芍、红花、炒桃仁、麸炒枳壳、甘草、川芎、牛膝、桔梗。

用法用量：口服，一次6粒，一日2次，一个月为一疗程。

调经化瘀丸

组成：香附（醋制）、艾叶（炭）、当归、地黄、川芎、赤芍、桃仁、红花、三棱（醋制）、莪术（醋制）、干漆（炭）。

用法用量：口服，一次10粒，一日2次。

疏肝保坤丸

组成：香附（醋炙）90克、沉香12克、木香12克、砂仁12克、厚朴（姜炙）、18克、枳实12克、山楂（炒）18克、莱菔子（炒）18克、陈皮18克、半夏（制）18克、草果（仁）18克、槟榔18克、桃仁（去皮）12克、红花6克、当归24克、川芎18克、益母草15克。

用法用量：口服，一次1丸，一日2次。

注意事项

服药期间，慎起居，和情志，调饮食，忌生冷寒凉、煎炸辛辣之品及鱼腥海产品类食物。

5. 寒凝血瘀证

（1）治法：温经散寒，活血通经。

（2）方药

温经汤

组成：吴茱萸10克、桂枝10克、当归15克、芍药15克、川芎10克、人参（先煎）10克、生姜5片、麦门冬20克、半夏12克、丹皮15克、阿胶（烊化）10克、甘草6克。

加减：小腹冷痛重者，酌加艾叶、小茴香、香附各10克温经暖宫止痛；四肢不温，畏寒者，酌加制附子10克、肉桂（后下）3克温经助阳通经。

煎服法：药物放置砂锅中，纳水1000毫升浸泡30分钟或更长时间，大火煮沸后文火煮约40分钟，取汁400毫升，分成两碗，早晚饭后一小时各温服一碗。

（3）中成药

艾附暖宫丸

组成：艾叶（炭）、香附（醋炙）、吴茱萸（制）、肉桂、当归、川芎、白芍（酒炒）、地黄、黄芪（蜜炙）、续断。

用法用量：口服，一次6克，一日2～3次。

少腹逐瘀丸

组成：当归、蒲黄、五灵脂（醋炒）、赤芍、小茴香（盐炒）、延胡索（醋制）、没药（炒）、川芎、肉桂、炮姜。

用法用量：温黄酒或温开水送服，一次1丸，一日2～3次。

注意事项

（1）服药期间，慎起居，和情志。

（2）调饮食，忌生冷寒凉、煎炸辛辣之品及鱼腥海产品类食物。

6. 痰湿阻滞证

（1）治法：化痰除湿，活血调经。

（2）方药

丹溪治痰湿方（《丹溪心法》）或苍附导痰丸（《叶天士女科诊治秘方》）加减

组成：丹溪治痰湿方的组成为苍术10克、香附10克、茯苓

20克、法半夏12克、白术15克、当归15克、川芎10克、陈皮6克、泽兰10克、巴戟天10克。苍附导痰丸的组成为茯苓25克、半夏12克、陈皮6克、甘草6克、苍术10克、香附10克、胆南星10克、枳壳15克、生姜5片、神曲15克。

加减：带下良多者，加薏苡仁20克、车前子15克除湿止带；痰多黏腻者，加瓜蒌壳10克、胆南星10克、竹茹15克清热化痰；腰膝酸痛者，加杜仲15克、续断10克、菟丝子20克补肾强腰。

煎服法：药物放置砂锅中，纳水1000毫升浸泡30分钟或更长时间，大火煮沸后文火煮约40分钟，取汁400毫升，分成两碗，早晚饭后一小时各温服一碗。

（3）中成药

二陈丸

组成：陈皮、半夏（制）、茯苓、甘草。

用法用量：口服，一次9～15克，一日2次。

注意事项

服药期间，慎起居，和情志，调饮食，忌生冷寒凉、煎炸辛辣之品及鱼腥海产品类食物。

（陈　粮）

六、癥　瘕

（一）病情概述

癥瘕，或称妇科癥瘕，即妇人下腹结块，或胀，或满，或痛，常累及经、带、胎、产的病症。最早见载于《黄帝内经》，如《素问·骨空论》言："任脉为病，男子内结七疝，女子带下瘕聚。"后世医家认为瘕多属气分，瘕满无形，时聚时散，痛无定处；癥则多属血分，坚硬固定，痛有定处。也有医家如朱丹溪认为瘕是本病早期状态偏于气分，癥是后期状态而偏于血分。《景岳全书》专列《妇人规·癥瘕》篇以阐述癥瘕病的分类，可分为气瘕、食瘕和血瘕，并辨证论治，载述效方，为后世提供临床思路。

现代医学把输卵管肿胀、盆腔炎性包块、子宫肌瘤、子宫腺肌症、卵巢子宫内膜异位囊肿、异位妊娠包块及子宫内膜癌等疾病归为癥瘕病，临床上可参照本部分内容辨证处理。

中医认为，癥瘕乃虚实夹杂之病，本于正气不足，而或感染邪毒，饮食不节，经产不慎，跌扑外伤，情志失调，使冲任损伤，气血逆乱，发为癥瘕，病理因素常为气滞、血瘀、痰湿、湿热、毒热，临床表现为局部疼痛，月经不调，影响胎孕，甚至出现水肿、虚劳等全身性症状。育龄期妇女常见此病，亦可见于绝经后女性。

（二）诊断与治疗

1. 诊断要点

临证主要症状为下腹部有结块，伴下腹部的不适感，或胀满或疼痛，伴有月经异常、痛经，或带下异常，孕产异常，亦可伴随全身症状。既往可有月经病、带下病、不孕症、不良性交史、生殖系统炎症和精神病史等。检查主要包括妇科检查，超声检查、腹腔镜、宫腔镜、子宫输卵管造影、CT、MRI检查联合确诊。另外注意结合相关的肿瘤标志物检测，对妇科癥瘕的筛查和鉴别诊断有重要价值，以排除恶性肿瘤。临症时当需注意癥瘕良恶性的辨别。

2. 辨证分型

（1）气滞血瘀证：下腹部结块，积块坚硬，大者可触及，按之时痛，小腹胀满，胸闷抑郁，月经先后不定期，来经色黯量多常伴血块；口干不欲饮，肌肤甲错，面色晦暗。舌暗红，舌边尖可见瘀点，苔薄，脉沉弦或涩。

（2）痰湿瘀结证：下腹部包块，按之不坚，时痛胀满，月经后期甚至经闭，带下量多，色白质黏稠，胸脘痞满，时作呕恶，舌淡胖，苔白腻，舌底瘀，脉弦滑。

（3）湿热瘀阻证：小腹有包块，痛而拒按，连及腰骶部坠痛，经期提前或延长，量多，经期腹痛加重，可有子宫异常出血，带下量多，色黄或赤白夹杂，气味腥臭，烦躁易怒，发热口渴，便秘，尿色黄。舌红，舌底瘀，苔黄腻，脉弦滑数。

（4）肾虚血瘀证：下腹部结块，隐痛，经行时疼痛剧烈，月经量少，色黯，伴血块。有不孕史或堕胎史，腰膝酸软，头晕目眩耳鸣，易感劳累焦虑。舌暗，苔薄，舌底瘀，脉弦细。

3. 鉴别诊断

（1）癥瘕与妊娠：两者均可有子宫的增大，但妊娠伴有停经，不良妊娠则可有阴道出血、腰腹疼痛；妇科癥瘕以下腹部结块伴疼痛为主，月经周期提前或推后，伴有带下异常。临床上可通过检验、超声等辅助检查进行鉴别。

（2）妇科癥瘕与内科、外科之积聚：内科、外科之积聚如消化道肿瘤、泌尿系肿瘤等，常以该系统症状为主，如下消化道肿瘤常表现为便秘、腹泻交替，便血，腹痛与月经周期无明显相关性；而妇科癥瘕则表现为下腹部包块，局部疼痛，无大便明显异常及便血，月经相关症状较突出。泌尿系肿瘤如肾脏肿瘤、膀胱肿瘤以血尿、肿物、疼痛为主症，妇科癥瘕无血尿，伴经、带、胎、产的症状。临床上可通过妇科检查、影像学检查进行鉴别。

4. 治疗原则

由于癥瘕乃正虚邪实之病，故治疗总则是攻邪与扶正相结合，以活血化瘀、软坚散结为主，佐以行气、祛湿、清热。在治疗中应辨证施治，《素问·至真要大论》中提出"坚者削之，客者除之……结者散之，留者攻之"，灵活运用攻、补、消、和、温之法，促使"恶血出"，"其瘤当下"，并视其体质强弱，病程长短，或攻补兼施，或先攻后补，或先补后攻，治疗过程当注意顾护正气，不可一味猛攻，"大积大聚，其可犯也，衰其大半而止"。

需要注意，如为恶性肿瘤，或肿物增长迅速、体积较大的癥瘕，宜考虑手术治疗，再与中医药治疗相结合，减轻耐药性，缓解不良反应，增强免疫力，促进正气恢复。

5. 一般治疗

（1）急则治其标：疼痛剧烈时可灵活运用外治法对症治疗。血瘀寒凝明显者，可选温和灸治疗，选穴为阿是穴、归来、关元、地机、太冲、三阴交，以温经通络，活血止痛。方法为点燃艾条，在距离穴位2厘米处悬灸，每穴艾灸15～20分钟。注意糖尿病或周围神经病变者感觉异常，避免烫伤。气滞胀痛明显者，可针刺合谷、三阴交，以行气活血止痛。另外，可予耳穴压豆、中药贴敷等方法缓急止痛。

（2）缓则治其本：疼痛不剧烈时，当注意月经周期的调治。由于女性激素呈周期性变化，所以癥瘕患者可分期调经。总的来说，月经前期应注意活血养血、调补肝肾，月经期宜行气活血消癥，月经后期则标本兼治，疏肝清热，活血养阴。对于伴有盆腔炎症者可予灌肠治疗以"导而通之"。养生上可行导引功法，如搓摩胁肋、擦带脉、八段锦等引导气机，调理脏腑功能。饮食上当注意避免辛辣、生冷刺激物，以顾护胃气。

（3）重视定期复查：可予超声、妇科检查等检查癥瘕的病情变化。尤其注意辨别良性或恶性，以及辨别不同临床疾病的特点，如盆腔炎性包块、子宫肌瘤等，结合患者的就诊需求，如是否有生育需求，而提供不同的治疗建议。

（三）药物处方

1. 气滞血瘀证

（1）治法：疏肝行气，活血消癥。

（2）方药

香棱丸（《济生方》）合桂枝茯苓丸（《金匮要略》）

组成：木香10克、丁香10克、小茴香10克、枳壳15克、川楝子10克、青皮10克、三棱10克、莪术15、桂枝10克、茯苓30克、赤芍15克、丹皮10克。

加减：若积块坚硬难消，可加鳖甲15克、穿山甲10克或穿破石30g增强软坚散结之力；疼痛剧烈者，加延胡索15克、白芍

15克、炙甘草6克以酸甘化阴，缓急止痛；月经过多，甚至崩漏者，加三七、血余炭各10克活血止血。

煎服法：药物放置砂锅中，用凉开水浸泡药物，加水1000～1250毫升，浸泡约30分钟，以药材浸透为度；文火煎煮，煎煮沸腾后再转小火煎30～40分钟（均按沸后计算）即可，分2次早晚温服。

注意事项

（1）孕妇禁用。

（2）若兼有外感、肠胃炎等急性病症，当先对症治疗，避免邪气入内，加重病情。

（3）趁温热服，药力更佳。使用本方需注意病情变化，中病即止，避免过服而耗气伤阴；若体虚气血不足者，需顾护胃气、随证增减，方中的桂枝茯苓丸可改为丸剂服用，一天2～3次，早上空腹以红糖水送服。

（4）服用中药时注意饮食，忌食海鲜、鸭肉、苦瓜等寒凉之物。

2. 痰湿瘀结证

（1）治法：芳香化湿，行气活血。

（2）方药

苍附导痰丸（《叶天士女科诊治秘方》）合桂枝茯苓丸（《金匮要略》）

组成：苍术15克、香附10克、茯苓30克、法半夏10克、陈皮10克、炙甘草6克、胆南星15克、枳壳15克、焦神曲10克、当归15克、川芎10克、生姜3～5片、桂枝10克、赤芍15克、丹皮10克、桃仁10克。

加减：脾胃虚弱、神疲乏力者，加党参、白术各20克；肠易激惹而腹泻者，加白术15克，丹皮炒制，去桃仁；积块反复坚硬疼痛者，可加生牡蛎30克（先煎）、夏枯草20克、延胡索15克软坚散结止痛。

煎服法：药物放置砂锅中，用凉开水浸泡药物，加水1000～1250毫升，浸泡约30分钟，以药材浸透为度；文火煎煮，煎煮沸腾后再转小火煎30～40分钟（均按沸后计算）即可，分2次早晚温服。

注意事项

（1）孕妇禁用。

（2）若有生育需求，月经错后延期甚至闭经者，需完善内分泌检查并对症治疗。

（3）服用中药时注意饮食，忌食海鲜、牛肉、鹅肉、鸭肉、辛辣刺激等助湿生痰之物。

3. 湿热瘀阻证

（1）治法：清热利湿，活血消癥。

（2）方药

大黄牡丹皮汤（《金匮要略》）

组成：大黄10克、芒硝（后下）6克、牡丹皮15克、冬瓜子30克、薏苡仁30克、红藤20克、败酱草15克。

加减：若小腹包块疼痛，带下量多臭秽，加半枝莲15克、黄柏15克；若兼有子宫异常出血，加栀子炭、槐花炭各10克。

煎服法：药物（除芒硝）放置砂锅中，用凉开水浸泡药物，加水1000～1250毫升，浸泡约30分钟，以药材浸透为度；文火煎煮，煎煮沸腾后，再转小火煎30～40分钟（均按沸后计算）即可，加入芒硝，分2次早晚温服。

注意事项

（1）孕妇禁用。

（2）使用本方需注意病情变化，中病即止，避免过服而耗气伤阴，尤当注意恶变倾向。

4. 肾虚血瘀证

（1）治法：补肾调肝，化瘀消癥。

（2）方药

归肾丸（《景岳全书》）合膈下逐瘀汤（《医林改错》）

组成：熟地黄15克、山药15克、当归15克、杜仲10克、茯苓30克、菟丝子15克、淫羊藿10克、五灵脂10克、川芎10克、桃仁10克、乌药10克、延胡索15克、炙甘草6克、香附10克、红花10克、枳壳15克。

加减：若经行量多，加益母草15克、蒲黄10克；兼腹痛明显、结块日久者，加三七、穿破石各10克。

煎服法：药物放置砂锅中，用凉开水浸泡药物，加水1000～1250毫升，浸泡约30分钟，以药材浸透为度；文火煎煮，煎煮沸腾后再转小火煎30～40分钟（均按沸后计算）即可，分2次早晚温服。

注意事项

（1）孕妇禁用。注意用药及配伍禁忌，攻补兼施。

（2）服用中药时注意饮食，忌食寒凉生冷之食物，并注意顾护肾气，节约房事。

（黄灵钰　陈　粮）

七、更年期综合征

（一）病情概述

更年期综合征，中医称绝经前后诸证，是指女性在绝经期前后，围绕月经紊乱或绝经出现明显不适症候，如烘热汗出、烦躁易怒、潮热面红、眩晕耳鸣、心悸失眠、腰酸背痛、面浮肢肿、情志不宁等。

女性在绝经前后，肾气渐衰，冲任二脉虚衰，天癸将竭，月经将断而至绝经，生殖能力下降而至消失，此本是女性正常的生理变化，但有些女性由于素体差异及生活环境的影响，不能适应这个阶段的生理过渡，使阴阳二气不平衡，脏腑气血不相协调，而出现一系列的症候。

（二）诊断与治疗

1. 诊断要点

（1）症状：45～55岁的女性，出现月经紊乱或停闭；或40岁前卵巢功能早衰；或有手术切除双侧卵巢及其他原因损伤双侧卵巢功能病史。

（2）体征：月经紊乱或者停闭，随之出现烘热汗出、潮热面红、烦躁易怒、头晕耳鸣、心悸失眠、腰背酸楚、面浮肢肿、皮肤蚁行样感、情志不宁等症状。

（3）辅助检查：激素检查提示黄体生成素（LH）、卵泡刺激素（FSH）增高。绝经后雌二醇（E_2）水平周期性变化消失。

2. 辨证分型

（1）肾阴虚证：绝经前后，月经紊乱，月经提前量少或者量多，或崩或漏，经色鲜红；头晕目眩，耳鸣，头部面颊阵发性烘热汗出，五心烦热，腰膝酸痛，足跟疼痛，或者皮肤干燥、瘙痒，口干便结，尿少色黄；舌红少苔，脉细数。

（2）肾阳虚证：经断前后，经行量多，经色黯淡，或崩中漏下；精神萎靡，面色晦暗，腰背冷痛，小便清长，夜尿频数，或面浮肢肿；舌淡，或胖嫩边有齿印，苔薄白，脉沉细弱。

（3）肾阴阳俱虚证：经断前后，月经紊乱，量少或多，乍寒乍热，烘热汗出，头晕耳鸣，健忘，腰背冷痛；舌淡苔薄，脉沉弱。

3. 鉴别诊断

（1）眩晕、心悸、水肿：本病症状表现可与某些内科疾病如眩晕、心悸、水肿等相类似，临证时应注意鉴别。

（2）癥瘕：经断前后的年龄为癥瘕好发之期，如出现月经过多或者经断复来，或有下腹疼痛，浮肿，或带下无色，气味臭秽，或者身体骤然明显消瘦等症状者，应详加诊查，必要时结合西医学的辅助检查，明确诊断，以免贻误病情。

4. 治疗原则

绝经前后诸证以肾虚为本，治疗上应注重滋肾益阴，佐以扶阳，调养冲任，充养天癸，平调肾中阴阳。清热不宜过于温燥，更不可妄用攻伐，以免犯虚虚之戒。并注意有无心肝火、脾虚、痰湿、瘀血之兼夹证而综合施治。

5. 一般治疗

维持适度的性生活、调畅情志，防止心理早衰；适当散步、参加各项体育锻炼，增强体质，调剂阴阳气血；注意劳逸结合，生活规律、睡眠充足，避免过度劳累和紧张；饮食适当增加高脂、高糖类食物的摄入，注意补充新鲜水果蔬菜及钙钾等矿物质；进入绝经前后期，注重参加社会保健，每年接受一次妇科普查，并全面体检一次，完善各项目的检验。

（三）药物治疗

1. 肾阴虚证

（1）治法：滋养肾阴。

（2）方药

左归丸（《景岳全书》）合二至丸（《医方集解》）

组成：熟地黄、山药、山茱萸、枸杞、菟丝子各15克，牛膝、鹿角胶、龟甲胶各10克，女贞子、墨旱莲各15克、制首乌25克。

加减：若出现双目干涩等肝肾阴虚证时，宜滋肾养肝，平肝潜阳，加枸杞子、菊花、沙苑；头痛，眩晕较甚者，加天麻、钩藤、珍珠母以增平肝熄风镇潜之效；若心肾不交，并见心烦不宁、失眠多梦、情志异常、舌红少苔或薄苔、脉细数，宜滋肾、宁心安神，方用百合地黄汤合甘麦大枣汤合黄连阿胶汤加减。

煎服方法：药物放置砂锅中，用凉开水浸泡30分钟或者更长时间，水液高出药面约1节指并以药材浸透为度，武火煎煮沸腾10～15分钟，每日一剂，分2～3次温服。服用7剂后根据病情变化调整处方。

（3）中成药

六味地黄丸

组成：熟地黄、山药、山茱萸、茯苓、泽泻、牡丹皮。

用法用量：口服，一次6克，一日3次。

2. 肾阳虚证

（1）治法：温肾扶阳。

（2）方药

右归丸（《景岳全书》）

组成：熟地黄、山药、山茱萸、枸杞子、菟丝子各15克，鹿角胶、杜仲、当归、制附子各10克，肉桂3克。

加减：若月经量多，或崩中漏下者，加赤石脂20克、补骨脂15克，以增温肾固冲止崩之功效；若腰背冷痛明显者，加川椒10克、鹿角片10克，以补肾扶阳，温补督脉；若胸闷痰多，加瓜蒌15克、丹参15克、法半夏12克以化痰祛瘀；肌肤面目浮肿，酌加茯苓25克、泽泻15克、冬瓜皮20克。

煎服方法：药物放置砂锅中，用凉开水浸泡30分钟或者更长时间，水液高出药面约1节指并以药材浸透为度，武火煎煮沸腾10～15分钟，每日一剂，分2～3次温服。服用7剂后根据病情变化调整处方。

（3）中成药

金匮肾气丸

组成：地黄、山药、山茱萸（酒炙）、茯苓、牡丹皮、泽泻、桂枝、附子（制）、牛膝（去头）、车前子（盐炙）。

用法用量：口服，一次20粒（4克）～25粒（5克），一日2次。

3. 肾阴阳俱虚证

（1）治法：阴阳双补。

（2）方药

二仙汤（《中医方剂临床手册》）合二至丸（《医方集解》）

组成：仙茅、仙灵脾、巴戟天、当归、知母各10克，黄柏6克、女贞子15克、墨旱莲15克。

加减：腰痛明显，口干乏力，20克、制何首乌30克，出汗多加龙骨（先煎）、牡蛎各30克（先煎）。

煎服法：药物放置砂锅中，用凉开水浸泡30分钟或者更长时间，水液高出药面约1节指并以药材浸透为度，武火煎煮沸腾10～15分钟，每日一剂，分2～3次温服。服用7剂后根据病情变化调整处方。

（3）中成药

六味地黄丸

组成：熟地黄、山茱萸（制）、牡丹皮、山药、茯苓、泽泻。

用法用量：一次6克，一日3次，1个月为一个疗程。

培坤丸

组成：炙黄芪、陈皮、炙甘草、炒白术、北沙参、茯苓、酒当归、麦冬、川芎、炒酸枣仁、酒白芍、砂仁、杜仲炭、核桃仁、盐胡芦巴、醋艾炭、龙眼肉、山茱萸（制）、制远志、熟地黄、五味子（蒸）。

用法用量：用黄酒或温开水送服，小蜜丸一次9克，大蜜丸一次1丸，一日2次。

注意事项

本病持续时间长短不一，短则几个月或2～3年，严重者可长达5～10年，该阶段若对肾气衰退，天癸渐竭未能引起足够重视，施以必要的改善措施，或长期失治或误治，易出现情志异常、心悸、心痛、贫血、骨质疏松症等疾患。

（谢蓬蓬）

八、慢性盆腔炎

（一）病情概述

盆腔炎是指女性盆腔生殖器官、子宫周围的结缔组织及盆腔腹膜的炎症。慢性盆腔炎往往是急性期治疗不彻底迁延而来，因其发病时间长，病情较顽固。慢性炎症形成的瘢痕粘连及盆腔充血，可引起下腹部坠胀、疼痛及腰骶部酸痛，常在劳累、性交、月经前后加剧。

湿聚成痰，血滞成瘀，痰瘀互结，是慢性盆腔炎的主要病理变化，冲任二脉损伤是主要病机，共同导致了脏腑功能失调。

（二）诊断与治疗

1. 诊断要点

（1）既往有急性盆腔炎、阴道炎及妇科手术史，或不洁性生活史。

（2）下腹痛、痛连腰骶，可伴有低热起伏，易疲劳，劳则复发，带下增多，月经不调，甚至不孕。

（3）妇科检查触压痛、活动受限，宫体一侧或两侧附件增厚，压痛甚至触及炎性肿块。盆腔B超、子宫输卵管造影及腹腔镜检有助于诊断。

2. 辨证分型

（1）湿热瘀阻：低热起伏，少腹隐痛或腹痛拒按，带下增多，色黄黏稠有秽气，尿赤便秘，口干欲饮，舌黯滞，苔黄腻，脉弦数。

（2）气滞血瘀：小腹隐痛或坠痛，经行疼痛加重，情志不畅腹痛加重，经前情志抑郁，乳房胀痛，舌紫暗有瘀点，苔白或黄，脉弦细或涩。

（3）寒湿凝滞：少腹冷痛，或胀或如针刺，遇热痛减，腰骶酸痛，经行或劳累后加剧，月经后期，量少有血块，带下清稀，量多，舌质淡胖或瘀斑，脉沉迟。

（4）肾虚血瘀：下腹绵绵作痛或有结块，遇劳累则加重，头晕耳鸣腰膝酸软，口干不欲饮，夜尿频多，舌暗淡、苔白，脉沉涩。

（5）气虚血瘀：患者表现为下腹疼痛或坠痛、痛连腰骶，经行加重、带下量多，色白质稀，经期延长、经血量多有块，精神萎靡，体倦乏力、食少纳呆，舌淡黯或有瘀点瘀斑、苔白，脉弦细或弦涩无力。

（6）肝郁气滞：患者多表现为小腹两侧胀痛，胸闷胁痛，经前乳胀、心烦易怒、经前腹痛尤甚、舌薄质稍红，脉细弦。

3. 鉴别诊断

（1）子宫内膜异位症：以进行性加重的痛经为特征，病程长，与慢性盆腔炎相似。子宫内膜异位症平时不痛，或仅有轻微疼痛不适，经期则腹痛难忍，并呈进行性加重。

（2）卵巢囊肿：慢性盆腔炎形成输卵管积水或输卵管卵巢囊肿者，需与卵巢囊肿者鉴别。卵巢囊肿多为圆形或椭圆形，周围无粘连，活动自如，常无明显不适。B超可资鉴别。

4. 治疗原则

调肝，扶脾益肾，祛湿清热法是治疗盆腔炎的关键。以活血化瘀行气止痛为主，配合清热利湿、疏肝行气、散寒除湿、补肾健脾益气等治疗。

5. 一般治疗

（1）对症抗炎止痛处理和辅助微波理疗，并予清热解毒、活血化瘀之中药，如双柏散，外敷于下腹部。

（2）可予中药保留灌肠及肛塞。

（3）因盆腔炎症导致粘连、输卵管堵塞不孕者，可选择腹腔镜手术或辅助生殖助孕。

（4）针刺中极、天枢、归来、三阴交、阴陵泉。夹血块者加血海，湿邪重加阴陵泉、足三里，肝郁加太冲，气血虚弱加足三里、血海，肝肾不足加关元、肾俞、肝俞。

（5）耳穴疗法选内生殖、内分泌、三焦、肾、神门。

（三）药物治疗

1. 湿热壅阻

（1）治法：清热热利湿，祛瘀散结。

（2）方药

银甲方（《王渭川妇科经验选》）

组成：金银花12克、鳖甲15克、连翘12克、升麻9克、红藤30克、蒲公英15克、紫花地丁12克、生蒲黄12克、椿根皮15克、大青叶9克、茵陈15克、桔梗9克、琥珀末3克。

加减：发热者，加柴胡9克；大便干结者，加桃仁15克、大黄10克。

煎服法：以上药物放置砂锅中，纳水1000毫升浸泡30分钟或更长时间，大火煮沸后文火煮约40分钟左右，取汁400毫升，分成两碗，早晚饭后一小时各温服一碗。

（3）中成药

妇科千金胶囊

组成：千斤拔、金樱根、穿心莲、功劳木、单面针、当归、鸡血藤、党参。

用法用量：一次6片，一日3次。

妇炎康软胶囊

组成：赤芍、土茯苓、三棱、川楝子、莪术、延胡索、芡实、当归、苦参、香附、黄柏、丹参、山药。

用法用量：口服，一次6粒，一日3次。

康妇消炎栓

组成：苦参、穿心莲、紫草、败酱草、蒲公英、地丁、芦荟、猪胆粉。

用法用量：直肠给药一次1粒，一日1～2次。

注意事项

服药期间，慎起居，和情志，调饮食，忌生冷寒凉、煎炸辛辣之品及鱼腥海产品类食物。

2. **气滞血瘀**

（1）主症：活血化瘀，理气止痛。

（2）方药

膈下逐瘀汤（《医林改错》）

组成：桃仁15克、红花10克、当归12克、川芎10克，赤芍15克、延胡索15克、枳壳15克、五灵脂10克、丹皮15克、乌药

10克、香附10克、甘草6克。

加减：低热者，加红藤30克、败酱草30克、蒲公英25克；经下不畅者，加益母草20克、红花9克，路路通15克；腹痛较甚者，加蒲黄、五灵脂各10克、艾叶9克、血竭0.6克；便秘者，加生川军（后下）9克、枳实12克。

煎服法：以上药物放置砂锅中，纳水1000毫升浸泡30分钟或更长时间，大火煮沸后文火煮约40分钟左右，取汁400毫升，分成两碗，早晚饭后一小时各温服一碗。

（3）中成药

元胡止痛片

组成：延胡索（醋制）、白芷。

用法用量：口服，一次4～6片，一日3次。

保妇康栓

组成：每粒含莪术油82毫克，冰片75毫克。

用法用量：将栓剂塞入阴道深部，每晚1粒。

注意事项

服药期间慎起居、和情志、调饮食，忌生冷寒凉、煎炸辛辣之品及鱼腥海产品类食物。

3. 寒湿凝滞

（1）治法：温经化湿，理气活血。

（2）方药

桂枝茯苓丸（《金匮要略》）

组成：桂枝10克，茯苓20克、桃仁15克，丹皮10克，赤芍12克，艾叶6克，香附12克，乌药10克，小茴香10克，蒲黄10克、五灵脂10克，炙甘草5克。

加减：盆腔炎性包块较大者，加三棱10克、莪术10克，或血竭6克、泽兰叶10克；痛经严重者，加胡延索15克、川楝子12克；下腹冷痛者，加吴茱萸5克。

煎服法：以上药物放置砂锅中，纳水1000毫升浸泡30分钟或更长时间，大火煮沸后文火煮约40分钟左右，取汁400毫升，分成两碗，早晚饭后一小时各温服一碗。

（3）中成药

桂枝茯苓胶囊

组成：桂枝、茯苓、桃仁、丹皮、赤芍。

用法用量：口服，一次3粒，一日3次。

注意事项

服药期间慎起居、和情志、调饮食，忌生冷寒凉、煎炸辛辣之品及鱼腥海产品类食物。

4. 肾虚血瘀证

（1）治法：温肾助阳，活血止痛。

（2）方药

温胞饮（《傅青主女科》）合失笑散（《太平惠民和剂局方》）

组成：巴戟天15克、补骨脂15克、菟丝子15克、肉桂3克、附子10克、杜仲15克、白术15克、山药15克、芡实15克、人参10克、蒲黄10克、五灵脂10克。

加减：肾阳虚明显者，可选内补丸加减；腹痛较甚者，加延胡索15克、苏木10克活血化瘀止痛；夹湿者，加薏苡仁30克、苍术15克健脾燥湿。经来量多有块者，加益母草15克、炒茜草10克化瘀止血；经来量少者，加牛膝15克、丹参15克、川芎10克、泽兰10克活血调经。

煎服法：以上药物放置砂锅中，纳水1000毫升浸泡30分钟或更长时间，大火煮沸后文火煮约40分钟左右，取汁400毫升，分成两碗，早晚饭后一小时各温服一碗。

（3）中成药

妇宝颗粒

组成：地黄、忍冬藤、续断（盐炙）、杜仲叶（盐炙）、麦冬、川楝子（炒）、白芍（酒炒）、延胡索（醋制）、甘草、侧柏叶（炒）、莲房（炭）、大血藤，辅料为蔗糖、糊精。

用法用量：用开水冲服，一次10～20克，一日2次。

注意事项

服药期间慎起居、和情志、调饮食，忌生冷寒凉、煎炸辛辣之品及鱼腥海产品类食物。

5. 气虚血瘀

（1）治法：益气健脾，化瘀止痛。

（2）方药

理冲汤（《医学衷中参西录》）合失笑散（《太平惠民和剂局方》）

组成：生黄芪15克、党参15克、白术15克、生山药15克、三棱9克、莪术9克、生鸡内金（黄者）10克、蒲黄10克、五灵脂10克。

加减：泄泻者，以白芍代知母，白术改用30克；下腹痛较甚者，加延胡索15克、香附10克以行气止痛；湿盛者，加薏苡仁30克、萆薢15克以利湿。

煎服法：以上药物放置砂锅中，纳水1000毫升浸泡30分钟或更长时间，大火煮沸后文火煮约40分钟左右，取汁400毫升，分成两碗，早晚饭后一小时各温服一碗。

（3）中成药

八珍益母丸

组成：益母草、党参、白术、茯苓、甘草、当归、白芍（酒炒）、川芎、熟地黄。

用法用量：口服，一次6克，一日2次。

丹黄祛瘀片

组成：黄芪、丹参、党参、山药、土茯苓、当归、鸡血藤、芡实、鱼腥草、三棱、莪术、全蝎、败酱草、肉桂、白术、炮姜、土鳖虫、延胡索、川楝子、苦参。

用法用量：口服，一次2～4片，一日2～3次。

注意事项

服药期间慎起居、和情志、调饮食，忌生冷寒凉、煎炸辛辣之品及鱼腥海产品类食物。

6. 肝郁气滞

（1）治法：疏肝理气。

（2）方药

柴胡疏肝散（《医学统旨》）合少腹逐瘀汤（《医林改错》）

组成：柴胡、川芎、枳壳、桃仁、赤芍、乳香、没药、丹皮、八月札各12克，玄胡20克，土茯苓、徐长卿、生薏苡仁、红藤、败酱草各30克。

加减：如有包块，加三棱15克、莪术10克、丹参15克，白带量多，加芡实15克、薏米30克。

煎服法：以上药物放置砂锅中，纳水1000毫升浸泡30分钟或更长时间，大火煮沸后文火煮约40分钟左右，取汁400毫升，分成两碗，早晚饭后一小时各温服一碗。

（3）中成药

逍遥丸

组成：柴胡、当归、白芍、白术（炒）、茯苓、薄荷、生姜、甘草（蜜炙）。

用法用量：口服，浓缩丸一次8丸，一日3次。

注意事项

服药期间慎起居、和情志、调饮食，忌生冷寒凉、煎炸辛辣之品及鱼腥海产品类食物。

（廖小玲）

九、阴　道　炎

（一）病情概述

阴道炎属中医"带下病"范畴，系由湿邪影响冲任，带脉失约，任脉失固，导致阴道分泌物量多或色、质、气味的异常改变。

阴道炎以湿邪为患，以带下增多为主要症状，临床上易反复发作，是妇科领域中仅次于月经病的常见病，应予重视。湿有内外之分。外湿指外感之湿邪，如经期涉水淋雨，感受寒湿，或产后胞脉空虚，湿毒邪气趁虚内侵，以致任脉损伤，带脉失约，引起该病。内湿的产生与脏腑气血功能失调有密切的关系，脾虚运化失职，水湿内停；肾阳不足，气化失常，水湿内停；素体阴虚感受湿热之邪，水湿内停。临床必须辨证与辨病相结合进行诊治。

（二）诊断与治疗

1. 诊断要点

（1）经期、产后阴道流血未净，不注意卫生，不禁房事，或妇科手术后感染邪毒。

（2）带下量多，色黄或赤或青绿；质稠浊或清稀如水，气腥秽或恶臭；或如豆渣样、泡沫状，可伴有外阴、阴道灼热瘙痒甚至坠胀疼痛。

（3）妇科检查可见各类阴道炎的炎症体征；实验室检查见阴道清洁度Ⅲ度或以上，镜检可查到滴虫、真菌、球菌及其他特异性或非特异性病原体。

2. 辨证分型

（1）脾阳亏虚：分泌物色白或淡黄，量多如涕，无臭，绵绵不断。恶心纳少，腰酸神倦。舌淡胖，苔白腻，脉缓弱。

（2）肾阴亏虚：分泌物色黄或兼赤，质黏无臭。阴户灼热，五心烦热，腰酸耳鸣，头晕心悸。舌红，苔少，脉细数。

（3）肾阳亏虚：分泌物量多，清稀如水，或透明如鸡子清，绵绵不绝，腰酸腹冷，小便频数清长，夜间尤甚。舌质淡，苔薄白，脉沉迟。

（4）湿热下注：分泌物量多，色黄或兼绿，质黏稠，或如豆渣，或似泡沫，气秽或臭，阴户灼热瘙痒，小便短赤，或伴有腹部掣痛。舌质红，苔黄腻，脉濡数。兼肝胆湿热者，乳胁胀痛，头痛口苦，烦躁易怒，大便干结。舌红，苔黄，脉弦数。

3. 鉴别诊断

（1）与白浊病的鉴别：白浊是指自尿道流出混浊如脓一样的排泄物，色白。阴道炎则是分泌物来自阴道。

（2）与漏下的鉴别：经血非时而下，量少淋漓不断为漏下，易与赤白带相混淆。赤带者月经正常，从阴道流出一种赤色黏液，似血非血。

4. 治疗原则

健脾祛湿，疏肝固肾为主，佐以清热除湿、清热解毒、散寒祛湿等。

5. 一般治疗

（1）外治法：用清热利湿解毒中药煎水熏洗，阴道栓剂塞阴道。

（2）针灸疗法：取穴中级、足三里、带脉。用毫针，中级针1～1.5寸，足三里以得气为度。捻转提插，平补平泻法，留针30分钟。带脉斜向下刺，针2～2.5寸。足三里、带脉针后加灸。

（三）药物治疗

1. 脾阳亏虚

（1）治法：健脾益气，升阳除湿。

（2）方药

完带汤（《傅青主女科》）

组成：白术15克、山药15克、人参10克、白芍10克、苍术10克、甘草6克、陈皮5克、荆芥穗10克（后下）、柴胡6克、车前子10克（包煎）。

加减：肾虚腰痛者，加续断、杜仲、菟丝子各15克；寒凝腹痛，加香附10克、艾叶15克；带下量多不止者，酌加芡实15克、龙骨20克、牡蛎20克。

煎服法：纳水900毫升煎煮，大火煮沸后文火煮约40分钟，取350毫升，分成两碗，早晚饭后一小时各温服一碗。

（3）中成药

除湿白带丸

组成：党参、炒白术、山药、白芍、芡实、车前子（炒）、当归、苍术、陈皮、白果仁、荆芥炭、柴胡、黄柏炭、茜草、海螵蛸、煅牡蛎。

用法用量：普通成人一次6～9克，一日2次。

2. 肾阴亏虚

（1）治法：益肾滋阴，清热止带。

（2）方药

知柏地黄丸（《症因脉治》）

组成：知母10克、黄柏10克、熟地黄15克、山茱萸15克、山药10克、牡丹皮10克、泽泻10克、茯苓10克。

加减：虚烦不眠者，加酸枣仁、天冬各10克；带下量多不止者，加芡实、金樱子各10克。

煎服法：纳水900毫升煎煮，大火煮沸后文火煮约40分钟，取350毫升，分成两碗，早晚饭后一小时各温服一碗。

（3）中成药

六味地黄丸

组成：熟地黄、山茱萸、山药、牡丹皮、泽泻、茯苓。

用法用量：普通成人开水冲服，一次5克，一日3次。

知柏地黄丸

组成：知母、黄柏、熟地黄、山茱萸、山药、牡丹皮、泽泻、茯苓。

用法用量：普通成人开水冲服，一次5克，一日3次。

3. 肾阳亏虚

（1）治法：温肾培元，固涩止带。

（2）方药

内补丸（《女科切要》）

组成：鹿茸15克、菟丝子15克、沙菀蒺藜10克、黄芪15克、肉桂3克（焗服）、桑螵蛸10克、肉苁蓉10克、熟附子10克（久煎）、白蒺藜10克、紫菀茸10克。

加减：肾虚腰痛者，加续断、杜仲、菟丝子各15克；寒凝腹痛者，加香附10克、艾叶15克；腹泻便溏者，去肉苁蓉，加补骨脂、肉豆蔻各10克；带下量多不止者，酌加芡实15克、龙骨20克、牡蛎20克。

煎服法：纳水900毫升煎煮，大火煮沸后文火煮约40分钟，取350毫升，分成两碗，早晚饭后一小时各温服一碗。

（3）中成药

金匮肾气丸

组成：熟地黄、山药、山茱萸、肉苁蓉、桂枝、熟附子、巴戟天。

用法用量：普通成人开水冲服，一次5克，一日3次。

4. 湿热下注

（1）治法：清利湿热。

（2）方药

止带方（《世补斋不谢方》）

组成：猪苓15克、茯苓15克、车前子10克、泽泻10克、茵陈10克、赤芍10克、牡丹皮10克、黄柏10克、栀子10克、牛膝10克。

加减：肝经湿热下注者，方用龙胆泻肝汤（《医宗金鉴》），加苦参、黄连各10克；湿浊偏甚者，方用萆薢渗湿汤（《疡科心得集》），加苍术、藿香各10克。

煎服法：纳水900毫升煎煮，大火煮沸后文火煮约40分钟，取350毫升，分成两碗，早晚饭后一小时各温服一碗。

（3）中成药

坤复康胶囊

组成：赤芍、苦参、香附、猪苓、女贞子、南刘寄奴、乌药、粉萆薢、萹蓄。

用法用量：普通成人一次 3～4 粒，一日 3 次。

妇平胶囊

组成：金荞麦、紫花地丁、莪术、败酱草、杠板归、大血藤、一枝黄花。

用法用量：普通成人一次 2 粒，一日 3 次。

注意事项

（1）注意个人卫生，保持外阴清洁干燥；勤洗换内裤，不与他人共用浴巾、浴盆，不穿尼龙或类似织品的内裤，患病期间用过的浴巾、内裤等均应煮沸消毒。治疗期间禁止性生活，或采用避孕套以防止交叉感染。月经期间宜避免阴道用药及坐浴。

（2）阴道炎患者饮食宜清淡，忌辛辣刺激，以免酿生湿热或耗伤阴血。注意饮食营养，增强体质，以驱邪外出。

（3）阴道炎患者应稳定情绪，修养性情，并根据患者的性格和发病诱因进行心理治疗，加强锻炼，增强体质，提高自身免疫功能。积极消除诱发因素，及时治疗生殖器官各种炎症。

（4）注意勿清热利湿太过伤及脾胃，驱邪同时需固护正气。

（钟毅征）

十、宫 颈 炎

（一）病情概述

宫颈炎属中医"带下病"范畴，系由湿邪影响冲任，带脉失约，任脉失固，导致宫颈分泌物量多或色、质的异常改变，或伴全身、局部症状。

宫颈炎与阴道炎同属"带下病"，因"湿邪"为患。湿有内外之分。外湿指外感之湿邪，如经期涉水淋雨，感受寒湿，或产后胞脉空虚，湿毒邪气趁虚内侵，以致任脉损伤，带脉失约，引起该病。内湿的产生与脏腑气血功能失调有密切的关系。脾虚运化失职，水湿内停；肾阳不足，气化失常，水湿内停；素体阴虚感受湿热之邪。临床必须辨证与辨病相结合进行诊治。

（二）诊断与治疗

1. 诊断要点

（1）经期、产后阴道流血未净，不注意卫生，不禁房事，或阴道炎逆行感染，或妇科手术后感染邪毒，或有性传播疾病病史。

（2）病情急者，带下量多，呈黏液脓性，可伴外阴瘙痒及灼热感，也可出现经间期出血、性交后出血等症状；病情缓者，带下量多，呈乳白黏液状，或淡黄色脓性，可出现血性白带或性交后出血。两者均可出现腰骶部疼痛、下腹坠痛及膀胱刺激症状。

（3）妇科检查，可见宫颈的炎症体征；镜检见多量中性粒细胞。

2. 辨证分型

（1）脾阳亏虚：分泌物色白或淡黄，量多如涕，无臭，绵绵不断。恶心纳少，腰酸神倦。舌淡胖，苔白腻，脉缓弱。

（2）肾阴亏虚：分泌物色黄或兼赤，质黏无臭。阴户灼热，五心烦热，腰酸耳鸣，头晕心悸。舌红，苔少，脉细数。

（3）湿热下注：分泌物量多，色黄或兼绿，质黏稠，阴户灼热瘙痒，小便短赤，或伴有腹部掣痛。舌质红，苔黄腻，脉濡数。兼肝胆湿热者，出现乳胁胀痛，头痛口苦，烦躁易怒，大便干结。舌红，苔黄，脉弦数。

（4）湿毒蕴结型：带下量多，黄绿如脓，或赤白相兼，质黏稠，小腹疼痛，腰骶酸痛，口苦咽干，小便短赤，舌红，苔黄腻，脉滑数。

3. 鉴别诊断

（1）与早期宫颈癌的鉴别：两者均可见宫颈充血水肿，接触后易出血，分泌物增多，但宫颈癌可见宫颈肿物，分泌物黄绿或血性，气味臭秽，宫颈癌筛查提示恶性病变。宫颈炎行宫颈癌筛查呈炎性改变。

（2）与阴道炎的鉴别：两者均可见阴道分泌物增多，颜色、气味异常，甚至分泌物夹血丝。阴道炎者做阴道分泌物检查可发现白细胞增多，镜检下找到球菌、线索细胞或真菌等病原体；宫颈炎肉眼可见宫颈柱状上皮异位，宫颈肥大，接触容易出血等表现。

4. 治疗原则

健脾祛湿，疏肝固肾为主，佐以清热除湿、清热解毒、散寒祛湿等。

5. 一般治疗

（1）外治法：用清热利湿解毒中药煎水熏洗，阴道栓剂塞阴道；火熨、电灼、激光等。

（2）针灸疗法：取穴中级、足三里、带脉。加穴少商、少冲。用毫针，中级针1～1.5寸，足三里以得气为度。捻转提插，平补平泻法，留针30分钟。带脉斜向下刺，针2～2.5寸。足三里、带脉针后加灸。选加穴，针1～2分深，重刺激，不留针。隔日针1次。

（三）药物处方

1. 脾阳亏虚

（1）治法：健脾益气，升阳除湿。

（2）方药

完带汤（《傅青主女科》）

组成：白术15克、山药15克、人参10克、白芍10克、苍术10克、甘草6克、陈皮5克、荆芥穗10克（后下）、柴胡6克、车前子10克（包煎）。

加减：肾虚腰痛者，加续断、杜仲、菟丝子各15克；寒凝腹痛，加香附10克、艾叶15克；带下量多不止者，酌加芡实15克、龙骨20克、牡蛎20克。

煎服法：纳水900毫升煎煮，大火煮沸后文火煮约40分钟，取350毫升，分成两碗，早晚饭后一小时各温服一碗。

（3）中成药

除湿白带丸

组成：党参、炒白术、山药、白芍、芡实、车前子（炒）、当归、苍术、陈皮、白果仁、荆芥炭、柴胡、黄柏炭、茜草、海螵蛸、煅牡蛎。

用法用量：普通成人一次6～9克，一日2次。

2. 肾阴亏虚

（1）治法：益肾滋阴，清热止带。

（2）方药

知柏地黄丸（《症因脉治》）

组成：加芡实10克、金樱子10克、熟地黄15克、山药15克、山茱萸15克、茯苓10克、泽泻10克、丹皮10克、知母10克、黄柏10克。

加减：虚烦不眠者，加酸枣仁、天冬各10克；带下量多不止者，加芡实、金樱子各10克。

煎服法：纳水900毫升煎煮，大火煮沸后文火煮约40分钟，取350毫升，分成两碗，早晚饭后一小时各温服一碗。

（3）中成药

六味地黄丸

组成：熟地黄、山茱萸、山药、牡丹皮、泽泻、茯苓。

用法用量：普通成人开水冲服，一次5克，一日3次。

知柏地黄丸

组成：知母、黄柏、熟地黄、山茱萸、山药、牡丹皮、泽泻、茯苓。

用法用量：普通成人开水冲服，一次5克，一日3次。

3. 湿热下注

（1）治法：清利湿热。

（2）方药

止带方（《世补斋不谢方》）

组成：猪苓15克、茯苓15克、车前子10克、泽泻10克、茵陈10、赤芍10克、牡丹皮10克、黄柏10克、栀子10克、牛膝10克。

加减：肝经湿热下注者，方用龙胆泻肝汤（《医宗金鉴》），加苦参、黄连各10克；湿浊偏甚者，方用萆薢渗湿汤（《疡科心得集》），加苍术、藿香各10克。

煎服法：纳水900毫升煎煮，大火煮沸后文火煮约40分钟，取350毫升，分成两碗，早晚饭后一小时各温服一碗。

（3）中成药

坤复康胶囊

组成：赤芍、苦参、香附、猪苓、女贞子、南刘寄奴、乌药、粉萆薢、萹蓄。

用法用量：普通成人一次3～4粒，一日3次。

妇科千金胶囊

组成：千斤拔、金樱根、穿心莲、功劳木、单面针、当归、鸡血藤、党参。

用法用量：普通成人一次2粒，一日3次，14天为一疗程。

4. 湿毒蕴结型

（1）治法：清利解毒除湿。

（2）方药

五味消毒饮（《医宗金鉴》）

组成：蒲公英15克、金银花15克、野菊花10克、紫花地丁10克、天葵子10克。

加减：腰骶酸痛、带下恶臭难闻者，加半枝莲、穿心莲、鱼腥草各10克；小便淋痛、兼有白浊者，加土牛膝、虎杖各10克。

煎服法：纳水900毫升煎煮，大火煮沸后文火煮约40分钟，取350毫升，分成两碗，早晚饭后一小时各温服一碗。

（3）中成药

妇平胶囊

组成：金荞麦、紫花地丁、莪术、败酱草、杠板归、大血藤、一枝黄花。

用法用量：普通成人一次2粒，一日3次。

注意事项

（1）注意个人卫生，保持外阴清洁干燥，勤洗换内裤。

（2）月经期间宜避免阴道用药及坐浴。

（3）宫颈炎患者饮食宜清淡，忌辛辣刺激，以免酿生湿热或耗伤阴血。注意饮食营养，增强体质，以驱邪外出。

（4）注意排除宫颈恶性病变。

（5）注意勿清热利湿太过伤及脾胃，驱邪同时需固护正气。

（钟毅征）

十一、子宫脱垂

（一）病情概述

子宫脱垂是指子宫从正常位置沿阴道下降，宫颈外口达坐骨棘水平以下，甚至子宫全部脱出于阴道口的疾病。常合并有阴道前和/或阴道后壁膨出等情况。传统医学无子宫脱垂病名，中医文献称其为"阴挺、阴脱、阴菌、阴痔、产肠不收、葫芦颓"等。

隋代巢元方在《诸病源候论·妇人杂病诸侯四·阴挺出下脱候》记载："胞络伤损，子脏虚冷，气下冲则令阴挺出，谓之下脱。亦有因产而用力偃气而阴下脱者。诊其少阴脉浮动，浮则为虚，动则为悸，故令脱也。"

（二）诊断与治疗

阴挺与分娩损伤有关，产伤未复，中气不足，或肾气损伤，带脉失约，日渐下垂脱出。亦见于长期慢性咳嗽、便秘、年老体衰之人，冲任不固，带脉提摄无力而致子宫脱出。临床特征为"妇人阴中突出如菌、如芝，或挺出数寸"，其治疗原则为"当以升补元气，固涩真阴为主"（明·张介宾《景岳全书·妇人规》）。

1. 诊断要点

多有分娩损伤史，或长期慢性咳嗽、便秘等病史；可有下腹隐痛、坠胀等症，阴道口有物脱出，持重、站立则加重，卧床休息可减轻，可有带下淋漓，小便频数或者失禁。妇科检查子宫下垂的程度一般分为三度。Ⅰ度：轻型为宫颈外口距处女膜缘＜4厘米，未达处女膜缘；重型为宫颈外口已达处女膜缘，未超出该缘，检查时阴道口可见到宫颈。Ⅱ度：轻型为宫颈已脱出阴道口，宫体仍在阴道内；重型为宫颈及部分宫体已脱出阴道口。Ⅲ度：宫颈与宫体全部脱出于阴道口外。

2. 辨证分型

（1）脾虚气陷：素体虚弱，中气不足，分娩损伤，冲任不固，带脉失约，或产后负重操劳，耗气伤中，或久居湿地，湿邪侵袭胞络，损伤冲任带脉而失于固摄，久则子宫坠落下脱。主证子宫下移或脱出阴道口外，阴道壁松弛膨出，劳则加剧，卧则消失，小腹坠胀，面白少华，四肢乏力，少语懒言，带下色白，量多质稀。舌淡，苔薄，脉细弱。

（2）肾虚：先天不足，或房劳多产，损伤肾精，或年老，肾气亏虚，冲任不固，带脉无力维系胞宫，而致子宫脱出。主证子宫下脱，日久不愈，腰酸腿软，小腹下坠，头晕耳鸣，小便频数，夜间尤甚。舌淡红，脉沉弱。

3. 鉴别诊断

（1）子宫脱垂与宫颈肌瘤：二者均可表现为阴中有肿物，但本病主要是子宫位置的改变，宫体及宫颈形态无改变，而宫颈肌瘤宫体位置正常，因有肌瘤在宫颈位置使得宫颈膨隆增大变形。

（2）子宫脱垂与宫颈息肉：二者均可表现为阴中有肿物，分泌物增多，但本病主要是子宫位置的改变，一般无异常出血及月经改变，而宫颈息肉可表现为接触性出血，经期延长，宫颈及宫体位置正常。

（3）子宫脱垂与子宫黏膜下肌瘤：二者均可表现为阴中有肿物，分泌物增多，但本病主要是子宫位置的改变，月经一般不受影响，而黏膜下肌瘤可表现为经期延长，月经量增多，宫体及宫颈位置正常。

4. 治疗原则

（1）中医治疗子宫脱垂，主要根据临床证候特点，分别予以补虚、举陷、固脱，或补中气，或补肾气，佐以提升。

（2）处方用药时要兼顾主证及兼证，合并湿热者，应先清利湿热，待湿热去仍以补气扶正为主。除中药内服外，还应重视局部熏洗、护理及卫生保健，保持大便通畅，积极治疗慢性咳嗽，避免负重及增加腹部压力的运动等，必要时仍需要手术治疗。

5. 一般治疗

（1）预防为主，坚持新法接生，到正规医院分娩，会阴裂伤及时修补，注意产褥期保健。

（2）已有子宫脱垂者应避免重体力劳动，保持大便通畅，有慢性咳嗽者，应积极治疗。

（3）中药外洗。枳壳100克，煎水熏洗，每日1次，适用于子宫脱垂无溃损者；鲜马齿苋100克，蒲公英50克，枯矾10克，煎水外洗，每日1次，适用于黄水淋漓者；蛇床子50克，乌梅30克，水煎熏洗，每日1次，适用于子宫脱出溃破者。

（4）针灸可补脾益肾，固摄胞宫。以督脉、任脉及足太阴经穴为主。主穴选百会、气海、维道、子宫、三阴交。脾虚者，加足三里、三阴交；肾虚者，加关元、肾俞、太溪；伴有膀胱膨出者，加曲骨、横骨；直肠膨出者，加会阳、承山。针刺法用补法，可配合灸法。

（5）子宫托常为塑料制的环状及喇叭形，放入阴道内将子宫上托，适用于Ⅰ、Ⅱ度子宫脱垂，早放晚取，月经期停放。

（6）对于保守治疗效果不理想者，可手术治疗。

（三）药物处方

1. 脾虚气陷

（1）治法：补中益气，升阳举陷。

（2）方药

补中益气汤（《脾胃论》）

组成：人参15克、黄芪15克、甘草6克、当归10克、陈皮5克、升麻10克、柴胡6克、白术10克、续断10克、金樱子10克、杜仲10克。

加减：带下量多、清稀者，加茯苓、车前子、莲子各10克；小便频数者，加益智仁、乌药、桑螵蛸各10克；腰痛者，加菟丝子、桑寄生各10克；小腹胀痛者，加香附10克；阴中痛者，加白芍、郁金、川楝子各10克。

煎服法：药物放置砂锅中，用凉开水浸泡30分钟或更长时间，水液高出药面2～5厘米并以药材浸透为度，煎煮沸腾后小火煎煮40～50分钟，每日1剂，分2次温服。

（3）中成药

补中益气丸

组成：党参、炙黄芪、炙甘草、白术、当归、升麻、柴胡、陈皮、生姜、大枣。

用法用量：普通成人口服，浓缩丸一次8～10丸，一日3次。

注意事项

（1）有恶寒发热表证，或脘腹胀满实证时不宜服用。

（2）宜空腹或饭前服补益类药物。

2. 肾虚

（1）治法：补肾益气固脱。

（2）方药

大补元煎（《景岳全书》）

组成：人参10克、山药10克、熟地黄10克、杜仲10克、当归10克、山茱萸10克、枸杞子10克、炙甘草6克、黄芪15克。

加减：若腰部冷痛，加补骨脂15克、肉桂5克，带下多加白芷15克，小便频数加益智、桑螵蛸各10克。

煎服法：药物放置砂锅中，用凉开水浸泡30分钟或更长时间，水液高出药面2～5厘米并以药材浸透为度，煎煮沸腾后小火煎煮40～50分钟，每日1剂，分2次温服。

（3）中成药

金匮肾气丸

组成：地黄、山药、酒茱萸、茯苓、牡丹皮、泽泻、桂枝、附子（制）、牛膝（去头）、盐车前子。辅料为蜂蜜。

服法：普通成人口服，大蜜丸一次1丸，一日2次。

注意事项

（1）有恶寒发热表证，或脘腹胀满实证时不宜服用。

（2）宜空腹或饭前服补益类药物。如子宫脱出日久，表面溃烂，黄水淋漓或小便灼热，或口干口苦。舌质红，苔黄或黄腻，脉滑数。宜先清利下焦湿热，方选龙胆泻肝汤（《医宗金鉴》）。处方如下：龙胆草6克、栀子10克、黄芩10克、车前子10克、木通10克、泽泻10克、生地黄10克、当归10克、甘草5克、柴胡10克。待湿热解除后仍需以扶正为主。

（陈晶晶）

十二、功能不良性子宫出血

（一）病情概述

功能不良性子宫出血是由内分泌失调所引起的女性子宫异常出血，经妇科临床诊查未发现器质性病变，可认为是功能性失调，故简称"功血"。本病是由于调节生殖系统的垂体—下丘脑—卵巢轴间的卵巢刺激素、神经内分泌和黄体生成激素的失调导致。一般分为两类，无排卵性功血多发于青春期和更年期，有排卵性功血主要发生于生育期妇女。功血为西医病名，根据临床症状本病归属在中医"崩漏"范畴。崩漏是指经血非时暴下不止或淋漓不尽，前者称崩中，后者称漏下，两者常相互转化故称为崩漏。临床表现为月经量偏多、正常经期时间延长、月经失调及出血不规律等症状。临证时"功能不良性子宫出血"表现出血情况符合崩漏者可参考本部分内容辨证施治。

中医认为，肾气不足是导致崩漏的根本原因，发病与脏腑虚弱、体质虚弱、情志失调等相关，中医将本病发生的原因归纳为虚、热、瘀三个方面。肾虚失藏不能调摄经期、制约经血。脾虚气陷、统摄无权、冲任失调，不能制约经血，故致崩漏。素体阴虚，虚火内炽或素体阳盛，肝火易动，扰动血海，引发经血崩下。七情所伤、外邪入侵成瘀血，导致冲任瘀阻、血不归经而成崩漏。崩漏病本在肾，病位在冲任，变化在气血，表现为子宫非时下血，或为崩或为漏，或崩漏互见。

（二）诊断与治疗

1. 诊断要点

崩漏的临床主症是阴道出血，表现为经水妄行，出血量多势急或淋漓不断。出血有表现为骤然大下继而淋漓的，也有淋漓连月不休的，或停经数月又暴下或淋漓的。其血色或鲜明或黯淡，血质或稠黏或清稀，或有血块，或有臭气。

2. 辨证分型

（1）血热型

1）虚热：量少淋漓，或量多势急，血色鲜红而质稠。全身症状表现有心烦潮热，小便黄少，或大便结燥，苔薄黄，脉细数。

2）实热：经血非时忽然大下，或淋漓忽又增多。血色深红或鲜红。质或稠或有血块。全身症状表现有口渴烦热，发热，或有小腹少腹疼痛，小便黄或大便干结，苔黄或黄腻，脉洪数。

（2）肾虚型

1）肾阳虚：经来无期，出血量多或淋漓不尽，色淡质清。

全身症状表现有畏寒肢冷，面色晦暗，腰腿酸软，小便清长，舌质淡，苔薄白。

2）肾阴虚：经乱无期，出血淋漓不净或量多，色鲜红，质稍稠，舌红，苔少，脉细数；全身症状表现有头晕耳鸣，腰膝酸软，或心烦。舌质偏红，苔少，脉细数。

（3）脾虚型：经血非时而至，崩中继而淋漓，血色淡而质薄。全身症状表现气短神疲，面色㿠白，或面浮肢肿，手足不温，或饮食不佳。舌质淡，苔薄白，脉弱或沉弱。

（4）血瘀型：经血非时而下，时下时止，或淋漓不净，或停闭日久又突然崩中下血，继而淋漓不断，色紫黑有块。全身症状表现有小腹疼痛或腹痛，舌质紫黯，苔薄白，脉涩。

3. 鉴别诊断

功能不良性子宫出血需要与月经失调鉴别。月经疾病中的月经先期、月经先后无定期、经期延长、月经量多等属月经周期、经期，或月经量异常的一类病证，与功血在发病机制、临床表现、病的程度等却各不相同。崩漏的依据为月经不按周期妄行，出血量或如崩或似漏，出血难自止。

4. 治疗原则

中医治疗功能不良性子宫出血基本原则为塞流、澄源、复旧三法。

（1）塞流即是止血。留得一分血便是留得一分气，固气摄血。

（2）澄源即正本清源，辨证论治。调补肝肾、补益心脾以资血之源，安血之室，调经固本。

（3）复旧即善后调理。但复旧并非全在补血，当视其病势，于善后方中寓治本之法，经病之本在肾，故总宜益肾固冲调经，本固血充，则周期可复正常。

（4）《素问病机气宜保命集·妇人胎产论》云"妇人童幼天葵不行之间，皆属少阴。天葵既行，皆从厥阴论治。天葵已绝，乃属太阴经也"。指出少女经病重在补肾，中年女子重在调肝，老年妇女重在补脾。这对治疗功能不良性子宫出血有一定的临床指导意义。

（5）出血量多势急必要时可考虑输血以扶正补血。

5. 一般治疗

（1）清淡饮食。香燥辛温食物及药物或生冷寒凉饮食，出血期间不宜服用；禁忌涉水冒雨，过度疲劳和剧烈运动，出血过多必要时应卧床休息。

（2）调情志，避免不良情绪刺激。

（3）针灸治疗

1）实证：主穴选取关元、公孙、三阴交、隐白。血热者加血海。湿热者加阴陵泉。气郁者加太冲。血瘀者加地机。关元用平补平泻法，其余穴位用毫针泻法。

2）虚证：主穴选取气海、三阴交、足三里。脾气虚者加百会、脾俞、胃俞。肾阳虚者加肾俞、命门。肾阴虚者加然谷、太溪。盗汗者加阴郄。失眠者加神门。毫针补法，可用灸法。断红穴（二、三掌骨之间，指端下1寸）。

3）艾灸法：大墩、隐白（双侧）悬灸约20分钟可止血。

4）耳针法：选取内生殖器、皮质下、内分泌、肾、肝、脾。毫针刺用中等刺激，或用埋针法，左右两耳交替使用。

（三）药物处方

1. 血热型

（1）虚热

1）治法：滋阴清热、止血调经。

2）方药

保阴煎（《景岳全书》）

组成：生地黄12克、熟地黄12克、芍药6克、山药12克、川续断12克、黄芩9克、黄柏6克、生甘草6克。

加减：心烦失眠口干，加沙参12克、麦冬12克、五味子9克；出血量多血色鲜红，加阿胶6克（烊化）、仙鹤草20克、乌贼骨9克、炒茜草12克、大枣9克。

上下相资汤（《石室秘录》）

组成：西洋参12克（另煎兑服）、沙参12克、玄参12克、麦冬12克、玉竹9克、五味子6克、熟地黄12克、枣皮12克、车前子12克（包煎）、牛膝9克。

煎服法：成人中药常规煎煮服用。

注意事项

（1）血崩者绝对卧床休息、慎起居，以减少盆腔充血，从而减少子宫出血。

（2）病久体衰者禁单独行动以防晕厥。

（2）实热

1）治法：泻热凉血，止血调经。

2）方药

清热固经汤（《简明中医妇科学·崩漏》）

组成：沙参12克、生黄芩12克、炒栀子12克、大生地黄15克、地骨皮12克、地榆9克、阿胶6克（烊化）、生藕节9克、棕榈炭9克、炙龟板12克、煅牡蛎12克、生甘草6克。

加减：伴有白带色黄臭秽量多，少腹疼痛，加黄柏12克、苍术12克、薏苡仁15克、红藤12克、败酱草12克、大蓟12克、小蓟12克、益母草12克、夏枯草12克。

煎服法：阿胶烊化，牡蛎、龟板先煎，余药成人中药常规煎煮服用。

注意事项

（1）外感邪热或素体阳盛：加贯众清热解毒止血，野菊花、青蒿解毒除热，仙鹤草、茜草根收敛止血。

（2）实热耗气伤阴加生脉散（人参、麦冬、五味子），易人参为沙参。

2. 肾虚型

（1）肾阳虚

1）治法：温肾固冲、调经止血。

2）方药

赞育丹（《景岳全书》）

组成：杜仲15克、仙茅12克、巴戟天12克、淫羊藿12克、菟丝子12克、蛇床子9克、熟地黄15克、大枣9克、丹皮12克、肉苁蓉12克、当归12克、白术12克、鹿角霜9克。

煎服法：成人中药常规煎煮服用。

注意事项

用药防止温补过甚，加重出血。

（2）肾阴虚

1）治法：滋水益阴、止血调经。

2）方药

左归丸（《景岳全书》）

组成：熟地黄15克、山药12克、枸杞12克、山茱萸12克、怀牛膝9克、菟丝子12克、鹿胶9克（烊化）、龟胶9克（烊化）、炒荆芥6克、炒芡实12克、炒茜草9克。

煎服法：鹿胶、龟胶烊化兑服，余药成人中药常规煎煮服用。

大造丸（《活人心统》）

组成：生地黄15克、天冬12克、麦冬12克、黄柏9克、龟板12克、太子参30克、炒荆芥9克、炒芡实12克、炒茜草炭12克、紫河车3克（研末吞服）、杜仲15克。

煎服法：鹿胶、龟胶烊化兑服，余药成人中药常规煎煮服用。

注意事项

（1）左归丸偏重滋阴。

（2）大造丸偏重滋阴益气。

3. 脾虚型

（1）治法：补气摄血、养血调经。

（2）方药

固本止崩汤（《傅青主女科》）

组成：人参6克（兑服）、炙黄芪15克、炒白术12克、熟地黄15克、当归12克、炮姜6克、炙升麻9克、山药15克、大枣6克、乌贼骨15克、仙鹤草20克、大枣9克。

煎服法：人参另炖兑服，余药成人中药常规煎煮服用。

济生归脾（《济生方》）

组成：炙黄芪15克、党参15克、炒白术15克、当归12克、丹参12克、龙眼肉7克、木香3克、炙甘草12克、鸡血藤12克、仙鹤草20克、大枣6克。

煎服法：成人中药常规煎煮服用。

补肾固冲丸（《中医学新编》）

组成：熟地黄15克、菟丝子12克、续断15克、阿胶6克（烊化）、鹿角霜12克、巴戟天12克、杜仲20克、枸杞15克、当归12克、党参12克、炒白术12克、砂仁5克（后下）、仙鹤草20克、大枣9克。

煎服法：阿胶烊化兑服，砂仁后下，余药成人中药常规煎煮服用。

注意事项

（1）固本止崩汤偏重补气摄血。

（2）补肾固冲丸脾肾同补。

（3）临证根据辨证灵活选用。

4. 血瘀型

（1）治法：活血化瘀，止血调经。

（2）方药

四物汤（《太平惠民和剂局方》）合失笑散（《朱氏集验方》）

组成：当归15克、川芎12克、芍药12克、熟地黄12克、炒蒲黄9克（包煎）、五灵脂9克、炒藕节9克。

煎服法：蒲黄包煎，余药成人中药常规煎煮服用。

红花桃仁煎（《陈素庵妇科补解》）

组成：红花9克、桃仁12克、熟地黄15克、当归12克、川芎9克、白芍12克、丹参12克、延胡索9克、香附6克、青皮6克。

煎服法：成人中药常规煎煮服用。

开郁四物汤（《医学正传》）

组成：香附9克、白芍12克、当归12克、川芎9克、熟地黄15克，人参6克（另煎兑服）、炙黄芪15克、炒白术12克、炙升麻7克、炒地榆9克、蒲黄炭9克。

煎服法：人参另煎兑服，余药成人中药常规煎煮服用。

注意事项

腹部穴位热敷，促使子宫内瘀血排出以减轻疼痛。

（张崇耀）

十三、妊 娠 咳 嗽

（一）病情概述

妊娠期间，咳嗽不已，称为"妊娠咳嗽"，亦称为"子嗽""子咳"。本病的发生多由外感阴邪，也可以由于内伤，若妊娠咳嗽日久，可能损伤胎气，严重者可能导致流产。

中医认为，妊娠咳嗽病位在肺，有时关系到脾。主要病机是外感邪气，肺失升降，清肃失职，也可能由痰、火、阴虚等所致。

（二）诊断与治疗

1. 诊断要点

辨证时，要根据邪气的性质，发病的缓急，病程长短，咽部不适情况，有痰还是无痰，痰的质地、颜色、量等，有无合并其他兼证，另外还要根据舌脉，来具体辨证。咳痰清稀，恶寒发热，鼻塞流涕，多属于外感；咳嗽痰多，色白，恶寒，多属于脾虚痰饮；咳嗽不已，咳痰不爽，痰色黄稠，多属痰火犯肺；干咳无痰或者少痰，口燥咽干，多属于阴虚燥咳。

2. 辨证分型

（1）外感证：妊娠期间，不慎感邪，咳嗽痰稀，恶寒发热，鼻塞流涕，周身酸痛，苔薄白，脉浮。外邪犯肺，气道被郁，肺气失宣，则咳嗽，鼻塞流涕；正邪相争，则恶寒发热；风寒束表，阳气郁闭，则周身疼痛；苔薄白，脉浮，均为外邪在表之征。

（2）痰饮证：妊娠期间，咳嗽痰多，胸闷气促，甚则咳喘不得卧；神疲乏力，纳呆，便稀；舌淡白胖，苔白腻，脉濡滑。素体脾虚，孕后气血以养胎，脾虚加重，运化失司，水湿内停，聚而成痰，痰邪返肺，肺失肃降，则咳嗽痰多，胸闷气促，甚则喘而不能卧；脾虚则中阳不振，故见神疲乏力，纳呆。舌淡白胖，苔白腻，脉濡滑均为痰饮内停之征。

（3）痰火证：妊娠期间，咳嗽不已，咳痰不爽，色黄质黏，面红，口燥咽干，胸闷不舒，烦热，舌质红苔黄腻，脉弦滑数。体内素有痰湿，郁久化火，孕后阴血下聚养胎，阳气偏亢，痰热互结，灼肺伤津，故咳痰不爽，色黄质稠；痰火扰心，则胸闷不舒；津液不能上承，则面红，口燥咽干，舌质红苔黄腻，脉弦滑数均为痰火内盛之征。

（4）阴虚证：妊娠期间，咳嗽不已，咽干，无痰或者少痰，甚则痰中带血；口燥咽干，手足心热，舌红少苔，脉细数。素体阴虚，孕后阴血下聚养胎，虚火内生，灼肺伤津，故干咳无痰或者少痰，口干咽燥；肺络受损，则痰中带血；阴虚内热，则手足心热，舌红少苔，脉细数均为阴虚内热之征。

3. 鉴别诊断

本病与抱儿痨相鉴别，抱儿痨孕前多有痨病史，临床表现为久咳不愈，形体消瘦，潮热盗汗，痰中带血，可以行结核菌素试验加以鉴别。

4. 治疗原则

本病治疗以清热润肺、化痰止咳为主，重在治肺，兼顾治脾。因本病发生在妊娠期间，用药需谨慎，需要治病与安胎并举，慎用降气、滑利之品。

5. 一般治疗

妊娠期间，多注意休息和保暖，尽量少去人口密集的地方，减少与感冒、咳嗽患者的接触，房间要经常通风，室内温度要适宜。

（三）药物处方

1. 外感证

（1）治法：祛风散寒，宣肺止咳。

（2）方药

桔梗散（《妇人大全良方》）

组成：天门冬12克、桑白皮12克、桔梗10克、紫苏叶10克、赤茯苓10克、麻黄5克、浙贝母12克、人参6克、甘草3克。

加减：外感风热者，治宜疏风清热，宣肺止咳，方用桑菊饮（《温病条辨》），杏仁6克、连翘5克、薄荷3克、桑叶6克、菊花3克、桔梗6克、甘草3克、苇根6克。

煎服方法：药物放置砂锅中，用凉开水浸泡30分钟或者更长时间，水液高出药面约1节指并以药材浸透为度，武火煎煮沸腾10～15分钟，每日1剂，分2～3次温服。服用3剂后根据病情变化调整处方。

2. 痰饮证

（1）治法：健脾祛湿，化痰止咳。

（2）方药

六君子汤（《校注妇人良方》）

组成：党参15克、白术15克、茯苓15克、甘草5克、法半夏8克、陈皮10克、生姜10克、大枣12克。

加减：胸闷痰多甚者，加陈皮6克、紫菀9克、紫苏梗9克、枇杷叶10克以宽胸顺气，化痰止咳。

煎服方法：药物放置砂锅中，用凉开水浸泡30分钟或者更长时间，水液高出药面约1节指并以药材浸透为度，武火煎煮沸腾

10～15分钟，一日1剂，分2～3次温服。服用3剂后根据病情变化调整处方。

3. 痰火证

（1）治法：清热降火，化痰止咳。

（2）方药

清金化痰汤（《杂病广要》引《医学统旨》）

组成：黄芩6克、栀子10克、桑白皮12克、麦冬12克、知母8克、橘红10克、茯苓15克、瓜蒌仁10克、浙贝母10克、桔梗12克、甘草5克。

加减：若痰中带血，可加仙鹤草10克；若伴有脘腹胀满不舒，可加陈皮6克。

煎服方法：药物放置砂锅中，用凉开水浸泡30分钟或者更长时间，水液高出药面约1节指并以药材浸透为度，武火煎煮沸腾10～15分钟，每日1剂，分2～3次温服。服用3剂后根据病情变化调整处方。

4. 阴虚证

（1）治法：养阴润肺，止咳安胎。

（2）方药

百合固金汤（《医方集解》）

组成：百合15克、熟地黄10克、生地黄10克、麦冬12克、玄参10克、当归8克、白芍10克、浙贝母12克、桔梗12克、甘草5克。

加减：若咳中带血，加仙鹤草10克、侧柏叶9克；若颧红潮热，手足心热，加地骨皮9克、白薇10克；若大便干结，可加胡麻仁10克。

煎服方法：药物放置砂锅中，用凉开水浸泡30分钟或者更长时间，水液高出药面约1节指并以药材浸透为度，武火煎煮沸腾10～15分钟，每日1剂，分2～3次温服。服用3剂后根据病情变化调整处方。

（谢蓬蓬）

十四、妊娠呕吐

（一）病情概述

妊娠早期出现恶心呕吐，厌食头晕，甚则食入即吐，称为妊娠呕吐，中医又称"妊娠恶阻""子病""阻病""患儿"等，是早孕常见的证候。若仅见恶心择食、间伴有呕吐痰涎等，不作病论。西医的妊娠剧吐可参照本部分辨证治疗。

（二）诊断与治疗

1. 诊断要点

临证以妊娠后出现呕吐、厌食、头晕为特点，可根据患者口感和呕吐物性状及脉象，判断寒热、虚实。口淡，呕吐清涎多为虚证。口苦，吐酸水、苦水多为实证。口淡，吐痰涎，多为痰湿内滞。吐咖啡色黏涎或带有血物，多为气阴两亏之重证。西医检查有助于协助诊断。

（1）妇科检查：子宫增大如孕周大小。

（2）实验室检查：尿妊娠试验阳性。测定尿酮体，血红细胞计数，血细胞比容，血红蛋白，二氧化碳结合力，钾、钠、氯等电解质，以及肝肾功能、心电图等有助于判断病情轻重。

2. 辨证分型

本病的主要病机是冲脉之气上逆，胃失和降，常见有脾胃虚弱、肝胃不和、痰饮内滞三种。

（1）脾胃虚弱证：早期妊娠，恶心呕吐，甚则食入即吐。口淡，呕吐清涎，腹胀纳呆，神疲乏力，头晕嗜睡；舌淡苔白，脉缓滑无力。

（2）肝胃不和：妊娠早期，呕吐酸水或苦水；胸胁满闷，嗳气叹息，头晕头胀，烦渴口苦，便秘尿黄，舌红苔薄黄，脉弦滑。

（3）痰湿内滞：早期妊娠，呕吐痰涎。胸膈满闷，口中淡腻不欲饮食，头晕头重，心悸气短；舌淡胖，苔白腻，脉滑。

3. **鉴别诊断**

（1）葡萄胎：停经后呕吐严重，并伴有阴道不规则出血，偶有水泡样物质流出。血hCG异常增高，子宫增大超过妊娠月份，B超可明确诊断。

（2）妊娠合并病毒性肝炎：恶心呕吐伴有发热、肝区痛，或黄疸。检查肝功能、血清胆红素有助鉴别。

（3）妊娠合并胃肠炎：多有饮食不洁史，呕吐常伴有腹痛、腹泻。大便常规可见白细胞及脓细胞。

（4）妊娠合并急性阑尾炎：恶心呕吐伴有转移性右下腹痛、腹泻，或有发热。麦氏点压痛，反跳痛，腹肌紧张；白细胞计数增多。

（5）妊娠合并急性胆囊炎：进食油腻后右上腹绞痛向右背侧放射，恶心呕吐，墨菲征阳性，肌紧张，常伴有发热，白细胞计数增多。

4. **治疗原则**

本病的治疗以调气和中，降逆止呕为主。

5. **一般治疗**

（1）针灸：主穴取足三里、中脘、内关。脾虚者加上脘穴，肝郁者加太冲穴，痰湿者加丰隆穴。针法补虚泻实，宜轻柔，每日1～2次，每次留针20分钟。

（2）敷脐：丁香、半夏各10克研粉，加生姜汁熬成膏状，敷脐，每日1次。

（三）药物处方

1. **脾胃虚弱证**

（1）治法：健脾和胃，降逆止呕。

（2）方药

香砂六君子汤（《名医方论》）

组成：人参15克、白术15克、茯苓15克、甘草5克、砂仁6克（后下）、法半夏6克、陈皮5克、大枣3枚、生姜3片。

加减：若脾胃虚寒，症见形寒肢冷，呕吐清涎，可加丁香3克，豆蔻10克。若脾虚夹痰饮，症见胸腹满闷，呕吐痰涎，舌淡，苔厚腻，脉缓滑，可用小半夏加茯苓汤（《金匮要略》），加白术15克、砂仁6克、陈皮10克（小半夏加茯苓汤：法半夏15克、茯苓25克、生姜10克）。兼有痰热，可加竹茹10克、黄芩15克。

煎服法：以上药物除砂仁外放置砂锅中，纳水1000毫升浸泡30分钟或更长时间，大火煮沸后文火煮约30分钟，再入砂仁再煮5分钟取汁500毫升，分成两碗，早晚饭后一小时各温服一碗。

（3）中成药

香砂六君子丸

组成：木香、砂仁、党参、白术、茯苓、甘草。

用法用量：温水送服，一日3次，一次6克。

注意事项

慎起居，调情志、和饮食。

2. 肝胃不和证

（1）治法：清肝和胃，降逆止呕。

（2）方药

加味温胆汤（《医宗金鉴》）。

组成：法半夏10克、陈皮10克、茯苓15克、甘草5克、枳实6克、竹茹10克、黄芩15克、黄连3克、生姜5片、麦冬15克、芦根10克。

加减：呕吐严重，伤阴、口干、舌红者，可加玉竹10克、石斛10克。便秘者，可加首乌、火麻仁各10克。心烦不寐者，可加山栀子、酸枣仁各10克。

煎服法：以上药物放置砂锅中，纳水1000毫升浸泡30分钟或更长时间，大火煮沸后文火煮约30分钟，取汁500毫升，分成两碗，早晚饭后一小时各温服一碗。

（3）中成药

左金丸

组成：黄连、吴茱萸。

用法用量：温水送服，一日3次，一次1.5克。

注意事项

慎起居，调情志，和饮食。

3. 痰湿内滞证

（1）治法：化痰除湿，降逆止呕。

（2）方药

青竹茹汤（《济阴纲目》）

组成：竹茹10克、陈皮10克、茯苓15克、半夏10克、生姜3片。

加减：若脾胃虚弱，痰湿重，加苍术，白术各15克；兼有寒证，症见呕吐清水，形寒肢冷，加丁香6克、豆蔻15克；兼有热证，症见呕吐黄水、头晕心烦，可加黄芩、知母各10克。

煎服法：以上药物放置砂锅中，纳水1000毫升浸泡30分钟或更长时间，大火煮沸后文火煮约30分钟，取汁500毫升，分成两碗，早晚饭后一小时各温服一碗。

注意事项

（1）慎起居，调情志，和饮食。

（2）若呕吐不止，不能进食，而导致阴液亏损，精气耗散，出现精神萎靡，眼眶下陷，双目无神，口干发热，尿少便结；更甚者，呕吐物带有血样物，舌红，苔薄黄或光剥，脉细滑数无力等症。治宜益气养阴，和胃止呕。方药选增液汤合生脉散加芦根、竹茹、陈皮各10克（增液汤：玄参15克、麦冬15克、生地黄10克；生脉散：人参10克、麦冬15克、五味子5克）。

（3）若呕吐物带有血样物，可加藕节15克，乌贼骨10克，乌梅炭5克等养阴清热，凉血止血。

（4）必要时，可给予补液，纠正酸中毒及电解质紊乱。

（5）若治疗后无明显好转，或体温超过38℃以上，心率超过120次/分，或出现黄疸时，应考虑终止妊娠。

（刘晓青）

十五、习惯性流产

（一）病情概述

习惯性流产，中医称滑胎，是指堕胎或小产连续发生3次或3次以上。导致滑胎的主要机理有二：其一为母体冲任损伤，其二为胎元不健。古人曰：胞脉者系于肾。冲任二脉皆起于胞中。胎儿居于母体之内，全赖母体肾以系之，气以载之，血以养之，冲任以固之。若母体健壮，气血充实，冲任通盛，则胎固母安；反之若父母先天肾虚或脾肾不足，气血虚弱或者宿有症痕之疾或孕后跌扑闪挫，伤及冲任均可致胎元不固而至滑胎。胎元不健，多由父母先天之精亏虚，两精虽能结合，然先天禀赋不足，致使胚胎损伤或不能成形，或成形易损，故而发生屡孕屡堕。

（二）诊断与治疗

1. 诊断要点

（1）症状：临证中，本病以连续性、自然性和应期而下为特点。

（2）体征：注意连续性和自然损堕性，多数滑胎患者，往往发生在妊娠后的相同月份，但是也有小部分发生在不同月份。

（3）辅助检查：妇科检查、实验室检查和辅助检查等，了解子宫、卵巢等盆腔情况，大月份小产者要注意是否存在宫颈机能不全。需要查男女双方染色体、男方精液常规、女方黄体功能、血清抗体效价、三抗、其他免疫因素等，还要查胚胎染色体。

2. 辨证分型

（1）肾虚证

1）肾气不足：屡孕屡堕，甚或应期而堕；孕后腰膝酸软，头晕耳鸣，夜尿频多，面色晦暗，舌质淡，苔薄白，脉细滑尺脉沉弱。

2）肾阳亏虚：屡孕屡堕；腰膝酸软，甚则腰痛如折，头晕耳鸣，畏寒肢冷，小便清长，夜尿频多，大便溏薄，舌淡，苔薄而润，脉沉迟或者沉弱。

3）肾精亏虚：屡孕屡堕；腰膝酸软，甚或足跟痛，头晕耳鸣，手足心热，两颧潮红，大便秘结；舌红，少苔，脉细数。

（2）脾肾虚弱证：屡孕屡堕；腰膝酸软。小腹隐痛下坠。纳呆便溏。头晕耳鸣，尿频，夜尿多。眼眶黯黑，面色晦黄，面颊部黯斑，舌淡胖色黯，脉沉细滑，尺脉弱。

（3）气血虚弱证：屡孕屡堕；头晕目眩，神疲乏力，面色㿠白，心悸气短；舌质淡，苔薄白，脉细弱。

（4）血瘀证：素有症瘕之疾，屡孕屡堕；肌肤无华；舌质紫黯或有瘀斑，脉弦滑或涩。

3. 治疗原则

治疗滑胎应本着预防为主，防治结合的阶段性原则。孕前宜以补肾健脾，益气养血，调理冲任为主，孕后应该积极进行保胎治疗，并应该维持超过既往堕胎、小产的时间两周以上，千万不可等到发生流产以后再进行诊治。对于滑胎之患者应言明"预培其损"的重要性和孕后坚持用药的必要性。

4. 一般治疗

对曾经发生过堕胎、小产者，应在下次受孕前做好全面检查，"预培其损"，避孕一年，在夫妇双方身体最佳的状态下妊娠，做到未病先防。孕后宜保持心情愉快，消除忧虑和恐惧心理，勿过度劳累，孕早期禁止性生活，及早安胎。避免跌扑损伤，维护气血平和，使胎元健固。还要注意饮食营养，保证胎儿正常发育。遵守医嘱，用药保胎时间应超过既往堕胎、小产时间2周以上，并做好围产期保健。

（三）药物处方

1. **肾虚证**

（1）肾气不足

1）治法：补肾健脾，调理冲任。

2）方药

补肾固冲丸（《中医学新编》）

组成：菟丝子、续断、巴戟天、杜仲、枸杞子、党参、白术、熟地黄各15克，当归、鹿角霜、阿胶、砂仁、大枣各10克。

煎服方法：药物放置砂锅中，用凉开水浸泡30分钟或者更长时间，水液高出药面约1节指并以药材浸透为度，武火煎煮沸腾10～15分钟，每日1剂，分2～3次温服。服用7剂后根据病情变化调整处方。

3）中成药

滋肾育胎丸

组成：菟丝子、砂仁、熟地黄、人参、桑寄生、阿胶（炒）、首乌、艾叶、巴戟天、白术、党参、鹿角霜、枸杞子、续断、杜仲。

用法用量：口服，淡盐水或蜂蜜水送服。一次5克（约三分之二瓶盖），一日3次。

（2）肾阳亏虚

1）治法：补肾阳，固冲安胎。

2）方药

肾气丸（《金匮要略》）

组成：熟地黄、山药、山茱萸各15克，丹皮、泽泻、茯苓、附子、桂枝各10克。

煎服方法：药物放置砂锅中，用凉开水浸泡30分钟或者更长时间，水液高出药面约1节指并以药材浸透为度，武火煎煮沸腾10～15分钟，每日1剂，分2～3次温服。服用7剂后根据病情变化调整处方。

3）中成药

滋肾育胎丸

组成：菟丝子、砂仁、熟地黄、人参、桑寄生、阿胶（炒）、首乌、艾叶、巴戟天、白术、党参、鹿角霜、枸杞子、续断、杜仲。

用法用量：口服，淡盐水或蜂蜜水送服。一次5克（约三分之二瓶盖），一日3次。

（3）肾精亏虚

1）治法：补肾填精，固冲安胎。

2）方药

育阴汤（《百灵妇科》）

组成：熟地黄、桑寄生、杜仲、白芍、续断、山茱萸、山药、海螵蛸、牡蛎、龟甲各15克，阿胶10克（烊化）。

煎服方法：药物放置砂锅中，用凉开水浸泡30分钟或者更长时间，水液高出药面约1节指并以药材浸透为度，武火煎煮沸腾10～15分钟，每日1剂，分2～3次温服。服用7剂后根据病情变化调整处方。

3）中成药

固肾安胎丸

组成：制何首乌、地黄、肉苁蓉、续断、桑寄生、钩藤、菟丝子、白术、黄芩、白芍。

用法用量：口服，一次一袋，一日3次。

2. 脾肾虚弱证

（1）治法：补肾健脾，养血安胎。

（2）方药

安奠二天汤（《傅青主女科》）

组成：党参30克、熟地黄30克、白术30克、山药15克、山茱萸15克、炙甘草3克、杜仲9克、枸杞子6克、白扁豆15克。

煎服方法：药物放置砂锅中，用凉开水浸泡30分钟或者更长时间，水液高出药面约1节指并以药材浸透为度，武火煎煮沸腾10～15分钟，每日1剂，分2～3次温服。服用7剂后根据病情变化调整处方。

（3）中成药

孕康口服液

组成：山药、续断、当归、狗脊、菟丝子、桑寄生、杜仲、补骨脂、党参、茯苓、白术、阿胶、地黄、山茱萸、枸杞、乌梅、白芍、砂仁、益智仁、苎麻根、黄芩、艾叶。

用法用量：早中晚空腹口服，一次20毫升，一日3次。

3. 气血虚弱证

（1）治法：益气养血，固冲安胎

（2）方药

泰山磐石散（《古今医统大全》）

组成：人参、续断、白芍、熟地黄、白术各15克，炙甘草6克，当归、黄芩、川芎、砂仁各10克，糯米30克。

煎服方法：药物放置砂锅中，用凉开水浸泡30分钟或者更长时间，水液高出药面约1节指并以药材浸透为度，武火煎煮沸腾10～15分钟，每日1剂，分2～3次温服。服用7剂后根据病情变化调整处方。

（3）中成药

滋肾育胎丸

组成：菟丝子、砂仁、熟地黄、人参、桑寄生、阿胶（炒）、首乌、艾叶、巴戟天、白术、党参、鹿角霜、枸杞子、续断、杜仲。

用法用量：口服，淡盐水或蜂蜜水送服。一次5克（约三分之二瓶盖），一日3次。

4. 血瘀证

（1）治法：祛瘀消癥，固冲安胎。

（2）方药

桂枝茯苓丸（《金匮要略》）合寿胎丸（《医学衷中参西录》）

组成：桂枝、茯苓、丹皮、赤芍、桃仁各10克，菟丝子、续断、桑寄生各15克，阿胶10克（烊化）。

煎服方法：药物放置砂锅中，用凉开水浸泡30分钟或者更长时间，水液高出药面约1节指并以药材浸透为度，武火煎煮沸腾10～15分钟，每日1剂，分2～3次温服。服用7剂后根据病情变化调整处方。

（3）中成药

桂枝茯苓胶囊

组成：桂枝、茯苓、牡丹皮、芍药、桃仁。

用法：口服，一次3粒，一日3次。中病即止。

滋肾育胎丸

组成：菟丝子、砂仁、熟地黄、人参、桑寄生、阿胶（炒）、首乌、艾叶、巴戟天、白术、党参、鹿角霜、枸杞子、续断、杜仲。

用法用量：口服，淡盐水或蜂蜜水送服。一次5克（约三分之二瓶盖）一日3次。

（谢蓬蓬）

十六、不　孕　症

（一）病情概述

女子与配偶同居一年，性生活正常，配偶生殖功能正常，未避孕而未受孕者；或有妊娠史，未避孕而一年未再受孕者，称为不孕症。前者为原发性不孕，属中医的"全不孕"；后者为继发性不孕，属中医的"断绪"。临证时西医学由排卵功能障碍、输卵管因素及免疫因素引起的不孕症，均可参照本部分治疗。

本病的病机为肾气不足，冲任气血失调。临床常见有肾虚、肝郁、痰湿、血瘀等证型。

（二）诊断与治疗

不孕症病因复杂，表现多样，可由妇科疾病如多囊卵巢综合征、子宫内膜异位症、高泌乳素血症及盆腔炎性疾病后遗症等导致，亦与多种内、外科疾病相关，因此，不孕症的诊断必须全面收集和分析病情资料，首先排除男方因素，再寻找女方原因。通过详细询问病史、全身检查及妇科检查，在对病因及病位作出初步判断的基础上，有针对性地选择辅助检查，以进一步明确为何种疾病引起及相关病理环节和病变部位。

1. 诊断要点

（1）病史：可有月经不调史、带下病、不良孕育史，还有患者的性生活情况，既往相关内、外科病史及家族史，特别注意有无结核、甲状腺疾病、糖尿病及盆腹腔手术史。

（2）症状：配偶生殖功能正常，未避孕，正常性生活，同居一年或曾有孕育后1年以上未孕。

（3）体格检查：包括一般检查和妇科检查。一般检查包括患者的身高、体重（测体重指数）、第二性征发育情况、体毛分布、乳房有无溢乳、甲状腺有无肿大等，妇科检查包括内外生殖器发育、有无畸形、炎症和肿瘤等。

（4）特殊检查

1）卵巢功能检查：了解排卵和黄体功能状态。包括测基础体温、B超监测排卵、相关内分泌检查（性激素、抗米勒管激素、甲状腺功能等）、子宫颈黏液结晶检查、子宫内膜活检查等。

2）输血管通畅试验：输卵管通液术、子宫输卵管造影术、子宫输卵管超声造影术。

3）免疫因素检查：包括生殖相关抗体，如抗精子抗体、抗子宫内膜抗体等。

4）宫腔镜检查：了解宫腔情况，诊断宫腔粘连、黏膜下肌瘤、内膜息肉、子宫畸型等。

5）腹腔镜检查：了解盆腔情况，直接观察子宫、输卵管、卵巢有无病变或粘连，直视下可行输卵管通液，确定输卵管是否通畅。

2. 辨证分型

（1）肾虚型

1）肾气虚证：婚久不孕，初潮延迟，月经不调或闭经，经量或多或少，色淡暗质稀；头晕耳鸣，腰酸腿软，精神疲倦，小便清长；舌淡，苔薄，脉沉弱，两尺尤甚。

2）肾阳虚证：婚久不孕，月经后期，量少色淡，甚则闭经，平时白带量多，腰痛如折，腹冷肢寒，性欲淡漠，大便溏薄，小便频数或失禁，面色晦黯，舌淡，苔白滑，脉沉细而迟或沉迟无力。

3）肾阴虚证：婚久不孕，月经提前，量少色暗质稠，或闭经，头晕耳鸣，腰酸腿软，眼花心悸，或形体消瘦，皮肤不润，面色萎黄，口干失眠，五心烦热，舌淡或舌红，苔少，脉细或沉细。

（2）肝郁型：多年不孕，月经前后不定期，量多少不定，经色暗或伴有血块，经前乳房胀痛，胸胁不舒，小腹胀痛，精神抑郁，或烦躁易怒，舌红，苔薄白，脉弦。

（3）痰湿型：婚久不孕，形体肥胖，经行延后，或闭经，带下量多，色白质黏无臭；体肥痰多，头晕心悸，胸闷泛恶；舌胖苔白腻，脉滑。

（4）血瘀型：多年不孕，月经后期，量少或多，色紫黑，有血块，经行不畅，甚或漏下不止，少腹疼痛拒按，经前痛剧，或肛门坠胀不适，舌紫黯，或舌边有瘀点，脉弦涩。

3. 治疗原则
治疗以温养肾气，调理气血为主。

4. 一般治疗
（1）针灸治疗：针灸可促进卵泡发育和排卵，可应用于排卵功能障碍所致的不孕症治疗。常用穴有关元、中极、归来、子宫、三阴交。肾虚型可加肾俞、太溪、足三里等，肝郁型可加太冲、肝俞等，痰湿型可加丰隆、足三里等，血瘀型可加血海、膈俞等。

（2）埋线治疗：埋线作用比针灸持久，可明显改善卵巢功能。常用的穴位有肝脾肾三脏的俞募穴。

（3）外治法：由输卵管堵塞或盆腔粘连所引起的不孕适用。常用的有中药敷贴热熨治疗、灌肠治疗、穴位离子导入治疗、艾灸等。

（4）心理治疗：情志是影响孕育的重要因素之一。可针对不孕的原因，辅以心理咨询和心理治疗。

（三）药物处方

1. 肾虚型

（1）肾气虚证

1）治法：补肾益气，填精益髓。

2）方药

毓麟珠（《景岳全书》）

组成：人参15克、白术15克、茯苓15克、炒芍药15克、川芎6克、炙甘草5克、当归10克、熟地黄15克、制菟丝子15克、鹿角霜10克、炒杜仲10克、川椒5克、紫河车10克、丹参15克、香附10克。

加减：腰酸膝软重者，可加续断15克、补骨脂10克；头晕耳鸣重者，可加枸杞子15克、女贞子10克；小便清长，夜尿多者，可加益智仁15克、桑螵蛸10克；月经多者，可加阿胶10克（焗服）、艾叶5克；经血不畅者，可加泽兰15克、牛膝15克。

煎服法：以上药物放置砂锅中，纳水1000毫升浸泡30分钟或更长时间，大火煮沸后文火煮约30分钟，取汁500毫升，分成两碗，早晚饭后一小时各温服一碗。

3）中成药

滋肾育胎丸

组成：菟丝子、砂仁、熟地黄、人参、桑寄生、阿胶、首乌、艾叶、巴戟天、白术、党参、鹿角霜、枸杞子、续断、杜仲。

用法用量：口服，一次5克，一日3次。

注意事项

服药期间慎起居、和情志、调饮食，忌生冷寒凉。

（2）肾阳虚证

1）治法：温肾助阳，调补冲任。

2）方药

右归丸（《景岳全书》）

组成：枸杞15克、菟丝子15克、鹿角胶15克、当归10克、肉桂3克（冲服）、附子10克、杜仲15克、山萸肉15克、熟地黄15克、山药15克）。

加减：畏寒肢冷，腰痛如折，小腹冷痛者，可加淫羊藿、巴戟天各10克；头晕耳鸣，失眠健忘者，可加酸枣仁、柏子仁各15克；性欲淡漠者，可加巴戟天15克、淫羊藿10克、肉苁蓉15克；经色暗者，可加桃仁10克、川芎6克、赤芍15克。

煎服法：以上药物放置砂锅中，纳水1000毫升浸泡30分钟或更长时间，大火煮沸后文火煮约30分钟，取汁500毫升，分成两碗，早晚饭后一小时各温服一碗。

3）中成药

右归丸

组成：熟地黄、附子（炮附片）、肉桂、山药、山茱萸（酒炙）、菟丝子、鹿角胶、枸杞子、当归、杜仲（盐炒）。

用法用量：口服，一次1丸，一日3次。

注意事项

（1）服药期间慎起居、和情志、调饮食，忌生冷寒凉。

（2）若寒客胞中致宫寒不孕者，症见月经后期，小腹冷痛，畏寒肢冷，面色青白，脉沉紧，治宜温经散寒，方用艾附暖宫丸（组成：艾叶12克、香附15克、吴茱萸6克、肉桂3克、当归12克、川芎6克、白芍8克、地黄10克、黄芪10克、续断12克）。

（3）肾阴虚证

1）治法：补肾益精，滋阴养血。

2）方药

养精种玉汤（《傅青主女科》）

组成：熟地黄15克、当归10克、白芍15克、山萸肉10克、女贞子15克、墨旱莲15克。

加减：兼五心烦热、午后潮热者，可加知母15克、青蒿10克、龟板25克（先煎）、炙鳖甲25克（先煎）、丹皮15克、地骨皮15克；面色萎黄、皮肤不润、头晕眼花者，可加鹿角胶15克、紫河车10克；头晕耳鸣、失眠不寐者，可加枸杞15克、酸枣仁10克。

煎服法：以上药物放置砂锅中，纳水1000毫升浸泡30分钟或更长时间，大火煮沸后文火煮约30分钟，取汁500毫升，分成两碗，早晚饭后一小时各温服一碗。

注意事项

（1）服药期间，慎起居，和情志，调饮食，忌生冷寒凉。

（2）若血虚伤阴，阴虚内热者，症见月经先期，量少，色红，腰酸腿软，手足心热，甚则潮热盗汗，口燥咽干，颧赤唇红，舌红而干，脉细数。治宜养阴清热，方用清血养阴汤（组成：地黄15克、牡丹皮10克、白芍15克、玄参10克、黄柏10克、女贞子10克、墨旱莲10克）。

2. 肝郁型

（1）治法：疏肝解郁，理血调经。

（2）方药

开郁种玉汤（《傅青主女科》）

组成：当归10克、白芍15克、香附10克、丹皮10克、白术15克、茯苓15克、天花粉15克。

加减：经量多，色经质稠者，去当归10克，加栀子10克；胸胁胀痛甚者，加柴胡、青皮、乌药、佛手各10克等；痛经重，伴有血块者，加延胡索、蒲黄、五灵脂各10克。

煎服法：以上药物放置砂锅中，纳水1000毫升浸泡30分钟或更长时间，大火煮沸后文火煮约30分钟，取汁500毫升，分成两碗，早晚饭后一小时各温服一碗。

（3）中成药

逍遥丸

组成：柴胡、当归、白芍、白术（炒）、茯苓、炙甘草、薄荷、生姜。

用法用量：口服，一次6克，一日2次。

注意事项

服药期间慎起居，和情志，调饮食，忌生冷寒凉。

3. 痰湿型

（1）治法：燥湿化痰，理气调经。

（2）方药

苍附导痰汤（《叶天士女科诊治秘方》）合佛手散（《普济本事方》）

组成：法半夏10克、苍术15克、香附10克、茯苓15克、神曲10克、陈皮10克、枳壳10克、胆南星10克、当归10克、川芎10克。

加减：若腰膝冷痛者，加鹿角霜15克、杜仲15克、续断15克、菟丝子10克；若带下量多，纳差者，加山药15克、豆蔻10克（后下）、白扁豆30克；若胸闷气短，可加菖蒲10克、瓜蒌15克；若月经后期或闭经，可加丹参15克、红花10克、泽兰10克。

注意事项

服药期间慎起居，和情志，调饮食，忌生冷寒凉。

4. 血瘀型

（1）治法：活血化瘀，温经通络。

（2）方药

少腹逐瘀汤（《医林改错》）

组成：小茴香6克、干姜15克、延胡索15克、没药10克、当归10克、川芎6克、肉桂3克（冲服）、赤芍15克、蒲黄10克、五灵脂10克。

煎服法：以上药物放置砂锅中，纳水1000毫升浸泡30分钟或更长时间，大火煮沸后文火煮约30分钟，取汁500毫升，分成两碗，早晚饭后一小时各温服一碗。

（3）中成药

少腹逐瘀胶囊

组成：当归、蒲黄、五灵脂、赤芍、延胡索、小茴香、川芎、肉桂、没药、川芎、炮姜。

用法用量：口服，一次13粒，一日3次。

注意事项

（1）服药期间，慎起居，和情志，调饮食，忌食生冷寒性食物。

（2）若血瘀日久化热者，症见小腹灼痛，拒按，月经量多，色红，质黏有块，舌红，苔黄，脉滑数。治宜清热解毒，活血化瘀，方用血府逐瘀汤（组成：桃仁10克、红花10克、当归10克、地黄10克、牛膝10克、川芎5克、桔梗5克、赤芍10克、枳壳6克、甘草6克、柴胡3克）加红藤15克、败酱草15克、薏苡仁20克。

（刘晓青）

十七、产后恶露不绝

（一）病情概述

产后血性恶露持续2周以上，仍淋漓不尽者，称为"产后恶露不绝"，又称"产后恶露不尽""产后恶露不止"。

中医认为，产后恶露不绝是由于冲任不固，血失统摄造成。素体气血不足，产时出血较多，伤津耗气，气血愈虚，气不摄血，冲任不固，为气虚证、血虚证；产后胎盘胎膜残留，瘀血内阻，或感受寒邪而致瘀血阻于胞宫，新血不得归经，为血瘀证；素体阴虚血热，或产后补益太过，或过食辛辣燥热之物，或外感热邪，或肝郁化热，热扰冲任，迫血下行，为血热证；分娩时血室正开，接生消毒不严，产后护理不慎，产褥不洁导致邪毒入侵，热迫血行而致恶露不尽，为湿热蕴结证。产后大出血，气随血脱，孤阳上越，心神失养而突发眩晕昏迷。

临证时西医学上的子宫复旧不良、晚期产后出血属于中医学"产后恶露不绝"范畴，可参照本部分内容进行辨证施治。

（二）诊断与治疗

1. 诊断要点

（1）病史：了解有无巨大儿、产程过长、组织物残留等病史。

（2）临床表现：血性恶露持续超过2周以上，可伴有神疲懒言、下腹疼痛、恶露异味、发热等症状，出血量多时可合并贫血，出现头晕眼花、心悸汗出，严重者可出现晕厥。

（3）相关检查：妇科检查可扪及子宫大而软，或有压痛，或有组织物堵塞于宫口，或伴有软产道损伤。B超检查发现子宫偏大，宫腔积血或宫内有组织物残留。血、尿常规有助于了解有无感染和贫血的情况。

2. 辨证分型

（1）气血亏虚证：产后恶露量多，色淡红，质稀，少气懒言，体倦乏力，气短，小腹空坠，舌质淡，苔白，脉虚弱无力。素体虚弱，孕期生活饮食调摄失养，产时损伤气血，产后不注意休息，劳累过度，冲任失固，恶露不绝。

（2）血瘀证：产后恶露不尽，量时多时少，色黯红或紫黑，有血块，小腹疼痛，拒按，排出血块后疼痛减轻，舌质紫黯，有瘀点或瘀斑，脉弦涩。素体有血瘀，产后摄身不慎，邪毒入侵胞宫，与血搏结；或七情内伤，肝气郁结，气滞血瘀；或产后气虚，无力推动血液，气虚血瘀；瘀血内阻冲任，新血不得归经，导致恶露不止。

（3）血热证：产后恶露淋漓不止，量较多，色深红，质稠，口苦咽干，小便黄，大便干结，舌红，苔黄，脉数。素体阴虚或血热，产时阴津损伤，产后摄生不慎，虚热内生；或产后过服辛辣燥热之品，或外感热邪；或肝郁化热；热扰冲任，血海不宁，迫血妄行，致恶露不止。

3. 鉴别诊断

（1）产后恶露不绝与子宫黏膜下肌瘤：孕前有子宫黏膜下肌瘤病史，产后出现阴道不规则出血，妇科检查可扪及子宫增大，B超提示子宫黏膜下肌瘤声像；产后恶露不绝者，除阴道流血以外，或伴有异味、发热、下腹痛等症状，B超提示子宫增大、子宫复旧不良、宫内组织物残留等情况。

（2）产后恶露不绝与胎盘部位滋养细胞肿瘤：胎盘部位滋养细胞肿瘤多继发于足月产、流产、葡萄胎后，表现为阴道不规则流血，有时可见转移症状，如咯血、阴道紫蓝色结节，B超提示子宫增大，无组织物残留，同时伴有血hCG异常。诊断性刮宫病理结果提示坏死组织夹有增生活跃的异型性滋养细胞。产后恶露不绝也有阴道不规则流血的表现，有分娩巨大儿、产程延长、软产道裂伤等病史，B超提示子宫复旧不良，或伴有宫内组织物残留，血hCG无异常升高。

4. 治疗原则

产后恶露不绝病机为冲任不固，气血运行失常，血失统摄，治疗应遵循"虚者补之，热着清之，瘀者行之"的原则。气虚证者应益气养血，固冲止血；血瘀证者宜活血化瘀，固冲止血；血热证者宜清热凉血止血；血虚气脱者，益气固脱止血。如出血量大引起产后血崩，先抗休克治疗以治其标，同时寻找病因，并采取相应的治疗措施。待急症处理过后，再配合中医中药治疗，以治其本。

5. 一般治疗

（1）生活调理：孕期科学饮食，避免出现巨大儿等可能引起产后出血的情况；科学避孕，减少人流等宫腔操作史，降低日后发生胎盘粘连、胎盘植入、胎盘残留等概率；产后加强营养，多喝水、多吃富含维生素C的水果蔬菜，增强身体的抵抗力，促进恶露排出；勿过食辛辣燥热之品；产时注意无菌操作，产后护理得当，避免感染邪毒。

（2）针灸：可以通过调节身体的气血循环，促进子宫收缩和恶露的排出。治疗产后恶露不绝针灸可取三阴交、关元、中级、合谷等穴。气虚者加气海、足三里，血瘀者加血海，血热加曲池、太冲。采用平补平泻手法，留针20～30分钟，配合艾灸下腹部效果更佳。出血较多者取人中、足三里、气海、百会（灸）、关元（先针后灸）。留针30分钟。

（三）药物处方

1. 气虚证

（1）治法：益气养血，固冲止血。

（2）方药

补中益气汤（《脾胃论》）

组成：黄芪30克、白术15克、当归15克、陈皮6克、党参10克、升麻6克、柴胡6克、炙甘草5克、熟地黄10克。

加减：若双目干涩，加枸杞子10克；腰酸明显者加桑寄生、续断各10克；出血量大、不止，大汗淋漓，脉微欲绝者，服独参汤。

煎服法：药物放置砂锅中，用凉开水浸泡药物，加水量为超过药物表面约2厘米，浸泡约30分钟，以药材浸透为度，武火煎煮，补益药煎煮沸腾后再煎30～40分钟（均按沸后计算）即可，每剂药物连续煎煮2次合并药液，分2次温服。服用5～7剂后根据病情变化调整处方。此为成人补益药常规煎煮服用方法。

（3）中成药

八珍益母胶囊

组成：党参、茯苓、白术、炙甘草、熟地黄、当归、川芎、白芍。

用法用量：普通成人口服，一次3粒，一日3次。

注意事项

（1）阴虚内热者慎用。

（2）用药期间忌食生冷、油腻、不易消化食物。

（3）若出血量多出现头晕目眩、大汗淋漓等气随血脱的情况，须紧急救治，可用独参汤或参附汤，以益气固脱，回阳救逆。

2. 血瘀证

（1）治法：活血化瘀，固冲止血。

（2）方药

生化汤（《傅青主女科》）

组成：当归15克、川芎10克、桃仁15克、炮姜10克、赤芍10克、益母草10克、炙甘草10克。

加减：乳汁不足者，加广东王不留行、路路通各10克；腹痛明显者，加延胡索、香附各10克；小腹冷痛，怕冷，手脚凉者，加小茴香10克、肉桂5克。

煎服法：成人中药常规煎煮服用方法。

（3）中成药

茜芷胶囊

组成：川牛膝、茜草、三七、白芷。

用法用量：普通成人口服，一次5粒，一日3次。连服9天为一个疗程。

鲜益母草胶囊

组成：益母草、熟地黄、当归。

用法用量：普通成人口服，一次2粒，一日3次。

注意事项

（1）产妇体质虚弱，用活血化瘀之品须适量，不可过量。

（2）体质燥热者慎用生化汤。

（3）用药期间忌食辛辣刺激性食物。

（4）须在医生指导下服用生化汤，不可盲目滥用。

（5）胎盘、胎膜残留较多而导致出血量多者，应及时行清宫术。

3. 血热证

（1）治法：清热凉血，固冲止血。

（2）方药

保阴煎（《景岳全书》）

组成：生地黄15克、熟地黄15克、赤芍10克、山药10克、续断10克、黄芩10克、甘草6克。

加减：烦躁口苦、难以入睡者，加百合10克、麦冬10克；口渴明显者，加北沙参10克、麦冬10克；伴胸胁胀痛，加川楝子6克、元胡10克、郁金10克。

煎服法：成人中药常规煎煮服用方法。

（3）中成药

宫血宁胶囊

组成：重楼。

用法用量：普通成人口服，一次1～2粒，一日3次，血止停服。

注意事项

（1）产后体虚，不可过用寒凉之品。

（2）用药期间忌食辛辣燥热食物。

（钟毅征）

十八、产后发热

（一）病情概述

产后发热是指产褥期内出现持续高热不退，或突然高热寒战，并伴有其他症状。临床表现以发热为主症，常伴有腹痛及恶露异常。

产后发热最早见于《素问·通评虚实论》，其载"乳子而病热，脉悬小者，何如？手足温则生，寒则死"，文中根据手足寒温、脉象以判断产后发热的转归。产后发热的特点是多虚多瘀、虚实夹杂，病因复杂，有外感、伤食、感染、瘀血、血虚、气虚、阴虚等。结合历代医家临证经验，产后发热的病因病机主要有产后百脉空虚、腠理疏松、卫阳不固，外邪袭表，营卫不和；瘀血停滞，营卫不通；阴血骤虚，阳气浮散；感染邪毒，入里化热。

妇人产后胞脉空虚，阴血骤虚，腠理开放，六淫邪气乘虚而入，侵袭卫表，致使营卫不和，正邪交争，故出现发热。产后情志不畅，或感受寒邪，气滞血瘀，瘀阻内停，恶露不下，阻碍气机运行，瘀血阻滞于血脉，故而发热。平素血虚，加之产时失血过多，阴血骤虚，阳气无所依附，虚浮于外，故而发热。产时接生不慎，或产后护理不洁，或因房事不禁，产后血室开放，邪毒乘虚直中胞宫，正邪相争，入里化热，故致发热。

本病重在预防，产后需注意个人卫生，早发现早治疗。结合患者发热的特点，恶露色、质、味道，腹痛情况，全身伴随症状及舌脉，综合辨证论治。本病预后因病因不同各异，外感、血虚、血瘀发热者，病情较缓，积极治疗后，一般可痊愈；感染邪毒发热则需尽早治疗，避免发展为急危重症，可危及生命，预后欠佳。

西医学上产褥期内生殖道感染、产褥期中暑等疾病均可出现发热症状，临证时均可参照本部分内容进行辨证施治。

（二）诊断与治疗

1. 诊断要点

临证以产后发热为主要症状，应抓住发热的特点、腹痛情况、恶露色、质、量、味及伴随症状进行辨证。感染邪毒者，临床变化迅速，其证危急且重，故应抓住诊治时机，尽早中西医结合治疗，以免贻误病情。

2. **辨证分型**

（1）外感型：产后气血俱虚，百脉空虚，腠理不密，卫表不固，外邪趁虚而入，正邪相争，营卫不和，则见发热。产后感受风寒之邪者，恶寒，无汗，头身痛，腰酸背楚，咳嗽，鼻塞流涕，口干而不渴，舌淡红，苔薄白，脉浮紧。感受风热之邪者，恶寒不甚，头痛，咳嗽，咽部红肿或疼痛，口渴，舌红苔薄，脉浮数。

（2）血瘀型：产后或感受寒邪，或情志不遂，瘀血内停，恶露不下，瘀阻冲任，阻碍气机，营卫不和，因而发热。发热以午后或入夜为甚，恶露量少，甚或不下，色紫暗，伴有血块，腹痛拒按，口干而不欲饮，舌紫暗，或见瘀斑，脉弦涩或细涩。

（3）血虚型：产时产后失血过多，阴血骤虚，阴不敛阳，阳气无所依附，虚阳浮于外表，故而发热。发热以低热为主，可持续不退，恶露量多或少，质稀，色淡红，腹痛绵绵，喜按，面色无华，自汗，头晕心悸，少寐，手足麻木，舌淡，苔薄白，脉细无力。气虚甚者，可伴气短懒言，肢倦乏力，舌淡，脉沉细弱。血虚阴亏者，见午后或夜间潮热，两颧潮红，手足心热，口干咽燥，盗汗，舌红，少苔或无苔，脉细无力。

（4）感染邪毒：产后感受外邪，或接生不慎，或房事不禁，致邪毒入侵，正邪交争，则发热，主要表现为持续高热，伴寒战，恶露量多，甚或不止，色如败酱或紫黑，气臭秽，腹痛拒按，心烦口渴，小便短黄，大便秘结，舌红苔黄，脉数有力。若邪热逆传心包，可见高热不退，神昏谵语，甚至昏迷，四肢厥冷。

3. **鉴别诊断**

（1）产后生理性发热：产后一二日，阴血骤虚，常有轻微的发热，无其他伴随症状，不属病变，可自行退热；或产后三四日，泌乳期间有低热，俗称"乳蒸"，可自行消失，亦不属于病变。

（2）产后乳痈：产后乳痈发热主要表现为乳房局部红肿热痛，伴有硬结，甚至化脓溃破，伴全身发热恶寒，可触及腋下肿大淋巴结。

（3）产后小便淋痛：产后小便淋痛以尿频尿急尿痛为主要特点，病位在膀胱，可伴发热。

4. 治疗原则

（1）妇人以血为本，产时亡血伤津，产后以"多虚多瘀"为特点，故在治疗产后发热时需结合患者发热、腹痛及恶露情况，强调辨证用药，不可概用凉药以清之，同时需注意顾护阴血，达到治病不伤正的效果。

（2）临证用药时应勿拘泥于产后，亦勿忘于产后，药物应用灵活变化，虚证不可只一味强调补虚，实证不可过于攻伐、寒凉、发散，应结合病因，辨别虚实，有是证用是药，中病即止。

5. 一般治疗

（1）减少产后发热的有效办法是做好预防工作。预防工作应贯穿整个孕期、产时及产后三个时期。孕期规律产检，孕期及分娩前积极纠正贫血，膳食营养均衡，可适当运动增强体质。孕晚期应避免盆浴及房事，做好个人卫生。

（2）分娩过程中严格遵守无菌操作原则，严格控制阴查次数，避免不必要的内检。加强产程中监护，产程中出现发热等感染表现，需及时、规范地使用抗生素治疗。产时注意保护会阴，避免严重产道损伤，积极预防产后出血，纠正产后贫血。

（3）产后须谨避风寒，慎起居。不论寒暑，皆不可受寒，夏季切忌贪凉，冬季尤重保暖。产后调护应以产妇自身感受为基础，调整适宜的温度，衣物选择宜结合季节特点，以舒适为主。

（4）加强产后日常护理。产褥期鼓励产妇多下床活动，宜采取半卧位，以利于恶露排出。居室温暖通风，保持床铺干燥清洁。产后正气亏虚，易出汗是产后常见症状，需及时更换衣物及保持全身皮肤清爽。产后保持外阴干洁，可温水或1∶5000高锰酸钾溶液清洁外阴，避免产道逆行感染。妇人产后脾胃多虚，不宜服用大量滋补之品，宜选用易消化且富有营养的食物，多食用富含优质蛋白质的食物及新鲜蔬果。饮食宜温宜淡，避免食用寒凉、油腻及辛辣之品。

（三）药物处方

1. 外感型

（1）治法：养血疏风解表。

（2）方药

荆防四物汤（《张皆春眼科证治》）

组成：荆芥12克、防风12克、地黄15克、当归12克、白芍9克，川芎3克

加减：气虚明显者，可加黄芪20克，白术15克，防风10克；咳嗽者，可加桔梗15克，炒杏仁9克；血瘀者，可加益母草20克、丹参10克。

煎服法：一般选用砂锅煎煮，将药物均置于锅中，以凉开水浸泡药物约30分钟，加水量以没过药物2～3厘米为宜。以武火煎煮药物至沸腾后，转为文火继续煎煮15～20分钟即可，每剂药物连续煎煮2次，将药液滤出后合并，分2次温服。解表药物入汤剂不宜久煎，避免影响药效。根据病情变化调整处方。

注意事项

（1）产后外感发热者，不可误用汗法，发汗太过则易引起筋惕肉或郁冒昏迷。不可过于苦寒，易伤胃气，新产后瘀血内停，易寒凝成瘕。

（2）外感风热证明显者，可选用银翘散加减（《温病条辨》）；热在半表半里者，方选小柴胡汤加减（《伤寒论》）；产后正值酷暑，外感暑热者，方选清暑益气汤加减（《温热经纬》）。

2. 血瘀型

（1）治法：活血化瘀散结。

（2）方药

生化汤（《傅青主女科》）加丹参、丹皮、益母草

组成：当归24克、川芎9克、桃仁（去皮尖）6克、干炮姜6克、甘草6克、丹参15克、丹皮10克、益母草20克。

加减：寒热往来者，可加柴胡10克，黄芩12克，生姜3片。

煎服法：一般选用砂锅煎煮，将药物均置于锅中，以凉开水浸泡药物约30分钟，加水量以没过药物2～3厘米为宜。以武火煎煮药物至沸腾后，改为文火继续煎煮20～30分钟即可，每剂药物连续煎煮两次，将药液滤出后合并，分两次温服。根据病情变化调整处方。

注意事项

（1）治疗期间应顾及瘀血，不可妄投寒凉之品。

（2）古代使用黄酒、童便各半煎服，现代多以水煎服，或可加入适量黄酒同煎，以加强温经通络的作用。

3. 血虚型

（1）治法：补益气血。

（2）方药

八珍汤（《正体类要》）

组成：当归10克、川芎5克、白芍8克、熟地黄15克、人参3克、白术10克、茯苓8克、炙甘草5克。

加减：心烦少寐者，加酸枣仁、远志各10克；自汗者，加浮小麦15克、黄芪20克、牡丹皮12克。

煎服法：滋补药物武火煮至沸腾后，改为文火继续煎煮时间至40～60分钟，余同本部分中血瘀型煎煮法。

注意事项

（1）气虚明显者，治宜补中益气，和营退热，方选补中益气汤（《内外伤辨惑论》）加减；阴血内热明显者，治宜滋阴养血清热，方选一阴煎（《景岳全书》）加减。

（2）诊断为实证发热，无虚证表现者，或外感表证者，或湿热之邪内结者均不适合使用八珍汤治疗。

4. 感染邪毒型

（1）治法：清热解毒，凉血化瘀。

（2）方药

五味消毒饮（《医宗金鉴》）加生地黄、丹皮、益母草、败酱草

组成：金银花15克、野菊花6克、蒲公英6克、紫花地丁6g、紫背天葵子6克、生地黄15克、丹皮12克、益母草20克、败酱草9克。

加减：便秘者，加大黄12克、枳实12克；腹痛者，加延胡索10克、五灵脂10克；热入气分者，加石膏20克、天花粉10克。

煎服法：同本部分中血瘀型煎煮法。

注意事项

（1）脾胃虚弱、便溏者慎用。

（2）若热入营血，出现高热不退，皮肤斑疹，心烦汗出等表现，可选用清营汤（《温病条辨》）加减治疗。

（3）若出现高热不退，神昏谵语，昏迷，四肢厥冷等症状，应考虑热入心包，可用清营汤送服紫雪丹（《太平惠民和剂局方》）以清心开窍。

（周静文）

十九、产后缺乳

（一）病情概述

产后缺乳是指产妇在哺乳期内乳汁甚少或全无，在中医学中又称为"乳汁不足""乳汁不行"。本病始见于《诸病源候论》卷之四十四第七十列："妇人手太阳少阴之脉，下为月水……故无乳汁也。产后乳无汁候。"文中初步提出因产后津液大伤，引起产后缺乳的观点。《三因极一病证方论》中将产后缺乳分为虚实两

证论治，"产妇有二种乳汁不行，有气血盛而壅闭不行者；有血少气弱涩而不行者"。

历代医家多认为产后缺乳病因病机主要分为虚实两种：化源不足，无乳可下；瘀滞不行，乳汁不通。素体气血亏虚，产时气血津液耗伤，产后冲任虚弱，而致乳汁生化乏源，化生不足，故无乳可下。或因产后情志不畅，肝失调达，气行不畅，碍于乳脉，乳汁运行受阻，故乳汁不下。或素体肥胖，好食肥甘厚腻之物者，脾失健运，津液化生为痰浊，痰阻经脉，或聚痰成核，有形之邪阻滞于乳络间，故乳汁不下。

本病与脾、肝、肾三脏相关，其源在脾，其根在肾，其行在肝。中医认为，乳汁由气血生化而成，脾为气血生化之源，脾主运化，胃主腐熟，脾胃功能旺盛，气血生化有源，则乳汁充足。产后饮食不节、劳逸过度或七情所伤，至脾胃运化受盛功能损伤，气血生化不足，导致乳汁缺乏。肝主疏泄，肝郁气结，气机不畅，气滞于乳络，或肝木乘脾土，脾胃功能受累，气血生化失常，均可致乳汁不足。肾藏精，肾气盛，则天癸至，任脉通，太冲脉盛，两乳房正常发育，孕育后乳汁充盈而哺。肾为先天之本，脾胃收纳水谷精微，有赖于肾阳的温煦。

本病经积极治疗，一般预后较好。西医学上乳汁分泌过少、缺乳等疾病，临证时可参照本部分内容进行辨证施治。

（二）诊断与治疗

1. 诊断要点

临证以乳汁分泌减少，甚至全无为主要症状，根据病因的不同，有不同的伴随症状，一般发生在产后2～3天或半个月内。产后缺乳主要病机为化源不足、瘀滞不行，临床中首先需辨清虚实，同时应结合乳房有无胀痛，乳汁的稀稠，舌脉及全身症状，以权衡辨治。

2. 辨证分型

（1）气血虚弱：产后缺乳，甚或无乳，乳汁清稀质薄，双侧乳房柔软，无胀满感，面色少华或萎黄，少气懒言，心悸失眠，纳差食少，舌淡，苔薄白，脉细弱。

（2）肝郁气滞：产后乳汁分泌减少，或分泌不畅，甚至全无，乳汁质稠，乳房胀满疼痛，或可触及硬结，胸胁胀满，喜太息，口干口苦，不欲饮食，舌红，苔薄，脉弦或弦滑。郁而化热者，嗳气，易怒，失眠多梦，舌红，苔薄黄，脉弦或弦数。气滞血瘀者，口干，烦躁，舌暗，苔薄，脉弦涩。

（3）痰浊阻滞：产后乳汁甚少或全无，乳汁不稠，两乳房柔软，素体肥胖，头重困倦，胸闷痰多，纳少便溏，或食多乳少，舌淡胖，或边有齿印，苔腻，脉沉细。

3. 鉴别诊断

（1）需排除因乳腺导管先天发育不良、导管过短，乳头扁平、凹陷，甚至没有乳头等结构异常引起的缺乳。以上情况药物治疗效果不佳。

（2）乳痈是以乳房红肿疼痛，乳汁排出不畅为主要症状，可伴恶寒发热，乳房结块，溃后脓出稠厚。产后缺乳则以乳汁减少，甚至全无为主要症状，一般无恶寒发热症状。

4. 治疗原则

（1）产后缺乳病机有虚实之别，需根据乳汁及乳房情况辨别虚实。乳汁清稀，乳房柔软者，多属气血虚弱证，以补益气血，行气下乳为法治疗；乳汁浓稠，乳房胀满者，多属实证。肝郁气滞者，以疏肝解郁，通络下乳为法治疗，痰浊阻滞者，以理气化痰、健脾下乳为法治疗。

（2）产后多虚多瘀，产后缺乳不宜一味强调补益，应以行气理血，通脉下乳为治疗原则。

（3）需注意产后恶露情况，若恶露过多，甚或不止，可耗血伤津，致乳汁生化之源不足。因此，产后缺乳合并恶露异常时需同时治疗。

（4）除药物治疗外，应配合饮食、情志调摄及乳房护理等辅助治疗。

5. 一般治疗

（1）产后母婴同室，早吮吸，乳头刺激，及时排空乳房，保持乳房清洁，哺乳前后可用热毛巾擦拭乳头。保证充足睡眠时间，按需哺乳，保持良好心情，饮食宜清淡易消化，营养丰富多样，补充足量水分。

（2）本病可适当辅以食疗，注重虚实辨治，在食物选择上多用猪蹄、鲫鱼等。气血虚弱者，可配合黄芪、人参等补益气血之品，肝郁气滞兼有血瘀者，可辨证使用通草、王不留行、青皮、丝瓜络等理气行血之品。

（3）建议多使用汤汁类食物，可适当选用以下汤剂益气生血，通达行气。①猪蹄汤：猪蹄一只，通草四两，以水一斗，煮作羹食（《妇人大全良方》）。②猪肝羹：猪肝一具、粟米一合（《太平圣惠方》）。③鲍鱼羹：鲍鱼肉（切细）半斤，麻子仁（别研）一两半，香豉（别研）半合，葱白（切碎）三茎（《圣济总录》）。

（4）外治法

1）针灸治疗：辨证取穴针刺，有提高泌乳量的作用，可结合患者证型选取相关穴位。常用穴位有少泽、足三里、中脘、气海、膻中、乳根、太冲、脾俞等。

2）穴位按摩：足阳明胃经、足少阴肾经、冲任脉等经络与乳房密切相关，可循经选用穴位进行规律按摩，运用揉、按、推、点等手法，对局部穴位产生较强刺激作用。常选穴位有膻中、乳根、期门、复溜、足三里等。

3）耳穴压豆：通过刺激局部穴位舒经通络，调和气血，促进乳汁分泌。常用王不留行子贴于耳穴上，每日按压3～5次，可选用神门、胸、交感、脾、肝等。

（三）药物处方

1. 气血虚弱

（1）治法：益气补血，行气下乳。

（2）方药

通乳丹（《傅青主女科》）

组成：人参30克、黄芪30克、当归60克、麦冬15克（去心）、木通 0.9 克、桔梗 0.9 克、七孔猪蹄 2 个（去爪壳）。

加减：纳少便溏者，加茯苓 15 克、麸炒白术 10 克；头晕心悸者，酌加阿胶 3 克，何首乌 6 克。

煎服法：一般选用砂锅煎煮，将药物均置于锅中，以凉开水浸泡药物约 30 分钟，加水量以没过药物 2～3 厘米为宜。以武火煎煮药物至沸腾后，改为文火继续煎煮 20～30 分钟即可，每剂药物连续煎煮两次，将药液滤出后合并，分两次温服。

注意事项

产后总以虚证为主，当选用补气药物为主，在此基础上，可酌加健运脾胃之品，同时稍加养血药物，以期达到行中有补的效果，避免峻补。

2. 肝郁气滞

（1）治法：疏肝解郁，通络下乳。

（2）方药

下乳涌泉散（《清太医院配方》）

组成：柴胡 30 克、青皮 15 克、当归 30 克、白芍 30 克、川芎 30 克、生地黄 30 克、天花粉 30 克、白芷 15 克、穿山甲 45 克、王不留行 90 克、漏芦 75 克、通草 15 克、桔梗 15 克、甘草 7.5 克。

加减：乳房胀痛明显者，加香附 15 克、橘络 6 克、丝瓜络 9 克；乳房局部有热感，可触及硬块者，加蒲公英 15 克、赤芍 15 克、路路通 10 克；兼有血瘀者，加鸡血藤 30 克。

服用方法：上药研为细末，每服 6～9 克，临卧时用黄酒调下。

注意事项

（1）乳房出现红肿热痛，或乳房肿物有波动感，伴发热恶寒等全身症状者，应考虑乳痈，需尽快按乳痈辨证论治，必要时中西医结合治疗，避免延误疾病治疗时机。

（2）产后恶露过多者，不宜服用，服用药物期间需避免食用辛辣刺激、咸酸味过重之品。

3. 痰浊阻滞

（1）治法：理气化痰下乳。

（2）方药

苍附导痰丸（《广嗣纪要》）合漏芦散（《济阴纲目》）

组成：苍术（制）60克、香附60克、陈皮45克，南星（炮，另制）30克、枳壳（麸炒）30克、半夏30克、川芎30克、茯苓45克、神曲（炒）30克、漏芦75克、蛇蜕（炙）10条、瓜蒌（急火烧焦，存性）10个。

加减：气虚明显者，可加黄芪30克、白术15克。

服用方法：上药研为细末，姜汁浸，蒸饼为丸，如梧桐子大，淡姜汤送服。

注意事项

用药期间避免进食油腻肥甘之物，宜饮食清淡。

（周静文）

二十、产后身痛

（一）病情概述

产妇在产褥期内出现肢体和/或关节酸楚、疼痛、麻木、重着者，称为"产后身痛"，俗称"产后风"。西医学中产褥期间由器质性病变和/或功能性病变导致的肢体疼痛不适，例如，风湿、类风湿引起的关节痛、腕管综合征、脊柱退行性变、坐骨神经痛、局部肌肉劳损、产后血栓性静脉炎等疾病可作为参考。

中医认为，产后营血亏虚、经脉失养，外有风寒湿邪乘虚而入，导致邪气稽留关节、经络所致。

（二）诊断与治疗

1. 诊断要点

（1）产时产后失血过多，产褥期当风感寒，居住环境湿冷。

（2）临床表现为产褥期间出现肢体关节酸楚、疼痛、麻木、畏寒、恶风，关节活动屈伸不利。

2. 辨证分型

（1）血虚证：素体血虚，产时产后失血过多，阴血亏虚，经脉失于濡养，致肢体疼痛、麻木。主要证候有产后遍身关节疼痛，或有肢体麻木，面色黄白，头晕心悸，舌淡苔薄，细弱。证候分析为产妇素体气血虚弱，产时产后失血致百骸空虚，经脉失养，遍身关节酸楚、疼痛，疼痛多不剧烈，隐痛为主，常伴有肢体麻木，气血不足，不能荣面则面色黄白，心血亏虚则头晕心悸，舌、脉均为血虚之征。

（2）风寒证：产后营卫失调，起居不慎，风寒湿邪乘虚而入，邪气留于肢体，气血运行不畅，瘀阻经络，出现肢体疼痛、屈伸不利等症。主要证候有产后肢体关节疼痛，屈伸不利，痛无定处，或冷痛，遇冷遇风加重，得热则舒，或伴有肢体关节麻木、重着，恶寒怕风，舌苔薄白腻，脉浮或紧。证候分析为产后元气虚损，卫阳不固，风寒湿邪乘虚而入，留滞经络关节，气血不通，肢体关节疼痛，痛感较为聚类，可伴有屈伸不利，恶寒怕风，舌苔薄白腻，脉浮紧乃产后感染风寒之征。

（3）血瘀证：产后瘀血留滞经脉，或因手术伤气动血，或因感受寒热致瘀，经脉不痛而痛。主要证候有产后周身疼痛，尤以肘、膝关节疼痛多见，伴有麻木、重着、肿胀，屈伸不利，恶露少，色紫黯，或有小腹疼痛，拒按，舌暗，苔白，脉弦涩。证候分析为产后瘀血阻滞经脉，关节不荣，关节伸不利，四肢关节疼痛，疼痛以刺痛感为主，瘀血停滞皮肉之间，故关节肿胀，胞宫瘀阻，恶露流出不畅，故量少，色紫黯夹血块，小腹疼。舌黯、苔白、脉弦涩均为瘀血之征。

3. 鉴别诊断

（1）产后身痛与颈腰椎疾病：二者病位都在肢体关节，症状相似。但本病只发生在产褥期，与产褥生理有关，颈腰椎疾病则任何时候均可发病，是颈腰椎本身的病症，中医当属"痹症"范畴。颈、腰椎X线检查可鉴别。

（2）产后身痛与风湿性关节炎：二者病位都在肢体关节，症状有相似之处。产后身痛全身多处大小关节均可发病，局部可无明显阳性体征，风湿性关节炎多见于大关节疼痛，局部可见红肿热痛，抗链球菌溶菌素"O"、红细胞沉降率、CRP等检查可鉴别。风湿性关节炎也可归于中医"痹症"范畴。

4. 治疗原则

（1）本病发生于产后，特指产褥期出现的一系列肢体、关节病症，尤以疼痛为主，"不通则痛""不荣则痛"，常以养血活血、舒筋活络为治疗原则。

（2）产后多虚多瘀，以调理气血为主。《沈氏女科辑要笺正》云："此证多血虚，宜滋养，或有风寒湿三气杂至之痹，以养血为主，稍参宣络，不可峻投风药。"

（3）产褥期用药，涉及母婴用药安全，有毒、药性峻烈的药材谨慎使用。

4. 一般治疗

以预防为主，注意产褥期护理，注意保暖，避免居住在寒湿的环境，加强营养，适当活动并保持心情舒畅。

（三）药物处方

1. 血虚证

（1）治法：益气养血，温经通络。

（2）方药

黄芪桂枝五物汤（《金匮要略》）

组成：黄芪30克、桂枝10克、白芍10克、生姜10克、大枣10克。

加减：手足麻木者加当归10克、鸡血藤30克；经脉拘挛，骨节酸痛者加秦艽、羌活、独活各1克。

煎服法：成人中药常规煎煮服用。

注意事项

（1）方中重用黄芪益气固表为君，桂枝温经通络，与养阴血之芍药配伍调和营卫，生姜、大枣和营卫。

（2）方中所用生姜必须足量，且必须是生姜，不能用干姜、炮姜等代替。

（3）方中有温通经络作用，可能会使得产后红色恶露稍增多，如不超过平素正常月经量即可正常服用，如出血量超过平素月经量即停服。

（4）服用本方，遵循常规产后调养，避风寒，禁生冷饮食。

2.风寒证

（1）治法：养血祛风，散寒通络。

（2）方药

独活寄生汤（《备急千金要方》）或趁痛散（《丹溪心法》）

组成：独活10克、桑寄生10克、牛膝10克、细辛3克、秦艽10克、茯苓10克、肉桂3克、防风10克、川芎10克、人参10克、甘草10克、当归10克、白芍10克、地黄10克。

加减：伴有腰膝酸软加杜仲、桑寄生各10克，汗出多加黄芪20克、白术10克。

煎服法：成人中药常规煎煮服用。

桂枝汤（《伤寒论》）

组成：桂枝12克、白芍10克、甘草10克、大枣10克、生姜10克。

加减：关节疼痛为明显者加老桑枝15克，怕风者加羌活、独活各10克，腰膝酸软者加桑寄生15克，肢体麻木者加鸡血藤20克。

煎服法：成人中药常规煎煮服用。

注意事项

（1）独活寄生汤方中独活祛风散寒、除湿止痛为君；秦艽、防风祛风胜湿，细辛、肉桂温中散寒，为臣；桑寄生、杜仲、牛膝补肝肾强腰膝，当归、芍药、川芎、地黄养血和血，人参、茯苓、甘草补气健脾，全方祛风散寒，益肝肾补气血，温通经络。温中力度大，症状缓解即停服，后续可用桂枝汤调养。

（2）桂枝汤中桂枝、老桑枝温经通络，与芍药配伍调和营卫，当归、鸡血藤养血通络，羌活、独活解表散寒，生姜、大枣和营卫、调诸药。所用生姜必须足量，且必须是生姜，不能用干姜、炮姜等代替。

（3）注意产后调养，避风寒，禁生冷饮食。

3. 血瘀证

（1）治法：养血活血，化瘀通络。

（2）方药

身痛逐瘀汤（《医林改错》）

组成：秦艽10克、川芎10克、桃仁10克、红花10克、甘草6克、羌活10克、没药10克、当归10克、五灵脂10克、香附10克、牛膝10克、地龙10克。

加减：恶露不畅者加益母草15克，肢体沉重者加木瓜10克。

煎服法：成人中药常规煎煮服用。

注意事项

（1）方中当归、红花、川芎、桃仁活血化瘀为君；秦艽、羌活、木瓜祛风胜湿，五灵脂、没药、香附、益母草活血逐瘀为臣、行气止痛，牛膝、地龙通络利关节为佐，甘草调和诸药为使，全方共奏养血活血、化瘀通络之功。

（2）方中有活血力度大，可能增加产后红色恶露量，如不超过平素正常月经量即可正常服用，如出血量超过平素月经量即停服。

（3）产后脾胃功能虚弱，活血药物或有碍脾胃可能，酌情调整，可适当增加理气健脾益胃中药，例如陈皮5克、佛手10克、木香5克、砂仁5克等。

（4）注意产后调养，避风寒，禁生冷饮食。

（陈晶晶）

第四章

中医儿科病证

一、反复呼吸道感染

（一）病情概述

反复呼吸道感染是指1年以内发生上、下呼吸道感染的次数过于频繁，超出正常范围。临床表现以反复上呼吸道感染（鼻炎、咽炎和扁挑体炎），或者下呼吸道感染（支气管炎、肺炎）为主要征象。本病多见于2～6岁的小儿，其中又以1～3岁的幼儿发病率最高。本病四季均可发生，冬春两季及气温变化剧烈时尤易反复不已。古代医籍所记载的"虚人感冒"与本病相近，此类患儿又被称为"易感儿"或"复感儿"

中医认为，小儿反复呼吸道感染，病机总因正气不足，邪毒伏留，遇感乃发所致。病位主要在肺，常涉及脾、胃、肾。其发病机制大致有以下几个方面：①禀赋不足，体质羸弱。父母体弱多病，或在妊娠时罹患各种疾病，或早产、多胎，造成胎儿禀赋不足、胎气羸弱，出生后不耐自然界中不正之气的侵袭，一感即病。②喂养不当，少见风日。过早断乳或人工喂养，辅食添加不当，偏食、挑食、过食，影响脾胃功能，母病及子，土不生金，易遭外邪侵袭。户外活动不足，少见风日，卫外不固，毛孔开泄，对气温波动的调适能力不足，对邪气的防御能力不足，容易感受外邪。③正虚邪伏，遇感乃发。外邪侵袭后，由于正气虚弱，邪毒不能廓清，伏留体内，一旦外感，引发留邪；或虽无新感，旧病复燃。总之，易感儿肺常虚，卫外抗邪能力弱，易外感六淫邪气，受之于肺，变生疾病。正与邪的消长变化，导致反复呼吸道感染。

（二）诊断与治疗

1. 诊断要点

本病判断条件见表1。

表1　反复呼吸道感染判断条件

年龄（岁）	反复上呼吸道感染次数（次/年）	反复下呼吸道感染次数（次/年）	
		反复气管支气管炎	反复肺炎
0～2	7	3	2
3～5	6	2	2
6～14	5	2	2

注：①两次感染间隔时间至少7天；②若上呼吸道感染次数不够，可以将上、下呼吸道感染次数相加，反之则不能，但若反复呼吸道感染是以下呼吸道感染为主，则定义为反复下呼吸道感染；③确定次数需要连续观察1年；④反复肺炎是指1年内反复患肺炎两次，肺炎需由肺部体征和影像学证实，两次肺炎诊断期间肺炎体征和影像学改变完全消失。

2. 辨证分型

（1）肺脾两虚：屡受外邪，易发咳喘，且症状不已，或愈后又作。神疲乏力，少气懒言，面色少华，肌肉瘦削或虚胖，多汗、食少，大便溏烂。舌淡胖，苔白，脉无力，指纹淡。

（2）脾肾不足：反复外感，甚则咳喘。神疲乏力、面色微黄或面白少华，少气懒言，自汗盗汗。发质软黄，肌肉萎软，筋骨软弱，或立、行、齿、发、语迟，或鸡胸龟背，食少纳呆，大便溏烂，舌淡，苔白，脉沉无力，指纹淡。

（3）气阴两虚：反复外感，常伴手心热，或低热。盗汗，口干，神疲乏力，纳呆食少，大便偏干，舌质红，少苔或花剥苔，脉细无力，指纹淡红。

（4）肺胃积热：反复外感，常伴发热、咽痛。口臭，易口舌生疮，汗多而黏，夜睡欠安，大便臭秽，舌质红，苔黄厚，脉滑数，指纹紫滞。

3. 鉴别诊断

（1）反复呼吸道感染与鼻鼽、哮喘：鼻鼽、哮喘多因接触过敏原引起，症状类似，反复发作，追问病史多有过敏史，或者变应性皮炎、变应性结膜炎等其他变应性疾病历史。其中，鼻鼽以鼻塞、鼻痒、喷嚏、流清水样涕等鼻部症状为主；哮喘以发作性咳喘为主要症状。而反复呼吸道感染因接触病原体引起，症状随病程演进，有由轻到重，再逐步减轻的演变，病程中可出现鼻、咽、气管、支气管等多个部位的症状，甚至有发热等全身表现。

（2）反复呼吸道感染与原发性免疫缺陷病：原发性免疫缺陷病是先天性因素所致的免疫活性细胞和免疫活性分子发生缺陷引起的免疫反应缺如或降低，导致机体抗感染免疫功能低下的一组临床综合征。临床表现为反复严重持久的感染（呼吸道最常见）、易患肿瘤和自身免疫性疾病，免疫功能检查异常。反复呼吸道感染以呼吸道疾患为主要表现，症状相对轻，较少合并其他系统的免疫疾患。

4. 治疗原则

"急则治其表，缓则治其本"。在呼吸道感染发作期间，应根据所患疾病的不同，先治疗急性病。缓解期则当以固本为要，或益肺固表，或健脾运脾，或补肾益精，或益气养阴，使"正气存内，邪不可干"。若属实证者，宜清泄肺胃，以恢复期治疗为主。

5. 一般治疗

（1）预防为主：注意环境卫生，维持室内空气流通，科学接种疫苗。在疾病流行季节，应尽量少去人口密集的公共场所，防止交叉感染，建议戴口罩。

（2）做好日常调护：均衡饮食，适当户外活动和体育锻炼，适时增减衣物。注意及时拭汗，避免吹风着凉。

（3）积极预防各种慢性病：如维生素D缺乏性佝偻病、营养不良、贫血等。

（4）捏脊疗法：操作者两手置于患儿脊柱两旁，用捏法把脊旁皮肤捏起来，边提捏边向前推进，由龟尾穴捏到大椎穴，每日捏3～9遍（注意：6月龄以上的婴幼儿方可进行此操作）。

（5）艾灸疗法：可选身柱、神阙等有助于强健身体的穴位，用艾条进行艾灸。每次3～10分钟，每周1次。连灸3周为1疗程，休息1周再做下一个疗程。

（6）香囊疗法：可选苍术、白芷、菖蒲、川芎、香附、辛夷、青蒿、藿香、艾叶各3～5克，剪碎或研细末后放在布包中，随身佩戴或放置在枕边。每包香囊可用7～10天。

（7）"三伏灸"：在每年的夏日"三伏"节气，取甘遂、白芥子、细辛、延胡索等中药按比例研末，用姜汁调成膏状，用胶布将药膏贴于肺俞、膏肓、足三里、三阴交等保健穴位上。儿童一般贴0.5～2小时，以皮肤耐受为度。每伏各贴药1次，3年为1疗程。

（三）药物处方

1. 肺脾两虚

（1）治法：健脾补肺。

（2）方药

玉屏风散（《究原方》）

组成：防风3～6克、黄芪6～15克、白术6～9克。

加减：脾虚明显者，加四君子汤（党参6～9克、白术6～9克、茯苓6～9克、炙甘草3～6克）；汗多者，加五味子1～3克、浮小麦9～15克；纳呆者，加鸡内金3～6克、麦芽9～15克、炒山楂3～6克；晨起喷嚏、流涕者，加苍耳子3～6克、辛夷3～6克；咽喉红肿者，加连翘3～6克、玄参6～9克；大便溏薄者，加茯苓9～15克、白扁豆6～9克。

煎服法：药物放置砂锅中，用凉开水浸泡30分钟或更长时间，水液高出药面并以药材浸透为度，煎煮沸腾后，再文火煎煮15～20分钟，每天3次，温服，1岁以下每次10毫升，1～3岁每次20毫升，3岁以上每次30毫升，服用2～3剂后根据病情变化调整处方。此为小儿中药常规煎煮服用方法。

（3）中成药

童康片

组成：黄芪、白术、防风、山药、牡蛎、陈皮。

用法用量：口服（嚼服），一次3～4片，一日4次。

玉屏风颗粒

组成：黄芪、炒白术、防风。

用法用量：开水冲服，1～3岁每次1/3袋，3～7岁每次1/2袋，7岁以上每次1袋，一日3次。

注意事项

（1）要抓对补益的时机，外感邪毒未清时不建议服用补益药材。

（2）调摄饮食，避免加重肠胃负担。

（3）科学安排体育锻炼，增强体质，但外出仍需避风寒。

2. 脾肾不足

（1）治法：温肾健脾。

（2）方药

金匮肾气丸（《金匮要略》）

组成：熟附子3～9克（先煎）、肉桂1～3克、熟地黄9～15克、山药6～9克、山茱萸3～6克、茯苓6～9克、泽泻6～9克、丹皮6～9克。

加减：脾虚明显者，加四君子汤（党参6克、白术6克、茯苓6克，炙甘草3克）；虚寒证重者，加补骨脂6～9克、肉苁蓉9～15克；发育迟缓者，加鹿角霜9～15克、龟甲胶9～15克、紫河车2～3克；纳呆者，加鸡内金3～6克、麦芽9～15克、炒山楂3～6克；汗多者，加黄芪6～15克、煅龙骨15～30克。

煎服法：熟附子需要先煎。余药小儿中药常规煎煮服用。

（3）中成药

槐杞黄颗粒

组成：槐耳清膏、枸杞子、黄精。

用法用量：开水冲服，1～3岁，每次1/2袋；3～12周岁，每次1袋。一日2次。

龙牡壮骨颗粒

组成：党参、黄芪、麦冬、醋龟甲、炒白术、山药、醋五味子、炒鸡内金、龙骨、煅牡蛎、茯苓、大枣、甘草、乳酸钙、葡萄糖酸钙、维生素D_2等

用法用量：开水冲服，2岁以下，每次1袋；2～7岁，每次1.5袋；7岁以上，每次2袋。一日3次。

注意事项

（1）要抓对补益的时机，外感邪毒未清时不建议服用补益药材。

（2）调摄饮食，避免加重肠胃负担，不食寒凉，避免中伤阳气。

（3）注意防寒保暖，注意休息。

3. 气阴两虚

（1）治法：益气养阴。

（2）方药

生脉散（《医学启源》）

组成：太子参6～9克、麦冬6～9克、五味子3～6克。

加减：偏气虚者，加黄芪6～15克；偏阴虚者，加沙参麦冬汤（北沙参6～9克、玉竹6～9克、生甘草3克、白扁豆3～6克、花粉3～6克、桑叶3～6克）纳呆者，加鸡内金3～6克、麦芽9～15克、炒山楂3～6克；汗多者，加浮小麦9～15克、糯稻根9～15克；五心烦热或久热者，加地骨皮6～9克、牡丹皮6～9克。

煎服法：小儿中药常规煎煮服用。

（3）中成药

生脉饮

组成：党参、麦冬、五味子。

用法用量：口服，1～3岁每次2/3支，3周岁以上每次1支，一日3次。

注意事项

（1）要抓对补益的时机，外感邪毒未清时不建议服用补益药材。

（2）适度锻炼，避免外感，注意休息。

4. 肺胃积热

（1）治法：清泄肺胃。

（2）方药

凉膈散（《太平惠民和剂局方》）

组成：大黄3～9克（后下）、芒硝3～9克（后下）、甘草3～6克、栀子3～6克、薄荷3～6克（后下）、黄芩3～6克、淡竹叶1～3克、连翘6～12克。

加减：咽红者，加玄参6～9克、土牛膝6～9克；口舌生疮者，加通草3～6克；舌苔厚者，加焦山楂6～9克、鸡内金3～6克。

煎服法：大黄、芒硝、薄荷后下，余药小儿中药常规煎煮服用。

（3）中成药

清降片

组成：蚕沙、大黄、青黛、玄参、皂角子、赤芍、板蓝根、麦冬、连翘、大黄、甘草、白茅根、川贝母。

用法用量：1周岁内一次3片，1日2次；1～3岁，每次4片，3～6岁，每次6片。每日3次。

注意事项

（1）要抓对清泄的时机，不可过用，避免伤正。

（2）调适饮食，少食煎炸、辛辣、肥甘厚腻食材。

（杜洪煊　邓　健）

二、小儿发热

（一）病情概述

发热是儿科常见急重症，腋窝体温检测10分钟，超过37.4℃即为发热。以全身或部分肌肤灼热为特征，临床表现为发热、口渴、恶寒或不恶寒、便干、尿黄、舌红、苔白或黄、脉数。中医学治疗小儿发热有丰富的实践经验及较好的治疗效果。历代医家有精辟论述，朱丹溪"凡小儿有病皆热"。王肯党"小儿之病惟热居多"。小儿发热主要是因为外邪侵袭，"小儿为纯阳之体"，诸邪易化热化火，寒邪可以从热化，热邪可以化火，病机病理上主要有以下几种情况：①发热乃邪正交争的反应，若患儿平素阳气旺盛则病来迅速，病势重，若正气弱无力与邪相争，则发热不高，甚至低于正常，说明病情危急；②热入阳明，病邪在表未愈，传入阴明，阳明乃多气多血之经，内传入里化热，病变部位有在经、在腑之分，表现为明显的身大热，不恶寒反恶热，大渴引饮，便干，小便短少等；③如果邪传入少阳或邪伏膜原，病邪不在太阳之表又未传入阳明之里，邪在半表半里，邪正交争表现为寒热往来，口苦，咽干，目眩，默默不思饮食；④痰湿最易停聚于膜原，若外邪侵袭膜原与痰湿相合，久留下去则长期寒热往来；⑤内有积滞郁滞，患儿素有宿食、积滞，积久郁而发热，若再遇外感邪气，内外相搏则有明显的发热、口渴、口臭、烦躁不宁、纳呆等；⑥重伤阴液，邪热耗伤阴液或误汗误下重伤阴液，阴不制阳，火邪亢盛，热必伤阴，进而损气或久病失于调理，以致脾胃气虚，中气不足，阴火内生。

（二）诊断与治疗

1. 诊断要点

37.5℃～38℃称为低热；38.1℃～39℃为中度发热；39.1℃～41℃为高热；41℃以上称为超高热。中医诊治小儿发热根据体温及临床表现诊断，首要明确外感内伤，临证时需要注意如下要点：辨表里、外感与内伤；辨病邪性质（寒、热、毒、食、湿、痰）等，为辨证论治提供依据；辨邪正关系，邪气以正气交争之盛衰。

2. 辨证分型

（1）外感发热

1）外感风寒：发热、无汗、头身疼痛、恶寒不渴、咳嗽、鼻流清涕、指纹红或青色，脉浮紧。

2）外感风热：发热、咽喉红肿疼痛、咳嗽吐浊痰、有汗、口唇红，舌苔白或微黄，脉浮数。

3）暑邪表证：壮热、汗出蒸蒸、口渴饮引、头晕目视昏花、心烦躁忧不安、不寐、面垢、咳嗽、面红唇红、舌红苔白、大便秘结、小便赤短少，脉洪数。

（2）里证发热

1）阳明经热证：大热大渴、大汗出，脉洪大，唇红苔黄燥。

2）阳明腑证：壮热、大便燥结、神昏谵语，舌红苔燥，脉沉实。

3）心脾积热：发热、口渴面赤、烦躁不宁、小便短赤、大便秘结，脉滑数、指纹青。

4）伤食发热：发热、手心腹部热、唇红、不欲饮食、夜卧不宁、大便秘结，脉滑、指纹紫滞。

5）气阴两燔发热：壮热烦躁、口渴汗出、身见疹点，大便秘结、小便短赤，舌绛苔黄、脉洪数。

3. 鉴别诊断

发热是许多疾病的临床表现症状。临床上很容易作出发热的诊断，但是发热的病因及鉴别诊断才是重点和难点。小儿发热的病因非常复杂，需要综合的分析才能最后明确诊断。由于近年来抗生素及糖皮质激素的广泛应用，某些情况下掩盖了一些小儿发热疾病的热型，临床需要注意详细问诊仔细鉴别。

一般情况分为感染性疾病、非感染性因素两个方面。

（1）感染性疾病是发热最常见的病因。各种病原微生物包括病毒、细菌、真菌、支原体、衣原体、立克次体、寄生虫、螺旋体，都可以引起机体局部或者全身的感染，都可以引起发热。

（2）非感染因素

1）结缔组织病或者变态反应性疾病是引起非感染性发热的一个重要原因，比如风湿热、幼年型的类风湿关节炎、系统性红斑狼疮、皮肌炎、结节性脂膜炎、药物过敏、嗜酸性粒细胞增多症及血清病等。

2）肿瘤及血液病，如恶性肿瘤霍奇金病及其他各种类型的白血病都可以引起发热。

3）免疫缺陷病如先天性低丙种球蛋白血症、丙种球蛋白亚型缺乏症、胸腺发育障碍及先天的无胸腺、慢性肉芽肿性疾病、获得性的免疫缺陷综合征也可引起发热。

4）体温中枢的调节异常如颅脑损伤、脑肿瘤、脑发育不良，及蛛网膜下腔出血的时候也可因体温中枢调节障碍引起发热。

5）组织破坏或者坏死如大面积烧伤或软组织损伤等情况也可以引起发热。

4. 治疗原则

小儿发热治疗原则有解表、清热、扶正三法。

（1）解表："其在皮者，汗而发之"是治疗外感热病的一个重要法则，早期表实汗而散之；中期里热炽盛，表邪未解则开达；后期邪热深入营阴可用青蒿向外引透；同时解表法又当配用其他治法，兼气滞者当理气解表，兼痰饮者当化饮解表等。

（2）清热：热者清之，清热是治疗热证的最基本法则。根据邪之性质及部位可分为清热泻火，清热利湿，清热导滞法，滋阴清热；若温疫、温毒、火毒、内痈等毒热诸证则重用清热解毒法。痰湿与外邪搏结则清化开达。若伤阴进而耗气者，尚须注意清法与益气等法配用。

（3）扶正：对于发热治疗总以祛邪为主，"邪去则正安"，如有正虚需要扶正。分清是以正虚为主，还是以邪实为，主扶正祛邪同用；总之应以扶正不留邪，祛邪不伤正为原则。

5. 一般治疗

（1）中药穴位贴敷：清热解毒药石膏60克、栀子30克、蒲公英30克共研细末，用猪胆汁40毫升与药末调成糊状外敷大椎、曲池、合谷等穴位。

（2）涂膜疗法：用中药涂膜剂涂于大椎穴、双侧合谷、风池穴治疗小儿外感发热。

（3）滴鼻疗法：清热解毒退热药金银花、连翘、薄荷、荆芥、豆豉、牛蒡子、桔梗、竹叶、甘草等适量中药煎煮成药液或用柴胡注射液直接滴入鼻腔，通过鼻腔黏膜对药物的直接吸收及神经调节作用而迅速发挥药效。

（4）灌肠及直肠滴注疗法：本法是近年来应用较多的外治方法，由于肠黏膜吸收药物充分且吸收后不经过肝脏而直接进入大循环避免了药物的首过效应，同时又可避免上消化道酸碱度和酶对药物吸收的影响，因此具有起效快、副作用小等优点。选择辨证论治的中药煎煮后适量灌肠及直肠滴注使用。

（5）针灸疗法：大椎、少商点刺放血。

（三）药物处方

1. 外感发热

（1）外感风寒

1）治法：辛温发表。

2）方药

荆防败毒散（《摄生众妙方》）

组成：荆芥穗6～9克、防风6～9克、羌活6～9克、独活6～9克、川芎6～9克、甘草4～6克、桔梗6～9克、生姜3～5克、葱白6～9克、白芷6～9克。

加减：高热者，加柴胡6～9克、葛根6～9克、生地黄6～9克。

煎服法：药物放置砂锅中，用凉开水浸泡30分钟或更长时间，水液高出药面并以药材浸透为度，煎煮沸腾后，再文火煎煮6～10分钟，每天3次，温服，1岁以下每次10毫升，1～3岁每次20毫升，3岁以上每次30毫升，服用2～3剂后根据病情变化调整处方。感冒解表药物煎煮不宜过久，此为小儿感冒药常规煎煮服用方法。

3）中成药

风寒感冒颗粒

组成：麻黄、葛根、紫苏叶、防风、桂枝、白芷、陈皮、苦杏仁、桔梗、干姜、甘草。

用法用量：开水冲服，6月龄至1岁，一次1/3袋；1～3岁，一次半袋；4～6岁，一次半袋～1袋；7岁以上，一次1袋。一日3次。

注意事项

服药后出汗者，注意保暖，以防再受风寒，且注意避免大汗伤津。

（2）外感风热

1）治法：辛凉解表。

2）方药

银翘散（《温病条辨》）

组成：连翘3～6克、银花6～6克、桔梗6～9克、薄荷（后下）6～9克、竹叶6～9克、生甘草4～6克、荆芥穗6～9克、淡豆豉6～9克、牛蒡子6～9克、板蓝根6～9克、山豆根6～9克。

加减：高热烦渴，加生石膏15～30克、知母4～6克、葛根10～15克。

煎服法：药物放置砂锅中（薄荷于起锅前5分钟入锅），余药小儿感冒药常规煎煮服用。

3）中成药

小儿感冒颗粒

组成：广藿香、菊花、连翘、大青叶、板蓝根、地黄、地骨皮、白薇、薄荷、石膏。

用法用量：开水冲服，1岁以内，一次1袋（6克）；1～3岁，一次1～2袋；4～7岁，一次2～3袋；8～12岁，一次4袋，一日2次。

小儿豉翘清热颗粒

组成：连翘、淡豆豉、薄荷、荆芥、炒栀子、大黄、青蒿、赤芍、槟榔、厚朴、黄芩、半夏、柴胡、甘草。

用法用量：开水冲服，6月龄至1岁，一次0.5～1袋（1～2克）；1～3岁，一次1～1袋半（2～3克）；4～6岁，一次1袋半～2袋（3～4克）；7～9岁，一次2袋～2袋半（4～5克）；10岁以上一次3袋（6克）。一日3次。

小儿柴桂退热颗粒

组成：柴胡、桂枝、葛根、浮萍、黄芩、白芍、蝉蜕。

用法用量：开水冲服，1岁以内，一次半袋；1～3岁，一次1袋；4～6岁，一次1.5袋；7～14岁，一次2袋。一日4次，3天为一个疗程。

注意事项

用药时注意顾护脾胃，服药后注意调护。

（3）暑邪表证

1）治法：清热解毒、芳香化浊。

2）方药

新加香薷饮（《温病条辨》）

组成：香薷6～9克、藿香6～9克、炒扁豆6～9克、厚朴花6～9克、银花6～9克、连翘3～6克、黄芩6～9克、滑石6～9克、甘草4～6克。

加减：表虚者，加南沙参6～9克；呕吐者加陈皮6～9克、姜半夏6～9克、川黄连1～3克；腹泻者，加白术6～9克、茯苓6～9克、焦三仙6～9克。

煎服法：小儿感冒药常规煎煮服用。

3）中成药

藿香正气口服液

组成：苍术、陈皮、姜炙厚朴、白芷、茯苓、大腹皮、生半夏、甘草浸膏、广藿香油、紫苏叶油、干姜。

用法用量：口服，6月龄至1岁，一次1/3支；1～3岁，一次半支；4～6岁，一次半支～1支；7岁以上，一次1支。一日2次。

六合定中丸

组成：广藿香、紫苏叶、香薷、木香、白扁豆（去皮）、檀香、茯苓、桔梗、麸炒枳壳（去心）、木瓜、陈皮、炒山楂、姜炙厚朴、甘草、炒麦芽、炒谷芽、麸炒六神曲。

用法用量：化服，6月龄至1岁，一次1/3丸；1～3岁，一次半丸；4～6岁，一次半丸～1丸；7岁以上，一次1丸。一日3次。

祛暑丸

组成：广藿香、紫苏叶、香薷、茯苓、木瓜、檀香、丁香、甘草。

用法用量：化服，6月龄至1岁，一次1/3丸；1～3岁，一次半丸；4～6岁，一次半丸～1丸；7岁以上，一次1丸。一日3次。

注意事项

注意饮食宜清淡易消化，以免食积不化，表里同病而加重发热。

2. 里证发热

（1）阳明经热证

1）治法：生津清热。

2）方药

白虎散（《伤寒论》）

组成：生石膏10～20克、知母4～6克、甘草4～6克、粳米6～9克。

加减：汗多，无力，气短，头晕，加太子参6～9克、麦冬6～9克、玄参6～9克。

煎服法：小儿感冒药常规煎煮服用。

3）中成药

小儿豉翘清热颗粒

组成：连翘、淡豆豉、薄荷、荆芥、炒栀子、大黄、青蒿、赤芍、槟榔、厚朴、黄芩、半夏、柴胡、甘草。

用法用量：开水冲服，6月龄至1岁，一次半袋～1袋（1～2克）；1～3岁，一次1袋～1袋半（2～3克）；4～6岁，一次1袋半～2袋（3～4克）；7～9岁，一次2袋～2袋半（4～5克）；10岁以上，一次3袋（6克）。一日3次。

注意事项

（1）防治高热抽风。

（2）防治高热热入心包。

（2）阳明府证

1）治法：通腑泻热。

2）方药

三承气汤（《伤寒论》）或增液承气汤

组成：炒厚朴6～9克、炒枳实6～9克、生大黄3～5克、元明粉6～9克、生地黄6～9克、玄参6～9克、麦冬6～9克、甘草4～6克。

加减：兼食积，加神曲3～5克、山楂6～9克、麦芽6～9克消食化积；口渴者，加天花粉6～9克、麦门冬6～9克养胃生津。

煎服法：药物放置砂锅中，温开水浸泡30分钟，大黄起锅前3分钟入锅，余药小儿中药常规煎煮服用。

3）中成药

小儿清热解毒口服液

组成：金银花、蝉蜕、石膏、滑石、黄芩、大黄、赤芍、板蓝根、广藿香、羚羊角片。

用法用量：口服，1～3岁，一次10毫升；4～6岁，一次20毫升；周岁以内酌减。4小时一次，热退停服。

注意事项

（1）调胃承气汤用于燥实而无痞满者。

（2）大承气汤用于痞满燥实兼具者。

（3）小承气汤用于痞满燥而不实者。

（3）心脾积热

1）治法：清心泄热。

2）方药

导赤散（《医宗金鉴》）

组成：生地黄 6 ～ 9 克、木通 4 ～ 6 克、生草稍 4 ～ 6 克、竹叶 6 ～ 9 克、黄连 1 ～ 3 克、炒黄芩 6 ～ 9 克、黄柏 6 ～ 9 克、炒栀子 4 ～ 6 克。

加减：大便秘结者，加玄参 6 ～ 9 克、麦冬 6 ～ 9 克。

煎服法：小儿中药常规煎煮服用。

3）中成药

健儿清解液

组成：金银花、菊花、连翘、山楂、苦杏仁、陈皮。

用法用量：口服，一次 10 ～ 15 毫升。婴儿一次 4 毫升；5 岁以内 8 毫升；6 岁以上酌加。一日 3 次。

注意事项

合理饮食，若口腔有溃疡者，可结合冰硼散、青黛散等局部外用。

（4）伤食发热

1）治法：消食导滞。

2）方药

消乳丸（《证治准绳》）合保和丸（《丹溪心法》）

组成：香附 6 ～ 9 克、甘草 4 ～ 6 克、陈皮 6 ～ 9 克、神曲 6 ～ 9 克、炒麦芽 6 ～ 9 克、连翘 4 ～ 6 克、炒黄芩 6 ～ 9 克、半夏 6 ～ 9 克、炒栀子 6 ～ 9 克。

加减：伴呕吐者，可加少许生姜汁 3 ～ 6 克以降逆止吐，大便秘结者加大黄 3 ～ 6 克、枳实 6 ～ 9 克以通下导滞。

煎服法：小儿中药常规煎煮服用。

3）中成药

保和丸

组成：山楂、茯苓、连翘、半夏、陈皮、莱菔子、六神曲、炒麦芽。

用法用量：温开水送服。3岁以下，一次1克；3～6岁，一次1.5克，一日3次；6岁以上，一次3克，一日2次。

四磨汤口服液

组成：木香、枳壳、乌药、槟榔。

用法用量：口服，1岁以下，3～5毫升；1～3岁，一次5～10毫升；3岁以上，一次10毫升。一日3次。

注意事项

注意饮食清淡易消化，保持大便通畅。

（5）气营两燔发热

1）治法：清气凉营。

2）方药

清营汤（《瘟病条辨》）

组成：水牛角4～6克、玄参6～9克、麦冬6～9克、生地黄6～9克、丹参6～9克、黄连1～3克、连翘4～6克、金银花6～9克。

加减：气分热感重，用石膏15～20克；营分热感重，用生地黄加丹皮6～9克；斑疹现加重，用水牛角、生地黄；热感动风，见抽搐神昏谵语，冲服安宫牛黄丸或紫雪丹。

煎服法：药物放置砂锅中（石膏先煎30分钟），用温开水浸泡30分钟，小儿感冒药常规煎煮服用方法。

3）中成药

安宫牛黄丸

组成：牛黄、水牛角浓缩粉、人工麝香、珍珠、朱砂、雄黄、黄连、黄芩、栀子、郁金、冰片。

用法用量：口服，3岁以内，一次1/4丸；4～6岁，一次1/2

丸；7岁以上，一次1丸。一日1次。

注意事项

热入营分，恐耗血动血，当透热转气，引邪热外出。

（杨若俊）

三、小 儿 感 冒

（一）病情概述

感冒又称伤风，是小儿感受外邪引起的一种常见疾病，以发热、鼻塞流涕、喷嚏、咳嗽为主要临床特征。本病一年四季均可发生，以气候骤变及冬春时节发病率较高。任何年龄小儿皆可发病，婴幼儿更为常见。

小儿感冒的发生，多以感受风邪为主，然风为百病之长，常兼他邪致病，如夹寒、热、暑、湿、燥等，临床以风寒、风热、暑湿三证常见。由于小儿肺脏娇嫩，脾常不足，神气怯弱，感邪之后易出现夹痰、夹惊、夹滞的证候。

西医学的上呼吸道感染性疾病表现同上述症状者，可参照本部分内容进行论治。

（二）诊断与治疗

1. 诊断要点

临床表证可见恶风或恶寒、鼻塞流涕、喷嚏、咽痛、咽痒、头痛或周身不适等。夹痰者可见咳嗽咳痰、喉间痰鸣；夹滞者可见脘腹胀满、不思饮食；夹惊者可见惊惕啼叫，甚则惊厥。

2. 辨证分型

（1）风寒感冒：发热轻，恶寒重，无汗，头身疼痛，鼻塞声重，或鼻痒喷嚏，流清涕，咽痒，咳嗽，咯稀薄白痰，口不渴或渴喜热饮，咽不红，舌苔薄白而润，脉浮紧或指纹浮红。

（2）风热感冒：发热重，微恶风，头痛面赤，汗出不畅，咳嗽，痰黏或黄，喉核肿痛，鼻塞，流黄浊涕，口干欲饮，舌边尖红，苔薄黄，脉浮数或指纹浮紫。

（3）暑湿感冒：身热，微恶风，汗少，肢体酸重或疼痛，头昏重胀痛，咳嗽痰黏，鼻流浊涕，心烦口渴，或口中黏腻，渴不多饮，胸闷脘痞，泛恶，腹胀，便溏，小便短赤，舌苔薄黄而腻，脉濡数。

（4）兼夹证

1）感冒夹痰：感冒兼见咳嗽加重，痰多，喉间痰鸣，舌苔厚腻，脉浮滑。

2）感冒夹惊：感冒兼见脘腹胀满，不思饮食，呕吐酸腐，口气秽浊，大便酸臭，或腹痛泄泻，或大便秘结，小便短黄，舌苔厚腻，脉滑。

3）感冒夹滞：感冒兼见惊惕哭闹，睡卧不宁，甚至骤然抽风，舌质红，脉浮弦。

3. 鉴别诊断

（1）急性传染病早期：多种急性传染病的早期都有类似感冒的症状，如麻疹、百日咳、水痘、幼儿急疹、流行性脑脊髓膜炎等，应根据流行病学史、临床特点、实验室检查等加以鉴别。

（2）急喉瘖（急性感染性喉炎）：初起表现为发热、微咳，后可出现声音嘶哑，病情较重时出现犬吠样咳嗽及吸气性喉鸣。

4. 治疗原则

感冒的病位在卫表肺系，以疏风解表为基本原则，根据证型不同分别治以辛温解表、辛凉解表、清暑解表之法。夹杂兼证者，在解表基础上，分别佐以化痰、消导、镇惊之法。小儿为稚阴稚阳之体，不宜发汗太过，以防耗损津液。小儿感冒易于从寒化热，或热为寒闭，形成寒热夹杂证，单用辛温药助热化火，单用辛凉药汗出不透，故常以辛凉辛温药并用。

5. 一般治疗

（1）预防为主：保持室内空气清新，加强体格锻炼。在流行季节，应尽量少去人口密集的公共场所，防止交叉感染。人口密集区域有条件者可做专业的空气消毒（物理的静电吸附或化学的臭氧消毒），以预防传染。

（2）病后调护：适当休息，适寒温，在冬春之际尤当注意防寒保暖，盛夏亦不可贪凉露宿。清淡饮食。注意病情变化，及时就诊。

（3）针灸疗法

1）风寒感冒灸法：取大椎、肺俞、风门。用艾柱或艾条依次灸治，每个穴位5～10分钟，以表面皮肤潮红为宜，每日1～2次。

2）风热感冒针刺：取曲池、大椎、合谷、外关。头痛者加太阳，咽喉痛加少商。泻法，每日1～2次。

（三）药物处方

1. 风寒感冒

（1）治法：辛温解表。

（2）方药

荆防败毒散（《摄生众妙方》）

组成：荆芥6～9克、防风6～9克、羌活6～9克、独活6～9克、柴胡6～9克、前胡6～9克、枳壳6～9克、桔梗6～9克、甘草4～6克、茯苓6～9克、川芎4～6克、生姜4～6克。

加减：表寒重者，加麻黄4～6克、桂枝6～9克以发表散寒；鼻塞，流涕重者，加苍耳子6～9克、通草4～6克、辛夷（包煎）6～9克散寒通窍；表湿较重者，加香薷10～15克、藿香6～9克散寒除湿；头痛甚者，加白芷6～9克、细辛（后下）2～4克散寒止痛。

煎服法：药物放置砂锅中，用温开水浸泡30分钟，（辛夷纱布包煎，细辛起锅前5分钟入锅），小儿感冒药常规煎煮服用方法。

（3）中成药

风寒感冒颗粒

组成：麻黄、葛根、紫苏叶、防风、桂枝、白芷、陈皮、苦杏仁、桔梗、干姜、甘草。

用法用量：开水冲服。6月龄至1岁，一次1/3袋；1～3岁，一次半袋；4～6岁，一次半袋～1袋；7岁以上，一次1袋。一日3次。

注意事项

　　小儿脏腑娇嫩，为稚阴稚阳之体，感寒邪后也易化热，不可用药太过辛热，可稍佐辛凉清热之品。

　　2. 风热感冒

　　（1）治法：辛凉解表。

　　（2）方药

　　银翘散（《温病条辨》）

　　组成：金银花6～9克、连翘6～9克、栀子6～9克、淡豆豉6～9克、薄荷（后下）4～6克、荆芥6～9克、竹叶6～9克、芦根6～9克、牛蒡子6～9克、桔梗6～9克、甘草4～6克。

　　加减：风热上壅，基础方加桑叶6～9克、菊花6～9克；痰阻于肺，加浙贝母6～9克、前胡6～9克、杏仁6～9克；痰热较盛，加黄芩6～9克、知母6～9克、瓜蒌皮6～9克；毒壅阻咽喉，加板蓝根6～9克、玄参6～9克、射干6～9克；若时行感冒热毒较盛，加五味消毒饮；风寒外束，入里化热者，加麻杏石甘汤；风热化燥，伤津者，加桑杏汤；时行感冒，选用四季抗病毒口服液、蓝芩口服液等中成药。

　　煎服法：药物放置砂锅中（薄荷起锅前5分钟入锅），用温开水浸泡30分钟，小儿感冒药常规煎煮服用。

　　（3）中成药

　　小儿感冒颗粒

　　组成：广藿香、菊花、连翘、大青叶、板蓝根、地黄、地骨皮、白薇、薄荷、石膏。

　　用法用量：开水冲服，1岁以内，一次1袋（6克）；1～3岁，一次1袋～2袋；4～7岁，一次2袋～3袋；8～12岁，一次4袋。一日2次。

小儿豉翘清热颗粒

组成：连翘、淡豆豉、薄荷、荆芥、炒栀子、大黄、青蒿、赤芍、槟榔、厚朴、黄芩、半夏、柴胡、甘草。

用法用量：开水冲服，6月龄至1岁，一次半袋～1袋（1～2克）；1～3岁，一次1袋～1袋半（2～3克）；4～6岁，一次1袋半～2袋（3～4克）；7～9岁，一次2袋～2袋半（4～5克）；10岁以上，一次3袋（6克）。一日3次。

风热感冒颗粒

组成：板蓝根、连翘、薄荷、荆芥穗、桑叶、芦根、牛蒡子、菊花、苦杏仁、桑枝、六神曲。

用法用量：开水冲服，6月龄至1岁，一次1/3袋；1～3岁，一次半袋；4～6岁，一次半袋～1袋；7岁以上，一次1袋。一日3次。

银翘解毒颗粒

组成：金银花、连翘、薄荷、荆芥、淡豆豉、牛蒡子、桔梗、淡竹叶、甘草。

用法用量：开水冲服，6月龄至1岁，一次1/3袋；1～3岁，一次半袋；4～6岁，一次半袋～1袋；7岁以上，一次1袋。一日3次。

板蓝根颗粒

组成：板蓝根。

用法用量：开水冲服，6月龄至1岁，一次1/3袋；1～3岁，一次半袋；4～6岁，一次半袋～1袋；7岁以上，一次1袋。一日3次。

注意事项

小儿脾常不足，用药不可过于寒凉，以免伤及小儿脾胃之气，造成呕吐、泄泻等不适症状。

3. 暑湿感冒

（1）治法：清暑祛湿解表。

（2）方药

新加香薷饮（《温病条辨》）

组成：银花6～9克、连翘6～9克、鲜荷叶6～9克、鲜芦根9～12克、香薷6～9克、厚朴9克、扁豆6～9克。

加减：暑热偏盛者，加黄连解毒汤（栀子6～9克、黄芩6～9克、青蒿6～9克）；湿困卫表者，加藿香6～9克、佩兰6～9克；若里湿偏盛，加藿香正气水；若小便短赤，基本方加六一散（滑石6～9克、甘草4～6克、茯苓6～9克）。

煎服法：小儿感冒药常规煎煮服用。

（3）中成药

藿香正气口服液

组成：苍术、陈皮、姜炙厚朴、白芷、茯苓、大腹皮、生半夏、甘草浸膏、广藿香油、紫苏叶油、干姜。

用法用量：口服，6月龄至1岁，一次1/3支；1～3岁，一次半支；4～6岁，一次半支～1支；7岁以上，一次1支。一日2次。

六合定中丸

组成：广藿香、紫苏叶、香薷、木香、白扁豆（去皮）、檀香、茯苓、桔梗、麸炒枳壳（去心）、木瓜、陈皮、炒山楂、姜炙厚朴、甘草、炒麦芽、炒谷芽、麸炒六神曲。

用法用量：化服，6月龄至1岁，一次1/3丸；1～3岁，一次半丸；4～6岁，一次半丸～1丸；7岁以上，一次1丸。一日3次。

祛暑丸

组成：广藿香、紫苏叶、香薷、茯苓、木瓜、檀香、丁香、甘草。

用法用量：化服，6月龄至1岁，一次1/3丸；1岁～3岁，一次半丸；4～6岁，一次半丸～1丸；7岁以上，一次1丸。一日3次。

注意事项

暑湿之邪所致感冒常缠绵难愈，小儿脾常不足，祛除湿邪时不忘健脾。

4. 兼夹证

（1）感冒夹痰

1）治法：辛温解表，宣肺化痰；辛凉解表，清肺化痰。

2）方药

风寒夹痰证加用三拗汤（《太平惠民和剂局方》）、二陈汤（《太平惠民和剂局方》）；风热夹痰者加用桑菊饮（《温病条辨》）

组成：三拗汤的组成为麻黄4～6克、杏仁6～9克、甘草4～6克。二陈汤的组成为半夏6～9克、陈皮6～9克、茯苓6～9克、甘草4～6克。桑菊饮的组成为桑叶6～9克、菊花6～9克、薄荷（后下）4～6克、连翘4～6克、杏仁6～9克、桔梗6～9克、芦根6～9克、甘草4～6克。

加减：痰多者，加炙瓜蒌皮6～9克、浙贝母6～9克、桔梗6～9克、黄芩6～9克、竹茹4～6克。

煎服法：药物放置砂锅中（薄荷起锅前5分钟入锅），小儿感冒药常规煎煮服用方法。

（2）感冒夹滞

1）治法：解表兼消积滞。

2）方药

疏风解表基础上加用保和丸（《丹溪心法》）

组成：焦山楂6～9克、莱菔子6～9克、焦神曲6～9克、法半夏6～9克、陈皮6～9克、茯苓6～9克、连翘4～6克。

加减：食滞者，加炒麦芽6～9克、鸡内金6～9克、炒谷芽6～9克消食化滞；气滞腹痛者，加炒枳壳6～9克、木香2～4克、白芍6～9克；大便干结者，加炒枳壳6～9克、大黄（后下）3～5克。

煎服法：小儿感冒药常规煎煮服用方法。

（3）感冒夹惊

1）治法：解表兼以清热镇惊。

2）方药

疏风解表基础方合解热镇惊丸

组成：风热者用桑叶6～9克、金银花6～9克、连翘4～6克、薄荷6～9克、荆芥6～9克、防风6～9克等疏散风热药，风寒者用荆芥6～9克、防风6～9克、羌活6～9克、细辛2～3克、紫苏叶6～9克等解表散寒药。

加减：夹惊者，可加用僵蚕6～9克、天麻6～9克、蝉蜕4～6克息风镇惊；夜啼者，加夜交藤6～9克、石菖蒲6～9克。

煎服法：小儿感冒药常规煎煮服用方法。

3）中成药

解热镇惊丸

组成：胆南星、天麻、钩藤、天竺黄、琥珀、麝香、牛黄、冰片、朱砂、全蝎、僵蚕（炒）、茯苓等。

用法用量：口服，1～3岁，一次1/2丸；4～5岁，一次1丸。一日2次。

琥珀抱龙丸

组成：山药、琥珀、朱砂、甘草、天竺黄、檀香、炒枳壳、茯苓、红参、炒枳实、胆南星。

用法用量：口服，一次1丸，一日2次。婴儿每次1/3丸，化服。

小儿回春丸

组成：全蝎、朱砂、蛇含石（酸煅）、天竺黄、川贝母、胆南星、牛黄、制白附子、天麻、僵蚕、雄黄、防风、羌活、麝香、冰片、甘草、钩藤。

用法用量：口服，一次1丸，一日2次。周岁以内小儿酌减。

小儿金丹片

组成：朱砂、川贝母、胆南星、橘红、前胡、玄参、清半夏、大青叶、木通、桔梗、荆芥穗、羌活、西河柳、地黄、炒枳壳、赤芍、钩藤、葛根、牛蒡子、天麻、甘草、防风、冰片、水牛角浓缩粉、羚羊角粉、薄荷脑。

用法用量：口服，周岁一次0.6克（2片），周岁以下酌减，一日3次。

注意事项

注意辨别感冒的兼夹证，在解表基础上，以化痰、消导、镇惊药物治疗。

（杨若俊）

四、小儿咳嗽

（一）病情概述

小儿咳嗽是以咳嗽、咳痰为主要表现的肺系疾病，有声无痰为咳，有痰无声为嗽，有痰有声为咳嗽。本病四季可见，冬春季节尤为多见，婴幼儿发病率较高，预后良好，亦有反复发作，迁延不愈者。

小儿咳嗽可分为外感、内伤两大类，但因小儿肺常不足，腠理不密，易于感受外邪，故临床上小儿的外感咳嗽多于内伤咳嗽。病位主要在肺，也可涉及他脏，病机关键为肺失宣降所致。外感咳嗽多为实证，内伤咳嗽有实证亦有虚证，也有虚实夹杂者。

本病相当于西医学急性支气管炎，临床见者可参考辨治。

（二）诊断与治疗

1. 诊断要点

外感咳嗽以咳嗽及表证为主，起病急，病程短，主要表现为咳嗽、咯痰、喉间痰鸣，咽痒咽痛，或伴鼻塞、流涕，伴或不伴发热及头身不适等症；内伤咳嗽起病多缓，病程稍长，以咳嗽、咳痰兼见其他脏腑功能失调症候，但无表证。

2. 辨证分型

（1）外感咳嗽

1）风寒袭肺：咳嗽频作，咳声重浊，痰白清稀，鼻塞流清涕，无汗恶寒，低热或无发热，或伴头身疼痛，舌淡苔薄白，脉浮紧或指纹淡红。

2）风热犯肺：咳嗽咳痰，痰黄黏稠，难咯，咽痛口渴，鼻塞流黄浊涕，或伴发热头痛，微汗出，舌红苔薄黄，脉浮数或指纹淡紫。

（2）内伤咳嗽

1）痰热壅肺：咳嗽痰多，色黄黏稠难咯，喉间痰鸣，咳剧气促，发热口渴，烦躁不安，溺少色黄，大便干结难解，舌红苔黄腻，脉滑数或指纹紫滞。

2）痰湿蕴肺：咳嗽重浊，痰多壅盛，色白而稀，喉间痰声漉漉，胸闷纳呆，倦怠困倦，舌淡红，苔白腻，脉滑或指纹沉滞。

3）肺脾气虚：咳而无力，痰白清稀，面色苍白，语声低微，气短懒言，畏寒自汗，舌淡胖，边有齿痕，脉细无力或指纹淡红。

4）阴虚肺热：干咳无痰，或痰少而黏，或痰中带血，不易咯出，口渴咽干，喉痒声嘶，午后潮热或手足心热，盗汗，舌红少苔，脉细数或指纹紫。

3. 鉴别诊断

（1）肺炎喘嗽（急性支气管肺炎）：以发热、咳嗽、痰壅、气促、鼻煽为主证，肺部听诊有固定湿啰音，胸部X线检查可见肺纹理增粗、斑片状阴影。

（2）顿咳（百日咳）：为阵发性痉挛性咳嗽，咳后有鸡鸣样回声，并咯出痰涎，病程迁延日久。

（3）肺痨（原发性肺结核）：多有结核接触史，以咳嗽、低热、盗汗为主证，结核菌素试验阳性，气道排出物中找到结核分枝杆菌，胸部X线检查可见活动性原发型肺结核改变，纤维支气管镜检查可见明显的支气管结核病变。

（4）支气管异物：为突然出现的呛咳，有异物吸入史，胸部X线检查可见纵隔摆动，纤维支气管镜检查可明确诊断。

4. 治疗原则

首先应辨证准确，分清外感、内伤咳嗽，根据疾病的寒热、虚实，外感咳嗽以疏散外邪，宣通肺气，化痰止咳为主；风寒咳嗽治以疏散风寒，宣肺止咳；风热咳嗽治以疏风解热，宣肺止咳。但应注意外感咳嗽多邪盛而正气未虚，不宜过早应用收涩、镇咳及滋补类药物，以免闭门留寇。内伤咳嗽则应详辨因累及何脏所致，随证治之。痰热者予清肺化痰，痰湿者予燥湿化痰，气虚者补肺健脾，阴虚者养阴润肺。

5. 一般治疗

（1）本病以预防为主，积极户外活动，锻炼身体，增强自身抵抗力，防寒保暖，避免外感。

（2）保持室内空气清新，避免接触咳嗽患者。

（3）合理饮食，忌服辛辣香燥、煎炸炙煿及甜腻滋补之品。

（4）拍背吸痰，促进痰液排出。

（5）小儿推拿疗法揉小天心，补肾水，揉二马，揉板门，逆运内八卦，清肺经，推四横纹，揉小横纹穴，清天河水。咳喘轻者每日2次，重者每日4～6次。咳喘以夜间为甚者，停推四横纹，分推肩胛穴各50次，以平喘止咳。高热者，揉小天心后加一窝风。

（6）针刺治疗取穴天突、内关、曲池、丰隆，或取肺俞、尺泽、太白、太冲。每日取1组，2组交替使用，每日1次，10～15次为1疗程，中等刺激，或针后加灸，用于气虚咳嗽。

（7）注意观察患儿病情变化，以防疾病加重，必要时及时就医。

（三）药物处方

1. 外感咳嗽

（1）风寒袭肺

1）治法：疏风散寒，宣肺止咳。

2）方药

华盖散（《太平惠民和剂局方》）

组成：麻黄4～6克、杏仁6～9克、甘草4～6克、桑白皮6～9克、紫苏子6～9克、赤茯苓6～9克、陈皮6～9克。

加减：寒邪较重，加细辛2～4克、生姜4～6克、桂枝4～6克；咳重，加杏仁6～9克、桔梗6～9克、枇杷叶6～9克；痰多，加陈皮6～9克、茯苓6～9克、丝瓜络6～9克；风寒夹热证，方用杏苏散，加大青叶6～9克、黄芩6～9克；鼻塞流涕甚者，加辛夷（包煎）6～9克、苍耳子6～9克、通草4～6克；头痛者，加白芷6～9克、藁本6～9克、川芎4～6克；表寒兼有里饮者，合用小青龙汤，用桂枝4～6克、生姜4～6克、半夏6～9克、白芍6～9克、五味子2～3克温化里饮。

煎煮法：药物放置砂锅中，用凉开水浸泡30分钟或更长时间，水液高出药面并以药材浸透为度，煎煮沸腾后，再文火煎煮6～10分钟，每天3次，温服，1岁以下，每次10毫升，1～3岁，每次20毫升，3岁以上，每次30毫升，服用2～3剂后根据病情变化调整处方。感冒解表药物煎煮不宜过久，此为小儿解表药常规煎煮服用方法（下同）。

3）中成药

小儿宣肺止咳颗粒

组成：麻黄、竹叶、防风、黄芩、桔梗、芥子、苦杏仁、葶苈子、马兰、黄芪、山药、山楂、甘草。

用法用量：温开水冲服，1岁以内，一次1/3袋；1～3岁，一次2/3袋；4～7岁，一次1袋；8～14岁，一次1.5袋。一日3次，3天为1疗程。

注意事项

（1）适寒温，防寒保暖，避免再次受寒。

（2）合理饮食，忌食滋补碍胃之品，忌食辛辣香燥之品以免化热。

（3）避免同时服用成分相近药物，尽量在医生指导下用药。

（4）适当休息，必要时就医。

（2）风热犯肺

1）治法：疏风解热，宣肺止咳。

2）方药

桑菊饮（《温病条辨》）

组成：桑叶6～9克、菊花6～9克、薄荷（后下）4～6克、连翘4～6克、杏仁6～9克、桔梗6～9克、芦根6～9克、甘草4～6克。

加减：肺热重者，加金银花6～9克、黄芩6～9克；咽红肿痛者，加射干6～9克、板蓝根6～9克、玄参6～9克；咳重者，加枇杷叶6～9克、前胡6～9克；痰多者，加浙贝母6～9

克、瓜蒌皮6～9克、芥子2～4克；风热夹湿者，加薏苡仁10～15克、半夏6～9克、橘皮6～9克。

煎服法：小儿感冒药常规煎煮服用方法。

3）中成药

小儿咳喘灵颗粒

组成：麻黄、金银花、苦杏仁、板蓝根、石膏、甘草、瓜蒌。

用法用量：开水冲服，2岁以内，一次1克（每袋10克）；3～4岁，一次1.5克；5～7岁，一次2克。一日3～4次。

小儿清热止咳颗粒

组成：麻黄、苦杏仁（炒）、石膏、甘草、黄芩、板蓝根、北豆根。

用法用量：开水冲服，1～2岁，一次1/3～1/2袋；3～5岁，一次1/2～1袋；6～14岁，一次1～1.5袋。一日3次。

小儿咳嗽宁糖浆

组成：桔梗、前胡、桑叶、牛蒡子、黄芩、桑白皮、苦杏仁、芦根、瓜蒌、枇杷叶、浙贝母、陈皮。

用法用量：口服，初生儿，一次5毫升；6月龄至3岁，一次5～10毫升；4～6岁，一次10～15毫升；7～12岁，一次15～20毫升。一日3～4次。

注意事项

（1）发热重者注意休息，多饮水，脱水时及时处理（口服补液盐或静脉补液）。

（2）饮食宜清淡，易消化，忌服辛辣香燥、酸奶、鱼虾、鸡肉等热性食物，保持大便通畅。

（3）观察病情变化，如有不适及时就医。

2. 内伤咳嗽

（1）痰热壅肺

1）治法：清肺化痰止咳。

2）方药

清金化痰汤（《东病广药》）

组成：桑白皮6～9克、前胡6～9克、款冬花6～9克、黄芩6～9克、栀子6～9克、鱼腥草6～9克、桔梗6～9克、浙贝母6～9克、橘红6～9克、麦冬6～9克、甘草4～6克。

加减：痰多色黄，黏稠难咯，加瓜蒌皮6～9克、胆南星4～6克、葶苈子6～9克、竹茹4～6克；咳重，胸胁疼痛，加郁金6～9克、青皮4～6克、丝瓜络4～6克；心烦口渴，加生石膏10～15克、竹叶6～9克、黄连1～2克、芦根9～12克；腹胀纳呆者，加炒麦芽6～9克、莱菔子6～9克、炒枳壳6～9克；大便秘结，加瓜蒌仁6～9克、大黄（后下）6～9克、郁李仁6～9克。

煎服法：药物放置砂锅中（大黄起锅前3分钟入锅），余药小儿中药常规煎煮服用。

3）中成药

小儿清肺化痰口服液

组成：麻黄、前胡、黄芩、炒紫苏子、石膏、苦杏仁（去皮炒）、葶苈子、竹茹。

用法用量：口服，1岁以内，每次3毫升；1～5岁，每次10毫升；5岁以上，每次15～20毫升。一日2～3次，用时摇匀。

复方鲜竹沥液

组成：鲜竹沥、鱼腥草、生半夏、生姜、枇杷叶、桔梗、薄荷素油。

用法用量：口服，1岁以内，每次3～5毫升；1～3岁，每次6～10毫升；4～7岁，每次10毫升；8～12岁，每次15～20毫升；12岁以上，每次20毫升。一日2～3次。

羚羊清肺散

组成：羚羊角粉、赤芍、板蓝根、连翘、金银花、知母、天花粉、琥珀、甘草、朱砂、石膏、冰片、栀子、芦根、水牛角浓缩粉、川贝母、桔梗、炒僵蚕。

用法用量：口服，一次1克，一日2次，周岁以下儿童酌减。

小儿化痰止咳糖浆

组成：桔梗流浸膏、桑白皮流浸膏、吐根酊、盐酸麻黄碱。

用法用量：口服，1～2岁，一次2～3毫升；2～5岁，一次3～5毫升；6～10岁，一次5～10毫升。一日3～4次。

注意事项

（1）饮食宜清淡，易消化，以防乳食积滞化痰化热加重病情，保持大便通畅。

（2）忌用镇咳药以免影响排痰，加强拍背吸痰，促进痰液排出。

（3）观察病情变化，如有不适及时就医。

（2）痰湿蕴肺

1）治法：燥湿化痰止咳。

2）方药

三拗汤（《太平惠民和剂局方》）合二陈汤（《太平惠民和剂局方》）

组成：炙麻黄4～6克、杏仁6～9克、陈皮6～9克、半夏6～9克、茯苓6～9克、甘草6～9克、生姜4～6克、乌梅4～6克。

加减：痰涎壅盛，加紫苏子6～9克、莱菔子6～9克、白芥子6～9克利气化痰；湿盛，加苍术6～9克、厚朴6～9克、砂仁4～6克（后下）燥湿健脾，宽胸行气；咳嗽重，加款冬花6～9克、炙紫菀6～9克、百部6～9克、枇杷叶6～9克宣肺化痰；纳呆者，加焦神曲6～9克、炒麦芽6～9克、焦山楂6～9克醒脾消食。

煎服法：药物放置砂锅中（砂仁起锅前3分钟入锅），小儿中药常规煎煮服用。

3）中成药

半夏露糖浆（颗粒）

组成：半夏、甘草、枇杷叶、浓橙皮酊、远志、薄荷油、紫菀、桔梗、麻黄。

用法用量：口服，1岁以内，一次3毫升；1～3岁，一次5毫升；3～7岁，一次10毫升；7～14岁，一次10～15毫升。一日3～4次。

注意事项

（1）饮食宜清淡，易消化，忌服滋补碍胃之品。

（2）忌用镇咳药以免影响排痰，加强拍背吸痰，促进痰液排出。

（3）湿易从寒化，故用药切忌过于寒凉。

（4）观察病情变化，如有不适及时就医。

（3）肺脾气虚

1）治法：健脾补肺，益气化痰。

2）方药

六君子汤（《世医得效方》）

组成：党参6～9克、白术6～9克、茯苓6～9克、陈皮6～9克、半夏6～9克、甘草4～6克。

加减：气虚重，加黄芪6～9克、黄精6～9克益气补虚；咳重痰多，加杏仁6～9克、浙贝母6～9克、炙枇杷叶6～9克化痰止咳；食少纳呆，加白术6～9克、山药6～9克、焦山楂6～9克、焦神曲6～9克健脾和胃消食。

煎服法：小儿中药常规煎煮服用。

3）中成药

玉屏风颗粒

组成：黄芪、防风、炒白术。

用法用量：开水冲服，1～3岁，每次1/3袋；3～7岁，每次1/2袋；7岁以上，一次1袋。一日3次，周岁以下小儿酌减。

小儿肺咳颗粒

组成：人参、茯苓、白术、陈皮、鸡内金、大黄（酒炙）、鳖甲、地骨皮、北沙参、炙甘草、青蒿、麦冬、桂枝、干姜、制附子、瓜蒌、桑白皮、款冬花、紫菀、桑白皮、胆南星、黄芪、枸杞子、蔗糖。

用法用量：开水冲服，1岁以下，每次2克（每袋6克）；1～4岁，每次3克；5～8岁，每次6克。一日3次。

注意事项

注意虚实夹杂者，需要根据病情攻补兼施，祛邪不伤正，扶正不留邪。

（4）阴虚肺热

1）治法：养阴润肺，兼清余热。

2）方药

沙参麦冬汤（《温病条辨》）

组成：南沙参6～9克、麦冬6～9克、生地黄6～9克、玉竹6～9克、天花粉6～9克、甘草4～6克、桑白皮6～9克、炙款冬花6～9克、炙枇杷叶6～9克。

加减：阴虚低热者，加地骨皮6～9克、石斛6～9克、胡黄连6～9克养阴清热；咳嗽重者，加炙紫菀6～9克、浙贝母6～9克、炙枇杷叶6～9克润肺止咳；咳重，痰中带血者，加仙鹤草6～9克、海蛤粉6～9克、炒黄芩6～9克、白茅根6～9克清肺止血；久咳，痰黏重者，用麦冬10～15克合泻白散养阴清热。食疗法用银耳雪梨汤（银耳20克、雪梨200克、浙贝母6～9克、冰糖30克）。

煎服法：小儿中药常规煎煮服用。

3）中成药

养阴清肺口服液

组成：地黄、川贝母、麦冬、白芍、玄参、薄荷、牡丹皮、甘草。

用法用量：口服，1～3岁，每次3～5毫升；3～7岁，每次5～10毫升；7岁以上，每次10毫升。一日2～3次。

川贝枇杷糖浆

组成：川贝母流浸膏、桔梗、枇杷叶、薄荷脑。

用法用量：口服，1 ～ 3岁，每次3 ～ 5毫升；3 ～ 7岁，每次5 ～ 10毫升；7岁以上，每次10毫升。一日2 ～ 3次。

罗汉果止咳糖浆

组成：罗汉果、枇杷叶、桑白皮、白前、百部、桔梗、薄荷油。

用法用量：口服，1 ～ 3岁，每次3 ～ 5毫升；3 ～ 7岁，每次5 ～ 10毫升；7岁以上，每次10 ～ 15毫升。一日2 ～ 3次。

注意事项

阴虚肺热者需要滋补肺阴，清解余热，治疗中应根据病情清补兼施。

（杨若俊）

五、小儿哮喘

（一）病情概述

哮喘是由多种原因引起的小儿时期常见的肺系疾病。哮以声响名，喘以气息言，哮必兼喘，故称哮喘。临床以反复发作性喘促气急，喉间哮鸣，呼吸困难，甚者张口抬肩，摇身撷肚，不能平卧为主要特征，常在夜间或清晨加重。该病具有明显家族性，1 ～ 6岁小儿多见，有显著季节性，冬春季节气候多变时易发病，多数患儿随着年龄增长，经过长期、规律有效治疗、调护后可缓解，但若失于防治，也可反复发作，迁延不愈，遗患终身。

哮喘的病因有内因、外因之分，即内有伏痰、外有诱因。内因主要由于先天禀赋不足，素体肺、脾、肾三脏功能不足，导致水液代谢失常，水饮停聚，痰饮内生，留伏于肺，成为哮喘夙根。外因则由感受外邪（最为多见）、饮食失调致肺失宣肃，或接触异物（花粉、尘埃、油漆、绒毛等）刺激气道，引动伏痰，痰随气升，气因痰阻，痰气交阻，阻塞气道，肺失宣肃而发为哮喘。

哮喘根据其发作情况可分为发作期和缓解期，发作期因其寒热虚实的不同，可分为寒哮、热哮、寒热夹杂、虚实夹杂之证，缓解期因累及脏腑不同分为肺脾气虚、脾肾阳虚、肺肾阴虚证。

西医学喘息性支气管炎及支气管哮喘可参照本部分辨证治疗。

（二）诊断与治疗

1. 诊断要点

（1）婴儿期多有湿疹等过敏性疾病史，家族哮喘史。

（2）常反复发作，发作多与某些诱发因素有关，如气候骤变，受凉受热，进食或接触某些过敏物质。发作之前多有喷嚏、鼻塞、咳嗽等先兆。

（3）常突然发作，阵咳，喘息气促，喉间痰鸣，甚至不能平卧，烦躁不安，口唇青紫。

（4）肺部听诊可闻及哮鸣音，呼气时明显，呼气延长，继发感染者可闻及湿啰音。

（5）血常规白细胞总数正常，嗜酸粒细胞可增多，若伴有细菌感染时，白细胞总数及中性粒细胞可增多。

（6）咳嗽变异性哮喘又称过敏性咳嗽。常表现为：①咳嗽持续或反复发作＞1个月，夜间或清晨发作性咳嗽，痰少，运动后加重；②临床无感染征象，或经较长时间抗生素治疗无效；③用支气管扩张剂可使咳嗽发作缓解，是诊断本病的基本条件；④有个人或家族过敏史，气道反应性测定、变应原检测等可辅助诊断。

2. 辨证分型

（1）发作期

1）寒性哮喘：咳嗽气喘，喉间哮鸣，咳吐清稀白痰或有沫，形寒肢冷，鼻流清涕，面色淡白，无汗恶寒，舌淡红，苔白滑，脉浮滑或指纹红。

2）热性哮喘：咳嗽气促喘息，声高息涌，喉间哮吼痰鸣，咯黄稠痰，胸膈满闷，身热面赤，口渴咽干，溲黄，大便干结，舌红苔黄，脉滑数或指纹紫。

3）外寒内热：喘促气急，咳嗽痰鸣，喷嚏，鼻塞流清涕，或恶寒发热，咯痰黏稠色黄，口渴，大便干结，小便黄，舌红，苔白，脉滑数或浮紧，指纹浮红或沉紫。

4）肺实肾虚（虚实夹杂）：哮喘久作，持续不已，喘促胸满，动则喘甚，面色不华，咳嗽痰多，喉间痰鸣，畏寒肢冷，神疲纳呆，小便清长，舌淡，苔薄腻，脉细弱或指纹淡滞。

（2）缓解期

1）肺脾气虚：反复易感，咳嗽无力，气短自汗，神疲懒言，面白少华或萎黄，形瘦纳差，大便溏，舌质淡，苔薄白，脉细软或指纹淡。

2）脾肾阳虚：动则喘促，咳嗽无力，气短心悸，面色苍白，形寒肢冷，脚软无力，腹胀纳差，大便溏泄，夜尿频多，舌质淡，苔薄白，脉细弱或指纹淡。

3）肺肾阴虚：咳嗽时作，面色潮红，潮热盗汗，消瘦气短，手足心热，夜尿多，舌质红，苔花剥，脉细数或指纹淡红。

3. 鉴别诊断

（1）肺炎喘嗽：以发热，咳嗽，痰壅，气急，鼻煽为主症。肺部听诊可闻及细湿啰音，以脊柱两旁及肺底部为多。无过敏史及反复发作的病史。胸部X线片可见点片状阴影。

（2）毛细支气管炎：常见于2岁以下婴幼儿，尤以2～6个月婴儿最为多见，多由呼吸道合胞病毒感染所致，寒冷季节多发。以高热，咳嗽，喘憋为主要表现，咳嗽多为干咳。肺部听诊可闻及大量哮鸣音、呼气性喘鸣，当毛细支气管接近完全梗阻时，呼吸音可明显减低，往往听不到湿啰音。胸部X线片常见不同程度梗阻性肺气肿和支气管周围炎，有时可见小点片状阴影或肺不张。本病过敏史不明显，病程短，恢复快。

4. 治疗原则

遵循急则治其标，缓则治其本的原则，发作期以邪实为主，当攻邪治标，以八纲辨证为主，详辨寒热虚实，随证治之，寒者热之，热者清之，虚则补之，实则泻之；发作期虚实夹杂者，则扶正祛邪，标本兼顾；缓解期以正虚为主，扶正治本，以脏腑辨证分清肺、脾、肾何脏虚损，治以补肺固表、健脾化痰、补肾纳气，调其脏腑功能。

5. 一般治疗

（1）预防为主

1）避免接触过敏原（如花粉、尘埃、油漆、虾蟹等致敏物质）。

2）避免各种诱发因素，注意气候变化，防寒保暖，注意预防外感。

3）避免过劳、淋雨、剧烈运动及精神情绪方面的刺激。

4）增强体质，在哮喘缓解期应鼓励患儿适当参加活动。

5）加强自我管理教育，将防治知识教给患儿及其家属，调动他们的抗病积极性，配合治疗与预防。

（2）病后调护

1）保持室内空气流通，湿度适宜，阳光充足。冬季保暖，夏季凉爽通风。

2）饮食宜清淡富含营养，忌食生冷、油腻、辛辣酸甜及鱼虾等海鲜腥发食物。

3）发作时保持安静，有条件者可吸氧，注意观察脉象、呼吸变化，防止喘脱及哮喘持续状态。

4）因哮喘是一身心性疾病，神经系统兴奋与哮喘发作有关，故哮喘发作期，应注重心理护理，关心、安慰患儿，减少其心理压力及恐惧感，从而增强战胜疾病的信心。

（3）针灸疗法

1）发作期：定喘、天突、内关。咳嗽痰多者加膻中、丰隆。

2）缓解期：大椎、肺俞、足三里、肾俞、关元、脾俞。每次取3～4穴，清刺加灸法，隔日1次。好发季节前可做预防性治疗。

（4）药物外治

1）桃仁膏：桃仁、杏仁、栀子仁、白胡椒、糯米，共研为细末。鸡蛋清调成糊状，敷双侧涌泉穴，12～24小时取下，连用1～3次。用于哮喘发作期。

2）哮痰膏：明矾、面粉、米醋、蜂蜜，混合成糊状。每次用15克，敷于脐中，隔日换1次，连用20日。用于哮喘缓解期。

3）取白芥子21克、延胡索21克、甘遂12克、细辛12克，共研细末，分成3份，每隔10天使用1份。用时取药末1份，加生姜汁调稠如1分硬币大，分别贴在肺俞、心俞、膈俞、膻中穴，贴2～4小时揭去。若贴后皮肤发红，局部出现小疱疹，可提前揭去。贴药时间为每年夏天的初伏、中伏、末伏共3次，连用3年。

（三）药物处方

1. 发作期

（1）寒性哮喘

1）治法：温肺散寒，化痰定喘。

2）方药

小青龙汤（《伤寒论》）合三子养亲汤（《韩氏医通》）

组成：麻黄4～6克、桂枝4～6克、细辛1～3克、干姜2～3克、半夏6～9克、白芥子1～3克、苏子6～9克、莱菔子6～9克、白芍6～9克、五味子2～3克。

加减：咳嗽重者，加炙紫菀6～9克、炙款冬花6～9克、旋覆花6～9克化痰止咳；哮吼甚者，加射干6～9克、地龙6～9克、白果6～9克解痉祛痰平喘；气逆者，加代赭石6～9克、海蛤壳6～9克降气；表寒不重，可用射干麻黄汤加减。

煎服法：药物放置砂锅中，用凉开水浸泡30分钟或更长时间，水液高出药面并以药材浸透为度，煎煮沸腾后，再文火煎煮6～10分钟，每天3次，温服，1岁以下每次10毫升，1～3岁每次20毫升，3岁以上每次30毫升，服用2～3剂后根据病情变化调整处方。感冒解表药物煎煮不宜过久，此为小儿解表药常规煎煮服用方法（下同）。

3）中成药

三拗片

组成：麻黄、苦杏仁、甘草、生姜。

用法用量：口服，1～3岁，一次1/3片；3～7岁，一次1/2片；7岁以上，一次1～2片。一日3次。

小青龙口服液

组成：白芍、半夏、干姜、甘草、桂枝、麻黄、五味子、细辛。

用法用量：口服，1～3岁，一次3～5毫升；3～7岁，一次5～10毫升；7岁以上，一次10毫升。一日3次。

注意事项

（1）避风寒，调饮食，畅情志。

（2）合理饮食，宜清淡富含营养，忌食生冷、油腻、辛辣酸甜及鱼虾等海鲜腥发食物。

（3）发作期间密切观察并及时处理病情变化。

（2）热性哮喘

1）治法：清肺涤痰，止咳平喘。

2）方药

麻杏石甘汤（《伤寒论》）合苏葶丸（《医宗金鉴》）

组成：麻黄4～6克、生石膏10～15克、黄芩6～9克、杏仁6～9克、前胡6～9克、葶苈子6～9克、紫苏子6～9克、桑白皮6～9克、射干6～9克、瓜蒌皮6～9克、枳壳6～9克。

加减：喘急者，加地龙6～9克清热解痉、涤痰平喘；痰多者，加胆南星4～6克、竹沥6～9克、竹茹4～6克豁痰降气；咳甚者，加百部6～9克、炙款冬花6～9克宣肺止咳；热重者，加栀子6～9克、虎杖6～9克、鱼腥草6～9克清热解毒；咽红明显者，加射干6～9克、山豆根6～9克、板蓝根6～9克解毒利咽；大便秘结者，加瓜蒌仁6～9克、枳实6～9克、大黄4～6克降逆通腑。若表证不显者，可选用定喘汤加减。

煎服法：小儿解表药常规煎煮服用。

3）中成药

哮喘宁颗粒

组成：桂枝、黄芩、牡丹皮、甘草。

用法用量：开水冲服，5岁以下儿童，一次5克（每袋10克）；5～10岁，一次10克；10～14岁，一次20克。一日2次。

小儿清肺化痰口服液

组成：麻黄、前胡、黄芩、炒紫苏子、石膏、炒苦杏仁、葶苈子、竹茹。

用法用量：口服，1岁以内，一次3毫升；1～5岁，一次10毫升；5岁以上，一次15～20毫升。一日2～3次，用时摇匀。

注意事项

若哮喘持续状态者，应予吸氧、雾化吸入（β受体激动剂为首选，必要时重复用药），或静脉予糖皮质激素以解痉平喘，缓解危重状态。

（3）外寒内热

1）治法：解表清里，定喘止咳。

2）方药

大青龙汤（《伤寒论》）

组成：麻黄4～6克、桂枝4～6克、生姜4～6克、生石膏10～15克、生甘草4～6克、大枣6～9克、白芍6～9克、五味子6～9克。

加减：热重者，加黄芩6～9克、鱼腥草6～9克清肺热；咳喘，哮吼甚者，加射干6～9克、桑白皮6～9克泻肺清热；痰多者，加半夏6～9克、陈皮6～9克、苏子6～9克辛温化痰，或用葶苈子6～9克泻肺涤痰；痰热明显者，加地龙6～9克、僵蚕6～9克、黛蛤散6～9克、竹沥6～9克清化痰热。

煎服法：小儿解表药常规煎煮服用。

3）中成药

小儿宣肺止咳颗粒

组成：麻黄、西南黄芩、桔梗、白芥子、苦杏仁、葶苈子、马蓝、黄芪、淮山药、山楂、甘草。

用法用量：开水冲服，每袋8克，1岁以内，一次1/3袋；1～3岁，一次2/3袋；4～7岁，一次1袋；8～14岁，一次1.5袋。一日3次，3日为1疗程。

注意事项

本证为寒热夹杂之证，应注意所用药物的寒热温凉之性，外寒者宜散，内热者宜清解。

（4）肺实肾虚（虚实夹杂）

1）治法：泻肺补肾，标本兼顾。

2）方药

偏于上盛者，用苏子降气汤（《丹溪心法》）；偏于下虚者，用都气丸（《医宗己任编》）合射干麻黄汤（《金匮要略》）

组成：苏子降气汤的组成为苏子6～9克、杏仁6～9克、前胡6～9克、半夏6～9克、厚朴6～9克、陈皮6～9克、肉桂4～6克、当归4～6克、紫菀6～9克、款冬花6～9克、党参6～9克、五味子3～5克。都气丸合射干麻黄汤的组成为山茱萸6～9克、熟地黄6～9克、补骨脂6～9克、怀山药6～9克、茯苓6～9克、款冬花6～9克、紫菀6～9克、半夏6～9克、细辛2～4克、五味子3～5克、麻黄4～6克、射干6～9克。

加减：动则气短者，加胡桃肉6～9克、紫石英6～9克、诃子4～6克摄纳补肾；畏寒肢冷者，加附片6～9克、仙灵脾6～9克行气散寒；痰多色白，屡吐不绝者，加白果6～9克、芡实6～9克补肾健脾化痰；发热，咯痰色黄黏稠者，加黄芩6～9克、冬瓜子6～9克、金荞麦6～9克。

煎服法：药物放置砂锅中，用凉开水浸泡30分钟或更长时间，水液高出药面并以药材浸透为度，煎煮沸腾后，再文火煎煮15～20分钟，每天3次，温服，1岁以下每次10毫升，1～3岁每次20毫升，3岁以上每次30毫升，服用2～3剂后根据病情变化调整处方。此为小儿中药常规煎煮服用方法。

3）中成药

苏子降气丸

组成：炒紫苏子、厚朴、前胡、甘草、姜半夏、陈皮、陈香、当归。

用法用量：开水冲服，每袋6克，1岁以内，一次1/3袋；1～3岁，一次2/3袋；4～7岁，一次1袋；8～14岁，一次1.5袋。一日1～2次。

注意事项

虚实夹杂者，应当扶正与祛邪兼顾，不可一味扶正而闭门留邪，亦不可过于祛邪而使虚者愈虚。

2. 缓解期

（1）肺脾气虚

1）治法：健脾益气，补肺固表。

2）方药

人参五味子汤（《幼幼集成》）合玉屏风散（《医方类聚》）

组成：人参6～9克、五味子6～9克、茯苓6～9克、白术6～9克、黄芪10～15克、防风6～9克、百部6～9克、橘红6～9克。

加减：汗出甚者，加煅龙骨15～30克、煅牡蛎15～30克固涩止汗；痰多，加半夏6～9克、天竺黄4～6克化痰；纳谷不香，加焦神曲6～9克、炒谷芽6～9克、炒麦芽6～9克消食助运；腹胀，加木香3～5克、炒枳壳6～9克理气；便溏，加怀山药6～9克、炒扁豆6～9克健脾化湿。

煎服法：小儿中药常规煎煮服用。

3）中成药

玉屏风颗粒

组成：黄芪、防风、白术。

用法用量：开水冲服，1～3岁，一次1/3袋；3～7岁，一次1/2袋；7岁以上，一次1袋。一日3次，周岁以下小儿酌减。

注意事项

（1）肺脾母子同治，应注意于众补药中加适当行气之药，补而不滞。

（2）饮食清淡易消化，以免加重脾胃负担。

（3）避风寒，适当锻炼提高机体抵抗力。

（2）脾肾阳虚

1）治法：健脾温肾，固摄纳气。

2）方药

金匮肾气丸（《金匮要略》）

组成：金匮肾气丸基础方，附子6～9克、肉桂4～6克、鹿角片6～9克、山茱萸6～9克、熟地黄6～9克、仙灵脾6～9克、怀山药6～9克、茯苓6～9克、五味子3～5克。

加减：虚喘明显者，加蛤蚧6～9克、冬虫夏草6～9克补肾纳气；咳甚者，加炙款冬花6～9克、炙紫菀6～9克止咳化痰；夜尿多者，加益智仁6～9克、菟丝子6～9克、补骨脂6～9克补肾固摄。

煎服法：小儿中药常规煎煮服用。

3）中成药

固本咳喘片

组成：党参、白术（麸炒）、茯苓、麦冬、五味子（醋制）、甘草（炙）、补骨脂（盐炒）。

用法用量：口服，一次1～3片，一日3次，周岁以下小儿酌减。

注意事项

虚者易感，注意防寒保暖，以防外感，注意休息。

（3）肺肾阴虚

1）治法：养阴清热，补益肺肾。

2）方药

麦味地黄丸（《寿世保元》）

组成：麦门冬6～9克、百合6～9克、五味子3～5克、山茱萸6～9克、熟地黄6～9克、枸杞子6～9克、怀山药6～9

克、丹皮6～9克。

　　加减：盗汗甚者，加知母6～9克、黄柏6～9克清热敛汗；呛咳者，加百部6～9克、北沙参6～9克养阴止咳；潮热者，加鳖甲6～9克、青蒿6～9克、地骨皮6～9克清虚热。

　　煎服法：小儿中药常规煎煮服用。

　　3）中成药

　　蛤蚧定喘丸

　　组成：蛤蚧、瓜蒌子、石膏、黄芩、黄连、苦杏仁（炒）、紫苏子（炒）、紫菀、百合、麦冬、甘草、麻黄、醋鳖甲、煅石膏。

　　用法用量：口服，水蜜丸一次5～6克、小蜜丸一次9克、大蜜丸一次1丸，一日2次。

注意事项

　　（1）脾肾同治，金水相生，以扶正为主。

　　（2）避免外感，合理饮食，适当休息。

（杨若俊）

六、口　疮

（一）病情概述

　　口疮是以口颊、唇舌、齿龈、上腭等处出现黄白色溃疡，灼热疼痛，或伴发热、流涎等为特征的一种口腔疾患。若满口糜烂，色红作痛者，称为口糜；溃疡只发生在口唇两侧，称为燕口疮。本病可单独发生，也可伴发于其他疾病之中。口疮一年四季均可发病，无明显的季节性。发病年龄以2～4岁多见，预后良好。若体质虚弱，则口疮可反复出现，迁延难愈。

　　中医病因认为，本病多由将养过温，感受外邪，心脾积热；或调护不当，秽毒内侵；或久病体弱，虚火上炎等原因所致。婴幼儿因血少气弱，黏膜柔嫩，不耐邪热熏灼而易于罹患。其病变脏腑在心、脾、胃、肾。因心开窍于舌，心脉通于舌上；脾开窍于口，脾络通于口；肾脉循喉咙连舌本；胃经循颊络齿龈，故无论外感、内伤，凡化热、化火者均可循经上炎，熏蒸口舌而发病。或若感受风热之邪，则风热之邪可挟毒挟湿，侵袭肺卫，化热化火，内乘心脾，火热循经上炎，熏灼口舌则生口疮；或孕母过食辛辣厚味，致胎热内蕴移患于儿；或调护失宜、喂养不当，恣食膏粱厚味，致脾胃蕴热；或口腔不洁，秽毒内侵，致内外合邪，火热蕴积心脾，循经上炎，熏灼口舌而致口舌生疮；或禀赋不足，素体阴虚；或热病、久病耗伤阴液，肾阴亏虚，水不制火，虚火上浮，熏灼口舌发为口疮。若久病吐泻，脾胃虚寒，无根之虚火上浮，亦可发为口疮。

临证时西医学的由细菌、病毒、螺旋体等感染所致的口炎，包括疱疹性口炎、溃疡性口炎、卡他性口炎、口角炎等具有上述症状者，可参照本部分内容进行辨证施治。

（二）诊断与治疗

1. 诊断要点

临证以口腔黏膜溃疡点症状为主，可见齿龈、舌体、两颊、上腭等处出现黄白色溃疡点，大小不等，甚则满口糜腐，疼痛流涎，可伴发热或颌下淋巴结肿大、疼痛等。往往有外感发热、喂养不当、过食炙煿等的病史。

2. 辨证分型

（1）风热乘脾：以口颊、上腭、齿龈、口角、口唇等处溃烂为主，也可以先见疱疹继而溃破形成溃疡，甚则满口糜烂，周围焮红，疼痛拒食，烦躁不安，口臭，涎多，小便短赤，大便秘结，或伴发热，舌红，苔薄黄，指纹紫，脉浮数。起于外感风热之后，以起病急，多伴发热，溃疡点较多，周围焮红为特征。病初起，风热在表，多有发热恶寒；风热内侵脾胃，则口臭便秘；湿热偏重，则疮面色黄或糜烂。

（2）心脾积热：颊内、齿龈、上腭、唇角等处溃疡较多，色白或黄，呈圆形或椭圆形，溃疡较深，大小不一，有的融合成片，甚则满口糜烂，周围黏膜红赤灼热，疼重拒食，烦躁流涎，面赤唇红，或伴身热、口臭，小便短赤，大便干结，舌质红，苔黄厚，脉滑数，指纹紫滞。多有伤食、伤乳史，起病急由脾胃积热、火热上攻所致。以颊内、齿龈、上腭、唇角等处溃疡较多，边缘鲜红，疼痛重，口臭，涎多黏稠，大便秘结为特征。

（3）心火上炎：舌上、舌边溃烂，色赤疼痛，饮食困难，心烦不安，口干欲饮，进食困难，小便短黄，舌边尖红，苔薄黄，脉细数，指纹紫。心火炽盛，邪热循经上炎所致。舌乃心之苗，手少阴心经通于舌。故以舌上、舌边溃烂，色赤疼痛，心烦不安，舌尖红，苔薄黄为特征。

（4）虚火上浮：口腔溃烂，周围色不红或微红，无疼痛或微痛，反复发作或迁延不愈，神疲颧红，手足心热，口干不渴，舌质红，舌苔少或花剥，脉细数，指纹淡紫。病程日久，肾阴亏虚，虚火上炎。以口舌溃疡，稀疏色淡，反复神疲颧红，舌红少苔为特征。兼心阴虚者，溃疡以舌尖多见，心烦不寐；兼脾阴虚者，溃疡以口唇、齿龈多见，食少纳呆。

3. 鉴别诊断

（1）鹅口疮：多发生于初生婴儿及久病体弱的婴幼儿。以口腔及舌上、齿龈等处满布白屑，周围有红晕为特点。一般无疼痛、流涎。

（2）手足口病：是由柯萨奇病毒感染引起的急性传染病。多见于4岁以内小儿，夏秋季节流行。以发热，口腔黏膜疱疹、溃疡，伴手、足、臀部皮肤出现斑丘疹、疱疹为特征。

4. 治疗原则

口疮的治疗，以清热降火为基本法则。实证以清热解毒泻火为主，根据病因、病位不同，分别配以疏风、化滞、利湿、通腑等法，以上病下取，引热下行，邪有出路，热由下泻。虚证应以补虚为要，根据证型不同，分别投以滋阴清热降火、温补脾肾，引火归原等法。在施以内治的同时，若能配合口腔局部外治，则可增强疗效，促进溃疡病灶愈合。轻症可单用外治中药治疗。复发性口疮以反复发作为特点，久病必瘀必虚，故在治疗中针对热壅血滞和脾虚湿困，强调活血化瘀，健脾利湿。

5. 一般治疗

（1）预防为主

注意口腔清洁卫生，饭后、睡前常用温水漱口，及早养成刷牙习惯，饮食餐具经常清洁消毒；注意饮食调节，食物宜新鲜、清洁，多食新鲜蔬菜和水果，饮食有节，忌暴饮暴食及过食肥甘辛辣之品；避免乳食及饮料过烫，避免不必要口腔擦拭，以防损伤口腔黏膜；加强身体锻炼，增强体质，避免各种感染。

（2）推拿疗法

1）风热乘脾证：推天椎骨，揉天突，清胃，清板门。发热加退六腑，水底捞明月，二扇门。

2）脾胃积热证：清胃，清板门，退六腑，清大肠，清天河水。腹胀加分腹阴阳、摩腹；便秘加推下七节骨。

3）心火上炎证：清心平肝，清天河水，清小肠，捣小天心。

4）虚火上浮证：补肾，揉二马，分手阴阳，清天河水，推涌泉穴。

（3）药物外治

1）实证口疮：冰硼散、青黛散、西瓜霜、珠黄散，任选一种，取适量涂敷患处，一日3次。或冰片3克、硼砂6克、玄明粉12克、朱砂6克、青黛6克。共研细末，每次适量，涂敷患处，一日3次。

2）虚火上浮证：锡类散、养阴生肌散。任选一种，取适量涂敷患处，一日3次。

3）各型口疮：五倍子10克、雄黄6克、冰片1克，共研细末。每次适量，涂敷患处，一日3次。

（三）药物处方

1. 风热乘脾

（1）治法：疏风散火，清热解毒。

（2）方药

银翘散（《温病条辨》）

组成：金银花3～6克、连翘3～6克、板蓝根3～9克、薄荷（后下）3 ～ 6克、牛蒡子3 ～ 9克、荆芥3 ～ 9克、竹叶3 ～ 9克、芦根6 ～ 10克、甘草3 ～ 6克。

加减：高热者，加柴胡3 ～ 9克、葛根6 ～ 9克解肌退热；风热挟湿，舌苔厚腻，疮面糜烂、有黄色黏腻渗出物者，加滑石15 ～ 20克、藿香6 ～ 10克清热解毒利湿；大便秘结者，加生石膏10 ～ 20克（先煎30分钟）、大黄（后下）3 ～ 6克清热通腑泻火；咽喉红肿、疼痛者，加山豆根3 ～ 6克、马勃（包煎）3 ～ 9克清热解毒利咽；口干少津者，基础方加天花粉6 ～ 10克清热生津。

煎服法：小儿中药常规煎煮服用。

（3）中成药

牛黄解毒片

组成：人工牛黄、雄黄、石膏、大黄、黄芩、桔梗、冰片、甘草。

用法用量：口服。3岁以下不建议使用；3 ～ 4岁，一次1/2片，一日3次，可将药物碾成粉末后温水冲服；5 ～ 9岁，一次1片，一日3次；9 ～ 14岁，一次2片，一日3次；14岁以上，一次3片，一日3次。

双黄连口服液

组成：金银花、黄芩、连翘。

用法用量：小儿口服。3岁以下，一次10毫升，一日2次；3 ～ 6岁，一次10毫升，一日3次；6岁以上，一次20毫升，一日2 ～ 3次。

注意事项

（1）注意口腔卫生，经常用温水漱口。

（2）饮食清淡，易消化，多食新鲜蔬菜、水果，避免进食粗硬、辛辣、刺激类食物以免加重疼痛。

（3）注意观察病情，高热者及时对症处理。

2. 脾胃积热

（1）治法：清热解毒，通腑泻火。

（2）方药

凉膈散（《太平惠民和剂局方》）

组成：黄芩3～9克、连翘3～6克、栀子3～6克、大黄（后下）3～6克、芒硝3～9克、竹叶3～9克、薄荷（后下）3～9克、甘草3～6克。

加减：烦躁口干者，加生石膏10～20克、天花粉6～10克、芦根6～10克清热生津；小便短赤者，加生地黄6～10克、木通3～6克清泻小肠，引热下行；舌苔厚腻，多涎，湿热重者，加石菖蒲3～9克、滑石10～15克、藿香3～9克清热利湿；溃疡满布黄色渗出物者，加金银花6～9克、连翘3～9克、蒲公英3～9克清热解毒；食积内停，脘腹胀满者，加焦山楂6～10克、麦芽6～10克、枳实6～10克、莱菔子6～10克行气消食导滞；溃烂不收口者，加人中白6～12克、五倍子3～9克生肌敛疮；黏膜红赤、疼痛重者，加生地黄6～9克、丹皮6～9克清热解毒凉血；大便不实者，可选用清热泻脾散加减。

煎服法：小儿中药常规煎煮服用。

（3）中成药

黄栀花口服液

组成：黄芩、金银花、大黄、栀子。

用法用量：饭后服。2.5～3岁，一次5毫升，一日2次；4～6岁，一次10毫升，一日2次；7～10岁，一次15毫升，一日2次；11岁以上，一次20毫升，一日2次。疗程3天。

小儿清热解毒口服液

组成：生石膏、知母、地丁、金银花、麦门冬、黄芩、玄参、连翘、龙胆草、生地黄、栀子、板蓝根。

用法用量：小儿口服。1岁以内，一次5毫升，一日2次；2～3岁，一次5毫升，一日3次；4～6岁，一次10毫升，一日3次；6岁以上，一次15～20毫升，一日3次。

注意事项

（1）注意口腔卫生及护理，调理饮食。

（2）小儿脾胃薄弱，切忌药物过于寒凉损伤脾胃，口感也不利于患儿接受。

（3）风寒症状明显者不适用，以免加重病情。

（4）保持大便通畅。

3. 心火上炎

（1）治法：清心凉血，泻火解毒。

（2）方药

泻心导赤散（《医宗金鉴》）

组成：黄连1～3克、生地黄6～10克、竹叶6～9克、木通3～6克、甘草3～6克。

加减：热毒重者加黄芩6～9克、栀子6克清热解毒泻火；口渴甚者加芦根10克、天花粉10克清热生津；心烦尿赤者加灯心草1～3克、赤茯苓6～9克、滑石10～15克、车前子（包煎）6～10克清心泄热，引热下行。

煎服法：小儿中药常规煎煮服用。

（3）中成药

小儿化毒散

组成：牛黄、珍珠、雄黄、甘草、天花粉、川贝母、赤芍、乳香、没药、冰片、大黄。

用法用量：口服，一次0.6克，一日1～2次，3岁以内小儿酌减。外用，敷于患处。

注意事项

（1）注意口腔卫生及护理，调理饮食。

（2）心与小肠相表里，当清心利小便，使邪从小便而出，表里同治，给邪以出路。

（3）痛甚者易烦躁，家属应注意情志疏导并及时就医。

4. 虚火上浮

（1）治法：滋阴降火，引火归元。

（2）方药

六味地黄丸加肉桂（《小儿药证直诀》）

组成：熟地黄6～8克、山茱萸3～6克、山药6～9克、茯苓6～9克、丹皮6～9克、泽泻6～9克、肉桂3～6克。

加减：热病后伤阴重者，加玄参6～9克、麦冬6～9克、乌梅6～9克滋阴生津；低热或五心烦热者，加地骨皮6～9克、白薇6～9克清退虚热；虚火盛者，加知母3～6克、黄柏3～6克滋阴降火；大便秘结者，加蜂蜜6～9克、火麻仁6～9克、郁李仁6～9克润肠通便；久病吐泻后患口疮者，治宜气阴双补，可服七味白术散，重用葛根10～15克，加乌梅6～9克、儿茶6～9克益气生津敛疮；阳虚气弱，虚阳上浮，面白唇淡，手足欠温，反复口疮者，用理中汤加肉桂以温补脾肾，引火归元。

煎服法：小儿中药常规煎煮服用。

（3）中成药

知柏地黄丸

组成：熟地黄、山茱萸（制）、山药、知母、黄柏、茯苓、泽泻、牡丹皮。

用法用量：口服，一次3克，一日3次。

注意事项

（1）注意口腔卫生及护理，调理饮食。

（2）此型当以扶正为主，注意调护，避免外感而成虚实夹杂之证。

（杨若俊）

七、鹅　口　疮

（一）病情概述

鹅口疮是以口腔、舌上满布白屑为主要临床特征的一种口腔疾病。临床表现以舌上、颊内、牙龈或上腭散布白屑，可融合成片为特征。重者可向咽喉处蔓延，影响吸吮与呼吸，偶可累及气管、食管及肠道等。因其状如鹅口，故称鹅口疮；因其色白如雪片，故又名"雪口"。本病一年四季均可发生。多见于初生儿，以及久病体虚婴幼儿。轻者治疗得当，预后良好；若体虚邪盛者，鹅口疮白屑蔓延，阻碍气道，也可影响呼吸，甚至危及生命。因此，应注意患儿营养，积极治疗原发病；同时注意观察病情变化，如患儿白屑堆积，上下蔓延，影响吞咽或呼吸困难，应立即处理，防止病情加重。

中医认为，本病主要由胎热内蕴，或患大病、久病，正气亏虚，或调护不当，口腔不洁，感受秽毒之邪所致。婴幼儿因口腔黏膜嫩薄，不耐邪热熏灼，故易于发生。本病病位在心脾肾，因少阴之脉通于舌，太阴之脉通于口，若感受秽毒之邪，循经上扰，熏灼口舌则口舌漫生白屑。

临证时西医学也称为鹅口疮，可参照本部分内容进行辨证施治。

（二）诊断与治疗

1. 诊断要点

临证以口腔黏膜表面覆盖不易擦去的白色乳凝块样小点或片状物症状为主，可见舌上、颊内、牙龈或上腭散布白屑，可融合成片。重者可向咽喉处蔓延，影响吸吮与呼吸，偶可累及气管、食管及肠道等。本病一年四季均可发生，多见于新生儿及久病体弱的婴幼儿或长期使用抗菌素或激素患者。本病重在辨别实证、虚证，依病情辨别轻重。轻证白屑较少，全身症状轻微或无，饮食睡眠尚可；重证白屑堆积，层层叠叠，甚或蔓延到鼻腔、咽喉、气道、胃肠，并伴高热、烦躁或虚衰、吐泻、呼吸及吮乳困难等，极重者可危及生命。

2. 辨证分型

（1）心脾积热：口腔舌面满布白屑，周围黏膜红赤较甚，面赤、唇红、烦躁不宁，或伴发热、吮乳多啼，口干或渴，小便黄赤，大便干结，舌质红，苔黄厚，脉滑数或指纹紫滞。此为鹅口疮实证，以口腔舌面白屑较多，周围黏膜红赤，伴全身邪热炽盛症状为特点。偏于心经热盛者，烦躁多啼，小便短赤；偏于脾经热盛者，则口干口臭，大便秘结。

（2）虚火上炎：口腔舌上白屑稀散，周围黏膜红晕不著，形体消瘦，颧红盗汗，手足心热，口干不渴，可伴低热，虚烦不安，舌质红，苔少，脉细数或指纹淡紫。此为鹅口疮虚火证，以白屑散在，周围红赤不著，舌红苔少，伴阴虚内热症状为特点。多见于大病、热病之后，病程较长，反复迁延。

3. 鉴别诊断

（1）白喉：由白喉杆菌引起的急性传染病。多在咽、扁桃体甚则鼻腔、喉部形成灰白色的假膜，坚韧，不易擦去，若强力擦除则易致出血。全身中毒症状严重，伴有发热、咽痛、进行性喉梗阻、呼吸困难、疲乏等症状，病情严重。

（2）残留奶块：其外观与鹅口疮相似，但以棉棒蘸温开水轻轻擦拭，即可除去，其下黏膜正常，易于鉴别。

（3）口疮：以口腔溃疡为特点，也可以先为疱疹，破溃后形成溃疡。与本病为口腔黏膜上附着白屑样物有明显区别。

4. 治疗原则

鹅口疮总由邪热熏灼口舌所致，治当清热泻火为要。实证者治以清泄心脾积热；虚证者治以滋肾养阴，清热降火。病在口腔局部，除内服药外，当配合外治法治疗。对影响吮乳、呼吸或全身症状重者，应积极给予中西医结合救治。

5. 一般治疗

（1）预防为主：孕妇注意个人卫生，患阴道霉菌病者要及时治愈；注意口腔清洁，婴儿奶具要消毒；避免过烫、过硬或刺激性食物，防止损伤口腔黏膜；注意患儿营养，积极治疗原发病。长期用抗菌素或肾上腺皮质激素者，尽可能暂停使用。

（2）推拿治疗

1）清心，清胃：揉小天心，按揉小横纹，掐揉四横纹，清天河水，退六腑。

2）虚火上炎：揉二马，补肾经，推小横纹，清天河水，水底捞明月，揉涌泉。

（3）外治法

1）各种证型：吴茱萸15克，胡黄连6克，大黄6克，生南星3克。共研细末。1岁以内每次用3克，1岁以上可增至5～10克，用醋调成糊状，晚上涂于患儿两足心，外加包扎，晨起除去。

2）心脾积热：生石膏2.5克，青黛1克，黄连1克，乳香1克，没药1克，冰片0.3克。共研细末，瓶装贮存。每次少许涂患处，1日4～5次或选用冰硼散、青黛散、珠黄散。每次适量，涂敷患处，1日3次。

3）虚火上炎：肉桂、附子各等量，共研细粉，装瓶备用。每次取10～20克，加适量面粉，用高粱酒调成糊状，贴敷两足涌泉穴，1～2小时后取下。

（4）锻炼和饮食：注意锻炼，增强体质，以御外邪。饮食宜清淡。须加强观察，注意病情变化，如患儿白屑堆积，上下蔓延，影响吞咽或呼吸困难，应立即中西医结合处理。

（三）药物处方

1. 心脾积热

（1）治法：清心泻脾。

（2）方药

清热泻脾散（《医宗金鉴》）

组成：黄芩3～6克、栀子3～6克、黄连1～3克、石膏6～10克、生地黄6～9克、淡竹叶3～6克、灯心草3～6克、甘草3～6克。

加减：大便秘结，口气臭秽者，加大黄1～3克、玄明粉3～6克通腑泄热；湿热重，舌红苔黄厚腻重者，加藿香3～6克、佩兰3～6克、滑石3～6克清热化湿；口干渴者，基础方加石斛3～6克、玉竹3～6克养阴生津；腹胀纳呆者，加焦山楂3～6克、麦芽6～9克、槟榔3～6克消食助运。

煎服法：小儿中药常规煎煮服用。

（3）中成药

小儿清热解毒口服液

组成：生石膏、知母、地丁、金银花、麦门冬、黄芩、玄参、连翘、龙胆草、生地黄、栀子、板蓝根。

用法用量：小儿口服。1岁以内，一次5毫升，一日2次；2～3岁，一次5毫升，一日3次；4～6岁，一次10毫升，一日3次；6岁以上，一次15～20毫升，一日3次。

黄栀花口服液

组成：黄芩、金银花、大黄、栀子。

用法用量：饭后服。2.5～3岁，一次5毫升，一日2次；4～6岁，一次10毫升，一日2次；7～10岁，一次15毫升，一日2次；11岁以上，一次20毫升，一日2次。疗程3天。

健儿清解液

组成：金银花、连翘、菊花、苦杏仁、山楂、陈皮。

用法用量：口服，1岁以内，一次4毫升；1～6岁，一次8毫升；6岁以上，一次10毫升，一日3次。

注意事项

（1）处方用药时方中药多苦寒，故应掌握好用药剂量，以防伤脾胃太过。

（2）内服药物同时也配合口腔外治效果更佳，另外一定注意患儿口腔护理，否则本病易复发。

2. **虚火上炎**

（1）治法：滋阴降火。

（2）方药

知柏地黄丸（《医方考》）

组成：知母3～6克、黄柏3～6克、熟地黄3～6克、山茱萸3～6克、山药3～6克、茯苓3～6克、丹皮3～6克、泽泻3～6克。

加减：阴虚，口干舌燥者，加沙参3～6克、麦冬3～6克、石斛3～6克滋阴养胃生津；低热者，加银柴胡3～6克、地骨皮3～6克清退虚热；食欲不振者，加乌梅3～6克、麦芽3～6克、佛手3～6克养胃助运；便秘者，加火麻仁3～6克、蜂蜜6～9克润肠通便；久病反复，虚火上浮者，少佐以肉桂引火归元。

煎服法：小儿中药常规煎煮服用。

（3）中成药

知柏地黄丸

组成：熟地黄、山茱萸（制）、山药、知母、黄柏、茯苓、泽泻、牡丹皮。

用法用量：口服，一次3克，一日3次。

注意事项

（1）处方用药时顾护脾胃，脾虚泄泻者注意加用健脾止泻药物，反复难愈者重在健运脾胃。

（2）内服药物同时也配合口腔外治效果更佳，另外一定注意患儿口腔护理，否则本病易复发。

（杨若俊）

八、便　　秘

（一）病情概述

便秘是指大便秘结不通，排便次数减少或排便间隔时间延长，或大便艰涩排出不畅的病证。便秘包括器质性便秘与功能性便秘两大类。本部分主要论述功能性便秘，是指结肠、直肠未发现明显器质性病变而以功能性改变为特征的排便障碍。功能性便秘占儿童便秘的90％以上，其发生可能与肠动力缺乏、肠道刺激不够而引起的肠道黏膜应激力减弱等有关。本病一年四季均可发生。在2～14岁的小儿中发病率为3.8％，并呈逐渐上升趋势，可能与目前儿童食谱和生活习惯的改变有关，如富含膳食纤维饮食明显减少，日常活动量不足等。本病经过合理治疗，一般预后良好。但本病易造成肛裂，迁延不愈者，可引起脱肛、痔疮。

中医认为，小儿脾常不足，乳食不节可造成纳化失职，升降失调，肠腑传导功能失常发为便秘。小儿肺脏娇嫩，易感温热时邪，易耗伤阴津，又有各种疾病过程中过用温燥药物，也能损伤阴津，形成便秘。气机郁滞则升降之令不行，肠腑传导功能失常，糟粕内停，不得下行，而大便秘结。气血亏虚则肠腑传导无力，肠道失养干涩，则便秘由生。主要病位在大肠，常与脾、肝、肾三脏相关，病机关键是大肠传导功能失常。

临证时西医学的消化不良、便秘、结肠冗长症等具有上述症状者，可参照本部分内容进行辨证施治。

（二）诊断与治疗

1. 诊断要点

临证以排便次数减少，间隔时间延长等症状为主，常2～3日排便1次，甚者可达6～7日1次。或虽大便间隔时间如常，但排便艰涩或时间延长，或便意频频，难以排出或排净；可伴有腹胀、腹痛、食欲不振、排便哭闹等症；可因便秘而发生肛裂、便血、痔疮。不同程度的大便干燥，轻者仅大便前部干燥，重者大便全程干燥，或如羊屎状，或便条粗甚，类于成人；部分患儿左下腹部可触及粪块。

2. 辨证分型

（1）乳食积滞：大便秘结，脘腹胀痛，不思饮食，手足心热，小便黄少，或恶心呕吐，或有口臭，舌质红，苔黄厚，脉沉有力，指纹紫滞。此为乳食积滞证。有伤食或伤乳史，以便秘同时兼见脘腹胀痛、纳呆口臭为特点。

（2）燥热内结：大便干结，排便困难，甚至便秘不通，或羊屎状，腹胀不适，或面赤身热，小便短黄，或口干口臭，或口舌生疮，舌质红，苔黄燥，脉数有力，指纹色紫。此为燥热内结。多见于热病之后，或素喜辛辣炙煿之品，或过用辛香温燥、甘温补益之剂者。也可见于热病或其他疾病病程中。突出表现是便秘较重，且伴有内热津亏表现。

（3）气机郁滞：大便秘结，欲便不得，甚或腹胀疼痛，胸胁痞满，嗳气频作，舌质红，苔薄白，脉弦，指纹滞。此为气机郁滞证。多见于年长患儿，有情志违和或久坐少动史，以欲便不得，胸胁痞满，嗳气腹胀为辨证要点。

（4）气虚不运：时有便意，大便不干燥，但努挣难下，挣时汗出短气，便后疲乏，神疲气怯，面色少华，舌淡苔薄，脉虚弱，指纹淡红。此为气虚不运证。多见于禀赋不足或病后失调儿。以时有便意，大便不干结，但努挣难下，便后疲乏为辨证要点。

（5）血虚肠燥：大便干燥，艰涩难下，面色无华，唇甲色淡，头晕心悸，舌质淡，苔薄白，脉细弱，指纹淡。此为血虚肠燥证。

3. 鉴别诊断

（1）先天性巨结肠：患儿有胎便排出及排尽时间延迟史。主要表现为顽固性便秘及腹胀，腹胀以上腹部为重，常可扪及横结肠，并可扪到粪块。可伴有呕吐、消瘦、生长发育落后等。肛门指诊有空虚感。钡剂灌肠检查显示近直肠—乙状结肠处狭窄，上段结肠异常扩大。

（2）机械性肠梗阻：主要表现为急性便秘，伴阵发性剧烈腹痛、腹胀、恶心呕吐及肠鸣音亢进，腹部X线检查见多个扩张肠袢及较宽液平面，而结肠远端及直肠无气。

4. 治疗原则

本证治疗以濡润肠腑，通导大便为基本法则。临证应根据病因不同，分别采用消食导滞、清胃泻热、疏肝理气、益气养血等治法。治疗用药应注意通下不可太过，避免损伤正气。本证除内服汤剂外，中药成药、推拿等疗法也常运用。

5. 一般治疗

（1）预防为主：多进食蔬菜，尤其是富含膳食纤维的蔬菜，适量多饮水；适当进食有通便作用的水果，如香蕉、梨、桃、猕猴桃、火龙果等；多参加体育运动。

（2）针灸、推拿治疗

1）乳食积滞：清大肠，揉板门，拿肚角，推下七节骨，运内八卦，分腹阴阳。

2）燥热内结：清大肠，按揉膊阳池，摩腹，退六腑，清脾经。针灸疗法主穴大肠俞、天枢、支沟、上巨虚。配穴合谷、曲池。

3）气机郁滞：推肝经，退下六腑，揉膊阳池，推四横纹，推肺经。针灸疗法主穴大肠俞、天枢、支沟、上巨虚。配穴中脘、行间。

4）气虚不运：揉中脘、脾胃、肾俞，摩腹，推脾经、肾经，推下七节骨。针灸疗法主穴大肠俞、天枢、支沟、上巨虚。配穴脾俞、胃俞。1日1次，针刺，气虚不运证针后加灸。

（3）其他：忌辛辣、炒香类食品；养成定时排便习惯，必要时对患儿进行排便训练；临时对症治疗，可用开塞露塞肛。

（三）药物处方

1. 乳食积滞

（1）治法：消食导滞，清热和中。

（2）方药

消乳丸（《婴童百问》）或保和丸（《丹溪心法》）

组成：消乳丸，炒麦芽6～9克、炒谷芽6～9克、焦六神曲6～9克、香附6～9克、陈皮6～9克、炒莱菔子6～9克。保和丸，焦六神曲6～9克、焦山楂6～9克、炒莱菔子6～9克、鸡内金6～9克、陈皮6～9克、法半夏6～9克、茯苓9～12克、连翘6～9克。

加减：大便干结甚者，加大黄3～6克、郁李仁6～9克、瓜蒌子6～9克清热润肠通便；腹胀甚者，加枳实6～9克、厚朴6～9克理气除胀；口气臭秽，舌苔黄垢者，加胡黄连3～6克、槟榔6～9克消积清热；恶心呕吐者，加紫苏梗6～9克、竹茹6～9克和胃止呕。

煎服法：小儿中药常规煎煮服用。

（3）中成药

保和丸

组成：焦山楂、六神曲（炒）、炒莱菔子、炒麦芽、半夏（制）、陈皮、茯苓、连翘。

用法用量：1～3岁，一次1克，一日2次；4～6岁，一次2克，一日2次；7～9岁，一次3～4克，一日2次；10～14岁，一次5～6克，一日2次。温开水送服。

注意事项

（1）处方用药时需要分清患儿是乳积还是食积，根据不同的兼证选用临床药物，根据患儿体重不同和体质因素辨证用药。

（2）选用中成药时，中成药种类繁多，在使用过程中需要遵循辨证施治的用药原则，针对不同证型选方用药。

2. **燥热内结**

（1）治法：清腑泄热，润肠通便。

（2）方药

麻仁丸（《博济方》）

组成：大黄3～6克、火麻仁6～9克、瓜蒌子6～9克、杏仁6～9克、厚朴6～9克、枳实6～9克、白芍6～9克。

加减：纳差，口臭者，加炒莱菔子6～9克、焦山楂6～9克、鸡内金6～9克、槟榔6～9克消积导滞；口干甚者，加天花粉6～9克、北沙参6～9克、麦冬6～9克养阴生津止渴；身热面赤者，加葛根6～9克、黄芩6～9克解肌清热；口舌生疮者，加黄连3～6克、栀子3～6克清热泻火解毒；腹胀痛者，加木香6～9克、槟榔6～9克行气导滞；若"痞、满、燥、实、坚"具备者，加芒硝6～9克软坚散结。

煎服法：小儿中药常规煎煮服用。

（3）中成药

麻仁丸

组成：火麻仁、苦杏仁、大黄、枳实（炒）、厚朴（姜制）、白芍（炒）。

用法用量：1岁以内，一次4克，一日3次；1～6岁，一次5～8克，一日3次；7～14岁，一次13克，一日3次。温开水送服。

注意事项

（1）注意大黄的用药剂量，以免过度使用损伤正气。

（2）根据不同的兼证选用临床药物，根据患儿体重不同和体质因素辨证用药。

3. 气机郁滞

（1）治法：疏肝理气，导滞通便。

（2）方药

六磨汤（《证治准绳》）

组成：木香6～9克、香附6～9克、紫苏梗6～9克、大黄3～6克、槟榔6～9克、枳实6～9克。

加减：腹胀痛者，加青皮6～9克、厚朴6～9克破气化滞；嗳气不除者，加旋覆花6～9克、青皮6～9克顺气降逆；气郁化火，口苦口干者，加黄芩6～9克、栀子3～6克清肝泻火。

煎服法：小儿中药常规煎煮服用。

（3）中成药

木香槟榔丸

组成：木香、槟榔、炒牵牛子、大黄、枳壳（炒）、黄连、黄柏（酒炒）、青皮（醋炒）、陈皮、香附（醋制）、醋三棱、莪术（醋炙）、芒硝。

用法用量：6岁以内，一次1～2克，一日2～3次；7～10岁，一次2～3克，一日2～3次；11～14岁，一次3～6克，一日2～3次。温开水送服。

注意事项

（1）严格掌握木香、香附等理气药的用药剂量，以免过度使用损伤正气。

（2）根据不同的兼证选用临床药物，根据患儿体重和体质因素辨证用药。

4. 气虚不运

（1）治法：健脾益气，润肠通便。

（2）方药

黄芪汤（《太平圣惠方》）

组成：黄芪汤基础方，黄芪12～15克、白术9～12克、党参9～12克、火麻仁6～9克、桃仁6～9克、蜂蜜6～9克、陈皮6～9克。

加减：汗多气短者，合北沙参6～9克、麦冬6～9克、五味子6～9克益气生津，敛阴止汗；气虚下陷脱肛者，重用黄芪20～30克，加升麻6～9克、柴胡6～10克益气升阳举陷；久病及肾，肾阳不足，不能蒸化津液温润肠道，而见大便不干、排出困难、腹中冷痛、四肢欠温者，改用温脾汤加减，常用制附子5克、干姜3克、党参10克、肉苁蓉10克、大黄6克等温阳通便。

煎服法：小儿中药常规煎煮服用。

（3）中成药

补中益气口服液

组成：炙黄芪、党参、炒白术、炙甘草、当归、陈皮、升麻、柴胡。

用法用量：口服。6岁以内，一次5毫升，一日2～3次；7岁以上，一次10毫升，一日2～3次。

注意事项

（1）需要重用黄芪、白术补益药的用药剂量，在使用中药附子时，需先煎1小时以上，降低其毒性反应。

（2）根据患儿体重不同和体质因素辨证用药。

5. 血虚肠燥

（1）治法：滋阴养血，润肠通便。

（2）方药

润肠丸（《奇效良方》）

组成：地黄6～9克、当归6～9克、何首乌6～9克、火麻仁6～9克、桃仁6～9克、桑椹6～9克、郁李仁6～9克、枳壳6～9克。

加减：大便干燥甚者，加玄参6～9克、麦冬6～9克增液通便；心悸者，加酸枣仁6～9克、柏子仁6～9克养心安神；唇甲色淡者，加阿胶6～9克滋阴补血；血虚有热，口干心烦者，加玄参6～9克、牡丹皮6～9克、栀子6～9克滋阴凉血；兼气虚者，加黄芪12～15克、党参12～15克益气养血；兼肾阴不足，症见头晕耳鸣，五心烦热，腰膝酸软者，可改用四物汤合六味地黄丸加减，常用当归6～9克、熟地黄6～9克、山茱萸6～9克、山药6～9克、牡丹皮6～9克、知母6～9克、首乌6～9克、桑椹6～9克、阿胶6～9克。

煎服法：小儿中药常规煎煮服用。

（3）中成药

通便灵

组成：番泻叶、当归、肉苁蓉。

用法用量：口服。1～3岁，一次1粒，一日1次；4～6岁，一次2粒，一日1次；7～9岁，一次3粒，一日1次；10～14岁，一次4粒，一日1次。温开水送服。

注意事项

根据不同的兼证选用临床药物，根据患儿体重不同和体质因素辨证用药。

（杨若俊）

九、泄　泻

（一）病情概述

泄泻是以大便次数增多，粪质稀薄或如水样为特征的一种小儿常见病。本病一年四季均可发生，以夏秋季节发病率为高。不同季节发生的泄泻，证候表现有所不同。6月龄至2岁婴幼儿发病率高，因婴幼儿脾常不足，易于感受外邪、伤于乳食，或脾肾气阳亏虚，均可导致脾病湿盛而发生泄泻。轻者治疗得当，预后良好；重者下泄过度，易见气阴两伤，甚至阴竭阳脱；久泻迁延不愈者，则易转为疳证、慢惊风。

中医病因认为，小儿泄泻发生的原因，以感受外邪、伤于饮食、脾胃虚弱为多见。其主要病变在脾胃。因胃主受纳腐熟水谷，脾主运化水湿和水谷精微，若脾胃受病，则饮食入胃之后，水谷不化，精微不布，清浊不分，合污而下，致成泄泻。若久泻不止，脾气虚弱，肝旺而生内风，可成慢惊风；脾虚失运，生化乏源，气血不足以荣养脏腑肌肤，久则形成疳证。

本病相当于西医学的腹泻病，小儿腹泻大致可分为感染性腹泻和非感染性腹泻两类。感染性腹泻多由病毒（如轮状病毒、柯萨奇病毒、埃可病毒等）、细菌（如致腹泻大肠埃希菌、空肠弯曲菌、耶尔森菌等）引起；非感染性腹泻常由饮食不当，肠道功能紊乱引起。

临证时表现泄泻为主要症状者，可参照本部分内容进行辨证施治。

（二）诊断与治疗

1. 诊断要点

临证以排便次数增多、大便质稀症状为主，可见大便次数较平时明显增多。颜色呈淡黄色或清水样；或夹奶块、不消化物，如同蛋花汤；或黄绿稀溏，或色褐而臭，夹少量黏液。可伴有恶心、呕吐、腹痛、发热、纳减、口渴等症。有乳食不节、饮食不洁，或冒风受寒、感受时邪等病史。按病情分为轻型、重型。轻型：起病可急可缓，以胃肠症状为主。食欲不振，偶有溢乳或呕吐，大便次数增多，一般在10次以下，大便性状变稀，无脱水及全身中毒症状，多在数日内痊愈。重型：常急性起病，也可由轻型加重转化而成。大便每日达10次以上，除有较重的胃肠道症状外，还有较明显的脱水、电解质紊乱及全身中毒症状，如发热、烦躁、精神萎靡、嗜睡甚至昏迷、休克。急性腹泻，病程＜2周；迁延性腹泻，病程2周至2个月；慢性腹泻，病程＞2月。

2. 辨证分型

（1）常证

1）湿热泻：大便水样，或如蛋花汤样，泻势急迫，量多次频，气味秽臭，或夹少许黏液，腹痛阵哭，发热烦闹，口渴喜饮，食欲不振，或伴呕恶，小便短黄，舌质红，苔黄腻，脉滑数，指纹紫。

2）风寒泻：大便清稀，夹有泡沫，臭气不甚，肠鸣腹痛，或伴恶寒发热、鼻流清涕、咳嗽，舌质淡，苔薄白，脉浮紧，指纹淡红。

3）伤食泻：大便稀溏，夹有乳凝块或食物残渣，气味酸臭，或如败卵，脘腹胀满，便前腹痛，泻后痛减，腹部胀痛拒按，嗳气酸馊，或有呕吐，不思乳食，夜卧不安，舌苔厚腻，或微黄，脉滑实，指纹滞。

4）脾虚泻：大便稀溏，色淡不臭，多于食后作泻，时轻时重，面色萎黄，形体消瘦，神疲倦怠，舌淡苔白，脉缓弱，指纹淡。

5）脾肾阳虚泻：久泻不止，大便清稀，澄澈清冷，完谷不化，或见脱肛，形寒肢冷，面色㿠白，精神萎靡，寐时露睛，小便色清，舌淡苔白，脉细弱，指纹色淡。

（2）变证

1）气阴两伤：泻下过度，质稀如水，精神萎软或心烦不安，目眶及囟门凹陷，皮肤干燥或枯瘪，啼哭无泪，口渴引饮，小便短少，甚至无尿，唇红而干，舌红少津，苔少或无苔，脉细数。

2）阴竭阳脱：泻下不止，次频量多，精神萎靡，表情淡漠，面色青灰或苍白，哭声微弱，啼哭无泪，尿少或无，四肢厥冷，舌淡无津，脉沉细欲绝。

3. 鉴别诊断

（1）痢疾（细菌性痢疾）：急性起病，便次频多，大便稀，有黏冻脓血，腹痛明显，里急后重。大便常规检查见脓细胞、红细胞，可找到吞噬细胞；大便培养有痢疾杆菌生长。

（2）生理性腹泻：多见于6个月以下婴儿，常有湿疹。生后不久可见腹泻，除大便次数增加外，无其他症状，添加辅食后可逐渐正常，生长发育不受影响。

4. 治疗原则

泄泻治疗，以运脾化湿为基本法则，若使脾运复健、湿浊化解，则泄泻可解。实证以祛邪为主，根据不同的证型分别治以清肠化湿、祛风散寒、消食导滞。虚证以扶正为主，分别治以健脾益气，温补脾肾。泄泻变证，总属正气大伤，分别治以益气养阴、酸甘敛阴、护阴回阳、救逆固脱。本病除内服药外，还常使用推拿、外治、针灸等法治疗。

5. 一般治疗

（1）预防为主：注意饮食卫生，食品应新鲜、清洁，不吃变质食品，忌暴饮暴食。饭前、便后要洗手，乳具、食具要卫生；提倡母乳喂养，不宜在夏季及小儿有病时断奶，遵守添加辅食的原则，注意科学喂养；加强户外活动，注意气候变化，防止感受外邪，避免腹部受凉。

（2）针灸推拿

1）针法：取足三里、中脘、天枢、脾俞。发热加曲池，呕吐加内关、上脘，腹胀加下脘，伤食加刺四缝，便如水样加水分。实证用泻法，虚证用补法，每日1～2次。

2）灸法：脾虚泻、脾肾阳虚泻：取足三里、中脘、神阙。隔姜灸或艾条温和灸。每日1～2次。

3）推拿疗法：①湿热泻：清补脾土，清大肠，清小肠，退六腑，揉小天心。②风寒泻：揉外劳宫，推三关，摩腹，揉脐，揉龟尾。③伤食泻：推板门，清大肠，补脾土，摩腹，逆运内八卦，点揉天突。④脾虚泻：推三关，补脾土，补大肠，摩腹，推上七节骨，捏脊，重按肺俞、脾俞、胃俞、大肠俞。

　　本病在流行季节须积极防治。生活上应慎起居，适寒温。适当控制饮食，减轻脾胃负担。对吐泻严重及伤食泄泻患儿暂时禁食，以后随着病情好转，逐渐增加饮食量。忌食油腻、生冷、污染及不易消化的食物。注意锻炼，增强体质，以御外邪。

（三）药物处方

1. 常证

（1）湿热泻

1）治法：清肠解热，化湿止泻。

2）方药

葛根黄芩黄连汤（《伤寒论》）

组成：葛根 6～10 克、黄芩 6～9 克、黄连 1～3 克、地锦草 6～9 克、辣蓼 6～9 克、车前子（包煎）6～9 克、甘草 4～6 克。

加减：热重泻频，加鸡苏散（滑石、甘草、薄荷）、马鞭草 6～9 克清热化湿；发热口渴，加滑石 10～15 克、芦根 6～9 克清热生津；湿重水泻，加苍术 6～9 克、豆卷 6～9 克燥湿利湿；泛恶苔腻，加藿香 6～9 克、佩兰 6～9 克芳化湿浊；呕吐，加竹茹 6～9 克、半夏 6～9 克降逆止呕；腹痛，加木香 3～6 克理气止痛；纳差，加焦山楂 6～10 克、焦神曲 6～10 克、炒麦芽 6～10 克运脾消食；大便夹乳片，不思吮乳，加麦芽 6～9 克、谷芽 6～9 克消乳和胃。

煎服法：小儿中药常规煎煮服用。

3）中成药

葛根芩连微丸

组成：葛根、黄芩、黄连、炙甘草。

用法用量：口服，一次 1 克，一日 3 次。温开水送服。

小儿肠胃康颗粒

组成：鸡眼草、地胆草、谷精草、夜明砂、蚕砂、蝉蜕、谷芽、盐酸小檗碱、木香、党参、麦冬、玉竹、赤芍、甘草。

用法用量：口服，一次5～10克，一日3次。婴幼儿应在医师指导下服用。温开水冲服。

注意事项

（1）注意休息，病重者卧床休息。

（2）饮食调护，宜清淡易消化，以减轻胃肠负担，忌食油腻、生冷及不易消化食物。

（3）以"利小便以实大便"为主，急性期不宜过早运用收敛止泻药物，以免闭门留寇。

（4）吐泻严重者，注意观察患儿有无脱水，必要时口服补液盐或静脉补液处理。

（2）风寒泻

1）治法：疏风散寒，化湿和中。

2）方药

藿香正气散（《太平惠民和剂局方》）

组成：藿香6～9克、苏叶3～6克、白芷6～9克、生姜3～6克、半夏6～9克、陈皮6～9克、苍术6～9克、茯苓6～9克、甘草4～6克、大枣6～9克。

加减：大便质稀色淡，泡沫多者，加防风炭6～9克祛风止泻；腹痛甚，里寒重者，加干姜3～6克、砂仁6～9克（后下）、木香3～6克温中散寒理气；腹胀苔腻者，加大腹皮6～9克、厚朴6～9克顺气消胀；夹有食滞者，去甘草、大枣，加焦山楂6～9克、鸡内金6～9克消食导滞；小便短少者，加车前子6～10克（包煎）、泽泻6～9克渗湿利尿；恶寒鼻塞声重，加荆芥6～10克、防风6～10克以加强解表散寒之力。

煎服法：小儿中药常规煎煮服用。

3）中成药

藿香正气口服液

组成：苍术、陈皮、厚朴（姜制）、白芷、茯苓、大腹皮、生半夏、甘草浸膏、广藿香油、紫苏叶油、干姜。

用法用量：口服，用时摇匀，3岁以内，一次5毫升、大于3岁，一次10毫升，一日2次。

注意事项

（1）注意休息，病重者卧床休息。

（2）饮食调护，宜清淡易消化，以减轻胃肠负担，忌食油腻、生冷及不易消化食物。

（3）以"利小便以实大便"为主，急性期不宜过早运用收敛止泻药物，以免闭门留寇。

（4）吐泻严重脱水者，予口服补液盐或静脉补液处理。

（3）伤食泻

1）治法：运脾和胃，消食化滞。

2）方药

保和丸（《丹溪心法》）

组成：焦山楂6～9克、莱菔子6～9克、焦神曲6～9克、鸡内金6～9克、陈皮6～10克、半夏6～9克、茯苓6～9克、连翘3～6克。

加减：大便夹乳片者，加炒麦芽6～9克、炒谷芽6～9克消乳化积，或用消乳丸加减；腹痛者，加木香3～6克、槟榔6～9克理气止痛；腹胀者，加厚朴6～9克、莱菔子6～9克消积除胀；呕吐者，加藿香6～9克、生姜6～9克、竹茹6～9克和胃止呕。

煎服法：小儿中药常规煎煮服用。

3）中成药

保和丸

组成：焦山楂、炒莱菔子、六神曲（炒）、炒麦芽、陈皮、半夏（制）、茯苓、连翘。

用法用量：口服，一次1～2丸，一日2次。小儿酌减。

注意事项

（1）注意休息，病重者卧床休息。

（2）饮食调护，宜清淡易消化，忌食油腻、生冷及不易消化食物，避免强迫进食。

（3）本证以伤食而食积为主，当以健运脾胃、消食化积。

（4）脾虚泻

1）治法：健脾益气，助运止泻。

2）方药

参苓白术散（《太平惠民和剂局方》）

组成：党参6～10克、白术6～9克、茯苓6～9克、甘草4～6克、山药6～12克、莲子6～9克、扁豆6～9克、薏苡仁6～9克、砂仁（后下）6～9克、桔梗6～9克。

加减：胃纳呆滞，舌苔腻者，加藿香6～9克、苍术6～9克、陈皮6～9克、焦山楂6～9克以芳香化湿，消食助运；腹胀不适者，加木香3～6克、乌药3～6克理气消胀；腹冷舌淡，大便夹不消化物者，加炮姜3～6克以温中散寒，暖脾助运；久泻不止，内无积滞者，加煨益智仁6～9克、肉豆蔻6～9克、石榴皮6～9克以固涩止泻。

煎服法：小儿中药常规煎煮服用。

3）中成药

健脾八珍糕

组成：党参（炒）、白术（炒）、茯苓、山药（炒）、薏苡仁（炒）、莲子、芡实（炒）、白扁豆（炒）、陈皮。

用法用量：一次3～4块，婴儿一次1～2块。每日早晚饭前热水化开炖服，亦可干服。

小儿腹宁泡腾颗粒

组成：党参、白术、茯苓、葛根、甘草、广藿香、木香。

用法用量：口服。10岁以上，一次4克，一日2次；10岁以下酌减。温开水溶解后服用。

注意事项

（1）注意休息，饮食调护。

（2）虚证以扶正为主，健脾同时当运脾，补益药中适当配伍行气之药，防止壅滞。

（5）脾肾阳虚泻

1）治法：温补脾肾，固涩止泻。

2）方药

附子理中汤（《太平惠民和剂局方》）合四神丸（《内科摘要》）

组成：党参6～10克、白术6～9克、甘草4～6克、干姜3～6克、吴茱萸3～6克、附子6～9克（先煎3小时）、补骨脂6～9克、肉豆蔻6～9克。

加减：脱肛者，加炙黄芪10～15克、升麻3～6克升举中阳；久泻滑脱不禁者，加诃子3～6克、石榴皮6～9克、赤石脂6～9克收敛固涩止泻。

煎服法：小儿中药常规煎煮服用

3）中成药

附子理中丸

组成：附子（制）、干姜、党参、炒白术、甘草。

用法用量：口服，一次2～3克，一日3～4次。

注意事项

（1）注意休息，饮食调护，避免外感。

（2）脾肾分别为后天、先天之本，应脾肾同治，相互资生。

2. **变证**

（1）气阴两伤

1）治法：健脾益气，酸甘敛阴。

2）方药

人参乌梅汤（《温病条辨》）

组成：人参9～12克、炙甘草4～6克、乌梅3～6克、木瓜6～9克、莲子6～9克、山药9～12克。

加减：泻下不止者，加山楂炭6～10克、诃子6～9克、赤石脂6～9克涩肠止泻；口渴引饮者，加石斛6～9克、玉竹6～9克、天花粉6～10克、芦根6～10克养阴生津止渴；大便热臭者，加黄连1～3克、辣蓼6～9克清解内蕴之湿热。

煎服法：小儿中药常规煎煮服用。

3）中成药

生脉注射液

组成：西洋参、麦冬、五味子。

用法用量：每次10毫升，加入5%葡萄糖注射液100毫升稀释后静脉滴注，1日1次。

注意事项

本证为小儿泄泻伴严重脱水，必要时需配合静脉补液治疗或及时转诊治疗。

（2）阴竭阳脱

1）治法：挽阴回阳，救逆固脱。

2）方药

生脉散（《医学启源》）合参附龙牡救逆汤（《中医儿科学》）

组成：人参9～12克、麦冬6～9克、五味子3～6克、白芍6～9克、炙甘草4～6克、附子（先煎3小时）6～9克、龙骨15～30克、牡蛎15～30克。

加减：泻下不止者，加诃子6～9克、赤石脂6～9克涩肠止泻；口渴引饮者，加石斛6～9克、天花粉6～10克养阴生津止渴。

煎服法：小儿中药常规煎煮服用。

3）中成药

参附注射液

组成：红参、附子。

用法用量：一次5～10毫升，加等量5%葡萄糖注射液稀释静脉推注，速度宜慢（5分钟以上），一日1～2次，用于阴竭阳脱证。一次0.5～1毫升/千克，一日1～2次，用5%葡萄糖注射液50～100毫升稀释后静脉滴注，15～20滴/分，一日1次，用于脾肾阳虚证、阴竭阳脱证。

注意事项

本证为小儿泄泻后出现脱水、电解质紊乱或休克，需及时进行抢救治疗，并配合西医急救措施，必要时转诊治疗。

（杨若俊）

十、腹　　痛

（一）病情概述

腹痛，是指胃脘以下、脐之四旁及耻骨以上部位发生的疼痛，包括大腹痛、脐腹痛、少腹痛和小腹痛。大腹痛指胃脘以下，脐部以上腹部疼痛；脐腹痛指脐周部位的疼痛；少腹痛指小腹两侧或一侧疼痛；小腹痛指下腹部的正中部位疼痛。本病可发生于任何年龄与季节，年长儿多能自诉腹部疼痛，婴幼儿往往不能正确表达，常以无故啼哭为临床表现。诚如《古今医统·腹痛》所言："小儿腹痛之病，诚为急切。凡初生二三个月及一周之内，多有腹痛之患。无故啼哭不已，或夜间啼哭之甚，多是腹痛之故。"后世一般将腹痛分为寒、热、虚、实四大类，较便于掌握。

中医病因认为，引起小儿腹痛的原因，主要以感受寒邪、乳食积滞、热结胃肠、脏腑虚冷、气滞血瘀、情志不畅、外伤损络为多见。其病变部位主要在脾、六腑、肝及经脉。脾喜运而恶滞，肝喜调达而恶抑郁，六腑以通为用，经脉以流通为畅，若肝、脾、六腑、经脉受病，则可致脏腑功能失调，气机郁阻不通，经脉滞涩不畅而发生腹痛。故《幼幼集成·腹痛证治》曰："夫腹痛之证，因邪正交争，与脏气相击而作也。"

腹痛属现代医学的一种常见症状，可由多种疾病引起，西医学主要分三大类：第一类为全身性疾病及腹部以外器官疾病产生的腹痛，如过敏性紫癜、荨麻疹等；第二类为腹部器官的器质性疾病，如胰腺炎、阑尾炎等；第三类为功能性腹痛，主要为再发性腹痛，占腹痛患儿总数的50%～70%。本部分所论述以第三类腹痛为主，其他类型的腹痛应明确病因诊断，并给以相应治疗的基础上，可参考本部分内容辨证论治。

（二）诊断与治疗

1. 诊断要点

临证以腹痛为主，可见腹痛常反复发作，可自行缓解，可伴有哭啼不宁、腹胀、肠鸣、嗳气等症。有着凉中寒、伤乳伤食、情志刺激及腹部外伤史。再发性腹痛具有以下特点：①腹痛突然发作，持续时间较短，可自行缓解；②腹痛以脐周为主，疼痛可轻可重，但腹部无明显体征；③无伴随的病灶器官症状，如发热、呕吐、泄泻、咳嗽、气喘、尿频、尿急、尿痛等；④有反复发作的特点，每次发作时症状相似。

2. 辨证分型：

（1）腹部中寒：突发腹痛，疼痛剧烈，阵阵发作，痛处喜暖，得温则舒，遇寒痛甚，肠鸣辘辘，面色苍白，痛甚者，额冷汗出，唇色紫暗，肢冷，或兼吐泻，小便清长，舌淡红，苔白滑，脉沉弦紧，指纹青红。有外感寒邪或饮食生冷病史，寒主收引，凝滞气机，不通则痛。故其腹痛以疼痛拘急，肠鸣切痛，得温较舒，遇冷痛甚，面白肢冷为主要特点，患儿以往常有类似发作病史。

（2）乳食积滞：脘腹胀满，疼痛拒按，不思乳食，嗳吐酸腐，或腹痛欲泻，泻后痛减，或时有呕吐，吐物酸腐，矢气频作，粪便臭秽，夜卧不安，舌质偏红，苔厚腻，脉象沉滑，指纹紫滞。有饮食不节，伤乳伤食病史，以脘腹胀满，疼痛拒按，腹痛欲泻，泻后痛减为主要特点，伴嗳吐酸腐，矢气频作，大便酸臭，不思乳食等伤乳伤食兼证。可与腹部中寒、脾胃虚寒、胃热气逆证候并见。

（3）胃肠结热：腹痛胀满，疼痛拒按，烦躁口渴，喜冷饮，面赤唇红，手足心热，大便秘结，小便黄赤，舌质红，苔黄燥，脉滑数，指纹紫滞。本证多见于阳盛体实患儿，有过食香燥，食积郁热，感受邪热之病史。以腹痛胀满，疼痛拒按，大便秘结，兼里热证候为主要特点。若邪热结聚，腹痛急剧，脉沉实有力，为邪正俱实，临证可见痞满燥实四证俱备；若里热伤津耗气，燥热内结，腹痛未解，神疲，口干少津，临证以燥实为主，痞满不甚，为邪实正虚。

（4）脾胃虚寒：腹痛绵绵，时作时止，痛处喜温喜按，得食稍缓，面白少华，精神倦怠，手足不温，乳食减少，食后作胀，大便稀溏，唇舌淡白，脉沉缓，指纹淡红。多见于形瘦体弱，脾胃素虚，或病中过用苦寒攻伐、峻加消削之患儿。因中阳受损，脏腑血脉失于温养，水谷不运，气血不畅，血脉凝滞而腹痛。以腹痛绵绵，喜温喜按，病程较长，反复发作，伴脾胃虚寒之象为主要特点。

（5）气滞血瘀：腹部刺痛或胀痛，经久不愈，痛有定处，按之痛剧，或腹部有癥瘕结块拒按，肚腹硬胀，青筋显露，舌紫黯或有瘀点，脉涩，指纹紫滞。常有腹部外伤、手术或癥瘕等，因有形之瘀血结聚，血瘀气滞而腹痛腹胀。以痛有定处，痛如针刺，按之痛剧，或腹部癥瘕为特征。

3. 鉴别诊断

（1）全身性疾病及腹部以外器官疾病产生的腹痛：①呼吸系统疾病引起的腹痛常有咳嗽，或扁桃体红肿，肺部有啰音等。②心血管系统疾病引起的腹痛常伴有心悸，心脏杂音，心电图异常。③神经系统疾病引起的腹痛常反复发作，脑电图异常，腹型癫痫服抗癫痫药有效。④血液系统疾病引起的腹痛常伴有贫血、血象及骨髓象异常。⑤代谢性疾病引起的腹痛，如糖尿病有血糖、尿糖增高，铅中毒有指甲、牙齿染黑色，卟啉病有尿呈红色，曝光后色更深等可助诊断。

（2）腹部脏器的器质性病变：①胃肠道感染如急性阑尾炎、结肠炎、腹泻、急性坏死性肠炎、肠寄生虫病，除有腹痛外，还有饮食不调史及感染病史，大便及血象化验有助于诊断。②胃肠道梗阻、肠套叠、嵌顿性腹股沟斜疝，有腹痛、腹胀和梗阻现象，全腹压痛，腹肌紧张，肠鸣音消失，X线检查可助诊断。③肝胆疾病如胆道蛔虫、肝炎、胆囊炎、胆石症，常有右上腹阵痛和压痛，肝功能异常及B超检查等可助诊断。④泌尿系统疾病如感染、结石、尿路畸形、急性肾炎等，常有腰痛、下腹痛、尿道刺激症状，尿检异常、X线检查可助诊断。⑤少女下腹痛要注意是否存在卵巢囊肿蒂扭转、痛经。⑥内脏肝脾破裂，有外伤史，常伴有休克等。配合实验室及医学影像诊断技术检查，可以作出诊断。

（3）腹痛性质的鉴别：①绞痛多由管状器官的肌肉痉挛或梗阻（同时伴痉挛）引起，如肠管、胆管及输尿管痉挛或梗阻，多表现为阵发性绞痛。②钝痛由器官被膜受牵扯引起，多表现为持续性钝痛。疼痛部位多与器官病变所在的部位一致。③迁移性痛是内脏疼痛通过内脏感觉神经传入相应的脊髓段，使进入相同节段的体神经支配部位感觉疼痛，如肝、胆病的疼痛有时可反射到右肩，大叶性肺炎、带状疱疹侵犯腹部脊神经时可出现较重的腹痛，破伤风的腹肌痉挛也可致剧烈的腹痛。

4. 治疗原则

腹痛的治疗以调理气机，疏通经脉为主。根据不同的证型分别治以温散寒邪、消食导滞、通腑泻热、温中补虚、活血化瘀。除内服药外，还常使用推拿、外治、针灸等法配合治疗，可提高疗效。

5. 一般治疗

（1）预防为主：注意饮食卫生，忌过食生冷瓜果、饮料、不洁食品，防止暴饮暴食；注意气候变化，避免感受外邪，注意腹部保暖；餐后稍事休息，勿做剧烈运动。

（2）推拿治疗

1）腹部中寒证：揉一窝风，揉外劳宫、补脾经，推三关，摩腹，拿肚角。

2）乳食积滞证：补脾经，顺运八卦，推四横纹，清板门，清大肠，揉中脘，揉天枢，分腹阴阳，拿肚角。

3）胃肠积热证：顺运八卦，清胃，退六腑，推四横纹。

4）脾胃虚寒证：揉外劳宫，清补脾，顺运八卦，补肾经，推三关，揉中脘，揉脐，按揉足三里。

（3）针刺法：取足三里、合谷、中脘。寒证加灸神阙，热结加上巨虚，食积加里内庭，虚寒证加脾俞、胃俞，呕吐加内关。一般取患侧，亦可取双侧。用3～5厘米长30号毫针，快速进针，实热、积滞证用泻法，寒证可用温针灸，虚证用补法，捻转或提插。年龄较大儿童可留针15分钟，留至腹痛消失。

（4）其他：腹痛剧烈或持续不减者，应密切观察病情变化，注意腹部体征，配合必要的辅助检查，以便尽早确诊，采取有效措施。

（三）药物处方

1. 腹部中寒

（1）治法：温中散寒，理气止痛。

（2）方药

养脏汤（《普济方》）

组成：木香3～6克、丁香3～6克、香附6～9克、当归6～9克、川芎6～9克、肉桂3～6克。

加减：表若寒甚痛剧者，加制附子6～9克、高良姜3～6克以温脏散寒；兼呕吐者，加生姜6～9克、法半夏6～9克散寒和胃止呕；兼泄泻者，加炮姜6～9克、煨肉豆蔻6～9克以温中止泻；拘急阵痛者，加白芍6～9克、甘草4～6克缓急止痛；腹胀者，加砂仁（后下）6～9克、枳壳6～9克理气消胀；兼风寒表证者，加桂枝6～9克、苏叶6～9克疏风散寒；冬春风寒当令季节，可服贯众汤（贯众、紫苏、荆芥各6～9克，甘草4～6克）。

煎煮法：小儿中药常规煎煮服用。

（3）中成药

藿香正气液

组成：苍术、陈皮、厚朴（姜制）、白芷、茯苓、大腹皮、生半夏、甘草浸膏、广藿香油、紫苏叶油、干姜。

用法用量：口服，用时摇匀，3岁以内，一次5毫升，3岁以上，一次10毫升，一日2次。

纯阳正气丸

组成：广藿香、丁香、肉桂、木香、麝香、朱砂、冰片、雄黄、硝石、硼砂、锻金礞石、陈皮、姜半夏、苍术、白术、茯苓。

用法用量：口服。3岁以内，一次1克；3～6岁，一次1.5克；6岁以上，一次2克。一日1～2次。温开水送服。

注意事项

（1）剧烈或持续腹痛者应卧床休息，注意与外科、妇科急腹症相鉴别。

（2）呕吐频繁者，少量多次喂药，并注意观察水电解质平衡。

2. 乳食积滞

（1）治法：消食导滞，行气止痛。

（2）方药

香砂平胃散（《医宗金鉴》）

组成：苍术6～9克、陈皮6～9克、厚朴6～9克、砂仁（后下）6～9克、香附6～9克、枳壳6～9克、焦山楂6～9克、焦神曲6～10克、焦麦芽6～10克、白芍6～9克、甘草4～6克。

加减：腹胀明显者，加槟榔6～9克、莱菔子6～9克理气行滞；伴呕吐者，加半夏6～9克、生姜3～6克和胃降逆止呕；兼感寒邪者，加乌药2克、干姜3克温中散寒行滞；食积郁而化热，面赤烦躁者，加黄芩6～9克、连翘4～6克清解积热；大便秘结不通者，加生大黄（后下）4～6克清热通腑，或用枳实导滞丸理气行滞，泻下肠胃积热。

煎服法：小儿中药常规煎煮服用。

（3）中成药

保和丸

组成：焦山楂、炒莱菔子、六神曲（炒）、炒麦芽、陈皮、半夏（制）、茯苓、连翘。

用法用量：口服，一次1～2丸，一日2次。小儿酌减。

大山楂丸

组成：山楂、炒麦芽、六神曲（麸炒）。

用法用量：口服，一次1～2丸，一日1～3次。小儿酌减。

注意事项

（1）小儿脾常虚，应注意饮食卫生，忌暴饮暴食、贪凉饮冷。

（2）食积痛甚者，除消食导滞外，亦可根据患儿具体情况予催吐之法缓解症状。

3. 胃肠结热

（1）治法：通腑泄热，行气止痛。

（2）方药

大承气汤（《伤寒论》）

组成：生大黄（后下）4～6克、芒硝6～9克、厚朴6～9克、升麻4～6克、黄连1～3克、木香3～6克、枳实6～9克。

加减：腹痛便秘，口干，舌红少津者，治以滋阴增液，泄热通便，增液承气汤，药用玄参6～9克、麦冬6～9克、生地黄6～9克养阴生津润燥，大黄（后下）3～6克、芒硝6～9克软坚泻热通便；因肝郁气滞，肝热犯胃之实热腹痛者，用大柴胡汤加减，以疏肝和解清热，泻阳明热结。

　　煎服法：药物放置砂锅中，用温水浸泡30分钟，水液高出药面0.5～1厘米并以药材浸透为度，煎煮沸腾10～15分钟，每日1剂，分3～4次温服。服用2～3剂后根据病情变化调整处方。

　　（3）中成药

清热化滞颗粒

　　组成：大黄（酒炒）、焦槟榔、大青叶、北寒水石、山楂（焦）、薄荷、化橘红、草豆蔻、广藿香、前胡、麦芽（焦）。

　　用法用量：口服。1～3岁，一次1袋；4～7岁，一次2袋；8岁以上，一次3袋。一日3次。

注意事项

　　（1）"不通则痛"，注意保持大便通畅。

　　（2）中病即止，不可久服，以免损伤患儿脾胃。

　　（3）病后调护当注意饮食的调理。

　　4. 脾胃虚寒

　　（1）治法：温中理脾，缓急止痛。

　　（2）方药

小建中汤（《伤寒论》）合理中丸（《伤寒论》）

　　组成：桂枝3～6克、白芍6～9克、甘草4～6克、饴糖6～9克、大枣6～9克、生姜3～6克、党参6～9克、白术6～9克、干姜3～6克。

　　加减：手足不温，虚寒重者，基础方加附子10克（先煎3小时）、肉桂2克以温阳散寒；气血亏虚者，加黄芪15克、当归10克补气养血；气滞脘闷者，加木香3～6克、砂仁（后下）6～9克理气除胀；脾虚夹积，纳呆腹胀者，选健脾丸加鸡内金6～10克、厚朴6～10克健脾理气化积；伴呕吐清涎者，加丁香3～6克、吴茱萸3～6克以温中降逆；大便稀溏者，加山药6～10克、薏苡仁6～15克健脾渗湿。

煎服法：小儿中药常规煎煮服用。

（3）中成药

附子理中丸

组成：附子、干姜、党参、炒白术、甘草。

用法用量：口服。3～6岁，一次1.5克；6岁以上，一次3克。一日2次。温开水送服。

注意事项

不可过多进食瓜果、贪凉露宿，注意腹部保暖。

5. 气滞血瘀

（1）治法：活血化瘀，行气止痛。

（2）方药

少腹逐瘀汤（《医林改错》）

组成：肉桂3～6克、干姜2～4克、小茴香6～9克、蒲黄6～9克、五灵脂6～9克、赤芍6～9克、当归6～9克、川芎6～9克、延胡索6～9克、没药6～9克。

加减：气滞胀痛明显者，加川楝子6～9克、玄胡索6～9克理气止痛；有癥瘕或有手术、外伤史者，加三棱6～9克、莪术6～9克活血散瘀消癥；形气不足，神倦乏力者，加黄芪9～12克、人参6～10克益气扶正。

煎服法：小儿中药常规煎煮服用。

（3）中成药

元胡止痛片

组成：醋延胡索、白芷。

用法用量：口服，每片片芯重0.25克。1～3岁，一次1片；4～6岁，一次2片；7～9岁，一次3片；10～14岁，一次4片。一日3次。温开水送服。

注意事项

"气为血之帅，血为气之母"，气行则血行，故治当以"行气"、"活血"为主，气血运行通畅，通则不痛。

（杨若俊）

十一、厌 食

（一）病情概述

厌食是小儿时期的一种常见病症，临床以较长时期厌恶进食（一般认为应当在2个月以上），食量减少为特征。本病可发生于任何季节，但长夏暑湿当令之时，常使症状加重。各年龄儿童均可发病，临床尤以1～6岁小儿为多见，城市儿童发病率远高于农村。患儿除食欲不振外，一般无其他明显不适。病程迁延不愈者，可使气血生化不足，抗病能力下降，而易罹患他症，甚或影响生长发育转化为疳证。

中医病因认为，本病多由喂养不当、他病伤脾、先天不足、情志失调引起，其病变脏腑主要在脾胃。盖胃司受纳，脾主运化，脾胃调和，则口能知五谷饮食之味，正如《灵枢·脉度》所说："脾气通于口，脾和则口能知五谷矣。"若脾胃失健，纳化不和，则造成厌食。

西医学认为，引起厌食的原因主要有两类，一是由于局部或全身疾病影响消化功能，使胃肠平滑肌的张力下降，消化液的分泌减少，酶的活力减低所致；二是中枢神经系统受人体内外环境及各种刺激的影响，使其对消化功能调节失去平衡所致。临证时西医学神经性厌食症表现上述症状者，可参照本部分内容进行辨证施治。

（二）诊断与治疗

1. 诊断要点

临证以长期食欲不振，厌恶进食，食量明显减少为主要表现，可见面色少华，形体偏瘦，但精神尚好，活动如常等。有喂养不当、病后失调、先天不足或情志失调史。除外其他外感、内伤慢性疾病。

2. 辨证分型

（1）脾失健运：食欲不振，食而乏味，甚则厌恶进食，偶尔多食或强迫进食后可致脘腹饱胀或嗳气泛恶，大便不调，形体正常或偏瘦，精神正常，舌淡红，苔薄白或薄腻，脉尚有力。

（2）脾胃气虚：不思进食，食而不化，大便偏稀夹不消化食物，面色少华，形体偏瘦，神倦乏力，舌质淡，苔薄白，脉缓无力。

（3）脾胃阴虚：不思进食，食少饮多，口舌干燥，皮肤欠润，形体偏瘦，小便短黄，大便干结，甚或烦躁少寐，手足心热，舌红少津，苔少或花剥，脉细数。

（4）肝脾不和：厌恶进食，嗳气频繁，胸胁痞满，性情急躁，面色少华，神疲肢倦，大便不调，舌质淡，苔薄白，脉弦细。

3. 鉴别诊断

（1）积滞：有伤乳伤食史，除不思乳食外，应有脘腹胀满、嗳吐酸腐、大便酸臭等乳食停聚，积而不消，气滞不行之症。而厌食患儿，腹部坦然无所苦，可与之鉴别。

（2）疰夏：为季节性疾病，有"春夏剧，秋冬瘥"的发病特点，临床表现除食欲不振外，可见精神倦怠，大便不调，或有发热等症。

（3）疳证：疳证患者有食欲不振，亦有食欲亢进或嗜食异物者；形体明显消瘦是必备主症；病可涉及五脏，出现烦躁不宁或萎靡不振，以及口疳、眼疳、疳肿等兼症。厌食者以厌恶进食为主症，形体正常或略瘦，未至羸瘦程度，嬉戏如常，为脾之本脏轻症，一般不涉及他脏。

4. 治疗原则

厌食总由脾胃失健所致，治疗应以运脾开胃为基本法则。脾失健运者，治以运脾和胃；脾胃气虚者，治以健脾益气；脾胃阴虚者，治以养胃育阴。并酌情配伍理气、消导、化湿之品，俟脾胃复健，纳运复常，则食欲自增。因理气、化湿药大多辛温香燥，补益药每影响脾胃纳化，消导药总属克伐之品，故临床选用尤需谨慎，应适可而止，勿使过剂。同时还要注意饮食调理，纠正不良饮食习惯，方能取得好的治疗效果。

5. 一般治疗

（1）预防为主：合理喂养，饮食起居按时、有度，纠正恣食膏粱厚味、饮冷甜食、偏食零食、妄加滋补的不良习惯。根据不同年龄给予富含营养，易于消化，品种多样的食品。母乳喂养的婴儿4个月后应逐步添加辅食；出现食欲不振症状时，要及时查明原因，采取针对性治疗措施。对病后胃气刚刚恢复者，要逐渐增加饮食，切勿暴饮暴食而致脾胃复伤；注意精神调护，培养良好的性格，教育孩子要循循善诱，切勿训斥打骂，变换生活环境要引导逐步适应，防止惊恐恼怒损伤。

（2）推拿疗法

1）脾失健运证：补脾土，运内八卦，清胃经，掐揉掌横纹，摩腹，揉足三里。

2）脾胃气虚证：补脾土，运内八卦，揉足三里，摩腹，捏脊。

3）脾胃阴虚证：揉板门，补胃经，运八卦，分手阴阳，揉二马，揉中脘。

（3）针灸疗法

1）脾失健运证：取脾俞、足三里、阴陵泉、三阴交，用平补平泻法。

2）脾胃气虚证：取脾俞、胃俞、足三里、三阴交，用补法。

3）脾胃阴虚证：取足三里、三阴交、阴陵泉、中脘、内关，用补法。

以上各证型均用中等刺激不留针，每日1次，10次为1疗程。耳穴取脾、胃、肾、神门、皮质下。用胶布粘王不留行籽贴按于穴位上，隔日1次，双耳轮换，10次为1疗程。每日按压3～5次，每次3～5分钟，以稍感疼痛为度。用于各证型。

（4）调养：养成良好的饮食习惯，做到"乳贵有时，食贵有节"，饮食定时适量，荤素搭配，不强迫进食，饭前勿食糖果饮料，少食肥甘厚味、生冷坚硬等不易消化食物，鼓励多食蔬菜及粗粮。遵照"胃以喜为补"的原则，先从小儿喜欢的食物着手，诱导开胃，暂时不要考虑营养价值，待其食欲增进后，再按营养的需求供给食物。注意生活起居及饮食环境，加强精神调护，保持良好情绪，饭菜多样化，讲究色香味，以促进食欲。

（三）药物处方

1. 脾失健运

（1）治法：调和脾胃，运脾开胃。

（2）方药

不换金正气散（《太平惠民和剂局方》）

组成：苍术6～9克、陈皮6～9克、枳壳6～9克、藿香6～9克、神曲6～10克、炒麦芽6～10克、焦山楂6～9克。

加减：脘腹胀满，加木香3～6克、厚朴6～9克、莱菔子6～9克理气宽中；暑湿困阻，舌苔白腻者，加荷叶6～9克、佩兰6～9克、厚朴6～9克消暑化湿醒脾；嗳气泛恶者，加半夏6～9克、竹茹6～9克和胃降逆；大便偏干者，加枳实6～9克、莱菔子6～9克导滞通便；大便偏稀者，加山药6～10克、薏苡仁6～10克健脾祛湿；内有郁热，唇舌红赤者，加连翘6～9克、胡黄连6～9克清泄郁热。

煎服法：小儿中药常规煎煮服用。

（3）中成药

保和丸

组成：焦山楂、炒莱菔子、六神曲（炒）、炒麦芽、陈皮、半夏（制）、茯苓、连翘。

用法用量：口服。3岁以内，一次1克、3～6岁，一次1.5克，一日3次；6岁以上，一次3克，一日2次。温开水送服。

山麦健脾口服液

组成：焦山楂、炒麦芽、陈皮、砂仁。

用法用量：口服。3岁以内，一次5毫升，一日2次；3～6岁，一次5毫升，一日3次；6岁以上，一次10毫升，一日2次。

注意事项

（1）避免外感。

（2）合理饮食，切忌偏食，应以进食主食（谷类）为主，少吃零食。

（3）用药切忌过于滋补，当补而不滞。

2. 脾胃气虚

（1）治法：健脾益气，佐以助运。

（2）方药

异功散（《小儿药证直诀》）

组成：党参6～9克、白术6～9克、茯苓6～9克、甘草4～6克、陈皮6～9克、佩兰6～9克、砂仁6～9克、神曲6～9克、鸡内金6～9克。

加减：苔腻便稀者，去白术，加苍术6～9克、薏苡仁6～9克燥湿健脾；大便溏薄者，加炮姜4～6克、肉豆蔻6～9克温运脾阳；饮食不化者，加焦山楂6～9克、炒谷芽6～9克、炒麦芽6～9克消食助运；腹胀者，加木香3～6克、槟榔6～9克理气除胀；汗多易感者，加黄芪9～15克、防风6～9克益气固表；情志抑郁者，加柴胡6～9克、佛手6～12克解郁疏肝。

煎服法：小儿中药常规煎煮服用。

（3）中成药

健脾消食口服液

组成：炒山楂、炒麦芽、陈皮、黄芪、炒白术、麦冬、黄芩。

用法用量：口服。3岁以内，一次5毫升，一日2～3次；3岁以上，一次10毫升，一日3次。

醒脾养儿颗粒

组成：一点红、毛大丁草、山栀茶、蜘蛛香。

用法用量：口服。1岁以内，一次2克，一日2次；1～2岁，一次4克，一日2次；3～6岁，一次4克，一日3次；7～14岁，一次6～8克，一日2次。温开水冲服。

注意事项

（1）避免外感。

（2）合理饮食，切忌偏食、挑食，应以主食为主，少吃零食。

（3）虚者宜补，但兼有食积者应佐以助运消食导滞，即消补兼施。

3. 脾胃阴虚

（1）治法：滋脾养胃，佐以助运。

（2）方药

养胃增液汤（《中医儿科学》）

组成：沙参6～9克、麦冬6～9克、玉竹6～9克、石斛6～9克、乌梅6～9克、白芍6～9克、甘草4～6克、焦山楂6～9克、炒麦芽6～9克。

加减：口渴引饮者，加天花粉6～10克、芦根6～10克生津止渴；大便干结者，加火麻仁6～9克、郁李仁6～9克、瓜蒌仁6～9克润肠通便；夜寐不宁，手足心热者，加胡黄连6～9克、莲子心3～6克、酸枣仁6～9克清热宁心安神；食少不化者，加谷芽6～9克、神曲6～9克生发胃气；兼脾气虚弱者，加山药6～9克、太子参6～9克补益气阴。

煎服法：小儿中药常规煎煮服用。

（3）中成药

健脾消食口服液

组成：炒山楂、炒麦芽、陈皮、黄芪、炒白术、麦冬、黄芩。

用法用量：口服。3岁以内，一次5毫升，一日2～3次；3岁以上，一次10毫升，一日3次。

注意事项

（1）避风寒。

（2）调饮食，忌食辛辣香燥等伤阴之品。

（3）舒畅情志。

（4）阴虚者易大便干结难解，治当以"增液行舟"之法，切忌峻下伤阴。

4. 肝脾不和

（1）治法：疏肝健脾，理气助运。

（2）方药

逍遥散（《太平惠民和剂局方》）

组成：柴胡6～9克、紫苏梗6～9克、当归6～9克、白芍6～9克、白术6～9克、茯苓6～9克、炒麦芽6～9克、焦山楂6～9克、焦六神曲6～9克、甘草4～6克。

加减：烦躁不宁者，加连翘6～9克、钩藤（后下）4～6克；夜寐不安者，加莲子心4～6克、栀子4～6克；口苦泛酸者，加黄连1～3克、吴茱萸6～9克；嗳气呃逆者，加旋覆花6～9克、代赭石6～9克。

煎服法：小儿中药常规煎煮服用。

（3）中成药

逍遥颗粒

组成：柴胡、当归、白芍、炒白术、茯苓、炙甘草、薄荷。

用法用量：温开水冲服。1～3岁，一次2克；4～6岁，一次3克；7～9岁，一次4.5克；10～14岁，一次6克。一日2～3次。

注意事项

（1）避风寒。

（2）合理饮食（不挑食、偏食、嗜食）。

（3）注意情志疏导，切忌打骂、强迫进食。

（杨若俊）

十二、川崎病（皮肤黏膜淋巴结综合征）

（一）病情概述

在中医古籍中没有与川崎病相对应的中医疾病，但部分古籍的一些描述与川崎病的临床表现相似。有关川崎病的症状描述最早见于《诸病源候论·患斑毒病候》："斑毒之病，是热气入胃，而胃主肌肉，其热挟毒蕴积于胃，毒气熏发于肌肉，状如蚊蚤所啮，赤斑起，周匝遍体。此病或是伤寒，或时气，或温病，皆由热不时歇，故热入胃，变成毒，及发斑也。凡发斑者，十生一死，黑者，十死一生"。

根据其临床表现和传变规律，众多医家将其归属于"温病"范畴，亦有医家认为与中医所述的"疫疹"和"斑疹"相似。

川崎病（Kawasaki disease，KD）也称为皮肤黏膜淋巴结综合征（mucocutaneous lymph node，MCLS），是因感受温热毒邪，出现卫气营血传变规律的一种急性发热性出疹性疾病。临床以持续发热、口唇变化（嘴唇发红、干裂、草莓舌和/或口腔和咽部黏膜弥漫性充血）、双侧球结膜充血、皮疹、手足硬肿、颈淋巴结炎为其特征。本病多发于5岁以下儿童，并且男孩发病率远高于女孩。川崎病具有明显的季节性，我国高发于夏季、冬季。本病主要累及中小型血管。在发达国家，KD是儿童获得性心脏病的最常见病因。严重的并发症包括冠状动脉疾病，它与心血管疾病的发病率密切相关，尤其是成年期冠心病。

川崎病的病因病机大多数医家认为，主要因外感温热毒邪，犯于肺卫，蕴于肌腠，侵犯营血；内因是小儿大多体弱，脏腑功能失调。

小儿感受温热邪毒后，外邪进入肺卫时间短暂，迅速入里，由卫分转为气分，侵袭肺胃，阳热亢盛，炽于气分，表现为卫气同病证，比如鼻塞流涕、壮热、烦躁，面赤红，大便干硬，尿黄等。而后毒从火化，内窜营分，形成气营同病，表现为气营两燔证，热毒灼伤营分阴液，出现唇干唇红，杨梅舌；热毒化火，表现为持续发热不退；热毒化火内燔，炼液成痰，痰火郁结于颈项，导致淋巴结肿大。同时热毒熏蒸营血，易动血耗血，出现热入血分证，热毒外充斥于皮肤黏膜，内窜入营血，表现为皮肤弥漫性红斑或猩红热样皮疹；热壅经络，迫血妄行，血溢于肌筋之间，故表现为手足硬肿，甚或关节红肿痛；热灼营阴，瘀热不散，壅于血脉，热瘀交阻，形成各种变证，或肝风内动，或心阳暴脱，为本病凶险之症。邪热留恋，痰瘀阻窍，心失所养，气滞血瘀，而致冠状动脉瘤、心肌梗死等变证丛生。后期余热留恋，瘀血阻络，肌肤失养，出现手足及肛周皮肤脱屑脱皮；热邪久羁，阴津损耗，呈阴虚之势，小儿"阴常不足"，热势去后阴损及阳，形成气阴两虚，表现为舌淡，乏力，汗多等。

（二）诊断和治疗

1. 诊断要点

目前主要依靠临床症状来诊断川崎病。美国心脏协会对经典KD的诊断是基于≥5天发热和5个主要临床特征超过4项者，包括①口唇变化：嘴唇发红、干裂、草莓舌和/或口腔和咽部黏膜弥漫性充血；②双侧球结膜充血，无渗出物；③皮疹：弥漫性充血性皮疹或多形性皮疹，表现为斑丘疹，红斑样皮疹或猩红热样皮疹；④肢端变化：急性期手足潮红、硬肿，亚急性期甲床周围脱皮；⑤颈淋巴结炎：其直径≥1.5厘米，通常为单侧。

2. 辨证分型

本病以卫气营血辨证为纲。

（1）卫气同病证：川崎病患儿外感温热毒邪，邪尚在肺，肺主气，其合皮毛，故在表，表现为发热、鼻塞流涕。若风挟湿热而燥生，清窍必干，谓水主之气不能上荣，故出现咽干咽痛、唇干。根据五轮学说，白睛属肺，出现眼红、球结膜充血。但"温邪则热变最速"是叶天士在《温热论》中对温邪特点的精辟概括，指温邪化热与传变皆速，临床中川崎病患儿邪在肺卫的症候很少或者病程极短，直接出现气分证候，邪气在气分留恋，表现为高热难退，但热不寒，里结阳明，出现便秘。

（2）气营两燔、热毒瘀血证：斑出阳明，此期皮疹逐渐显露，皮色发紫甚至发黑，出现猩红热样皮疹或者出血性皮疹。此期症候多与营分症候同时出现，表现为气营两燔证。营分证是温病发展过程中的重要阶段，呈现出热邪炽盛，营阴受损，进而窜络致瘀，扰乱心神的比较复杂的病理变化。营气通于心，心主神明，火毒既入营分，则极易侵扰心神，故烦躁不安多见，严重者出现神昏谵语；其热传营，营阴亏耗，热邪深入阴分，消耗血中津液，导致营阴不足，阳入于阴，则助长邪热之势，故身热夜甚；营阴耗伤，津液亏乏，舌色必绛，大多KD患儿舌绛无苔，出现杨梅舌，身热夜甚。此期"瘀热"是形成川崎病的主要病理特点，贯穿整个病程始终。"热之所过，血为之凝滞"，故此期多出现手足皮肤硬性水肿，口腔咽部黏膜弥漫性充血甚至口唇紫红皲裂出血；热毒内迫血分，营热炽盛，阴伤血耗，血行涩滞而成瘀，心络受阻，出现冠脉损害。热毒化火内燔，炼液成痰，痰火郁结于颈项，导致淋巴结肿大等症。

（3）气阴两伤证：后期余热留恋，瘀血阻络，肌肤失养，出现手足及肛周皮肤脱屑脱皮；热邪久羁，阴津损耗，呈阴虚之势，小儿"阴常不足"，热势去后阴损及阳，形成气阴两虚，表现为身热渐退，倦怠乏力，动辄汗出，指趾端脱皮或潮红脱屑，胃纳欠佳，舌淡红，苔薄或少，脉细弱。

3. 鉴别诊断

（1）川崎病与幼年类风湿病：两者均可发热时间较长，伴皮疹，甚则口唇干裂，但幼年类风湿病发热时间更长，可持续数周或数月，表现为多发性、对称性关节炎，尤以指趾关节受累比较突出，类风湿因子可为阳性。

（2）川崎病与渗出性多形性红斑：两者均可出现发热、多样性皮疹，但渗出性多形性红斑皮疹以不规则红斑为主要表现形式，眼、唇有脓性分泌物及假膜形成。

4. 治疗原则

本病治疗以清气凉营，解毒化瘀为主。初起疏风清热解毒，宜辛凉透表，清热解毒；极期气营两燔，热毒炽盛，宜清气凉营解毒，苦寒清透；后期气阴耗伤，宜予益气养阴为主，甘寒柔润。本病易形成瘀血，活血化瘀法需贯穿始终。同时温热邪毒最易伤阴，治疗后期需滋养胃津，顾护心阴。

5. 一般治疗

（1）本病需尽早明确诊断，给予丙种球蛋白干预治疗，减少冠状动脉损害等并发症的发生。发病期间注意适当休息。

（2）饮食宜清淡。

（3）对丙种球蛋白不敏感的患儿，须加强观察，注意病情变化，如出现休克、合并或继发其他疾病等要及时识别与处理。

（4）热退后需定期口服阿司匹林，门诊定期复诊，随访血常规和心脏彩超，动态观察血小板计数和冠状动脉损害情况。

（二）药物处方

1. 卫气同病证

（1）治法：辛凉透表，透邪解毒。

（2）方药

银翘散《温病条辨》或银翘白虎汤

组成：银花9克、连翘9克、淡豆豉9克、薄荷3克、荆芥5克、竹叶5克、芦根10克、牛蒡子6克、桔梗3克、甘草3克、生石膏15～30克、知母9克（3岁儿童为此剂量）。

加减：热毒壅盛，咽痛眼红明显者，加大青叶5克、岗梅根9克；便秘者，加大承气汤或小承气汤通腑泄热。

煎服法：小儿解表药和解毒药常规煎煮服用方法。

（3）中成药

银翘解毒颗粒

组成：金银花、连翘、薄荷、荆芥、淡豆豉、牛蒡子、炒桔梗、淡竹叶、甘草。

用法用量：每袋装15克，开水冲服。婴儿一次5克，一日3次；幼儿一次7.5克，一日3次；学龄期儿童一次10克，一日3次。

板蓝根冲剂

组成：板蓝根。

用法用量：每袋装10g，开水冲服。婴儿一次3克，一日3次；幼儿一次5克，一日3次；学龄期儿童一次10克，一日3次。

注意事项

（1）由于小儿发病容易，传变迅速，此期应见微知著，先证而治，挫病势于萌芽之时，挽病机于欲成未成之际。若患儿出现高热不退，眼红，皮疹等症状，需在发热3～5天医院就诊，尽早明确诊断，予以及时治疗。

（2）患儿饮食清淡，忌食湿热性或温热性食物，如韭菜，辣椒，生姜，牛、羊肉，桂圆，荔枝，榴莲等。

2. 气营两燔、热毒瘀血证

（1）治法：清气凉营，解毒化瘀。

（2）方药

清营汤《温病条辨》或清瘟败毒饮《疫疹一得》

组成：水牛角15～30克，生地黄5克，玄参5克，竹叶5克，金银花5克，连翘5克，黄连3克，丹参5克，麦冬3克，生石膏15～30克，知母9克（3岁儿童为此剂量）。

加减：便秘者加用生大黄5克泻下救阴；热重阴伤者加石斛5克甘寒清热，护阴生津；颈部淋巴结肿痛明显者，加用夏枯草5～9克、蒲公英5～9克清热软坚化瘀；此期多出现手足硬肿、冠状动脉损害，加用赤芍3～5克、牡丹皮3～5克，加强凉血散血之效。

煎服法：小儿清热解毒药常规煎煮服用方法。

（3）中成药

复方丹参滴丸

组成：丹参、冰片、三七。

用法用量：每丸重27毫克，口服或舌下含服。婴儿一次3粒，一日3次；幼儿一次5粒，一日3次；学龄期儿童一次10粒，一日3次。

注意事项

（1）小儿"脾常不足"，儿科医师应重视小儿脾胃的特点，需处处顾及脾胃之气，此期药物清热解毒类中药较多，用药切忌较长时间，提倡中病即止或衰其大半而止，不可过剂，用药时间3天左右。

（2）此期为该病的极期，易出现冠状动脉损害表现，需遵医嘱治疗，密切观察患儿心脏彩超情况。

3. 气阴两伤证

（1）治法：益气养阴，清解余热

（2）方药

沙参麦冬汤《温病条辨》

组成：北沙参9克、麦冬5克、玉竹5克、桑叶5克、甘草3克、天花粉6～9克、白扁豆9克（3岁儿童为此剂量）。

加减：余热未清者，可用竹叶石膏汤加减；纳呆加茯苓9克、焦山楂3～5克、焦神曲9克健脾开胃；低热不退加地骨皮9克、银柴胡9克、生地黄5克清解虚热；大便硬结加瓜蒌仁9克、火麻仁9克清肠润燥。该期出现冠状动脉损伤者仍未恢复，可继续加用丹参5～10克、牡丹皮3～5克凉血散血、活血化瘀。

煎服法：小儿补益药常规煎煮服用方法。

（3）中成药

生脉饮

组成：党参、麦冬、五味子。

用法用量：每支装10毫升，口服。婴儿每次3毫升，一日3次；幼儿每次5毫升，一日3次；学龄期儿童每次10毫升，一日3次。

注意事项

（1）此期患儿多正气大伤，需要扶正驱邪，避免过度发散解表，耗伤阴液，治疗中需要根据病情攻补兼施。

（2）需定期复查血常规和心脏彩超，动态观察患儿心脏冠脉损害情况，及时处理。

（杨向娜）

十三、小儿多动症

（一）病情概述

小儿多动症，是一种儿童时期较常见的慢性神经发育障碍性疾病。临床以与发育水平不相称的注意缺陷和/或多动冲动为主要特征。本病男孩多于女孩，通常发生于6岁以前，但由于儿童在此期间是精力充沛、活泼好动的，使得病情难以在早期被发现，故显见于学龄期（7～12岁）。古代医籍所记载的"脏躁""躁动"与本病相近。

中医认为，小儿多动症病机总因脏腑阴阳失调，阴失内守，阳躁于外所致。病位主要在心、肝、脾、肾。其发病机制大致有以下几个方面。①先天禀赋不足：父母体质欠佳，或在母亲孕期多病、精神调养失宜等，致使胎儿先天不足，肾精亏虚，稍有感触即易出现阴阳失调。②后天护养不当：过食辛热炙煿，酿生痰火，过食肥甘厚味，酿生痰浊，病理产物阻滞气机，扰乱心神；过食生冷，病后失养，则损伤脾胃，造成气血化生无源，心神失养；小儿肝常有余，土虚易被木侮，动静不能互制。③产伤、外伤：产伤及外伤造成患儿气血瘀滞，经脉流行不畅，脏腑失养。④疾病影响：如感染、中毒、惊风病后，气阴不足，心肝失养。⑤情志失调：喜伤心、思伤脾、怒伤肝、恐伤肾、情志失调引起患儿气机紊乱，脏腑阴阳失衡。总之，小儿为稚阴稚阳之体，脏腑娇嫩，若先天肾精不足之体，后天调摄不当，加之特定因素干扰，更易出现脏腑阴虚阳亢的病理变化。阴静不足，阳动有余导致本病发生。

临证时，西医学上的注意缺陷多动障碍表现上述症状者，可参照本部分内容进行辨证论治。

（二）诊断与治疗

1. 诊断要点

（1）病史：可有产伤史，或后天失于护养、教育不当、环境影响及外伤、神经系统疾病、情志失调等病史。

（2）临床表现：参考《精神障碍诊断和统计手册》第五版（DSM-5）的标准。本病判断条件如下：

1）一种持续的注意缺陷和/或多动-冲动的模式，干扰了正常的功能或发育，以下列A和/或B为特征。

A. 注意缺陷症状：下列症状存在6项及以上，持续6个月以上，达到与发育水平不相称的程度，并明显影响了社会、学业/职业活动。

注：这些症状不是对立行为、违抗、敌意的表现，也不是因为不理解任务或指令所引起的。年龄较大的青少年和成人（17岁及以上）至少需要符合下列症状中的5项。

a. 经常于学习、工作或其他活动中难以在细节上集中注意或犯粗心大意的错误。

b. 经常在学习、工作或娱乐活动中难以保持注意力集中。

c. 经常在与他人谈话时显得心不在焉、似听非听。

d. 经常不能按要求完成作业、家务及工作任务。

e. 经常难以有条理地安排任务和活动。

f. 经常不愿或回避进行需要持续动脑筋的任务。

g. 经常丢失学习和活动的必需品。

h. 经常因外界刺激而容易分心。

i. 经常在日常生活中健忘。

B. 多动/冲动症状：下列症状存在6项及以上，持续6个月以上，达到与发育水平不相称的程度，并明显影响了社会、学业/职业活动。

注：这些症状不是对立行为、违抗、敌意的表现，也不是因为不理解任务或指令所引起的。年龄较大的青少年和成人（17岁及以上）至少需要符合下列症状中的5项。

a. 经常坐立不安，手脚不停地拍打、扭动。

b. 经常在应该坐着的时候离开座位。

c. 经常在不适宜的场合中跑来跑去、爬上爬下。

d. 经常很难安静地参加游戏或课余活动。

e. 经常一刻不停地活动，犹如被马达驱动一样。

f. 经常讲话过多、喋喋不休。

g. 经常在问题尚未问完时就抢着回答。

h. 经常难以耐心等候。

i. 经常打断或侵扰别人。

2）若干注意障碍或多动－冲动的症状在12岁之前就已存在。

3）若干注意障碍或多动－冲动的症状存在于2个或更多的场合（例如，在家里、学校和工作时，与朋友或亲属相处时，在其他活动时）。

4）有明确的证据显示症状干扰或降低了患者社交、学业和职业功能的质量。

5）这些症状不是出现在精神分裂症或其他精神障碍的病程中，也不能用其他精神障碍来更好地解释（例如，心境障碍、焦虑障碍、分离障碍、人格障碍、物质中毒或戒断）。

（3）体征：体格检查动作不协调，翻手试验、对指试验、指鼻试验、指指试验可呈阳性。

（4）辅助检查：注意力测试常有异常。

2. 鉴别诊断

（1）小儿多动症与正常顽皮儿童：正常顽皮儿童有时也会出现活动过度、注意力不集中等症状。但其大部分时间仍能正常学习、做作业。一般能遵守课堂纪律，小动作经指出能自我制止。而小儿多动症患儿的多动、冲动、注意缺陷多不能自控。

（2）小儿多动症与抽动症：抽动症患儿以肌肉不自主抽动，伴喉部异常发音及秽语为主要症状。常见面部、四肢、躯干等部位肌肉的不自主动作。而小儿多动症则表现为行为活动的多动，常伴随情绪波动大，注意缺陷等表现。

（3）小儿多动症与孤独症：孤独症患儿不能与周围人建立感情联系，如不能与人对视，行为表现重复单一，有严重的社交和语言障碍等表现。而小儿多动症患儿，能与周围人共情，具有一定的语言表达能力。

3. 辨证分型

（1）心肝火旺：多动不安，冲动任性，急躁易怒，注意力不集中，做事莽撞，或面赤烦躁，夜睡不宁，大便秘结，小便色黄，舌质红或舌尖红，苔薄或薄黄，脉弦数。

（2）痰火内扰：多动多语，烦躁不安，冲动任性，难以制约，兴趣多变，注意力不集中，或胸中烦热，纳少口苦，便秘尿赤，舌质红，苔黄腻，脉滑数。

（3）脾虚肝旺：注意力涣散，记忆力差，多动多语，坐立不安，兴趣多变，急躁易怒，或面色无华，纳呆食少，睡眠欠安，便溏，舌淡红，苔薄白，脉弦细。

（4）心脾两虚：注意力不能集中，记忆力差，言语冒失，多动而不暴躁，兴趣多变，或神疲乏力，面色无华，形体消瘦或虚胖，纳呆食少，眠浅，舌质淡，苔薄白，脉虚弱无力。

（5）肝肾阴虚：多动难静，神思涣散，注意力不集中，记忆力欠佳，急躁易怒，大动作笨拙，或爪甲不荣，五心烦热或颧红，盗汗、遗尿、大便秘结，苔少，脉细弦。

4. 治疗原则

本病以调和阴阳为治疗原则。心肝火旺者，治以清心平肝，安神定志；脾虚肝旺者，治以扶土抑木，疏肝解郁；痰火内扰者，治以清热泻火，化痰宁心；肝肾阴虚者，治以滋水涵木，平肝潜阳；心脾两虚者，治以养心安神，健脾益气。病程中见有痰浊、痰火、瘀血等兼证，则佐以化痰、清热、祛瘀等治法。

5. 一般治疗

（1）做好预防：孕妇应保持情绪稳定，营养均衡，禁食烟酒，慎用药物，避免早产、难产及新生儿窒息；照护小儿过程中，规避脑外伤、中毒及中枢神经系统感染。

（2）注意生活方式：多食水果、蔬菜和全谷物，选择优质蛋白质，避免食用有兴奋性和刺激性的饮料和食物；日常进行体育活动；限制电子设备的使用；保证足够的睡眠。

（3）早发现早治疗：注意早期发现小儿的异常表现，及早进行疏导与治疗。

（4）心理及行为疗法：包括心理教育、心理行为治疗、特殊教育和功能训练，并围绕这些方面开展医学心理学治疗、家长培训和学校干预。

（5）推拿疗法：分手阴阳100次，补脾经300～500次，清肝经100～300次，揉掌小横纹300～500次，按揉百会穴、神门穴、足三里穴、三阴交穴、涌泉穴3～5分钟，捏脊3～9下。

（6）耳针疗法：取穴心、肝、脾、神、神门、交感、脑。用微针浅刺不留针，每日1次。或用王不留行籽贴压，留置24～48小时，每周1～2次。

（7）针刺疗法：主穴取内关、太冲、大椎、曲池，配穴取百会、四神聪、隐白、神庭、心俞。捻转进针，用泻法，不留针。一日1次。

（三）药物处方

1. 心肝火旺

（1）治法：清心平肝，安神定志。

（2）方药

导赤散（《小儿药证直诀》）合丹栀逍遥丸（《内科摘要》）

组成：生地黄6～9克，木通3～6克，生甘草3～6克，竹叶3～6克，柴胡6～9克，当归6～9克，白芍9～15克，白术6～9克，茯苓9～15克，牡丹皮6～9克，栀子3～6克，薄荷3～6克（后下），生姜3片。

加减：急躁易怒者，加钩藤6～9克、珍珠母15～25克；冲动任性、烦躁不安者，加天竺黄3～6克、青礞石3～6克；大便干结、数日一行者，加大黄3～6克、枳实6～9克。

煎服法：薄荷后下，余药小儿中药常规煎煮服用。

（3）中成药

丹栀逍遥丸

组成：酒柴胡、当归、酒白芍、炒白术、茯苓、甘草、牡丹皮、焦栀子、薄荷、生姜。

用法用量：口服，1～3岁，一次1/3袋，3～6岁，一次2/3袋，6岁以上，一次2/3～1袋，一日2次。

龙胆泻肝丸

组成：龙胆、柴胡、黄芩、炒栀子、泽泻、木通、盐车前子、酒当归、地黄、炙甘草。

用法用量：口服，1～3岁，一次1～2克，3～6岁，一次3～4克，6岁以上，一次4～6克，一日2次。

注意事项

（1）不可过用，避免伤正。

（2）调适饮食，少食煎炸、辛辣、肥甘厚腻食材，避免食用有兴奋性和刺激性的饮料和食物。

（3）避免熬夜。

2. 痰火内扰

（1）治法：清热泻火，化痰宁心。

（2）方药

黄连温胆汤（《六因条辨》）

组成：竹茹6～9克，法半夏3～6克，甘草3～6克，枳实3～6克，陈皮6～9克，茯苓9～12克，黄连1～3克，生姜3片

加减：烦躁易怒者，加钩藤6～9克、龙胆6～9克；大便秘结者，加大黄3～6克、芒硝3～9克。

煎服法：小儿中药常规煎煮服用。

（3）中成药

礞石滚痰丸

组成：煅礞石、沉香、黄芩、熟大黄。

用法用量：口服，1～3岁，一次2～3克，3～6岁，一次4～8克，6岁以上，一次8～12克，一日1次。

注意事项

（1）不可过用，避免伤正。

（2）调适饮食，少食煎炸、辛辣、肥甘厚腻食材，避免食用有兴奋性和刺激性的饮料和食物。

3. 脾虚肝旺

（1）治法：健脾平肝，疏肝解郁。

（2）方药

逍遥散（《太平惠民和剂局方》）

组成：柴胡6～9克，当归6～9克，白芍6～9克，炒白术6～9克，茯苓9～15克，薄荷3～6克（后下），炙甘草3～6克，生姜3片。

加减：烦躁易怒者，加生石决明9～12克、钩藤6～9克、栀子3～6克；睡眠不安者，加酸枣仁6～9克、珍珠母15～25克。

煎服法：薄荷后下，余药小儿中药常规煎煮服用。

（3）中成药

逍遥丸

组成：柴胡、当归、白芍、炒白术、茯苓、炙甘草、薄荷、生姜。

用法用量：口服，1～3岁，一次2～4丸，3～6岁，一次4～8丸，6岁以上，一次6～8丸，一日3次。

注意事项

（1）调适饮食，避免加重肠胃负担。

（2）注意正面教养和有效沟通，调畅小儿情志。

（3）日常进行体育活动。

4. 心脾两虚

（1）治法：养心安神，健脾益气。

（2）方药

归脾汤（《正体类要》）合甘麦大枣汤（《金匮要略》）

组成：黄芪9～12克、党参6～9克、白术6～9克、茯苓6～9克、远志6～9克、酸枣仁6～9克、龙眼肉6～9克、当归6～9克、小麦9～15克、木香3～6克、炙甘草3克。

加减：神思不集中者，加益智仁6～9克；睡眠浅者，加五味子3～6克，夜交藤9～12克；记忆力差，动作笨拙，苔厚腻者，加半夏3～6克、陈皮3～6克、石菖蒲3～6克。

煎服法：小儿中药常规煎煮服用。

（3）中成药

归脾丸

组成：党参、炒白术、炙黄芪、炙甘草、茯苓、制远志、炒酸枣仁、龙眼肉、当归、木香、大枣（去核）。

用法用量：口服，1～3岁，一次2～4丸，3～6岁，一次4～6丸，6岁以上，一次6～10丸，一日3次。

注意事项

（1）调适饮食，避免加重肠胃负担。

（2）保证足够时长的睡眠。

5. 肝肾阴虚

（1）治法：滋养肝肾，平肝潜阳。

（2）方药

杞菊地黄丸（《医级》）

组成：熟地黄9～15克、山茱萸3～6克、山药3～6克、茯苓3～6克、牡丹皮3～6克、泽泻3～6克、枸杞子3～6克、菊花3～6克。

加减：夜寐不安者，加酸枣仁6～9克、五味子3～6克；盗汗者，加浮小麦10～15克、煅龙骨15～25克、煅牡蛎15～25克；急躁易怒者，加龙胆6～9克、钩藤6～9克；大便秘结者，加火麻仁3～6克；记忆力差，动作笨拙，苔厚腻者，加半夏3～6克、陈皮3～6克、石菖蒲3～6克。

煎服法：小儿中药常规煎煮服用。

（3）中成药

静灵口服液

组成：熟地黄、龙骨、女贞子、五味子、远志、石菖蒲、知母（盐）、黄柏、牡丹皮、泽泻、山药、茯苓。

用法用量：口服，3～5岁，一次半瓶，一日2次；6～14岁，一次1瓶，一日2次，14岁以上，一次1瓶，一日3次。

杞菊地黄丸

组成：枸杞子、菊花、熟地黄、酒萸肉、牡丹皮、山药、茯苓、泽泻。

用法用量：口服，1～3岁，一次2～4丸，3～6岁，一次4～6丸，6岁以上，一次6～8丸，一日3次。

多动宁胶囊

组成：熟地黄、龟甲、远志、石菖蒲、山茱萸、山药、龙骨、茯苓、黄柏、僵蚕、化橘红。

用法用量：口服，一次3～5粒，一日3次。

注意事项

（1）限制电子设备的使用。

（2）保证足够时长的睡眠。

（杜洪煊　邓　健）

十四、小儿抽动症

（一）病情概述

小儿抽动症又称抽动秽语综合征，是以慢性、波动性、多发性运动肌的快速抽搐，并伴有不自主发生和语言障碍为主要特征的神经精神障碍性疾病。其临床特征是肌肉抽掣及喉中发出怪声或口出秽语等。发病无季节性。起病多在2～12岁，常以频发眨眼为首发症状，可以自行缓解或加重，男孩发病率较女孩约高3倍。85%患儿有轻中度行为异常。约半数患儿可同时伴有注意力缺陷多动症。抽动在精神紧张时加重，入睡后消失。本病病程一般时间较长，可自行缓解或加重，影响患儿的身心健康，但患儿智力一般不受影响。

中医病因认为，本病与先天禀赋不足、产伤、窒息、感受外邪、情志失调等因素有关，多由五志过极，风痰内蕴而引发。病位主要在肝，与心、脾、肾密切相关。肝体阴而用阳，喜条达而主疏泄，为风木之脏，主藏血、藏魂，其声为呼，其变动为握，开窍于目，故不自主动作，如挤眼、噘嘴、皱眉、摇头、仰颈、耸肩，以及怪声秽语等，均与肝风妄动有关。

临证时西医学的多发性抽动症表现上述症状者，可参照本部分内容进行辨证施治。

（二）诊断与治疗

1. 诊断要点

起病大多数年龄在2～12岁，可有家族史。病程至少持续1年。可出现不自主的眼、面、口、颈、肩腹部及四肢肌肉的快速收缩，以固定方式重复出现。抽动时咽部可发出异常怪声或粗言秽语。抽动呈慢性反复过程，有明显波动性，可受意志的暂时控制。有的还有性格障碍，性情急躁，冲动任性，胆小，注意力不集中，学习成绩不稳定。实验室检查多无特殊异常，脑电图正常或非特异性异常，智力测试基本正常。

2. 辨证分型

（1）气郁化火：烦躁易怒，挤眉眨眼，张口噘嘴，摇头耸肩，发作频繁，抽动有力，口出异声秽语，大便秘结，小便短赤，舌红苔黄，脉弦数。

（2）脾虚痰聚：面黄体瘦，精神不振，脾气乖戾，胸闷作咳，喉中声响，皱眉眨眼，嘴角、四肢、腹肌抽动，秽语不由自主，纳少厌食，舌质淡，苔白或腻，脉沉滑或沉缓。

（3）脾虚肝亢：努嘴张口，全身肌肉抽动，喉中有痰，时发怪声，经久不愈，常伴腹部抽动，性情急躁，脾气乖戾，注意力不集中，难于静坐，健忘失眠，纳少厌食，体形多瘦弱或虚胖，面黄乏力，舌质淡红，苔白或腻，脉细弦。

（4）阴虚风动：形体消瘦，两颧潮红，五心烦热，性情急躁，口出秽语，挤眉眨眼，耸肩摇头，肢体震颤，睡眠不宁，大便干结，舌质红绛，舌苔光剥，脉细数。

3. 鉴别诊断

（1）风湿性舞蹈病：6岁以后多见，女孩居多。表现为四肢较大幅度无目的而不规则的舞蹈样动作，常伴肌力及肌张力减低，并可见其他风湿热症状。

（2）习惯性抽搐：4～6岁多见。往往只有一组肌肉抽搐，如眨眼、皱眉、龇牙或咳嗽声。发病前常有某些诱因，此症一般较轻，预后较好。但与多发性抽动症并无严格的界限，有些患儿能发展为多发性抽动症。

（3）注意力缺陷多动障碍：本病以注意力不集中，自我控制差，动作过多，情绪不稳，冲动任性，伴有学习困难，但智力正常或基本正常为主要临床特征。往往有家族史。

4. 治疗原则

本病以平肝息风为基本法则。根据疾病的不同证候和阶段，分清正虚邪实的关系，分证论治。痰盛者化痰息风，火盛者清热泻火，脾虚者健脾益气，阴虚者滋阴潜阳。本病来渐去缓，且易反复，临床往往需要较长时间的药物治疗，树立信心，坚持治疗、养成良好的生活习惯是治疗本病的关键，为提高疗效可配合针灸、推拿、感觉统合训练、心理治疗等。

5. 一般治疗

（1）心理干预

1）行为矫正疗法：当患儿出现面部及肢体抽动时，立即利用对抗反应来加以控制。同时让患儿认识到抽动的不良性，并对自身的病情有一个比较正确的认识，积极争取改善。

2）行为转移法：当患儿一旦出现症状时，立即转移患儿的注意力。

3）心理支持法：向家长讲解多发性抽动症的性质，让家长了解心理治疗的重要性，消除家长对患儿病情的过分焦虑、担心、紧张的心情。注意对患儿的教育方法，建立起良好的信任关系。提高自信心，消除其自卑心理，及时纠正患儿的不良动作和行为。

（2）推拿疗法：推脾土，捣小天心，揉五指节，运内八卦，分阴阳，推上三关，揉涌泉、足三里。1日1次，每次30～40分钟。

（3）针灸疗法

1）体针：针刺百会、四神聪、神庭、上星、头维、印堂、曲池、合谷、阳陵泉、三阴交、太冲穴。眨眼和耸肩者加攒竹、迎香，口角抽动者加地仓、颊车，喉出怪声者加上廉泉、列缺。以提插捻转施以平补平泻，得气后留针30分钟。隔日1次，1个月为1疗程。

2）耳针：皮质下、神门、心、肝、肾，每次选2～3穴，以王不留行籽贴压。隔日1次，每日可按压2～3次，每次5分钟，1个月为1疗程。

（三）药物处方

1. 气郁化火

（1）治法：清肝泻火，息风止惊。

（2）方药

清肝达郁汤（《重订通俗伤寒论》）

组成：栀子6克、菊花6克、丹皮6克、柴胡6克、薄荷6克、青橘叶6克、钩藤6克、白芍6克、蝉蜕6克、琥珀3克、茯苓6克、甘草3克。

加减：喜怒不定，喉中有痰者，加浙贝母、天竺黄、胆南星各6克清热化痰；肝火旺盛、烦躁目赤者，加龙胆草、谷精草、夏枯草各6克清泻肝火；大便秘结者，加槟榔、瓜蒌仁各6克通便导滞；因外感咽红而眨眼加重者，加板蓝根、牛蒡子、山豆根各6克清热利咽。

煎服法：小儿中药常规煎煮服用。

（3）中成药

当归龙荟片

组成：当归、龙胆、芦荟、青黛、栀子、黄连、黄芩、黄柏、大黄、木香、麝香。

用法用量：口服，一次3克，一日2次。

泻青丸

组成：龙胆草、大黄、防风、羌活、栀子、川芎、当归。

用法用量：口服。一次3克，一日2次。

注意事项

服药期间注意忌口，禁食鱼腥发物，以免加重症状。

2. 脾虚痰聚

（1）治法：健脾柔肝，行气化痰。

（2）方药

十味温胆汤（《医方集解》）

组成：党参6克、茯苓6克、陈皮6克、法半夏6克、陈皮6克、枳实6克、远志3克、酸枣仁6克、钩藤6克、白芍6克、石决明6克、甘草3克。

加减：痰热甚者，基础方去法半夏，加黄连3克、瓜蒌皮6克清化痰热；秽语妄言，性情急怒者，加石菖蒲6克、远志3克、郁金6克豁痰宁心；痰火扰心喊叫者，加青礞石、黄芩、磁石各6克泻火安神；纳少厌食者，加焦六神曲6克、炒麦芽6克、砂仁5克调脾开胃。

煎服法：小儿中药常规煎煮服用。

（3）中成药

琥珀抱龙丸

组成：山药、朱砂、甘草、琥珀、天竺黄、檀香、枳壳、茯苓、胆南星、枳实、党参、牛黄。

用法用量：口服。一次1丸，一日2次；婴儿一次1/3丸。化服。

注意事项

注意脾虚夹食积情况，健脾同时不忘消食除痰饮之源。

3. 脾虚肝亢

（1）治法：缓肝理脾，息风止痉。

（2）方药

异功散（《小儿药证直诀》）合天麻钩藤饮（《杂病证治新义》）

组成：太子参6克、茯苓6克、白术6克、陈皮6克、半夏6克、天麻6克、钩藤6克、龙骨6克、珍珠母6克、甘草3克。

加减：食欲不振者，加焦山楂6克、鸡内金6克、炒麦芽6克运脾开胃；性情急躁，睡眠不安者，加远志3克、生石决明6克、栀子6克化痰平肝；异常发生严重者，加磁石6克、石菖蒲6克、桔梗6克豁痰安神。

煎服法：小儿中药常规煎煮服用。

（3）中成药

小儿珍珠镇惊丸

组成：珍珠（飞）、人工牛黄、胆南星、人工竺黄（飞）、木香、雷丸、琥珀（飞）、银柴胡、胡黄连、槟榔、朱砂（飞）等13味。

用法用量：口服。1～2岁，一日0.3克，分4次服；3～4岁，一日0.3克，分2次服；5～7岁，一次0.3克，一日2次；7岁以上，一次0.3克，一日3次。或遵医嘱。

注意事项

本证为土虚木亢所致，所以健脾还需平肝柔肝，肝火旺还应注意泻心火。

4. 阴虚风动

（1）治法：滋阴潜阳，柔肝息风。

（2）方药

大定风珠（《温病条辨》）

组成：龟甲6克、鳖甲6克、生牡蛎6克、生地黄6克、阿胶6克、鸡子黄6克、麦冬6克、火麻仁6克、白芍6克、甘草3克。

加减：心神不定，惊悸不安者，加茯神、钩藤、炒酸枣仁各6克养心安神；血虚失养者，加何首乌、沙苑子、天麻各6克养血柔肝；肺阴受损，金鸣异常，喉发异生者，加桑白皮、地骨皮、天花粉、桔梗各6克养阴清热，清肺利咽；肢体明显抽动者，加地龙、乌梢蛇各6克息风止痉。

煎服法：小儿中药常规煎煮服用。

（3）中成药

杞菊地黄丸

组成：枸杞子、菊花、熟地黄、酒萸肉、牡丹皮、山药、茯苓、泽泻。

用法用量：口服。小蜜丸一次5克，一日2次。

注意事项

本证往往病程较长，滋阴还应注意健运脾胃，症状重者可加用金石重镇之品。

（杨若俊）

十五、精神发育迟滞

（一）病情概述

精神发育迟滞（mental retardation，MR）或称精神发育不全，是一种可由多种原因引起的脑发育障碍所致的综合征，其主要症状是智力缺损，主要表现为发育期内智力明显低于平均水准，智力测验（韦克斯勒学龄前智力量表）测定分数低于70，在日常生活或学校生活方面有严重的适应困难，且发病年龄在18岁以前。精神发育迟滞病因复杂，归纳起来有先后天因素，先天因素引起的发病率明显高于原因不明及后天因素。先天因素主要有染色体异常、先天代谢异常及具有精神发育迟滞的畸形综合征；后天因素主要有感染、营养不良、外伤和其他严重疾病。中医古代文献无"精神发育迟滞"名称，根据临床表现及特征，精神发育迟滞应属于中医之"痴呆""五迟""五软"范畴。如从单个症状描述，精神发育迟滞与"痴呆""语迟"最似。

（二）诊断与治疗

1. 诊断要点

《中国精神疾病分类与诊断标准第二版》中精神发育迟滞诊断标准：

（1）起病于18岁以前。

（2）智力测验测定低于70。

（3）有不同程度的社会适应困难。表现在应知应会的事或知识、技能有不同程度的低于同龄人或根本不知、不会；适应能力差，语言能力丧失或减低。病情程度的分级如下。

1）轻度：智力测验测定50～69，心理年龄9～12岁；无明显言语障碍；学习能力上不能顺利完成小学教育，能学会一定的谋生技能；日常生活可以自理，但显得笨手笨脚。

2）中度：智力测验测定35～49，心理年龄6～9岁；能掌握日常生活用语，但词汇贫乏；不能适应普通学校学习，但可以学会生活自理与简单劳动；语言与运动发育迟缓，智力水平有限，学习能力差。

3）重度：智力测验测定20～34，心理年龄3～6岁；言语功能严重受损，不能进行有效的语言交流；生活不能自理；出生后不久即可被发现，几乎不会说话，常伴有脑部损害，癫痫等疾病。

4）极重度：智力测验测定低于20，心理年龄在3岁以下；言语功能缺失；生活完全不能自理；毫无语言、理解能力，对周围事物无识别能力，甚至伴有攻击行为和破坏行为。

2. 辨证分型

（1）脾肾两亏证：智力低下，社会适应困难，语言能力丧失或减低，头项软弱，不能抬举或挺而不坚，口软唇弛，吸吮或咀嚼困难，肌肉松软无力，按压失于弹性，两足痿弱，骨软无力。面白肢倦无力。舌淡，苔薄白。脉沉无力或指纹淡。

（2）肝肾亏虚证：智力低下，社会适应困难，语言能力丧失或减低，手足徐动或震颤，动作不协调。语言不利，或失听失明，或失聪。舌质淡。脉细软或指纹淡紫。

（3）肝强脾弱证：智力低下，社会适应困难，语言能力丧失或减低，自出生之后多卧少动，颈强不柔，肢体强直拘挛，强硬失用，或动作笨拙，肌肉瘦削。烦躁易怒，遇到外界刺激后加重，食少纳呆。舌质胖大或瘦薄，舌苔少或白腻。脉沉弦或细弱，指纹沉滞。

（4）痰阻络证：智力低下，社会适应困难，语言能力丧失或减低，自出生后反应迟钝，智力低下关节强硬，肌肉软弱，动作不自主，或有癫痫发作。肌肤甲错，毛发枯槁，口流痰涎，吞咽困难。舌质紫暗，苔白腻。脉滑沉。

（5）心脾两虚型：智力低下，社会适应困难，语言能力丧失或减低，语言发育迟缓，智力低下，伴运动发育落后，发迟或发稀萎黄，四肢萎软无力，肌肉松弛，口角流涎，咀嚼无力，弄舌，食欲不振，大便偏干，神疲体倦，面色无华，唇甲色淡，舌淡胖，苔少，脉细弱，指纹淡。

3. 鉴别诊断

（1）精神发育暂时性延缓：儿童慢性躯体疾病、病后虚弱状态、营养不良、服用镇静药物或环境不良、学习条件欠缺等都可以造成儿童反应性呆滞、思维贫乏，容易被误认为智力低下及精神发育迟滞。如果改善其生活条件及学习条件或身体康复后智力可迅速恢复。

（2）儿童孤独症（childhood autism）：又称儿童自闭症，是发生于儿童早期的广泛性发育障碍的一个类型。起病于婴幼儿期，主要特征为严重的内向性孤独，对他人全面缺乏情感反应；

言语发育不良或发育迟缓；日常行为活动坚持要求保持同样状态和对某些物体的依恋；约3/4的患儿智力低下，但有极少数病例有特殊才能，一般无明显呆滞面貌。

（3）瓦解性精神病（婴儿痴呆）：起病前发育正常或接近正常，多于2～3岁起病，出现烦躁、哭闹和激惹症状，然后言语退化和迅速发展为痴呆，并出现其他神经系统症状。

（4）儿童精神分裂症：起病于学龄前的儿童精神分裂症往往表现孤独、退缩、言语障碍、智力减退，易被误诊，但其往往有分裂症情感淡漠、不协调、行为异常、幻觉妄想、思维障碍等症状可资鉴别。

（5）多动综合征：因注意力不集中影响学习、易被认为智力问题。但其是以注意力涣散、多动、任性冲动、情绪不稳定为特征，智力大都正常。学习困难，成绩时好时坏是由于注意力不集中和多动的影响。以上这些表现可以同精神发育迟滞相鉴别。临床有的患儿符合多动综合征的诊断并伴有智力低下者，可分别作出诊断。

4. 治疗原则

本病为本虚标实，故本虚泻实为基本治疗原则。可采用补肾益精填髓、补益肝肾、调养心脾、祛瘀活络、强筋壮骨等。

5. 一般治疗

（1）加强安全防范：防止患儿在治疗、训练中发生意外伤。

（2）加强日常生活能力的训练：逐渐培养患儿自理能力。

（3）康复训练：根据患儿病情选择运动疗法、作业疗法、言语训练、引导式教育、感觉统合训练、吞咽功能障碍的训练、益智疗法等多种康复方法。

（4）针灸治疗：督脉，手少阴心经，足少阴肾经为主取穴经络，主穴神门、百会、通里、大钟。配穴智力低下明显加神庭、本神、四神聪；言语障碍加廉泉、风府、哑门；调整脏腑功能配华佗夹脊穴；毫针平补平泻，每日一次，7天为一疗程。辨证为虚寒证者可用灸法。

（5）耳针：心、肾、肝、脑干，皮质下，隔日一次。毫针刺用中等强度或用揿针埋藏或用王不留行籽贴压。

（6）捏脊及脊背六法：操作中以患儿背部督脉、膀胱经第一、第二侧线及华佗夹脊穴（颈、腰、骶）为中心，在脊背部采用推脊法、捏脊法、点脊法、叩脊法、拍脊法和收脊法，六种手法顺次施术，由龟尾穴沿脊柱至大椎，亦可直至后发际。该疗法对脑瘫患儿的颈、腰、背肌无力、躯干支撑无力、拱背坐、角弓反张、营养状态差、免疫力低下等表现有效。该疗法具有刺激经络腧穴、激发经气、调整机体脏腑功能的作用。

（7）中药熏洗根据不同证型：采用不同的药方熏蒸或洗浴身体的异常部位，因皮肤具有吸收、渗透、排泻的特性，通过中药煎煮产生的蒸汽熏蒸患儿肌肤表面，利用洗浴时的温热和药物双重效应，从而达到舒经通络、活血柔筋，扩大关节活动度、改善肌张力、提高肌力的作用，促进患儿整体康复疗效。

（三）药物处方

1. 脾肾两亏证

（1）治法：健脾补肾，生肌壮骨。

（2）方药

补肾地黄丸（《幼幼集成》）

组成：黄芪5～9克、人参2～3克、白术5～9克、山药5～9克、熟地黄5～10克、当归5～9克、陈皮4～8克、生姜2～4克、甘草2～4克、大枣2～4克。

加减：大便溏薄，毛发稀疏者，加炒白术4～8克、鹿角胶2～3克（烊化）、龟板胶2～3克（烊化）、炒神曲5～9克。

煎服法：小儿中药常规煎煮服用。

（3）中成药

小儿龙牡壮骨冲剂

组成：龙骨、龟板、黄芪、牡蛎、白术等。

用法用量：开水冲服，2岁以下，一次5克；2～7岁，一次7克；7岁以上，一次10克。一日3次。

小儿健脾颗粒

组成：白芍、黄芪（蜜炙）、大枣、桂枝、干姜、山楂（炒）、六神曲（焦）、麦芽（炒）。

用法用量：每袋装5克，开水冲服，一次5～10克，一日2～3次。

注意事项

脾为后天，肾为先天，二者关系密切，在生长发育中互生互用，故调补后天可以养先天。

2. 肝肾亏虚证

（1）治法：滋补肝肾，强筋健骨。

（2）方药

六味地黄丸（《小儿药证真诀》）合虎潜丸（《丹溪心法》）

组成：熟地黄6～10克、山茱萸5～9克、山药5～9克、茯苓5～9克、泽泻2～4克、黄柏2～4克、龟板2～4克、知母2～4克、陈皮3～6克、白芍3～6克、干姜2～4克。

加减：眼干视物模糊者，加枸杞5～9克、菊花3～6克、菟丝子5～9克、女贞子5～9克。

煎服法：小儿中药常规煎煮服用。

（3）中成药

六味地黄丸

组成：熟地黄、酒萸肉、山药、泽泻、茯苓、牡丹皮。

用法用量：温水化开口服。水蜜丸，1～3岁，一次2克，一日2次；4～6岁，一次4克，一日2次；7岁以上，一次6克。一日2次。

杞菊地黄丸

组成：熟地黄、酒萸肉、山药、枸杞子、菊花、茯苓、泽泻、牡丹皮。

用法用量：温水化开口服。水蜜丸，1～3岁，一次2克，一日2次；4～6岁，一次4克，一日2次；7岁以上，一次6克。一日2次。

注意事项

（1）做好卫生宣教及出院指导，将医院康复与家庭康复、社区康复相结合。

（2）做好日常治疗及训练并定期召开家长座谈会征求意见，反馈信息，改进工作，使家长树立对患儿治病的信心，减少或消除焦虑情绪。

（3）积极配合治疗。

3. 肝强脾弱证

（1）治法：柔肝健脾，益气养血。

（2）方药

六君子汤（《校注妇人良方》）合舒筋汤（《中医儿科学》

组成：太子参9～15克、茯苓6～10克、白术6～10克、陈皮5～8克、半夏5～8克、香附5～8克、羌活2～5克、当归6～10克、炙甘草3～5克。

加减：四肢麻痹不适者，加鸡血藤6～10克、木瓜3～6克；四肢疼痛不适者，加桑枝2～5克、姜黄2～5克；口角流涎者，加益智仁。

煎服法：小儿中药常规煎煮服用。

（3）中成药

加味逍遥口服液

组成：柴胡、当归、白芍、白术（麸炒）、茯苓、甘草、牡丹皮、栀子（姜炙）、薄荷。

用法用量：儿童是成人三分之一量，口服，一次1支，一日2次。

注意事项

治疗训练是长期的过程，注意坚持。

4. 痰阻络证

（1）治法：涤痰开窍，活血通络。

（2）方药

通窍活血汤（《医林改错》）合二陈汤（《太平惠民和剂局方》）

组成：赤芍5～8克、川芎2～5克、桃仁2～5克、红花2～5克、半夏3～7克、陈皮5～8克、茯苓5～8克、炙甘草2～4克、大枣3～6克。

加减：有癫痫发作者，加天麻2～5克、石菖蒲2～5克、郁金2～5克、全虫0.5～1克；脘闷不适，纳差者，加炒神曲5～8克、炒谷芽5～8克、炒麦芽5～8克、焦山楂5～8克。

煎服法：小儿中药常规煎煮服用。

（3）中成药

小儿镇惊散

组成：甘草、胆南星、枳壳、朱砂、天竺黄、茯苓、全蝎、蝉蜕、僵蚕、琥珀、硝石、白附子。

用法用量：口服，1～2岁，一次2瓶；1岁以下，一次1瓶。

注意事项

大力宣传优生优育知识，禁止近亲结婚。婚前进行健康检查，以避免发生遗传性疾病。

5. 心脾两虚证

（1）治法：健脾养心、补益气血。

（2）方药

归脾汤

组成：白术5～9克、当归5～9克、人参2～3克、茯苓5～9克、黄芪5～9克、远志4～6克、龙眼肉4～6克、酸枣仁5～9克、木香2～3克、炙甘草2～3克。

煎服法：小儿中药常规煎煮服用。

（3）中成药

归脾颗粒

组成：党参、白术（炒）、黄芪（蜜炙）、甘草（蜜炙）、茯苓、远志（制）、酸枣仁（炒）、龙眼肉、当归、木香、大枣（去核）。

用法用量：温水冲服。1岁以内，一次1/3袋，一日2～3次；1～3岁，一次2/3袋，一日3次；3岁以上，一次1袋，一日3次。

注意事项

（1）重视功能锻炼，加强智力训练教育。

（2）加强营养、科学调养。

（3）用推拿法按摩萎软肢体，防止肌肉萎缩。

（杨若俊）

十六、蛔　虫　病

（一）病情概述

蛔虫病是感染蛔虫卵引起的小儿常见肠道寄生虫病，以脐周疼痛，时作时止，饮食异常，大便下虫，或粪便镜检有蛔虫卵为主要特征。小儿由于脾胃薄弱，未养成良好的卫生习惯，故感染率高于成人，尤多见于3～10岁的儿童。成虫寄生小肠，劫夺水谷精微，妨碍正常的消化吸收，轻者可无症状，或仅见脐周时有疼痛；病情重者可引起疳证，影响儿童生长发育；严重者或出现并发症，其中以蛔厥证、虫瘕证多见，应积极救治。部分患儿还可出现过敏反应，如血管神经性水肿、顽固性荨麻疹等。

蛔虫病的发生，主要是吞入了感染性蛔虫卵所致。小儿缺乏卫生常识，双手易接触不洁之物，又喜吮手指，以手抓取食物，或食用未洗尽的生冷瓜果，或饮用不洁之水，以致食入虫卵，进入胃肠，形成蛔虫病。

（二）诊断与治疗

1. 诊断要点

可有吐蛔、排蛔史。反复出现发作性脐周疼痛，腹部按之有条索状物或团块，轻揉可散，食欲异常，形体消瘦，可见挖鼻、咬指甲、睡眠磨牙、面部白斑。合并蛔厥、虫瘕，可见阵发性剧烈腹痛，伴恶心呕吐，甚或吐出蛔虫。蛔厥者，腹痛见于右上腹或剑突下，可伴有畏寒发热，甚至出现黄疸。虫瘕者，腹痛位在大腹，腹部可扪及虫团，按之柔软可动，多见大便不通。粪便直接涂片法或饱和盐水浮聚法检出粪便中蛔虫卵。

2. 辨证分型

（1）肠虫证：脐腹部疼痛，轻重不一，乍作乍止；或不思食，或嗜异食；大便不调，或泄泻，或便秘，或便下蛔虫；面色多黄滞，可见面部白斑、白睛蓝斑、唇内粟状白点，夜寐龄齿，皮肤瘙痒、起风团。甚者形体消瘦，肚腹胀大，青筋显露，腹部可扪及条索状物，时聚时散。舌苔多见花剥或腻，舌尖红赤，脉弦滑。

（2）蛔厥证：有肠蛔虫症状。突然腹部绞痛，弯腰屈背，辗转不宁，肢冷汗出，恶心呕吐，常吐出胆汁或蛔虫。腹部绞痛呈阵发性，疼痛部位在右上腹或剑突下，疼痛可暂时缓解减轻，但又反复发作。重者腹痛持续而阵发性加剧，可伴畏寒发热，甚至出现黄疸。舌苔多黄腻，脉弦数或滑数。

（3）虫瘕证：有肠蛔虫症状。突然阵发性脐腹剧烈疼痛，部位不定，频繁呕吐，可呕出蛔虫，大便不下或量少，腹胀，腹部可扪及质软、无痛的可移动团块。病情持续不缓解者，见腹硬、压痛明显，肠鸣，无矢气。舌苔白或黄腻，脉滑数或弦数。

3. 治疗原则

本病治疗以驱蛔杀虫为主，辅以调理脾胃之法，具体应用，当视患儿体质强弱、病情急缓区别对待。体壮者，当先驱虫，后调脾胃；体弱者，驱虫扶正并举；体虚甚者，应先调理脾胃，继而驱虫。如病情较重，腹痛剧烈，或出现蛔厥、虫瘕等并发症者，根据蛔"得酸则安，得辛则伏，得苦则下"的特性，予酸、辛、苦等药味，以安蛔止痛，再择机驱虫。本病腹痛，可配合外治、针灸、推拿等法。如并发症严重，经内科治疗不能缓解者，应考虑手术治疗。

4. 一般治疗

（1）预防为主：注意个人卫生，饭前便后洗手，不吃生菜及未洗净的瓜果，不饮用生水，以减少虫卵入口的机会。不随地大便，妥善处理好粪便，切断传染途径，保持水源及食物不受污染，减少感染机会。

（2）单方验方：使君子仁，文火炒黄嚼服。每岁1～2粒，最大剂量不超过20粒，晨起空腹服之，连服2～3日。服时勿进热汤热食。平素大便难排者，可于服药后2小时以生大黄泡水服，以导泻下虫。用于驱蛔。椒目6克，豆油150毫升。油烧开后入椒目，椒目以焦为度，去椒喝油，分1～2次喝下。用于虫瘕证。

（3）针灸推拿疗法

1）按压上腹部剑突下3～4厘米处，手法先轻后重，一压一推一松，连续操作7～8次，待腹肌放松时，突然重力推压一次，若患儿腹痛消失或减轻，表明蛔虫已退出胆道，可停止推拿。如使用1～2遍无效，不宜再用此法。用于蛔厥证。

2）迎香透四白、胆囊穴、内关、足三里、中脘、人中。强刺激，泻法。用于蛔厥证。

3）针灸疗法取天枢、中脘、足三里、内关、合谷。强刺激，泻法。用于虫瘕证。

（三）药物处方

1. 肠虫证

（1）治法：驱蛔杀虫，调理脾胃。

（2）方药

使君子散（《采艾编翼》）

组成：使君子、芜荑、苦楝皮、槟榔、甘草各6克。

加减：腹痛明显者，加川楝子6克、玄胡索6克、木香3克行气止痛；腹胀满，大便不畅者，加大黄3克、青皮6克或玄明粉通腑泻下；呕吐者，加竹茹、生姜各6克降逆止呕；驱虫之后，以异功散或参苓白术散加减，调理脾胃；虫积日久，脾虚胃热，可用攻补兼施之肥儿丸，杀虫消积，调理脾胃，缓以收功；若发热，咳嗽，哮喘，属于蛔虫蛲虫移行症者，按咳喘论治，并予驱虫。

煎服法：小儿中药常规煎煮服用。

（3）中成药

化虫丸

组成：鹤虱、玄明粉、大黄、苦楝皮、雷丸、牵牛子（炒）、槟榔、芜荑、使君子。

用法用量：口服，一次6～9克，一日1～2次。

使君子丸

组成：使君子、天南星、槟榔。

用法用量：口服，一次2克，一日1次。

注意事项

服驱虫药宜空腹，服药后要注意休息，多饮水和保持大便通畅，注意服药后反应及排便情况。

2. 蛔厥证

（1）治法：安蛔定痛，继之驱虫。

（2）方药

乌梅丸（《伤寒论》）

组成：乌梅6克、细辛3克、椒目3克、黄连3克、黄柏3克、干姜3克、附子3克、桂枝3克、当归3克、人参6克、延胡索6克、白芍6克。

加减：疼痛剧烈者，加木香3克、川楝子6克行气止痛；兼便秘腹胀者，加生大黄、玄明粉、枳实各3克通便驱虫；湿热壅盛，胆汁外溢，发热，黄疸者，基础方减去干姜、附子、桂枝等温燥之品，加茵陈6克、栀子3克、郁金3克、黄芩6克、大黄3克、枳壳6克以清热利湿、安蛔退黄。

煎服法：附子先煎1～2小时。大黄后下。余药小儿中药常规煎煮服用。

（3）中成药

乌梅丸

组成：乌梅肉、黄连、附子（制）、花椒（去椒目）、细辛、黄柏、干姜、桂枝、人参、当归。

用法用量：口服，一次3克，一日1～3次。

注意事项

蛔厥时，口服食醋60～100毫升，有安蛔止痛作用。

3. 虫瘕证

（1）治法：通腑散结，驱虫下蛔。

（2）方药

驱蛔承气汤（《新急腹症学》）

组成：大黄3克、玄明粉3克、枳实6克、厚朴3克、乌梅6克、椒目3克、使君子3克、苦楝皮3克、槟榔3克。

加减：兼食积者，加神曲6～9克、山楂6～9克、麦芽6～9克消食化积；恶心呕吐者，加法半夏6～9克、藿香6～9克和胃止呕；腹痛者，加小茴香6～9克、延胡索6～9克温中活血止痛。

煎服法：小儿中药常规煎煮服用。

（3）中成药

乌梅丸

组成：乌梅肉、黄连、附子（制）、花椒（去椒目）、细辛、黄柏、干姜、桂枝、人参、当归。

用法用量：口服，一次3克，一日1～3次。

注意事项

饮食宜清淡，少食辛辣、炙煿及肥腻之品，以免助热生湿。

（杨若俊）

十七、麻　疹

（一）病情概述

麻疹是外感麻疹时邪（麻疹病毒）引起的一种急性出疹性传染病，临床以发热，鼻塞流涕，咳嗽，结膜炎，口腔麻疹黏膜斑及全身斑丘疹，疹退后有糠麸样脱屑，色素沉着等为主要特征。麻疹四季均可发生，尤以冬末春初季节较多见。好发于儿童，6月龄至5岁的幼儿较为多见，成人偶有发生。本病传染性强，会引起大的流行，一经感染大多在10天左右发病。麻疹易于流行，严重危害小儿身体健康，被列为古代儿科四大证之一。

本病中医病因系外感麻疹时邪，其主要病变在肺胃。麻疹之毒邪，从口鼻而入，侵袭肺胃两经，肺主皮毛属表，开窍于鼻，司呼吸，毒邪犯肺，主要表现为肺卫症状；胃主肌肉与四肢，故皮疹出现全身达于四肢末端。疹子由内达外，由里达表，疹透表示正气驱邪外出。如果没有其他变证，预后良好则为顺证。如若感邪较重，或是素体正气不足，或者治疗不当，或者调护失宜，均可导致正虚不能托邪外泄，邪毒内陷，则可产生逆证。如麻疹时邪内传，灼津成痰，痰热壅盛，肺气闭郁，则成肺炎喘嗽。麻疹时邪热盛，夹痰上攻，痰热壅阻，咽喉不利，则成邪毒攻喉。麻疹邪毒炽盛，正气不支，邪毒内陷厥阴，蒙蔽心包，引动肝风，则可形成邪陷心肝变证。

本病在西医上亦是叫麻疹，可以参照本部分来治疗。

（二）诊断与治疗

1. 诊断要点

麻疹是以卫表症状及皮肤出疹为主，可见发热、咳嗽、鼻塞流涕、结膜炎、口腔麻疹黏膜斑及全身斑丘疹，疹退后有糠麸样脱屑，色素沉着等为主要特征。

2. 辨证分型

（1）顺证

1）邪犯肺卫（初热期）：麻疹初起，证似伤风感冒。突然发热咳嗽，微恶风寒，喷嚏流涕，两目红赤，畏光羞明，泪水汪汪，神烦哭闹，咽喉肿痛，纳减口干，小便短少，大便不调。发热第2～3天口腔两颊黏膜红赤，贴近臼齿处可见麻疹黏膜斑，周围绕以红晕。舌质偏红，舌苔薄白或薄黄，脉象浮数，指纹浮现。

2）邪入肺胃（见形期）：持续高热，起伏如潮，肤有微汗，目赤眵多，皮疹泛发，疹点由稀少而逐渐稠密，疹色先红后暗，压之退色，抚之稍碍手，烦躁不安，大便干结，小便短少，舌质红赤，舌苔黄腻，脉数有力，指纹深红。

3）阴津耗伤（收没期）：皮疹出齐，发热渐退，神疲乏力，咳嗽减轻，饮食增加，皮疹依次渐回，皮肤可见糠麸样脱屑，并有色素沉着，舌红少津，舌苔薄净，脉细无力或细数，指纹淡红。

（2）逆证

1）邪毒闭肺：高热持续，烦躁不安，咳嗽气促，喉间痰鸣，唇周发绀，口干欲饮，鼻翼煽动，大便秘结，小便短赤，皮疹稠密，疹点紫暗，或疹出未齐，或疹出骤没，舌质红赤，舌苔黄腻，脉数有力，指纹紫滞。

2）邪毒攻喉：咽喉肿痛，或溃烂疼痛，吞咽不利，声音嘶哑，喉间痰鸣，咳如犬吠，饮水即呛，喘鸣肩息，甚则吸气困难，胸高胁陷，面唇紫绀，烦躁不安，舌质红赤，舌苔黄腻或少苔，脉象滑数。

3）邪陷心肝：高热不退，烦躁谵妄，喉间痰鸣甚至昏迷抽搔，皮疹稠密，聚集成片，色泽紫暗，舌质红绛，苔黄起刺，脉数有力。

3. **鉴别诊断**

（1）风疹：是由风疹病毒引起的一种急性呼吸道传染病，有低热、皮疹及耳后、枕部淋巴结肿大和全身症状轻微，无口腔麻疹黏膜斑。常于发热1～2天后出疹，皮疹分布在面、四肢远端、背部及躯干为主，疹退后无脱屑及色素沉着。常伴有耳后及颈部淋巴结肿大。

（2）幼儿急疹：是由感染人疱疹病毒6型引起的，常表现为突然高热，持续3～5天，上呼吸道症状较轻，热骤降而出现皮疹，皮疹分布以躯干为主，一天出齐，1～3天皮疹退尽。以热退疹出为特点。

（3）猩红热：是感染乙型溶血性链球菌引起的，高热、咽痛明显，有咽峡炎、杨梅舌，发热1～2天内全身出现针尖大小的丘疹，疹间皮肤充血，面部无皮疹，口周苍白圈，持续3～5天皮疹消退，1周后全身大片脱皮。

（4）药物疹：近期有用药史，皮疹痒，伴有低热或无热，停药后皮疹逐渐消退。

4. **治疗原则**

麻为阳毒，以透为顺，以清为要，故本病治疗以"麻不厌透""麻喜清凉"为基本法则。麻疹顺证的一般治法：疹前期治宜辛凉透表为主；出疹期治宜清热解毒为主，佐以透发为辅；收疹期治宜清余热、养肺阴、调脾胃。麻疹逆证的治疗，仍循透疹、解毒、扶正为主要原则。

5. **一般治疗**

（1）麻疹的预防：麻疹的预防在中医学中有一定的经验，如三豆汤、紫草根，煎汤分服来预防麻疹。目前可以通过接种麻疹减毒活疫苗来预防麻疹。避免接触麻疹患者。一旦与麻疹患儿接触，应该立即隔离不得外出。平时做好保健工作，室内空气要流通，在季节变化之时要注意增减衣物避免感冒，加强饮食增强机体免疫能力。

（2）麻疹的护理：麻疹的护理极为重要。古有麻疹"三怕"：怕风、怕寒、怕烟熏；"四要"：要口、鼻、耳保持清洁，要防止患儿跌倒，要注意隔离，要注意麻疹后饮食；"五忌"：忌辛燥伤阴，忌苦寒遏制，忌大下伤正，忌温补助邪，忌滋腻恋邪；"六禁"：禁重食、禁密室、禁强行出汗、禁多食瓜果、禁出疹期换衬衫和淋浴、禁寒凉之药降温、禁吃油腻食物。

（3）推拿针刺法：邪犯肺卫推攒竹，分推坎宫，推太阳，擦迎香，按风池，清脾胃，清肺经，推上三关，揉肺俞；邪犯肺胃拿风池，清脾胃，清肺金，水中捞月，清天河水，按揉二扇门，按肺俞，推天柱；阴津耗伤补脾胃，补肺金，揉中脘，揉脾俞、胃俞，揉足三里；邪攻咽喉针刺颊车、天柱、风池、合谷。

（三）药物处方

1. 顺证

（1）邪犯肺卫（初热期）

1）治法：辛凉解表。

2）方药

银翘散（《温病条辨》）

组成：金银花6～10克、连翘6～10克、山栀子3～9克、豆豉6～10克、薄荷3～6克、荆芥6～10克、竹叶3～6克、芦根9～12克、牛蒡子3～6克、桔梗6～9克、甘草3～5克。

加减：气虚寒冷，疹透不利者，加麻黄3～6克、苏叶3～9克；热甚惊悸者，加蝉衣3～6克、僵蚕3～6克；咽痛甚者，加射干3～6克、板蓝根3～9克；胃肠积滞，大便秘结者，加全瓜蒌3～9克、麻仁3～6克、枳实3～6克；阴液不足者，加玄参3～6克、生地黄3～9克、天花粉3～9克；血热血瘀者，加桃仁3～6克、红花3～6克、当归3～6克、川芎3～9克、赤芍3～6克、丹参3～6克、紫草3～6克；素体虚弱者，加人参3～9克、黄芪3～9克、黄精3～9克、熟地黄3～9克。

煎服法：药物放置砂锅中，用凉开水浸泡30分钟或更长时间，水液高出药面并以药材浸透为度，煎煮沸腾后，再小火煎煮

10分钟，一天3次，温服，1岁以下一次10毫升，1～3岁一次20毫升，3岁以上一次30毫升，服用2～3剂后根据病情变化调整处方。

3）中成药

银翘解毒颗粒

组成：金银花、连翘、薄荷、荆芥、淡豆豉、牛蒡子（炒）、桔梗、淡竹叶、甘草。

用法用量：温水冲服。1岁以下，一次1/3袋；1～3岁，一次半袋；3岁以上，一次1袋。一日3次。

复方夏桑菊感冒片

组成：桑叶、菊花、连翘、薄荷脑素油、苦杏仁、桔梗、甘草、芦根。

用法用量：温水冲服。1岁以下，一次1/3袋；1～3岁，一次半袋；3岁以上，一次1袋。一日3次。

银柴合剂

组成：忍冬藤、柴胡、芦根、枇杷叶、薄荷。

用法用量：温水冲服。1岁以下，一次1/3袋；1～3岁，一次半袋；3岁以上，一次1袋。一日3次。

复方穿心莲片

组成：穿心莲、路边青。

用法用量：温水冲服。1岁以下，一次1/3袋；1～3岁，一次半袋；3岁以上，一次1袋。一日3次。

抗病毒胶囊

组成：板蓝根、石膏、生地黄、广藿香、连翘、芦根、郁金、石菖蒲、知母。

用法用量：温水冲服。1岁以下，一次1/3袋；1～3岁，一次半袋；3岁以上，一次1袋。一日3次。

注意事项

（1）服药期间忌口，忌韭菜、香菜、辣椒、姜、葱、酒、牛羊肉、桂圆、荔枝、核桃、橘子等热性食物。

（2）外治法。浮萍15克、西河柳30克、苏叶15克、芫荽15克，煎水外洗。

（2）邪入肺胃（见形期）

1）治法：清热解毒。

2）方药

清解透表汤（经验方）

组成：桑叶6～10克、菊花6～10克、银花6～9克、连翘6～9克清热解毒；牛蒡子3～6克、蝉衣3～6克、西河柳3～9克、葛根3～9克、升麻3～9克发表透疹，紫草3～9克清热凉血，解毒透疹。

加减：疹色红赤，或者紫暗成片者，加丹参3～9克、红花3～9克、丹皮3～9克、生地黄3～9克；咳嗽剧烈者，加桑白皮3～9克、杏仁3～9克；高热面赤，烦躁口渴者，加生地黄3～9克、山栀子3～9克、天花粉3～9克、黄连3～9克、芦根3～9克。

煎服法：小儿中药常规煎煮服用。

3）中成药

双黄连口服液

组成：金银花、黄芩、连翘。

用法用量：口服。每支10毫升。3岁以内，一次10毫升，一日2次；3～6岁，一次10毫升，一日3次；6岁以上，一次20毫升。一日2次。

注意事项

（1）出疹期禁食海鲜等鱼腥发物。

（2）外治法。麻黄15克，芫荽15克，浮萍15克，黄酒60毫升。加水适量，煮沸，让蒸气漫布室内，再用毛巾蘸取温药液，敷擦头面、胸背、四肢。

（3）阴津耗伤（收没期）

1）治法：益气滋阴，清余热。

2）方药

贝母瓜蒌散（《医学心悟》）合沙参麦冬汤《（温病条辨》）

组成：沙参6～10克、麦冬6～10克滋养肺胃，以清胃热；贝母3～9克、瓜蒌3～9克清热化痰，润肺止咳；天花粉3～9克生津止渴；桔梗3～9克宣肺利咽；茯苓3～9克、橘红3～9克健脾和中。

加减：阴伤过量，有手足心热，加生地黄3～9克、知母3～9克；气虚乏力加人参3～9克、黄芪3～9克；潮热或咳嗽不爽，加百部3～9克、桑白皮3～9克、地骨皮3～9克；食欲不振，加焦山楂3～9克、神曲3～9克、炒稻芽3～9克；胃阴大伤，见口渴咽干、苔厚少津、烦躁，加生地黄3～9克、沙参3～9克、麦冬3～9克、玉竹3～9克；余邪未净加地骨皮3～9克。

煎服法：小儿中药常规煎煮服用。

3）中成药

生脉饮口服液

组成：西洋参、麦冬、五味子。

用法用量：口服。每支10毫升。3岁以内，一次5毫升，一日2次；3～6岁，一次10毫升，一日2次；6岁以上，一次10毫升，一日3次。

注意事项

麻疹后期应根据食欲逐渐增加营养丰富的食物，不可过食肥甘厚腻之品。

2. 逆证

（1）邪毒闭肺

1）治法：宣肺开闭，清热解毒。

2）方药

麻杏石甘汤（《伤寒论》）

组成：麻黄3～6克辛开肺气，石膏（先煎）10～30克清泻胃热，杏仁3～9克、甘草3～6克以助药力。

加减：咳嗽痰多者，加桔梗3～9克、苏子3～9克、葶苈子3～9克；喘憋较重者，加菖蒲3～9克、郁金3～9克；闷疹不出者，加鲜芦根3～9克、鲜茅根3～9克、薄荷3～9克、牛蒡子3～9克；壮热持续者，加银花3～9克、连翘3～9克、紫草3～9克、青黛3～9克、黄芩3～9克；疹色紫暗者，加赤芍3～9克、丹皮3～9克：出疹后期热重伤阴者，见咳嗽气急、喘憋鼻煽、舌质红绛等，加沙参3～9克、玄参3～9克、生地黄3～9克、麦冬3～9克、天花粉3～9克；咳嗽低热者，加桑白皮3～9克、地骨皮3～9克、百部3～9克、知母3～9克。

煎服法：小儿中药常规煎煮服用。

3）中成药

小儿羚羊散

组成：羚羊角、天竺黄、朱砂、甘草、冰片、金银花、紫草、连翘、牛蒡子、浮萍、赤芍、西河柳、体外培育牛黄、黄连、葛根、川贝母、水牛角浓缩粉。

用法用量：每包1.5克。1～2岁，一次1/5包；2～3岁，一次1/4包；3岁以上，一次1/3包，一日3次。温开水冲服。

痰热清注射液

组成：黄芩、熊胆粉、山羊角、金银花、连翘。

用法用量：0.3～0.5毫升/千克体重，最大剂量不超过20毫升，加入5%葡萄糖注射液或0.9%氯化钠注射液100～200毫升，静脉滴注，控制滴数每分钟30～60滴，1日1次。或遵医嘱。

注意事项

本证为麻疹合并支气管肺炎，病情严重应及时采取中西医结合的治疗，并注意防治心衰。

（2）邪毒攻喉

1）治法：清凉宣肺，涤痰利咽。

2）方药

清咽下痰汤（《验方新编》）

组成：玄参6～9克、射干6～9克、甘草3～6克、桔梗6～9克、牛蒡子3～6克清宣肺气而利咽喉；金银花6～9克、板蓝根6～9克清热解毒；葶苈子3～6克泻痰行水，清利咽喉；全瓜蒌6～9克、浙贝母6～9克化痰散结；荆芥3～6克疏邪透疹。或用加味桔梗煎：桔梗3～9克，宣肺利咽；牛蒡子3～9克、忍冬藤3～9克、连翘3～9克，清热解毒，利咽清肺；或用普济消毒饮：黄芩3～9克、黄连3～9克，清泻上焦心肺之热；牛蒡子3～9克、连翘3～9克、薄荷3～9克、僵蚕3～6克，疏散上焦热；玄参3～9克、马勃3～9克、板蓝根3～9克、桔梗3～9克、甘草3～6克，清宣肺气利咽喉；升麻3～9克、柴胡3～9克，升阳散火。

加减：咽喉肿痛者，加服六神丸清利咽喉；大便干结者，可加大黄3～6克、玄明粉3～6克泻火通腑。

煎服法：小儿中药常规煎煮服用。

3）中成药

痰热清注射液

组成：黄芩、熊胆粉、山羊角、金银花、连翘。

用法用量：0.3～0.5毫升/千克体重，最大剂量不超过20毫升，加入5%葡萄糖注射液或0.9%氯化钠注射液100～200毫升，静脉滴注，控制滴数每分钟30～60滴，一日1次。或遵医嘱。

醒脑静注射液

组成：人工麝香、栀子、郁金、冰片。

用法用量：0.5毫升/千克体重/天，最大剂量不超过20毫升，加入5%～10%葡萄糖注射液或0.9%氯化钠注射液50～250毫升稀释后静脉滴注。

注意事项

本证为麻疹合并急性喉炎，应注意喉梗阻引起呼吸困难等危重证候，病情严重应及时采取雾化吸入治疗，并及时转诊治疗。

（3）邪陷心肝

1）治法：平肝熄风，清营解毒。

2）方药

羚角钩藤汤（《重订通俗伤寒论》）

组成：羚羊角粉3～9克、钩藤3～9克、桑叶3～9克、菊花3～9克，凉肝熄风；茯神3～9克，安神定志；竹茹3～9克、浙贝母3～9克，化痰清心；鲜生地黄3～9克、白芍3～9克、甘草3～6克。柔肝养筋。

加减：痰涎壅盛者，加石菖蒲3～9克、胆南星3～9克、郁金3～9克、鲜竹沥3～9克；腹胀便秘者，加大黄3～9克、玄明粉3～9克；壮热不退，神识昏迷，四肢抽搐者，选用紫雪丹、安宫牛黄丸；如皮疹骤没，面色青灰，汗出肢厥者，则用参附龙牡救逆汤加味，急予固脱救逆。

煎服法：小儿中药常规煎煮服用。

3）中成药

小儿羚羊散

组成：羚羊角、天竺黄、朱砂、甘草、冰片、金银花、紫草、连翘、牛蒡子、浮萍、赤芍、西河柳、体外培育牛黄、黄连、葛根、川贝母、水牛角浓缩粉。

用法用量：每包1.5克。1～2岁，一次1/5包；2～3岁，一次1/4包；3岁以上，一次1/3包。一日3次。温开水冲服。

安宫牛黄丸

组成：牛黄、水牛角浓缩粉、人工麝香、珍珠、朱砂、雄黄、黄连、黄芩、栀子、郁金、冰片。

用法用量：每丸重3克。3岁以内，一次1/4丸；4～6岁，一次1/2丸。一日1次。温开水化开送服。

注意事项

本证为麻疹合并脑炎，病情严重应及时采取中西医结合的治疗，合并惊厥时及时转诊治疗。

（杨若俊）

十八、痄　　腮

（一）病情概述

痄腮是风热时毒引起的一种急性传染病，临床以发热、耳下腮部漫肿疼痛为主要特征。本病一年四季均可发生，冬春季节发病率最高。任何年龄均可发病，但以学龄前及学龄期儿童为多见，2岁以下小儿很少罹患。本病传染性较强，易呈现出流行。一般预后良好，患病后可获终生免疫。

中医病因认为，本病是由于感受腮腺炎时邪所致。在气候变化，腮腺炎流行期间易被传染。当小儿机体抵抗力下降时，时邪乘虚侵入致成痄腮。病机为邪毒壅阻少阳经脉，与气血相搏，凝滞于耳下腮部。

本病在西医上叫流行性腮腺炎，可以参照本部分来治疗。

（二）诊断与治疗

1. 诊断要点

痄腮患者耳下肿胀酸痛。发病前半个月左右有痄腮患者接触史，起病之初有恶寒发热、头痛，随之出现腮下肿大，多见于一侧引发另一侧肿痛或者两侧同时肿痛。有时仅见于一侧，肿胀以耳垂为中心，边缘不清，触之微热，按之有弹性，局部发硬，颜色不变，咀嚼困难，腮内口颊亦可见红肿，腮部肿大2～3天达到高峰，随着肿胀变大，发热、头痛亦变明显。

2. 辨证分型

（1）常证

1）邪犯少阳：轻微发热恶寒，一侧或两侧耳下腮部漫肿疼痛，触之痛甚，咀嚼不便，或有头痛、咽红疼痛、纳少，舌质红，苔薄白或薄黄，脉浮数。

2）热毒壅盛：高热，一侧或两侧耳下腮部漫肿胀痛，范围大，坚硬拒按，张口咀嚼困难，或有烦躁不安，面赤唇红，口渴欲饮，头痛呕吐，咽红肿痛，颌下肿块胀痛，纳少，尿少而黄，大便秘结，舌质红，舌苔黄，脉滑数。

（2）变证

1）邪陷心肝：高热不退，耳下腮部漫肿疼痛，坚硬拒按，头痛项强，烦躁，呕吐剧烈，神昏嗜睡，反复抽搐，舌红，苔黄，脉弦数。

2）毒窜睾腹：腮部肿胀同时或腮肿渐消时，一侧或双侧睾丸肿胀疼痛，或脘腹疼痛，少腹疼痛，痛时拒按，或伴发热、呕吐，溲赤便结，舌红，苔黄，脉数。

3. 鉴别诊断

（1）发颐（化脓性腮腺炎）：腮腺肿大多为一侧，局部疼痛剧烈，拒按，红肿灼热明显；成脓时局部有波动感，按压腮部可见口腔内腮腺管口有脓液溢出；无传染性，常继发于猩红热、伤寒等细菌感染性疾病之后。

（2）淋巴瘤：起源于淋巴造血系统的恶性肿瘤，主要表现为无痛性淋巴结肿大，肝脾肿大，全身各组织器官均可受累，伴发热、盗汗、消瘦、瘙痒等全身症状。

（3）腮腺肿瘤：腮腺恶性肿瘤主要包括黏液表皮样癌、腺泡细胞癌、恶性混合瘤、腺样囊腺癌、转移癌等，均生长迅速，肿块形态不规则，质硬，不活动，边界不清，肿块疼痛甚至皮肤破溃，侵犯周围肌肉血管、神经可有面部麻木，疼痛，张口受限，还可以出现听力减退，吞咽困难。良性肿瘤除肿块外，可无特殊表现。

4. 治疗原则

本病治疗以清热解毒，软坚散结为基本法则。轻证以疏风清热为主，重证以清热解毒为先。无论轻证、重证，都应佐以软坚散结之品，以期达到邪散毒解，壅滞疏通，肿消痛止之目的。出现变证者，又当施以开窍熄风、清肝泻火、活血通络等法。本病治疗在内服药物的同时，配合外治疗法，有助于腮部肿胀的消退。

5. 一般治疗

（1）预防为主：在流行季节，应尽量少去人口密集的公共场所，防止交叉感染。人口密集区域有条件者可做专业的空气消毒（物理的静电吸附或化学的臭氧消毒），以预防传染。开窗通风换气防止交叉感染。避免接触腮腺炎患者。

（2）外治法：蚯蚓、白糖浸出液外敷患处；取新鲜仙人掌除针剖开，用切面外敷患处；鲜马齿苋30克捣碎如泥外敷患处；黄柏粉10克、生石膏粉6克，米醋调成糊状，外敷局部；外敷如意金黄散或者青黛散。

（3）体针：主穴取翳风、颊车、合谷、外关、关冲。温毒郁表加风池、少商；热毒壅盛加商阳、曲池、大椎；睾丸肿痛加太冲、曲泉；惊厥神昏加人中、十宣；脘腹疼痛加中脘、足三里、阳陵泉。用泻法，强刺激，每日1次，每次留针30分钟，或点刺放血。

（4）耳针：取穴耳尖、对屏尖、面颊、肾上腺。耳尖用三棱针点刺放血，余穴用毫针强刺激，每次留针20～30分钟，每日或隔日1次，用于腮部肿痛。

（5）耳穴贴压：取穴双侧腮腺、皮质下、肾上腺、面颊。用王不留行籽按压在穴位上，胶布固定，按压每个穴位，以耳郭发热为度。每日按4～5次，一般3～4日为1疗程。用于腮部肿痛。

（三）药物处方

1. 常证

（1）邪犯少阳

1）治法：疏风清热，散结消肿。

2）方药

柴胡葛根汤（《外科正宗》）

组成：柴胡3～9克、黄芩3～9克，清利少阳；牛蒡子

3～9克、葛根3～9克、桔梗3～9克，疏风利咽；金银花3～9克、连翘3～9克，清热解毒；板蓝根3～9克，专解温毒；夏枯草3～9克、赤芍3～9克，疏肝散结；僵蚕1～3克，祛风通络消肿。

加减：热甚者，加石膏15克；咽喉肿痛者，加马勃3～6克、玄参6克、甘草5克；纳少呕吐者，加竹茹3～9克、陈皮6克；发热恶寒者，加白芷6克、苏叶6克；咳嗽者，加前胡9克、浙贝母9克。

煎服法：小儿中药常规煎煮服用。

3）中成药

腮腺炎片

组成：蓼大青叶、板蓝根、连翘、蒲公英、夏枯草、牛黄（人工）。

用法用量：每服4～6片，1日3次。

注意事项

本病除中药内服外，还应给予中药敷贴治疗。并忌食辛热炙煿之品。

（2）热毒壅盛

1）治法：清热解毒，软坚散结。

2）方药

普济消毒饮（《景岳全书》）

组成：柴胡3～9克、黄芩3～9克，清利少阳；黄连3～9克、连翘3～9克、升麻3～9克，清热解毒；板蓝根3～9克、蒲公英3～9克，专解温毒；牛蒡子3～9克、马勃3～9克、桔梗3～9克、玄参3～9克、薄荷3～9克，清热利咽，消肿散结；夏枯草3～9克，清热散结消肿；陈皮3～9克，理气，疏通壅滞；僵蚕1～3克，解毒通络。

加减：热甚者，加生石膏15克、知母3～9克；腮部肿胀甚，坚硬拒按者，加海藻3～9克、昆布3～9克、牡蛎3～9克软坚散结，赤芍3～9克、丹皮3～9克以凉血解毒、活血消肿；呕吐者，加竹茹3～9克；大便秘结者，加大黄（后下）3～9克、玄明粉3～9克；口渴唇燥伤阴者，重用玄参6～9克、天花粉6～9克以清热养阴生津。

煎服法：小儿中药常规煎煮服用。

3）中成药

赛金化毒散

组成：乳香（制）、黄连、没药（制）、甘草、川贝母、赤芍、雄黄、冰片、天花粉、人工牛黄、大黄、珍珠、大黄（酒炒）。

用法用量：温开水送服。每袋0.5克。1～3岁，一次0.5克；1岁以内酌减。一日2次。

注意事项

本证热毒较盛，发热较高时配合退热药治疗，应防治惊厥的发生。

2. 变证

（1）邪陷心肝

1）治法：清热解毒，熄风开窍。

2）方药

清瘟败毒饮（《疫疹一得》）

组成：栀子3～9克、黄连3～9克、连翘3～9克、板蓝根3～9克清热解毒；水牛角3～9克、生地黄3～9克、生石膏15克、丹皮3～9克、赤芍3～9克清热凉营；竹叶3～6克、玄参3～6克、芦根15克清热生津；钩藤3～6克、全蝎3克、僵蚕3～6克平肝熄风。

加减：头痛剧烈者，加用龙胆草3～9克、石决明3～9克；恶心呕吐甚者，加竹茹3～9克、代赭石3～9克；神志昏迷者，加服至宝丹清热镇惊开窍；抽搐频作者，加服紫雪丹解毒平肝熄风。

煎服法：小儿中药常规煎煮服用。

3）中成药

安宫牛黄丸

组成：牛黄、水牛角浓缩粉、人工麝香、珍珠、朱砂、雄黄、黄连、黄芩、栀子、郁金、冰片。

用法用量：每服1～3克，一日2次，用于邪陷心肝变证。

注意事项

本证为腮腺炎合并脑炎，症状严重，应积极控制惊厥，并及时转诊治疗，以免留有后遗症。

（2）毒窜睾腹

1）治法：清肝泻火，活血止痛。

2）方药

龙胆泻肝汤（《太平惠民和剂局方》）

组成：龙胆草3～9克、栀子3～9克清泻肝胆实火；黄芩3～9克、黄连3～6克、蒲公英3～9克清热解毒；柴胡3～9克、川楝子3～9克疏肝利胆；荔枝核3～9克、延胡索3～9克理气散结止痛；桃仁3～9克、赤芍3～9克活血消肿止痛。

加减：睾丸肿大明显者，加青皮3～9克、莪术3～9克、皂刺3～9克；伴腹痛呕吐者，加郁金3～9克、竹茹3～9克、半夏3～9克；少腹痛甚者，加香附3～9克、木香3～9克、红花3～9克；伴腹胀便秘者，加大黄（后下）3～9克、枳壳3～9克；若邪入胁肋脘腹，少阳、阳明同病，脘腹痛甚，胀满拒按，呕吐频繁，大便秘结者，选用大柴胡汤加减，外解少阳之热，内泻阳明热结。

煎服法：小儿中药常规煎煮服用。

3）中成药

龙胆泻肝颗粒

组成：龙胆、柴胡、黄芩、栀子（炒）、泽泻、木通、车前子（盐炒）、当归（酒炒）、地黄、甘草（蜜炙）。

用法用量：温水冲服，每袋6克，一次1袋，一日2次。3岁以内儿童酌情减量。

注意事项

　　本证为腮腺炎合并睾丸炎、胰腺炎，男孩合并睾丸炎易引起成年后的不育，应积极预防本证的发生，症状严重者及时转诊治疗。

（杨若俊）

十九、水　　痘

（一）病情概述

　　水痘是由外感水痘时行邪毒引起，以发热，皮肤分批出现皮疹，丘疹、疱疹、结痂同时存在为特征的一种小儿常见的急性传染病。本病一年四季均可发生，以冬春季节发病最多。任何年龄皆可发病，以6～9岁小儿为多见。本病传染性极强，从发病之日起到皮疹全部干燥结痂前均有传染性，常呈流行性。

　　中医病因认为，本病系外感时行邪毒所致，病位主要是肺脾。肺主皮毛，脾主肌肉，时行邪毒由口鼻而入，蕴郁肺脾，与内湿相搏，蕴蒸于肌表，则发为水痘。本病由外感时行邪毒所致，其后期病变因感邪轻重、正气盛衰不同而出现不同的证候。邪轻正气不虚者，一般只犯于肺脾二经，水痘分布稀疏，点粒分明，全身症状轻微；若邪重正衰，正不胜邪，邪毒内犯，则可波及心、肝、肺等脏而出现种种变证。

　　本病在西医上亦是叫作水痘，可以参照本部分来治疗。

（二）诊断与治疗

1. 诊断要点

　　起病2～3周前有水痘接触史。周身可见疱疹，以躯干部为主。疱疹呈椭圆形，大小不一，内含水液，周围红晕，常伴有瘙痒，结痂后不留瘢痕。皮疹分批出现，在同一时期，丘疹、疱疹、干痂并见。

2. 辨证分型

（1）邪伤肺卫：发热轻微或无热，偶有喷嚏，咳嗽，鼻塞流涕，1～2天后出疹，疹色红润，疱浆清亮，根盘红晕不著，点粒稀疏，伴有痒感，此起彼落，以躯干为主，舌苔薄白，脉浮数。

（2）毒炽气营：壮热烦躁，口渴欲饮，口舌生疮，面赤唇红，精神不振，水痘分布密集，疹色紫暗，疱浆混浊，根盘红晕，或者伴有牙龈肿痛，大便干结，小便短黄，舌红或绛，苔黄糙而干，脉数有力。

3. 鉴别诊断

（1）丘疹性荨麻疹：丘疹性荨麻疹又称荨麻疹性苔藓、婴儿苔藓。是婴幼儿及儿童常见的过敏性皮肤病，但成人也可患此病。往往同一家庭中几人同时发病，春秋季节发生较多。本病是一个以症状特点而命名的疾病，实际上本病即为虫咬皮炎。临床特点为散在性、性质稍坚硬、顶端有小疱的丘疹。周缘有纺锤形红晕，自觉瘙痒。

（2）虫咬性皮疹：是局部红肿、丘疹、风团或瘀点，表面可出现水疱及大疱，皮损中心可见叮咬痕迹。有刺痛、灼疼、奇痒。

（3）天疱疮：是一种慢性、复发性、严重的表皮内棘刺松解性大疱性皮肤病。多发生于夏暑，初起水疱，皮薄光泽，小如芡实，大如棋子，顶白根赤或者全见赤色，疱内有透明或者浑浊的液体，膨胀到一定的程度后即破裂，没有化脓和结痂。

4. 治疗原则

本病治疗以清热解毒利湿为基本法则。初起宜疏风清热，毒重者宜凉血解毒，挟湿者佐以淡渗，使邪祛湿化，则水痘自除。轻证属邪伤肺卫，治疗以疏风清热解毒为主，佐以利湿；重证为毒炽气营，治当以清气凉营，解毒化湿为法。因本病总以外透为顺，故临床用药不可过用苦寒重坠之品，以免伤正而致邪毒内陷。

5. 一般治疗

（1）水痘的预防：控制传染源，隔离患者到全部疱疹结痂为止。切断传播途径，流行期间，减少去公共场所次数，去到公共场所尽量少接触物体，注意戴口罩。对已被水痘患儿污染的被服、用具及居室，应采用通风、曝晒、煮沸、紫外线灯照射等措施，进行消毒。脱落的痂屑要浸入石灰水中或者用火烧毁，以免飞扬传染。

（2）水痘的护理：保持室内空气流通、新鲜，注意避风寒，防止发生感染。饮食宜清淡、易于消化，多饮温开水，忌食辛辣刺激性食物。保持皮肤清洁，避免瘙抓损伤皮肤，内衣要柔软勤换，以防擦破皮肤，引起感染。出疹后要注意避免阳光的照射及吹风。

（3）中医外治：青黛适量，布包，扑撒疱疹局部，一日1～2次。黄连膏涂搽于疱疹局部，一日1～2次。青黛30克，煅石膏50克，滑石50克，黄柏15克，冰片10克，黄连10克，共研细末，和匀，拌油适量，调搽患处，一日1次。

（三）药物处方

1. 邪犯肺卫

（1）治法：疏风清热，利湿解毒。

（2）方药

银翘散（《温病条辨》）

组成：金银花3～9克、连翘3～9克，清热解毒；薄荷3～9克、蝉蜕3～9克，透疹止痒；牛蒡子3～9克、桔梗3～9克、甘草3～9克，宣肺利咽；紫草3～9克、赤芍3～9克，凉血解毒；车前草3～9克、滑石3～9克、清热利湿。

加减：咳嗽有痰者，加杏仁3～9克、浙贝母3～9克；咽喉肿痛者，加板蓝根3～9克、马勃3～9克以清热解毒利咽；疱疹痒甚者，加白鲜皮3～9克、地肤子3～9克；兼有食积者，加神曲3～9克、山楂3～9克、麦芽3～9克。

煎服法：小儿中药常规煎煮服用。

（3）中成药

板蓝根颗粒

组成：板蓝根。

用法用量：开水冲服。1～3岁，一次1～3克；3～7岁，一次5克，7岁以上，一次10克。一日3～4次。

注意事项

（1）水痘患儿皮肤瘙痒明显，忌搔抓皮肤以免引起皮肤继发感染，其次是避免使用激素类药物，包括外用药膏，以免造成病毒扩散。

（2）水痘患儿发热忌用阿司匹林，以免引起瑞氏综合征。

（3）如服用大量激素患儿可将激素尽快减量，但不能突然停药，以免引起肾上腺危象。

2. 毒炽气营

（1）治法：清营凉血，解毒化湿。

（2）方药

清营汤（《*温病条辨*》）

组成：犀角（水牛角代替）15克、生地黄3～9克、元参3～9克、竹叶心3～9克、麦冬3～9克、丹参3～9克、黄连3～9克、银花3～9克、连翘3～9克。

加减：口渴，汗多者，加白虎汤；疹色深红者，加紫草3～9克、山栀子3～9克；唇燥口干，津液损伤者，加麦冬3～9克、芦根3～9克；咽红生疮，疱浆浑浊者，加黄连3～9克、紫花地丁3～9克；大便干结者，加大黄3～9克、枳实3～9克；邪毒炽盛，内陷厥阴，出现神昏抽搐者，加钩藤（后下）3～9克、羚羊角12克镇惊熄风，或予清瘟败毒饮加减，同时可配用紫雪丹清热熄风开窍；邪毒闭肺，出现高热咳嗽、气喘鼻煽、口唇青紫者，可予麻杏石甘汤加减，以清热解毒、开肺化痰。

煎服法：小儿中药常规煎煮服用。

（3）中成药

清瘟解毒丸

组成：大青叶、黄芩、葛根、连翘、羌活、防风、白芷、柴胡、川芎、玄参、天花粉、炒牛蒡子、赤芍、桔梗、淡竹叶、甘草。

用法用量：每丸重9克，温开水送服。3岁以内，一次1/2丸；3～6岁，一次1丸；6岁以上，一次2丸。一日2次。

注意事项

　　本证为水痘重症，应注意是否合并脑炎、肺炎等证候，病情严重应及时转诊治疗。

（杨若俊）

二十、尿　频

（一）病情概述

　　尿频是小儿常见的一种泌尿系疾病，临床表现主要以小便频数为特征。本病四季均可发。多发于学龄前儿童，尤以婴幼儿时期发病率最高，女孩多于男孩。本病经过及时治疗，预后良好。婴儿时期因脏腑之气不足，气化功能尚不完善，若小便次数稍多，无尿急及其他所不适，不为病态。

　　小儿尿频的发生分为内因和外因两个方面。外因责之于湿热，多因外感湿热，或坐地潮湿、粪便污染感受湿热邪毒，或因有积滞内蕴化为湿热；内因责之于脾肾亏虚，多由先天禀赋不足，素体虚弱，或后天失调，导致脾肾气虚。

　　尿频的病位在肾与膀胱。肾主水，与膀胱相表里，膀胱的气化主要靠肾气主司，各种原因只要导致肾气不足，则使膀胱气化失司，尿频乃生。其表现有因湿热之邪流注下焦者；有因脾肾本虚或肾阴损伤，湿浊蕴结，下注膀胱者。前者以实证为主，后者多虚中夹实。也有脾肾气虚，气不化水，而致小便频数，淋漓不畅者，此乃纯虚之证。

　　临床上可分为湿热下注、脾肾气虚、阴虚内热三证。若小儿尿频日久则变生多端。湿热日久，损伤膀胱血络则为血淋；煎熬尿液，结为砂石，则为石淋；耗气伤阴，致肾阴肾阳不足，则成虚实夹杂之证。脾肾气虚日久，损伤阳气，阳不化气，气不化水，可致水肿；也可使卫外不固，易感外邪，而致尿频反复发作，加重病情。

临证时西医学的泌尿系感染、结石、肿瘤、白天尿频综合征表现上述症状者可参照本部分进行辨证施治。

（二）诊断与治疗

1. 诊断要点

本病常见有尿路感染和白天尿频综合征两种病症。

（1）尿路感染

1）病史：有外阴不洁或坐地嬉戏等湿热外侵病史，或湿热内蕴传于下焦病史。

2）症状：起病急，年长儿以小便频数，淋漓涩痛，或伴发热、腰痛等为特征。小婴儿的尿频往往局部排尿刺激症状可不明显，而仅表现为发热、拒食、呕吐、泄泻等全身症状，可发现排尿时哭闹不安，尿中有臭味和顽固性尿布疹等症状。

3）实验室检查：清洁中段尿常规检查可见白细胞增多或见脓细胞，血尿也很常见。肾盂肾炎患儿有中等蛋白尿、白细胞管型尿，晨尿的比重和渗透压减低。中段尿细菌培养及菌落计数是诊断尿路感染的主要依据，但要排除污染。通常认为中段尿培养菌落数 $> 10^6$/毫升可确诊。$10^5 \sim 10^6$/毫升为可疑，$< 10^5$/毫升系污染。

（2）白天尿频综合征（神经性尿频）

1）年龄：多发生在婴幼儿时期。

2）症状：醒时尿频，次数较多，甚者数分钟1次，点滴淋漓，但入眠消失。反复发作，无其他痛苦，精神、饮食均正常。

3）实验室检查：尿常规、尿培养无阳性发现。

2. 辨证分型

（1）湿热下注：起病较急，小便频数短赤，尿道灼热疼痛，尿液淋沥混浊，小腹坠胀，腰部酸痛，婴儿则时有啼哭不安，常伴有发热、烦躁口渴、恶心呕吐，舌质红，苔薄腻微黄或黄腻，脉数有力。本证为热淋，常见于急性尿路感染，由湿热内蕴，下注膀胱所致，为邪实之证。病程短，起病急，尿频、尿急、尿痛，小便短赤，或见发热、烦渴、恶心呕吐，舌红苔腻为辨证要点。

（2）脾肾气虚：病程日久，小便频数，淋沥不尽，尿液不清，精神倦怠，面色萎黄，食欲不振，甚则畏寒怕冷，手足不温，大便稀薄，眼睑浮肿，舌质淡或有齿痕、苔薄腻，脉细弱。本证多见于白天尿频综合征或慢性尿路感染。由脾肾气虚，膀胱失约所致。临床以病程长，小便频数，淋漓不尽，无尿痛、尿热为特点。偏脾气虚者症见神倦乏力，面黄纳差，便溏；偏肾阳虚者症见面色无华，畏寒肢冷，下肢浮肿，脉沉细无力。

（3）阴虚内热：病程日久，小便频数或短赤，低热、盗汗，颧红，五心烦热，咽干口渴，唇干舌红，舌苔少，脉细数。本证多见于尿路感染病程较长或反复发作者，乃久病伤阴，虚热内生所致。尿频的同时伴有低热、盗汗、颧红、五心烦热、舌红少苔、脉细数等阴虚内热的全身证候为辨证要点。

3. 鉴别诊断

尿频为一临床病证，临证时要明确其原发疾病。尿频本身要将尿路感染和白天尿频综合征鉴别开来。除此之外，泌尿系结石和肿瘤也可导致尿频，反复泌尿道感染发作者要排除泌尿道畸形，临床应结合尿细菌学检查、B超和CT或泌尿系造影等影像学检查进行鉴别。

4. 治疗原则

本病分虚实证治。实证宜清热利湿，虚证宜温补脾肾或滋阴清热，病程日久或反复发作者，多为本虚标实、虚实夹杂之候，治疗要标本兼顾，攻补兼施。

5. 一般治疗

（1）预防调护：注意个人卫生，勤换尿布和内裤，不穿开裆裤，不穿紧身内裤，不坐地玩耍，勤洗外阴以防止细菌入侵。及时发现和处理男孩包茎、女孩处女膜伞、蛲虫感染等。及时矫治尿路畸形，防止尿路梗阻和肾瘢痕形成。多饮水，不食辛辣食物。增强饮食营养，加强锻炼，增强体质。

（2）西医疗法：对尿路刺激症状明显者，可口服碳酸氢钠碱化尿液，减轻症状。尿路感染采用抗生素治疗，选用在肾组织、尿液、血液都有较高浓度的药物如氨苄西林、呋喃坦啶等。

（3）针灸治疗

1）急性期：主穴委中、下髎、阴陵泉、束骨。配穴热重加曲池，尿血加血海、三阴交，少腹胀痛加曲泉，寒热往来加内关，腰痛取耳穴肾、腰骶区。

2）慢性期：主穴委中、阴谷、复溜、照海、太溪。配穴腰背酸痛加关元、肾俞，多汗补复溜、泻合谷，尿频、尿急、尿痛加中极、阴陵泉，气阴两虚加中脘、照海，肾阳不足加关元、肾俞。

（三）药物处方

1. 湿热下注

（1）治法：清热利湿，通利膀胱。

（2）方药

八正散（《太平惠民和剂局方》）

组成：萹蓄9克、车前子6克、瞿麦6克、滑石6克、金钱草6克、大黄3克、栀子3克、地锦草6克、甘草6克。

加减：寒热往来者，基础方加柴胡9克、黄芩6克；腹满便溏者，去大黄，加大腹皮9克、焦山楂9克；恶心呕吐者，加竹茹6克、藿香9克；小便频数短赤，小腹作胀者，加柴胡9克、香附6克、川楝子6克；小便带血，尿道刺痛，排尿突然中断者，加金钱草6克、海金沙6克、大蓟9克、小蓟9克、白茅根9克；小便赤涩，尿道灼热刺痛，口渴烦躁，舌红少苔者，加淡竹叶6克、生地黄9克。

煎服法：小儿中药常规煎煮服用。

（3）中成药

三金片

组成：金樱根、羊开口、金沙藤、积雪草、菝葜。

用法用量：口服，一次3片，一日3～4次。

注意事项

服中药或中成药时忌烟、酒及辛辣食物，服药期间不宜同时服用滋补中药。

2. 脾肾气虚

（1）治法：温补脾肾，升提固摄。

（2）方药

缩泉丸（《校注妇人大全良方》）

组成：山药9克、益智仁9克、白术12克、薏苡仁9克、淫羊藿6克、乌药6克。

加减：脾气虚者，基础方加黄芪12克、党参9克、茯苓9克；肾阳虚者，加附子6克、干姜6克、葫芦巴6克、车前子9克；夜尿增多者，加桑螵蛸6克、煅龙骨6克；肺脾气虚者，加白术6克、黄芪9克、党参9克。

煎服法：小儿中药常规煎煮服用。

（3）中成药

济生肾气丸

组成：车前子、茯苓、附子、牡丹皮、牛膝、肉桂、山药、山茱萸、熟地黄、泽泻。

用法用量：口服，一次6克，一日3次。

注意事项

服用中药时睡前一小时服用，养成排尿习惯。中成药不宜与感冒药同时服用，虚热性患者不应服用此方。

3. 阴虚内热

（1）治法：滋阴补肾，清热降火。

（2）方药

知柏地黄汤（《医宗金鉴》）

组成：生地黄9克、女贞子6克、山茱萸9克、泽泻9克、茯苓9克、知母6克、黄柏6克、牡丹皮9克。

加减：尿急、尿痛、尿赤不缓解者，基础方加黄连3克、淡竹叶6克、萹蓄9克、瞿麦6克；低热者，加青蒿6克、地骨皮9克；盗汗者，加鳖甲6克、龙骨9克、牡蛎9克。

煎服法：小儿中药常规煎煮服用。

（3）中成药

知柏地黄丸

组成：生地黄、山茱萸、泽泻、茯苓、牡丹皮、山药、知母、黄柏。

用法用量：口服，浓缩丸一次8丸，一日3次。

注意事项

阴虚内热不宜与辛温发散之药同服，以免耗伤阴液，致使病情反复，服用药物期间饮食宜清淡，忌食辛辣之品。

（杨若俊）

二十一、遗　尿

（一）病情概述

遗尿是指3周岁以上的小儿睡中小便频繁自遗，醒后方觉的一种病证。本病又称尿床。婴幼儿时期由于发育未全，脏腑娇嫩，"肾常虚"，排尿的自控能力尚未完善；学龄儿童也可因白天游戏玩耍过度，夜晚熟睡不醒，偶然发生尿床，均非病态。年龄超过3岁，特别是5岁以上的儿童，睡中经常遗尿，每周超过一定次数，则为病态，发展成为遗尿症。本病的发生男孩多于女孩，部分有明显的家族史。病程较长，常反复发作。

遗尿的病因责之先天禀赋未充、后天发育迟滞，肺、脾、肾三脏功能失调，心肾不交、肝经湿热下注。其中尤以肾气不固、下元虚寒所致的遗尿最为常见。遗尿的病位主要在膀胱，与肾、脾、肺三脏都有关系。病机为三焦气化失司，膀胱约束不利所致。临床上主要分为下元虚寒、肺脾气虚、心肾失交、肝经湿热四证。

此外，尚有自幼缺乏教育，没有养成良好的夜间排尿习惯，或3岁以后仍用"尿不湿"，而任其自遗形成者。近年来普遍认为心理因素，如婴幼儿时期遭受强烈的精神刺激，生活中发生某些重大变化，紧张、焦虑等也会导致遗尿的发生。

（二）诊断与治疗

1. 诊断要点

（1）小儿寐中频繁小便自出，醒后方觉，3～5岁的小儿每周至少有5次、5岁以上小儿每周至少有2次出现遗尿，持续6个月以上。

（2）尿常规、尿细菌培养无异常。

（3）区分原发性与继发性（器质性）遗尿。原发性遗尿指未查明病因者。继发性遗尿可见于包茎、泌尿系统畸形、隐性脊柱裂、脊髓损伤、大脑发育不全、糖尿病、尿崩症、蛲虫病局部刺激、便秘等疾病，做相应检查可协助诊断，如腰骶部X线摄片可显示隐形脊柱裂，做腹部膀胱B超、泌尿道造影可见泌尿系统畸形等。

2. 辨证分型

（1）下元虚寒：夜间遗尿，多则一夜数次，尿量多、小便清长，面白少华，神疲倦怠，畏寒肢冷，腰膝酸软，舌质淡，苔白滑，脉沉无力。本证以夜间遗尿，尿量多，次数频繁，兼见面白、形寒、腰膝酸软等虚寒诸证为要点。本证患儿体质多弱，病程长，迁延难愈。

（2）肺脾气虚：夜间遗尿，日间尿频而量多，小便清长，大便溏薄，面色少华或萎黄，神疲乏力，食欲不振，自汗、动则多汗，易感冒，舌质淡红，苔薄白，脉弱无力。本证以夜间遗尿，可伴有白天尿频、尿量多、小便清长，反复感冒，兼见神疲乏力、自汗、大便溏薄等虚弱诸证为要点。

（3）心肾失交：梦中遗尿，白天多动少静，难以自制，夜间寐不安宁，烦躁叫扰，或五心烦热，形体较瘦，舌质红，舌苔少，脉沉细数。本证以白天玩耍过度，夜间梦中小便自遗，兼见多梦易惊，寐不安宁，五心烦热等心火偏亢、肾阴不足诸证为要点。

（4）肝经湿热：梦中遗尿，小便黄而量少，大便干结，性情急躁，夜卧不安或寐中蚧齿，目睛红赤，舌质红，苔黄腻，脉滑数。本证以遗尿，小便量少，色黄臭味，兼见寐中蚧齿，性情急躁，目睛红赤为要点。

3. 鉴别诊断

热淋（泌尿系感染）：尿频急、疼痛，白天清醒时也急迫难耐不能控制排尿。小便常规检查有白细胞，中段尿培养有细菌生长。

4. 治疗原则

本病治疗以温补下元，固涩膀胱为主要治疗法则。肺脾气虚者治以健脾益气，水火失济者治以清心滋肾，肝经湿热者治以清热利湿。

5. 一般治疗

（1）预防调护：勿使患儿白天玩耍过度，睡前饮水太多。每晚按时唤醒排尿，逐渐养成自控的排尿习惯。每天晨起后排尿，告诉患儿不要憋尿，在学校内也要多次排尿，避免发生尿急及憋尿。夜间尿湿后要及时更换裤褥，保持干燥及外阴部清洁。白天可饮水，晚餐不进稀饭、汤水，晚餐后尽量不喝水、饮料、汤药。临睡前将小便排净。夜间定时唤醒孩子排尿时，要确保小儿完全清醒。不体罚，不责骂，消除紧张心理，积极配合治疗。

（2）针灸疗法

1）体针：主穴神门、委中。温补下元配中极、肾俞、膀胱俞、太溪，针用补法。补中益气配血海、太渊、足三里、三阴交，针用补法。清热利湿配太冲、行间、阳陵泉，针用泻法。

2）灸法：取穴关元、中极、三阴交、命门、肾俞、膀胱俞，艾条悬灸，每穴5分钟。

3）耳穴：取皮质下、神门、内分泌、肾、脾、肺。

（3）捏脊疗法：从长强穴开始沿督脉两侧由下向上捏到大椎穴为1遍，捏12遍，第七遍开始用"捏三提一"法，重点提捏膀胱俞、肾俞处。捏完后用拇指沿督脉的命门至大椎和两侧膀胱经从膀胱俞至肝俞各直推100次，然后在命门、膀胱俞、肾俞处各揉按约1分钟。一日1次。

（4）敷贴疗法：取丁香1份，肉桂2份，益智仁4份，覆盆子4份，共研细末，过200目筛后装瓶备用。每次取3克药粉，用黄酒调制成药饼，药饼直径为2毫米，厚0.5厘米，敷于脐部，每晚1次，次晨除去。

（三）药物处方

1. 下元虚寒

（1）治法：温补肾阳，培元固脬。

（2）方药

菟丝子散（《医宗必读》

组成：菟丝子9克、巴戟天9克、肉苁蓉6克、附子3克、山茱萸6克、五味子3克、牡蛎6克、桑螵蛸6克。

加减：寐深沉睡不易唤醒者，基础方加炙麻黄6克；郁热者，加栀子、黄柏各6克。

煎服法：小儿中药常规煎煮服用。

（3）中成药

小儿遗尿宁颗粒

组成：益智仁、麻黄、肉桂、菟丝子、白果、鸡内金。

用法用量：口服，一次6粒，一日3次。

缩泉丸

组成：山药、益智仁、乌药。

用法用量：口服，一次3～6克，一日3次。

注意事项

服用本方时不宜与感冒发热药同用，平时宜保暖，忌生冷、油腻食物。

2. 肺脾气虚

（1）治法：补肺健脾，益气升清。

（2）方药

补中益气汤（《脾胃论》）合缩泉丸（《校注妇人大全良方》）

组成：党参9克、黄芪9克、白术9克、甘草6克、陈皮6克、当归9克、升麻6克、柴胡9克、益智仁6克、山药9克、乌药3克。

加减：寐深者，基础方加可加炙麻黄3克、石菖蒲9克；纳呆者，加鸡内金9克、焦山楂9克、焦六神曲9克；里热者，加栀子3克。

煎服法：小儿中药常规煎煮服用。

（3）中成药

补中益气颗粒

组成：党参、黄芪、白术、甘草、陈皮、当归、升麻、柴胡、生姜、大枣。

用法用量：口服，一次3克，一日2～3次。

注意事项

肺脾气虚有脾胃功能差的特点，治疗时根据病情辨证治疗，服用中药时应顾护脾胃，切勿过食油腻食物，以免损伤脾胃。

3. 心肾失交

（1）治法：清心滋肾，安神固脬。

（2）方药

交泰丸（《韩氏医通》）合导赤散（《小儿药证直诀》）

组成：地黄9克、竹叶3克、通草3克、甘草6克、黄连3克、肉桂3克。

加减：五心烦热者，基础方加五味子3克、酸枣仁6克、牡丹皮9克、山茱萸9克；烦躁叫扰者，加龙骨6克、牡蛎6克、白芍9克、龟甲9克。

煎服法：小儿中药常规煎煮服用。

（3）中成药

桑螵蛸散

组成：桑螵蛸、菟丝子、熟地黄、山茱萸、黄连。

用法用量：小儿口服，一次3～6克，一日2次。

注意事项

（1）临睡前服用中药，平时忌辛辣。

（2）忌油腻食物，平时可以吃一些山药、黑豆等补肾阴的食物。

4. 肝经湿热

（1）治法：清热利湿，泻肝止遗。

（2）方药

龙胆泻肝汤（《太平惠民和剂局方》）

组成：龙胆草3克、黄芩6克、栀子3克、柴胡9克、地黄6克、车前子9克、泽泻9克、通草3克、甘草6克。

加减：夜卧不宁，齘齿梦呓者，基础方加胆南星6克、黄连3克、连翘6克；大便干结，性情急躁者，加决明子、柏子仁、瓜蒌子各6克；舌苔黄腻者，加竹茹6克、薏苡仁9克、青黛6克、蛤壳6克。

煎服法：小儿中药常规煎煮服用。

（3）中成药

清肝利胆颗粒

组成：茵陈、金银花、栀子、厚朴、防己。

用法用量：口服。5～7岁，一次1袋；7岁以上，一次2袋。一日2次。

注意事项

　　肝胆湿热，湿邪具有缠绵特点，治疗时根据病情变化加减用药，湿热易化热伤阴，宜注意补充水分。

（杨若俊）

二十二、紫　　癜

（一）病情概述

　　紫癜是以血液溢于皮肤、黏膜之下，出现瘀点、瘀斑，压之不退色为特征的一种出血性疾病，常伴鼻衄、齿衄，甚则呕血、便血、尿血。本病包括西医学的过敏性紫癜和血小板减少性紫癜。过敏性紫癜好发年龄为3～14岁，尤以学龄儿童多见，男性多于女性，春季发病较多。血小板减少性紫癜发病年龄多在2～5岁，男女发病比例无差异。

　　中医病因认为由于小儿素体正气亏虚或外感风热时邪而致血溢脉外，渗于皮下而出现紫癜。若因外感风热之邪，蕴郁于皮毛肌肉，热伤血络溢于脉外则发紫癜；若血热妄行，热入血分，迫血妄行，血液渗于脉外，流于皮肤则发紫癜。若湿热邪毒留注四肢关节，阻滞经络，则关节痛，湿热邪毒损伤血络，血溢脉外泛滥肌肤则发紫癜，若素体阴虚或热邪伤阴，或久病或耗伤阴血，阴虚火旺，虚火灼伤脉络，渗于皮下则发紫癜；若先天禀赋不足或疾病反复发作后脏腑虚损，气虚则血运无力，瘀血阻滞，血液不循常道而溢于脉外则发紫癜。

　　临证时西医学的过敏性紫癜、血小板减少性紫癜可参照本部分内容进行辨证施治。

（二）诊断与治疗

1. 诊断要点

　　临证以皮肤、黏膜之下，出现瘀点、瘀斑，压之不褪色为主，可见关节肿痛、腹痛、便血、尿血、蛋白尿等症状，出血严重者可见面色苍白等血虚气耗症状，甚则发生气随血脱之危症。

2. 辨证分型

（1）风热伤络：起病急，皮肤出现瘀点、瘀斑，尤以双下肢及臀部居多，呈对称分布，色泽鲜红，大小不一，可伴痒感，或伴发热、腹痛、关节肿痛、尿血等，舌质红，苔薄黄，脉浮数。

（2）血热妄行：起病急，皮肤出现瘀点瘀斑，色泽鲜红，或伴鼻衄、齿衄、便血、尿血，血色鲜红或紫红，伴烦躁、口渴、便秘，或伴腹痛，舌红，苔黄，脉数有力。

（3）湿热痹阻：皮肤出现紫斑，以下肢及臀部多见，紫癜时轻时重，伴倦怠乏力，脘闷纳呆，尿赤或血尿，浮肿。舌红，苔黄腻，脉濡数，

（4）气不摄血：紫癜反复出现，病程迁延，瘀斑、瘀点颜色较淡，面色苍黄，伴鼻衄、齿衄，神疲乏力，食欲不振，头晕心慌，舌淡苔薄，脉细无力。

（5）阴虚火旺：紫癜时发时止，鼻衄齿衄或尿血，血色鲜红，低热盗汗，心烦少寐，大便干燥，小便黄赤，舌红，少苔，脉细数。

3. 鉴别诊断

应注意鉴别本病是过敏性紫癜还是原发性血小板减少性紫癜。

（1）过敏性紫癜：本病常有上呼吸道感染或服食某些食物、药物等诱因。紫癜多见于下肢伸侧及臀部、关节周围。为高出皮肤的鲜红色至深红色丘疹、红斑或荨麻疹，大小不一，多呈对称性，分批出现，压之不褪色。可伴有腹痛、呕吐、血便等消化道症状，游走性大关节肿痛及血尿、蛋白尿等。血小板计数，出血、凝血时间，血块收缩时间均正常。应注意定期检查尿常规，可有镜下血尿、蛋白尿。

（2）原发性血小板减少性紫癜：皮肤黏膜见瘀点、瘀斑。瘀点多为针尖样大小，一般不高出皮面，多不对称，可遍及全身，但以四肢及头面部多见。可伴有鼻衄、齿衄、尿血、便血等，严

重者可并发颅内出血。血小板计数显著减少，急性型一般低于 $20 \times 10^9/$升，慢性型一般在 $30 \times 10^9/$升～ $80 \times 10^9/$升。出血时间延长，血块收缩不良，束臂试验阳性。

4. 治疗原则

本病的治疗，实证以清热凉血为主，随证配用祛风通络、缓急和中；虚证以益气摄血、滋阴降火为主。紫癜为离经之血，皆属瘀血，故常加用活血化瘀之品。临证须注意证型之间的相互转化或同时并见，治疗时要分清主次，统筹兼顾。

5. 一般治疗

（1）急性期或出血量多时，要卧床休息，限制患儿活动，消除其恐惧紧张心理。

（2）对过敏性紫癜要尽可能找出引发的各种原因。积极防治上呼吸道感染，控制扁桃体炎、龋齿、鼻窦炎，驱除体内各种寄生虫，不吃容易引起过敏的饮食及药物。

（3）对于血小板减少性紫癜要密切观察病情变化，避免外伤跌扑碰撞，血小板计数低于 $20 \times 10^9/$升时，应防治各种创伤与颅内出血。还应预防呼吸道感染、麻疹、水痘、风疹及肝炎等疾病，否则病情易诱发或加重。

（4）饮食宜富于营养，清淡易消化。呕血、便血者应予半流饮食，忌硬食及粗纤维食物。忌辛辣刺激食物。血小板减少性紫癜患儿平素可吃红皮花生仁、红枣等食物。

（三）药物处方

1. 风热伤络

（1）治法：祛风清热，凉血安络。

（2）方药

银翘散《温病条辨》

组成：金银花6克、薄荷6克、牛蒡子6克、竹叶6克、连翘6克、板蓝根6克、甘草6克、赤芍9克、紫草9克。

加减：皮肤瘙痒者，基础方加地肤子9克、蝉蜕6克、僵蚕3克；关节肿痛者，加秦艽、防己、牛膝各9克；腹痛者，加木香

3克、延胡索9克；尿血者，加小蓟、白茅根、茜草各9克；咳嗽者加桑叶、菊花各6克。

煎服法：小儿中药常规煎煮服用

（3）中成药

银翘片

组成：金银花、薄荷、荆芥、淡豆豉、牛蒡子、桔梗、淡竹叶、连翘、芦根、甘草。

用药用量：口服。1～3岁，一次1～2片；3～7岁，一次2～4片；7岁以上，一次4～8片。一日2次。

注意事项

服用中药时，宜饮食清淡，忌辛辣食物，煎煮中药时，不宜煎煮时间过长，以免影响药物疗效。

2. 血热妄行

（1）治法：清热解毒，凉血消斑。

（2）方药

犀角地黄汤《备急千金要方》

组成：水牛角9克、地黄9克、玄参9克、牡丹皮9克、赤芍9克、紫草9克、丹参9克、黄芩6克、生甘草6克。

加减：鼻衄量多者，基础方加炒蒲黄6克、白茅根9克；皮肤紫癜多者，加知母6克、仙鹤草9克、栀子6克；便血者，加生地榆、槐花炭各9克；便秘者，加大黄3克；目赤者，加青黛、菊花各6克。

煎服法：小儿中药常规煎煮服用。

（3）中成药

荷叶丸

组成：荷叶、藕节、大蓟（炭）、小蓟（炭）、知母、黄芩（炭）、地黄（炭）、棕榈（炭）、栀子（焦）、白茅根（炭）、玄参、白芍、当归、香墨。

用药用量：空腹温开水送服。7岁以内，一次4.5克；7岁及以上，酌情减量，一日2～3次。

注意事项

在服用本方时忌辛辣食物，因血热伤络，在辨证同时密切观察腹痛、黑便、尿血等症状，随症加减，同时适当多摄入富含维生素C的水果以有利于消化吸收。

3. 湿热痹阻

（1）治法：清热利湿，通络止痛。

（2）方药

四妙丸（《成方便读》）

组成：黄柏6克、苍术6克、桑枝6克、牛膝9克、独活9克、薏苡仁9克、牡丹皮9克、紫草9克、甘草6克。

加减：关节肿痛，活动受限者，基础方加赤芍9克、鸡血藤9克、忍冬藤6克；泄泻者，加葛根9克、黄连3克、马鞭草6克；尿血者，加小蓟6克、石韦6克、地黄6克；腹痛较重者，加芍药12克、甘草6克。

煎服法：小儿中药常规煎煮服用。

（3）中成药

湿热痹颗粒

组成：苍术、忍冬藤、地龙、连翘、黄白、薏苡仁、防风、川牛膝、草薢粉、桑枝、防己、威灵仙。

用药用量：开水冲服。1～3岁，一次1/3袋；3～7岁，一次1/2袋；7岁以上，一次1袋。一日3次。

注意事项

湿热者，宜清淡饮食，湿热易化燥伤阴，宜注意补充水分，湿热易阻碍气机，在辨证同时可加理气药，防止气机不畅，利湿热非利小便不治也，平时可以吃一些利湿热食物如薏苡仁、赤小豆等。

4. 气不摄血

（1）治法：健脾益气，养血摄血。

（2）方药

归脾汤（《正体类要》）

组成：人参6克、白术9克、茯苓9克、甘草6克、当归6克、白芍9克、地黄6克、龙眼肉6克、酸枣仁9克、茯神6克。

加减：出血不止者，基础方加血余炭6克、鸡血藤6克、阿胶3克；食欲不振者，加砂仁、焦六神曲各6克；腹痛便血者，加防风炭、生地榆各6克。

煎服法：小儿中药常规煎煮服用。

（3）中成药

归脾丸

组成：党参、白术、黄芪、甘草、茯苓、远志、酸枣仁、龙眼肉、当归、木香、大枣。

用药用量：温开水或生姜汤送服。浓缩丸，1～3岁，一次2～3丸；3～7岁，一次4～5丸；7岁以上，一次8～10丸；周岁以下小儿酌减。一日3次。

注意事项

（1）气虚不摄血，不宜过度劳累，以免耗气，加重出血。

（2）要密切观察病情，若有其他出血，症见面色苍白，大汗淋漓为气顺血脱者，可用独参汤益气固脱。

（3）治疗用中药时，避免辛燥、香、窜以防升散。

5. 阴虚火旺

（1）治法：滋阴降火，凉血止血。

（2）方药

大补阴丸（《丹溪心法》）

组成：熟地黄9克、龟板3克、黄柏6克、知母9克、牡丹皮6克、牛膝6克、猪脊髓6克、蜂蜜6克。

加减：鼻衄、齿衄者，基础方加白茅根6克、焦栀子3克；

低热者，加银柴胡6克、地骨皮9克；盗汗者，加煅牡蛎6克、煅龙骨9克、五味子3克以敛汗止汗；尿中红细胞较多者，可另吞三七粉3克。

煎服法：小儿中药常规煎煮服用。

（3）中成药

维血宁颗粒

组成：虎杖、白术、仙鹤草、地黄、鸡血藤、熟地黄、墨旱莲、太子参。

用药用量：开水冲服。1～3岁，一次1/3袋；3～7岁，一次1/2袋；7岁以上，一次1袋。一日3次。

注意事项

阴虚火旺宜滋阴降火，不宜过用发散之药，以免耗伤阴液，在煮龟板时宜先煎半小时，服药后忌辛辣食物，避免感冒，以免加重病情。

（杨若俊）

二十三、胎　　黄

（一）病情概述

胎黄是以婴儿出生后皮肤面目出现黄疸为特征的疾病，因与胎禀因素有关，故称"胎黄"或"胎疸"。胎黄相当于西医学中的新生儿黄疸，包括新生儿生理性黄疸与病理性黄疸两类。

本病中医病因主要为胎禀湿蕴，如湿热郁蒸、寒湿阻滞，久则气滞血瘀。胎黄的病变脏腑在肝胆、脾胃。其病机主要为脾胃湿热或寒湿内蕴，肝失疏泄，胆汁外溢而致发黄，日久则气滞血瘀。

临证时西医学的新生儿生理性黄疸和血清胆红素增高的一系列疾病，如溶血性黄疸、胆道畸形、胆汁淤阻、肝细胞性黄疸等表现上述症状者，可参照本部分内容进行辨证施治。

（二）诊断与治疗

1. 诊断要点

黄疸出现早（出生24小时内），发展快，黄色明显，也可消退后再次出现，或黄疸出现迟，持续不退，日渐加重。肝脾可见肿大，精神倦怠，不欲吮乳，大便或呈灰白色。血清胆红素、黄疸指数显著增高。尿胆红素阳性，尿胆原试验阳性或阴性。母子血型测定，可检测因 ABO 或 Rh 血型不合引起的溶血性黄疸。

2. 辨证分型

（1）湿热郁蒸：面目皮肤发黄，色泽鲜明如橘，哭声响亮，不欲吮乳，口渴唇干，或有发热，大便秘结，小便深黄，舌质红，苔黄腻。

（2）寒湿阻滞：面目皮肤发黄，色泽晦暗，持久不退，精神萎靡，四肢欠温，纳呆，大便溏薄色灰白，小便短少，舌质淡，苔白腻。

（3）气滞血瘀：面目皮肤发黄，颜色逐渐加深，晦暗无华，右胁下痞块质硬，肚腹膨胀，青筋显露，或见瘀斑、衄血，唇色暗红，舌见瘀点，舌苔黄。

3. 鉴别诊断

主要鉴别生理性黄疸和病理性黄疸。

（1）生理性黄疸：足月儿大多在生后第2～3天出现黄疸，4～5天达高峰，5～7天消退，最迟不超过两周；早产儿黄疸大多在生后第3～5天出现黄疸，5～7天达高峰，7～9天消退，最长可延迟到3～4周；每日血清胆红素升高＜85微摩尔/升（5毫克/分升），血清胆红素足月儿＜221微摩尔/升、早产儿＜257微摩尔/升。在此期间，小儿情况良好，除有轻微食欲不振外无其他症状。

（2）病理性黄疸：黄疸出现早（出生后24小时以内）、发展快（血清总胆红素每天增加超过85.5微摩尔/升）、程度重（足月儿总胆红素超过221微摩尔/升，早产儿总胆红素超过257微摩尔/升）、消退迟（超过2～3周）或黄疸退而复现。足月儿总胆红素超过342微摩尔/升可引起胆红素脑病（核黄疸），损害中枢神经系统，遗留后遗症。黄疸伴贫血，网织红细胞增高，为溶血性黄疸。黄疸伴有中毒症状，如精神萎靡、不哭、体温不升或有波动，多为败血症。黄疸伴有消化道症状，血清胆红素有波动，多考虑新生儿肝炎。母乳性黄疸多在生后3～8天出现，1～3周达高峰，6～12周消退，停喂母乳3～5天，黄疸明显减轻或消退有助于诊断。黄疸伴肝脏进行性肿大，大便灰白，黄疸逐渐加深，多为先天性胆道闭锁。

4. 治疗原则

生理性黄疸能自行消退，一般不需治疗，未能明确者也可给予茵陈单味药煎服。病理性黄疸以利湿退黄为基本治疗法则。根据阳黄与阴黄的不同，分别治以清热利湿退黄和温中化湿退黄，气滞瘀积证以化瘀消积为主。

5. 一般治疗

（1）预防为主

1）妊娠期注意饮食卫生，忌酒和辛热之品。不可滥用药物。有肝炎病史的妇女应在治愈后再妊娠，如妊娠时发现有肝炎应及时治疗。既往所生新生儿有重度黄疸和贫血或有死胎史的孕妇及其丈夫均应做ABO和Rh血型检查，测定血中抗体及其动态变化。这类孕妇可服用中药预防胎黄。

2）避免新生儿口腔黏膜、脐部、臀部和皮肤损伤，防止感染。

（2）药物外治

1）黄柏30克，煎水去渣，水温适宜时，让患儿浸浴，反复擦洗10分钟，一日1～2次。

2）茵陈20克、栀子10克、大黄2克、生甘草3克。煎汤20毫升，保留灌肠。每日或隔日1次。

3）湿热郁蒸灌肠疗法。茵陈10克、栀子4克、大黄3克、黄芩4克、薏苡仁10克、郁金4克，水煎2次，浓缩过滤成25毫升，每日1剂，直肠滴注，连用7日。

（三）药物处方

1. 湿热郁蒸

（1）治法：清热利湿。

（2）方药

茵陈蒿汤（《伤寒论》）

组成：茵陈6克、栀子3克、大黄3克、泽泻6克、车前子6克、黄芩3克、金钱草3克。

加减：热象证重者，加黄柏3～6克、龙胆草3～6克清热泻火；湿象证重者，加猪苓、茯苓、滑石各6克渗湿利水；呕吐证者，加姜半夏、竹茹各6克和中止呕；腹胀证者，加厚朴、枳实各6克行气消痞。

煎服法：小儿中药常规煎煮服用。

（3）中成药

茵栀黄口服液

组成：茵陈、栀子、黄芩、金银花。

用法用量：口服，一次3～5毫升，一日1～2次。

茵陈五苓丸

组成：茵陈、茯苓、猪苓、白术（炒）、肉桂。

用法用量：口服，一次1克，一日2次。

注意事项

由于新生儿脾胃薄弱，故治疗过程中尚须顾护脾胃之气，不可过用苦寒之剂，以防苦寒败胃，克伐正气。

2. 寒湿阻滞

（1）治法：温中化湿。

（2）方药

茵陈理中汤（《伤寒全生集》）

组成：茵陈6克、干姜2克、白术3克、甘草3克、薏苡仁3克、茯苓5克。

加减：寒盛证者加附片3～6克温阳；肝脾肿大，络脉瘀阻者加三棱3克、莪术3克活血化瘀；食少纳呆者加神曲5克、砂仁3克醒脾开胃。

煎服法：小儿中药常规煎煮服用。

（3）中成药

茵陈五苓丸

组成：茵陈、茯苓、猪苓、白术（炒）、肉桂。

用法用量：口服，一次1克，一日2次。

注意事项

（1）本证往往起病缓，病程长，预后较差。

（2）注意监测黄疸指数，若服药后黄疸指数无明显改善，应注意排外胆道闭锁等先天疾病。

3. 气滞血瘀

（1）治法：行气化瘀消积。

（2）方药

血府逐瘀汤（《医林改错》）

组成：柴胡6克、郁金3克、枳壳3克、桃仁3克、当归3克、赤芍3克、丹参3克。

加减：大便干结者，加大黄3克通腑；皮肤瘀斑、便血者，加牡丹皮、仙鹤草各3克活血止血；腹胀者，加木香、香橼皮各2克理气；胁下癥块质硬者，加红花1～3克活血化瘀。

煎服法：小儿中药常规煎煮服用。

（3）中成药

血府逐瘀颗粒

组成：桃仁、红花、当归、川芎、地黄、赤芍、牛膝、柴胡、枳壳、桔梗、甘草。

用法用量：口服，1袋6克，一次1袋，一日3次。3岁以内药量酌减。

注意事项

本证病程较长，逐渐加重，应注意胆红素脑病的发生。

（杨若俊）

二十四、性 早 熟

（一）病情概述

性早熟指女孩8岁以前、男孩9岁以前出现第二性征发育的内分泌疾病。临床上性早熟分为真性、假性及不完全性性早熟三种类型，以真性性早熟最常见。真性性早熟无特殊原因可查明者，称为特发性真性性早熟，80%～90%的女性患儿为特发性性早熟，而男性患儿多数为器质性病变引起的，故男性性早熟应特别注意探查原发疾患。

本病的发生多因疾病、营养过剩、过食某些滋补品、含生长激素饲料喂养的禽畜类食物，或误服某些药物，使阴阳平衡失调、阴虚火旺、相火妄动，肝气郁结、郁而化火，痰湿壅滞、冲任失调，导致"天癸"早至。其病变主要在肾、肝、脾两脏。

本病应区分真性性早熟和假性性早熟，两者可参照本部分内容进行辨证施治。

（二）诊断与治疗

1. 诊断要点

女孩8岁以前，男孩9岁以前出现性发育征象。一般女孩先有乳房增大，阴唇发育，色素沉着，接着阴道分泌物增多，出现阴毛、腋毛，最后月经来潮。男孩先表现为睾丸增大，继之阴茎增粗，可有阴茎勃起，阴囊皮肤皱褶增加、着色，出现阴毛、腋毛、痤疮和胡须、喉结，变声甚至有夜间遗精；患儿同时伴有身高增长加速。血清黄体生成素（LH）、卵泡刺激素（FSH）、雌二醇（E2）、泌乳素（PRL）、睾酮（T）等激素水平，随着性早熟发展而明显增高。真性性早熟患儿骨龄（非优势手包括腕关节的X线摄片）往往较实际年龄提前。女孩子宫、卵巢B超，显示子宫、卵巢成熟度超过同年龄儿童。中枢神经系统器质性病变时，重点观察头颅核磁共振成像（MRI）下丘脑及垂体部位可见有异常改变。

2. 辨证分型

（1）阴虚火旺：女孩乳房发育及内外生殖器发育，月经提前来潮；男孩生殖器增大，声音变低，有阴茎勃起。伴形体消瘦，面红潮热，盗汗，五心烦热，舌红少苔，脉细数。

（2）肝郁化火：女孩乳房及内外生殖器发育，月经来潮；男孩阴茎及睾丸增大，声音变低沉，面部痤疮，有阴茎勃起和射精。伴乳房胀痛，胸胁胀闷，心烦易怒，舌红苔黄，脉弦细数。

3. 鉴别诊断

（1）单纯乳房早发育：为女孩不完全性性早熟，起病常小于2岁，仅乳房轻度发育，常呈周期性变化。不伴有骨龄增速。

（2）真性性早熟与假性性早熟的鉴别：真性性早熟是由下丘脑-垂体-性腺轴提前发动，功能亢进所致，可导致生殖能力的提前出现。假性性早熟是由于内源性或外源性性激素的作用，导致第二性征提前出现，患儿并不具备生殖能力。真性者促性腺激素水平升高，假性者水平低下。促黄体激素释放激素兴奋试验，真性者促卵泡生成素、促黄体激素水平显著升高，假性者无此反应。

（3）特发性性早熟与器质性性早熟的鉴别：特发性者，一般查无原因。器质性者，先天性甲状腺机能减低症骨龄显著落后，甲状腺素低下；性腺肿瘤者性激素增加极甚；先天性肾上腺皮质增生者见有皮肤色素沉着，肾上腺肥大；颅内肿瘤者头颅核磁共振成像可见占位性病变。

4. 治疗原则

性早熟的治疗以滋阴降火，疏肝泄火，健脾化痰为主法。性早熟的治疗需要长期用药，特别是特发性真性性早熟，一般需要维持到正常青春期开始的年龄才能停药。

5. 一般治疗

（1）预防调护

1）幼儿及孕妇禁止服用含有性激素类的滋补品，如人参蜂王浆、鹿茸、新鲜胎盘、花粉等，以预防假性性早熟的发生。

2）儿童不使用含激素的护肤品，不看"儿童不宜"的影视作品。

3）不食用含生长激素合成饲料喂养的禽畜类食物。

4）哺乳期妇女不服避孕药。

5）控制体重，避免肥胖。

（2）针灸疗法

1）耳穴贴压法：取交感、内分泌、肾、肝、神门、脾。先将耳郭用75%酒精消毒，以探棒找阳性反应点，然后将带有王不留行籽的胶布贴于阳性反应点处，手指按压，使耳郭有发热胀感。每日按压5次，每次5分钟，1周换帖1次，两耳交替。

2）体针：取三阴交、血海、肾俞，配关元、中极，针用泻法，每周2～3次。

（三）药物处方

1. 阴虚火旺

（1）治法：滋补肾阴，清泻相火。

（2）方药

知柏地黄丸（《医宗金鉴》）

组成：知母6克、生地黄6克、玄参6克、龟甲6克、山药9克、黄柏6克、牡丹皮6克、泽泻6克、茯苓6克。

加减：五心烦热者，加竹叶、莲子心各6克清心除烦；潮热盗汗者，加地骨皮、白薇各6克养阴清热；阴道出血者，加茜草、仙鹤草各6克凉血止血。

煎服法：龟甲应先煎30分钟以上。余药小儿中药常规煎煮服用。

（3）中成药

知柏地黄丸

组成：知母、黄柏、熟地黄、山茱萸、牡丹皮、山药、茯苓、泽泻。

用法用量：口服。一次3克，一日2次。

大补阴丸

组成：熟地黄、盐知母、盐黄柏、醋龟甲、猪脊髓。

用法用量：口服，水蜜丸一次4克，一日2～3次。

注意事项

本证虽有火旺表现，但不能服苦寒药物时间过长，以免影响小儿脾胃及后续的生长发育。

2. 肝郁化火

（1）治法：疏肝解郁，清心泻火。

（2）方药

丹栀逍遥散（《内科摘要》）

组成：柴胡、枳壳、牡丹皮、栀子、龙胆草、夏枯草、生地黄、当归、白芍、甘草各6克。

加减：乳房胀痛者，加香附、郁金、瓜蒌皮各6克疏肝理气；带下色黄气味秽浊者，加黄柏、椿根皮各6克清热燥湿；面部痤疮量多者，加桑白皮、黄芩各6克清泻肺热。

煎服法：小儿中药常规煎煮服用。

（3）中成药

丹栀逍遥丸

组成：牡丹皮、栀子、柴胡、白芍、当归、白术、茯苓、薄荷、炙甘草。

用法用量：口服，一次6～9克，一日2次。

龙胆泻肝丸

组成：龙胆、柴胡、黄芩、栀子、泽泻、木通、盐车前子、酒当归、地黄、炙甘草。

用法用量：口服。一次3～6克，一日2次。

注意事项

龙胆草应从小剂量开始，逐渐加量，以免过量而克伐胃气。

（杨若俊）

第五章

中医肿瘤科病证

一、肺　癌

（一）病情概述

肺癌指发生于支气管黏膜上皮及腺体或肺泡上皮的恶性肿瘤。临床以咳嗽、咯血、胸痛、发热等为主要表现，随着疾病的发展，后期会出现不同脏器转移所造成的相应临床表现。目前已知肺癌的发生与吸烟、电离辐射、空气污染、石棉、氡、镍、砷等致癌物暴露史等相关，也与慢性肺部疾病、个体基因遗传等因素相关，其中，吸烟是肺癌的最主要危险因素。

中医无肺癌的病名，据其症状和体征，可将其归于中医学"肺积""咳嗽""息贲""喘息""胸痛""痰饮"等疾病范畴。其发生与正气虚损和邪毒入侵有关。肺为娇脏，易受邪毒侵袭，致使肺气宣发肃降失调，气血瘀滞、毒瘀互结而成癌肿。"脾为生痰之源，肺为贮痰之器"。饮食不节，劳伤心脾，脾失健运，水湿痰浊凝聚，痰贮肺络，肺失宣降，痰凝气滞，导致气血瘀阻，邪留毒聚，郁结胸中，渐成肿块。情志不遂，脏腑功能失调，气机紊乱，津液输布失常，凝于局部而发为本病。年老体衰，久病消耗，脾肺受损，久则及肾，正气亏虚，无力抵御外邪，毒邪流连，而生癌肿。因此，肺癌病位在肺，与脾、肾相关，是一种全身属虚，局部属实的疾病。

（二）诊断与治疗

1. 诊断要点

肺癌患者常因呛咳，顽固性干咳，咯血，胸痛，气急，消瘦，疲乏等不适就诊。随着健康筛查的普及，还有一部分患者因体检发现肺癌，肺癌早期通常无症状。肺癌的临床表现主要有①咳嗽：多为阵发性刺激性呛咳，无痰或咳少量白色黏痰。②咯血：为间断性反复少量咯血，往往血多于痰，痰血不相混，偶见大咯血。③发热：持续性中低程度发热，抗生素治疗效果不佳。④胸痛：疼痛部位固定，持续而剧烈的疼痛。⑤胸闷气急：因支气管堵塞而出现胸闷气急，也见于肺内广泛转移伴有胸腔积液、心包积液者。⑥肺外表现：肿块压迫、侵犯邻近组织器官所导致的声音嘶哑、上腔静脉综合征、霍纳征、肩臂酸痛、吞咽困难、胸腔积液、心律不齐、关节肥大、杵状指、库欣综合征、类癌综合征等。影像学诊断以CT为主，主要表现为有特征的肺部阴影，包括有分叶征、毛刺征、空泡征、血管集束征、胸膜凹陷征等。病理学诊断是金指标，常用方法有痰脱落细胞检查、支气管刷检、支气管灌洗、穿刺活检、支气管镜活检等。

2. 辨证分型

（1）肺脾气虚证：咳嗽气喘，痰多质稀白，疲乏无力，少气懒言，腹胀便溏，食欲不振，舌质淡苔白，脉细弱。

（2）痰湿瘀阻证：咳嗽痰多，质黏色白，易咯出，胸闷气喘，甚则痰鸣，或胸疼痛，位置固定，刺痛拒按，舌淡苔白腻或舌紫黯见瘀斑，脉滑或涩。

（3）热毒壅肺证：咳嗽痰多，甚则咳吐腥臭脓血痰，可有发热，气急胸痛，口干便干，舌红苔黄腻，脉滑数。

（4）气阴两虚证：干咳少痰，痰中带血，咳声低微，气短喘促，神疲乏力，自汗或盗汗，口干不欲多饮，舌质淡红边齿痕，苔薄白，脉细弱。

3. 鉴别诊断

（1）肺结核：好发于年轻患者，为感染结核分枝杆菌所致，其病灶边界清楚，密度高，可有包膜或伴有钙化点，周围有纤维结节灶，可数年保持不变。PPD试验、痰涂片检查、痰结核分枝杆菌检查等可鉴别。

（2）肺部感染：是指发生于终末气道、肺泡和肺间质的炎症，可由病原微生物、理化因素、免疫损伤、过敏及药物所致，有些患者肺部炎症吸收后可形成结节或者炎性假瘤，往往形态不规整，核心密度较高，易合并胸膜增厚，需行病理检查以鉴别。

（3）肺脓肿：是由于病原微生物感染、支气管堵塞等引起的肺部化脓性炎症，起病急，中毒症状严重，多有寒战、高热、咳嗽、大量脓臭痰等症状。X线表现为大片状炎性阴影，空洞内常见较深液平，血常规检查可发现白细胞和中性粒细胞增多。

4. 治疗原则

采用综合治疗和个体化治疗相结合的原则，根据患者的病理类型、具体分期和机体情况，合理联合应用手术、化疗、放疗、分子靶向、免疫治疗等手段。

对于不适合或不接受上述治疗方法的肺癌患者，采用单纯中医药治疗，在辨证的同时应结合辨病，把握肺癌患者正气亏虚、邪毒内蕴的基本病机，合理选用具有扶助正气和控制癌毒作用的中药，以发挥中医药控制肿瘤进展、稳定病情、提高患者生存质量、延长患者生存期的作用。

5. 一般治疗

（1）中药贴敷：取芫花、甘遂、大戟各等分，煎浓汁为溶剂，另取芫花、甘遂、大戟各20克研粉，用上述浓汁调成膏状做成厚约1cm的药饼，上撒少许冰片，敷于肺俞、膏肓俞和胸腔积液病变部位，每次2～4小时，敷2天停1天，适用于肺癌合并胸腔积液的患者。

（2）针灸：采用毫针针刺治疗，选穴局部阿是穴、孔最、肺俞、手三里、合谷、风门，其中孔最、合谷、手三里直刺1～1.5寸，肺俞、风门平刺1寸，阿是穴依穴位特点选择刺法。每日3～5次，按照患者疼痛情况调整。7天为1个疗程，适用于肺癌合并疼痛的患者。

（3）隔药艾灸：取桂枝10克、黄芪10克、细辛3克、川椒10克、龙葵10克共同研末，每次取3克药粉敷于虚里穴，取刺有小孔的生姜片于药粉之上，再将适量艾绒置于生姜片上，点燃灸之，每次灸2小时，每天1次，7天为1个疗程，共治疗4个疗程，适用于肺癌心包转移出现心包积液的患者。

（三）药物处方

1. 肺脾气虚证

（1）治法：健脾补肺，益气化痰。

（2）方药

六君子汤（《医学正传》）

组成：人参9克、白术9克、茯苓9克、炙甘草6克、半夏4.5克、陈皮3克。

加减：痰湿盛者，加生薏苡仁15克、川贝6克；肾气虚者，加蛤蚧6克、五味子9克、枸杞子12克。

煎服法：上为细末，作一服，加大枣2枚，生姜3片，新汲水煎服。现代用法，成人中药常规煎煮服用。

（3）中成药

参芪扶正注射液

组成：党参、黄芪。

用法用量：静脉滴注，一次250毫升，一日一次，疗程21天。与化疗合用，在化疗前3天开始使用，疗程可与化疗同步结束。

注意事项

不宜喝茶和咖啡，不宜吃绿豆、白萝卜，忌生冷、辛辣刺激的食物。

2. 痰湿瘀阻证

（1）治法：化痰祛湿，化瘀散结。

（2）方药

二陈汤（《太平惠民和剂局方》）合三仁汤（《温病条辨》）

组成：二陈汤，橘红15克、半夏15克、茯苓9克、炙甘草4.5克；三仁汤，杏仁12克、飞滑石18克、白通草6克、白蔻仁6克、竹叶6克、厚朴6克、生薏苡仁18克、半夏10克。

加减：痰热盛者，加瓜蒌9克、黄芩9克、鱼腥草15克。

煎服法：二陈汤，上药㕮咀，每服四钱（12克），用水一盏（300毫升），生姜七片，乌梅一个，同煎六分（约一碗水的六成），去滓，热服，不拘时候。三仁汤，甘澜水八碗（2400毫升），煮取三碗（900毫升），每服一碗（300毫升），日三服。现代用法，成人中药常规煎煮服用。

（3）中成药

二陈丸

组成：陈皮、半夏（制）、茯苓、甘草。

用法用量：口服。一次9～15克，一日2次。

注意事项

忌食油腻食物及甜食。

3. 热毒壅肺证

（1）治法：清热解毒。

（2）方药

千金苇茎汤（《金匮要略》）

组成：苇茎60克、薏苡仁30克、桃仁9克、冬瓜子24克。

加减：若咳痰黄稠者，加射干9克、瓜蒌9克、贝母9克；胸满而痛，不能转侧者，加乳香6克、没药6克、赤芍9克、郁金9克；烦渴者，加生石膏15克、天花粉12克。

煎服法：㕮咀，内苇汁中，煮取二升（400毫升），服一升（200毫升），再服，当吐如脓。现代用法，成人中药常规煎煮服用。

（3）中成药

艾迪注射液

组成：斑蝥、人参、黄芪、刺五加。

用法用量：静脉滴注。成人一次50～100毫升，加入0.9%氯化钠注射液或5%～10%葡萄糖注射液400～450毫升中，一日1次；与放化疗合用时，疗程与放化疗同步；手术前后使用本品10天为一疗程；介入治疗10天为一疗程；单独使用15天为一周期，间隔3天，2周期为一疗程；晚期恶病质患者，连用30天为一疗程，或视病情而定。

注意事项

饮食宜清淡，忌辛辣刺激及牛、羊肉等。

4. 气阴两虚证

（1）治法：益气养阴。

（2）方药

生脉散（《医学启源》）合沙参麦冬汤（《温病条辨》）

组成：生脉散，人参9克、麦冬9克、五味子6克；沙参麦冬汤，沙参9克、玉竹6克、生甘草3克、桑叶4.5克、麦冬9克、生扁豆4.5克、花粉4.5克。

加减：咳嗽重者，加杏仁、桔梗、贝母各9克；阴虚发热者，加银柴胡6克、地骨皮9克、知母6克。

煎服法：生脉散，长流水煎，不拘时服；沙参麦冬汤，水五杯（1000毫升），煮取二杯（400毫升），日再服。现代用法，成人中药常规煎煮服用。

（3）中成药

贞芪扶正胶囊

组成：黄芪、女贞子等。

用法用量：口服，一次6粒，一日2次。

注意事项

忌食生冷、辛辣刺激食物。

（吕秀玮）

二、鼻 咽 癌

（一）病情概述

鼻咽癌是指发生于鼻咽腔表面上皮或鼻咽隐窝上皮的恶性肿瘤。临床表现以回缩性血涕、鼻衄、鼻塞、耳鸣、听力减退、头痛等为主，甚至可出现视力障碍、视野缺损、脑神经损害、Trotter三联征、腮腺后间隙综合征、杰克逊综合征、颈部肿块等一系列局部受侵表现。其发病以男性较多，并有一定的地区聚集性，EB病毒感染是其主要发病因素，也受到生活方式、遗传等因素的影响。

中医无鼻咽癌的病名，根据其临床表现可将本病归属于中医学"鼻渊""控脑砂""上石疽""恶核""石痈""耳鸣证""失荣"等范畴。鼻咽癌的病因病机为本虚标实，正气不足，气阴两虚为本，热、痰、瘀、毒互结为标。外感热毒，内伤烟酒，使肺之宣发肃降失调，邪热蕴肺，炼液成痰，热毒与痰湿凝结，阻于肺络鼻窍而成肿块，上焦肺气不宣，故见鼻塞，痰浊外泄、热盛迫血则出现脓涕、血涕。足厥阴肝经之脉循喉咙上入颃颡，若情志内伤，肝胆郁热，热毒循经上扰，则可产生头痛、耳鸣等症状。饮食不节，或思虑过度，阻碍中焦脾胃运化，水液凝结，痰湿内困，阻滞经脉，而成癌肿。先天禀赋不足，气血亏虚，易受邪毒侵染，正不胜邪，日久瘀毒内积而成癌肿。本病病位在鼻咽部，与肺、肝、脾等密切相关。

（二）诊断与治疗

1. 诊断要点

鼻咽癌的首发症状有鼻出血、涕中带血、单侧鼻塞、耳鸣耳堵、听力下降、颈部淋巴结肿大、头痛等，通常需行鼻咽部黏膜活检或颈部淋巴结活检来确诊。其大部分类型为外生性肿瘤，纤维鼻咽镜可以发现大约60%的鼻咽癌，镜下可见局部增生结节或充血、糜烂、溃疡及出血等；脱落细胞学检查可补充活检的不足；CT和MRI等影像学检查主要用于协助诊断，确定病变范围，了解分期情况，治疗后复查等。此外，EB病毒壳抗原免疫球蛋白A抗体（EBV-VCA-IgA）对鼻咽癌的诊断具有特异性，在淋巴上皮型、鳞状细胞癌中阳性率可达80%以上。

2. 辨证分型

（1）热邪犯肺证：多见于临床分期Ⅰ、Ⅱ期，鼻塞血涕，咳嗽痰黄，咽干口苦，可有头痛，饮食如常，小便黄，大便干结，舌质淡红或红，舌苔薄黄，脉滑数。

（2）痰凝气滞证：鼻塞耳堵，涕中带血，口干口苦，头晕目眩，胁肋部胀满不适，烦躁易怒，颈部可触及肿块，多为颈淋巴结转移，不痛不红，舌质淡红或舌边尖红，苔白腻或黄腻，脉弦滑。

（3）血瘀阻络证：多伴有脑神经受损或颅底侵犯，头痛头晕，痛有定处，可伴视物模糊、复视，颜面麻木，口舌歪斜，心烦失眠，舌质黯红或青紫或舌体瘀点、瘀斑，苔薄白、薄黄或发黑，脉细涩或细缓。

（4）气阴两虚证：气短乏力，口舌干燥，口渴喜饮，咽喉不适，涕中带血，耳聋耳鸣，五心烦热，舌红或绛有裂纹，苔少或无、脉细或细数。

3. 鉴别诊断

（1）鼻咽部结核：患者除鼻塞、血涕外，还伴有低热、盗汗、消瘦等结核病常见表现，鼻镜下见鼻部溃疡、水肿，颜色较淡；PPD试验呈阳性；病理检查可见干酪样坏死或炎症表现，可查到结核分枝杆菌。

（2）增生性病变：鼻咽部可见单个或多个结节，隆起状，大小通常在1厘米以内，结节表面黏膜呈淡红色，光滑。当结节表面的黏膜出现粗糙、糜烂、溃疡或渗血，需考虑癌变可能，应行活检以明确诊断。

（3）淋巴瘤：除颈部淋巴结肿大外，常伴有纵隔、腹腔等，其他淋巴结肿大，可有发热、乏力、皮肤瘙痒等表现，行淋巴结活检可明确诊断。

4. 治疗原则

放射治疗是鼻咽癌最主要的治疗手段，早期患者行单纯放疗或手术可以取得很好的疗效，对于中晚期患者，则采用放疗联合化疗、免疫、靶向等综合治疗方法。

中医药治疗可贯穿鼻咽癌治疗全过程，围手术期、放化疗、靶向治疗期间的患者中医药治疗以扶正为主，可减轻相关治疗引起的不良反应，促进机体功能恢复，改善症状。对于不适合或不接受西医学治疗的鼻咽癌患者，采用单纯中医药的治疗方式，需攻补兼施，以达到控制肿瘤生长，延缓疾病发展，提高患者生存质量，延长患者生存期的目的。

5. 一般治疗

（1）针灸：取太阳、攒竹、四白、鼻通、迎香、下关、颊车、承浆、神庭、百会、合谷、内关、膻中、足三里、太溪等穴。毫针浅刺，小幅捻转，以局部得气为度，通常留针30分钟，10日为1个疗程。

（2）吹药：取甘遂、甜瓜蒂各3克，碾粉，硼砂、飞辰砂各1.5克，混匀，吹入鼻内，切勿入口，对鼻腔癌、鼻咽癌有效。

（3）滴鼻：将生南星、生半夏、生紫珠草各等量，制成滴鼻液，每日滴鼻数次，适用于鼻咽部分泌物较多或有臭味的鼻咽癌患者。本品有毒，需慎用。

（三）药物处方

1. 热邪犯肺证

（1）治法：清热解毒，润肺化痰。

（2）方药

清气化痰丸（《医方考》）

组成：胆南星45克、杏仁30克、陈皮30克、枳实30克、瓜蒌仁30克、黄芩30克、茯苓30克、制半夏45克。

加减：咯血甚者，加仙鹤草15克、墨旱莲9克、侧柏叶9克；咳嗽无痰者，加北沙参9克、百合9克、川贝母3克、桔梗6克；咽喉肿痛者，加射干9克、牛蒡子9克、山豆根6克、胖大海9克。

煎服法：姜汁为丸。每服6g，温开水送下。现代用法，作汤剂，加生姜水煎服，用量按原方比例酌减，成人中药常规煎煮服用。

注意事项

不宜吸烟、饮酒，忌食生冷、辛辣、油腻食物。

2. 痰凝气滞证

（1）治法：行气化痰。

（2）方药

消瘰丸（《医学衷中参西录》）

组成：牡蛎（煅）300克、生黄芪120克、三棱60克、莪术60克、朱血竭30克、乳香30克、没药30克、龙胆草60克、玄参90克、浙贝母60克。

加减：鼻塞者，加苍耳子9克、辛夷花6克；颈部淋巴结肿大者，加生南星9克、夏枯草12克。

煎服法：上药十味，共为细末，蜜丸，梧桐子大。每服9克，用海带15克，洗净切丝，煎汤送下，日再服。现代用法，作汤剂，用量按原方比例酌减（原方用量的十分之一），煅牡蛎先煎半小时，余药成人中药常规煎煮服用。

注意事项

不宜吸烟、饮酒，忌食生冷、辛辣、油腻食物及甜食。

3. 血瘀阻络证

（1）治法：活血祛瘀，祛风通络。

（2）方药

通窍活血汤（《医林改错》）

组成：赤芍3克、川芎3克、桃仁6克、红花9克、老葱6克、生姜9克、大枣5枚、麝香0.15克、黄酒250克。

加减：头痛者，加白芷9克、羌活9克；面麻、舌歪、复视者，加蜈蚣3条、僵蚕6克、钩藤6克。

煎服法：用黄酒半斤，将前七味煎一盅，去滓，将麝香入酒内，再煎二沸，临卧服。现代用法，成人中药常规煎煮服用。

注意事项

避风寒，麝香品质须有保证。

4. 气阴两虚证

（1）治法：益气养阴。

（2）方药

生脉散（《医学启源》）合增液汤（《温病条辨》）

组成：生脉散，人参9克、麦冬9克、五味子6克；增液汤，玄参30克、麦冬24克、生地黄24克。

加减：阴虚明显者，加女贞子12克、石斛9克、天花粉9克、气血亏虚甚者，加首乌9克、黄精9克、补骨脂9克、鸡血藤12克、黄芪12克。

煎服法：生脉散，长流水煎，不拘时服；增液汤，水八杯（1600毫升），煮取三杯（600毫升），口干则与令尽。不便，再作服。现代用法，成人中药常规煎煮服用。

注意事项

不宜吸烟、饮酒，忌食生冷、辛辣刺激食物。

（吕秀玮）

三、食 管 癌

（一）病情概述

食管癌是一种常见的上消化道恶性肿瘤，主要起源于食管鳞状上皮和柱状上皮，典型症状为进行性吞咽困难，若发生转移或侵犯邻近器官，可出现疼痛和被累及器官的相应不适症状。我国是食管癌高发国家，主要病理类型为鳞状细胞癌，发病部位常在食管中段，下段次之，上段最少。食管癌的发病率有明显的地区性差异，与抽烟、饮酒、食管的局部损伤、不良饮食习惯和家族遗传等因素有关。

中医无食管癌之病名，根据其临床表现可将本病归属于"噎膈""噎塞""关格"等范畴。食管癌的病因以内伤饮食、情志郁结、脏腑功能失调为主，饮酒无度，过食肥甘、辛辣、腌制之品，使湿热内生，痰浊中阻，阻于食管、贲门，导致进食不畅；忧思伤脾则气结，恼怒伤肝则气郁，气结气郁、脾失健运则津行不畅，瘀血内停，痰、瘀交阻，使食管、贲门狭窄，导致吞咽困难；年老体弱，气血亏虚、精血内耗，使食管失养、枯涸，瘤邪乘虚侵入而发为噎嗝。本病病位在食管，属胃气所主，与肝、脾、肾密切相关。

（二）诊断与治疗

1. 诊断要点

食管癌早期往往无明显症状，偶有胸骨后隐痛，随着病情进展，患者会出现进食不畅或轻度哽噎感，慢慢变得消瘦，病情继续加重，可由不能咽下固体食物发展至不能咽下液体食物，肿瘤完全阻塞食管腔时，患者表现为"滴水难进"。当癌肿压迫喉返神经时可出现声音嘶哑，侵犯膈神经时可出现呃逆或膈神经麻痹，压迫气管或支气管时可见气急和干咳，侵蚀主动脉时则可产生致命性出血。

影像学检查包括食管造影、胸部CT、MRI和PET/CT等，主要表现为食管黏膜皱襞迂曲、紊乱、中断，腔内肿块、龛影、充盈缺损、管腔狭窄、钡剂通过缓慢等。纤维食管镜下可见局部糜烂、斑块、结节样改变，中晚期可见菜花样肿物，黏膜充血水肿、溃疡、管腔狭窄等表现，内镜下活检、淋巴结穿刺等病理检查可明确诊断。

2. 辨证分型

（1）痰气交阻证：吞咽梗阻，泛吐清涎，发作与情绪有关，伴头晕目眩，食欲不振，胸胁胀痛，舌质黯红，苔薄黄或黄腻，脉弦细或弦滑。

（2）津亏热结证：吞咽困难，咽干咽痛，梗阻明显，胸背灼痛，唇焦舌燥，五心烦热，大便干结，小便短赤，舌红少津或舌绛有裂纹，苔黄燥或黄腻，脉弦细。

（3）痰瘀互结证：吞咽困难，或食入即吐，黏涎较多，甚则滴水不入，胸膈疼痛，痛处固定，肌肤焦枯，大便不通，形体消瘦，舌有瘀斑或舌青紫，苔厚腻，脉细涩或弦滑。

（4）气虚阳微证：吞咽困难，饮食不下，泛吐清涎，面色㿠白，精神倦怠，形寒肢冷，气短声低，或胸背疼痛，或声音嘶哑，形体枯槁，头晕心慌，舌质淡，苔薄白，脉细弱无力。

3. 鉴别诊断

（1）慢性食管炎：有进食梗阻感，钡餐可见食管黏膜紊乱，管壁僵硬等表现，此时需行内镜检查，通过病理结果来鉴别。

（2）食管功能失常：包括食管痉挛、食管贲门失弛缓症、神经性吞咽困难等，X线片上可见食管黏膜光滑、食管体部无收缩蠕动、贲门部呈"鸟嘴"样狭窄，常为间歇性发作，病程较长，进展缓慢。

（3）食管外压性疾病：如胸内甲状腺、主动脉瘤、纵隔肿瘤、食管邻近的血管先天性异常等，患者虽有吞咽困难，但为食管受压所致，食管镜下黏膜正常，CT或MRI检查亦可鉴别。

（4）食管良性肿瘤：包括平滑肌瘤、食管腺瘤、食管乳头息肉等，X线片及CT上表现为边缘光整，突出管腔内或外压的肿块，为非浸润性生长。内镜检查可见食管腔内有隆起性肿物，黏膜光整无糜烂和溃疡，病理活检易于鉴别。

4. 治疗原则

食管癌的治疗以个体化综合治疗为原则，根据患者的一般状态、病理类型、肿瘤分期等，合理运用各种治疗手段。极早期患者内镜下治疗可以获得很好的疗效；早期患者可通过手术达到根治的目的；中晚期患者主要采用手术结合放化疗的治疗模式，不能手术的患者以放化疗联合免疫、靶向等治疗为主。

中医治疗也是很重要的治疗方法，可贯穿食管癌治疗始终。疾病初起以标实为主，重在治标，以化痰、理气、消瘀为法；后期以正虚为主，重在扶正，以益气养血、滋阴润燥、温阳健脾为法。临床上还应注意治标时顾护津液，不可过于辛燥；治本时顾护脾胃，不可过于滋腻。

5. 一般治疗

（1）针灸：以天突、膻中、上脘、内关、足三里、膈俞、合谷为主穴治疗食管癌。病灶在上段者，加扶突、气舍、风门；在中段者，加气户、承满、肺俞；在下段者，加期门、不容、梁门。兼胸骨后疼痛者加华盖；背痛者加外关、后溪；进食困难者重刺内关；食管内出血者加尺泽、列缺、曲泽；痰多者灸大椎、中府，针刺风门、肺俞、列缺。均采用毫针刺法，平补平泻，每日1次。

（2）穴位注射：选穴为膈俞、足三里、太冲，药用生理盐水、阿托品、维生素B_6等，每次2～3穴，每穴注射0.5～1ml，每日1次。

（3）中药外搽：取砂仁15克、乳香15克、冰片30克，共同捣碎放入500毫升米酒中，密封浸泡2天，取上层澄清液装入小瓶中，用棉签蘸药水涂搽于疼痛处，范围宜大于疼痛区域，稍干后可重复，主要用于食管癌疼痛患者。

（4）中药贴敷：取熟石膏80克，炉甘石、黄柏、白及、乳香、没药各20克，血竭3克，儿茶6克，研为细末，加入烊化的凡士林200克，调成膏状。敷药前用过氧化氢溶液冲洗溃疡面，然后把药膏涂于纱布上敷于溃疡面，每日1次，适用于食管癌放疗后皮肤溃疡者。

（三）药物处方

1. 痰气交阻证

（1）治法：理气降逆，燥湿化痰。

（2）方药

旋覆代赭汤（《金匮要略》）

组成：旋覆花9克、代赭石9克、人参6克、生姜10克、炙甘草6克、半夏9克、大枣4枚。

加减：大便稀溏、次数较多者，加白扁豆9克、诃子9克；大便秘结者，加全瓜蒌12克、枳实9克；疼痛者，加元胡9克、乳香6克、没药6克；咽痛者，加桔梗6克、枳壳9克；吞咽困难者，加鹅管石15克。

煎服法：以水一斗（2000毫升），煮取六升（1200毫升），去滓，再煮取三升（600毫升），温服一升（200毫升），日三服。现代用法，代赭石先煎半小时，余药成人中药常规煎煮服用。

（3）中成药

通关藤口服药

组成：通关藤。

用法用量：口服，一次10～20毫升，一日3次。

注意事项

原方代赭石用量较轻，恐其苦寒伐胃，若胃气不虚者，可加大代赭石用量。

2. 津亏热结证

（1）治法：清热解毒，养阴生津。

（2）方药

增液汤（《温病条辨》）合沙参麦冬汤（《温病条辨》）

组成：增液汤，玄参30克、麦冬24克、生地黄24克；沙参麦冬汤，沙参9克、玉竹6克、生甘草3克、桑叶4.5克、麦冬9克、生扁豆4.5克、花粉4.5克。

加减：大便秘结者，加全瓜蒌12克、大黄6克、火麻仁15克；胃火炽盛，格拒不入者，加黄芩6克、黄连6克、栀子6克、竹茹9克。

煎服法：增液汤，水八杯（1600毫升），煮取三杯（600毫升），口干则与令尽。不便，再作服。沙参麦冬汤，水五杯（1000毫升），煮取两杯（400毫升），日再服。现代用法，成人中药常规煎煮服用。

（3）中成药

噎膈丸

组成：核桃仁、白果仁、柿饼、小茴香、黑芝麻、麻油、大枣、甘草。

用法用量：口服，一次1丸，一日3次，细嚼后徐徐咽下。

注意事项

该证型患者饮食上可搭配牛乳、梨汁、藕汁等，以起到滋阴润燥之功。

3. 痰瘀互结证

（1）治法：理气化痰，活血散瘀。

（2）方药

二陈汤（《太平惠民和剂局方》）合桃红四物汤（《医宗金鉴》）

组成：二陈汤，橘红15克、半夏15克、茯苓9克、炙甘草4.5克；桃红四物汤，熟地黄12克、当归9克、白芍9克、川芎6

克、桃仁9克、红花6克。

加减：嗳气频频者，加八月札9克、代赭石12克；呕吐反酸者，加姜川连6克、煅瓦楞子15克。

煎服法：二陈汤，上药㕮咀，每服四钱（12克），用水一盏（300毫升），生姜七片，乌梅一个，同煎六分（约一碗水的六成），去滓，热服，不拘时候。桃红四物汤，水煎服。现代用法，成人中药常规煎煮服用。

（3）中成药

安替可胶囊

组成：当归、蟾皮。

用法用量：口服，一次2粒，一日3次，饭后服用；疗程6周，或遵医嘱。

注意事项

半夏、橘红以陈久者良，应用时加生姜可降逆化饮，又能制半夏之毒，加乌梅收敛肺气，使祛痰不伤正。

4. 气虚阳微证

（1）治法：健脾益气，化痰祛瘀。

（2）方药

八珍汤（《正体类要》）

组成：人参9克、炒白术9克、茯苓9克、当归9克、川芎9克、白芍9克、熟地黄9克、炙甘草5克。

加减：畏寒怕冷者，加仙灵脾10克、肉苁蓉9克；头晕，面色不华者，加女贞子、制首乌各9克；呕吐不止者，加旋覆花、代赭石各9克。

煎服法：加生姜3片、大枣5枚，水煎服。现代用法，成人中药常规煎煮服用。

（3）中成药

八珍颗粒

组成：党参、白术、茯苓、炙甘草、当归、炒白芍、川芎、熟地黄。

用法用量：开水冲服，一次1袋，一日2次。

注意事项

煮药时可加生姜、大枣为引，顾脾护胃，防止呕吐。

（吕秀玮）

四、胃 癌

（一）病情概述

胃癌是指起源于胃黏膜上皮细胞的恶性肿瘤，最常见的病理类型为腺癌，早期患者多无明显症状，中晚期患者以上腹疼痛为主要表现。胃癌的发病与很多因素有关，幽门螺杆菌感染是胃癌发病的独立危险因素，此外，慢性胃炎、胃息肉、胃黏膜肠上皮化生等胃部疾病及饮食习惯、遗传因素、环境因素、精神压力等均与胃癌的发生有关。胃癌的发病有明显的地区聚集性，我国西北部及东部沿海地区为胃癌高发区。

中医古籍中无"胃癌"病名的记载，可将其归于"胃脘痛""反胃""伏梁""积聚""心腹病"等范畴。胃癌的病因不外乎内外二因，内因包括情志、饮食、劳倦、内伤等，外因主要是感受外邪。六淫外邪侵袭人体，至脏腑受损，功能失调，水湿内生，痰浊瘀阻，脾胃升降失常，气机不畅，不通则痛，故见恶心呕吐，反酸呃逆、胃脘疼痛等。情志不遂，忧思过度，致肝气郁结，横逆犯脾，胃失和降，水液代谢失常，津聚成痰，气滞血瘀，日久发为癌毒。素喜烟酒辛辣，或饮食不当，食无定时，损伤脾胃，影响三焦正常水液代谢，湿浊内生，阻滞中焦，日久痰瘀互结，发为癌肿。素体虚弱，脾肾不足，阳气虚衰，腐熟无权，或劳倦过度，伤及脾肾，中焦气化不利，水液不能正常输布，凝于局部，气血瘀滞，结而成块。内外二因相互影响，共同致病，胃癌总属本虚标实之证，病位在胃，与肝、脾、肾密切相关。

（二）诊断与治疗

1. 诊断要点

胃癌早期多无明显不适，随着病情进展，可出现腹痛、恶心、呕吐、黑便等一系列症状。贲门部肿瘤表现为胸骨下或心前区疼痛；胰腺受累时，疼痛剧烈而持久，并可向腰背部放射；胃癌穿孔时则为急腹症表现。肿块导致贲门梗阻时，表现为进食不利、食物反流等；幽门梗阻时，常呕吐隔夜宿食，腐败酸臭；胃小弯处肿瘤可表现为恶心呕吐。因肿瘤进展，导致患者进食减少，进而出现营养不良，日益消瘦，伴乏力、贫血、恶病质等。肿瘤导致少量出血时，以黑便为主，侵及大血管时，则可出现呕血。肿瘤继续发展，出现远处转移时，则表现为相应部位患病症状，如癌性胸腹水，咳嗽喘憋，呼吸困难，肝区疼痛，黄疸，骨骼疼痛，淋巴结肿大等。肿瘤标志物CEA、CA19-9及CA125可在一定程度上反映肿瘤的进展与复发。胃癌首选内镜检查，可直接观察肿瘤大小、数量、部位等情况，并方便取病理活检以明确诊断。CT、MRI等检查可了解肿瘤侵犯的深度和范围，以及转移情况。

2. 辨证分型

（1）肝胃不和证：胃脘胀满疼痛，痛引胁肋，嗳气或呃逆，呕吐反胃，进食不畅，口苦口干，心烦易怒，食欲不振，舌淡红，苔薄白，脉弦或沉。

（2）脾胃虚寒证：胃脘疼痛，隐痛为主，喜温喜按，不思饮食，朝食暮吐或暮食朝吐，泛吐清水，面色㿠白，神疲乏力，形寒肢冷，大便稀溏，舌质淡或有齿痕，苔薄白或白腻，脉沉细。

（3）痰瘀互结证：胃脘疼痛，刺痛为主，胸膈满闷不舒，心下痞块，食欲不振，腹胀便溏，或呕血便血，舌紫黯或有瘀斑，苔白厚腻，脉弦涩。

（4）胃热伤阴证：胃脘疼痛灼热，食后痛甚，嘈杂反酸，咽干口渴，贪凉饮冷，五心烦热，大便干燥秘结，舌质红或绛，苔少或无，脉细数。

（5）气血双亏证：胃痛隐隐，食少纳呆，面白无华，气短乏力，语声低微，头晕目眩，四末不温，舌质淡或有齿痕，苔白，脉细无力或虚大。

3. 鉴别诊断

（1）胃炎：急慢性胃炎均可表现为胃脘部疼痛不适，可伴有食欲不振，吞酸嘈杂，胃脘灼热，恶心呕吐等，症状不特异，每因情绪波动、饮食不节、劳累过度等引起反复发作，需行胃镜检查以明确诊断。

（2）胃溃疡：一般病程较长，胃痛有一定的节律性，多为餐后疼痛，除非合并幽门梗阻等，多无消瘦、贫血及腹部肿块等表现，X线钡餐可见圆形或椭圆形龛影，胃镜检查较为直观，可鉴别。

（3）胃部其他肿瘤：包括胃腺瘤、胃神经内分泌肿瘤、胃肠道间质瘤、胃淋巴瘤等，需行胃镜检查鉴别，以组织学活检病理结果为金标准。

4. 治疗原则

对于具备手术、放疗、化疗、免疫等治疗条件的胃癌患者，多采用中西医结合的个体化治疗。在不同阶段，中医药的介入可发挥增强体质，协同增效，减轻毒副反应，巩固疗效等作用。在辨证用药的同时，亦需结合辨病治疗，把握胃癌正气不足，邪毒内蕴的基本病机，酌情使用顾护正气和抑制肿瘤的药物。对于不适合手术及放化疗的患者，单纯中医治疗时，则以控制肿瘤，稳定病情，提高生活质量，延长生存期为根本目的，胃癌初期标实居多，以气滞、血瘀、痰湿为主；后期本虚为著，可见气虚、血虚、阴虚、阳虚、津少等，治疗需扶正祛邪兼顾。

5. 一般治疗

（1）针灸：取公孙、照海、丰隆、足三里、手三里、内关等穴，常规针刺操作，得气后留针15～30分钟，隔日1次，15次为一疗程，适用于脾胃虚寒的胃癌患者。取中脘、膈俞、脾俞、肾俞、足三里、三阴交、太溪，常规针刺操作，得气后留针

15～30分钟，隔日1次，15次为一疗程，可联合艾灸一起，适用于气血不足的胃癌患者。取双侧内关、足三里，平补平泻，得气后留针40分钟，每日1次，适用于呃逆的胃癌患者。

（2）中药贴敷：取紫皮大蒜100克捣汁，芦根20克、三七10克、重楼10克、元胡10克、黄药子10克、冰片8克、川乌6克打粉，麝香适量，用大蒜汁调和药粉成膏状，摊涂在纱布上，敷于疼痛之处，适用于癌痛患者。

（3）推拿按摩：捏拿患者背部胃俞穴15～20次，按揉双侧内关、足三里穴各1分钟，有一定的止呕作用。

（三）药物处方

1. 肝胃不和证

（1）治法：疏肝和胃，降逆止痛。

（2）方药

逍遥散（《太平惠民和剂局方》）合参赭培气汤（《医学衷中参西录》）

组成：逍遥散，柴胡9克、当归9克、白芍9克、白术9克、茯苓9克、炙甘草4.5克；参赭培气汤，潞党参18克、天门冬12克、代赭石24克、清半夏9克、淡苁蓉12克、知母15克、当归9克、柿霜饼15克（服药后含化徐徐咽之）。

加减：兼有瘀血者，宜加三棱6克、桃仁6克；兼腑实便结者，加大黄6克、槟榔9克；兼火热内郁周围，加黄连6克、栀子6克、黄芩6克。

煎服法：逍遥散，各药研末，每服二钱（6克），水一大盏（600毫升），烧生姜一块切破，薄荷少许，同煎至七分，去渣热服，不拘时候。参赭培气汤，柿饼不同煎，于服药后含化，慢慢咽下。现代用法，成人中药常规煎煮服用。

注意事项

保持乐观心态，及时调整情绪，避免过度劳累，饮食宜清淡易消化。

2．脾胃虚寒证

（1）治法：温中散寒，健脾和胃。

（2）方药

理中汤（《太平惠民和剂局方》）

组成：人参9克、白术9克、干姜9克、炙甘草9克。

加减：痛甚者，加五灵脂、高良姜、三棱各6克；寒甚者，加附子3克，肉桂6克；气滞者，加枳实，茯苓各9克。

煎服法：上粗末。每三钱（9克），以水一盏半（450毫升），煎取中盏（300毫升），去滓，稍热服，空心、食前。现代用法，成人中药常规煎煮服用。

注意事项

注意保暖，忌生冷，饮食宜清淡，少吃辛辣刺激食物，多吃温性食物。

3．痰瘀互结证

（1）治法：化痰祛瘀，活血止痛。

（2）方药

二陈汤（《太平惠民和剂局方》）合膈下逐瘀汤（《医林改错》）

组成：二陈汤，橘红15克、半夏15克、茯苓9克、炙甘草4.5克；膈下逐瘀汤，五灵脂6克、当归9克、川芎6克、桃仁9克、丹皮6克、赤芍6克、乌药6克、玄胡索3克、香附5克、红花9克、枳壳5克、甘草9克。

加减：大便溏泄者，加赤石脂9克；水肿明显者，加猪苓9克、茯苓12克。

煎服法：二陈汤，上药㕮咀，每服四钱（12克），用水一盏（300毫升），生姜七片，乌梅一个，同煎六分，去滓，热服，不拘时候。膈下逐瘀汤，水煎服。现代用法，成人中药常规煎煮服用。

注意事项

饮食宜清淡，少油腻、少辛辣、少寒凉。

4. 胃热伤阴证

（1）治法：清热养阴。

（2）方药

麦门冬汤（《金匮要略》），或竹叶石膏汤（《伤寒论》）

组成：麦门冬汤，麦门冬70克、半夏10克、人参6克、甘草6克、粳米5克、大枣4枚；竹叶石膏汤，竹叶6克、石膏50克、半夏9克、麦冬20克、人参6克、炙甘草6克、粳米10克。

加减：胃脘灼热疼痛明显、嘈杂泛酸者，加黄连18克、吴茱萸3克。

煎服法：麦门冬汤，上六味，以水一斗二升（2400毫升），煮取六升（1200毫升），温服一升（200毫升），日三夜一服。竹叶石膏汤，上七味，以水一斗（2000毫升），煮取六升（1200毫升），去滓，内粳米，煮米熟，汤成去米，温服一升（200毫升），日三服。现代用法，成人中药常规煎煮服用。

注意事项

忌食辛辣、煎炸、甜腻食物。

5. 气血双亏证

（1）治法：补气养血。

（2）方药

十全大补汤（《太平惠民和剂局方》）

组成：人参6克、肉桂3克、川芎6克、地黄12克、茯苓9克、白术9克、炙甘草3克、黄芪12克、当归9克、白芍9克。

加减：兼痰湿内阻者，加半夏9克、陈皮9克、薏苡仁15克；畏寒肢冷、食谷不化者，加补骨脂9克、肉苁蓉9克、鸡内金9克。

煎服法：上为细末，每服二大钱（9克），用水一盏（300毫升），加生姜三片、枣子二枚，同煎至七分，不拘时候温服。现代用法，成人中药常规煎煮服用。

注意事项

避免劳累，适当运动，加强营养，注意保暖。

（吕秀玮）

五、肝　癌

（一）病情概述

肝癌是指发生于肝细胞或肝内胆管细胞的恶性肿瘤，其发病与病毒性肝炎、肝硬化、血吸虫肝、黄曲霉素、酒精、亚硝胺类物质、遗传等因素有关。最典型的临床症状是持续性肝区疼痛，还可伴有恶心、呕吐、食欲减退等一系列消化系统的异常表现，肝癌破裂后可出现急腹症的相关表现。根据肝癌的细胞学类型，可将其分为肝细胞癌、胆管细胞癌及混合细胞癌三大类。

中医古籍中并无肝癌的病名，可将其归于"胁痛""鼓胀""积聚""肝积""痞气""癖黄"等疾病范畴。中医认为，肝癌是因为感受邪毒、嗜酒过度、饮食不节、七情内伤所致。患者正气不足，易受邪气侵袭，肝脾受损，导致气滞血瘀，蕴积日久而成癌肿；或因饮酒过度，食用霉变食物，湿热内生，脾胃受损，水湿停聚，日久渐积而成肝癌；或因情志抑郁，肝气不舒，郁而化火，脾失健运，湿热相搏，血行不畅，痰瘀互结，停于肝脏而发为癌，络脉损伤，津液外溢，肝肾阴虚，气化不利，水湿停聚腹内，发为鼓胀，久而成瘤。该病病位在肝，与脾、胃、肾相关。

（二）诊断与治疗

1. 诊断要点

早期肝癌多无明显症状，不容易被察觉，中晚期肝癌常表现为肝区疼痛、腹胀、乏力、纳差、消瘦，进行性肝大或上腹部包块等；部分患者伴有低热、黄疸、腹水、上消化道出血等；肝癌破裂出血可见急腹症表现。肝癌是唯一一个可采用临床诊断的实体瘤，我国临床诊断标准如下：①血清AFP＞400ng/L，且排除妊娠、活动性肝病、生殖腺胚胎源性肿瘤及转移性肝癌，并能触及肿大、坚硬，有结节的肝脏或影像学检查有肝癌特征的占位性病变者。②血清AFP＜400ng/L，并能排除其他疾病，并有两种影像学检查有肝癌的特征性占位性病变，或者有两种肝癌标志物阳性及一种影像学检查具有肝癌特征性占位性病变者。③有肝癌的临床表现，并有肯定的肝外远处转移病灶，并能排除肝转移癌者。诊断肝癌的金标准仍然是通过肝组织或者肝外组织行病理学检查找到癌细胞。

2. **辨证分型**

（1）肝郁脾虚证：胁下痞块，胸肋胀痛，满闷不舒，急躁易怒或情志抑郁，纳谷不香，呃逆腹胀，神疲乏力，舌淡红或黯红，苔薄白，脉弦细。

（2）肝热血瘀证：胁下痞硬，口苦吞酸，脘腹刺痛，痛有定处，面色晦暗或黄疸，恶心呕吐，厌油腻，小便短赤，舌红或紫黯，苔黄腻，脉弦滑数。

（3）肝胆湿热证：上腹包块，灼热疼痛，身目俱黄，胸胁满闷，腹大如鼓，口苦泛恶，反胃食少，小便茶色，大便稀臭、舌紫黯或红绛，苔黄腻，脉弦滑而数。

（4）肝肾阴虚证：上腹隐痛，形体消瘦，五心烦热，失眠盗汗，头晕耳鸣，口干舌燥，腰膝酸软，舌红或绛，苔少或无，或有裂纹，脉细数或细涩。

3. **鉴别诊断**

（1）肝脓肿：通常有胆道感染病史，主要表现为畏寒、发热、肝区疼痛和压痛，AFP检查多为正常，彩超或CT扫描时可见肝内液性暗区，肝穿刺可明确诊断。

（2）肝硬化：病情发展较慢，易反复，部分患者可有结节性改变，AFP往往为轻度升高，肝功损害较明显，增强CT或磁共振及超声造影等有助于鉴别。

（3）肝脏良性肿瘤：如肝囊肿、肝血管瘤、肝内炎性假瘤、局灶性结节性增生、肝脏腺瘤、包虫病等，影像学检查多可鉴别。

4. 治疗原则

早期肝癌多采取手术切除治疗，对于不能手术的肝癌则采用多模式的综合治疗，包括化疗、放疗、介入消融、生物治疗、免疫治疗及姑息手术等，多种治疗方法可联合或序贯应用，具体方式需根据患者的分期、肝功能及全身情况来决定。

中医治疗肝癌往往从整体出发，辨证论治，根据患者具体的寒热表现及自身阴阳盛衰的情况遣方用药，可有效改善患者身体机能，不仅能减轻手术、放化疗、介入治疗、靶向治疗等引起的不良反应，还能促进机体恢复，控制肿瘤生长，防止癌细胞进一步扩散，提高患者生存质量，延长患者生存期。

5. 一般治疗

（1）针灸：主穴百会、四神聪、中脘、天枢、气海、期门、章门、京门、带脉、外关、阳陵泉、足三里、阴陵泉、太溪、太冲；配穴内关、肝俞、支沟、公孙、痞根、肿块围刺。比较人迎、寸口、冲阳、太溪4个部位脉搏的大小强弱，依照"金针补银针泻"的原则，大而强者用泻法，小而弱者用补法，12周为一个疗程，可辅助治疗肝癌。

（2）穴位贴敷：取丁香、半夏、生姜各等分研磨成粉，用纱布包裹置于膈俞、肝俞、胃俞、中脘及足三里穴，胶布固定，睡前敷，每次敷12小时，7天一疗程，可治肝癌介入术后顽固性呃逆。

（3）穴位注射：取肝俞、心俞穴，注射复方当归注射剂，每穴1毫升，隔日一次，14天为一疗程，可联合针灸、艾灸一起使用，对于缓解晚期肝癌疼痛效果显著。

（三）药物处方

1. 肝郁脾虚证

（1）治法：健脾益气，疏肝软坚。

（2）方药

逍遥散（《太平惠民和剂局方》）合四君子汤（《太平惠民和剂局方》）

组成：逍遥散，柴胡9克、当归9克、白芍9克、白术9克、茯苓9克、炙甘草4.5克；四君子汤，人参9克、白术9克、茯苓9克、炙甘草6克。

加减：胸闷胁胀甚者，加陈皮9克、半夏6克、川芎9克、赤芍9克；胁痛重者，加延胡索9克、乳香6克、徐长卿6克；食欲不佳者，加焦三仙各12克、鸡内金9克、砂仁6克。

煎服法：逍遥散，各药研末，每服二钱（6克），水一大盏（600毫升），烧生姜一块切破，薄荷少许，同煎至七分，去渣热服，不拘时候。四君子汤，上为细末。每服二钱（6克），水一盏（300毫升），煎至七分，通口服，不拘时候；入盐少许，白汤点亦得。现代用法，成人中药常规煎煮服用。

（3）中成药

柴胡疏肝散

组成：陈皮（醋炒）、柴胡、川芎、香附、枳壳（麸炒）、芍药、甘草（炙）。

用法用量：成人口服，一次1袋，一日2次，用温开水或姜汤送服。

注意事项

保持心情舒畅，饮食宜清淡易消化。

2. 肝热血瘀证

（1）治法：清肝凉血，解毒祛瘀。

（2）方药

龙胆泻肝汤（《太平惠民和剂局方》）合膈下逐瘀汤（《金匮要略》）

组成：龙胆泻肝汤，龙胆草（酒炒）6克、黄芩（炒）9克、山栀子（酒炒）9克、泽泻9克、木通6克、车前子6克、当归（酒炒）3克、生地黄（酒炒）6克、柴胡6克、生甘草6克；膈下逐瘀汤，五灵脂6克、当归9克、川芎6克、桃仁9克、丹皮6克、赤芍6克、乌药6克、玄胡索3克、香附5克、红花9克、枳壳5克、甘草9克。

加减：疼痛较剧者，加元胡9克、郁金6克、川楝子6克；呕恶者，加竹茹9克、半夏6克；黄疸者，加茵陈9克、虎杖6克；小便黄赤，大便秘结者，可加大黄3克、黄柏6克；胁下触及癥块者，可酌加三棱、莪术、地鳖虫各6克；若瘀血日久化热者，加丹皮9克、栀子6克；久瘀气虚者，可加黄芪、党参各9克。

煎服法：水煎服。现代用法，成人中药常规煎煮服用。

（3）中成药

复方斑蝥胶囊

组成：斑蝥、半枝莲、刺五加、莪术、甘草、黄芪、女贞子、人参、三棱、山茱萸、熊胆粉。

用法用量：口服，一次3粒，一日2次。

金龙胶囊

组成：鲜守宫、鲜金钱白花蛇、鲜蕲蛇。

用法用量：口服。一次4粒，一日3次。

注意事项

避免辛辣刺激及油腻食物。

3. 肝胆湿热证

（1）治法：清热利湿，凉血解毒。

（2）方药

茵陈蒿汤（《伤寒论》）

组成：茵陈蒿18克、栀子9克、大黄6克。

加减：肚腹胀满，喘息气短，腹水足肿者，加猪苓、茯苓、车前子各9克；恶心、呕吐者，加竹茹9克、姜半夏9克、陈皮9克、代赭石15克；发热甚者，加石膏15克、柴胡9克、栀子6克。

煎服法：上三味，以水一斗二升（2400毫升），先煮茵陈，减六升（1200毫升）；内二味，煮取三升（600毫升），去滓，分三服。现代用法，成人中药常规煎煮服用。

（3）中成药

茵栀黄口服液

组成：茵陈提取物、栀子提取物、黄芩提取物、金银花提取物。

用法用量：口服，一次10毫升，一日3次。

注意事项

避免油炸、甜腻食物。

4. 肝肾阴虚证

（1）治法：清热养阴，软坚散结。

（2）方药

一贯煎（《续名医类案》）

组成：北沙参9克、麦冬9克、当归9克、生地黄18～30克、枸杞9～18克、川楝子4.5克。

加减：黄疸者，加茵陈9克、栀子6克、泽泻9克、车前子9克、大腹皮9克；胁痛者，加芍药12克、延胡索9克。

煎服法：水煎服。现代用法，成人中药常规煎煮服用。

（3）中成药

六味地黄丸

组成：熟地黄、酒萸肉、牡丹皮、山药、茯苓、泽泻。

用法用量：口服，大蜜丸一次1丸，一日2次。

注意事项

避免辛辣刺激食物，性生活有节制。

（吕秀玮）

六、胰　腺　癌

（一）病情概述

胰腺癌是起源于胰腺导管上皮和腺泡细胞的恶性肿瘤，其恶性程度极高，被称为"癌中之王"，通常起病隐匿，进展迅速。早期多无明显症状，当出现持续性中上腹疼痛或持续性腰背部剧痛时，多数已是晚期。胰头是胰腺癌好发部位，最常见的病理类型为腺癌，男性发病率高于女性，以中老年患者居多，其发病是多种因素长期共同作用的结果，目前认为与吸烟、饮酒、高脂高蛋白饮食、某些化学物质、遗传因素、肥胖、糖尿病、胰腺慢性炎症等因素有关。

中医无胰腺癌的病名，其主要归属于"癥瘕""积聚""伏梁""黄疸"等疾病范畴。本病是一种以脏腑气血亏虚为本，气滞、血瘀、痰凝、毒聚为标的疾病。肝主疏泄，脾主运化，恼怒伤肝，忧思伤脾，肝气郁滞，脾失健运，气血运行不畅，水液代谢失调，痰湿、瘀血内生，日久凝聚发为本病；平素嗜烟喜酒，饮食无度，脾胃受损，聚湿成痰，气血瘀滞，痰瘀互结，日久不散，聚而成瘤；起居失宜，感受外邪，寒温失调，影响机体正常运行，致气机紊乱，诸邪与气血相互搏结，凝于局部，化生癌毒；素体本虚，他病迁延，如黄疸、砂石、虫阻等，经久不愈，正气亏虚，邪气留恋，气血邪毒凝结而为肿块。本病病位在胰，与肝、脾、胃密切相关。

（二）诊断与治疗

1. 诊断要点

胰腺癌主要表现为右上腹疼痛，为阵发性绞痛或持续性钝痛，疼痛可向腰背部放射，常在仰卧位或夜间加重，俯卧位、前倾位及行走时减轻，常伴随黄疸，消瘦，恶心呕吐，食欲不振，腹部包块，发热等症状。胰腺癌的诊断方法主要包括实验室检查、影像学检查和病理学检查，其中病理学检查为金标准。血清CA19-9是诊断胰腺癌较为特异的指标，并可以作为判断预后及复发的重要参考指标，血清CEA亦多呈阳性，但特异性不强。彩超是胰腺癌的首选无创性检查，可作为初筛，当彩超发现胰腺异常或显示不清时应进一步行CT或MRI检查以明确胰腺占位情况及远处转移等情况，有助于判断肿瘤分期。CT或MRI不能明确的还可行胰胆管造影（ERCP）或超声内镜（EUS）检查，进一步了解病情及取组织行病理检查。细针穿刺活检、术中活检、引流液或腹水中找脱落细胞等亦是常用的病理检查手段。

2. 辨证分型

（1）脾虚气滞证：上腹部疼痛或不适，喜温喜按，面色㿠白，形体消瘦，疲乏无力，呃逆嗳气，纳呆便溏，汗出恶风，舌淡红，苔薄或薄腻，脉细或细涩。

（2）湿热蕴结证：上腹部胀满疼痛，身目俱黄，发热缠绵，倦怠乏力，心中懊恼，口苦口臭，渴不欲饮，小便赤黄，便溏臭秽，舌红苔黄或腻，脉弦滑或数。

（3）气滞湿阻证：腹部包块，满闷不舒，胸闷气短，呼吸不畅，恶心呕吐，纳谷不香，大便溏薄，四肢困重，面浮足肿，舌淡苔白腻，脉细弦或濡细。

（4）肝肾阴虚证：腹部肿块，隐隐作痛，口干喜饮，五心烦热，失眠盗汗，腰膝酸软，头晕耳鸣，形体消瘦，舌红苔少，或光剥无苔，脉细涩或细数或沉细。

3. 鉴别诊断

（1）胰腺炎：两者均可出现上腹部疼痛，痛引腰背部，但胰腺炎多伴有发热及血清淀粉酶、尿淀粉酶的增高，主要依靠影像学检查及病理检查以明确诊断。

（2）胆石症：两者均可出现右上腹绞痛及黄疸表现，但胆石症可伴有寒战高热，反复发作，行CT、MRI等影像学检查可鉴别。

（3）肝癌：两者均为恶性肿瘤且临床表现相似，可通过血液学检查加以区别，肝癌特异性标记物为AFP，胰腺癌特异性标记物为CA19-9，影像学检查及组织活检亦可明确诊断。

4. 治疗原则

对于无黄疸、无转移的可切除胰腺癌，首选手术治疗；对于不能切除的局部晚期胰腺癌，合并黄疸者，宜及早放置支架解除梗阻，争取全身化疗；对于有转移的晚期患者，多选择姑息化疗或放疗或最佳支持治疗，内分泌治疗、免疫治疗、靶向治疗、温热治疗等亦可酌情选用。

中医治疗采取辨病与辨证相结合的原则，根据胰腺癌的西医治疗背景及临床表现，予以不同的中医药治疗，在不同阶段，分别发挥增效减毒、促进康复、巩固疗效等作用。对于单纯中医药治疗，则发挥增强体质，抑制肿瘤，稳定病情，提高生活质量，延长生存期的作用。

5. 一般治疗

（1）耳针：取神门、交感、胰胆、阿是穴，单侧取穴，用探棒找到敏感点后，常规消毒耳部皮肤，迅速将掀针压入相应穴位，3天后换对侧耳穴，适用于胰腺癌疼痛伴抑郁者。

（2）针灸：取胰俞、三焦俞、足三里和阳陵泉，消毒相应皮肤，针灸常规操作，平补平泻捻转手法，得气后留针20分钟，每日1次，每周5次，适用于胰腺癌疼痛伴抑郁者。

（3）穴位贴敷：取木香10克、丁香10克、厚朴10克、枳壳10克、干姜15克、肉桂10克、穿山甲15克、全蝎6克打粉，加黄酒、蜂蜜等调成膏状涂于穴位贴敷敷料上，制备成圆形膏药，使用时微波炉高火加热，贴敷于中脘及神阙穴上，保持4～6小时后揭下，每日1次，适用于胰腺癌术后胃瘫者。

（三）药物处方

1. 脾虚气滞证

（1）治法：理气健脾。

（2）方药

香砂六君子汤（《古今名医方论》）

组成：人参3克、白术6克、茯苓6克、甘草2克、陈皮2.5克、半夏3克、砂仁2.5克、木香2克。

加减：疼痛较重者，加延胡索9克、川楝子6克；尿少肢肿者，加车前草9克、木瓜9克；乏力气短者，加黄芪12克；食欲不振者，加焦山楂9克、炒麦芽9克。

煎服法：上药加生姜二钱（6g），水煎服。现代用法，成人中药常规煎煮服用。

注意事项

宜食用健脾理气的食物，如粳米、山药、红枣、佛手、洋葱、金橘等。

2. 湿热蕴结证

（1）治法：清热化湿。

（2）方药

三仁汤（《温病条辨》）合茵陈五苓散（《金匮要略》）

组成：三仁汤，杏仁12克、飞滑石18克、白通草6克、白蔻仁6克、竹叶6克、厚朴6克、生薏苡仁18克、半夏10克；茵陈五苓散，茵陈4克、五苓散2克（五苓散原方配比：茯苓9克、泽泻15克、猪苓9克、桂枝6克、白术9克）。

加减：疼痛甚者，加延胡索9克、青皮6克；腹胀甚者，加木香6克、大腹皮9克；发热甚者，加知母6克、黄柏6克，石膏12克；黄疸甚者，加车前草9克、茵陈9克。

煎服法：三仁汤，甘澜水八碗，煮取三碗，每服一碗，日三服。茵陈五苓散，上二味和，先食饮方寸匕（6克），日三服。现代用法，成人中药常规煎煮服用。

注意事项

宜食用清热利湿的食物，如马齿苋、芹菜、苦瓜、冬瓜、荸荠、薏苡仁等。

3. 气滞湿阻证

（1）治法：疏肝理气，运脾利湿。

（2）方药

二陈汤（《太平惠民和剂局方》）合平胃散（《太平惠民和剂局方》）

组成：二陈汤，橘红15克、半夏15克、茯苓9克、炙甘草4.5克；平胃散，苍术15克、厚朴9克、陈皮9克、甘草6克。

加减：面浮足肿者，加车前子、木瓜各9克；腹部肿块硬实、疼痛者，加三棱、莪术各6克；疼痛腹胀明显者，加木香、青皮各6克。

煎服法：二陈汤，上药㕮咀，每服四钱（12克），用水一盏（300毫升），生姜七片，乌梅一个，同煎六分，去滓，热服，不拘时候。平胃散，上为细末。每服二钱（6克），以水一盏（300毫升），入姜二片，干枣二枚，同煎至七分，去姜、枣，带热服，空心食前，入盐一捻，沸汤点服亦得。现代用法，成人中药常规煎煮服用。

注意事项

宜多吃健脾祛湿的食物，如陈皮、山楂、薏米、山药、佛手等。

4. 肝肾阴虚证

（1）治法：滋补肝肾。

（2）方药

杞菊地黄丸（《医级》）

组成：枸杞9克、菊花9克、熟地黄24克、山药12克、山茱萸12克、茯苓9克、丹皮9克、泽泻9克。

加减：阴伤明显者，加生地黄12克、沙参9克、石斛9克；便血者，加地榆9克、白及6克、仙鹤草15克。

煎服法：上为细末，炼蜜为丸，如梧桐子大，每服三钱（9克），空腹服。现代用法，成人中药常规煎煮服用。

注意事项

应多吃滋阴降火的食物，如梨、绿豆、蜂蜜、银耳、黑芝麻等。

（吕秀玮）

七、大 肠 癌

（一）病情概述

大肠癌是指来源于大肠上皮的恶性肿瘤，包括结肠癌和直肠癌，好发部位是直肠和乙状结肠，其次为升结肠、降结肠及横结肠。最常见的病理类型为腺癌。患者常因大便习惯改变、便血、腹痛等不适就诊。大肠癌的发生与高脂低纤饮食、溃疡性结肠炎、结直肠息肉、亚硝胺及其化合物、烟草、寄生虫等因素相关。有大肠癌家族史人群，其发病率比正常人高4倍，早发现、早诊断、早治疗才能取得良好的疗效。

中医无肠癌的病名，根据其临床表现可将本病归属于中医学"肠覃""锁肛痔""积聚""肠风""下痢""肠澼"等疾病范畴。肠癌病性总属本虚标实，因虚得病，因虚致实，为全身属虚，局部属实的疾病。各种原因导致正气亏虚，给邪毒以入侵机会，影响脏腑气血正常运行，抑或情志不舒、思虑过度，饮食不节、嗜食肥甘厚味，阻碍脾胃、肠腑正常运化，导致热毒、水湿、瘀血、痰饮等病理产物蕴结于肠道，传导失司，日久而成癌肿。本病病位在肠，与肝、脾、肾、胃密切相关。

（二）诊断与治疗

1. 诊断要点

结直肠癌常见的表现有排便习惯与粪便性状改变、便血、腹痛、腹部包块、肠梗阻、贫血、低热、消瘦等。右半结肠肠腔宽大，肿瘤压迫症状不明显，常表现为食欲不振、恶心呕吐、乏力、贫血等；左半结肠肠腔较窄，容易出现腹胀、便秘、腹泻、腹痛等表现；直肠癌多表现为大便出血，血色鲜红或暗红，易被误诊为"痔"出血，病灶刺激引起排便次数增多，易被误诊为"肠炎"，肿瘤环状生长者，则表现为大便变细。消化道造影可见充盈缺损、龛影、肠壁僵硬、肠腔狭窄等。纤维结直肠镜是确诊结直肠癌最主要的方法，镜下可直接观察肿瘤位置、大小、形态等，并取样活检，病理诊断可最终确诊。CT、MRI、PET/CT等检查可很好地了解肿块与其周围组织的关系，以及淋巴结转移及远处转移情况等。

2. 辨证分型

（1）湿热瘀滞证：可扪及腹部包块，疼痛拒按，大便带血或脓血便，或腹泻，里急后重，口苦口干，小便短赤，舌质紫黯或斑点，苔黄厚腻，脉弦数或弦滑。

（2）肝肾阴虚证：腹痛腹胀，大便偏干，或细扁，或带黏液脓血，口干，五心烦热，头晕眼花，耳鸣耳聋，腰酸腿软，形体消瘦，盗汗，舌红或绛，苔少或无，脉细数。

（3）气血两虚证：腹部疼痛，隐痛或胀痛为主，排便无力，大便形状改变，肛门坠胀，甚或脱肛，面色萎黄，神疲乏力，气短懒言，舌淡红或淡白，苔薄白，脉沉细无力。

（4）脾肾阳虚证：腹部胀痛，大便稀溏，少气懒言，面色苍白，畏寒肢冷，食欲不振，腰膝酸软，小便清长，舌淡胖，苔白滑，脉沉细无力。

3. 鉴别诊断

（1）结肠癌主要与结肠炎性疾病相鉴别：如溃疡性结肠炎、结肠结核、结肠息肉、肉芽肿等，结肠炎性疾病同样可表现为腹痛、腹泻、血便等，还可能伴有发热、盗汗，粪便检查可发现细菌、寄生虫，影像学检查可见肠壁局限性增厚，肠腔狭窄、变形，肠管僵硬，最可靠的鉴别手段是行纤维结肠镜取组织行病理检查。

（2）直肠癌主要与痔疮相鉴别：痔疮多表现为肛门出血，血色鲜红，量不多，大便本身不带血，出血为间歇性，多于大便干结或进食辛辣后出现，无腹痛腹胀，无大便性状改变，直肠指诊无明显肿块，通常行直肠指诊及肠镜检查可鉴别。

4. 治疗原则

大肠癌的治疗原则是个体化综合治疗，根据患者的一般状况、病理类型、侵犯深度和转移情况，合理运用内外科治疗手段。早期患者可行手术达到根治的目的，中期患者多采用手术联合放化疗的模式，晚期患者则采用姑息性手术，联合放化疗、靶向、支持等治疗。

中医认为，大肠癌乃本虚标实之证，虚实夹杂贯穿疾病全过程，临证常扶正与驱邪共用，并根据患者的实际情况而有所侧重。虚有气虚、血虚、脾肾阳虚、肝肾阴虚之别，实有湿热、痰凝、血瘀、气滞之分，需仔细辨证，准确用药。

5. 一般治疗

（1）中药灌肠

1）取生大黄15克、地榆炭15克、三七10克、五倍子10克、白花蛇舌草30克、藤梨根30克，浓煎至100毫升，纱布过滤后装入输液瓶内，温度保持在40℃左右，导管插入肛门20厘米左右，缓慢滴注，保留灌肠，每日1剂，10天为1疗程，主要用于肠癌出血患者。

2）取生大黄10克（后下）、芒硝9克、枳实12克、厚朴15克、白花蛇舌草30克、半枝莲30克，煎至100～150毫升，纱布过滤后装入输液瓶内，温度保持在40℃左右，导管插入肛门20

厘米左右，缓慢滴注，保留灌肠，患者先左侧卧，后右侧卧，最后平卧30分钟，适用于大便不通、癌性肠梗阻患者。

（2）中药贴敷

1）取半夏、茯苓、泽泻、白豆蔻各等分，打粉，用姜汁、蜂蜜调成膏状，擦净皮肤，取药膏约2克平摊于磁疗贴上，贴于神阙穴、双足三里穴上，保留4～6小时，每日1次，适用于肠癌合并恶心呕吐者。

2）取生大黄粉100克、厚朴粉100克、冰片粉20克，用陈醋调成糊状，擦净皮肤，取药膏约2克平摊于磁疗贴上，贴于神阙、双涌泉穴上，保留4～6小时，每日1次或中病即止，适用于大便不通的肠癌患者。

（3）中药坐浴

取黄柏60克、苦参30克、紫花地丁60克、蒲公英60克、制乳香30克、制没药30克、五倍子15克、莲房30克、槐花15克、地榆15克、大黄25克、蛇床子15克、防风15克，煎取药汁2000毫升，坐浴，一日2次，每次1000毫升，适用于低位直肠癌术后吻合口炎患者。

（三）药物处方

1. 湿热瘀滞证

（1）治法：清利湿热，行气化瘀。

（2）方药

葛根芩连汤（《伤寒论》）合膈下逐瘀汤（《医林改错》）

组成：葛根芩连汤，葛根15克、黄芩9克、黄连9克、炙甘草6克；膈下逐瘀汤，五灵脂6克、当归9克、川芎6克、桃仁9克、丹皮6克、赤芍6克、乌药6克、玄胡索3克、香附5克、红花9克、枳壳5克、甘草9克。

加减：腹胀腹痛较剧者，加枳实12克、槟榔9克；痛引胁肋者，加柴胡、郁金各10克；便血甚者，加槐花10克、血余炭10克、三七9克、地榆炭10克、仙鹤草30克。

煎服法：葛根芩连汤，上四味，以水八升（1600毫升），先煮葛根，减二升（400毫升），纳诸药，煮取二升（400毫升），去滓，分温再服。膈下逐瘀汤水煎服。现代用法，成人中药常规煎煮服用。

（3）中成药

鸦胆子油口服乳液

组成：鸦胆子油、豆磷脂。

用法用量：口服。一次20毫升，一日2～3次，30日为一个疗程。

平消胶囊

组成：郁金、马钱子粉、仙鹤草、五灵脂、白矾、硝石、干漆（制）、枳壳（麸炒）。

用法用量：口服。一次4～8粒，一日3次。

注意事项

若因肿块导致完全性肠梗阻者不宜口服。

2. 肝肾阴虚证

（1）治法：滋补肝肾。

（2）方药

知柏地黄丸（《医宗金鉴》）

组成：知母6克、黄柏6克、熟地黄24克、山药12克、山茱萸12克、茯苓9克、丹皮9克、泽泻9克。

加减：急躁易怒者，加龙胆草、黄芩、栀子各9克；兼脾虚气滞者，加炒白术15克、砂仁6克、陈皮9克。

煎服法：上为细末，炼蜜为丸，如梧桐子大，每服二钱（6克），温开水送下。现代用法，成人中药常规煎煮服用。

（3）中成药

六味地黄丸

组成：熟地黄、酒萸肉、牡丹皮、山药、茯苓、泽泻。

用法用量：口服。一次6克（30粒），一日2次。

注意事项

若因肿块导致完全性肠梗阻者不宜口服。

3. 气血两虚证

（1）治法：补气养血。

（2）方药

八珍汤（《正体类要》）

组成：人参9克、炒白术9克、茯苓9克、当归9克、川芎9克、白芍9克、熟地黄9克、炙甘草5克。

加减：形寒肢冷者，加鹿茸9克、仙灵脾15克。

煎服法：加生姜3片、大枣5枚，水煎服。现代用法，成人中药常规煎煮服用。

（3）中成药

八珍颗粒

组成：党参、白术、茯苓、炙甘草、当归、炒白芍、川芎、熟地黄。

用法用量：开水冲服，一次1袋，一日2次。

注意事项

若因肿块导致完全性肠梗阻者不宜口服。

4. 脾肾阳虚证

（1）治法：温补脾肾。

（2）方药

附子理中汤（《三因极一病证方论》）合四神丸（《内科摘要》）

组成：附子理中汤，炮附子、人参、炮姜、炙甘草、白术各等分；四神丸，肉豆蔻6克、补骨脂12克、五味子6克、吴茱萸6克。

加减：里急后重者，加木香9克、槟榔9克、白芍12克；大便泻下无度者，加诃子肉、罂粟壳各9克。

煎服法：附子理中汤，上锉散。每服四大钱（16克），水一盏半（450毫升），煎至七分，去滓服，不拘时候。口噤则斡开灌之。四神丸，上为末，生姜四两，红枣五十枚，用水一碗，煮姜、枣，水干，取枣肉，丸桐子大，每服五七十丸（6～9克），空心食前服。现代用法，成人中药常规煎煮服用。

（3）中成药

健脾益肾颗粒

组成：党参、枸杞子、女贞子、白术、菟丝子、补骨脂（盐炙）。

用法用量：开水冲服。一次10克，一日2次。

注意事项

若因肿块导致完全性肠梗阻者不宜口服。

（吕秀玮）

八、前列腺癌

（一）病情概述

前列腺癌是好发于老年男性的恶性肿瘤。前列腺癌的早期临床症状并不典型，较易忽视，一旦被发现多已属中、晚期。

中医并无前列腺癌的病名，根据临床表现归属于"癥积、癃闭、血尿、血精、虚劳"等范畴。前列腺癌为西医学病名，现代中医学认为，前列腺癌由于外感湿热流注下焦，久羁不去或嗜食肥甘辛辣醇酒，脾失健运酿生湿热，湿热内蕴日久化毒，蕴结膀胱精室凝结成块；情志不遂抑郁伤肝，气机不畅，气郁膀胱精室，精室气机郁滞，水精不能正常代谢运行，停聚膀胱精室成痰结块；痰瘀胶结下注精室，日久蕴毒发为结块；素体阴虚相火偏旺或久服春药助阳生火或房事不节，扰动相火，日久化毒，热毒结于膀胱精室发为结块。前列腺癌的病位在精室、膀胱，由正气亏虚、脏腑功能失调、气血紊乱，引起精室局部痰凝、湿聚、气滞血瘀，蕴而成毒结集精室。

（二）诊断与治疗

1. 诊断要点

早期前列腺癌症状常不明显，当癌肿侵犯膀胱或阻塞尿道时，可见尿频，尿急，尿流缓慢，排尿不尽等下尿路症状，严重者可能出现急性尿潴留，血尿，尿失禁等。前列腺癌骨转移时常见骨骼疼痛，病理性骨折，贫血等症。直肠指检对前列腺癌的早期诊断有重要价值。前列腺癌的确诊需前列腺穿刺活检取得组织病理诊断。

2. 辨证分型

（1）肝郁气滞证：排尿不畅，会阴不适，胁腹胀痛，心烦易怒，前列腺有包块质硬或有结节，舌淡红、苔薄白，脉弦。

（2）阴虚火旺证：排尿困难，小便短赤，午后潮热，五心烦热，夜寐盗汗，头晕耳鸣，前列腺有包块质硬，舌红苔少，脉细而数。

（3）湿热蕴毒证：小便短赤，点滴而下，尿道灼痛，小腹胀痛、尿中带血，身热口渴，大便干结，前列腺肿大、压痛而硬。舌质红绛、苔黄而腻，脉弦而数。

（4）痰瘀交结证：排尿困难，尿细如线或点滴而下，小腹胀痛，会阴刺痛，前列腺肿大，触痛明显，坚硬如石。舌体胖大、边有瘀斑，脉弦滑或弦涩。

3. 鉴别诊断

前列腺癌需要与前列腺增生症鉴别：两者发病年龄相似，前列腺增生是引起中老年男性排尿障碍最常见的疾病。直肠指检前列腺增大，表面光滑，中等硬度而富有弹性，中央沟变浅或消失。前列腺特异性抗原（PSA）多处于正常范围。此外经直肠前列腺超声、CT、MRI检查可协助鉴别。前列腺穿刺活检病理检查可明确诊断。

4. 治疗原则

本病并非中医辨证论治所长，早期诊断、早期手术是本病的治疗关键。辨证论治主要用于非手术适应证患者及手术后接受放化疗治疗的患者，主要目的在于消瘀散结、扶正托毒。既要消癌以祛邪，又需顾护正气，减轻放化疗的毒副反应以扶正，对于绝大多数患者而言，是在综合治疗时的一种辅助治疗；前列腺癌脾肾亏虚为致病之本，湿热蕴结、气血凝滞、痰瘀交阻为标，精室气机郁滞，水精不能运行。本病湿热蕴结、痰瘀交阻，病程的中、后期多表现为正虚邪恋，虚实夹杂，治疗当扶正固本，驱邪不伤正。

5. 一般治疗

（1）调畅情志，避免各种精神刺激。

（2）加强营养，提高机体免疫力。

（3）坚持治疗，树立信心。

（三）药物处方

1. 肝郁气滞证

（1）治法：疏肝理气。

（2）方药

逍遥散（《太平惠民和剂局方》）合金铃子散（《太平圣惠方》）

组成：柴胡15克、薄荷7克、川楝子15克、茯苓15克、白术12克、当归12克、元胡15克、炒白15克、金铃子15克、泽泻15、泽兰15。

加减：尿频、尿急、尿痛者，加白花蛇舌草20克、蒲公英12克、车前草15克、石苇12克；会阴、小腹疼痛者，加赤芍药15克、制乳香7克、制没药7克；食欲不振者，加鸡内金15克、炒山楂12克；胁肋痛甚者，加郁金12克、青皮9克、当归12克、乌药9克；肝郁化火者，加山栀12克、黄芩9克、川9克。

煎服法：成人中药常规煎煮服用。

（3）中成药

柴胡疏肝散

组成：陈皮（醋炒）、柴胡、川芎、香附、枳壳（麸炒）、芍药、甘草（炙）。

用法用量：成人口服，一次1袋，一日2次，用温开水或姜汤送服。

注意事项

（1）抗肿瘤中草药，可根据病情选2～3种在复方中使用：龙葵20克、蛇莓20克、白英20克、葎草20克、半枝莲20克、蚤休20克、土茯苓20克、山豆根20克、萆薢15克。

（2）调畅情志。

2. 阴虚火旺证

（1）治法：滋阴降火。

（2）方药

知柏地黄丸（《医宗金鉴》）

组成：知母12克、黄柏12克、牡丹皮12克、泽泻12克、生地黄20克、山药12克、山茱萸12克、白花蛇舌草20克、半枝莲15克、蒲公英12克。

加减：口干咽燥者，加玄参12克、麦冬9克；盗汗较盛者，加五味子9克、浮小麦12克；尿中带血者，加白茅根12克、小蓟12克、仙鹤草15克。

煎服法：成人中药常规煎煮服用。

（3）中成药

六味地黄丸

组成：熟地黄、酒萸肉、牡丹皮、山药、茯苓、泽泻。

用法用量：成人口服，大蜜丸一次1丸，一日2次。

注意事项

避免辛辣刺激性食物，性生活有节。

3. 湿热蕴毒证

（1）治法：清热利湿，解毒抗癌。

（2）方药

八正散（《太平惠民和剂局方》）合黄连解毒汤（《外台秘要》）

组成：萹蓄 12 克、木通 7 克、车前子 12 克、滑石 12 克、栀子 12 克、大黄 7 克（后下）、黄连 9 克、炒黄芩 9 克、黄柏 9 克、甘草 6 克、白花蛇舌草 20 克、半枝莲 20 克、莪术 15 克。

加减：尿血量多者，加白茅根 15 克、小蓟 9 克、仙鹤草 20 克；高热不退者，加石膏 15 克、知母 9 克、金银花 9 克、连翘 12 克；小便点滴不下者，加川牛膝 12 克、王不留行 12 克、木通 7 克、猪苓 12 克。

煎服法：成人中药常规煎煮服用。

（3）中成药

四妙丸

组成：苍术、牛膝、黄柏（盐炒）、薏苡仁。

用法用量：成人口服，水泛丸，一次 6～9 克，一日 2 次。

注意事项

本型病情缠绵，用药注意利湿不伤阴、清热不伤正。

4. 痰瘀交结证

（1）治法：活血化瘀，化痰散结。

（2）方药

抵挡汤（《伤寒论》）合消瘰丸（《外科真诠》）

组成：虻虫 3 克、水蛭 6 克、桃仁 12 克、大黄（后下）7 克、猪苓 12 克、白花蛇舌草 20 克、半枝莲 15 克、三棱 12 克、莪术 12 克、乌药 9 克、炙南星 9 克、紫苏梗 12 克。

加减：尿频、尿急、尿痛者，加蒲公英 15 克、败酱草 12 克、萹蓄 12 克、车前子（包煎）12 克；小便点滴而下或点滴不出者，加川牛膝 12 克、王不留行 15 克、路路通 12 克；神疲乏力者，加党参 15 克、黄芪 20 克；食欲不振者，加鸡内金 15 克、炒山楂 15 克。

煎服法：成人中药常规煎煮服用。

注意事项

本型多见于缓解期，注重疏肝健脾，杜绝痰瘀生化之源，可用柴芍君子汤调理服用。

（张崇耀　彭　静）

九、甲状腺腺瘤

（一）病情概述

甲状腺腺瘤（thyroid adenoma）是指甲状腺的良性肿瘤，是常见的甲状腺良性肿瘤疾病，生长缓慢，一般无任何症状，多为偶然发现。其发生发展与患者的年龄、性别、碘摄入量、生活环境、遗传等因素密切相关。好发于青年女性及中年人。甲状腺腺瘤根据病理可分为滤泡状、乳头状和嗜酸细胞滤泡性腺瘤；其临床表现是颈前喉结一侧或两侧结块，柔韧而圆，随吞咽动作而上下移动，发展缓慢。

甲状腺腺瘤是西医病名，中医无甲状腺结节病名，根据本病临床表现归属于中医"肉瘿"范畴。本病多由于忧思郁怒，脾失运化，气滞、痰浊、瘀血凝结随经络而行，留注于喉结，聚而成形，随吞咽而上下移动，柔韧而圆之肉瘿。

（二）诊断与治疗

1. 诊断要点

本病多见于青中年妇女；瘿囊内肿块，呈圆形，表面光滑，随吞咽上下移动，无疼痛和压痛。并发出血时肿块可迅速增大伴有胀痛。肿块增大压迫邻近组织时可有呼吸困难，吞咽困难，声音嘶哑等压迫症状。辅助检查B超检查示甲状腺内有实质性肿块，或有液性暗区，边界清楚，有包膜，多为单个；高功能自主性腺瘤同位素扫描为热结节；血清三碘甲状腺原氨酸（T3）、血清四碘甲状腺原氨酸（T4）及促甲状腺素（TSH）的检查可了解甲状腺功能。

2. 辨证分型

（1）气滞痰凝证：颈部一侧或两侧肿块呈圆形或卵圆形，不红、不热，随吞咽动作上下移动；一般无明显全身症状，如肿块过大，可有呼吸不畅或吞咽不利；苔薄腻，脉弦滑。

（2）气阴两虚证：颈部肿块柔韧，随吞咽动作上下移动；常伴有急躁易怒、汗出心悸、失眠多梦、消谷善饥、形体消瘦、月经失调、手部震颤等；舌红，苔薄白，脉弦。

3. 鉴别诊断

本病需要与下列疾病鉴别。

（1）甲状舌骨囊肿：肿块位于颈部正中，位置较低，常在胸锁关节上方，一般不随吞咽活动。

（2）瘿痈：急性发病，颈部弥漫性肿大，色红灼热，自觉疼痛，肿块边界不清，甲状腺区有触痛；发病前多有上呼吸道感染病史。

（3）颈痈：多位于颈部外侧，且多靠近颏部，局部红热疼痛。进一步发展疼痛加重，肿块变软，有应指感；伴有恶寒，发热，头痛，全身不适等症状。

4. 治疗原则

治疗宜理气解郁、益气养阴、化痰软坚，多发结节的甲状腺腺瘤，内服药治疗3个月而症状无改善者，或伴有甲状腺功能亢进，或近期肿块增大较快，有恶变倾向者，应及时考虑手术治疗。

5. 一般治疗

（1）调情志，避免过度忧思恼怒。

（2）针刺取定喘穴，隔日针刺1次。

（3）单个结节或大小经久变化不大的甲状腺腺瘤，可结合内服中药，外用阳和解凝膏掺黑退消或桂麝散外敷。

（三）药物处方

1. 气滞痰凝证

（1）治法：理气解郁，化痰软坚。

（2）处方

海藻玉壶汤（《医宗金鉴》）

组成：海藻20克、陈皮12克、贝母15克、连翘10克、昆布15克、半夏12克、青皮7克、川芎10克、当归12克、海带15克、夏枯草20克、甘草10克、紫苏梗12克、佛手12克、香橼12克。

煎服法：成人中药常规煎煮服用。

（3）中成药

逍遥丸

组成：柴胡、当归、白芍、白术（炒）、茯苓、炙甘草、薄荷、生姜。

用法用量：成人口服，浓缩丸一次8丸，一日3次。

注意事项

海藻甘草为十八反之一，临床使用时应该注意剂量及比例，一般选用2∶1；逍遥散肝气郁滞明显时可海藻玉壶汤合方使用，也可作为平时调理服用。

2. 气阴两虚证

（1）治法：益气养阴，软坚散结。

（2）方药

消瘰丸（《外科真诠》）

组成：玄参20克、生牡蛎20克、川贝母（研粉吞服）3克、太子参30克、麦冬12克、五味子6克、合欢皮15克、白芍12克、当归9克、龟板12克（先煎）、鳖甲12克（先煎）、夏枯草15克。

加减：失眠者，加茯神12克、珍珠母20克（先煎）；急躁、手抖动者，加生石决明20克（先煎）、钩藤12克（后下）。

煎服法：成人中药常规煎煮服用。

（3）中成药

消瘰丸

组成：牡蛎、生黄芪、三棱、莪术、朱血竭、生明乳香、生明没药、龙胆草、玄参、浙贝母。

功能主治：清热滋阴，化痰散结。

用法用量：成人口服，一次9克，开水下，一日2次。

注意事项

此型多见伴有甲状腺机能亢进者，必要时联合西药及外科手术治疗。

（张崇耀）

十、甲状腺癌

（一）病情概述

甲状腺癌（thyroid carcinoma，TC）是头颈部及内分泌系统最常见的恶性肿瘤，临床症状为颈部甲状腺有质硬且高低不平的肿块，常无自觉症状，逐渐增大易产生压迫症状，如伴有呼吸不畅，声音嘶哑，吞咽困难，或局部压痛等，压迫颈静脉时，可出现患侧静脉怒张和面部水肿等体征。甲状腺癌发病率女性为男性的2～3倍。沿海地区人群甲状腺癌高发。大多数甲状腺癌治疗首选外科手术，并结合临床具体情况进行放疗、化疗、内分泌治疗等，中西医结合治疗可减轻西医治疗产生的副作用，减少肿瘤的复发转移，改善生存质量。

中医无甲状腺癌的病名，根据临床表现可将本病归于"石瘿"，亦属"瘿病""瘿瘤、瘿囊""影袋""失荣""虚劳"等范畴。中医认为，甲状腺癌多因先天禀赋异常，由情志内伤、饮食失宜等所致。过度或长久的恼怒忧思则人体气机逆乱，致肝气郁结，肝阳上逆化火动风。饮食失宜则脾失健运，脾伤生痰湿，脾伤气结。肝脾损伤导致气滞津停，痰气交阻，血行不畅，气血痰瘀，随上逆之肝阳结于颈前而成本病。瘿病日久肝阴亏损，五脏相传犯母克子，心肾之阴受损，发生严重变症。

（二）诊断与治疗

1. 诊断要点

根据颈部甲状腺病灶，结合其他辅助检查诊断；同时必须做颈部淋巴结B超检查是否有转移，这有助外科医生决定术式。本病术前诊断主要依靠甲状腺细针抽吸细胞学（FNAC）确定。磁共振（MRI）、PET/CT、CT等检查对于诊断意义不大，但对于体积大、生长迅速或侵入性的肿瘤可以估计甲状腺外组织器官被累及的情况。血清甲状腺球蛋白（Tg）主要用于术后肿瘤复发的监测，术前测定意义不大。

FNAC是诊断甲状腺结节最准确、最经济的方法。FNAC结果与手术病理结果有90%的符合率，有四个结果：①恶性结节；②疑似恶性结节（主要是滤泡状甲状腺肿瘤）；③良性结节；④标本取材不满意（需要在B超引导下重复穿刺选择具有癌性征象的结节穿刺）。

2. 辨证分型

（1）肝郁气滞型（多见于癌症初期）：颈甲状腺区肿瘤隆起，质地韧，疼痛不明显，随吞咽稍可上下运动，颈咽部作憋郁胀，平素情志抑郁，伴胸胁胀闷，善太息，烦躁易怒，口苦口干，可有大便秘结，女性可见乳房胀痛，月经不调，舌质淡红，舌苔薄白，脉弦。

（2）痰湿凝结型（多见于癌症初期）：颈甲状腺区肿瘤隆起，质硬，可有胀痛压痛，随吞咽稍可上下运动或固定不动，颈部憋胀不适，伴胸闷憋气，纳呆食少口淡乏味、恶心欲呕，肢体困重，舌质淡，苔薄白或白腻，脉弦滑。

（3）气滞血瘀型（多见于癌症中期）：颈甲状腺区肿瘤隆起，质硬如石，难以推移，压之可有刺痛，咽喉梗塞，吞咽不畅，甚则声音嘶哑，胸闷气憋可伴走窜疼痛，面黯不泽，急躁易怒。女性可见月经闭止，或痛经，经色紫暗有血块，苔薄或少，舌色紫黯，可见瘀斑，舌下青筋暴露，脉弦涩。

（4）气郁痰凝型（多见于癌症中期）：颈甲状腺区肿瘤肿大，质较硬，喉有堵塞感，咽部发憋。性情急躁，胸闷胸痛，可伴气短懒言，神疲肢困，面色少华，胃纳不佳，苔薄白或白腻，脉弦滑。

（5）痰瘀交阻型（多见于癌症中晚期）：颈甲状腺区肿瘤，质地坚硬，可有颈前刺痛，随吞咽上下移动受限或推之不动，可伴有胸闷痰多、肢体倦怠、胃纳不佳，或有颈前、两侧瘰疬丛生，苔多白腻，舌质多紫黯或有斑点，脉弦或涩。

（6）阴虚火郁型（多见于癌症晚期及手术、放化疗后）：颈甲状腺区肿瘤，扪之质硬，心悸烦躁，面部烘热，咽干口苦，手颤失眠，气短乏力，舌质红或红紫，苔少，脉细数。

（7）气阴两虚型（多见于癌症晚期及手术、放化疗后）：颈甲状腺区肿瘤，质硬，伴神疲气短，气促多汗，乏力懒言，五心烦热，潮热盗汗，口干咽燥欲饮，心悸失眠，形体消瘦，头晕目眩，善忘，可有震颤，纳呆食少，大便可溏可秘，舌质淡或红，边有齿痕，苔薄白或苔少，脉细弱。

3. 鉴别诊断

甲状腺癌需要与甲状腺炎、甲状腺瘤、甲状腺结节鉴别。

（1）甲状腺炎：是指发生于颈前结喉两侧的炎症性肿块性疾患，其特征是颈中两侧结块，色红灼热，疼痛肿胀，较少部分可化脓，常伴发热、头痛等症状。可分为急性或亚急性甲状腺炎。

（2）甲状腺瘤：是指甲状腺的良性肿瘤，其临床特点是颈前喉结一侧或两侧结块，柔韧而圆，随吞咽动作而上下移动，发展缓慢。好发于青年女性及中年人。

（3）甲状腺结节：是因气、痰、瘀壅塞颈前表现为颈部肿大，或软或硬、痛或不痛为主症的疾病。本病与甲状腺癌不同，预后多较好，但也可伴见甲亢或甲减等症状。

4. 治疗原则

甲状腺癌以肝郁脾失健运，痰气搏结为发生的根本原因；痰瘀互结，化火成毒是甲状腺癌发展的关键环节；阴阳两虚，痰瘀难去是甲状腺癌转归的最终趋势。病机以痰浊为中心，治疗上行气化痰贯穿始终，活血解毒、软坚散结，后期注重清火益气养阴，解毒为根本治疗原则。即使在癌症晚期，在扶正的基础上也须兼用理气散结，行气化痰之法贯穿治疗始终。

5. 一般治疗

（1）调情志，避免过度忧思恼怒，饮食有节。

（2）针灸

1）取穴：中脘、血海、丰隆、期门、行间、太冲、内关、太溪、照海、足三里。操作方法：毫针针刺治疗。

2）耳穴：神门、内分泌、皮质下、颈、交感、肝、脾胃耳针或压籽法。

（3）中药外敷：阳和解凝膏外敷或掺桂麝散盖贴，7日换药一次；或消核膏、消化膏、麝香回阳膏外敷颈部包块部位。

（三）药物处方

1. 肝郁气滞型

（1）治法：疏肝理气，消瘀散结。

（2）方药

四逆散（《太平惠民和剂局方》）

组成：柴胡12克、枳实7克、芍药12克、香附12克、青皮9克、郁金12克、山慈菇15克、海蛤壳15克、生牡蛎15克、八月札9克、昆布12克、海藻15克、夏枯草15克、白花蛇舌草15克。

煎服法：成人中药常规煎煮服用。

注意事项

肝郁气滞贯穿整个甲状腺癌变过程，因此，在治法上，疏肝调气是先导。即使在癌症晚期，在扶正的基础上，也须兼用理气散结的治法。

2. 痰湿凝结型

（1）治法：健脾理气，化痰散结。

（2）方药

四海舒郁丸（《疡医大全》）

组成：海藻12克、昆布12克、陈皮9克、法半夏12克、白术12克、贝母9克、薏苡仁15克、茯苓12克、香附12克、苍术12克、天南星9克、夏枯草15克、山慈菇12克、白花蛇舌草15克。

煎服法：成人中药常规煎煮服用。

注意事项

尤在泾《金匮要略心典》中述"癥坚之处必有伏阳"，因此清热解毒化痰之品随证选用。

3. 气滞血瘀型

（1）治法：行气活血，化痰散结。

（2）方药

柴胡疏肝散（《景岳全书》）合桃红四物汤（《医宗金鉴》）

组成：柴胡12克、芍药12克、枳实7克、香附9克、桃仁12克、红花7克、当归12克、川芎12克、穿山甲3克（研末吞服）或穿破石30g、生牡蛎15克、蜈蚣2克（研末吞服）、夏枯草15克、山慈菇15克、白花蛇舌草15克。

煎服法：成人中药常规煎煮服用。

（3）中成药

柴胡舒肝丸

组成：陈皮、柴胡、川芎、香附、枳壳、芍药、甘草。

用法用量：成人口服，大蜜丸一次1丸，一日2次。

注意事项

胡凯文指出恶性肿瘤体阴用阳，认为肿瘤是一种阴阳合体的邪气，具有生命属性，治疗需因势利导。

4. 气郁痰凝型

（1）治法：疏肝行气，化痰散结。

（2）方药

柴胡疏肝散（《景岳全书》）合导痰汤（《妇人良方》）

组成：柴胡12克、芍药12克、枳实7克、香附9克、苍术9克、陈皮12克、法半夏15克、白术12克、贝母9克、紫苏梗9克、佛手12克、香橼9克、炙南星克9克、生牡蛎15克、夏枯草15克、山慈菇15克、白花蛇舌草15克。

煎服法：成人中药常规煎煮服用。

（3）中成药

柴胡舒肝丸

组成：陈皮、柴胡、川芎、香附、枳壳、芍药、甘草。

用法用量：成人口服，大蜜丸一次1丸，一日2次。

注意事项

（1）气滞则痰瘀难除，痰瘀不除则气机难畅，痰气搏结是疾病发展的关键。

（2）行气化痰为贯穿始终的治则。

（3）在疾病的不同阶段，无论治则治法如何改变，但总是围绕气、痰两端进行施治。

5.　痰瘀交阻型

（1）治法：理气化痰，散癖破结。

（2）方药

海藻玉壶汤（《外科正宗》）

组成：昆布12克、海藻12克、法半夏12克、陈皮9克、连翘12克、贝母7克、赤芍12克、当归9克、茯苓12克、香附12克、郁金15克、穿山甲3克（研末吞服）或穿破石30g、天南星9克、夏枯草15克、山慈菇12克、白花蛇舌草15克。

加减：清热解毒，软坚散结，加黄药子10克、凌霄花12克、山慈菇12克。

煎服法：成人中药常规煎煮服用。

（3）中成药

消瘰丸

组成：牡蛎（煅）、生黄芪、三棱、莪术、朱血竭、生明乳香、生明没药、龙胆草、玄参、浙贝母。

功能主治：清热滋阴，化痰散结。

用法用量：成人口服，一次9克，开水下，一日2次。

注意事项

（1）甲状腺癌未术前以痰癖互结、癌毒虚损互蕴为主要病理特点，故术前治疗当从化痰开郁、活血解毒、软坚散结入手，可用消瘰丸、涤痰汤等加夏枯草、黄药子、凌霄花、山慈菇为主，辨证加减运用。

（2）黄药子有毒不能常服久服，久服注意监测肝功能。

6. 阴虚火郁型

（1）治法：滋阴降火，软坚散结。

（2）方药

知柏地黄丸（《景岳全书》）

组成：黄柏9克、知母9克、熟地黄15克、山药15克、山茱萸12克、夏枯草15克、白芍12克、川贝2克（研末吞服）、黄药子10克、炙鳖甲15克、山慈菇12克、白花蛇舌草15克。

加减：若甲状腺癌晚期或手术结合放疗的患者，易耗伤阴液致心肾阴虚，可加麦冬15克、生地黄15克、熟地黄15克、女贞子15克、玄参15克、旱莲草15克、黄精12克滋肾养阴清热。

煎服法：成人中药常规煎煮服用。

（3）中成药

天王补心丹

组成：酸枣仁、柏子仁、当归、天冬、麦冬、生地黄、人参、丹参、玄参、云茯苓、五味子、远志肉、桔梗。

功能主治：滋阴养血，补心安神。阴虚血少，神志不安证。心悸失眠，虚烦神疲，梦遗健忘，手足心热，口舌生疮，舌红少苔，脉细而数。

用法用量：成人口服。水蜜丸一次6克，小蜜丸一次9克，大蜜丸一次1丸，一日2次。

注意事项

若甲状腺癌晚期或手术后放疗的患者，易耗伤阴液致心肾阴虚，注重滋肾养阴清热。

7. 气阴两虚型

（1）治法：益气养阴，软坚散结。

（2）方药

四君子汤（《太平惠民和剂局方》）合增液汤（《温病条辨》）

组成：西洋参6克（另煎兑服）、茯神12克、炙甘草9克、麦冬12克、五味子9克、玄参15克、川贝2克（研末吞服）、白芍12克、生牡蛎15克（先煎）、夏枯草15克、山慈菇12克、白花蛇舌草15克、太子参30克、合欢皮15克。

煎服法：成人中药常规煎煮服用。

注意事项

甲状腺癌晚期或手术后放化疗的患者，病机特点为正虚邪恋，当以扶正固本为主。

（张崇耀）

十一、乳　腺　癌

（一）病情概述

乳腺癌是女性最常见的恶性肿瘤。其临床表现为早期患侧乳房出现无痛、单发的小肿块，质硬、表面不光滑，与周围组织分界不清，在乳房内不易被推动。肿瘤增大可引起乳房局部隆起，表面皮肤凹陷，形成"酒窝征"。皮下淋巴管被癌细胞堵塞，引起淋巴回流障碍，出现真皮水肿，皮肤呈"橘皮样"改变。邻近乳头或乳晕的癌肿因侵入乳管使之缩短，可把乳头牵向癌肿一侧，进而可使乳头扁平、回缩、凹陷。如癌细胞侵入大片皮肤可溃破而形成溃疡，常有恶臭、容易出血。乳腺癌淋巴转移最初多见于腋窝。乳腺癌转移至肺、骨、肝时，可出现相应的症状。乳腺癌是西医病名，中医无此病名，中医对乳腺癌认识较早，根据临床表现历代中医典籍多将本病归属在"乳岩、乳石痈、石榴翻花发、乳栗"等范畴。凡结块如石、溃后状似岩洞者称曰"岩"，而患生于乳房者称为"乳岩"；《景岳个书》"乳岩属肝脾二脏郁怒，气血亏损，故初起小核结于乳内，肉色如故，其人内热夜热，五心发热，肢体倦瘦，月经不调。若积久渐大，潺岩色赤出水，内溃深洞为难疗"。现代中医认为，正气内虚、脏腑阴阳失调是乳腺癌发病的基础，七情内伤是乳腺癌发病的重要因素。乳腺癌的病因和发病机制在于肝气郁结、冲任失调、毒热蕴结、气血两虚。肝气郁结，肝经失于疏泄，气血壅滞，则乳络不畅、乳房结块。先天不足或多产房劳，肝肾亏虚，冲任失养，致乳络不荣，乳房肿块质硬。气火痰热结聚肝胃二经，经脉瘀滞化生乳岩。毒热蕴结，致肿块破溃、浸浮秽臭。乳岩日久，气血耗伤，贫血消瘦，疼痛难忍，五脏俱衰。

临症时西医的乳腺癌及炎性乳癌、乳头湿疹样乳癌及男性乳腺癌可参阅本部分论治。

（二）诊断与治疗

1. 诊断要点

（1）中年女性（男性少见）、生育后未哺乳、家族中有乳腺癌患者，应视为高危人群。

（2）症状：乳房肿块为乳癌的首要症状，大多为单发。肿块质硬，早期能推动，较晚则活动受限甚至固定；部分患者乳房钝痛和刺痛感；乳头糜烂有痂皮，需要考虑湿疹样癌。全乳房红肿、巨块似炎症需要考虑炎性乳癌。

（3）体征：乳头回缩固定或向病灶偏斜，皮肤出现凹陷，称

"酒窝"征，晚期有"橘皮样"改变，腋下淋巴结肿大。

（4）辅助检查：乳腺钼靶及乳腺超声、细胞学及组织学检查。"细针穿刺活检（FNAC）"快速简捷，操作创伤较小，可作为乳腺及淋巴结病变初步病理诊断的首选方法。

2. 辨证分型

（1）肝气郁结型：多见于乳岩早期，七情所伤，所愿不遂致乳房肿块初起胀痛，引及两胁肋作胀，急躁易怒，口苦咽干，头晕目眩，舌质红，舌苔薄白或薄黄，脉弦有力。

（2）冲任失调型：乳房结块，皮核相亲，坚硬如石，表面不光滑，五心烦热，潮热盗汗，腰膝酸软，月经不调，舌红苔少，脉细无力。

（3）毒热蕴结型：多见于乳岩中晚期，乳房肿块迅速增大疼痛、溃破、状如山岩、形似莲蓬、淌水恶臭。伴发热，便秘，舌质暗红或红绛，脉弦数。

（4）气血亏虚型：多见于乳岩晚期，乳房结块溃烂，色紫暗，流水臭秽，或与胸壁粘连，推之不动。伴头晕耳鸣，神疲乏力，面色苍白，夜寐不安，肌体消瘦，舌质淡，脉细弱。

3. 鉴别诊断

乳腺癌需要与乳腺纤维腺瘤、乳腺增生病、乳腺结核、乳房囊肿、浆细胞性乳腺炎、乳房囊肿、乳腺恶性淋巴瘤鉴别。

（1）乳腺纤维腺瘤：多见于青年妇女，肿块多位于乳腺外上象限、圆形或扁圆形，一般在3厘米以内。单发或多发、质坚韧、表面光滑或结节状、分界清楚、无粘连、触之有滑动感。肿块无痛，生长缓慢，但在妊娠时增大较快。组织病理活检可明确诊断。

（2）乳腺增生：是由于内分泌的功能性紊乱引起的。其本质既非炎症又非肿瘤，是正常结构的错乱。一般有典型体征和症状容易区别。而硬化性乳腺增生常在乳腺内有界限不清的硬结、体积较小，临床上常难以与乳癌相区别。需通过多种物理检查及组织病理活检来鉴别诊断。

（3）乳腺结核：比较少见，临床表现为炎症性病变，可形成肿块，患者不一定有肺结核，也常伴有腋下淋巴结肿大，临床有35%的患者难以与乳腺癌相区别。组织病理活检可明确诊断。

（4）乳房囊肿：可分为积乳和积血。积乳多见于哺乳期或妊娠期妇女，根据病史和体征不难诊断；积血多见于外伤，因积血堵塞乳管，未被吸收而形成炎性肿块。

（5）浆细胞性乳腺炎：各种原因引起乳腺导管阻塞，导致乳管内脂性物质溢出，进入导管周围组织而造成无菌性炎症。急性期表现为乳痛、红肿、乳头内陷、腋淋巴结可肿大，易被误诊为炎性乳腺癌。当病变局限，炎症消退，乳内有肿块与皮粘连，易误诊为乳腺癌。组织病理活检可明确诊断。

（6）乳腺恶性淋巴瘤：较罕见，好发中老年女性，常为单发。临床表现常为肿块呈巨块或结节状、分叶状、边界清楚质硬有弹性，迅速增大的肿块可占据整个乳房，与皮肤及乳房等无粘连，可引起破溃，腋淋巴结亦可同时受累。临床诊断常较困难，需经病理切片才能明确诊断。

4. 治疗原则

早期乳腺癌采取中西医结合治疗方法，早期乳腺癌手术切除是首选方法，晚期乳腺癌结合化疗、生物靶向治疗。中医药治疗可贯穿肿瘤全过程，中医治疗原则主要包括扶正和祛邪两个方面，具体表现为疏肝解郁、调补冲任、清热解毒、益气养血；乳岩早期多属肝气郁结，故治疗应当疏肝理气、健脾和胃，兼以化痰散瘀；对于冲任失调型患者应滋补肝肾、调和冲任、柔肝健脾，兼以理气活血；乳岩中期热毒蕴结，气滞血瘀，治疗应清热解毒、活血化瘀；气血亏虚多在乳岩晚期，此时正虚邪盛，肝肾阴虚，气血两亏，治疗应当益气养血、调补肝肾、培元固本辨证施治。

5. 一般治疗

（1）生活起居的调理：乳岩患者应戒七情、远厚味、解郁结、养气血、畅情志、慎体养、适寒温、节制房事，避免多妊多产；忌食生冷、辛辣、油腻食品；饮食宜清淡营养、富含维生素。

（2）针灸治疗：主穴选取肩井、膺窗、乳根、膻中、上脘、大椎、心俞、脾俞、肺俞、膈俞、肩贞、少泽、三阴交，配穴选肩外俞、秉风、附分、魄户、神堂、胆俞；操作方法以毫针刺，平补平泻法。

（3）中医外治：可用中药在乳房局部贴敷治疗。

（三）药物处方

1. 肝气郁结型

（1）治法：疏肝理气、化痰散结。

（2）方药

逍遥散（《太平惠民和剂局方》）

组成：柴胡12克、炒白术12克、炒白芍12克、当归12克、茯苓15克、生甘草9克、薄荷6克、煨姜6克、白花蛇舌草15克、山慈菇12克、瓜蒌壳12克、王不留行12克、佛手12克、香橼12克。

加减：气滞明显，胸闷不舒，加郁金12克、香附12克、青皮9克、枳实7克、川楝子12克、八月札12克、夏枯草15克；气滞血瘀，见乳房结块，胀痛，加王不留行12克、元胡9克、炮山甲2克（研末冲服）；大便干结，加炙大黄9克。

清肝解郁汤（《外科正宗》）

组成：陈皮12克、白芍12克、川芎9克、当归12克、生地黄15克、半夏12克、香附9克、青皮7克、远志12克、茯神15克、浙贝母12克、苏梗12克、桔梗9克、甘草7克、栀子9克、木通7克。

煎服法：成人中药常规煎煮服用。

注意事项

（1）治疗乳腺癌常用的中草药有炮山甲2克（研末冲服）、瓜蒌12克、王不留行12克、蒲公英12克、荔枝核12克、芙蓉叶12克、野艾叶6克、皂角刺12克、夏枯草15克、天葵子9克、五倍子6克、蜂房9克、枇杷叶12克、地鳖虫9克、山慈菇12克、薏苡仁15克、天冬12克、龟板12克，临证可辨证选用3～4味加入处方提高治疗效果。

（2）宜进食海带、紫菜、黑木耳等食物调养治疗。

2. 冲任失调型

（1）治法：补益肝肾、调理冲任。

（2）方药

知柏地黄丸（《医宗金鉴》）

组成：知母12克、黄柏12克、熟地黄15克、山萸肉12克、山药15克、茯苓15克、丹皮12克、泽泻12克、八月札12克、玄参15克、鳖甲12克、鸡内金9克。

加减：腹泻，便溏，去知母、黄柏，加山药15克、扁豆12克；月经不调，加益母草、制香附各12克。

煎服法：成人中药常规煎煮服用。

注意事项

宜进食花生、莲子、山药、木耳等食物调养治疗。

3. 热毒瘀结型

（1）治法：清热解毒散结。

（2）方药

五味消毒饮（《医宗金鉴》）合桃红四物汤（《医宗金鉴》）

组成：蒲公英12克、桃仁9克、红花9克、赤芍12克、野菊花9克、夏枯草15克、蜂房7克、元参12克、生地黄15克、柴胡12克、山慈菇12克、薏苡仁15克、制大黄6克、皂角刺12克。

加减：气倦乏力，而色不华，加炙黄芪15克、炒白术12克、当归12克。

煎服法：成人中药常规煎煮服用。

注意事项

常以绿豆汤、鲫鱼丝瓜汤、芦根煎水代茶饮调养治疗。

4. 气血两虚型

（1）治法：补中益气。

（2）方药

八珍汤（《正体类要》）

组成：人参9克（另煎兑服）、炒白术12克、茯苓15克、甘草9克、当归12克、芍药12克、川芎9克、熟地黄15克、女贞子12克、阿胶7克（烊化兑服）、薏苡仁15克、山慈菇12克、蜂房9克、仙灵脾12克、柴胡9克。

加减：脾胃亏虚，便溏，纳差者，加炒山药、炒扁豆各15克；肿块痛者，可加炙香附12克、炙没药9克、柴胡12克；畏寒怕冷者，加鹿角霜、巴戟天各12克；溃破久不收口者，加薏苡仁15克、白芷9克、血竭2克（吞服）、黄芪15克、白芥子12克；上肢水肿者，加丹参、益母草、赤芍、鸡血藤、桑枝、半枝莲、天仙藤各12克。

煎服法：成人中药常规煎煮服用。

益气养荣汤（《外科正宗》）

组成：人参9克（另煎兑服）、茯苓12克、陈皮12克、浙贝母12克、香附12克、当归12克、川芎12克、炙黄芪15克、熟地黄12克、白芍12克、甘草6克、桔梗9克、炒白术15克、生姜7克、大枣6克。

煎服法：成人中药常规煎煮服用。

注意事项

（1）饮食宜用山药红枣粥、桂圆红枣粥、黄芪当归粥等药膳调理。

（2）可将中药吴茱萸用姜汁调成糊状热敷神阙穴外用治疗。

5. 乳腺癌化疗后的中药调理

（1）治法：健脾益气化湿。

（2）方药

参苓白术散（《太平惠民和剂局方》）

组成：人参9克、白术12克、茯苓12克、山药12克、莲肉7克、扁豆12克、砂仁9克（后下）、薏苡仁15克、桔梗7克、半枝莲15克、白花蛇舌草15克、重楼12克、黄精12克、女贞子12克、枸杞12克、浙贝母12克、白芥子12克、焦三仙各12克。

煎服法：成人中药常规煎煮服用。

注意事项

加强饮食及精神调护。

6. 乳腺癌放疗后的中药调理

（1）治法：益气养阴扶正。

（2）方药

参麦饮

组成：太子参30克、黄芪12克、麦冬12克、石斛12克、五味子12克、芦根15克、知母9克、女贞子12克、半枝莲12克、白花蛇舌草20克、郁金15克、焦山楂12克、浙贝母12克、白芥子12克。

煎服法：成人中药常规煎煮服用。

注意事项

加强饮食及精神调护。

（张崇耀）

十二、宫 颈 癌

（一）病情概述

宫颈癌又称宫颈浸润癌，是常见的妇科恶性肿瘤之一。属妇科杂病癥瘕痕范畴，癥者有形可征，固定不移，痛有定处；瘕者，假聚成形，聚散无常，推之可移，痛无定处。一般癥属血病，瘕属气病，临床难以划分，故并称癥瘕。《诸病源候论》对其病因病机及临床特点进行了较为全面的阐述，病因多为脏腑虚弱，气候变化，寒温不调，饮食生冷不洁，更依据其病因病机分别命名为七癥八瘕，明清以后医家不再做此分法。七癥八瘕仅为古代中医的一种辨证分法，现代中医已不拘泥于此。

现代中医认为，癥瘕的发生主要是由于正气不足，风寒湿热之邪内侵，或情志失调、房事所伤、饮食失宜，导致脏腑功能失常，气机阻滞，瘀血、痰饮、湿浊等有形之邪凝结，停聚下腹胞宫而成。由于病程日久，正气虚弱与气、血、痰、湿相互影响，多有兼夹。

（二）诊断与治疗

1. 诊断要点

（1）症状：阴道流血、阴道排液，病变累及周边组织，可出现尿频、尿急、肛门坠胀、大便秘结、下肢肿痛等症状，疾病后期出现恶病质。

（2）体征：病变早期，局部无明显病灶。随着疾病发展，外生型见宫颈赘生物向外生长，呈息肉状或乳头状突起，继而形成菜花状赘生物，表面不规则。内生型则见宫颈肥大，质硬，宫颈管膨大，宫颈表面光滑或有溃疡。晚期整个宫颈随着癌变组织的坏死脱落，而被空洞替代，并有恶臭。病灶浸润阴道壁可见阴道壁有赘生物，向两侧旁组织侵犯。

（3）辅助检查：①细胞学检查；②阴道镜检查及宫颈活检；③宫颈锥切术。

2. 辨证分型

（1）气滞血瘀：平素忧郁或情志内伤，肝气郁结，冲任阻滞，气血凝聚，积而成块，或经行产后，血室正开，风寒侵袭，血脉凝滞不通，邪气与瘀血搏结而成块。主症小腹有包块，积块不硬，推之可移，时感疼痛，痛无定处，小腹胀满，胸闷不舒，精神抑郁，月经不调。舌暗红，苔薄润，脉沉弦。

（2）痰湿瘀结：素体脾虚，健运失施，水湿不化，凝聚为痰，痰浊与气血相搏，痰湿瘀结冲任、胞宫，日久渐生癥瘕。主症小腹有包块，积块坚硬，固定不移，疼痛拒按，面色晦暗，肌肤乏润，口干不欲饮，月经量少，或经期延后，或淋漓不断，或月经延后。舌紫暗或边在瘀点，脉沉涩。

（3）湿热瘀结：经行产后，血室正开，正气不足，湿热内袭，与余血相搏留滞胞宫，瘀阻不化，久而成癥瘕。主症少腹隐痛，或疼痛拒按，痛连腰骶，低热起伏，经行量多，经期延长，带下量多，色黄，质黏稠，或赤白带下，胸闷纳呆，口干不欲饮，大便溏，或秘结，小便黄，舌体暗红，有瘀斑，苔黄，脉弦数或滑数。

（4）肾虚血瘀：先天不足或后天伤肾，肾虚气血阻滞，或瘀血日久，化精乏源，阻滞冲任胞宫，渐成癥瘕。主症少腹结块，隐痛，月经量多或少，经色紫暗有块，腰膝酸软，头晕耳鸣，舌暗，脉弦细。

3. 鉴别诊断

（1）宫颈癌与宫颈炎：二者均可表现为分泌物异常，早期宫颈癌可无临床症状，通过体检发现，应警惕同房后出血的情况，宫颈炎多为白带异常而无同房后出血情况。

（2）宫颈癌与宫颈息肉：宫颈癌早期可无临床症状，月经如常，宫颈息肉可出现阴道分泌物增多，经期延长等改变，宫颈癌可有菜花状赘生物，宫颈息肉一般为舌状赘生物。

（3）宫颈癌与宫颈肌瘤：二者均可出现宫颈形态改变，宫颈癌可见菜花状赘生物，质地脆，易出血，宫颈肌瘤无赘生物，表现为宫颈膨隆，形态改变，不会向宫旁组织浸润，无接触性出血。

4. 治疗原则

（1）现代医学根据临床分期、患者年龄、全身情况、有无生育等具体情况，给予相应的手术、放疗及化疗的个体治疗方案。

（2）中医药治疗癥瘕，辨证为先。气滞血瘀者，行气活血，化瘀消癥；痰湿瘀结者，化痰除湿；湿热瘀阻者，清热利湿，化瘀消癥。新病多实，宜攻宜破；久病不愈，或术后，以补益气血为主，恢复机体正气。若正气已复，肿块未除，复以破攻。术后若有瘀滞，可以补益气血同时辅以行气活血之品。

5. 一般治疗

（1）早发现早治疗，在疾病发展为宫颈癌阶段前有一段长时间的宫颈癌前病变（CIN）过程，定期体检，早期发现，积极治疗，阻止病程的进展尤为重要。

（2）针灸

1）扶正固本。以任脉、足阳明及足太阴经穴为主，主穴关元、足三里、三阴交，配穴瘀血内停加膈俞、血海，痰湿结聚加中脘、丰隆、阴陵泉，气血不足加气海、脾俞、胃俞，脾肾阳虚加肾俞、命门，肝肾阴虚加太冲、太溪、照海。厌食加下脘、天枢、上巨虚，呃逆加内关、中脘。针刺法选用3～5穴，采用相应的补泻手法，可配合灸法。

2）需要镇痛时，以手阳明、足厥阴及夹脊穴为主。主穴相应夹脊穴、合谷、太冲，配穴根据疼痛的部位局部取穴或相应经络穴位。刺法、泻法。

3）减轻化疗副作用，加用扶正化浊。以督脉、足阳明、足太阴经穴为主。主穴大椎、足三里、三阴交，配穴化疗导致免疫功能抑制加内关、关元，白细胞减少加膈俞、脾俞、胃俞、肝俞、肾俞，有胃肠反应加内关、中脘、天枢，有口腔咽喉反应加照海、列缺、廉泉，有直肠反应加天枢、大肠俞、支沟、梁丘。针刺法补法为主，或加温针灸。

（三）药物处方

1. 气滞血瘀

（1）治法：行气导滞，活血散结。

（2）方药

香棱丸（《济生方》）

组成：木香5克、丁香5克、三棱10克、枳壳10克、莪术10克、青皮5克、川楝子10克、小茴香5克。

加减：经行量多，或淋漓不止者，加炒蒲黄、五灵脂、血余炭各10克；月经后期量少者，加牛膝、泽兰、川芎各10克；经行腹痛者，加延胡索10克。

煎服法：药物放置砂锅中，用凉开水浸泡30分钟或更长时间，水液高出药面2～5厘米并以药材浸透为度，煎煮沸腾后小火煎煮40～50分钟，每日1剂，分2次温服。

（3）中成药

大黄䗪虫丸

组成：熟大黄、䗪虫（炒）、水蛭（制）、虻虫（去翅足，炒）、蛴螬（炒）、干漆（煅）、桃仁、苦杏仁（炒）、黄芩、地黄、白芍、甘草。

用法用量：普通成人口服。一次3克，一日1～2次。

注意事项

（1）胃脘疼痛患者慎用，皮肤过敏者不宜服用。

（2）宜饭后服药。

2. 痰湿瘀结

（1）治法：化痰除湿，活血消癥。

（2）方药

苍附导痰丸（《叶天士女科诊治秘方》）合桂枝茯苓丸（《金匮要略》）

组成：茯苓10克、法半夏10克、陈皮5克、甘草5克、苍术10克、香附10克、胆南星10克、枳壳10克、生姜10克、神曲10克、桂枝10克、茯苓10克、赤芍10克、丹皮10克、桃仁10克。

加减：脾胃虚弱，正气不足，加党参15克、白术10克、黄芪15克；胸脘痞闷食少，加鸡内金10克、神曲10克；腰痛，加乌药10克、桑寄生10克、续断10克。

煎服法：药物放置砂锅中，用凉开水浸泡30分钟或更长时间，水液高出药面2～5厘米并以药材浸透为度，煎煮沸腾后小火煎煮40～50分钟，每日1剂，分2次温服。

（3）中成药

桂枝茯苓胶囊

组成：桂枝、茯苓、牡丹皮、白芍、桃仁。

用法用量：口服，一次3粒，一日3次，饭后服。

注意事项

（1）胃脘疼痛患者慎用。

（2）宜饭后服药，不宜同时服用补益类药物。

3. 湿热瘀结

（1）治法：清热利湿，化瘀消癥。

（2）方药

大黄牡丹汤（《金匮要略》）

组成：大黄12克、牡丹皮15克、桃仁10克、冬瓜仁30克、芒硝9克。

加减：腰骶酸痛，带下恶臭难闻者，加半枝莲15克、穿心莲15克、鱼腥草20克；心烦气燥，口苦者，加柴胡12克，龙胆草10克，郁金15克，小便淋痛，兼有白浊者，加土牛膝15克、虎杖15克。

煎服法：药物放置砂锅中，用凉开水浸泡30分钟或更长时间，水液高出药面2～5厘米并以药材浸透为度，煎煮沸腾后小火煎煮40～50分钟，每日1剂，分2次温服。

注意事项

宜饭后服药，不宜同时服用补益类药物。

4. 肾虚血瘀

（1）治法：补肾活血，消癥散结。

（2）方药

益肾调经汤（《中医妇科治疗学》）

组成：巴戟天10克、杜仲10克、续断10克、乌药10克、艾叶10克、当归10克、熟地黄10克、白芍10克、益母草10克。

加减：虚烦不眠者，加酸枣仁15克、远志10克，天冬10克；带下量多不止者，加芡实20克、金樱子10克；大便秘结者，加虎杖20克、玄参15克、桑葚20克。

煎服法：药物放置砂锅中，用凉开水浸泡30分钟或更长时间，水液高出药面2～5厘米并以药材浸透为度，煎煮沸腾后小火煎煮40～50分钟，每日1剂，分2次温服。

注意事项

宜饭后服药，不宜同时服用补益类药物，恶寒发热表证时不宜服用。

（陈晶晶）

十三、膀　胱　癌

（一）病情概述

膀胱癌是指发生于膀胱黏膜的恶性肿瘤，90%以上为膀胱尿路上皮癌，其次为膀胱鳞状细胞癌，膀胱腺癌，较罕见的有膀胱透明细胞癌、膀胱小细胞癌、膀胱类癌。男性发病率较高，占膀胱癌患者的75%～80%。膀胱癌患者最常见的临床表现是无痛性、间歇性血尿，较为明确的致病因素是吸烟和长期接触芳香胺类物质。另外，膀胱癌的发病与长期的炎症刺激、膀胱结石、尿路梗阻及遗传因素等亦有一定的关系。

中医古籍中没有膀胱癌病名的记载，可将其归属于"血淋""溺血""癃闭"的范畴，是一种正虚为本，邪实为标的全身性疾病。外阴不洁或感受温热邪毒，湿热邪毒蕴结膀胱，伤及脉络，发为本病；饮食不洁，嗜烟酒，膏粱厚味，损伤脾胃，脾运失司，水液停聚，化生湿热，下注膀胱，气化不利，脉络受损，发为本病；忧思恼怒，肝气不舒，脾失健运，津液停滞，痰浊内生，气血瘀滞，凝于膀胱，发为本病；正气亏虚，脾肾不足，肺失宣降，三焦水道代谢失常，膀胱气化失司，湿毒淤积膀胱，发为本病。该病病位在膀胱，与肝、脾、肺、肾密切相关。

（二）诊断与治疗

1. 诊断要点

大多数患者因血尿就诊，表现为无痛性、间歇性、全程肉眼血尿，少数患者可有尿频、尿急、尿痛、排尿困难等膀胱刺激症状，肿瘤晚期局部压迫时可出现尿潴留、下肢水肿等，有周围侵犯及远处转移时，可触及局部包块伴疼痛。尿常规、血清肿瘤标记物、尿脱落细胞学有助于明确诊断，彩超、CT、MRI等影像学检查可初步判断肿瘤大小及与邻近组织器官受累情况。经尿道膀胱镜检查是诊断膀胱癌最直观、有效的方法，可直接观察肿瘤的大小、部位、形态等，并可取组织送病理以明确诊断。

2. 辨证分型

（1）湿热下注证：血尿，尿频，尿急，尿痛，小腹不适，腰酸背痛，下肢水肿，口渴口黏，心烦不寐，食欲不振，舌质红，苔黄或腻，脉滑数或弦数。

（2）瘀毒蕴结证：血尿，尿中可夹杂血块、腐肉，伴有恶臭，排尿不畅，少腹坠胀伴疼痛，舌黯红或有瘀斑，苔白，脉涩或沉细。

（3）肾气亏虚证：间歇性无痛性血尿，伴神疲乏力，腰酸腿软，头晕目眩，或气喘，舌淡红，苔薄白，脉沉细，尺弱。

（4）阴虚火旺证：小便不爽，尿色鲜红，五心烦热，腰酸，形体消瘦，口苦口干，舌质嫩红，苔薄黄，脉细数。

3. 鉴别诊断

（1）膀胱炎：主要表现为尿频、尿急、尿痛、尿道灼热感等膀胱刺激症状，可伴有血尿、尿液浑浊、发热等，尿常规检查尿液中有白细胞，尿培养、血常规等可辅助诊断。

（2）尿石症：血尿症状较轻，多为镜下血尿，可伴有肾绞痛，排尿中断等现象，劳累后加重，超声、泌尿系CT、膀胱镜等检查可明确诊断。

（3）上尿路肿瘤：多表现为无痛性全程血尿，可见条状或蚯蚓状血块，膀胱刺激症状不明显，影像学检查可见肾盂、输尿管肿块影，膀胱镜检查无明显异常。

4. 治疗原则

非肌层浸润性膀胱癌主要采用经尿道膀胱肿瘤切除术，联合术后膀胱灌注化疗药物治疗；肌层浸润性膀胱癌则多采用膀胱全切术，术后辅助全身化疗、免疫等治疗；不能手术或晚期的患者则酌情联合应用化疗、放疗、介入、免疫等行姑息治疗。

中医治疗具有较强的整体观念，可联合西医治疗，起到很好的增效减毒的作用。在手术、放化疗期间，中药不宜太过攻伐，应以扶正固本为主要目的，并辅助减轻放化疗引起的恶心呕吐、纳差乏力、睡眠障碍、手脚麻木等一系列不适症状；在单独运用中医治疗或术后、放化疗后，则可酌情使用攻伐药物，攻补兼施，以防止肿瘤复发和转移。

5. 一般治疗

（1）穴位注射：膀胱癌疼痛患者，取足三里、中脘、期门、合谷、阿是穴，每次选2～3个穴位，每穴注射2～4毫克吗啡，上、下午各1次，每次注射吗啡总剂量为5～10毫克，可加强吗啡镇痛作用。

（2）艾灸：膀胱癌疼痛患者，选大椎、关元、足三里、阿是穴，采用温和灸法，每穴灸5～10分钟，每日施灸2～3次，20天为一个疗程。

（3）针灸：尿血者，可选肾俞、膀胱俞、小肠俞、气海、中极、三阴交、太冲；久病体弱者，可选肾俞、石门、中极、关元、足三里；尿频尿痛者，可选膀胱俞、中极、关元、血海、三阴交；尿潴留者，可选关元、三焦俞、阴谷、委阳、水道、三阴交，均采用针灸常规操作。

（三）药物处方

1. 湿热下注证

（1）治法：清热利湿，凉血解毒。

（2）方药

八正散（《太平惠民和剂局方》）

组成：车前子9克、瞿麦9克、萹蓄9克、滑石9克、山栀子仁9克、炙甘草9克、木通9克、大黄9克。

加减：尿血明显者，加大蓟10克、小蓟10克、地榆10克、白茅根15克；大便秘结者，加芒硝10克、郁李仁15克、火麻仁15克、全瓜蒌15克。

煎服法：上为散，每服二钱（6克），水一盏（300毫升），入灯心，煎至七分，去滓，温服，食后临卧。

（3）中成药

复方苦参注射液

组成：苦参、白土苓。

用法用量：肌内注射，一次2～4毫升，一日2次；或静脉滴注，一次20毫升，用氯化钠注射液200毫升稀释后应用，一日1次，儿童酌减，全身用药总量200毫升为一个疗程，一般可连续使用2～3个疗程；或遵医嘱。

注意事项

现代用法：八正散散剂，每次服6～10克，灯心草煎汤送服；汤剂，加灯心草，水煎服，用量根据病情酌定。

2. 瘀毒蕴结证

（1）治法：解毒祛瘀，清热通淋。

（2）方药

抵当丸（《伤寒论》）合五苓散（《伤寒论》）

组成：抵挡丸，大黄三两（45克）、水蛭二十枚、虻虫二十枚、桃仁二十五枚；五苓散，猪苓9克、泽泻15克、白术9克、茯苓9克、桂枝6克。

加减：口舌生疮者，加生地黄，木通，甘草各6克；下肢肿甚者，加白术9克；尿少腹胀者，加萹蓄9克、沉香3克；腰骶疼痛明显者，加三棱、莪术、露蜂房各6克。

煎服法：抵当丸，药四味，捣分四丸。以水一升（200毫升），煮一丸，取七合服之。晬时当下血，若不下者，更服。五苓散，各药捣为散，以白饮和服方寸匕（6克），日三服，多饮暖水，汗出愈，如法将息。

（3）中成药

华蟾素注射液

组成：干蟾皮提取物。

用法用量：肌内注射。一次2～4毫升，一日2次；静脉滴注。一次10～20毫升，用5%的葡萄糖注射液500毫升稀释后缓缓滴注，用药7天，休息1～2天，4周为一疗程，或遵医嘱。

注意事项

现代用法：抵挡丸改汤剂，成人中药常规煎煮服用。五苓散散剂，每服6～10克；汤剂，水煎服，多饮热水，取微汗，用量按原方比例酌定。

3. 肾气亏虚证

（1）治法：益气补肾，收敛摄血。

（2）方药

金匮肾气丸（《金匮要略》）

组成：地黄24克、茯苓9克、山药12克、山茱萸12克、牡丹皮9克、泽泻9克、桂枝3克、附子3克。

加减：尿血多者，加黄芪15克；眩晕、耳鸣者，加杭菊6克；伴津亏便结者，加玄参9克、决明子9克、肉苁蓉9克；血虚甚者，加熟地黄12克、阿胶9克。

煎服法：上为细末，炼蜜和丸，如梧桐子大，酒下十五丸（6克），日再服。

（3）中成药

金匮肾气丸

组成：地黄、山药、山茱萸（酒炙）、茯苓、牡丹皮、泽泻、桂枝、附子（制）。

用法用量：口服，一次20～25粒（4～5克），一日2次。

注意事项

现代用法：金匮肾气丸改汤剂，附子先煎半小时，余成人中药常规煎煮服用。

4. 阴虚火旺证

（1）治法：滋阴降火。

（2）方药

知柏地黄丸（《医宗金鉴》）

组成：地黄24克、茯苓9克、山药12克、山茱萸12克、牡丹皮9克、泽泻9克、知母6克、黄柏6克。

加减：眩晕，耳鸣者，加杭菊6克、女贞子9克；伴津亏便结者，加玄参、决明子、肉苁蓉各9克；尿血者，加大蓟9克、小蓟9克、地榆9克、白茅根15克。

煎服法：上为细末，炼蜜和丸，如梧桐子大，每服二钱（6克），温开水送下。

（3）中成药

六味地黄丸

组成：熟地黄、酒萸肉、牡丹皮、山药、茯苓、泽泻。

用法用量：口服。大蜜丸一次1丸，一日2次。

注意事项

现代用法：知柏地黄丸改汤剂，成人中药常规煎煮服用。

（吕秀玮）

附录

附录A　中医传统疗法

一、艾灸疗法

（一）艾灸概述

艾灸是以菊科植物艾叶为原料，制成艾绒或艾条点燃后，直接或间接地熏灸人体经络、穴位所在位置的皮肤，借助灸火的温热刺激，通过经络的感传而发挥治病和养生保健作用的一种中医疗法。《本草纲目》记载："艾以叶入药，性温、味苦、无毒，纯阳之性，通十二经，具回阳、理气血、逐湿寒、止血安胎等功效，亦常用于针灸。"艾灸是一种历史悠久的中医外治疗法。

（二）艾灸的源流与发展

艾灸的产生与火密切相关。远古时期我们的祖先在烤火取暖或被意外烧伤时，身体某些部位的病痛随之减轻或消失，从而发现烧灼熏烤可以用于某些特定部位的疾病治疗，灸法便由此起源，人们将这些治疗经验逐渐积累，并运用于医疗实践，形成了我国重要的传统非药物疗法。

最初的灸法，采用树枝、柴草作为灸材，以燃烧的明火熏烤。后来发现艾绒易燃，又有药理作用，燃烧时热力温和持久，能窜透皮肤，直达深部，且没有明火，不会爆出火星而烫伤皮肤，艾绒成为主要的灸材。汉代许慎《说文解字》："灸，灼也，从火音灸，灸乃治病之法，以艾燃火，按而灼也。"

最早记载灸法的医学典籍是1973年湖南长沙马王堆汉墓出土的帛书《足臂十一脉灸经》和《阴阳十一脉灸经》，指出经脉循行部位、所主疾病及其灸治所宜等。先秦两汉是针灸医学理论的重要形成时期，《黄帝内经》中有诸多关于灸法内容的介绍，《灵枢·经脉》篇："陷下则灸之"，《灵枢·官能》篇："针所不为，灸之所宜"载述了灸法的适应证、补泻、剂量和施灸顺序等。《孟子·离娄》记载："今之欲王者，犹七年之病，求三年之艾也。"以艾灸为例，能窥见艾灸疗法在战国时就已普遍流行。东汉张仲景在《伤寒杂病论》中论述了某些病灸法的应用和禁忌证。《曹氏灸方》为三国时期曹操之子曹翕所著，是我国最早的灸法专著，记载了诸多穴位及施灸的禁忌，总结了先秦至三国时期灸疗实践中的丰富经验。晋隋医家陈延之在《小品方》中提出"夫针术，须师乃行，其灸则凡人便施。为师解经者，针灸随手而行；非师所解文者，但依图说文则可矣；野间无图不解文者，但遂病所在便灸之，皆良方。"表明灸法操作简便易行。东晋葛洪重视灸法，《肘后备急方》记载针灸医方109条，其中99条为灸法，将灸法运用于霍乱吐痢和急救等方面的治疗。唐代韩愈有诗曰："灸师施艾炷，酷若猎火围。"说明在当时有施灸的专职技术人员，灸法已发展成为一门独立的学科。孙思邈《备急千金要方》和《千金翼方》提出"非灸不精"，对灸法阐述详尽，大力提倡针灸并用，还将艾灸与药物相结合，增加多种隔物灸法，如隔豆豉灸、隔附片灸、隔商陆饼灸、隔蒜灸、隔姜灸等，使灸法的形式更加多样化。南宋窦材《扁鹊心书》认为"保命之法，灼艾第一，丹药第二，附子第三。"即艾灸扶阳第一，可以急救回阳。明清时期，针灸名家辈出，灸法论著颇丰，进入针灸发展的全盛时期，记载灸法的书籍除方书、医经和综合性针灸书（如《针灸大成》）外，还出现了许多灸法专著，如《神灸经论》、《采艾编》和《太乙神针》等。

艾灸是祖国医学宝库中一颗灿烂夺目的明珠，在传统医学中有举足轻重的地位，几千年来，为炎黄子孙的健康作出了巨大贡献。早在公元6世纪，灸法就已东渡日本，后又陆续传入东南亚、欧洲等地。如今艾灸疗法已获得现代人的重视，成为世界医学的重要组成部分。

（三）艾灸疗法分类及操作

艾叶为常见的多年生草本植物。《本草从新》："艾叶……以之灸火，能透诸经而除百病。"灸法种类繁多，临床常用的艾灸方法包括艾炷灸、艾条灸、温针灸、温灸器灸等。

1. 艾炷灸

将艾绒做成一定大小的圆锥形艾团，称为艾炷（图A-1）。艾炷灸分为直接灸和间接灸两种。

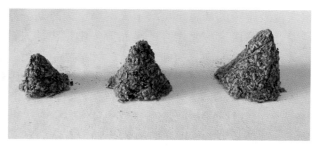

图A-1　艾炷

（1）直接灸：将艾炷直接放在施灸部位皮肤上烧灼的方法，称为直接灸（图A-2）。根据灸后有无烧伤化脓，又分为瘢痕灸和无瘢痕灸。

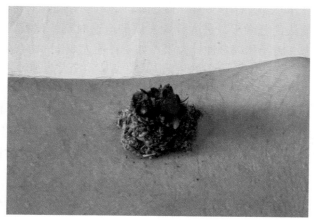

图A-2　直接灸

1）瘢痕灸：又称化脓灸，艾炷直接放在穴位或一定的体表部位上施灸，局部组织经烫伤溃破，产生无菌性化脓（灸疮），灸疮愈合后留永久瘢痕。操作方法：在施灸的部位涂以少量的蒜汁或凡士林，以增强黏附固定艾炷作用。用线香将之点燃，当患者感到灼痛时，医者可在施灸部位周围用手指轻轻拍打，以减轻疼痛。待艾炷燃至底部，将艾灰移走，再易新炷，灸至固定壮数后，用消毒纱布或敷料盖好固定。数天后，灸处开始化脓，局部注意清洁，避免污染，经过30～40天，灸疮结痂脱落，局部留有瘢痕。

2）无瘢痕灸：又称非化脓灸，施灸时多用中、小艾炷，施灸部位涂以少量凡士林将其固定并点燃，以温熨为主，当患者有灼痛感时，用镊子将艾炷移去或压灭，再更换新艾炷，一般灸3～7壮，以局部皮肤产生轻度红晕为度，不致透发灸疮。因其不留瘢痕，易为患者接受。

（2）间接灸：又称隔物灸，指利用其他药物将艾炷和皮肤隔开施灸的方法。隔物灸火力温和，既可避免灸伤皮肤而致化脓，又能借艾灸和间隔药物的特性发挥协同作用，取得更好的效果，较直接灸法常用。

1）隔姜灸：将鲜生姜切成约0.3厘米厚的薄片，中心处用针穿刺数孔，上置艾炷放在穴位上施灸，当患者感到灼痛时，可将姜片提起，使之离开皮肤片刻，旋即放下，再行灸治，反复进行，以局部皮肤潮红为度（图A-3）。此法多用于外感表证和虚寒性疾病，如感冒、咳嗽、呕吐等。

2）隔蒜灸：将独头蒜切成约0.3厘米厚的薄片，用针穿刺数孔，放在穴位或患处，用艾炷灸之，每灸4～5壮，换去蒜片（图A-4）。每穴可灸5～7壮。因蒜液对皮肤有刺激性，灸后容易起泡，故应注意防护。本法多用来治疗肺痨及腹中积块等。

3）隔盐灸：又称神阙灸。操作时用食盐填平肚脐孔，上置艾炷施灸（图A-5）。该法具有回阳救逆之功，可用于大汗亡阳、肢冷脉伏之脱症，亦可治疗急性腹痛、吐泻、痢疾等证。

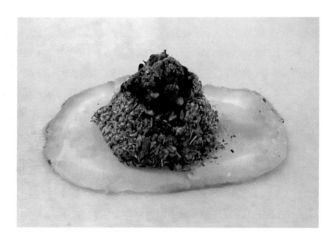

图A-3　隔姜灸

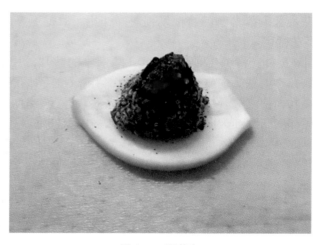

图A-4　隔蒜灸

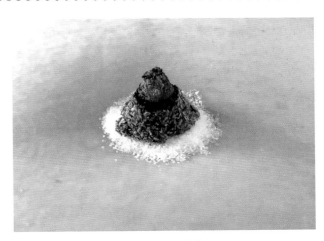

图A-5　隔盐灸

　　4）隔附子灸：以附片或附子饼（将附子切细研末，用黄酒调和做饼，厚约0.3厘米，中间用针扎孔）作间隔，上置艾炷施灸，饼干换新，以肌肤红晕为度。附子辛温大热，温肾补阳，故用来治疗各种阳虚证。

　　2. 艾条灸

　　艾条灸又称艾卷灸，是用纸将艾绒卷成长圆筒状的艾条，点燃后在穴位或病变部位熏灼的方法，分悬起灸和实按灸两种。

　　（1）悬起灸：将点燃的艾条悬于施灸部位之上，又分为温和灸、回旋灸和雀啄灸。

　　1）温和灸：将艾卷的一端点燃，对准施灸处，距离皮肤2～3厘米，固定不动，进行熏烤，使患者局部有温热感而无灼痛，皮肤稍起红晕为度，一般每穴灸10～15分钟（图A-6）。对于昏厥或局部知觉减退的患者和小儿，医者可将食、中两指置于施灸部位两侧，感知患者局部受热程度，以便随时调节施灸距离，掌握施灸时间，防止烫伤。

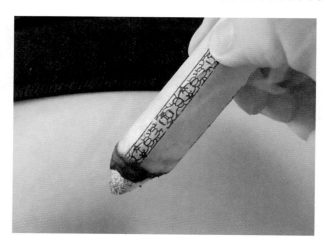

图A-6　温和灸

2）回旋灸：点燃艾条，在施灸部位皮肤约3厘米的距离，往复回旋施灸，一般灸20～30分钟，灸至皮肤温热潮红为度（图A-7）。

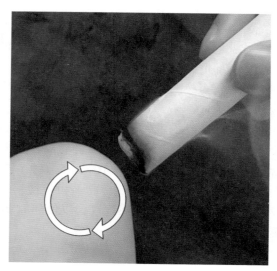

图A-7　回旋灸

3）雀啄灸：将艾卷点燃的一端对准施灸部位，像鸟雀啄食一样，一起一落，忽近忽远的活动施灸（图A-8）。

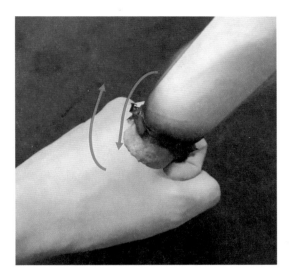

图A-8　雀啄灸

（2）实按灸：将艾条的一端点燃，紧按到垫着布或数层纸的施术部位上，使热力透达深部肌肤。根据临床不同的需要，艾绒里加入的药物处方各异，有太乙神针、雷火神针、百发神针等。适用于风寒湿痹、痿证和虚寒证等。

3. 温针灸

温针灸是针刺与艾灸结合使用的一种方法。适用于既需留针，又需施灸的疾病。针刺得气后，留在适当的深度，针柄上套置一段长1～2厘米的艾条，或将艾绒捏在针尾上，艾条段或艾绒均应距皮肤2～3厘米，点燃施灸（图A-9）。使热力通过辐射和针身传入体内，发挥治疗作用。应用此法须注意防止艾火脱落，烧伤皮肤或衣物，可在施灸的下方垫一圆形纸片。

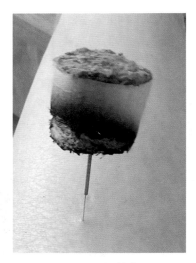

图A-9　温针灸

4. 温灸器灸

温灸器是专门用于施灸的器具，样式很多，常用的有温灸筒、温灸盒、温灸架等（图A-10）。施灸前，将艾绒或艾条放入温灸器内点燃，然后置于施灸的穴位或患病部位上，或来回熨烫，以局部皮肤发热红晕，患者感到舒适为度。

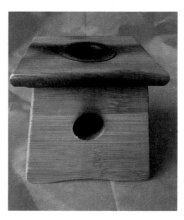

图A-10　温灸盒

（四）艾灸的作用

1. 温经通脉，祛湿散寒

血气者，喜温而恶寒，得温则行，得寒则凝。艾叶性温，味芳香，点燃熏灸，能温通十二经脉，使热力深达肌层，开毛窍、透肌肤，有温气行血、散寒除湿、宣痹止痛之功。临床上常用于治疗寒湿痹痛、痛经、胃痛、寒疝腹痛、泄泻等病证。

2. 行气活血，消瘀散结

灸法可使气血调达，营卫和畅，血脉和利而消瘀散结。临床常用于治疗气血凝滞之乳痈初起、瘿瘤、瘰疬等。

3. 温阳补虚，补中益气

灸法对气血运行能起"推而上之"的引导作用，有补中益气、升阳举陷之功。临床上用于中气不足、阳气下陷所致的脱肛、阴挺、遗尿、带下、久泻等病证。

4. 回阳救逆

艾灸能回垂绝之阳。临床上对阴寒内盛、阳气衰微欲脱的危重证候，用灸法治疗能回阳复脉。

5. 预防疾病，保健强身

《扁鹊心书》认为"人无病时，常灸关元、气海、命门、中脘，虽未得长生，亦可保百余年寿矣。"《医说》："若要安，三里莫要干。"人以阳气为本，得其所则体强而寿彰。灸能温阳，无病自灸，能激发人体正气，增强抗病能力，起到养生保健、延缓衰老、预防疾病、延年益寿之功。

（五）艾灸的临床用途

艾灸疗法应用范围广泛，对于内科、外科、妇产科、儿科、五官科、皮肤科等临床各科的急性病、慢性病、常见病、多发病、疑难病、危重病，不论表里、寒热、虚实均适用。但艾灸疗法并非万能的，有其适应证和禁忌证，无论用于何种疾病，医者必须详察病情，也可与其他疗法和药物配合治疗。临床艾灸主要的适宜病症概述如下。

1. 内科病症

感冒、头痛、肺结核、支气管哮喘、慢性支气管炎、冠心病、心律失常、慢性胃炎、消化性溃疡、呕吐、呃逆、胃下垂、痢疾、疟疾、便秘、腹痛、腹胀、溃疡性结肠炎、肠易激综合征、肝硬化、肝炎、慢性肾小球肾炎、贫血、血小板减少性紫癜、糖尿病、肥胖症、高脂血症、甲状腺功能亢进症、癫痫、中风后遗症、三叉神经痛、面肌痉挛等。

2. 外科病症

疖肿、疔疽、指（趾）头炎、脉管炎、静脉炎、乳腺增生、乳腺炎、阑尾炎、瘰疬、褥疮、狭窄性腱鞘炎、直肠脱垂、痔、腹股沟斜疝、慢性前列腺炎、扭挫伤、软组织损伤、风湿性关节炎等。

3. 妇产科病症

月经不调、痛经、闭经、崩漏、带下病、外阴瘙痒症、盆腔炎、子宫脱垂、不孕症、妊娠病、产后病、围绝经期综合征、习惯性流产、功能性子宫出血等。

4. 儿科病症

小儿腹泻、小儿厌食、小儿惊风、小儿遗尿、小儿佝偻病、百日咳、流行性腮腺炎等。

5. 五官科病症

结膜炎、睑腺炎、近视眼、青光眼、麦粒肿、老年性白内障、鼻炎、内耳眩晕症、急性化脓性中耳炎、颞下颌关节紊乱症、扁桃体炎、咽喉炎、口腔溃疡、牙痛等。

6. 皮肤科病症

湿疹、带状疱疹、荨麻疹、神经性皮炎、白癜风、牛皮癣、斑秃、银屑病、冻疮、硬皮病、寻常疣、黄褐斑等。

（六）艾灸常用穴位的定位与主治举隅

穴位是人体脏腑经络之气输注于体表的特殊部位。临床应用艾灸疗法涉及到的穴位众多，需根据患者疾病、症状辨证选穴。现就常用穴位的定位、主治与灸法概述如下。

1. 手太阴肺经

（1）尺泽：位于肘横纹中，肱二头肌腱桡侧凹陷处。①主治：感冒、咳嗽、气喘、哮喘、鼻出血、咽炎、喉炎、支气管炎、百日咳、肺炎、胸膜炎、扁桃体炎、咽喉肿痛、咯血、潮热、胸胁胀满、上肢瘫痪、肘臂挛痛、麻疹、丹毒等。②灸法：艾炷灸3～5壮，艾条灸5～10分钟。

（2）孔最：前臂掌面桡侧，当尺泽与太渊连线上，腕横纹上7寸。①主治：咳嗽、气喘、支气管炎、肺炎、扁桃体炎、咽喉肿痛、失声、咯血、身热无汗、肘臂挛痛、肺结核、头痛及痔疮出血等。②灸法：艾炷灸5～7壮，艾条灸5～10分钟。

（3）列缺：位于桡骨茎突上方，腕横纹上1.5寸凹陷中。①主治：咳喘、咽喉肿痛、齿痛、头痛、项强、口眼歪斜、三叉神经痛、面瘫、腕部腱鞘炎等。②灸法：艾炷灸5～7壮，艾条灸5～10分钟。

（4）太渊：位于手腕掌侧横纹桡侧，桡动脉搏动处。①主治：咳嗽、气喘、支气管炎、咳血、无脉症、腕臂痛、肋间神经痛等。②灸法：艾条灸3～5分钟，不宜用艾炷直接灸。

2. 手阳明大肠经穴

（1）合谷：在手背，第1、2掌骨间，当第2掌骨桡侧的中点处。①主治：头痛、目赤肿痛、齿痛、咽喉肿痛、鼻衄、口眼歪斜、热病无汗、多汗、痛经、经闭、滞产、便秘、面肌痉挛、面瘫、痄腮、眩晕、耳聋、风疹、荨麻疹、丹毒、黄疸、肩臂疼痛或麻木、痹证、痿证、指端麻木、消渴、疟疾、腹痛等。②灸法：艾炷灸3～5壮，艾条灸5～10分钟。注：孕妇慎用。

（2）曲池：位于肘横纹外侧，尺泽与肱骨外上髁连点的中点。①主治：热病、咽喉肿痛、目赤肿痛、视物不清、牙痛、手臂疼痛、上肢不遂、癫狂、高血压病、腹痛、腹泻、月经不调、瘰疬、风疹、湿疹、荨麻疹、丹毒、疟疾等。②灸法：艾炷灸5～7壮，艾条灸5～15分钟。

（3）肩髃：肩部三角肌上，臂外展或向前平伸时，肩峰前下方凹陷处。①主治：肩臂疼痛、抬举困难、上肢不遂、颈项强痛、肩周炎、瘰疬、荨麻疹等。②灸法：艾炷灸3～5壮，艾条灸5～10分钟。

3. 足阳明胃经

（1）下关：在面部，在颧骨下缘中央与下颌切迹之间的凹陷中，闭口取穴。①主治：耳鸣、耳聋、耳痛、聤耳（化脓性中耳炎）、牙痛、口噤不开、张嘴困难、牙关开合不利、颞颌关节炎、口眼歪斜、面肌痉挛、面神经麻痹、面痛等。②灸法：艾炷灸1～3壮，艾条灸3～5分钟。

（2）天枢：位于脐中旁开2寸处。①主治：急慢性胃肠炎、绕脐腹痛、腹胀、肠鸣、便秘、泄泻、痢疾、呕吐、水肿、癥瘕、阑尾炎、肠梗阻、肠麻痹、消化不良、子宫内膜炎、功能性子宫出血、月经不调、痛经、经闭、崩漏、不孕症、带下、疝气、腰痛等。②灸法：艾炷灸5～7壮，艾条灸10～15分钟。

（3）足三里：位于小腿外侧，犊鼻穴下3寸，距胫骨前缘一横指（中指）处。①主治：胃痛、呕吐、肠鸣、腹胀、腹痛、泄泻、便秘、痢疾、消化不良、急慢性胃肠炎、腹膜炎、消化性溃疡、反流性胃炎、肠梗阻、肝炎、水肿、痞块、乳腺炎、虚劳羸瘦、失眠、心悸、气短、哮喘、癫狂、中风、下肢痿痹、膝胫酸痛、功能性子宫出血、盆腔炎、高血压、高脂血症、肥胖症、衰老、贫血、过敏性疾病、风疹、荨麻疹、丹毒、脉管炎、泌尿、生殖系统疾病等，尤其为消化系统疾病、慢性疾病和强壮保健常用。②灸法：艾炷灸5～10壮，艾条灸10～30分钟，可重灸。

（4）下巨虚：在小腿前外侧，当犊鼻下9寸，距胫骨前缘一横指（中指）。①主治：肠鸣腹痛、泄泻、痢疾、大便脓血、急慢性肠炎、下肢痿痹、中风偏瘫、胫肿、乳痈等。②灸法：艾炷灸7～15壮，艾条灸10～15分钟。

（5）丰隆：位于小腿前外侧，在外踝尖上8寸，条口穴外1寸，距胫骨前缘两横指。①主治：咳嗽、痰多、哮喘、慢性支气管炎、胸闷、胸痛、心悸、头痛、眩晕、癔症、失眠、癫痫、呕吐、便秘、中风、下肢痿痹或痉挛、高血压、高脂血症、脱发、痤疮、肥胖症等。②灸法：艾炷灸3～7壮，艾条灸5～15分钟。

4.　足太阴脾经

（1）三阴交：位于内踝尖上3寸，胫骨内侧缘后方。①主治：肠鸣、腹胀、泄泻、便秘、月经不调、崩漏、闭经、带下、不孕、难产、恶露不尽、盆腔炎、遗精、早泄、阳痿、阴茎痛、遗尿、疝气、失眠、神经衰弱、高血压病、小便不利、尿潴留、水肿、下肢痿痹、瘫痪等。②灸法：艾炷灸5～7壮，艾条灸10～15分钟。

（2）阴陵泉：位于小腿内侧，胫骨内侧髁后下方凹陷处。①主治：腹胀、水肿、黄疸、泄泻、小便不通或失禁、尿潴留、肾炎、遗精、阴茎痛、急慢性肠炎、膝痛、妇人阴痛、带下等。②灸法：艾炷灸3～5壮，艾条灸5～10分钟。

（3）血海：屈膝，在大腿内侧，髌骨底内侧端上2寸，当股四头肌内侧头隆起处。①主治：月经不调、痛经、崩漏、闭经、外阴瘙痒、带下、功能性子宫出血、子宫内膜炎、膝关节疼痛、股内侧痛、贫血、荨麻疹、湿疹、皮肤瘙痒症、带状疱疹、丹毒等。为治疗皮肤病要穴。②灸法：艾炷灸3～5壮，艾条灸5～10分钟。

5.　手少阴心经

（1）少海：位于肘横纹内侧端与肱骨内上髁连线的中点处。①主治：心痛、癔症、癫狂善笑、神经衰弱、精神分裂症、暴喑、健忘、瘰疬、胸膜炎、头痛、眩晕、尺神经痛、腋下肿痛、臂麻、手颤、肘臂挛痛、上肢不能抬举等。②灸法：艾炷灸3～5壮，艾条灸5～10分钟。

（2）神门：位于腕部，腕掌侧横纹尺侧端，尺侧腕屈肌腱的桡侧凹陷处。①主治：心痛、烦满、心悸、怔忡、痴呆、健忘、失眠、多梦、神经衰弱、癔症、癫狂、痫病等。②灸法：艾炷灸3～5壮，艾条灸5～10分钟。

6.　手太阳小肠经

（1）后溪：位于小指尺侧，微握拳，第5掌指关节后尺侧的近端掌横纹头赤白肉际。①主治：头痛项强、落枕、目赤肿痛、耳聋、咽喉肿痛、癫狂、盗汗、疟疾、肘臂或手指挛急疼痛、急性腰扭伤、腰背痛等。②灸法：艾炷灸3～5壮，艾条灸5～10分钟。

（2）听宫：位于耳屏前，当下颌骨髁状突的后方，张口呈凹陷处。①主治：耳鸣、耳聋、聤耳、外耳道炎、头痛、眩晕、牙痛、三叉神经痛、下颌关节炎、癫痫、梅尼埃病、面神经麻痹等。②灸法：艾炷灸1～3壮，艾条灸5～10分钟。

7. 足太阳膀胱经

（1）天柱：在项部，斜方肌外缘之后发际凹陷中，约当后发际正中旁开1.3寸处。①主治：头痛、眩晕、项强、肩背痛、落枕、目赤肿痛、目视不明、鼻塞等。②灸法：艾炷灸3～5壮，艾条灸5～10分钟。

（2）肺俞：位于第3胸椎棘突下，旁开1.5寸。①主治：咳嗽、气喘、胸闷、胸痛、感冒、骨蒸潮热、盗汗、肺结核、肺炎、支气管炎、荨麻疹、皮肤瘙痒症、肩背强痛等。②灸法：艾炷灸3～5壮，艾条灸5～15分钟。

（3）心俞：位于第5胸椎棘突下，旁开1.5寸。①主治：心痛、心烦、心悸、胸闷、咳嗽、吐血、盗汗、失眠、健忘、癫痫、癔症、神经衰弱、心律失常、肋间神经痛等。②灸法：艾炷灸3～5壮，艾条灸5～15分钟。

（4）肝俞：位于第9胸椎棘突下，旁开1.5寸。①主治：黄疸、胁痛、胆囊炎、吐血、肝炎、肝硬化、眩晕、目赤肿痛、视物模糊、夜盲、脊背酸痛、癫痫等。②灸法：艾炷灸3～5壮，艾条灸5～15分钟。

（5）胆俞：位于第10胸椎棘突下，旁开1.5寸。①主治：胁痛、黄疸、口苦、呕吐、肝炎、胆囊炎、胆石症、胆道蛔虫症、胸膜炎等。②灸法：艾炷灸3～5壮，艾条灸5～15分钟。

（6）脾俞：位于第11胸椎棘突下，旁开1.5寸。①主治：腹胀、呕吐、消化不良、急慢性胃炎、痢疾、黄疸、水肿、崩漏、吐血、尿血、便血、贫血、背痛、荨麻疹、子宫脱垂等。②灸法：艾炷灸3～5壮，艾条灸5～15分钟。

（7）胃俞：位于第12胸椎棘突下，旁开1.5寸。①主治：胃脘痛、呕吐、呃逆、噎膈、完谷不化、反胃、纳少、腹胀、泄痢、胃下垂、小儿疳积、消化性溃疡、肥胖症等。②灸法：艾炷灸3～5壮，艾条灸5～15分钟。

（8）肾俞：位于第2腰椎棘突下，旁开1.5寸。①主治：腰痛、头晕、耳聋、耳鸣、遗尿、遗精、阳痿、早泄、月经不调、带下、不孕、水肿等。②灸法：艾炷灸5～10壮，艾条灸10～20分钟。

（9）大肠俞：位于第4腰椎棘突下，旁开1.5寸。①主治：腹胀、腹痛、泄泻、痢疾、便秘、痔疮、阑尾炎、遗尿、肾炎、腰痛、肠梗阻、坐骨神经痛、骶髂关节炎等。②灸法：艾炷灸5～10壮，艾条灸10～20分钟。

（10）小肠俞：位于骶正中嵴旁开1.5寸，平第1骶后孔。①主治：腹痛、遗尿、遗精、泄泻、肠炎、痢疾、带下、盆腔炎、便秘、痔疮、腰骶疼痛、疝气等。②灸法：艾炷灸5～7壮，艾条灸10～15分钟。

（11）膀胱俞：位于骶正中嵴旁开1.5寸，平第2骶后孔。①主治：小便不利、尿频、遗尿、遗精、阳痿、泄泻、便秘、腰脊酸痛、尿路感染、肾炎等。②灸法：艾炷灸5～7壮，艾条灸10～15分钟。

（12）委中：位于腘横纹中点，当股二头肌腱与半腱肌肌腱的中间。①主治：腰背痛、急性腰扭伤、坐骨神经痛、下肢痿痹、腹痛、急性吐泻（胃肠炎）、小便不利、遗尿、丹毒、荨麻疹、皮肤瘙痒等。②灸法：艾炷灸3～5壮，艾条灸5～10分钟。

8. 足少阴肾经

（1）涌泉：位于足前部凹陷处，当第2、3趾趾缝纹头端与足跟连线的前1/3处。①主治：晕厥、咽喉肿痛、鼻衄、舌干、失音、失眠、眩晕、头顶痛、小儿惊风、小便不利、便秘、癫痫、足心热、高血压等。②灸法：艾炷灸3～5壮，艾条灸5～10分钟。

（2）太溪：位于足内侧，内踝尖与跟腱之间的凹陷处。①主治：头痛、目眩、咽喉肿痛、牙痛、耳聋、耳鸣、月经不调、阳痿、遗精、小便频数、消渴、失眠、气喘、咳血、腰脊痛等。
②灸法：艾炷灸3～5壮，艾条灸5～10分钟。

9. 手厥阴心包经

内关：位于前臂掌侧，当曲泽与大陵的连线上，腕横纹上2寸，掌长肌腱与桡侧腕屈肌腱之间。①主治：心悸怔忡、心痛、胸闷气短、心律不齐、心肌炎、胃痛、呕吐、呃逆、肘臂挛痛、失眠、眩晕、癫痫、中风偏瘫、妊娠恶阻、晕车、晕船等。②灸法：艾炷灸3～5壮，艾条灸10～15分钟。

10. 手少阳三焦经

（1）外关：位于手背腕横纹上2寸，桡骨与尺骨之间凹陷中。①主治：热病、感冒、头痛、耳鸣、耳聋、目赤肿痛、上肢痿痹、肘臂屈伸不利、胁肋痛、落枕等。②灸法：艾炷灸5～7壮，艾条灸5～10分钟。

（2）肩髎：位于肩髃穴后方，当臂外展时，于肩峰后下方呈现凹陷处。①主治：肩臂痛、肩周炎、肩臂垂不能举、中风上肢偏瘫等。②灸法：艾炷灸3～5壮，艾条灸5～10分钟。

11. 足少阳胆经

（1）风池：位于枕骨之下，与风府相平，胸锁乳突肌与斜方肌上端之间的凹陷处。①主治：头痛、眩晕、感冒、热病、颈项强痛、落枕、失眠、鼻衄、鼻塞、鼻渊、耳鸣、咽喉肿痛、中风、半身不遂、目赤肿痛、青光眼、近视、高血压、风疹、荨麻疹、瘙痒症等。②灸法：艾炷灸3～7壮，艾条灸5～10分钟。

（2）肩井：位于大椎穴与肩峰连线的中点。①主治：颈项强痛、肩背痛、落枕、肩周炎、手臂不举、上肢不遂、难产、胞衣不下、乳腺炎、乳汁少、四肢厥冷、瘰疬等。②灸法：艾炷灸3～7壮，艾条灸5～15分钟。

（3）环跳：股外侧部，侧卧屈股，当股骨大转子最高点与骶管裂孔连线的外1/3与内2/3交点处。①主治：坐骨神经痛、下肢痿痹、痉挛、麻痹、半身不遂、髋腰部痛、膝胫痛、髋关节炎、膝不得伸及臀部软组织疾病等。②灸法：艾炷灸5～7壮，艾条灸10～20分钟。

（4）阳陵泉：位于小腿外侧，当腓骨小头前下方凹陷中。①主治：胁肋疼痛、黄疸、口苦、呕吐、下肢痿痹、痉挛、半身不遂、膝髌肿痛、肩痛、脚气、膝关节炎、小儿惊风等。②灸法：艾炷灸5～7壮，艾条灸10～15分钟。

12. 足厥阴肝经

（1）太冲：在足背侧，当第一跖骨间隙后方凹陷。①主治：头痛、眩晕、目赤肿痛、口眼歪斜、视力减退、青光眼、近视、耳鸣、耳聋、遗尿、疝气、月经不调、崩漏、闭经、胁痛、急躁易怒、癫痫、小儿惊风、中风、高血压、失眠、下肢痿痹、手指震颤、乳腺增生、面部黄褐斑等。②灸法：艾炷灸3～5壮，艾条灸5～10分钟。

（2）章门：位于侧腹部，当第11肋游离端的下方。①主治：腹胀、泄泻、黄疸、胁肋痛、积聚痞块、肝脾大、胸膜炎、疝气、肝炎等。②灸法：艾炷灸3～5壮，艾条灸5～10分钟。

13. 任脉经穴

（1）关元：位于下腹部，前正中线上，肚脐中心下3寸处。①主治：腹痛、泄泻、遗尿、遗精、阳痿、月经不调、崩漏、闭经、痛经、带下、不孕症、产后恶露不尽、胎衣不下、小便频数、癃闭、疝气、癥瘕、虚劳羸瘦、中风脱症、眩晕、衰老、肥胖症、盆腔炎等。②灸法：艾炷灸7～10壮，艾条灸10～30分钟。孕妇慎用。

（2）气海：位于下腹部，前正中线上，肚脐中心下1.5寸处。①主治：腹痛、泄泻、便秘、遗尿、遗精、阳痿、闭经、痛经、崩漏、带下、子宫脱垂、疝气、中风脱证、虚劳羸瘦、水肿、肠麻痹、衰老、不孕症、肥胖症、脱发等。②灸法：艾炷灸5～7壮，艾条灸10～15分钟。

（3）神阙：位于肚脐中心处。①主治：腹痛、肠鸣、久泻、脱肛、痢疾、水肿、小便不利、虚脱、休克、四肢厥冷、急慢性胃肠炎、肠粘连等。②灸法：大艾炷隔盐（或姜、蒜及药饼）灸5～15壮，艾条灸20～30分钟。

（4）中脘：位于上腹部，前正中线上，肚中上4寸。①主治：

胃脘痛、呕吐、吞酸、反胃、腹胀、泄泻、纳呆、消化不良、食积、黄疸、呃逆、咳嗽痰多、疳积、癫痫、失眠、胃溃疡、急慢性胃炎、肥胖症等。②灸法：艾炷灸5～7壮，艾条灸10～15分钟。

（5）膻中：前正中线上，平第4肋间，两乳头连线的中点。①主治：胸闷、气短、胸痛、心悸、咳嗽、气喘、乳汁少、乳腺炎、呕吐、心律失常等。②灸法：艾炷灸3～5壮，艾条灸5～10分钟。

14. 督脉经穴

（1）命门：位于第2腰椎棘突下凹陷中。①主治：腰痛、遗尿、尿频、泄泻、遗精、阳痿、早泄、月经不调、赤白带下、下肢痿痹、水肿、习惯性流产、盆腔炎、不孕症、血栓闭塞性脉管炎等。②灸法：艾炷灸5～7壮，艾条灸10～15分钟。

（2）大椎：后正中线上，第7颈椎棘突下凹陷中。①主治：感冒、热病、骨蒸盗汗、疟疾、咳嗽、气喘、头项强痛、呕吐、脊背拘紧、癫痫、小儿惊风、中暑、疔疮、风疹、荨麻疹等。②灸法：艾炷灸3～7壮，艾条灸5～15分钟。

（3）百会：位于前发际正中直上5寸，或两耳尖连线的中点处。①主治：头痛、眩晕、耳鸣、中风失语、癫狂、痫证、癔症、健忘、失眠、脱肛、子宫脱垂、久泄、痔疮、高血压、低血压、鼻塞等。②灸法：艾炷灸5～10壮，艾条灸10～15分钟。

（4）人中：位于鼻尖与上嘴唇尖之间，人中沟上1/3与下2/3交点处。①主治：中风昏迷、晕厥、癫狂、痫证、小儿惊风、抽搐、口眼歪斜、唇肿、牙痛、鼻塞、鼻衄、牙关紧闭、闪挫腰痛、腰背强痛、糖尿病、黄疸、遍身水肿等。为急救穴之一。②灸法：艾炷灸1～3壮，艾条灸3～5分钟。

（七）艾灸应用举隅

1. 痛经

痛经是指经期前后或行经期间，出现的下腹部痉挛性疼痛。主要表现为每逢月经来潮即发生难以忍受的下腹部阵发性疼痛，有时会放射到腰部，常伴有恶心、呕吐、便秘或腹泻等症状，严重者腹痛剧烈，面色苍白，手足冰冷，甚至昏厥。临床上将痛经分为原发性痛经和继发性痛经两种，属中医学"痛经""经行腹痛"范畴，多由感受寒邪，冒雨涉水，久坐、久卧湿地，或经期忧思恼怒，寒凝气滞血瘀所致，即"不通则痛"；或因气血虚弱，胞脉失养所致，即"不荣则痛"。

（1）艾灸治疗取穴：①主穴取气海、关元、三阴交、足三里。②配穴气血瘀滞可加太冲等穴，胸胁、乳房痛甚可加外关、肝俞等穴，气血虚弱加脾俞等穴。

（2）艾灸操作方法：①仰卧位，暴露下腹部及下肢；②用艾条在穴位上作温和灸或回旋灸，每穴20分钟左右，以皮肤潮红为度；③腹部穴位也可用艾炷隔盐灸：穴上铺食盐，将艾绒制成底径约1厘米的艾炷，置盐上点燃而灸之，患者难以忍受热力时更换艾炷，每穴灸6～7壮，以局部出现红晕为度；④每次月经来潮前7天开始艾灸治疗，每日1次，直到月经来潮停止，此为1个疗程，连灸3个疗程。

2. 落枕

落枕是急性单纯性颈项疼痛、强直、活动受限的一种临床常见病。多由睡眠躺卧时头颈位置不当，枕头高低不适或太硬，使一侧颈部肌群过长时间处于过度伸展或紧张状态，引起颈部肌肉痉挛；或受风寒湿邪侵袭，以致颈部肌肉气血凝滞，经脉痹阻，局部肌筋强硬不和，活动欠利；或因患者颈部突然扭转或肩扛重物，使颈部肌肉扭伤或发生痉挛。临床主要表现为急性起病，早上起床后颈部酸痛、强直、转头困难、强转则痛剧，患部僵硬并有压痛，轻者自行痊愈，重者可迁延数周。

（1）艾灸治疗取穴：①主穴取肩井、后溪、天柱、阿是穴。②配穴肩痛者可加肩髃；风寒侵袭者可加大椎、合谷。

（2）艾灸操作方法：①取坐位；②用艾条回旋灸或温和灸，上述穴位各灸10～15分钟，每日灸1～2次，中病即止；③或用艾炷隔姜灸，上述穴位各灸3～5壮，每日灸1次，中病即止；④或用温灸器灸，取颈肩部穴位灸20～30分钟，每日灸1～2

次，中病即止。若配合推拿手法治疗效果更好。

（八）艾灸注意事项

艾灸虽简便易行，但在临床操作和应用时，须注意以下几点，以保证其安全性和有效性。

1．施灸前根据患者的病情和体质，选择合适的艾灸方法和穴位施治，并取得患者的合作。采取舒适且便于长时间维持的体位，充分暴露施灸部位。

2．青壮年施灸壮数可多，时间宜长；老人、小儿施灸壮数应少，时间宜短；孕妇的腹部、腰骶部不宜施灸。腰腹部施灸壮数可多；胸部四肢施灸壮数宜少；头颈部更少。颜面五官部、关节肌腱处、心区和大血管部不可用瘢痕灸。对于昏迷、肢体麻木不仁、局部知觉迟钝或消失者，勿灸过量。

3．施灸的顺序。先灸上部后下部，先灸背部后腹部，先灸头部后四肢，先灸阳经后阴经，此为一般原则，可灵活运用。

4．非化脓灸若灸灼过度，局部出现水泡，水泡不大，可用龙胆紫药水擦涂，并嘱患者不要抓破，一般数日后即可吸收自愈；水泡过大，宜用消毒针具引出水泡内液，外用消毒敷料覆盖，数日内即可痊愈。

5．防止晕灸。施灸过程中，如患者突然出现头晕、恶心、心慌、汗出、颜面苍白、血压降低，甚至晕倒等症状，此为晕灸，应立即停止灸治，嘱患者静卧。晕灸虽罕见，但仍需注意。

6．灸后调养。施用化脓灸后，在化脓期或灸后起疱破溃期，应食茹淡养胃之物，使气血通流，艾火逐出病气。忌酒、鱼腥及刺激性食物，以免助湿化热、生痰助风，使创面不易收敛或愈合。

7．施灸时要防止艾火脱落，以免灼伤患者或烧坏患者衣服和诊室被褥。施灸完毕，必须将艾炷或艾条彻底灭熄，以防复燃事故发生。

8．艾灸的诊室要注意通风，避免烟尘过浓。

（陈国超）

◇◇

二、刮痧疗法

1. 刮痧概述

痧证在中医里是一个广泛的概念范畴,《痧胀玉衡》中右陶尝言:"痧本无定脉,凡脉与所患之症不相应者,即为痧之脉;或感风、感食、感劳、感痰,而以本症治之不效者,皆为痧之症"。清·邵新甫在《临证指南医案》按语中说:"痧者,疹之通称,有头粒如粟。刮痧疗法是中医外治法的一部分,刮痧疗法久于民间流传。刮痧疗法以中医阴阳五行、脏腑经络学说为理论依据,通过一定的刮痧器具,并配合相应的媒介,在体表经络循行的部位进行摩擦,使皮肤发红,出现红色或紫色瘀斑及出血点等"出痧"表现,继而达到开泄凑理、通经活络、祛邪治病的治疗目的。刮痧疗法在中国历史悠久,价格低廉,操作方便,广为在民间流传。

2. 刮痧的历史源流和发展

刮痧疗法可能起源于旧石器时代,人们在发现石头刺激身体某些部位可以达到治疗疾病等过程中,形成刮痧疗法的开端。在青铜器时代之后,随着人类工具使用的丰富,刮痧工具除了石头,更在民间发展出了铜钱、汤勺、梳子、玉器、杯具等。经过民间世代的实践,刮痧疗法逐步成为一种独特的民间疗法存在,并被医籍广泛记载。早在《黄帝内经》就有砭石疗法的记载。如"故砭石者,亦从东方来……故毒药者亦从西方来……故灸焫者,亦从北方来……故九针者,亦从南方来……故导引按蹻者,亦从中央出也。故圣人杂合以治,各得其所宜"。《山海经·东山经》中有关于砭针的记载代表着当时已经应用砭振手法治疗疾病。日本现存最早的医书《医心方》也收录了我国岭南人以刮痧方法治疗病症的内容。汉代以后,砭石治病鲜有记载。其原因东汉服虔说:"季世复无佳石,故以铁代之耳。"故此只能用铁器取而代之。后来到了唐朝,医学著作中也只在追述古医学史时才提及砭石。唐朝学者颜师古云:"古者治病则有砭,今其术绝矣"。缺乏制作砭石的材料是技艺无法流传的主要原因。危亦林所著《世医得效方》是较早对痧症与刮痧法方法记录的医书。之后的《寿世保元》《仙传外科秘方》《证治准绳》《医学正传》及《景岳全书》等均有痧症及治疗经验的记载。清代则诞生了第一部刮痧专著《痧胀玉衡》，刮痧疗法再次引起人们的重视。

因此，刮痧疗法历史悠久、应用广泛，具有简、效、廉、验的特点，千百年流传于民间，护佑中华儿女的健康。历史上特定原因失其流传、研究匮乏，且在具体刮痧操作中，刮痧工具、媒介、部位、不同施术者之间差异巨大，因此，在中医理论的指导下，规范刮痧的方法、技术手段等至关重要，使古老的治疗方法焕发生机。

3. 刮痧疗法器具及操作

（1）刮痧器具：常用刮痧器具有水牛角、芦麻、八棱麻、小蚌壳、硬币、铜勺柄、瓷碗、瓷酒杯、瓷汤勺、钥匙、棉纱、粗布等。

（2）刮痧法：日常应用中有如下较为常见的刮痧手法。

1）轻刮法：轻刮法顾名思义刮痧手法较为轻柔，皮肤微微变红即可，此种方法一般适用于儿童、女性、有基础病的老人等各种耐受力较差的人群，同时也适用于面部等皮肤敏感的部位。

2）重刮法：重刮法是刮痧施以较重的手法，皮肤常常深红、发紫、出现瘀斑、出血点等。此种方法力度较大、多适用于年轻体健、较为严重的寒症、痛症或是肌肉坚实丰满的人群。

3）快刮法：快刮法是以较快的速度施以刮痧术，通常每分钟30～40次以上，快刮法可与轻刮法或重刮法同时进行。快而重的刮痧方法主要用于明显肌肉疼痛、快而轻刮法多用于美容或保健及体质不耐受人群。

4）慢刮法：慢刮法是以较慢的速度施以刮痧术，通常每分钟不超过20～30次，慢刮法可与轻刮法或重刮法同时进行。慢而重的刮痧方法主要用于明显肌肉疼痛或肌肉丰厚的部位，慢而轻刮法多用于美容或保健及体质不耐受人群。

5）边刮法：边刮法是临床上最常见的刮痧方法，是以刮痧板边缘（或厚或薄）来刮痧的方法，施术时常与皮肤接触面呈一定角度进行大面积刮取。边刮法常与轻、重、快、慢刮法相配合，作用大面积肌肉皮肤部位。

6）点压法：点压法又名点穴法，以刮痧板边角直接点压穴位，力度由轻到重，以患者感觉酸胀适度为宜。此法适用于局部疼痛，或大面积刮痧无法到达的穴位。临床常点压穴位多位于四肢及头部如风池、肩井、承山、环跳等。

除以上方法之外，还有直线刮法、逆刮法、摩擦法、梳刮法、点压法、弧线刮法、按揉法、角刮法等刮痧手法。

根据临床应用不同，刮痧法又分为直接刮法和间接刮法两种。直接刮法是用刮具直接接触患者皮肤，在体表的特定部位反复进行刮拭，是刮痧疗法中最常用的一种方法。间接刮法是在患者体表覆以棉布、纱布等，然后在布上施以刮痧的方法。

4. 刮痧部位

刮痧施术范围广泛，不仅仅包括可以刮出痧疹局部，包括面部、背部、胸部、下肢、手足等，也包括在脏腑经络指导下对经络及特定穴位对刮痧疗法。不同部位应用的刮痧器具不同，如郭志邃在《痧胀玉衡》中记载有各种痧证不同部位的操作方法："刮痧法，背脊颈骨上下又胸前胁肋面背肩，臂痧，用铜钱蘸香油刮之或用刮舌抿子脚蘸香油刮之；头额，腿上痧用棉纱线或麻线蘸香油刮之。"不同病症的刮痧部位也不相同，如吴师机在《理瀹骈文》中也记载了刮痧的运用："阳痧腹痛莫妙以瓷汤匙蘸香油刮背，盖五脏之系，咸在于脊，刮之则邪气随降，病自松解。"

5. 刮痧的作用

刮痧的主要功效有祛痧排毒、活血通络、清热解毒、疏风驱寒、解痉止痛、调节阴阳等。

（1）活血化瘀：刮痧通过摩擦表面皮肤，促进表面炎症反应、肌肉收缩及局部血液循环，可增加表皮血管流速，进而达到活血化瘀的目的。

（2）刮痧可以祛痧排毒：《痧证全书》云："痧症危急。大便不通。急宜放痧……小便不通。宜放痧。"以刮痧治疗痧证急症以达到祛痧排毒的目的。

（3）刮痧有清热解毒的作用：在特定的穴位，或者说是沿着特定的经络刮痧，能够祛风散寒，从而改善感冒、中暑等病症。

（4）刮痧有调经止痛的作用：《痧证全书》曾记载女子经水不调，气血不和为痧类。用热水蘸搭臂膊。以苎麻刮之。刺十指。委中出血。或以香油灯照身背有红点处烙之。使腠里开通。血气舒畅而愈。

（5）刮痧可以调节阴阳：在中医理论的指导下，以刮痧疗法采用循经络走行的方向刮痧治疗，可以达到养生康复、调节阴阳的作用。

6. 刮痧的临床用途

艾灸疗法应用范围广泛，对于内科、外科、妇科、儿科、五官科、皮肤科等临床各科的急性病、慢性病、常见病、多发病、疑难病、危重病，不论表里、寒热、虚实均适用。临床刮痧主要的适宜病症概述如下。

（1）内科病症：感冒、头痛、支气管哮喘、面瘫、慢性支气管炎、冠心病、心律失常、顽固性偏头痛、心绞痛、痛风、背痛、消化性溃疡、呕吐、呃逆、腰突症、痢疾、疟疾、便秘、腹痛、腹胀、颈椎病、原发性高血压、肠易激综合征、肠梗阻、背肌筋膜炎、脂肪肝、干眼症、慢性肾小球肾炎、贫血、失眠、乳腺癌、肥胖症、高脂血症、脑梗后遗症、癫痫、中风后遗症、三叉神经痛、面肌痉挛、偏瘫、干霍乱、耳鸣、癌性疲劳等。

（2）外科病症：带状疱疹、皮下脂肪瘤、脉管炎、静脉炎、乳腺增生、乳腺炎、阑尾炎、瘰疬、痤疮、狭窄性腱鞘炎、直肠脱垂、痔、慢性前列腺炎、扭挫伤、软组织损伤、风湿性关节炎、骨关节病等。

（3）妇产科病症：盆腔炎、月经不调、更年期综合征、乳腺增生、痛经、闭经、崩漏、带下病、子宫脱垂、不孕症、妊娠病、产后病、围绝经期综合征、习惯性流产、功能性子宫出血等。

（4）儿科病症：小儿外感发热、小儿肺炎、近视眼、痉挛性脑瘫、小儿消化不良、小儿积食、小儿腹泻、小儿多动症、小儿厌食、小儿惊风、小儿遗尿、小儿佝偻病、百日咳、流行性腮腺炎等。

（5）五官科病症：结膜炎、睑腺炎、近视眼、青光眼、麦粒肿、老年性白内障、鼻炎、内耳眩晕症、急性化脓性中耳炎、颞下颌关节紊乱症、扁桃体炎、咽喉炎、口腔溃疡、牙痛等。

（6）皮肤科病症：湿疹、带状疱疹、荨麻疹、神经性皮炎、白癜风、黄褐斑、斑秃、冻疮、硬皮病、寻常疣、黄褐斑等。

7. 刮痧注意事项

（1）刮痧前准备：刮痧前根据患者的病情和体质，选择合适的刮痧方法和穴位施治，并取得患者的合作。一般每个部位刮3～5分钟为宜。室内应温暖、舒适，患者心情宜放松。

（2）青壮年刮痧可久可重；老人、小儿宜轻，时间宜短；孕妇的腹部、腰骶部不宜刮痧。头颈部不宜刮痧过久过重。颜面五官部、关节肌腱处、心区和大血管部不可用重刮。对于昏迷、肢体麻木不仁、局部知觉迟钝或消失者，勿刮痧过久过重。

（3）刮痧次数：两次刮痧间隔应为2～5天，第二次刮痧需等第一次刮痧的痧斑消褪，刮痧后不宜立即洗澡。

（4）刮痧禁忌：气虚血弱特定人群不宜刮痧，如孕产妇、癌症、肾衰竭、免疫功能低下、肝硬化腹水等患者；特定部位不宜刮痧，如孕妇的腹部、腰部、皮肤溃疡、感染部位、眼睛、口唇、乳头、前后二阴等部位。

（王海焱）

三、拔罐疗法

1. 拔罐概述

拔罐作为一种物理疗法，是中医器具疗法之一，古称"角法"，亦称吸筒疗法，民间俗称"拔火罐"。"拔罐"是在中医传统理论的指导下，以各种材质的罐为工具，多以燃烧或抽真空方法使罐内形成负压而吸附于体表，通过持续负压对局部皮肤产生刺激，使皮肤发红、发紫及出现瘀斑、瘀点等反应，从而起到促进局部血液循环、通经活络、调节阴阳气血的作用。

2. 拔罐的历史源流和发展

拔罐疗法在中国有漫长的应用历史，拔罐疗法的应用最早可以追溯到新石器时期，先人在实践中发现痈疽刺破以动物角类吸出疮毒脓血，可以达到治病驱邪的目的。因以动物的角为施术工具，故此时拔罐疗法称为"角法"。出土于湖南长沙马王堆三号汉墓之《五十二病方·牡痔》是我国现存最早的医方著作。其中记载了以角法治疗痔疮的方法。其中提到"牡痔居窍旁，大者如枣，小者如枣核者方：以小角角之，如熟二斗米顷，而张角，系以小绳，剖以刀，其中有如兔，若有坚血如末而出者，即已"。其中"小角"有可能是动物角类的工具，因肛周位置特殊，面积不大故应用小角。"角之"为治疗疾病的操作方式；"如熟二斗米顷"一般来说指操作时间，据现在医家考证一般不超过六十分钟。也有医家认为这段话包含了加热的操作方法。"张角"表示取罐动作，表示有一定负压。现代医药煮竹罐再拔罐的方法一直沿用至今。角法施术方便，疗效明显，逐步与针法相结合而形成一种新的治疗方法称为"角针"。随着医学的发展，角法逐渐成为一种较为成熟的外治法，角法器具应用也逐步发展，汉代陶制火罐的出土，表明汉代火罐应用已经非常广泛。

角与针法配合使用而被称作"针角"。在东晋及南北朝时代已有较为熟练的角法操作治疗疾病及角法应用的禁忌证的记载。如葛洪著的《肘后备急方》明确指出角针的禁忌证："痈疽、瘤、石痈、结筋、瘰疬皆不可就针角。针角者，少有不及祸者也。"从而明确了"针角"法的禁忌。唐代角法广为医家使用，甚至纳入官医教育，如唐太医署中将医科分为内、外、儿、耳鼻口齿、角法五科，学生需学习三年。王焘在《外台秘要》中记载："患瘰疬等病……即以墨点上记之，取三指大青竹筒，长寸许，一头留节，无节头则削令薄似剑，煮此筒数沸，及热出筒，笼墨处按之，无节头则削令薄破所角处，又煮筒以重角之，当出黄白赤水，次有脓出，亦有虫出者，数数如此角之，令恶物出尽，乃除，当目明身轻也。"不仅仅提出瘰疬病可以拔罐治疗，以竹罐代替水罐，并采用热药汤煮竹罐的方法治疗。以角法尤其是水罐方法治疗蝎、蛇之毒是角法重要的应用。《外台秘要》曾记载"甄立言以此蝎毒阴蛇，即非蜂蜈蚣之辈，自有小小可忍者，有经一日一夜不可忍者，京师偏饶此虫，遍用诸药涂敷不能应时有效，遂依角法。以意用竹依作小角，留一节长三四寸，孔径四五分，若指上，可取细竹作之，才令搭得螫处，指用大角，角之气漏不嘬，故角不厌大，大即嘬急瘥，速作五四枚，铛内熟煮，取以角螫处，冷即换，初被螫，先以针刺螫处出血，然后角之，热畏伤肉，以冷水暂浸角口二三分，以角之，此神验，不可以口嘬，毒人"。《古今录验》也有使用角法治蝎蜇伤的记载。明代《外科正宗》记录了药罐实施的详细方法："羌活、独活、紫苏、艾叶、鲜菖蒲、甘草、白芷各五钱，连须葱二两。预用径一寸二、三分新鲜嫩竹一段，长七寸，一头留节，用力划去外青，留内白一半，约厚一分许，靠节钻一小孔，以栅木条塞紧。将前药放入筒内，筒口用葱塞之。将筒横放锅内以物压，勿得浮起。用清水十大碗煮数滚，约内药浓熟为度候用。再用针于疮顶上一寸内品字放开三孔，深入浅寸，约筒圈内，将药筒连汤用大磁钵盛贮患者榻前，将筒药倒出，急用筒口乘热对疮合上，以手捺紧其筒，自然吸住。约待片时，药筒已温，拔去塞孔木条，其筒自脱"。

　　随着拔罐疗法的发展，以角法或结合其他疗法治疗广泛记载于历代名家专著，用于外科疮疡痈疽、毒虫蛇蝎咬伤等，如《外台秘要》《外科正宗》《医宗金鉴·外科心法要诀》等；用于内科杂病，如虚劳、内伤咳嗽、肿痛等，如《苏沈良方》《济急仙方》《外科正宗》等。《理瀹骈文》更有以拔罐法治疗黄疸和风疾的记载。至清代，拔罐疗法理法方药均发展颇为成熟。赵学敏在《本草纲目拾遗》对火罐的形态、器具、作用等进行了详细记载。"火罐，江又及闽中者皆有之，系窑户烧售。小如大人指，两头微狭，使促口以受火气。凡患切风寒，皆用此罐。以小纸烧见焰，投入罐中，即将罐合于患处……用治风寒、头疼及眩晕、风痹、腹痛等病症，皆效"。可见"火罐"此时已经由陶罐代替，并普遍生产使用。随着现代科技的发展，拔罐除了传统的火罐疗法外，器具也在不断更新，新的罐具也被发明，罐的规格也根据施术部位肌肉丰厚程度不同而区分。拔罐治疗范围也涉及到内外妇儿等多种疾病，在临床上广泛使用。

3. 拔罐疗法器具分类

临床常用的有竹罐、陶罐、玻璃罐、金属管、橡胶罐、真空负压抽气罐等。各种类型的罐具在临床上广泛应用，有各自的优点和不足。如竹罐成本低廉、取材容易、携带方便、可放药锅煮沸做药罐治疗。缺点是透明度不够，难以看到罐内反应，且在干燥的气候下容易开裂。玻璃罐由耐热的玻璃加厚制成，临床广泛用于走罐、闪罐、拔罐刺血等，缺点是罐口加热快易烫伤，容易破损等。真空罐一般由有机玻璃、透明树脂制作，采用抽真空负压的方法，使罐体吸附于皮肤表面，真空罐的优点在于操作简单，不易烫伤，可广泛应用于家庭保健，缺点在于不能加热，没有火的温热刺激，也不能用于药罐治疗，更不能进行闪罐等操作。

4. 拔罐的临床操作

（1）拔罐方法：用镊子将酒精棉球夹住点火，快速在罐内转一圈，烧尽罐内空气，使罐内负压，吸附在皮肤上。留罐时间一般为10分钟以内。

（2）走罐方法：一般以玻璃罐为主，罐口涂沫润滑剂，将罐内空气烧尽，吸附在皮肤后，手持罐底，上下反复推动数次，直至皮肤表面潮红为主。

（3）闪罐方法：将罐子吸附皮肤以后，快速起罐，反复多次操作，直至皮肤发红即可完成操作。

（4）刺络放血拔罐法：局部点刺放血后，在放血点拔罐，拔出瘀血。

5. 拔罐的临床功效

（1）疏风散寒：拔罐以其温热的特性作用于肌表部位，通过罐口负压吸紧皮肤可以促进局部血液循环，增加皮肤表面的炎性反应使风寒之邪排出于外。

（2）活血通络：拔罐能够起到活血化瘀的作用，通过温热及负压环境局部，使阻塞的经络得到疏通，促进气血运行，达到活血通络的目的。

（3）行气止血：通过刺激皮肤和肌肉组织，作用于体表的穴位及经筋皮部，影响经脉，经脉内通五脏，外络肢节，从而达到放松肌肉，促进新陈代谢的作用。

（4）消肿散结：拔罐，尤其是刺络放血拔罐，可温通体表阳气，消除脉络中瘀阻，使经脉通行，肿块积滞消除。

6. 拔罐的临床应用

（1）内科病症：感冒、头痛、支气管哮喘、面瘫、慢性支气管炎、冠心病、心律失常、顽固性偏头痛、心绞痛、痛风、背痛、消化性溃疡、呕吐、呃逆、腰突症、痢疾、疟疾、便秘、腹痛、腹胀、颈椎病、原发性高血压、肠易激综合征、肠梗阻、背肌筋膜炎、脂肪肝、干眼症、慢性肾小球肾炎、贫血、失眠、肥胖症、高脂血症、脑梗后遗症、癫痫、中风后遗症、三叉神经痛、面肌痉挛、偏瘫、干霍乱、耳鸣、癌性疲劳等。

（2）外科病症：带状疱疹、皮下脂肪瘤、脉管炎、静脉炎、乳腺增生、乳腺炎、阑尾炎、瘰疬、痤疮、狭窄性腱鞘炎、直肠脱垂、痔、慢性前列腺炎、扭挫伤、软组织损伤、风湿性关节炎、骨关节病等。

（3）妇产科病症：盆腔炎、月经不调、更年期综合征、乳腺增生、痛经、闭经、崩漏、带下病、子宫脱垂、不孕症、妊娠病、产后病、围绝经期综合征、习惯性流产、功能性子宫出血等。

（4）儿科病症：小儿外感发热、小儿肺炎、近视眼、痉挛性脑瘫、小儿消化不良、小儿积食、小儿腹泻、小儿多动症、小儿厌食、小儿惊风、小儿遗尿、小儿佝偻病、百日咳、流行性腮腺炎等。

（5）五官科病症：结膜炎、睑腺炎、近视眼、青光眼、麦粒肿、老年性白内障、鼻炎、内耳眩晕症、急性化脓性中耳炎、颞下颌关节紊乱症、扁桃体炎、咽喉炎、口腔溃疡、牙痛等。

（6）皮肤科病症：湿疹、带状疱疹、荨麻疹、神经性皮炎、白癜风、黄褐斑、斑秃、冻疮、硬皮病、寻常疣、黄褐斑等。

7. 拔罐注意事项

（1）以玻璃罐、陶罐、竹罐等进行火罐操作时，切勿过度火烧罐口，使皮肤烫伤，留罐时间以20分钟以内为宜，勿使皮肤烫伤或因拔罐时间过久起疱。

（2）拔罐时应注意施术部位，患者过饱过饿过渴均不能拔罐，拔罐操作过程中不宜开空调、风扇，注意拔罐部位无皮肤过敏、无破损溃疡等。拔罐结束不应马上洗澡、吹风。

（3）拔罐禁忌包括气虚血弱特定人群不宜拔罐，如孕产妇、癌症、肾衰竭、免疫功能低下、肝硬化腹水等患者；特定部位不宜拔罐，如孕妇的腹部、腰部，皮肤溃疡、感染部位，眼睛、口唇、乳头、前后二阴等部位。

（王海焱）

四、三伏贴疗法

1. 三伏贴概述

三伏贴是将"冬病夏治"的中医治未病理论与"天灸"相结合，在三伏节气将药物调成膏状、糊状或饼状敷贴于体表特定穴位，用以预防和治疗虚寒性病证的一种中医外治法。通过药物及药物对穴位刺激的共同作用，调理脏腑阴阳，疏通经络气血。天灸又称冷灸、发疱灸，是一种无需艾火的灸法，于人体相应的穴位敷贴某些对皮肤有刺激性的药饼，致使穴位局部皮肤泛红、发疱甚至化脓，激发人体免疫调节机制，以防治疾病的一种传统疗法。

2. 三伏贴的历史源流和发展

中医"治未病"的理论起源于《素问·四气调神大论篇》："是故圣人不治已病治未病，不治已乱治未乱。夫病已成而后药之，乱已成而后治之，譬犹渴而穿井，斗而铸锥，不亦晚乎。"后世医家在此基础上进行不断的研究、总结，创新和发展了以"未病先防，已病防变，瘥后防复"为核心内涵的中医"治未病"体系。"冬病夏治"的理论基础源于《素问·四气调神大论篇》："夫四时阴阳者，万物之根本也，所以圣人春夏养阳，秋冬养阴，以从其根。""冬病"即好发于冬季或在冬季加重的某些虚寒性疾病，如哮喘、痹症、体虚感冒等。这些慢性疾病，缠绵难愈，易感易发，中医学认为其根源在于"邪之所凑，其气必虚"，继而认识到这些"冬病"的"根本"在于内在阳气、正气不足，易在冬季人体阳气相对虚弱的时候发病。"夏治"法于"天人相应"之理，四季有"春生、夏长、秋收、冬藏"之变，人也应顺应自然界之变化"春夏养阳"，也就是在夏季之时应四时阳气之盛，借自然界阳气生发。

最早的贴敷疗法可以追溯到成书于战国时期的《五十二病方》，记载了许多具有发疱作用的贴敷药物，如白芥子、细辛、斑蝥、半夏等。

三伏贴疗法首见于清代名医张璐的《张氏医通》"冷哮灸肺俞、膏肓、天突，有应有不应，夏天三伏中，用白芥子涂法，往往获效"，并提出了具体的外敷方药：白芥子一两，延胡索一两，甘遂、细辛各半两，入麝香半钱，再用姜汁调服，贴敷于肺俞、膏肓、百劳等穴以治疗寒喘冷哮。历经数百年的发挥拓展，三伏贴治疗范围已经扩大到内外妇儿各科疾病，为现今三伏贴的成分选定及配比提供了一定的理论依据。

关于"伏日"最早的文字记载可以追溯到《史记·秦本纪》："二年，初伏，以狗御蛊"，可见秦以前就已有关于三伏的记载。早在《素问·四气调神大论》中就提出了"春夏养阳，秋冬养阴"的养生原则和"治未病"的积极措施，深刻体现了中医早期的预防保健思想。

三伏天为一年之中最热的时日，此时阴气被迫伏于地下，故称之为"伏"。根据历法规定夏至后的第三、第四、第五个庚日，分别对应初伏、中伏、末伏。古人认为天干分别与阴阳五行对应：甲乙对应木，丙丁对应火，戊己对应土，庚辛对应金，壬癸对应水；其中甲丙戊庚壬为阳性，乙丁己辛癸对应阴性。"庚"为天干中的第七位，与五脏中的肺阳相对，此时肺经阳气旺盛，为治疗寒性呼吸系统疾病的最佳时日。中医有"伏邪"致病的观点，外邪首先侵犯人体肌表，出现发热、恶寒、头痛等太阳症状，随着病邪不断深入，或因失治误治，导致外邪深伏于人体阴分，最终形成"伏邪不醒便为痨"的局面。同时伴随产生的还有老痰、顽痰、湿浊等一系列病理产物，即为导致咳、痰、喘的夙根。

由于三伏贴需要通过皮肤的吸收才能产生治疗作用，因此，一般选用辛温发散、祛寒除湿、易于透皮的温热药物配制而成。三伏贴常选用的药物白芥子、细辛、甘遂、延胡索、生姜等，现代医学研究表明白芥子提取物白芥子醇具有明显的抗炎镇痛作用，甘遂能引起局部皮肤发生炎症性充血，并能提高小鼠超氧化物歧化酶和谷胱甘肽过氧化酶的活性，这或许从现代药理学的角度为三伏贴治疗呼吸系统疾病提供了依据。三伏贴通过对肺脾肾的兼顾调理，在祛除伏邪的同时清除人体内的老痰、顽痰，消除引发疾病的夙根，从而达到预防和治疗疾病的目的。

3. 三伏贴疗法操作

（1）敷贴药物：主方选取《张氏医通》白芥子散，药物组成按一定比例取白芥子、甘遂、延胡索、细辛，共研细末，贮瓶中密封。根据病症不同加减干姜、当归、吴茱萸、艾叶、麻黄、防风、桑白皮、桂枝、杜仲、杏仁、制半夏、黄芩、款冬花、白术、甘草、射干等药物。使用时加入30%～50%的新鲜生姜汁调至膏状，制成药饼，药饼大小以直径1.5～2.0厘米、厚度0.3～0.5厘米为宜，药饼中心可加入少量的人工麝香或丁香。

（2）敷贴穴位：常用穴位为肺俞、心俞、膈俞、风门、脾俞、肾俞、合谷、迎香、命门、大椎、定喘、百劳、天突、神阙、膻中、身柱、足三里、丰隆等。根据不同病症加减穴位，每次选取6～8穴。

（3）敷贴方法：患者端正坐好，充分露背，双上肢相拥，含胸拔背，2岁以下或不能配合的患者可由家长抱于怀中，充分暴露皮肤，用脱敏胶布将药饼固定于所选穴位上。

（4）敷贴节气：在农历夏至后三伏天的初、中、末伏的第1日各敷贴1次，亦可三伏天期间每3日敷贴1次。

（5）敷贴时间：敷贴时间以白天为宜，以9：00～13：00为

◇◇◇◇◇◇◇◇◇◇◇◇◇◇◇◇◇◇◇◇◇◇◇◇◇◇◇◇◇◇◇◇◇◇◇◇◇◇

最佳时间。敷贴时间不宜过长，一般贴2～4小时取下视患者皮肤耐受情况调整，1～3岁患儿每次敷贴0.5～2小时即可，3岁以上患儿每次敷贴2～4小时，初次敷贴时间宜稍短，以皮肤潮红为宜，若不能耐受可提前取下。

（6）敷贴疗程：一个疗程为3年。可敷贴1～2个疗程，视患者病情轻重及敷贴疗效决定敷贴疗程，病情较重、病程较久者可敷贴更多疗程。

4. 三伏贴的临床用途

临床上"三伏贴"主要用于治疗在秋冬春之际容易反复发作或者加重的慢性、顽固性肺系疾病，如慢性支气管炎，慢性阻塞性肺疾病，变应性鼻炎等。随着对于三伏贴疗法研究的发展，其他系统疾病的研究和应用也多见于报道之中。对于内科、外科、妇产科、儿科、五官科、皮肤科等临床各科的急性病、慢性病、常见病、多发病、疑难病、危重病，不论表里、寒热、虚实均适用。但三伏贴疗法并非万能的，有其适应证和禁忌证，无论用于何种疾病，医者必须详察病情，也可与其他疗法和药物配合治疗。临床三伏贴主要的适宜病症概述如下。

（1）内科病症：支气管哮喘、慢性支气管炎、慢性阻塞性肺疾病、慢性咳嗽、冠心病、心绞痛、慢性胃炎、胃脘痛、泄泻、腹痛等。

（2）外科病症：膝关节骨关节病、风湿性关节炎、复发性风湿症、关节疼痛、关节肿胀等。

（3）妇产科病症：原发性痛经、经行泄泻、不孕症、产后身痛、慢性盆腔炎等。

（4）儿科病症：小儿支气管哮喘、小儿支气管炎、小儿变应性鼻炎、小儿慢性咽炎、儿童鼾症等。

（5）五官科病症：过敏性鼻炎、变应性咳嗽、慢性鼻炎、慢性鼻窦炎、慢性咽炎等。

5. 三伏贴常用穴位的定位与主治

穴位是人体脏腑经络之气输注于体表的特殊部位。临床应用三伏贴疗法涉及的穴位众多，需根据患者疾病、症状辨证选穴。

现就常用穴位的定位、主治概述如下。

（1）足太阳膀胱经

1）肺俞：位于第3胸椎棘突下，旁开1.5寸。主治咳嗽、气喘、胸闷、胸痛、感冒、骨蒸潮热、盗汗、肺结核、肺炎、支气管炎、荨麻疹、皮肤瘙痒症、肩背强痛等。

2）心俞：位于第5胸椎棘突下，旁开1.5寸。主治心痛、心烦、心悸、胸闷、咳嗽、吐血、盗汗、失眠、健忘、癫痫、癔症、神经衰弱、心律失常、肋间神经痛等。

3）膈俞：位于第7胸椎棘突下旁开1.5寸。主治呕吐、不欲、心痛、痹证、汗出、肋痛、喉痹、疢癖、腹胀、肋满、咳嗽、疟疾、痰证、嗜卧、胸痛、反胃、寒热、胸痛、热病、胃痛等。

4）风门：位于背部第2胸椎棘突下，旁开1.5寸。主治伤风咳嗽、哮喘、鼻塞、多涕、喷嚏、风眩头痛、身热、胸中热、胸背痛、痈疽发背、目眩、项强、中风、痹证等。

5）脾俞：位于第11胸椎棘突下，旁开1.5寸。主治腹胀、呕吐、消化不良、急慢性胃炎、痢疾、黄疸、水肿、崩漏、吐血、尿血、便血、贫血、背痛、荨麻疹、子宫脱垂等。

6）肾俞：位于第2腰椎棘突下，旁开1.5寸。主治腰痛、头晕、耳聋、耳鸣、遗尿、遗精、阳痿、早泄、月经不调、带下、不孕、水肿等。

（2）阳明大肠经

1）合谷：位于手背第一、二掌骨之间，处于第二掌骨桡侧中点的位置。主治面瘫、三叉神经痛、面肌痉挛、牙痛、咽炎、扁桃体炎、鼻炎、耳聋、耳鸣、癔症性失语、中风偏瘫、癫痫、腹泻、惊厥、腕关节痛、腰扭伤、落枕等。

2）迎香：位于鼻翼外缘中点旁，鼻唇沟中。主治感冒引起的流鼻涕、鼻塞、变应性鼻炎、胃肠疾病如便秘、胆道蛔虫症等。

（3）督脉经穴

1）命门：位于第2腰椎棘突下凹陷中。主治腰痛、遗尿、尿频、泄泻、遗精、阳痿、早泄、月经不调、赤白带下、下肢痿痹、水肿、习惯性流产、盆腔炎、不孕症、血栓闭塞性脉管炎等。

2）大椎：后正中线上，第7颈椎棘突下凹陷中。主治感冒、热病、骨蒸盗汗、疟疾、咳嗽、气喘、头项强痛、呕吐、脊背拘紧、癫痫、小儿惊风、中暑、疔疮、风疹、荨麻疹等。

（4）经外奇穴

1）定喘：位于第7颈椎棘突下旁开0.5寸处。主治：支气管哮喘、支气管炎、肺结核、百日咳、上肢瘫痪等。

2）百劳：位于颈部，约第5、6颈椎水平，大椎穴直上2寸，后中线旁开1寸。主治：诸虚百损、颈项强痛、瘰疬、落枕、咳嗽、气喘、百日咳、项背风湿疼痛、骨蒸潮热、盗汗自汗、失眠、鼻衄、过敏性鼻炎等。

（5）任脉腧穴

天突：位于胸骨上窝中央，在左右胸锁乳突肌之间。主治咽炎、呃逆、咳嗽、哮喘、吞咽障碍、咽喉反流性疾病、术后咽痛等。

（6）任脉经穴

1）神阙：位于肚脐中心处。主治腹痛、肠鸣、久泻、脱肛、痢疾、水肿、小便不利、虚脱、休克、四肢厥冷、急慢性胃肠炎、肠粘连等。

2）膻中：前正中线上，平第4肋间，两乳头连线的中点。主治胸闷、气短、胸痛、心悸、咳嗽、气喘、乳汁少、乳腺炎、呕吐、心律失常等。

3）关元：位于下腹部，前正中线上，肚脐中心下3寸处。主治腹痛、泄泻、遗尿、遗精、阳痿、月经不调、崩漏、闭经、痛经、带下、不孕症、产后恶露不尽、胎衣不下、小便频数、癃闭、疝气、癥瘕、虚劳羸瘦、中风脱症、眩晕、衰老、肥胖症、盆腔炎等。

4）气海：位于下腹部，前正中线上，肚脐中心下1.5寸处。主治腹痛、泄泻、便秘、遗尿、遗精、阳痿、闭经、痛经、崩漏、带下、子宫脱垂、疝气、中风脱证、虚劳羸瘦、水肿、肠麻痹、衰老、不孕症、肥胖症、脱发等。

（7）督脉要穴

身柱：位于上背部正中，第3胸椎棘突下凹陷中。具有补益肺气、止咳平喘、温化痰湿、健脑益智、防病强身之功效，临床既可补虚泻实又可防病治病，更被誉为"通治儿科百病"。身柱灸具有通阳化气、补虚损的作用，主治小儿惊痫、疳症、腺病质、百日咳、感冒、喘息、吐乳、消化不良、腹泻、小儿麻痹症等。

（8）足阳明胃经

1）足三里：位于小腿外侧，犊鼻穴下3寸，距胫骨前缘1横指（中指）处。主治胃痛、呕吐、肠鸣、腹胀、腹痛、泄泻、便秘、痢疾、消化不良、急慢性胃肠炎、腹膜炎、消化性溃疡、反流性胃炎、肠梗阻、肝炎、水肿、痞块、乳腺炎、虚劳羸瘦、失眠、心悸、气短、哮喘、癫狂、中风、下肢痿痹、膝胫酸痛、功能性子宫出血、盆腔炎、高血压、高脂血症、肥胖症、衰老、贫血、过敏性疾病、风疹、荨麻疹、丹毒、脉管炎、泌尿、生殖系统疾病等，尤其为消化系统疾病、慢性疾病和强壮保健常用。

2）丰隆：位于小腿前外侧，在外踝尖上8寸，条口穴外1寸，距胫骨前缘2横指。主治咳嗽、痰多、哮喘、慢性支气管炎、胸闷、胸痛、心悸、头痛、眩晕、癔症、失眠、癫痫、呕吐、便秘、中风、下肢痿痹或痉挛、高血压、高脂血症、脱发、痤疮、肥胖症等。

（9）足太阴脾经

三阴交：位于内踝尖上3寸，胫骨内侧缘后方。主治肠鸣、腹胀、泄泻、便秘、月经不调、崩漏、闭经、带下、不孕、难产、恶露不尽、盆腔炎、遗精、早泄、阳痿、阴茎痛、遗尿、疝气、失眠、神经衰弱、高血压病、小便不利、尿潴留、水肿、下肢痿痹、瘫痪等。

6. 三伏贴临床应用举例

以儿童哮喘为例。

儿童哮喘是儿童常见的一种异质性疾病，以慢性气道炎症和气道高反应为特征，以反复发作的喘息、咳嗽、气促、胸闷为主要临床表现，常在夜间和/或凌晨发作或加剧，呼吸道症状的具体表现形式和严重程度具有随时间而变化，常伴有可变的呼气气流受限。

（1）中医临床分期

1）发作期：以邪实为主，临床以咳嗽咯痰，喘息气促，喉间痰鸣为主要症状。

2）迁延期：邪实正虚，可出现肺、脾、肾虚的不同表现。咳喘减而未平，静时息平，活动后喘鸣发作，喉中有痰。

3）缓解期：以正虚为主，临床诸症已除，但出现肺、脾、肾三脏功能不足及气血阴阳失衡的表现。相当于西医的急性发作期、慢性持续期、临床缓解期。

三伏贴干预儿童哮喘的适用期：主要适用于儿童哮喘的迁延期和缓解期。

（2）中医体质分型

1）气虚质：平素体虚易感，生长发育缓慢，形体偏瘦或虚胖，肌肉松软，面色偏黄或白，目光少神，口唇色淡，毛发稀疏不华，精神不振，肢倦乏力，性格内向，安静少动，气短懒言，语音低怯，自汗，大便调或溏薄，小便调，舌淡红，舌体胖大，边有齿痕，苔薄白，脉细弱，指纹淡。

2）阳虚质：生长发育迟缓，形体虚胖，肌肉松软，面色白，口唇色淡，平素畏寒，手足不温，易自汗，喜热饮食，不耐生冷食物，性格内向，沉静少动，精神不振，语声低怯，睡眠偏多，大便溏薄，小便清长，舌淡胖边有齿痕，苔白滑，脉沉迟，指纹淡。

3）阴虚质：形体正常或瘦长，皮肤干燥或瘙痒，面色潮红，两目干涩，鼻微干，唇红质干，口燥咽干，平素畏热喜凉，渴喜冷饮，手足心热，盗汗，性情急躁，外向好动，夜寐躁扰不宁，大便干结，小便短黄，舌红少津，舌苔少或花剥，脉细数，指纹淡红。

4）痰湿质：体胖肉松，身体困重，腹部松软肥厚，容易困倦，嗜睡，面色黄暗，眼睑微浮，喜食肥甘厚腻、生冷，口黏腻或甜，多汗而黏，喉中常有痰，精神不振，性格较温和，不喜活动，大便调或偏溏或黏腻，小便调，舌胖大，舌苔白腻或润，脉滑，指纹紫滞。

5）内热质：形体壮实，面赤唇红，手足心热，眼眵多，多汗，口渴喜饮，纳多，有口气，睡卧不宁，磨牙，大便干结，小便黄，舌红苔黄，脉滑数，指纹紫红。

6）特禀质：形体无特殊，对外界适应能力差，易出现过敏性表现，如皮肤瘙痒、喷嚏、鼻塞、流涕、咳嗽、喘息等；易发过敏性鼻炎、哮喘、湿疹、荨麻疹等过敏性疾病；易对药物、食物等过敏，易发花粉症等。

三伏贴干预儿童哮喘适用的目标人群为气虚质、阳虚质、痰湿质及特禀质的哮喘患儿，阴虚质及内热质的患儿不宜使用。

（3）三伏贴药物配方：药物组成及比例取白芥子21克、甘遂21克，延胡索12克、细辛12克（按照2∶2∶1∶1的比例，为1人3次用量）共研细末，贮瓶中密封。使用时加入30%～50%的新鲜生姜汁调至膏状，制成药饼，药饼大小以直径1.5～2.0厘米、厚度0.3～0.5厘米为宜，药饼中心可加入少量的人工麝香或丁香。

（4）三伏贴取穴：选取常用穴位为背部肺俞穴、心俞穴和膈俞穴。其他穴位如定喘穴、膻中穴、大椎穴、天突穴、膏肓穴、脾俞穴、肾俞穴可视患者的皮肤反应等情况交替换用。每次选取6～8穴。

（5）贴敷时间：在农历夏至后三伏天的初、中、末伏的第1日各敷贴1次。亦可三伏天期间每3日敷贴1次。

（6）三伏贴操作方法：患者端正坐好，充分露背，双上肢相拥，含胸拔背，2岁以下或不能配合的患者可由家长抱于怀中，充分暴露皮肤，用脱敏胶布将药饼固定于所选穴位上。

7. 注意事项

三伏贴虽简便易行，但在临床操作和应用过程中，应注意以下几点，以保证其安全性和有效性。

（1）施灸前评估患者的病情和体质。对敷贴药物、辅料或胶布过敏，发热或处于感染性疾病急性期，阴虚及内热体质，严重心、肝、肾功能不全，有出血或出血倾向性疾病，有结核、恶性肿瘤等消耗性疾病等患者禁忌使用。

（2）敷贴前清洁皮肤，汗多者以干毛巾擦拭，检查局部皮肤是否有破损、皮炎等，皮肤破损部位不宜敷贴。

（3）药物刺激穴位致局部皮肤出现轻微灼热、红晕、瘙痒等属于正常现象，可不予处理；如皮肤灼热疼痛明显，应立即取下药贴，待局部症状消失后再行敷贴。

（4）敷贴后如皮肤出现红肿、水泡，应穿着柔软衣服，避免摩擦、搔抓水泡，以防破损，如水泡破损应及时至医院就诊，由医生处理，禁止自行挑破。

（5）敷贴后如皮肤灼热、瘙痒、疼痛难以忍受，出现大片红斑及水泡，甚至局部破溃、化脓时，应及时就诊，由医生酌情处理。

（6）敷贴当日应避免洗冷水澡，吹冷空调、电扇，注意防寒保暖。

（7）敷贴当日贴药部位不宜用肥皂等刺激性清洁用品擦洗。

（8）敷贴期间禁食生冷油腻、海鲜、辛辣刺激性食物，宜清淡饮食，根据患儿体质适当调补。

（9）敷贴后避免剧烈活动，减少出汗。

（童卫杭）

五、常用的肛瘘手术疗法

1. 瘘管口的判断方法

将肛门两侧的坐骨结节画一横线，如漏管外口位于此线前方，且距肛缘4厘米以内，则内口在齿线处，与外口相对，其管道多为直行；如外口在距肛缘4厘米以外，或外口在横线之后，则内口多在后正中齿线处，其漏管多呈弯曲或马蹄形。

（1）碘化油造影检查：通过X线碘化油管道造影检查，可显示瘘管走行、深浅、有无分支、与直肠是否相通及与直肠周围脏器的关系等。

（2）亚甲蓝染色检查：通过从外口注入亚甲蓝稀释液，一方面可观察到直肠腔内有无亚甲蓝染色，确定是否有内口及内口的位置；另一方面根据注入的液体量可观察管道的长度及管腔的大小。

（3）直肠腔内超声检查：可以发现条索状管道及内口的位置。上述方法均可为手术提供依据。

2. 肛瘘切开疗法

（1）适应证：低位单纯性肛漏和低位复杂性肛漏。

（2）禁忌证：肛门周围有皮肤病患者，瘘管仍有酿脓现象者，有严重的肺结核病、梅毒或极度虚弱者，患癌症者。

（3）操作方法：取截石位或侧卧位，在局部麻醉或腰俞穴麻醉下，常规消毒，确定内口位置和瘘管走行方向后，在探针引导下，切开皮肤、皮下组织和瘘管外壁，使瘘管部分敞开，再将探针插入未切开的残余漏管部分直至内口，切开瘘管壁，刮除坏死组织，修剪疮口两侧的皮肤及皮下组织，伤口呈底小口大的"V"形创面，使引流通畅。仔细止血，创面填塞红油膏纱条，外盖纱布，宽胶布固定。

3. 挂线疗法

（1）适应证：适用于距离肛缘4厘米以内，有内外口的低位肛漏；亦作为复杂性肛漏切开疗法或切除疗法的辅助疗法。

（2）禁忌证：同切开疗法。

（3）操作方法：腰俞穴麻醉或局部麻醉，取侧卧位或截石位。常规消毒，先在探针尾端缚扎一橡皮筋，探针自外口进入，找准原发内口穿出，将左手食指伸入肛管，从肛内将探针折弯后拉出，使橡皮筋经过漏管外口进入漏管穿出，提起橡皮筋，切开漏管内外口之间的皮肤及皮下组织至肛缘，拉紧橡皮筋，紧贴皮下切口用止血钳夹住，在止血钳下方用粗丝线双重结扎，然后在橡皮筋外1.5厘米处剪去多余的橡皮筋，松开止血钳，用红油膏纱条嵌入伤口，外盖纱布，宽胶布固定。

4. 切开与挂线相结合疗法

（1）适应证：适用于距离肛缘4厘米以内，有内外口的低位肛漏；亦作为复杂性肛漏切开疗法或切除疗法的辅助疗法。

（2）禁忌证：同切开疗法。

（3）操作方法：取截石位或侧卧位，在局部麻醉或腰俞穴麻醉下，常规消毒，确定内口位置和瘘管走行方向后，在探针引导下，切开皮肤、皮下组织和瘘管外壁，使瘘管部分敞开，再将探针插入未切开的残余漏管部分直至内口，切开瘘管壁，刮除坏死组织，修剪疮口两侧的皮肤及皮下组织，伤口呈底小口大的"V"形创面，使引流通畅。仔细止血，创面填塞红油膏纱条，外盖纱布，宽胶布固定。每隔1～2天紧线1次，直至挂线脱落。

（张崇耀　彭　静）

六、混合痔手术治疗

1. 混合痔外剥内扎术

（1）适应证：非环状混合痔，反复出血、脱垂、疼痛，经非手术治疗无效者。

（2）操作方法：取截石位或侧卧位，局部消毒，行局麻或腰俞穴麻醉。充分暴露混合痔，在外痔部分做"V"切口，用血管钳钝性剥离外痔皮下静脉丛，至齿线稍上。然后用弯血管钳夹住被剥离的外痔皮瓣和内痔基底部，在内痔基底正中用圆针粗线贯穿作"8"字形结扎，剪去部分皮瓣。同法处理其他痔核，创面外用桃花散、红油膏纱布覆盖。术后当日限制大便，以后每次便后用1∶5000高锰酸钾溶液或温水坐浴，常规换药。若混合痔的外痔静脉丛不很明显，可在外痔中间做一放射状切口，然后用止血管钳剥离静脉丛，修剪两侧皮瓣，成一小"V"字形切口。手术中注意保留适当的黏膜和皮肤，以防术后肛门直肠狭窄。术后处理同上。

2. 环形混合痔宜采用分段结扎法

操作方法：取截石位或侧卧位，局部消毒，行局麻或腰俞穴麻醉。充分暴露混合痔，先以根部相连环形内痔隆起最明显处为重点，划分为几个痔块，在所划分的痔块的一侧用两把止血钳夹住黏膜，于中间剪开，同法处理痔块的另一侧。然后用止血钳将痔块基底夹住，同时去掉痔块两侧的止血钳，于齿线附近剪开一小口，用圆针丝线贯穿"8"字形结扎。同法分别处理其他痔块。

（张崇耀　彭　静）

附录B　中药分类及煎制、服用方法和注意事项

一、中药分类（临床常用386味）

类型	药物
一、解表药（共29味）	
辛温解表药（15味）	1.麻黄；2.桂枝；3.紫苏叶；4.荆芥；5.防风；6.羌活；7.藁本；8.白芷；9.细辛；10.生姜；11.葱白；12.香薷；13.芫荽；14.西河；15.辛夷花
辛凉解表药（14味）	1.薄荷；2.牛蒡子；3.蝉蜕；4.桑叶；5.菊花；6.野菊花；7.蔓荆子；8.淡豆豉；9.浮萍；10.木贼；11.谷精草；12.葛根；13.柴胡；14.升麻
二、泻下药（共12味）	
攻下药（4味）	1.大黄；2.芒硝；3.番泻叶；4.芦荟
润下药（2味）	1.火麻仁；2.郁李仁
峻下逐水药（6味）	1.牵牛子；2.甘遂；3.芫花；4.大戟；5.商陆；6.葶苈子
三、清热药（共58味）	
清热泻火药（14味）	1.石膏；2.知母；3.栀子；4.淡竹叶；5.夏枯草；6.寒水石；7.莲心；8.芦根；9.决明子；10.青葙子；11.密蒙花；12.夜明砂；13.熊胆；14.天葵子
清热凉血药（8味）	1.犀角；2.生地黄；3.玄参；4.牡丹皮；5.紫草；6.地骨皮；7.白薇；8.银柴胡
清热燥湿药（7味）	1.黄芩；2.黄连；3.黄柏；4.龙胆草；5.苦参；6.秦皮；7.胡黄连
清热解毒药（23味）	1.金银花；2.连翘；3.大青叶；4.板蓝根；5.蒲公英；6.紫花地丁；7.败酱草；8.鱼腥草；9.穿心莲；10.白花蛇舌草；11.地胆头；12.白头翁；13.鸦胆子；14.马齿苋；15.白鲜皮；16.土茯苓；17.贯众；18.马勃；19.山豆根；20.射干；21.土牛膝；22.草河车；23.金果榄
清热解暑药（6味）	1.荷叶；2.绿豆；3.西瓜；4.扁豆；5.豆卷；6.青蒿

续 表

类型	药物
四、利水渗湿药（共22味）	1.茯苓；2.猪苓；3.泽泻；4.茵陈蒿；5.汉防己；6.滑石；7.薏苡仁；8.冬瓜仁；9.木通；10.通草；11.灯心草；12.瞿麦；13.地肤子；14.萹蓄；15.石苇；16.车前子；17.冬葵子；18.草薢；19.金钱草；20.赤小豆；21.半边莲；22.玉米须
五、祛风湿药（共22味）	1.独活；2.秦艽；3.威灵仙；4.海桐皮；5.木瓜；6.蚕砂；7.五加皮；8.苍耳子；9.桑枝；10.豨莶草；11.络石藤；12.石楠藤；13.海风藤；14.青风藤；15.千年健；16鹿衔草；17.虎骨（人工虎骨）；18.白花蛇；19.乌梢蛇；20.蛇蜕；21.宽筋藤；22.松节
六、温里祛寒药（共11味）	1.附子；2.干姜；3.肉桂；4.吴茱萸；5.川椒；6.丁香；7.小茴香；8.高良姜；9.豆豉姜；10荜茇；11.胡椒
七、芳香化湿药（共8味）	1.藿香；2.佩兰；3.厚朴；4.苍术；5.白豆蔻；6.草豆蔻；7.草果；8.砂仁
八、理气药（共17味）	1.陈皮；2.青皮；3.大腹皮；4.枳实；5.香附；6.木香；7.乌药；8.沉香；9.檀香；10.薤白；11.佛手；12.素馨花；13.玫瑰花；14.川楝子；15.荔枝核；16.柿蒂；17.两面针
九、理血药（共52味）	
止血药（19味）	1.蒲黄；2.仙鹤草；3.三七；4.白及；5.大蓟；6.地榆；7.槐花米；8.茜草根；9.侧柏叶；10.艾叶；11.伏龙肝；12.血余炭；13.降香；14.藕节；15.莲房；16.陈棕炭（棕榈炭）；17.花蕊石；18.紫珠草；19.白茅根
活血药（33味）	1.川芎；2.丹参；3.鸡血藤；4.毛冬青；5.延胡索；6.郁金；7.姜黄；8.益母草；9.泽兰；10.凌霄花；11.月季花；12.腊梅花；13.丝瓜络；14.赤芍；15.桃仁；16.红花；17.莪术；18.三棱；19.乳香；20.没药；21.牛膝；22.王不留行；23.路路通；24.刘寄奴；25.落得打；26.自然铜；27.血竭；28.苏木；29.五灵脂；30.瓦楞子；31.穿山甲；32.水蛭；33.土鳖虫

类型	药物
十、补养药（共54味）	
补气药（11味）	1.人参；2.党参；3.太子参（孩儿参）；4.黄芪；5.山药；6.白术；7.大枣；8.甘草；9.黄精；10.饴糖；11.四叶参
补阳药（22味）	1.鹿茸；2.蛤蚧；3.冬虫夏草；4.肉苁蓉；5.锁阳；6.淫羊藿；7.巴戟天；8.胡芦巴；9.胡桃；10.补骨脂；11.益智仁；12.仙茅；13.杜仲；14.狗脊；15.续断；16.骨碎补；17.菟丝子；18.沙苑蒺藜；19.紫河车；20.韭子；21.海狗肾；22.阳起石
补血药（8味）	1.熟地黄；2.何首乌；3.当归；4.白芍；5.阿胶；6.枸杞子；7.桑椹；8.龙眼肉
补阴药（13味）	1.沙参；2.西洋参；3.天门冬；4.麦门冬；5.石斛；6.玉竹；7.百合；8.桑寄生；9.墨旱莲；10.女贞子；11.黑芝麻；12龟板；13.鳖甲
十一、固涩药（共21味）	1.山萸肉；2.五味子；3.乌梅；4.赤石脂；5.禹余粮；6.诃子；7.肉豆蔻；8.罂粟壳；9.石榴皮；10.莲子；11.芡实；12.金樱子；13.覆盆子；14.五倍子；15.银杏；16.浮小麦；17.麻黄根；18.糯稻根；19.乌贼骨；20.桑螵蛸；21.刺猬皮
十二、安神药（共13味）	
重镇安神药（8味）	1.龙骨；2.牡蛎；3.磁石；4.朱砂；5.珍珠；6.紫石英；7.琥珀；8.代赭石
养心安神药（5味）	1.酸枣仁；2.柏子仁；3.远志；4.合欢皮；5.夜交藤
十三、芳香开窍药（共6味）	1.麝香；2.苏合香；3.安息香；4.冰片；5.石菖蒲；6.牛黄
十四、熄风镇痉药（共11味）	1.羚羊角；2.钩藤；3.天麻；4.白蒺藜；5.石决明；6.淡菜；7.玳瑁；8.地龙；9.全蝎；10.蜈蚣；11.僵蚕
十五、化痰止咳药（共34味）	
清化热痰药（17味）	1.前胡；2.川贝母；3.浙贝母；4.瓜蒌仁；5.天花粉；6.天竹黄；7.竹沥；8.竹茹；9.浮海石；10.海蛤壳；11.昆布；12.海藻；13.海蜇；14.荸荠；15.胖大海；16.猴枣；17.礞石

续 表

类型	药物
温化寒痰药（7味）	1.半夏；2.天南星；3.白附子；4.旋覆花；5.白前；6.白芥子；7.桔梗
止咳平喘药（10味）	1.杏仁；2.紫菀；3.款冬花；4.苏子；5.枇杷叶；6.百部；7.桑白皮；8.马兜铃；9.木蝴蝶；10.明党参
十六、消导药（共7味）	1.山楂；2.麦芽；3.谷芽；4.神曲；5.鸡内金；6.莱菔子；7.阿魏
十七、驱虫药（共10味）	1.使君子；2.苦楝根皮；3.榧子；4.鹤虱；5.雷丸；6.芜荑；7.槟榔；8.贯众；9.南瓜子；10.大蒜
十八、外用药（共21味）	1.明矾；2.轻粉；3.雄黄；4.密陀僧；5.炉甘石；6.硼砂；7.无名异；8.硫黄；9.铅丹；10.蛇床子；11.马钱子；12.木鳖子；13.大枫子；14.儿茶；15.山慈菇；16.樟脑；17.斑蝥；18.蟾酥；19.露蜂房；20.象皮；21.硇砂

（张崇耀）

二、常规中药煎制、服用方法及注意事项

煎制服用方法	注意事项
煎药器具： 以砂锅、瓦罐为最佳；砂锅、瓦罐材质稳定、传热均匀缓和，不会与药物成分发生化学反应，所以自古沿用至今。不锈钢、玻璃、搪瓷锅等也可，这类器具理化性质比较稳定，不易与药物成分发生反应，可保证药物疗效	忌用铁器、铝器、铜锅，铁、铝、铜等金属性质较为活泼，易与药物成分发生化学反应，降低疗效，甚至产生副作用
煎药用水： 要求水质纯净，可选自来水、泉水、井水、蒸馏水。特殊情况：米泔水用于煎健胃药物；雨水、雪水属寒性，用于煎清热类药物	①第2、第3煎，加水的量应为第1煎的1/3～1/2。②第2煎，应加开水，以防止凉水激药，不利于有效成分煎出

煎制服用方法	注意事项
浸泡方法： 煎药前，先将药物放入药锅内，加冷开水浸泡。加水量以淹没过药面3～5厘米为宜，浸泡20～60分钟，有利于药物有效成分煎出。浸泡时间根据不同药物而定：花、叶、细茎等质地疏松的药物，浸泡半小时即可；块根、根茎、种子、果实等质地坚硬的药物，浸泡1小时；矿物、动物、介壳类药物，浸泡更长时间	①不能浸泡过久，否则药物易发霉变质。②中药材因其质地不同，吸水量差别较大，一般加水量控制在5～10倍
煎煮方法： 每剂药煮2次。第1煎，先用大火将浸泡好的药煮沸后，改用中、小火，维持药物沸腾；第2煎，加水适量少些（需淹没过药面），火候同第1煎。先煎药，需先煎10～30分钟；后下药，应在最后5～10分钟入锅。第一煎后可继续第2、第3煎，3次煎药液混合。成人每剂一般煎至400～600毫升，分3次服用	①解表药和清热药，多含有易挥发的成分，加热时间不宜过长，要用武火煎煮，煮沸后再煎5～8分钟即可；补养类药物需用文火慢煎，煮沸后要继续再煎20～30分钟。②一剂药煎煮2～3次，每次煎药后尽快过滤，避免药液再被吸收到药渣中
煎熬时间： 药物煮沸后，开始计算时间。一般，第1煎20～30分钟，第2煎15～25分钟；滋补及质地坚实的药物第1煎40～60分钟，第2煎30分钟左右；解表、理气及质地轻松芳香的药物第1煎6～15分钟，第2煎5～10分钟	①中药包里经常看到用纸或纱布另包的中药，标有先煎、后下、包煎、冲服等字样，要按要求煎煮，否则影响药物效果。②煎时，最好加盖；一般情况下，煎药时不宜频频打开锅盖，以免气味走失，药效降低。③煎煮过程中，视情况补加水量，需要不断搅拌，防止溢锅、糊锅
滤取药液： 药液煎取量，需根据患者病情、年龄等具体情况决定，成人量200～300毫升，儿童量为成人的1/4～1/2，即50～150毫升	

续 表

煎制服用方法	注意事项

服用时间：

每日一剂，早晚各服1次。上午服用第1煎所煎出的药液，下午服用第2煎所煎出的药液，以便两煎药物在体内浓度和所起作用均匀可靠；也可将两煎药汁混合，分上午下午2次服用，2次以相隔6小时左右为宜。或者一天服3次，病情稳定者可以每天服用2次巩固治疗，病重病急者可隔4小时服一次，昼夜不停使药力持续发挥作用

控制汤药口服时的温度，可以减弱中药的苦味。人口腔内的温度一般为36.2～37.4℃，此范围内味觉神经最灵敏。如果汤药的温度在36℃左右口服，则苦味就会大减。故服用汤药时，最好待药液温度降至温吞无烫感时饮用，此时苦味最轻

服用方法：

分热服、温服、冷服三种。一般而言，发汗解表药和温补药宜温服；祛寒药、治疗关节痛和溃疡病的药宜热服，清热解毒药宜冷服

①当天煎的药，最好当天服完，不宜保存。②滋补药宜饭前半小时服用；清热药及对胃肠有刺激的药物宜饭后半小时服用，其他药剂请遵医嘱。③服药后应注意休息，观察药物效果，是否有不良反应，尤其是服用峻烈或有毒性的药物更须严密观察和记录。④体虚、年老、胃寒易呕吐者或儿童，药物可分2次服用（相距时间可酌情）。⑤空腹服中药易发生胃肠反应，譬如腹鸣、便前腹痛、大便稀烂等，故适于大便硬结或便秘患者。⑥若有胃病，宜进食后1小时后服用。⑦对中西药合用的患者，应告知中西药服用的方法和间隔时间。⑧注意食物对药效的影响，中医历来有"药食同源"之说，充分利用有利的食物因素来提高药物疗效，减少妨碍吸收的因素。⑨熬焦、熬糊药物的药液切不可服用，以免中毒

（张崇耀）

三、特殊中药煎制法

类别	煎制法
先煎类	①矿石类、贝壳类、角甲类中药，因质地坚硬，有效成分不易煎出，宜打碎先煎30分钟。②有毒的中药，如乌头、附子、商陆等，要先煎、久煎1～2小时，才能减毒。③有些植物药先煎才有效，如石斛、天竺黄、藏青果、火麻仁等
后下类	①气味芳香，含挥发油较多的中药，如薄荷、藿香、青蒿等均应后下；细辛是否要后下目前还存在争议，笔者认为在其他中药煎好前5～10分钟放入为佳。②不宜久煎的中药，如钩藤、杏仁、大黄、番泻叶等应后下
包煎类	①花粉类中药，如松花粉、蒲黄；细小果实与种子类中药，如葶苈子、菟丝子、苏子；或为药物细粉，如六一散、黛蛤散等药物疏水性强，易浮于表面或沉于锅底，故均应包煎为佳。②含淀粉、黏液质较多的中药，如秫米、浮小麦、车前子等易黏糊锅底焦化，亦需包煎。③附有绒毛类中药，如旋覆花，包煎可避免绒毛脱落，刺激咽喉引起咳嗽，故需包煎
烊化类	一般是指将药物放入耐热的容器中，如瓷碗等。隔水加温后，使其熔化后，兑入煎好的药液中同服。亦可将装有药物的耐热玻璃杯等放入高压锅加温使其熔化亦可。胶类或糖类中药，如阿胶、鹿角胶等采用烊化服用
单煎类	贵重中药，如人参、西洋参等需要使用小泥壶以布裹壶嘴，包壶盖，文火慢炖，取汁兑服为佳
冲服类	难溶于水的贵重药物，如牛黄、三七、麝香、羚羊角、朱砂等宜研极细粉，用汤剂冲服；芒硝、玄明粉也可溶化后冲入汤剂服
榨汁类	鲜药类，如西瓜翠、鲜生地黄、生藕、鲜姜、鲜芦根等，可直接榨汁后，将汁对入煎好的药汤中服用

（张崇耀）

四、《伤寒论》中的特殊煎服法

类型	煎服法
加酒同煎	佐清酒同煎，目的在于借酒行气血、通经络、和阴阳，助行药势、宣痹通阳。尤其在补阴剂或气血双补剂中加酒能够通行药性，达到补而不滞之目的。如炙甘草汤，原方要求以清酒七升，水八升，同煎
加蜜同煎	方中加蜜之目的有四：一是为了缓和陷胸丸的峻烈药性，变峻下为缓攻；二是取其和中之效，顾护胃气；三是取其甘润缓急之功，辅佐主药发挥作用；四是取甘以矫味。《本草纲目》云："蜜，其入药之功有五，清热也、补中也、解毒也、润燥也、止痛也"；"和百药而与甘草同功""和营卫、润五脏、通三焦、润脾胃"。如陷胸丸，以白蜜二合，水二升，煮取一升，温顿服之
米熟则汤成	"米熟汤成"是煎煮的"度"，目的在于取稼穑之品粳米甘平之性，在补养脾胃、顾护脾肺之阴的同时，缓其方中其他药物之寒降性能，使药性在中上焦持久地发挥治疗效用。如白虎汤、白虎加人参汤、白虎加桂枝汤、竹叶石膏汤、麦门冬汤等
麻沸汤渍服	不用煎煮之法，而以滚开的沸水浸泡少顷，绞汁即饮，这种特殊煎法所得汤剂就能达到取其气、薄其味而除上部无形邪热之目的。大黄黄连泻心汤，大黄、黄连气厚味重，长时间煎煮后，多走肠胃而具泻下作用，故不用煎煮之法，而以滚开的沸水浸泡。附子泻心汤，将"三黄"用麻沸汤二升渍之，以清泻上部之邪热而达到结散痞消，再将附子"别煮取汁"而发挥温经固表之功
去滓重煎	"去滓再煎"就是使用浓缩法减少药物的体积，让患者服药量不致过多。半夏泻心汤、甘草泻心汤、生姜泻心汤均属和解剂，分别用于和中降逆消痞、和胃消中，消痞止利、和胃降逆，散水消痞。"三泻心汤"去滓重煎目的在于药性和合，不偏不烈，更适合于半表半里、升降失司、寒热错杂之证。以达到和阴阳、顺升降、调虚实之功
先煎去上沫	对麻黄、葛根的使用均注云："……先煮麻黄、葛根，去上沫，内诸药……"其用意不仅在"去上沫、恐令人心烦"与"缓其性"，还在于增加药物溶出度，增强方剂的临床疗效。例如麻黄汤、葛根汤、葛根加半夏汤、桂枝加葛根汤、桂枝麻黄各半汤、桂枝二越婢一汤、麻黄杏仁石膏甘草汤、葛根黄芩黄连汤、小青龙汤、大青龙汤等均应注意

（张崇耀）

五、儿科用药注意事项

类别	注意事项
药物剂量	儿童应用剂量：新生儿用成人量1/6；婴儿用成人量1/4；幼儿可用成人量1/3；学龄前儿童可用成人量1/2；学龄期儿童可用成人量3/4或成人用量
煎煮量	儿童每剂一般煎至100～300毫升，分3次服用
辨证使用	儿童对药物的反应较成人灵敏，服药时须谨慎。虽然以上简单介绍了煎服中药的方法和技巧，但具体到某一方、某一药、某一病证或某一儿童的身体状态，则需在临床医师的指导下区别对待
小儿感冒解表药物煎煮方法	药物放置砂锅中，用凉开水浸泡30分钟或更长时间，水液高出药面并以药材浸透为度，煎煮沸腾后，再文火煎煮6～10分钟，每天3次，温服，1岁以下每次10毫升，1～3岁每次20毫升，3岁以上每次30毫升，服用2～3剂后根据病情变化调整处方
小儿药物常规煎煮服用方法	药物放置砂锅中，用凉开水浸泡30分钟或更长时间，水液高出药面并以药材浸透为度，煎煮沸腾后，再文火煎煮15～20分钟，每天3次，温服，1岁以下每次10毫升，1～3岁每次20毫升，3岁以上每次30毫升，服用2～3剂后根据病情变化调整处方

（张崇耀）

参 考 文 献

1. 王佃亮. 全科医师临床处方［M］. 北京：中国医药科技出版社，2021.
2. 王佃亮. 中医医师处方［M］. 北京：中国协和医科大学出版社，2018.
3. 冯晓玲，张婷婷. 中医妇科学［M］. 北京：中国中医药出版社，2021.
4. 赵霞，李新民. 中医儿科学［M］. 5版. 北京：中国中医药出版社，2021.
5. 刘敏如，谭万信. 中医妇产科学［M］. 北京：人民卫生出版社，2001.
6. 张玉珍. 新编中医妇科学［M］. 北京：人民军医出版社，2001.
7. 张玉珍. 中医妇科学［M］. 北京：中国中医药出版社，2002.
8. 程爵棠，程功文. 艾灸疗法治百病［M］. 北京：人民军医出版社，2012.
9. 周仲瑜，罗惠平. 艾灸疗法［M］. 武汉：湖北科学技术出版社，2003.
10. 郭长青，陶晓雁，杨淑娟. 图解艾灸疗法［M］. 北京：中国医药科技出版社，2012.
11. 罗颂平. 中医妇科学［M］. 北京：高等教育出版社，2007.
12. 赵霞，李新民. 中医儿科学［M］. 5版. 北京：中国中医药出版社，2021.
13. 罗颂平，刘雁峰. 中医妇科学［M］. 3版. 北京：人民卫生出版社，2016.
14. 夏桂成，王果辰，夏桂成. 实用中医妇科学［M］. 北京：中国中医药出版社，2013.
15. 徐莲薇. 中医妇科常见病证辨证思路与方法［M］. 北京：人民卫生出版社，2020.
16. 张林，唐若水，宋佳，等. 古代经典名方中方药剂量折算原则考证［J］. 中国实验方剂学杂志，2024，30（10）：196-202.
17. 陈念，柏玉举，胡作怀，等. 鼻咽癌患者放疗期间重度放射性口腔黏膜炎危险因素分析［J］. 中华肿瘤防治杂志，2023，30（21）：1279-1285.
18. 柳芳，刘青，贾立群，等. 中成药在防治食管癌中的研究进展［J］. 中国医院用药评价与分析，2023，23（10）：1277-1280.
19. 张若宣，吕红艳，张语馨，等. 李泉旺教授基于"胰脾同源"理论治疗胰腺癌经验［J］. 中国医药导报，2024，21（1）：117-121.

20. 卢文斌，王尉，聂海波，等. 膀胱癌的诊疗研究进展［J］. 中国医药科学，2022，12（13）：62-65.

21. 王津华. 中医针灸治疗神经性耳鸣耳聋研究进展［J］. 现代诊断与治疗，2023，34（6）：843-845.

22. 吕行，刘文娜，朱爽，等. 基于中医"五神理论"辨治健忘［J］. 江苏中医药，2022，54（6）：9-12.

23. 黄佳. 谭晓文中医辨证治疗心衰的临床经验［J］. 内蒙古中医药，2022，41（8）：67-69.

24. 任兰群，李具宝. 中医辨治类风湿性关节炎近10年文献证型和治法分析［J］. 光明中医. 2023，38（8）：1593-1595.

25. 张新路，刘宏潇，徐晓涵，等. 强直性脊柱炎中医证候研究进展［J］. 中医学报，2023，9（38）：1872-1878.

26. 王梓禾. 基于古医籍对失音的证治研究［D］. 南京：南京中医药大学，2023.

27. 田笑新. 《傅青主女科》"病-证-症-药-量"关系研究［D］. 北京：中国中医科学院，2023.

28. 徐妙燕，张承烈. "心移热于小肠"理论仔妇产科临床上的应用［J］. 浙江中医杂志，2006，41（3）：142-143.

29. 李蕾. 中学生经行口糜中医证型与催乳素变化相关性研究［J］. 环球中医药，2014，7（7）：544-545.

30. 沈凤珍，沈振梁. 康复新液联合利多卡因辅以氧疗治疗复发性口腔溃疡的疗效［J］. 2023，16（34）：123-128.

31. 陆乙萱. 基于数据挖掘探讨《中医方剂大辞典》中治疗妇科癥瘕的用药规律［D］. 哈尔滨：黑龙江中医药大学，2023.

32. 丛楦苡，栾雪薇，武权生. 武权生教授辨证治疗产后发热经验撷菁［J］. 中医临床研究，2017，9（28）：61-62.

33. 冷睿，朱凌凌. 产后发热病源流考［J］. 上海中医药杂志，2023（57）：37-41.

34. 李莉，张艳琴. 当归补血汤与西药联合治疗血虚阳浮型产后发热的临床效果观察［J］. 临床医学研究与实践，2017，2（33）：119-120.

35. 苏纪春. 从"两虚两实"论产后发热的治疗［J］. 中国民族民间医药，2019，28（20）：57-58.

36. 李淑荣，王丽娜. 王丽娜. 辨治产后发热的经验［J］. 中医临床研究，2016，8（25）：77-78.

37. 苏晓华，傅正英. 产后发热的辨证论治［J］. 天津中医药，2011（10）：405-406.

38. 尚云晓，王雪峰. 中西医结合防治儿童反复呼吸道感染专家共识［J］. 中国中西医结合儿科学，2022，14（6）：461-467.

39. 孙金峤，农光民，曹玲，等. 儿童反复呼吸道感染临床诊疗路径（2022版）［J］. 中国实用儿科杂志，2022，37（3）：161-168.

40. 《中成药治疗优势病种临床应用指南》标准化项目组. 中成药治疗小儿反复呼吸道感染临床应用指南（2021年）［J］. 中国中西医结合杂志，2022，42（2）：133-142.

41. 刘弼臣，宋祚民，安效先，等. 川崎病的中医证治［J］. 北京中医，1990，4：10-11.

42. 周柳娟. 中西医结合治疗川崎病5例［J］. 中西医结合杂志，1990，5（10）：305.

43. 李桐，马战平. 基于治未病理论探讨三伏贴的临床应用. 光明中医［J］，2022，37（9）：1567-1570.

44. 尹伟，殷明. 分析儿科运用"三伏贴"的理论依据，中医儿科杂志［J］，2023，19（5）：9-11.

45. 赖蓉蓉，翟苑好，林媛媛，等. 基于皮肤TRP通道探讨三伏贴穴位经皮给药渗透机制的研究［J］. 南京中医药大学学报，2022，38（11）：1035-1042.

46. WOLRAICH ML，HAGAN JF JR，ALLAN C，et al. Clinical Practice Guideline for the Diagnosis，Evaluation，and Treatment of Attention-Deficit/Hyperactivity Disorder in Children and Adolescents［J］. American Academy of Pediatrics，2019，144（4）：e20192528.

47. MCCRINDLE BW，ROWLEY AH，NEWBURGER JW，et al. Diagnosis，Treatment，and Long-Term Management of Kawasaki Disease：A Scientific Statement for Health Professionals From the American Heart Association［J］. Circulation，2017，135（17）：e927-e999.

48. FUKAZAWA R，KOBAYASHI J，AYUSAWA M，et al. JCS/JSCS 2020 Guideline on Diagnosis and Management of Cardiovascular Sequelae in Kawasaki Disease［J］. Circulation Journal，2020，84（8）：1348-1407.

49. NEWBURGER JW，TAKAHASHI M，GERBER MA，et al. Diagnosis，treatment，and long-term management of Kawasaki disease：a state-

ment for health professionals from the Committee on Rheumatic Fever, Endocarditis and Kawasaki Disease, Council on Cardiovascular Disease in the Young, American Heart Association [J]. Circulation, 2004, 110 (17): 2747-2771.

50. HUANG H, XU L, DING Y, et al. Bioinformatics identification of hub genes and signaling pathways regulated by intravenous immunoglobulin treatment in acute Kawasaki disease [J]. Experimental and Therapeutic Medicine, 2021, 22 (1): 784.